U0344057

"十三五"国家重点出版物出版规划项目

AME 科研时间系列医学图书 1B060

# 肺癌 （第二版）

名誉主编：钟南山　　Rafael Rosell　　Heather A. Wakelee

主　　编：何建行　　Thomas A. D'Amico　　支修益

副 主 编：Ming-Sound Tsao　　Suresh S. Ramalingam　　Toyoaki Hida
　　　　　Calvin S. H. Ng　　梁文华　　何雅億

中南大学出版社
www.csupress.com.cn
·长沙·

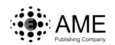

**图书在版编目（CIP）数据**

肺癌/何建行，（美）托马斯·达米科（Thomas A. D'Amico），
支修益主编.—2版.—长沙：中南大学出版社，2021.6

ISBN 978-7-5487-4306-4

Ⅰ.①肺⋯　Ⅱ.①何⋯　②托⋯　③支⋯　Ⅲ.①肺癌—诊疗

Ⅳ.①R734.2

中国版本图书馆CIP数据核字(2020)第262112号

AME 科研时间系列医学图书 1B060

# 肺 癌（第二版）

FEIAI

主编：何建行　Thomas A. D'Amico　支修益

□丛书策划　昌　兰　汪道远　陈海波
□项目编辑　陈海波　廖莉莉
□责任编辑　陈　娜　李　娴　孙娟娟　江苇研　高　晨
□责任印制　易红卫　潘飘飘
□版式设计　朱三萍　林子钰
□出版发行　中南大学出版社

　　　　　　社址：长沙市麓山南路　　　　　　邮编：410083

　　　　　　发行科电话：0731-88876770　　　传真：0731-88710482

□策 划 方　AME Publishing Company 易研出版公司

　　　　　　地址：香港沙田石门京瑞广场一期，16 楼 C

　　　　　　网址：www.amegroups.com

□印　　装　天意有福科技股份有限公司

□开　　本　889×1194　1/16　□印张 24.75　□字数 842 千字　□插页
□版　　次　2021 年 6 月第 2 版　□2021 年 6 月第 1 次印刷
□书　　号　ISBN 978-7-5487-4306-4
□定　　价　285.00 元

**Francesco Agustoni**
Division of Medical Oncology, University of Colorado Anschutz Medical Campus, Aurora, Colorado, USA

**Myung-Ju Ahn**
Department of Medicine, Samsung Medical Center, Sungkyunkwan University School of Medicine, Seoul, The Republic of Korea

**Wallace Akerley**
Huntsman Cancer Institute, University of Utah, Salt Lake City, UT, USA

**Adnan M. Al-Ayoubi**
Department of Thoracic Surgery, Mount Sinai Health System, Icahn School of Medicine at Mount Sinai, New York, NY, USA

**Chiara Ambrogio**
Department of Medical Oncology, Dana-Farber Cancer Institute, Boston, MA, USA

**Haseem Ashraf**
Department of Pulmonary Medicine, Gentofte University Hospital and University of Copenhagen, Denmark; Department of Radiology, Akershus University Hospital, Lørenskog, Norway

**Hannah Bainbridge**
The Institute of Cancer Research and The Royal Marsden Hospital NHS Foundation Trust, London, UK

**Stafford S. Balderson**
Department of Surgery, Division of Thoracic Surgery, Duke University Medical Center, Durham, NC, USA

**Fabrice Barlesi**
Multidisciplinar Oncology & Therapeutic Innovations Department, Aix Marseille University, CNRS, INSERM, CRCM, APHM, Marseille, France

**Feliciano Barron Barron**
Medical Oncology at Instituto Nacional de Cancerologia, México DF, Mexico

**Jose Belderbos**
The Netherlands Cancer Institute and The Antoni van Leeuwenhoek Hospital, Amsterdam, the Netherlands

**Abigail T. Berman**
Department of Radiation Oncology, University of Pennsylvania, Philadelphia, PA, USA

**Trever G. Bivona**
Department of Medicine, Helen Diller Family Comprehensive Cancer Center, University of California at San Francisco, San Francisco, CA, USA

**J. Nicholas Bodor**
Fox Chase Cancer Center, Philadelphia, PA, USA

**Hossein Borghaei**
Fox Chase Cancer Center, Philadelphia, PA, USA

**George J. Brandon Bravo Bruinsma**
Department of Cardiothoracic Surgery, Isala Heart Centre, Zwolle, The Netherlands

**Debora Bruno**
Division of Hematology and Oncology, Department of Medicine, University Hospitals Seidman Cancer Center and Case Western Reserve University, Cleveland, Ohio, USA

**Stuart H. Burri**
Department of Radiation Oncology, Levine Cancer Institute, Carolinas HealthCare System, Charlotte, NC, USA

**Michael Cabanero**
Department of Pathology, University Health Network/ Princess Margaret Hospital, and Department of Laboratory Medicine and Pathobiology, University of Toronto, Toronto, Canada

**David P. Carbone**
Division of Medical Oncology, Department of Medicine, The Ohio State University Wexner Medical Center, Columbus, USA

**Anna W. Chalmers**
Huntsman Cancer Institute, University of Utah, Salt Lake City, UT, USA

**Joby Chandy**
Inova Cardiac and Thoracic Surgery, Department of Surgery, Inova Fairfax Medical Campus, Falls Church, Virginia, USA

**Joe Y. Chang**
Department of Radiation Oncology, Division of Radiation Oncology, The University of Texas MD Anderson Cancer Center, Houston, TX, USA

**Hann-Hsiang Chao**
Department of Radiation Oncology, University of Pennsylvania, Philadelphia, PA, USA

**Giye Choe**
Thoracic Surgery Service, Department of Surgery, Memorial Sloan Kettering Cancer Center, New York, USA

**Julie Constanzo**
Université de Strasbourg, CNRS, IPHC UMR 7178, Strasbourg, France

**Ioana Costache**
Department of Anesthesiology and Pain Medicine, University of Ottawa, Ottawa, Ontario, Canada

**Miguel A. Cuesta**
Department of General Surgery, Vrije Universiteit Medisch Centrum, Amsterdam, The Netherlands

**Thomas A. D'Amico**
Department of Surgery, Division of Thoracic Surgery, Duke University Medical Center, Durham, NC, USA

**Federico Davini**
Minimally Invasive and Robotic Thoracic Surgery, Robotic Multispecialty Center of Surgery, University Hospital of Pisa, Pisa, Italy

**Joanna Didkowska**
Department of Epidemiology, The Maria Sklodowska-Curie Memorial Cancer Centre and Institute of Oncology, Warsaw, Poland

**Afshin Dowlati**
Division of Hematology and Oncology, Department of Medicine, University Hospitals Seidman Cancer Center and Case Western Reserve University, Cleveland, Ohio, USA

**Michael Dubec**
The University of Manchester and The Christie NHS Foundation Trust, Manchester, UK

**Marion Durand**
Ramsay Générale de Santé, Thoracic Unit, Hôpital Privé d'Antony, Antony, France

**Issam El Naqa**
Department of Radiation Oncology, Physics Division, University of Michigan, Ann Arbor, MI, USA

**Vinicius Ernani**
Division of Oncology-Hematology, University of Nebraska Medical Center, Fred and Pamela Buffett Cancer Center, Omaha, NE, USA

**Jennifer T. Eubanks**
University of Mississippi Medical Center, Jackson, MS, USA

**Jules Eustache**
Department of General Surgery, McGill University Health Centre, Montreal, Canada

**Corinne Faivre-Finn**
The University of Manchester and The Christie NHS Foundation Trust, Manchester, UK

**Liane S. Feldman**
Steinberg-Bernstein Centre for Minimally Invasive Surgery and Innovation, McGill University Health Centre, Montreal, Canada

**Hiran C. Fernando**
Inova Cardiac and Thoracic Surgery, Department of Surgery, Inova Fairfax Medical Campus, Falls Church, Virginia, USA

**Lorenzo E. Ferri**
Division of Thoracic Surgery, McGill University Health Centre, Montreal, Canada

**Raja M. Flores**
Department of Thoracic Surgery, Mount Sinai Health System, Icahn School of Medicine at Mount Sinai, New York, NY, USA

**Patrick M. Forde**
Upper Aerodigestive Malignancies Division, Sidney Kimmel Comprehensive Cancer Center at Johns Hopkins, Baltimore, MD, USA

**Daniel G. French**
Division Thoracic Surgery, Department of Surgery, Dalhousie University, Halifax, Nova Scotia, Canada

**Gaetano Rocco**
Department of Thoracic Surgery and Oncology, Division of Thoracic Surgery, Istituto Nazionale Tumori, Pascale Foundation, IRCCS, Naples, Italy

**Apar Kishor Ganti**
Division of Oncology-Hematology, University of Nebraska Medical Center, Fred and Pamela Buffett Cancer Center, Omaha, NE, USA; Department of Internal Medicine, VA Nebraska Western Iowa Health Care System, Omaha, NE, USA; Division of Oncology-Hematology, University of Nebraska Medical Center, Omaha, NE, USA

**Daniel R. Gomez**
Department of Radiation Oncology, Division of Radiation Oncology, The University of Texas MD Anderson Cancer Center, Houston, TX, USA

**Jessica Gonzalez**
Respiratory Medicine Service, Clinica Universidad de Navarra, Pamplona, Spain

**Diego Gonzalez-Rivas**
Minimally Invasive Thoracic Surgery Unit (UCTMI), Coruña, Spain; Department of Thoracic Surgery, Coruña University Hospital, Coruña, Spain

**Laurent Greillier**
Multidisciplinar Oncology & Therapeutic Innovations Department, Aix Marseille University, CNRS, INSERM, CRCM, APHM, Marseille, France

**Harry J. M. Groen**
Department of Pulmonary Diseases, University of Groningen, University Medical Center Groningen, Groningen, The Netherlands

**John H. Heinzerling**
Department of Radiation Oncology, Levine Cancer Institute, Carolinas HealthCare System, Charlotte, NC, USA

**Marjolein A. Heuvelmans**
University of Groningen, University Medical Center Groningen, Center for Medical Imaging – North East Netherlands, Groningen, The Netherlands; Department of Pulmonology, Medisch Spectrum Twente, Enschede, The Netherlands

**Toyoaki Hida**
Department of Thoracic Oncology, Aichi Cancer Center Hospital, Chikusa-ku, Nagoya, Aichi, Japan

**T. Jeroen. N. Hiltermann**
Department of Pulmonary Diseases, University of Groningen, University Medical Center Groningen, Groningen, The Netherlands

**Fred R. Hirsch**
Division of Medical Oncology, University of Colorado Anschutz Medical Campus, Aurora, Colorado, USA

**Paul Hofman**
Université Côte d'Azur, CHU Nice, FHU OncoAge, Laboratory of Clinical and Experimental Pathology, Pasteur Hospital, Nice, France; Université Côte d'Azur, CNRS, INSERM, IRCAN, FHU OncoAge, Nice, France; Université Côte d'Azur, CHU Nice, FHU OncoAge, Hospital- Integrated Biobank (BB-0033-00025), Nice, France

**Julian C. Hong**
Department of Radiation Oncology, Duke University, Durham, NC, USA

**Leora Horn**
Division of Hematology/Oncology, Department of Medicine, Vanderbilt University Medical Center, Nashville, TN, USA

**Yiqing Huang**
Department of Haematology Oncology, National University Cancer Institute Singapore, Singapore, Singapore

**Arnaud Jeanson**
Multidisciplinar Oncology & Therapeutic Innovations Department, Aix Marseille University, CNRS, INSERM, CRCM, APHM, Marseille, France

**H. Volkan Kara**
Department of Thoracic Surgery, Istanbul University, Cerrahpasa Medical Faculty Istanbul, Turkey

**Niki Karachaliou**
Institute of Oncology Rosell (IOR), University Hospital Sagrat Cor, Barcelona, Spain

**Teresa Hung Key**
Minimally Invasive and Robotic Thoracic Surgery, Robotic Multispecialty Center of Surgery, University Hospital of Pisa, Pisa, Italy

**Sandeep J. Khandhar**
Inova Cardiac and Thoracic Surgery, Department of Surgery, Inova Fairfax Medical Campus, Falls Church, Virginia, USA

**Yoshihisa Kobayashi**
Department of Thoracic Surgery, Kindai University Faculty of Medicine, Osaka-Sayama, Osaka 589-8511, Japan; Department of Medical Oncology, Dana-Farber Cancer Institute, Boston, MA, USA

**Ticiana A. Leal**
Department of Medicine, Division of Hematology & Oncology, University of Wisconsin-Madison, Madison, USA

**Lawrence Lee**
Steinberg-Bernstein Centre for Minimally Invasive Surgery and Innovation, McGill University Health Centre, Montreal, Canada

**Percy Lee**
Department of Radiation Oncology, David Geffen School of Medicine at UCLA, Los Angeles, CA, USA

**Howard J. Lee Jr**
University of Washington Medical Center, Seattle, WA, USA

**Jonathan M. Lehman**
Division of Hematology/Oncology, Department of Medicine, Vanderbilt University Medical Center, Nashville, TN, USA

**Zheng Li**
Institute of Digestive Disease, Chow Yuk Ho Technology Centre for Innovative Medicine, The Chinese University of Hong Kong, Hong Kong, China

**Heng Li**
Department of Radiation Physics, Division of Radiation Oncology, The University of Texas MD Anderson Cancer Center, Houston, TX, USA

**Zhongxing Liao**
Department of Radiation Oncology, The University of Texas MD Anderson Cancer Center, Houston, TX, USA

**Jakub Łobaszewski**
Department of Epidemiology, The Maria Sklodowska-Curie Memorial Cancer Centre and Institute of Oncology, Warsaw, Poland

**Bo Lu**
Department of Radiation Oncology, Sidney Kimmel Medical College, Thomas Jefferson University, Philadelphia, PA, USA

**Elaine Luterstein**
Department of Radiation Oncology, David Geffen School of Medicine at UCLA, Los Angeles, CA, USA

**Teresa Małecka-Massalska**
Department of Human Physiology, Medical University of Lublin, Lublin, Poland

**Marta Mańczuk**
Department of Epidemiology, The Maria Sklodowska-Curie Memorial Cancer Centre and Institute of Oncology, Warsaw, Poland

**Marta Marín**
Respiratory Medicine Service, Clinica Universidad de Navarra, Pamplona, Spain

**Kristen A. Marrone**
Upper Aerodigestive Malignancies Division, Sidney Kimmel Comprehensive Cancer Center at Johns Hopkins, Baltimore, MD, USA

**Marissa A. Mayor**
Inova Cardiac and Thoracic Surgery, Department of Surgery, Inova Fairfax Medical Campus, Falls Church, Virginia, USA

**Fiona McDonald**
The Institute of Cancer Research and The Royal Marsden Hospital NHS Foundation Trust, London, UK

**Franca Melfi**
Minimally Invasive and Robotic Thoracic Surgery, Robotic Multispecialty Center of Surgery, University Hospital of Pisa, Pisa, Italy

**Tetsuya Mitsudomi**
Department of Thoracic Surgery, Kindai University Faculty of Medicine, Osaka-Sayama, Osaka, Japan

**Miguel Angel Molina**
Pangaea Oncology, Laboratory of Molecular Biology, Quiron-Dexeus University Institute, Barcelona, Spain

**James L. Mulshine**
Department of Internal Medicine, Acting Dean, Graduate College, Rush Medical College, Rush University, Chicago, USA

**Nathaniel J. Myall**
Department of Medicine, Division of Oncology, Stanford University School of Medicine, Stanford, California, USA

**Calvin S. H. Ng**
Department of Surgery, Prince of Wales Hospital, The Chinese University of Hong Kong, Hong Kong, China

**Nobuaki Ochi**
General Internal Medicine 4, Kawasaki Medical School, Okayama, Japan

**Matthijs Oudkerk**
University of Groningen, University Medical Center Groningen, Center for Medical Imaging – North East Netherlands, Groningen, The Netherlands

**Jose M. Pacheco**
Thoracic Oncology Program, Division of Medical Oncology, Department of Internal Medicine, University of Colorado Cancer Center, Aurora, CO, USA

**Bernard Park**
Thoracic Surgery Service, Department of Surgery, Memorial Sloan Kettering Cancer Center, New York, USA

**Eliseo Passera**
Department of Thoracic Surgery, Humanitas Gavazzeni Institute, Bergamo, Italy

**Francesco Passiglia**
Department of Surgical, Oncological and Oral Sciences, Section of Medical Oncology, University of Palermo, Palermo, Italy

**Shiven B. Patel**
Huntsman Cancer Institute, University of Utah, Salt Lake City, UT, USA

**Jesper Holst Pedersen**
Rigshospitalet, Department of Cardiothoracic Surgery, University of Copenhagen, Copenhagen, Denmark

**Tomasz Powrózek**
Department of Human Physiology, Medical University of Lublin, Lublin, Poland

**Angel Qin**
Department of Internal Medicine, Division of Hematology and Oncology, University of Michigan, Ann Arbor, MI, USA

**Suresh S. Ramalingam**
Department of Hematology & Oncology, Winship Cancer Institute, Emory University School of Medicine, Atlanta, GA, USA

**Nithya Ramnath**
Department of Internal Medicine, Division of Hematology and Oncology, University of Michigan, Ann Arbor, MI, USA; Veterans Administration Ann Arbor Healthcare System, Ann Arbor, MI, USA

**J. Matthew Reinersman**
Department of Surgery, Division of Thoracic and Cardiovascular Surgery, University of Oklahoma Health Sciences Center, Oklahoma City, Oklahoma, USA

**Ramesh Rengan**
University of Washington Medical Center, Seattle, WA, USA

**Gaetano Romano**
Minimally Invasive and Robotic Thoracic Surgery, Robotic Multispecialty Center of Surgery, University Hospital of Pisa, Pisa, Italy

**Rafael Rosell**
Germans Trias i Pujol Research Institute, Badalona, Spain; Catalan Institute of Oncology, Germans Trias i Pujol University Hospital, Badalona, Spain

**Antonio Rossi**
Division of Medical Oncology, IRCCS "Casa Sollievo della Sofferenza" Hospital, San Giovani Rotondo (FG), Italy

**Antonio Russo**
Department of Surgical, Oncological and Oral Sciences, Section of Medical Oncology, University of Palermo, Palermo, Italy

**Witold Rzyman**
Chair and Chief Surgeon of Department of Thoracic Surgery, Medical University of Gdansk, Gdansk, Poland.

**Joseph K. Salama**
Department of Radiation Oncology, Duke University, Durham, NC, USA

**Ahmed Salem**
The University of Manchester and The Christie NHS Foundation Trust, Manchester, UK

**Pablo Sánchez-Salcedo**
Respiratory Medicine Service, Complejo Hospitalario de Navarra, Pamplona, Spain

**Ikuo Sekine**
Department of Medical Oncology, Faculty of Medicine, University of Tsukuba, Tsukuba, Ibaraki, Japan

**Ghada M. M. Shahin**
Department of Cardiothoracic Surgery, Isala Heart Centre, Zwolle, The Netherlands

**Charles B. Simone II**
Department of Radiation Oncology, Hospital of the University of Pennsylvania, Philadelphia, PA, USA

**Robert D. Slight**
Freeman Hospital, Newcastle Upon Tyne, UK

**Andrew Song**
Department of Radiation Oncology, Sidney Kimmel Medical College, Thomas Jefferson University, Philadelphia, PA, USA

**Ross A. Soo**
Department of Haematology Oncology, National University Cancer Institute Singapore, Singapore, Singapore; Cancer Science of Institute, National University of Singapore, Singapore, Singapore

**Jonathan D. Spicer**
Division of Thoracic Surgery, McGill University Health Centre, Montreal, Canada

**Sasha Stamenkovic**
The Thorax Centre, St. Bartholomew's Hospital, London, UK

**Nagio Takigawa**
General Internal Medicine 4, Kawasaki Medical School, Okayama, Japan

**Menno Tamminga**
Department of Pulmonary Diseases, University of Groningen, University Medical Center Groningen, Groningen, The Netherlands

**Calvin Thompson**
Department of Anesthesiology and Pain Medicine, University of Ottawa, Ottawa, Ontario, Canada

**Rob H. N. Tijssen**
The University Medical Center Utrecht, Utrecht, the Netherlands

**Pascale Tomasini**
Multidisciplinar Oncology & Therapeutic Innovations Department, Aix Marseille University, CNRS, INSERM, CRCM, APHM, Marseille, France

**Camille Travert**
Pneumology and Oncology Department, Centre Hospitalo-Universitaire de Montpellier, Montpellier University, Montpellier, France; Department of Pneumology and Oncology, Arnaud de Villeneuve hospital, Montpellier, France; Multidisciplinar Oncology & Therapeutic Innovations Department, Aix Marseille University, CNRS, INSERM, CRCM, APHM, Marseille, France

**Ming-Sound Tsao**
Department of Pathology, University Health Network/Princess Margaret Hospital, and Department of Laboratory Medicine and Pathobiology, University of Toronto, Toronto, Canada

**Huan-Hsin Tseng**
Department of Radiation Oncology, Physics Division, University of Michigan, Ann Arbor, MI 48103, USA

**Corinne Van Es**
The University Medical Center Utrecht, Utrecht, the Netherlands

**Patrick James Villeneuve**
Division of Thoracic Surgery, Department of Surgery, The Ottawa Hospital, Ottawa, Ontario, Canada

**Santiago Viteri**
Institute of Oncology Rosell (IOR), Laboratory of Molecular Biology, Quiron-Dexeus University Institute, Barcclona, Spain

**Heather A. Wakelee**
Department of Medicine, Division of Oncology, Stanford University School of Medicine, Stanford, California, USA

**Robert J. Walsh**
Department of Haematology Oncology, National University Cancer Institute Singapore, Singapore, Singapore

**Lise Wei**
Department of Radiation Oncology, Physics Division, University of Michigan, Ann Arbor, MI, USA

**Andreas Wetscherek**
The Institute of Cancer Research and The Royal Marsden Hospital NHS Foundation Trust, London, UK

**Arthur Winer**
Fox Chase Cancer Center, Philadelphia, PA, USA

**Urszula Wojciechowska**
Department of Epidemiology, The Maria Sklodowska-Curie Memorial Cancer Centre and Institute of Oncology, Warsaw, Poland

**Abraham J. Wu**
Department of Radiation Oncology, Memorial Sloan Kettering Cancer Center, New York, NY 10065, USA

**Meng Xu-Welliver**
Department of Radiation Oncology, Department of Medicine, The Ohio State University Wexner Medical Center, Columbus, USA

**T. Jonathan Yang**
Department of Radiation Oncology, Memorial Sloan Kettering Cancer Center, New York, NY, USA

**Justin Yeh**
Medical College of Georgia at Augusta University, Augusta, GA, USA

**Tatsuya Yoshida**
Department of Thoracic Oncology, Aichi Cancer Center Hospital, Chikusa-ku, Nagoya, Aichi, Japan

**Jing Zeng**
University of Washington Medical Center, Seattle, WA, USA

**Carmelina C. Zirafa**
Minimally Invasive and Robotic Thoracic Surgery, Robotic Multispecialty Center of Surgery, University Hospital of Pisa, Pisa, Italy

**Javier J. Zulueta**
Respiratory Medicine Service, Clinica Universidad de Navarra, Pamplona, Spain

致谢

感谢广东省胸部疾病学会的支持。

**译者**（以姓氏拼音首字母为序）：

蔡文杰
福建医科大学附属泉州第一医院

陈晓桑
复旦大学附属中山医院

褚旭
河南科技大学第一附属医院

丁文秀
江苏省泰兴市人民医院

杜小军
贵州医科大学附属医院

杜心怡
江苏省苏北人民医院

甘向峰
中山大学附属第五医院

顾良军
中国协和医科大学出版社

郭天兴
福建省立医院

郭亚平
无锡市新吴区新瑞医院

韩逸超
上海交通大学医学院附属瑞金医院

何嘉曦
马里兰大学医学院

何静婷
华中科技大学同济医学院附属协和医院

贾卓奇
西安交通大学第一附属医院

姜龙
上海市胸科医院

蒋丽莎
四川大学华西医院

冷雪峰
电子科技大学医学院附属肿瘤医院

李成强
上海交通大学医学院附属瑞金医院

李建成
福建省肿瘤医院

廖林虹
江西省赣州市妇幼保健院

刘凯雄
福建医科大学附属第一医院

刘政呈
南京市胸科医院

卢强
空军军医大学唐都医院

孟名柱
常州市第二人民医院

倪铮铮
皖南医学院弋矶山医院

祁峰
江苏省肿瘤医院

任涛
成都医学院第一附属医院

沈景艺
山东省肿瘤医院

史晓舜
南方医科大学南方医院

谭志博
南方医科大学深圳医院

汪洵理
四川大学华西医院

王斌
中国人民解放军第150医院

魏胜兵
中国医科大学基础医学院

武晓楠
北京医院

徐利明
天津医科大学肿瘤医院

徐维章
江苏省肿瘤医院

许可
广州医科大学附属第一医院

姚海军
复旦大学附属华山医院

于民浩
四川省科学城医院

余坤
郑州大学第一附属医院

占扬清
广州医科大学附属第一医院

张建光
淄博万杰肿瘤医院

张涛
国家癌症中心/中国医学科学院北京协和医学院肿瘤医院

周建国
遵义医科大学第二附属医院

周俊
上海市徐汇区中心医院

庄伟涛
广东省人民医院

**审校**（以姓氏拼音首字母为序）：

蔡文杰
福建医科大学附属泉州第一医院

杜小军
贵州医科大学附属医院

郭天兴
福建省立医院

郭甜甜
复旦大学附属肿瘤医院

何静婷
华中科技大学同济医学院附属协和医院

金润森
上海交通大学医学院附属瑞金医院

李鹤成
上海交通大学医学院附属瑞金医院

李凯新
福建医科大学附属泉州第一医院

李淑艳
复旦大学附属肿瘤医院

李伟松
赣南医学院第一附属医院

李潇
江苏省肿瘤医院

廖林虹
江西省赣州市妇幼保健院

林锋
四川大学华西医院

石海峰
常州市第二人民医院

宋凤祥
上海市公共卫生临床中心

汪进益
同济大学附属东方医院

王家强
福建医科大学附属泉州第一医院

伍鸿荣
中南大学

姚海军
复旦大学附属华山医院

叶露茜
复旦大学附属肿瘤医院

翟路路
武汉大学人民医院

赵阳
复旦大学附属肿瘤医院

钟铠泽
山东省济宁市第一人民医院

周俊
上海市徐汇区中心医院

庄伟涛
广东省人民医院

邹丽晴
复旦大学附属肿瘤医院

# 丛书介绍

很高兴，由AME出版社、中南大学出版社联合出品的"AME科研时间系列医学图书"，如期与大家见面！

虽然学了4年零3个月医科，但是，仅仅做了3个月实习医生，就选择弃医了，不务正业，直到现在在做医学学术出版和传播这份工作。2015年，毕业10周年。想当医生的那份情结依旧有那么一点，有时候不经意间会触动到心底深处……

2011年4月，我和丁香园的创始人李天天一起去美国费城出差，参观了一家医学博物馆——马特博物馆（The Mütter Museum）。该博物馆隶属于费城医学院，创建于1858年，如今这里已经成为一个展出各种疾病、伤势、畸形案例，以及古代医疗器械和生物学发展的大展厅，展品逾20 000件，其中包括战争中伤者的照片、连体人的遗体、侏儒的骸骨以及人体病变结肠等。此外还有世界上独一无二的收藏，比如一个酷似肥皂的女性尸体、一个长有两个脑袋的儿童的颅骨等。该博物馆号称"Birthplace of American Medicine"。走进一个礼堂，博物馆的解说员介绍宾夕法尼亚大学医学院开学典礼都会在这个礼堂举行。当时，我忍不住问了李天天一个问题：如果当初你学医的时候，开学典礼在这样的礼堂召开的话，你会放弃做医生吗？他的回答是：不会。

2013年5月，参加英国医学杂志（BMJ）的一个会议，会议之后，有一个晚宴，BMJ为英国一些优秀的医疗团队颁奖，BMJ的主编和BBC电台的著名节目主持人共同主持这个年度颁奖晚宴。令我惊讶的是，BMJ给每个获奖团队的颁奖词，从未提及该团队过去几年在什么大牛杂志上发表过什么大牛论文，而是关注这些团队在某个领域提高医疗服务质量，减轻病患痛苦，降低医疗费用等方面所作出的贡献。

很多朋友好奇地问我，AME是什么意思？

AME的意思就是，Academic Made Easy, Excellent and Enthusiastic。2014年9月3日，我在朋友圈贴出3张图片，请大家帮忙一起从3个版本的AME宣传彩页中选出一个喜欢的。最后，上海中山医院胸外科的沈亚星医生竟然给出一个AME的"神翻译"：欲穷千里目，快乐搞学术。

AME是一个年轻的公司，拥有自己的梦想。我们的核心价值观第一条是：Patients Come First！以"科研（Research）"为主线。于是，2014年4月24日，我们的微信公众号上线，取名为"科研时间"。"爱临床，爱科研，也爱听故事。我是科研时间，这里提供最新科研资讯，一线报道学术活动，分享科研背后的故事。用国际化视野，共同关注临床科研，相约科研时间。"希望我们的AME平台，能够推动医学学术向前进步，哪怕是一小步！

如果说酒品如人品，那么，书品更似人品。希望我们"AME科研时间系列医学图书"丛书能将临床、科研、人文三者有机结合到一起，像西餐一样，烹调出丰富的味道，搭配出一道精美的佳肴，一一呈现给各位。

汪道远

AME出版社社长

# 序（一）

过去在大众眼中，肿瘤远不如糖尿病、高血压那样常见。然而，我们现在面对的现实是，肺癌已经成为中国仅次于心、脑血管疾病以及慢性阻塞性肺疾病以外的第四大死因，每年有超过60万中国人死于肺癌；而这样的趋势在全世界范围内都是类似的。尤其是随着CT筛查的普及，可以预见将来肺癌的发现率会越来越高，而且具有年轻化的倾向，但与此同时，由于早期发现及早期治疗，肺癌的总体死亡率会不断下降。因此，在未来很长一段时间内，新型的肺癌早筛早诊手段和策略，仍是业界最重要的研究热点：通过多模态人工智能算法、特异血液生物标志物辅助诊断等克服CT假阳性高、判读主观的缺陷，增加肺癌早诊的准确性，甚至通过验血替代CT检查作为肺癌早筛的新标准，这些都将一一实现。

除了诊断方式的变革，肺癌的治疗手段将变得更加丰富和精准：在手术方面，自动化和可视化是大趋势，包括机器人手术、裸眼3D立体显示、操作导航系统、虚拟现实重构、虚拟手术等，将成为常规；在药物治疗方面，免疫检查点治疗进入3.0时代，各种针对微环境调节的免疫新药、细胞治疗以及肿瘤特异疫苗进入临床，靶向治疗越发齐全和高效，越来越多的靶点抑制剂被找到，而化疗药物、抗血管等药物转换角色，成为癌症"鸡尾酒"疗法中的一员；放疗则进入定点爆破时代，通过能量释放控制及各类耦合手段锁定靶区，最大限度降低对正常组织的伤害。而随着治疗手段变得越发高效低毒，彼此的界限将变得模糊，局部治疗渗入既往的"禁区"——晚期肺癌以改善生存，药物手段踏入早期肺癌治疗提高治愈率甚至充当治疗主力；综合治疗将成为新常态，大量的"组合拳"治疗方案将产生，成为肺癌治疗效果提升的一大助推。而作为诊断及治疗的结合，依据精确、动态的监测手段，将个体化治疗从横向选择，延伸至纵向的时间维度，也是未来的一大发展方向。

肺癌诊疗的进展是如此激动人心，我们仿佛已经看到将来医患们轻松笑谈肺癌的情景。在中南大学出版社、AME出版社的帮助下，我们在2015年出版了《肺癌》（第一版），转眼5年过去，我们对于肺癌的理解和视野已经大大不同，因此，是时候推出《肺癌》（第二版）了。我相信，这个系列的专著将会一直带领我们见证肺癌诊疗飞速发展的每一个辉煌阶段。最后，感谢每一位为此书编撰内容、集结成册的编辑和工作人员，为本书作序的专家朋友们，以及所有为防治肺癌作出贡献的同行们的辛勤付出。

何建行，梁文华

2021年2月

# 序（二）

肺癌死亡人数仍然高得令人难以置信。但由于早检测、早诊断和靶向药物治疗，EGFR驱动突变的NSCLC患者的生存率有所提高。大部分的EGFR突变患者从临床治疗中得到生存获益。NSCLC患者的EGFR突变频率在地理上分布不均，在亚洲和美洲的一些国家，如秘鲁和墨西哥，EGFR突变频率很高，但在西方地区则较低。

自2015年中南大学出版社和AME出版社出版《肺癌》（第一版）以来，肺癌研究的各领域都取得了巨大的飞跃，包括早期肺癌的生物标志物和新的成像技术的发展。此次推出的《肺癌》（第二版）很大一部分内容强调了创新的胸外科手术方法在肺癌领域的杰出贡献。主编何建行、Thomas A. D'Amico和支修益已成功出版了相关重要著作以满足读者需求。本书广泛包含了临床肿瘤和放射治疗等领域的知识，也在一定程度上综合了NSCLC各方面的内容。本书关于现代放射治疗的一部分非常值得阅读，它满足了读者进一步学习的期望。这本书的出版意义重大，它将是必不可少的，而且肯定会出现在内科医生、外科医生、生物学家和其他致力于研究、治疗和护理肺癌患者的科学家和专家的办公桌上。

感谢中南大学出版社和AME出版社致力于促进肺癌领域发展这一项伟大的全球服务。国际学者为《肺癌》（第二版）的出版作出了贡献，为学生、初学者和所有类型的专家提供了一部非常有用的著作。

我代表名誉主编钟南山、Heather A. Wakelee以及我自己共同表达我们对作者和中南大学出版社、AME出版社的认可，同时想传递给读者，你们会发现《肺癌》（第二版）将满足你们对学习肺癌领域知识的期望，并且这将会是一个愉快的学习过程。

**Rafael Rosell, MD**
Honorary Editor-in-Chief, Lung Cancer,
Director, Cancer Biology & Precision Medicine Program,
Catalan Institute of Oncology,
Germans Trias i Pujol Research Institute and Hospital,
Associate Professor of Medicine,
Autonomous University of Barcelona (UAB),
Campus Can Ruti, 08916 Badalona, Barcelona, Spain
(Email: rrosell@iconcologia.net)

# 序（三）

在过去的20年里，我们对肺癌的认识发生了翻天覆地的变化。以前治疗肺癌最先进的技术曾经是根据化疗方案和毒性选择化疗方式，甚至不考虑它的组织学类型是鳞状细胞癌或非鳞状细胞癌。事实上，唯一有趣的是小细胞肺癌（SCLC）和非小细胞肺癌（NSCLC）之间的区别。与此形成鲜明对比的是，在2020年，如果不先知道组织学类型是鳞状细胞癌还是非鳞状细胞癌，PD-L1状态[尤其是非鳞状细胞癌，驱动癌基因状态（至少有7种，包括EGFR、ALK、ROS1、BRAF、RET、MET和NTRK）]，我们不会贸然地对新诊断的NSCLC患者进行治疗。

来自全球16个国家的专家小组共同撰写了《肺癌》（第二版）这本杰出的著作。我们的目的不是要涵盖肺癌领域的每个主题，而是要集中在几个重要的主题，并为那些存在争议的主题提供不同的看法。考虑到这个领域发展迅速，一本详述肺癌的书在出版之前，在一些领域就很可能已经过时了。因此，深入探索不同的多学科主题是重点。

在深入到疾病分子生物学等关键主题、围绕肺癌筛查等重要问题展开叙述之前，本书开篇是关于肺癌流行病学的讨论。肺部磨玻璃结节等筛检的话题经常给多学科肿瘤委员会带来挑战，日本和美国的专家为肺结节的管理策略提供了重要的指导。

本书绝大部分的内容集中在肺癌患者的最佳治疗策略。书中对单孔胸腔镜手术和机器人胸腔镜手术的几个观点进行了补充，以促进患者胸腔镜手术术后的康复。接下来，重点介绍了BRAF、EGFR和ALK驱动突变的文章。关于PD-(L)1检查点抑制剂免疫疗法治疗肺癌的讨论包括在Ⅲ期NSCLC中使用免疫疗法的4个方面，以及4篇关于NSCLC一线使用免疫疗法的文章。更具体的主题包括关于EGFR突变的NSCLC结合免疫治疗、联合免疫治疗/免疫治疗策略、放射与免疫治疗的联合以及免疫相关毒性的管理。这些都是最紧迫的问题，挑战着现代的临床医生，通过本书，读者将对肺癌管理的这些关键方面有一个全方位的理解。本书的最后一个部分，解决了一些与放射治疗相关的问题，并探索了新的技术，包括4篇聚焦于质子治疗的文章。

在肺癌研究和治疗领域，从没有比现在更令人兴奋的时刻，对确诊为肺癌的患者来说，也从没有比现在更有希望的时刻。这本书是名誉主编钟南山教授、Rafael Rosell教授以及我，主编何建行教授、Thomas A. D'Amico教授、支修益教授和中南大学出版社、AME出版社编辑员工共同努力的结晶。我确信读者会发现这本书是一本关于肺癌的重要著作。

Heather A. Wakelee, MD, FASCO
Professor of Medicine and Chief, Division of Oncology,
Stanford University School of Medicine,
Deputy Director, Stanford Cancer Institute,
Stanford, California, USA

# 序（四）

　　肺癌是全世界最常见的癌症之一，也是癌症死亡的主要原因。尽管全球有不少国家反对吸烟，烟草也得到了一定的控制，但是在部分国家和地区，尤其是在社会人口指数高的地区，吸烟率高的状况预计在未来几十年仍将持续存在。所幸在过去几年中，我们开始见证部分肺癌患者生存率的提高。而这得益于肺癌各方面相关研究及其临床应用的发展，其中涉及肺癌早筛、更精准的外科技术、放疗的发展、新发现的肺癌驱动基因和生物标志物的检测方法、新一代靶向疗法和免疫疗法的开发及其临床应用的扩大。这些进步是惊人的，具有里程碑意义。2015年，《肺癌》（第一版）出版后，好评如潮，为此，我们策划出版第二版以飨读者。《肺癌》（第二版）收集了2016—2019年间在《肺癌转化研究》和《肿瘤转化研究》上发表的、由肺癌领域各方面专家撰写的综述和社论。这些作者都是开创性临床试验的领导者，他们在肺癌患者的诊断、治疗和护理模式领域上有一定的影响力。

**Ming-Sound Tsao, MD, FRCPC, FRSC**
Princess Margaret Cancer Centre,
University Health Network and University of Toronto, Toronto, Canada

# 序（五）

我很高兴为《肺癌》（第二版）写序言。在钟南山、Rafael Rosell、Heather A. Wakelee、何健行、Thomas A. D'Amico和支修益等人的努力之下，本书的出版得以实现。本书的出版很及时，因为我们已满怀兴奋和期待地步入了肺癌研究领域的新时代，肺癌患者的生存周期延长、生活质量得以改善。过去20年来，肺癌的诊断和管理取得了巨大进步，许多不可能已成为可能，肺癌患者的寿命更长了，生活质量也提高了。我们欣慰地看到，肺癌生物学的进一步发展让我们有了新的治疗方法。然而我们仍有许多工作要做，每年有180万人因肺癌而失去生命，肺癌仍然是全球人类健康的一大威胁。我们在世界范围内不断努力实现烟草控制，也取得了一定成效，但某些地区的吸烟率仍持续上升。尽管我们已经知道电子烟会给健康带来的长期危害，但通过电子烟吸入尼古丁的方式却被广泛接纳。因此，我们在防治肺癌的工作中不能松懈，必须不断加强自我学习，同时也要培养下一代的研究人员和医生。这本书将有助于我们达到这些目标。

《肺癌》（第二版）全面概述了与肺癌有关的几个重要主题，包括流行病学、早期发现、早期治疗。文章由该领域的顶级专家结合自身的经验撰写，为读者提供最新的知识。关于肺癌筛查的章节很好地总结了以下几个方面的数据：支持CT筛查、肺结节管理；新兴的技术可以提高影像学预测的准确性，如放射组学，这些都是研究人员和医生感兴趣的。通过外科手段处理早期肺癌患者，这些方法上的广泛讨论，在肺癌筛查时代具有重要意义。随着筛查的普及，被诊断为Ⅰ/Ⅱ期的肺癌患者会占据越来越高的比例，更多患者能够采用手术方式进行治疗。肺癌放疗在治疗方式上也取得了重大进展；最近的研究提示质子治疗也许可以在肺癌的治疗中发挥关键作用，与此相关的临床试验正在进行中。

对肺腺癌进行进一步的分子分类，让我们已经找到了多种有效的治疗药物。该专题讨论深入浅出地描述了最新的每个分子亚型的相关治疗及耐药机制。免疫检查点抑制是肺癌治疗领域革命性的进步，目前，该方法已在某些非小细胞肺癌亚组患者中显示出持久的效益。本书有几章详细介绍了免疫疗法的使用方法，生物标志物的作用，以及这些方法在局部晚期Ⅲ期肺癌患者中的应用。在本书的最后部分，描述了循环肿瘤DNA检测技术及其临床应用，探讨如何将其融入临床当中。

随着肺癌乃至所有肿瘤研究领域知识的快速发展，临床医生保持知识更新的难度也逐渐加大。《肺癌》系列图书将是一个很好的实用信息来源，它将为全世界的医生和研究人员提供参考。我对所有作者、编辑和编辑团队的出色工作表示祝贺。我很荣幸能够参与这一极具价值的学术工作。让我们努力开创一个在理论研究和患者服务上均有所创新的时代，鉴于此，本书的下一版将更专注于肺癌的总体生存。

**Suresh S. Ramalingam, MD, FACP, FASCO**
Roberto C. Goizueta, Chair for Cancer Research,
Winship Cancer Institute of Emory University, Atlanta, USA

# 序（六）

　　肺癌是全球范围内最常见的癌症致死原因。近年来分子检验技术的发展为我们深入了解肺癌的病因学、开创新的治疗策略提供了强大的武器。

　　自2015年《肺癌》（第一版）首次面世以来，肺癌领域的研究取得了巨大进展，这些研究将人们对肺癌的认识推向更加多样、动态的层面。与此同时，研究者对肺癌病理生理学的认识也在不断加深。此外，包括手术治疗、放射治疗、靶向治疗以及免疫治疗在内的新兴治疗策略不断取得新的进展，并被应用于肺癌患者的治疗中。

　　基于上述领域的新的文献，我们重新编写了《肺癌》（第二版）。本书前15篇文章将对肺癌的流行病学特征、分子生物学特征、肺癌的筛查进行阐述，随后的46篇文章将对包括手术治疗、靶向治疗、放射治疗以及免疫治疗在内的治疗手段进行总结。

　　《肺癌》（第二版）将为读者呈现近5年来肺癌研究领域的最新研究成果，我们希望本书能够为所有肺癌相关领域的读者提供最新的知识和帮助。

**Toyoaki Hida, MD, PhD**
Vice President, Aichi Cancer Center Hospital,
Nagoya 464-8681, Japan

# 序（七）

　　我非常高兴能见证《肺癌》（第二版）的问世，这一著作凝聚了众多人的心血，其中包括名誉主编钟南山、Rafael Rosell、Heather A. Wakelee，主编何建行、Thomas A. D'Amico、支修益，以及各位编辑、作者和工作人员等。本书是他们对科学孜孜不倦的追求精神与奉献精神的最好见证。

　　在过去10年中，肺癌的诊治和管理方式发生了翻天覆地的变化，这种变化也许比发生在其他胸科疾病领域的变化都要大。外科手术的进步、对癌症遗传学进一步的研究，让我们开启了个性化药物治疗的时代，能够运用更多方法来应对肺癌这一顽疾。随着全球肺癌筛查的逐渐普及，肺癌患者的总体人口统计特征和肿瘤特征可能发生变化，这给我们带来了诊断和治疗上的挑战。液体活检、更具针对性的靶向药、无创内镜治疗和更精准手术的地位可能变得越发重要。

　　在《肺癌》（第二版）中，一些在该领域富有盛名的专家分享了他们在肺癌管理中的新知识和对未来发展方向的见解，这些都是当下最具研究性和争议性的话题。医疗工作者和研究者将会发现本书的知识和科学的分析方法在肺癌管理中极具实用性，本书也有助于他们进一步学习自己感兴趣的知识。

**Calvin S. H. Ng, BSc, MBBS, MD, FRCSEd, FCCP, FAPSR**
Department of Surgery,
The Chinese University of Hong Kong, Prince of Wales Hospital,
Shatin, N.T., Hong Kong, China

# 序（八）

截至2019年，肺癌是全球最大的癌种，发病率及死亡率均位列首位。2019年，中国肺癌新发病例约82.16万，美国新发病例约22.81万。然而，肺癌的5年生存率仅为20%左右。因此，需要积极探索和提升肺癌精准诊疗水平。

自《肺癌》（第一版）出版发行以来，肺癌的诊疗已经逐渐形成了"以序贯靶向治疗为核心，免疫联合治疗成为新常态"的趋势。免疫疗法正在蓬勃发展，已经有大量研究进入临床试验阶段，并取得了令人瞩目的临床疗效。因此，我们在《肺癌》（第二版）中更新了这些肺癌诊疗手段的最新进展和成果。

"山川异域，风月同天"，全球知识共享尤为重要。希望《肺癌》（第二版）的出版，能够为全球的肿瘤科医生和科研工作者提供一个学术分享和文献速览的平台，助力击败人类健康的重要敌人——肺癌。

**何雅億**
同济大学附属上海市肺科医院，肿瘤科

# 目　录

# 第一部分 肺癌的流行病学

# 第一章 肺癌流行病学：当代和未来的全球挑战

**Joanna Didkowska, Urszula Wojciechowska, Marta Mańczuk, Jakub Łobaszewski**

Department of Epidemiology, The Maria Sklodowska-Curie Memorial Cancer Centre and Institute of Oncology, Warsaw, Poland
*Contributions:* (I) Conception and design: J Didkowska; (II) Administrative support: All authors; (III) Provision of study materials or patients: All authors; (IV) Collection and assembly of data: U Wojciechowska, J Łobaszewski; (V) Data analysis and interpretation: All authors; (VI) Manuscript writing: All authors; (VII) Final approval of manuscript: All authors.
*Correspondence to:* Joanna Didkowska. Department of Epidemiology, The Maria Sklodowska-Curie Memorial Cancer Center and Institute, 15B Wawelska St., 02-034 Warsaw, Poland. Email: joanna.didkowska@coi.pl.

**摘要：** 20世纪，对于男性而言，肺癌是第一癌症杀手。在世界各地的一些地区（北美、东亚、北欧、澳大利亚和新西兰），女性也有类似的情况。2012年，超过160万人死于肺癌。根据生态学和临床生物学，吸烟与肺癌发生之间的因果关系已在许多研究中心得到证实。在全球范围内，特别是在发展中国家，人们可以看到烟草消费量的增长趋势，以及肺癌死亡率的上升趋势。在一些较发达的国家，20世纪初烟草流行呈上升趋势，并在中期达到顶峰，之后男性肺癌发病率趋势扭转或趋于平缓。尽管预测发病率会进一步下降，但这些国家的绝对死亡人数将继续增加。在其他地区的烟草相关流行病仍在不断演变，以致新发肺癌病例和死亡人数迅速增加。研究预估，全球肺癌死亡人数将于2035年增至300万人，男性肺癌死亡人数将增加一倍，从2012年的110万增至2035年的210万，而女性将从2012年的50万增至2035年的90万，而两性之间的差异将持续存在。预计非洲地区（AFRO）和东地中海地区（EMRO）增长最为迅速。较发达国家肺癌死亡绝对人数的增加主要是由人口老龄化引起的，而不发达国家主要是由不断演变的烟草流行引起。

**关键词：** 公共卫生；肺癌；烟草使用；预测

**View this article at:** http://dx.doi.org/10.21037/atm.2016.03.11

## 一、介绍

每篇关于肺癌流行病学的论文都应从一个多世纪前出版的艾萨克阿德勒专著开始说起："是否值得写一本关于肺原发性恶性肿瘤问题的专著？近两个世纪的历程里，越来越多的文献围绕这个问题。但是这些文献没有相关性，大部分都埋藏在学位论文或其他地方，并且，除了少数值得注意的例外案例，无论是病理学还是临床方面，都没有尝试将这个问题作为一个整体来研究。然而，有一点几乎是现有文献完全一致的意见，那就是原发性恶性肿瘤是最罕见的疾病之一。"[1]

半个世纪的时间足以看到肺癌患病率的不断上升，并发现其与烟草流行有关[2]。在过去的100年里，这种"最罕见的疾病"成为男性和世界某些地区女性（北美、东亚、北欧、澳大利亚和新西兰）癌症死亡的最常见原因[3]。患病率迅速增长的主要原因是吸烟，这一点已被许多人口[4]和生物水平[5]的历史研究所证实。吸烟与肺癌发生之间的因果关系是一个剂量反应[6]。

　　阻止吸烟的流行会带来实实在在的好处，理论模型[7-8]以及实证研究[9-10]都证明了这一点。然而，从全球角度来看，人们可以观察到烟草消费的增长趋势[11]，特别是在发展中国家（中国、印度）[12-13]。关于现代医学技术是否可以通过二级预防支持公共卫生努力控制肺癌死亡率的讨论是开放的。这里最重要的是探讨肺癌筛查的危害和利益权衡。

## 二、癌症数据和地区

　　世界上只有六分之一的人口被基于人口的癌症登记系统覆盖，死亡认证系统[14]覆盖了世界三分之一的人口，这限制了发病率分析，并使其死亡率分析接近。由于肺癌的高死亡率（死亡率与发病率的总体比率为0.87）以及世界不同地区的生存率差异很小[15]，死亡率数据与发病率数据密切相关[3]。因此，在我们的回顾中，我们使用了世界卫生组织死亡率数据库中的死亡率数据[16]和癌症死亡率数据库中提供的分析结果[14]。除非另有说明，所有呈现的比率均为世界年龄标准化率

（age-standardized rate for world，ASRW）。

　　提出的数据主要涉及世界卫生组织（WHO）区域，包括：WHO非洲区域（AFRO）、WHO美洲区域（PAHO）、WHO东地中海区域（EMRO）、WHO欧洲区域（EURO）、WHO东南亚区域（SEARO）、WHO西太平洋区域（WPRO）[17]。根据联合国经济和社会事务部的定义[18]，提到了少许"发达地区"。

　　有几个国家提供了肺癌死亡率和死亡人数的预测数据[14]。考虑到该地区数据的可用性和一些特殊性（欧洲大陆在政治和经济上分裂了半个世纪），欧洲得到了更详细的介绍。在AFRO和SEARO中，没有足够好的质量数据，因此无法提供未来20年肺癌死亡率的预测[16]。SEARO提供了一些国家死亡人数的预测[16]。非洲某些国家的数据可以代表整个非洲地区的情况。

## 三、有多少肺癌患者死亡？

　　2012年，全球约有160万人因肺癌死亡，其中大部分在欠发达地区（男性为62%，女性为57%），其男性肺癌死亡率差不多比发达地区高1.4倍，女性高出1.5倍（表1-1）。在考虑特定区域的情况下，WPRO国家肺癌死亡人数最多（男性为48%，女性为45%），EURO位

表1-1　2012年各地区的肺癌死亡率

| 区域 | 男性 | | | | 女性 | | | |
|---|---|---|---|---|---|---|---|---|
| | 数量 | 粗率 | ASR（W） | % | 数量 | 粗率 | ASR（W） | % |
| 全世界 | 1 098 702 | 30.9 | 30.0 | 100 | 491 223 | 14.0 | 11.1 | 100 |
| 更发达的地区 | 416 711 | 68.8 | 36.8 | 38 | 209 859 | 32.8 | 14.3 | 43 |
| 欠发达地区 | 681 991 | 23.1 | 27.2 | 62 | 281 364 | 9.8 | 9.8 | 57 |
| 非洲地区 | 10 522 | 2.4 | 5.0 | 1 | 5 586 | 1.3 | 2.3 | 1 |
| 美洲地区 | 149 462 | 31.7 | 25.9 | 14 | 112 852 | 23.4 | 15.9 | 23 |
| 东地中海地区 | 22 759 | 7.1 | 11.3 | 2 | 6 218 | 2.0 | 2.9 | 1 |
| 欧洲地区 | 283 324 | 64.8 | 40.3 | 26 | 104 879 | 22.5 | 11.3 | 21 |
| 东南亚地区 | 104 264 | 11.0 | 14.2 | 9 | 41 952 | 4.6 | 5.2 | 9 |
| 西太平洋地区 | 528 212 | 55.9 | 43.3 | 48 | 219 708 | 24.5 | 15.4 | 45 |
| 欧洲 | 254 706 | 71.2 | 39.8 | 100 | 99 142 | 25.8 | 11.8 | 100 |
| 中欧和东欧 | 95 692 | 69.5 | 47.6 | 38 | 26 299 | 16.9 | 8.3 | 27 |
| 北欧 | 29 606 | 60.0 | 29.7 | 12 | 22 865 | 44.9 | 19.1 | 23 |
| 南欧 | 61 345 | 79.2 | 39.1 | 24 | 18 288 | 22.8 | 10.0 | 18 |
| 西欧 | 68 063 | 73.2 | 35.2 | 27 | 31 690 | 32.7 | 14.8 | 32 |
| 欧盟（EU-28） | 185 589 | 74.7 | 37.7 | 73 | 82 111 | 31.7 | 14.1 | 83 |

居第二（男性为26%，女性为21%）。

肺癌死亡率最高的地区包括WPRO（男性ASR：43.3/105，女性ASR：15.4/105）、EURO（男性和女性ASR分别为40.3/105和11.3/105）以及PAHO地区的女性（ASR为15.9/105）。在欧洲，几乎75%的男性肺癌死亡和80%以上的女性肺癌死亡发生在欧盟国家，其中大多数（男性38%，女性27%）发生在中欧和东欧，即前东欧集团国家（图1-1）。在这些国家，也观察到男

性肺癌死亡率最高（47.6/105）。在北欧和西欧观察到女性肺癌死亡率最高，其中丹麦（43/105）、荷兰（36/105）和英国（33/105）[3]的死亡率最高。

44岁以前的肺癌在两性中均极为罕见（取决于该地区1%~8%的死亡率，全球的死亡率约3%）（图1-2）。在AFRO、EMRO和SEARO（16%~17%）中观察到45~64岁年龄组死亡率最高，而且比其余地区高出6%~10%。同样在55~64岁年龄组，AFRO、EMRO和

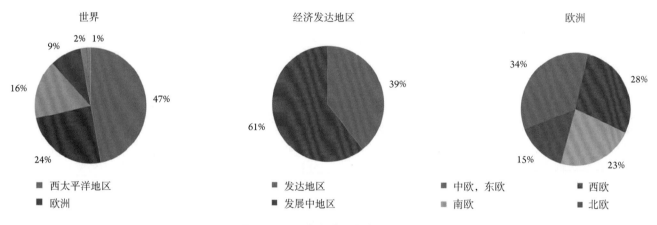

图1-1　2012年各地区的肺癌死亡人数

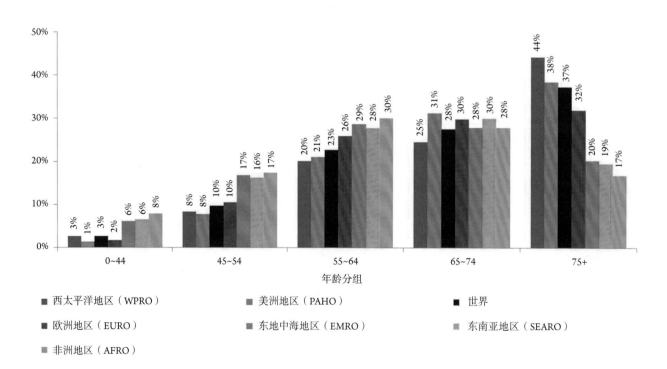

图1-2　按年龄分组的死亡人数百分比

4

SEARO的死亡率最高（约30%），而在欧洲国家或美洲，这一百分比降低了10%。在所有地区65~74岁的肺癌死亡率约为30%。在WPRO、EURO和PAHO的国家，超过三分之一肺癌患者在75岁以后死亡，其余地区在这个年龄组中未超过20%。

据估计全球肺癌死亡人数将从2012年的160万增加到2035年的300万。男性和女性的肺癌死亡人数都将翻一番，其中男性将从2012年为110万人增至2035年的206万人，女性将从2012年的49万人增至2035年为89万人，男性肺癌死亡人数依然是女性的两倍（图1-3A）。据估计，全世界约有50%的肺癌死亡将发生在WPRO，20%在欧洲，PAHO为17%，SELO为10%。在EMRO和AOFRS，全球约有1%~2%的肺癌死亡（表1-2）。

据估计，到2035年，全球肺癌死亡人数将增加86%（与2012年相比）。预计所有地区的肺癌死亡人数增幅都会增加，但规模不同。欧洲预计增幅最低（37%）。在少数地区，预计肺癌死亡人数可能增加一倍（WPRO达97%，PAHO达91%，SEARO达95%）。EMRO（123%）和AFRO（108%）预计增幅最高（图1-3B）。

图1-4说明了肺癌死亡绝对人数的增加，WPRO将继续具有最高的肺癌死亡人数，并且该区域与其他之间的差距将扩大。其主要原因是中国肺癌死亡人数的增加（与图1-5比较）。美洲肺癌死亡人数的增加将使其接近欧洲观察到的人数。在其余地区（SEARO、EMRO和AFRO），尽管肺癌死亡人数迅速增加（约为预测的两倍），但不会超过全球肺癌死亡人数的20%。

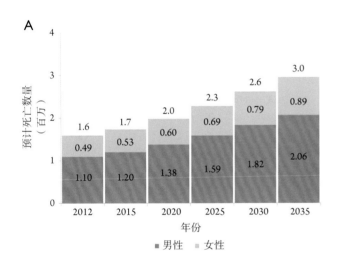
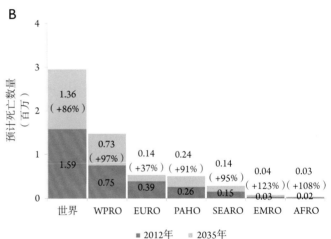

图1-3 截至2035年的预测肺癌死亡人数

WPRO，西太平洋地区；EURO，欧洲地区；PAHO，美洲地区；SEARO，东南亚地区；EMRO，东地中海地区；AFRO，非洲地区。

表1-2 按地区预测的肺癌死亡人数

| 年份 | 世界 | WPRO | SEARO | EURO | EMRO | PAHO | AFRO |
|---|---|---|---|---|---|---|---|
| 2012 | 1 589 925 | 747 920 | 146 216 | 388 203 | 28 977 | 262 314 | 16 108 |
| 2015 | 1 732 185 | 837 333 | 159 277 | 407 619 | 31 317 | 287 764 | 17 355 |
| 2020 | 1 977 806 | 963 402 | 185 970 | 437 379 | 37 160 | 334 830 | 20 201 |
| 2025 | 2 275 048 | 1 125 058 | 216 576 | 469 413 | 44 544 | 388 657 | 23 756 |
| 2030 | 2 613 121 | 1 313 548 | 249 943 | 501 229 | 53 704 | 445 610 | 28 157 |
| 2035 | 2 952 063 | 1 475 602 | 284 518 | 530 257 | 64 477 | 501 860 | 33 534 |
| % of total world number | 100 | 50 | 10 | 18 | 2 | 17 | 1 |

WPRO，西太平洋地区；SEARO，东南亚地区；EURO，欧洲地区；EMRO，东地中海地区；PAHO，美洲地区；AFRO，非洲地区。

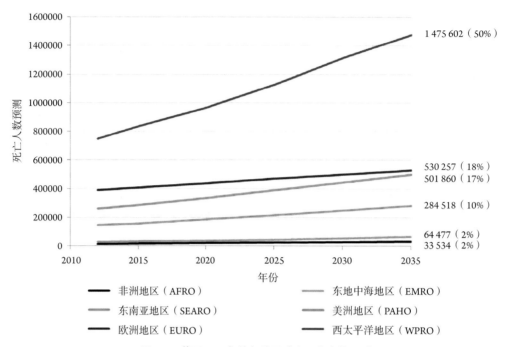

图1-4　截至2035年的各地区肺癌死亡人数预测

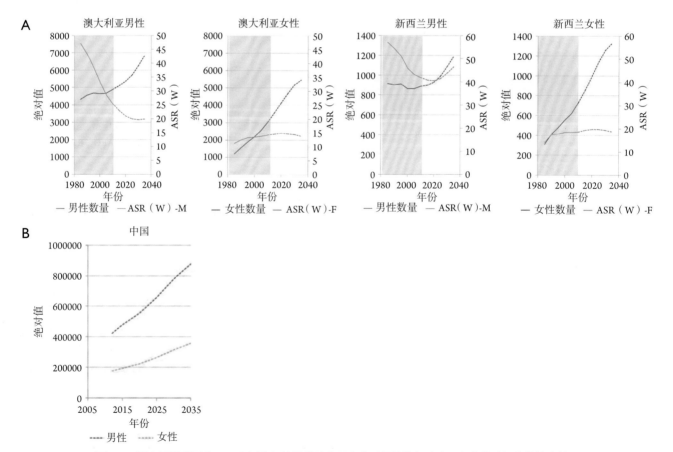

图1-5　西太平洋地区（WPRO）国家/地区的肺癌死亡率时间趋势与肺癌死亡人数时间趋势的比较

选定的PAHO国家（阿根廷、加拿大、智利、美国）的肺癌死亡时间趋势显示了两种情况（图1-6）：①死亡率下降（ASRW），阿根廷和美国肺癌死亡人数的绝对数量减少；②加拿大男性和女性，智利男性，美国女性死亡率下降（ASRW）和高原死亡人数或绝对肺癌死亡人数增加。在欧洲观察到了类似的过程，欧洲欠发达国家的肺癌死亡时间趋势表明与较发达国家相比死亡率高峰有所延迟（图1-7）。

在WPRO的选定国家（澳大利亚、新西兰）中，男性肺癌死亡率（ASRW）下降，女性呈长期平稳期，这些趋势将在未来继续保持。这两个国家的肺癌死亡人数

都会继续增加，而女性死亡的速度要快得多。预计中国的肺癌死亡人数也有类似的趋势：到2035年，男性肺癌死亡人数将翻倍（高达近90 000），女性肺癌死亡人数将增加约一半（高达35 000）（图1-5）。在日本，预计在未来的20年中，男女的绝对肺癌死亡人数将会增加，在21世纪20年代中期，男性的肺癌死亡人数将稳定在70 000人左右，而女性则为30 000人。与整个地区类似，在东地中海地区（埃及、沙特阿拉伯）和东南地区（印度，印度尼西亚）的选定国家中，预计肺癌绝对死亡人数的增加，尤其是男性（人数将几乎翻倍）[3]。

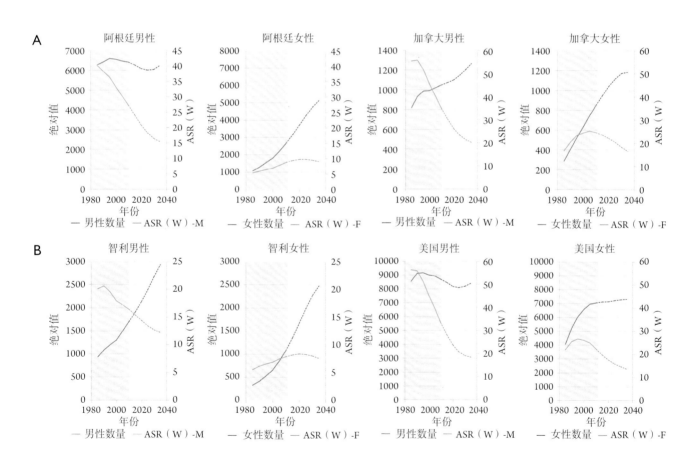

图1-6　PAHO地区国家肺癌死亡率时间趋势与肺癌死亡人数时间趋势的关系

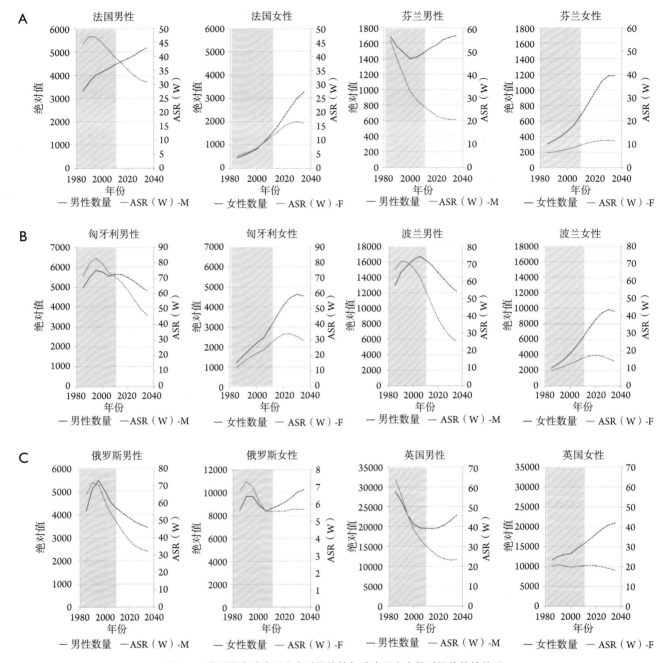

图1-7　欧洲国家肺癌死亡率时间趋势与肺癌死亡人数时间趋势的关系

### 四、吸烟对肺癌发病率有什么影响?

观察到的肺癌发病率和趋势变化大体上遵循烟草流行的差异[19]，因为吸烟者占全球肺癌死亡人数的80%，女性死亡人数的50%[20]。最近由Bilano等进行分析的结果表明，世卫组织各地区目前的吸烟流行趋势各不相同，一些低收入和中等收入国家的烟草流行有可能加剧[11]。

2000—2010年，大多数分析国的患病率都有所下降。在此基础上，预计2010—2025年，除非洲地区（AFRO）男性和东地中海地区（EMRO）外，其他地区大多数国家的肺癌发病率都将下降。美洲大多数国家目前男性和女性吸烟率下降的可能性很高。对欧洲男性而言，相比4个（24%）低收入或中等收入国家，15个（48%）高收入国家的吸烟率下降的可能性更高，这表明区域内的收入不平等仍然是烟草控制的一个问题[11]。

根据对几个国家吸烟率变化的观察可证，世界卫生组织区域代表的吸烟模式各有差异，并且，可以解释为观察到的差异归因于烟草导致的癌症死亡率和大体数据。

在过去几十年中，欧洲地区的烟草流行率正在下降，特别是在西欧、北欧和中欧的国家。在芬兰、法国、英国和波兰，男性吸烟患病率下降8.3%，女性患病率下降6%~17%[21-25]。然而，不同国家的吸烟率和下降率有所不同，英国的吸烟率高于法国[22-24]。虽然波兰在过去的几十年中吸烟率显著下降[25]，但据报道匈牙利仍有43%的成年男性和29%的女性每天吸烟[23,26]。在乌克兰，有45%的男性和9%的女性每天吸烟[27]。

在参加GATS研究（埃及和卡塔尔）的EMRO国家，吸烟是一个健康问题，主要涉及成年男性健康人口。据2009年GATS埃及报告，在15岁以上的男性中，每日吸烟者约占35%，而女性每日吸烟者只有1%，这与1998年数据统计的成人吸烟流行率处于同一水平[28]。在2013年，参与GATS研究的卡塔尔，有16%的男性和2%的女性每天吸烟[29]。

WPRO地区的国家与烟草有关的统计数据各不相同。澳大利亚和新西兰均观察到男性和女性吸烟率下降，目前吸烟率在总人口中分别为17%（2011年）和24%（1996年）[30-32]。在中国，自20世纪80年代以来，吸烟率呈上升趋势，特别是在男性人群中[33]。最近的GATS研究显示，有45%的男性和2%的女性每日吸烟[12]。

与EMRO地区的国家和中国类似，在SEARO地区的国家，女性和男性人群的吸烟率有显著差异。在参加GATS的国家（孟加拉国、印度、印度尼西亚、泰国），成年女性的每日吸烟率不超过3%。在印度尼西亚和泰国，男性日均吸烟率最高（分别为59%和39%）。据报道，孟加拉国有32%的男性、印度有15%的男性每日吸烟[13,34-36]。

在美洲大多数国家地区，吸烟流行率在各国之间不同。美国和加拿大在过去几十年观察到吸烟率显著下降，因为目前吸烟率在美国为24%，在加拿大为19%。在女性中，这些百分比分别为18%和15%[37-38]。在中南美洲，不同国家的吸烟流行率有所不同。在阿根廷，GATS研究（2013年）[39]报道，男性中有29%和16%每日吸烟，而墨西哥则分别为12%和4%[40]。智利的男女吸烟率均高得多，其中44%的男性和37%的女性报告目前吸烟[41]。虽然阿根廷的吸烟率有所下降，但智利在过去的几十年中没有发现任何积极的变化[39,42]。

由于缺乏可用的近期数据和代表，致力于烟草使用的研究很难评估AFRO地区的吸烟流行率。2012年，尼日利亚开展了GATS研究，其中6%的男性和少于1%（0.3%）的女性报告每日吸烟[43]。阿尔及利亚最近的报道显示，有25%的成人每日吸烟[44]。

## 五、结论

自20世纪初以来，在许多流行烟草的西方国家肺癌发病率呈上升趋势，如美国、英国、加拿大和澳大利亚，或随后起步的法国、芬兰、波兰，这些国家的肺癌发病率陆续达到峰值，尤其是男性肺癌发病率上升的趋势逆转或达到峰值。尽管预计肺癌发病率会进一步下降，但除美国外，这些国家的男性肺癌死亡人数绝对值仍在继续增加，但预计肺癌死亡人数将会趋于稳定。这种现象是由主因为人口老龄化的人口结构变化造成的。

在发达国家中，女性肺癌死亡率的增加预计将持续10年或20年，而在21世纪的第40年，人们预期肺癌死亡率会上升。在这些国家中，预计死亡人数会在抵达峰值前迅速增加。女性肺癌死亡人数的增加是由两个因素造成的：稳定的吸烟流行率和人口老龄化。而增加肺癌死亡人数的另一个原因是二次世界大战后出生的妇女进入"癌症年龄"，尤其是吸烟的流行[45]。

在吸烟流行呈上升趋势的国家，吸烟对未来肺癌死亡率和绝对死亡人数的增加都有影响。据观察，WPRO和SEARO的死亡人数几乎增加了一倍，这是考虑到了两性因素，以及人口大国（中国、印度和印度尼西亚）预计死亡人数的高增长。在非洲国家（埃及），以及在阿拉伯半岛（沙特阿拉伯），吸烟在男性中越来越受欢迎。

几乎所有的肺癌病例都是由吸烟引起的，因此让全世界吸烟率的下降应该是抗击疾病的基本优先事项。了解肺癌流行病学及其因果风险因素可以为进一步的预防提供依据。烟草作为导致肺癌的病因之一已在很久以前就已得到证实。电离辐射和某些工作场所致癌物的暴露占肺癌病例的15%~20%[46]。

根据Lopez、Collishaw和Piha模型[7]，吸烟率增加大约需要40年才能充分反映在肺癌流行病学统计数据中。因此，世界特定地区吸烟率的变化将以不同的方式影响肺癌的情况。这种增加是由两个相互促进的因素造成的：吸烟流行率（烟草流行阶段）和人口老龄化。全世界所有地区都观察到老年人口百分比的增加。1969—1999年，东亚和太平洋地区（超过75%）、北非（约40%）的人均寿命增幅最大。在经合组织国家，预期寿命增长不那么明显（12%）[47]。在泛美卫生组织（77岁），EURO和WPRO（76岁）的预期寿命仍比非洲（58岁），SEARO和EMRO（68岁）高10年或更多[48]。

即便是在最富裕的国家，其肺癌的5年存活率也不超过15%，这导致了癌症部位缺乏有效治疗的问题。然而，疾病早期治疗结果显著更好（肺癌Ⅰ或Ⅱ期5年生存率达到70%[49]），一些临床医生考虑引入低剂量CT扫描筛查高危人群。美国最近的一项研究（全国肺部筛查试验研究）显示，应用这种方法可减少20%的肺癌死亡[50]。

尽管在烟草控制方面取得了不容置疑的成功，特别是在一些较发达的国家，男性和女性的肺癌死亡率有所下降，但只有少数国家可以预计肺癌死亡人数会有所减少。造成世界范围内肺癌死亡人数增加的原因有：人口老龄化（发达国家）和吸烟流行率上升，预期寿命延长（欠发达国家）。预计到2035年肺癌死亡人数可达300万人。

控制烟草是减少全球肺癌患者数量最有效和最便宜的方式。许多与肺癌早期发现相关的举措尚未得到广泛认可。此外，肺癌二级预防不能被视为控制肺癌的全球策略，主要是由于成本高得无法接受。而人类发展指数很高的国家可能会开始实施肺癌筛查。但即便如此，如果没有专业的戒烟帮助，肺癌筛查的参与者也不会戒除烟草。

## 声明

本文作者宣称无任何利益冲突。

## 参考文献

[1] Adler I. Primary malignant growths of the lungs and bronchi[M]. London: Longmans, Green, 1912.

[2] Wynder EL, Graham EA. Tobacco smoking as a possible etiologic factor in bronchiogenic carcinoma; a study of 684 proved cases[J]. J Am Med Assoc, 1950, 143(4): 329-336.

[3] Globocan.iarc.fr. Redirect [DB/OL]. [cited 14 January 2016]. Available online: http://globocan.iarc.fr

[4] Doll R, Hill AB. Smoking and carcinoma of the lung; preliminary report[J]. Br Med J, 1950, 2(4682): 739-748.

[5] Boyland E, Roe FJ, Gorrod JW. Induction of pulmonary tumours in mice by mitrosonornicotine, a possible constituent of tobacco smoke[J]. Nature, 1964, 202: 1126.

[6] Doll R, Peto R. Cigarette smoking and bronchial carcinoma: dose and time relationships among regular smokers and lifelong non-smokers[J]. J Epidemiol Community Health, 1978, 32(4): 303-313.

[7] Lopez AD, Collishaw NE, Piha T. A descriptive model of the cigarette epidemic in developed countries[J]. Tob Control, 1994, 3: 242-247.

[8] Didkowska J, Wojciechowska U, Koskinen HL, et al. Future lung cancer incidence in Poland and Finland based on forecasts on hypothetical changes in smoking habits[J]. Acta Oncol, 2011, 50(1): 81-87.

[9] American Cancer Society. Cancer Facts & Figures 2013 [EB/OL]. Atlanta: American Cancer Society, 2013.

[10] Peto R, Darby S, Deo H, et al. Smoking, smoking cessation, and lung cancer in the UK since 1950: combination of national statistics with two case-control studies[J]. BMJ, 2000, 321(7257): 323-329.

[11] Bilano V, Gilmour S, Moffiet T, et al. Global trends and projections for tobacco use, 1990-2025: an analysis of smoking indicators from the WHO Comprehensive Information Systems for Tobacco Control[J]. Lancet, 2015, 385(9972): 966-976.

[12] World Health Organization. Global Adult Tobacco Survey (GATS) China 2010 Country Report[R/OL]. [cited 14 January 2016]. Available online: http://www.who.int/tobacco/surveillance/survey/gats/chn/en/

[13] World Health Organization. Global Adult Tobacco Survey (GATS) India 2009-2010 Country Report[R/OL]. [cited 14 January 2016]. Available online: http://www.who.int/tobacco/surveillance/survey/gats/ind/en/

[14] CANCERMondial [EB/OL].[cited 15 January 2016]. Available online: http://www-dep.iarc.fr/

[15] Allemani C, Weir HK, Carreira H, et al. Global surveillance of cancer survival 1995-2009: analysis of individual data for 25, 676, 887 patients from 279 population-based registries in 67 countries (CON-CORD-2) [J]. Lancet, 2015, 385(9972): 977-1010.

[16] World Health Organization. WHO Mortality Database [DB/OL]. [cited 15 January 2016]. Available from: http://www.who.int/healthinfo/statistics/mortality_rawdata/en/

[17] World Health Organization. WHO regional offices [EB/OL]. [cited 15 January 2016]. Available online: http://www.who.int/

about/regions/en/

[18] International migration flows to and from selected countries: the 2010 revision[EB/OL]. [cited 15 January 2016]. Available online: http://esa.un.org/unmigration/Definition%20of%20 regions.html

[19] Ezzati M, Henley SJ, Lopez AD, et al. Role of smoking in global and regional cancer epidemiology: current patterns and data needs[J]. Int J Cancer, 2005, 116(6): 963-971.

[20] Ezzati M, Lopez AD. Estimates of global mortality attributable to smoking in 2000[J]. Lancet, 2003, 362(9387): 847-852.

[21] Official Statistics of Finland (OSF): Tobacco statistics [Internet]. Helsinki: National Institute for Health and Welfare (THL) [EB/OL]. [cited 15 January 2016]. Available online: http://www.stat. fi/til/tupk/index_en.html

[22] Gallus S, Lugo A, La Vecchia C, et al. Pricing Policies And Control of Tobacco in Europe (PPACTE) project: cross-national comparison of smoking prevalence in 18 European countries[J]. Eur J Cancer Prev, 2014, 23: 177-185.

[23] Mackay J, Eriksen M. The tobacco Atlas[M]. Geneva: World Health Organization, 2002.

[24] Brown J, West R. Smoking prevalence in England is below 20% for the first time in 80 years[J]. BMJ, 2014, 348: g1378.

[25] World Health Organization. Global Adult Tobacco Survey (GATS) Poland 2010 Country Report[R/OL]. [cited 14 January 2016]. Available online: http://www.who.int/tobacco/ surveillance/survey/gats/pol/en/

[26] Tombor I, Paksi B, Urbán R, et al. Epidemiology of smoking in Hungary--a representative national study[J]. Orv Hetil, 2010, 151(9): 330-337.

[27] World Health Organization. Global Adult Tobacco Survey (GATS) Ukraine 2010 Country Report[R/OL]. [cited 14 January 2016]. Available online: http://www.who.int/tobacco/ surveillance/survey/gats/ukr/en/

[28] World Health Organization. Global Adult Tobacco Survey (GATS) Egypt 2009 country report [R/OL]. [cited 14 January 2016]. Available online: http://www.who.int/tobacco/ surveillance/survey/gats/egypt/en/

[29] World Health Organization. Global Adult Tobacco Survey (GATS) Qatar 2014 country report [R/OL]. [cited 14 January 2016]. Available from: http://www.who.int/tobacco/ surveillance/survey/gats/qat/en/

[30] White V, Hill D, Siahpush M, et al. How has the prevalence of cigarette smoking changed among Aus-tralian adults? Trends in smoking prevalence between 1980 and 2001[J]. Tob Control, 2003, 12 (Suppl 2): ii67-ii74.

[31] Wakefield MA, Coomber K, Durkin SJ, et al. Time series analysis of the impact of tobacco control policies on smoking prevalence among Australian adults, 2001–2011[J]. Bull World Health Organ, 2014, 92(6): 413-422.

[32] Laugesen M, Swinbern B. New Zealand's tobacco control programme 1985-1998[J]. Tob Control, 2000, 9(2): 155-162.

[33] Qian J, Cai M, Gao J, et al. Trends in smoking and quitting in China from 1993 to 2003: National Health Service Survey data[J]. Bull World Health Organ, 2010, 88(10): 769-776.

[34] World Health Organization. Global Adult Tobacco Survey (GATS) Bangladesh 2009 country report [R/OL]. [cited 14 January 2016]. Available online: http://www.who.int/tobacco/ surveillance/survey/gats/bgd/en/

[35] World Health Organization. Global Adult Tobacco Survey (GATS) Indonesia 2011 country report[R/OL]. [cited 14 January 2016]. Available online: http://www.who.int/tobacco/ surveillance/survey/gats/idn/en/

[36] World Health Organization. Global Adult Tobacco Survey (GATS) Thailand 2011 country report[R/OL]. [cited 14 January 2016]. Available online: http://www.who.int/tobacco/ surveillance/survey/gats/tha/en/

[37] American Lung Association. Trends in tobacco use, American Lung Association Epidemiology and Statistics Unit[R/OL]. Research and Program Services, July 2011. Available online: http://www.lung.org/assets/documents/research/tobacco-trend-report.pdf

[38] Corsi DJ, Boyle MH, Lear SA, et al. Trends in smoking in Canada from 1950 to 2011: progression of the tobacco epidemic according to socioeconomic status and geography[J]. Cancer Causes Control, 2014, 25(1): 45-57.

[39] World Health Organization. Global Adult Tobacco Survey (GATS) Argentina 2013 country report[R/OL]. [cited 14 January 2016]. Available online: http://www.who.int/tobacco/ surveillance/survey/gats/arg/en/

[40] World Health Organization. Global Adult Tobacco Survey (GATS) Mexico 2009 country report [R/OL]. [cited 14 January 2016]. Available online: http://www.who.int/tobacco/ surveillance/survey/gats/mex/en/

[41] Pichón Riviere A, Bardach A, Caporale J, et al. Burden of tobacco-attributable diseases in Chile. Tech-nical paper IECS N° 8. Instituto de Efectividad Clínica y Sanitaria, Buenos Aires, Argentina, 2014. Available online: www.iecs.org.ar

[42] Amigo H, Erazq M. Problemas asociados al tabaquismo en Chile[J]. Rev Chil Salud Publica, 2005, 9(1): 46-50.

[43] World Health Organization. Global Adult Tobacco Survey (GATS) Nigeria 2012 country report[R/OL]. [cited 14 January 2016]. Available online: http://www.who.int/tobacco/ surveillance/survey/gats/nga/en/

[44] Khattab A, Javaid A, Iraqi G, et al. Smoking habits in the Middle East and North Africa: results of the BREATHE study[J]. Respir Med, 2012, 106 Suppl 2: S16-S24.

[45] Zatonski W, Manczuk M, Sulkowska U. Closing the health gap in European Union[J]. Warsaw: Cancer Epidemiology and Prevention Division, 2008.

[46] Dela Cruz CS, Tanoue LT, Matthay RA. Lung cancer: epidemiology, etiology, and prevention[J]. Clin Chest Med, 2011, 32(4): 605-644.

[47] Palacios R. The future of global ageing[J]. Int J Epidemiol, 2002, 31(4): 786-791.

[48] World Health Organization. Global Health Observatory [EB/OL]. [cited 15 January 2016]. Available online: http://www.who.int/gho/en/

[49] Guerrera F, Errico L, Evangelista A, et al. Exploring Stage I non-small-cell lung cancer: development of a prognostic model predicting 5-year survival after surgical resection†[J]. Eur J Cardiothorac Surg, 2015, 47(6): 1037-1043.

[50] National Lung Screening Trial Research Team, Aberle DR, Adams AM, et al. Reduced lung-cancer mortality with low-dose computed tomographic screening[J]. N Engl J Med, 2011, 365(5): 395-409.

译者：贾卓奇，西安交通大学第一附属医院

审校：宋凤祥，上海市公共卫生临床中心

　　　周俊，上海市徐汇区中心医院

**Cite this article as:** Didkowska J, Wojciechowska U, Mańczuk M, Łobaszewski J. Lung cancer epidemiology: contemporary and future challenges worldwide. Ann Transl Med 2016;4(8):150. doi: 10.21037/atm.2016.03.11

第二部分

肺癌的分子生物学

# 第二章 抑癌基因DNA甲基化是早期肺癌的生物学标志

**Tomasz Powrózek, Teresa Małecka-Massalska**

Department of Human Physiology, Medical University of Lublin, Lublin, Poland

*Correspondence to:* Tomasz Powrózek, PhD. Department of Human Physiology, Medical University of Lublin, Radziwiłłowska 11, 20-080 Lublin, Poland. Email: tomaszpowrozek@gmail.com.

*Provenance:* This is an invited Perspective commissioned by Section Editor Shaohua Cui (Department of Pulmonary Medicine, Shanghai Chest Hospital, Shanghai Jiao Tong University, Shanghai, China).

*Comment on:* Hulbert A, Jusue Torres I, Stark A, *et al.* Early detection of lung cancer using DNA promoter hypermethylation in plasma and sputum. Clin Cancer Res 2016. [Epub ahead of print].

**摘要:** 肺癌是全球癌症相关死亡的主要原因。这似乎是由于缺乏确定的分子标志物而引起的,该分子标志物可以诊断早期和非侵入性肿瘤。在已被研究的标志物中,最有发展性的是表观遗传学的改变,例如,DNA高甲基化。最近的研究表明,这类标志物具有很高的实用性,特别是作为计算机断层扫描(computed tomography, CT)/低剂量螺旋计算机断层扫描(low-dose spiral computed tomography, LDSCT)肿瘤筛查的辅助测试。鼓励进一步研究通过影像学诊断降低误诊率,以及将标志物作为独立的非侵入性工具用于早期肺癌检测的可能性。

**关键词:** 肺癌;DNA甲基化;生物标志物;筛选

**View this article at:** http://dx.doi.org/10.21037/tcr.2016.12.51

## 一、简介

尽管近年来肺癌的个体化治疗及癌症生物学标志物的发现取得了进展,但是流行病学数据却提示在未来肺癌的发病率及死亡率仍不容乐观。关于肺癌发病率的流行病学报告已经拉响了警报,这一现象主要是与对吸烟危害的社会意识低下及烟草防控方面缺乏举措有关。主要问题仍然是对于早期肺癌筛查缺少有效的手段,当然这主要是因为肺癌高危人群难以筛选所致。其他棘手的问题还包括发展中国家肺癌筛查项目成本较高及先进的影像诊断学手段缺乏等,如CT或者LDSCT[1-3]。

上述问题导致患者发现病变时已经诊断为疾病进展期或出现远处转移。更不幸的是,晚期肿瘤发现时根治性手术切除效果不佳,同时远期预后不良难以达到完全恢复。晚期肿瘤患者治疗方案的选择常常效果局限,包括化疗、放疗或放化疗结合[4]。然而标准的化疗方案仍然被使用,这是因为大多数患者难以真正地实现个体化治疗[5]。

尽管在一些发达国家CT/LDSCT已经被用于早期肺癌诊断中,但仍然缺少一定的共识或指南证实该方法推广至普通人群。肿瘤的发展通常是不对称的、隐匿的,同时并不是每位患者都与吸烟相关,但值得注意的是

CT/LDSCT可以发现肺部小结节，而这些肺部结节通常被认为是非恶性病变，当然这也会导致假阳性结果。上述问题可以通过发展诊断预测手段来解决，而生物分子信号可以早期诊断肺癌，减少影像学诊断的假阳性率，甚至作为肺癌诊断的独立工具使用[6-7]。

在众多潜在的肺癌生物学分子中，抑癌基因启动子区甲基化在近10年来受到广泛关注。DNA甲基化现象在细胞周期的关键通路中起着重要作用，因此可能成为潜在肿瘤诊断的标志。而且，使用液体活检进行循环细胞DNA甲基化是颇有前景的肺癌早期诊断的生物学信号[8-9]。

## 二、DNA甲基化在癌症发展中的作用

DNA启动子区甲基化是最重要的及为人所知的人类基因表观遗传学变化。基因序列的甲基化并不是随机的，主要发生在CpG岛区。据估计大约一半的基因组序列由CpG组成，其中70%~80%是甲基化的。生理情况下在细胞基因组中，DNA甲基状态可以提供稳定的甲基化模式，以控制基因转录后表达。因此，CpG岛的甲基化主要在编码组织特异性蛋白质的基因中观察到，除了基因产物典型的细胞。同时基因甲基化信息也会被遗传至子代细胞。DNA甲基化可能是不同组织中基因表达的保障——DNA甲基化模式在特定类型细胞中比较典型。但是，抑癌基因启动子CpG岛5'端并不会发生甲基化，因为它们在正常细胞中起着关键作用。抑癌基因启动子区非甲基化状态在控制基因翻译转录活性中起着关键作用[10-12]。

甲基化会导致基因表达沉默，这会导致染色质结构变化，从而转化为致密及失活状态，进一步引起启动子区转录起始区阻滞，因此转录因子识别及转录信息从DNA至mRNA的流动难以进行。肿瘤细胞甲基化模式的改变可能导致DNA编码信息的抑制。然而，与正常细胞相比，通过高甲基化和低甲基化模式，肿瘤细胞CpG区域甲基化状态呈现多样化，抑癌基因启动子区高甲基化状态在肿瘤细胞中意义重大。在生理状态下，正常细胞基因启动子CpG区不会产生甲基化改变，这是因为其控制着细胞周期的关键功能。而且，对于启动子区高甲基化状态的保护机制，如调控复制、染色质改变都可以在非肿瘤细胞中出现。上述机制可有效地防止DNMT出现在DNA中。另一方面，肿瘤细胞中上述保护机制并无效果。而且，DNMT过表达在启动子区的 de novo 甲基化起

着关键作用，这一现象在肿瘤细胞中表现显著[10-13]。随着对细胞周期中DNA甲基化及肿瘤细胞甲基化过程紊乱的兴趣越来越高，这种转录前基因修饰目前被认为是早期肺癌诊断的潜在标志物。

## 三、DNA甲基化已经发展成为肺癌的生物标志物

目前，影像学诊断和患者的临床特点对于诊断早期肺癌并不足够。故而大多数癌症患者在诊断时已处于中晚期并需要侵入性的诊断方法（如EBUS-TBNA行支气管镜活检或经胸活检）以获取肿瘤组织进行病理活检和分子检测；同样，使用LDSCT/CT发现性质不明的肺部小结节仍需要侵入性检查已明确病理性质。不仅如此，上述提到的侵入性检查不仅会增加围术期的手术风险，甚至有时会因为缺少诊断性材料（检测组织缺少肿瘤细胞或临床材料作废），而改变手术方案。值得注意的是临床收集的组织标本随后会用福尔马林固定并用石蜡包埋，而上述操作均有可能导致肿瘤细胞衰退并使得分子诊断的结果出现错误（明显的假阳性或假阴性）。基于以上事实，临床标本如果计划行分子检测，最好使用非侵入性收集方法及更容易保存的方法[14-15]。

尽管痰涂片检测时最易收集诊断材料，尤其对于中央型肺癌患者，但是其肺癌诊断的敏感度差异很大22%~98%同时取决于肿瘤大小、患者采样的正确性及病理科医生的经验等[16]。不仅如此，患者痰中的肿瘤细胞含量较少，难以获得可靠的分子检测结果及特异性较高的基因甲基化状态。因此，患者痰分子检测现在肺癌早期诊断中已经停止使用，近期研究分析了一些抑癌基因的甲基化状态与上述结论一致。以下痰中检测肺癌情况包括其敏感性和特异性：APC（23.1%/96%），CDH13（27.6%/75%），CDKN2A（p16）（39.8%/72.8%），DAPK（47.2%/82.2%），MGMT（35.8%/85.6%），RASSF1A（12.2%/93.5%），TCF21（53.8%/100%）[17-19]。然而，当联合检测基因座中基因甲基化状态时，一些研究显示其诊断肺癌的准确性是可以接受的。Belinsky分析了6种基因包括p16、MGMT、DAPK、RASSF1A、PAX5β和GATA5的甲基化状态，使得肺癌诊断的特异性及敏感性提高到了64%。而上述基因的高甲基化可以使患癌风险增加50%以上[18]。在另一项研究中，痰标本中的4种基因3-OST-2、RASSF1A、p16和APC的甲基化状态使得肺癌筛查（将肺癌患者从健康人群中筛选出来）的敏感性达到了62%，特异性达到了100%[20]。

目前，最有前途的非侵入肺癌诊断方法是使用液体活检技术（例如检测血液样本）检测肿瘤抑癌基因甲基化状态。与生理状态相反，肿瘤细胞代谢活跃，但是细胞不受控制的增殖及免疫机制的部分破坏使得肿瘤细胞在坏死凋亡机制中裂解。故而与健康人相比，肿瘤患者循环系统中可以检测到较高浓度的cfDNA。在肿瘤患者中，cfDNA浓度与肿瘤分期、大小、进展及远处转移呈正相关。不仅如此，cfDNA外显子的分子状态反映了肿瘤组织的分子状态。肿瘤组织的血管富集状态及肿瘤细胞的凋亡可以促进血管网形成，这促进了肿瘤产生并释放cfDNA进入循环系统。使用液体活检技术检测肿瘤抑癌基因cfDNA胞嘧啶区域高甲基化状态，因为健康人血液中cfDNA缺少高甲基化状态[21-23]。目前研究发现的用于早期诊断肺癌的分子信号如表2-1所示。

表2-1　最近分析cfDNA高甲基化用于早期肺癌检测效用的研究

| 研究者 | 基因 | 分析材料 | 研究组（疾病分期） | 敏感性（%） | 特异性（%） | 参考文献 |
|---|---|---|---|---|---|---|
| Begum等 | APC | 血清 | 76：（58 stage Ⅰ~Ⅱ）；30：对照组 | 15.8 | 90 | [24] |
| | AIM1 | | | 18.4 | 96.7 | |
| | CDH1 | | | 61.8 | 70 | |
| | DCC | | | 35.5 | 100 | |
| | MGMT | | | 17.1 | 96.1 | |
| | RASSF1A | | | 7.9 | 96.7 | |
| | 6种基因中的1种 | | | 84.2 | 56.7 | |
| Hsu等 | ZMYND10 | 血浆 | 63：（41 stage Ⅰ~Ⅱ）；36：对照组 | 36 | 87 | [25] |
| | CDH13 | | | 44 | 84 | |
| | FHIT | | | 39 | 80 | |
| | P16 | | | 53 | 91 | |
| | RARβ | | | 54 | 83 | |
| | RASSF1A | | | 48 | 90 | |
| | 上述任何2个基因座的甲基化 | | | 73 | 82 | |
| Hulbert等 | SOX17 | 血浆 | 125 stage Ⅰ~Ⅱ，50：对照组 | 73 | 84 | [26] |
| | TAC1 | | | 76 | 78 | |
| | HOXA7 | | | 34 | 92 | |
| | CDO1 | | | 65 | 74 | |
| | HOXA9 | | | 86 | 46 | |
| | ZFP42 | | | 84 | 54 | |
| | CDO1，TAC1，SOX17 | | | 93 | 62 | |
| Wielscher等 | HOXD10，PAX9，PTPRN2，STAG3 | 血清/血浆 | 23：（8 stage Ⅰ~Ⅱ）；23：对照组 | 97 | 73 | [27] |
| Weiss等 | SHOX2，PTGER4 | 血浆 | 50：（23 stage Ⅰ~Ⅱ）；72：对照组 | 90 | 73 | [28] |
| Powrózek等 | PCDHGB6，RTEL1 | 血浆 | 55：（20 stage Ⅰ~Ⅱ）；80：对照组 | 67.3 | 90 | [29] |

cfDNA，无细胞DNA。

## 四、肿瘤抑癌基因高甲基化状态在肺癌筛查中的作用

近年来，开展了一些随机临床试验，评估以肺癌发展中高危人群痰检查为基础的成像诊断（RTG）或影像诊断效用。尽管该筛查提高了肺癌Ⅰ期检出率，并提高了5年生存率，但筛查死亡率并没有降低[16,30]。目前研究表明LDSCT可以实现肺癌诊断的准确性。国际肺癌筛查临床实验（NLST）证实与标准胸片相比，使用LDSCT筛查人群可降低20%死亡率。根据NLST研究结果表明，CT筛查为阳性发生肺癌的概率低于5%，因为在NLST研究中进行CT行肺癌筛查虽然敏感性为71%，特异性为63%，但假阳性率高达96.4%[31-32]。在LDSCT筛查中，高达50%的个体发现肺部小结节，但均为良性病变。另外，有20%的肺部小结节需要开胸检查来确定其良恶性，因此LDSCT可能会导致假阳性及不必要的手术[31-33]。在这种情况下，分析表观遗传标志的分子检查可以支持LDSCT并降低错误结果的比率。

目前为止，虽然仍缺乏使用基因甲基化状态进行肺癌筛查的指南，但现有的文献数据似乎证实了它们在日常临床实践中的高适用性。目前的研究特别关注表观遗传生物标志物作为肺癌早期影像学诊断的补充应用。同时应用两种方法的主要目的是改善筛选灵敏度和特异性以及降低假阳性/阴性结果率。然后，在高危人群中，血液cfDNA甲基化阳性是将患者安排至影像学检查的首要指征，表观遗传筛查相对于其他检查的主要优势是使用液体活检技术是非侵入性的[26-28]。

大多数论文主要关注可以区分癌症患者与健康个体或患有良性肺疾患的高甲基化基因标志。如今，仅有两项大型研究详细分析了DNA高甲基化在肺癌筛查中的应用。NELSON-LDSCT临床试验筛查了无症状高风险人群痰中DNA的甲基化状态以确定临床前阶段肺癌患者，筛查间隔为2年。选择诊断的3个基因包括：RASSF1A、3OST2和PRDM14，在2年内检测到28%的肺癌病例，特异性为90%。与表观遗传筛查相比，痰细胞学检查未发现任何肺癌病例。如前所述，痰中的DNA高甲基化分析可能在临床前疾病的检测中发挥潜在作用，但需要补充诊断标志来提高敏感性[34]。Hulbert等评估了血浆和痰DNA高甲基化组的效用，以作为肺癌CT筛查的辅助手段。有趣的是，痰中3个基因：TAC1、HOXA7和SOX17对早期肺癌检测（疾病的Ⅰ~Ⅱ期）具有较高的诊断准确性，敏感性为98%，特异性为71%（AUC=0.890），

阴性预测值（NPV）和阳性预测值（PPV）分别为89%和93%。血浆cfDNA基因甲基化包括：TAC1、CDO1和SOX17，其早期肺癌诊断准确性：敏感性为93%，特异性为62%（AUC=0.770），NPV和PPV分别为78%和86%。此外，将基因甲基化状态检测与临床病史结合的独立盲法随机预测模型筛查肺癌患者，痰检患者正确率达到91%，而血检患者正确率高达85%。经上述实验证实，基因甲基化检测手段可以作为CT筛查的补充，识别肺癌高危人群，减少假阳性结果及不必要的手术，并在早期提高肿瘤诊断的准确性[26]。

上述数据似乎证实了表观遗传学检测在早期肺癌筛查中的重要性及适用性。认真制订筛查计划可以显著提高肺癌筛查数据的准确性，并减少LDSCT所造成的错误结果。

## 五、现状和未来

迄今为止，各种肿瘤抑癌基因的高甲基化状态均可以成为潜在的肺癌生物标志物。例如，CDKN2A（p16）、MGMT、DCLK1、CDH13、RASSF1A、RARB2基因的高甲基化状态都被大家研究了[35-40]。上述基因目前不仅在肺癌筛查中已经被使用，而且被广泛用于其他肿瘤。因此使用基因甲基化状态进行肿瘤早筛的关键问题是找到肿瘤特异性标志物。但找出特异性的肿瘤标志物却非常困难，这成为目前临床应用的主要限制。一个理想的分子标志是结直肠癌基因SEPT9的高甲基化状态[41]，目前已经应用于临床实践。然而，最近在肺癌患者中也发现了这种基因的高甲基化，这影响了结直肠癌诊断的特异性，但这为使用SEPT9甲基化状态筛查肿瘤划出了一道红线。另外一个问题是那些可能发生甲基化的DNACpG岛区的位置。首先，甲基化模式可能取决于来自癌症发展的细胞类型；其次，甲基化过程在不同癌症中可能选定CpG区不同；此外，甲基化状态可能在肿瘤组织和血液cfDNA之间不同[42]，在临床实践中应该推广通过对比健康人血液及组织和癌症患者血液和组织cfDNA不同甲基化状态诊断肿瘤。也许这可以提供新的发现进一步促使基于表观遗传学诊断的建立。

另外一个挑战在于将以往有效的分子生物学标志物应用于临床实践，如上所述，用于肺癌检测的生物标志物的选择过程将需要在大量肺癌患者和健康个体，甚至患有其他癌症的患者中进行长期的验证过程。此外，生物标志物验证需由大型独立诊断中心进行，应用复杂

的诊断方法，如DNA微阵列和第二代测序。上述问题通过以下事实得到证实：通常基于分子改变分析仅分析两个表观遗传学改变以进行早期诊断或确认肿瘤。上文提到的cfDNA中存在SEPT9甲基化确定为结肠直肠癌的诊断标志物，而支气管肺泡灌洗样品中的SHOX2甲基化的分析可能是肺癌细胞学检查中的初筛实验。虽然这两项测试均经过体外诊断（CE-IVD证书）认证，但其诊断准确性有限。不幸的是，两种测试的阳性结果都需要侵入性诊断方法，例如，结肠镜检查或支气管镜检查来确认癌症的发生。尽管如此，基于表观遗传学的诊断测试尚未应用于常规诊断，因为前瞻性临床试验的结果非常少，而只有前瞻性的临床试验才可以真正地证实这些分子标志物在临床实践中的实用性。此外，缺乏详细的建议或指南来进行诊断也限制了它们在癌症患者中的使用。

因此，这也引起了对临床标本收集首选技术的讨论，以及最终哪种材料对甲基化筛选最有价值？尽管进行了生物标志物验证，但诊断程序的每个步骤（从样品采集到分子分析）也需要经过临床验证（图2-1）。

或许在不久的将来，将会有更多的基因被检测成为潜在的肺癌生物标志物。基于目前获得的发现，最有希望的是选择肿瘤特异性高甲基化基因并将它们用于肿瘤诊断。这些尝试可能会有效地提高分子诊断的精确性。我们也强烈推荐将甲基化分析与其他表观遗传改变的分析相结合，例如微小RNA表达，这在COSMOS和MILD试验中也证实了其在肺癌筛查的用途。近期研究结果都表明，肿瘤抑制基因启动子的甲基化状态分析不是诊断早期肺癌的单一工具，而是作为影像学诊断的辅助手段。这种表观遗传学检测的应用显著减少了LDSCT的错误，并防止患者接受不必要的手术或侵入性活检。最后，在癌症检测中不应低估痰液检查，当结果不确定时，可用作血清/血浆分析的补充检查。由于甲基化状态的检测是非侵入性方式（如液体活组织检查、痰液收集），这种表观遗传改变的分析将是肺癌早期筛查的主要优先模式。

## 声明

本文作者宣称无任何利益冲突。

## 参考文献

[1] de Martel C，Ferlay J，Franceschi S，et al. Global burden of cancers attributable to infections in 2008：a review and synthetic analysis[J]. Lancet Oncol,2012,13(6)：607-615.

[2] Maisonneuve P，Bagnardi V，Bellomi M，et al. Lung cancer risk prediction to select smokers for screening CT--a model based on the Italian COSMOS trial[J]. Cancer Prev Res (Phila),2011, 4(11)：1778-1789.

[3] Orłowski T. Early lung cancer—the role of screening programs[J]. Pneumonol Alergol Pol,2014,82(1)：1-2.

[4] Brunelli A，Charloux A，Bolliger CT，et al. ERS/ESTS clinical guidelines on fitness for radical therapy in lung cancer patients (surgery and chemo-radiotherapy) [J]. Eur Respir J,2009, 34(1)：17-41.

[5] Sculier JP，Berghmans T，Meert AP. Advances in target therapy in lung cancer[J]. Eur Respir Rev,2015,24(135)：23-29.

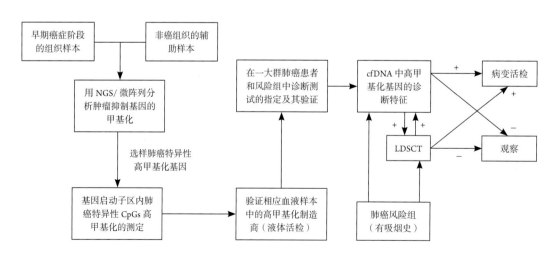

图2-1 将抑癌基因高甲基化分析引入常规临床诊断的算法

[6]　Ru Zhao Y，Xie X，de Koning HJ，et al. NELSON lung cancer screening study[J]. Cancer Imaging，2011，11 Spec No A：S79-S84.

[7]　Saghir Z，Dirksen A，Ashraf H，et al. CT screening for lung cancer brings forward early disease. The randomised Danish Lung Cancer Screening Trial：status after five annual screening rounds with low-dose CT[J]. Thorax，2012，67(4)：296-301.

[8]　Wen J，Fu J，Zhang W，et al. Genetic and epigenetic changes in lung carcinoma and their clinical implications[J]. Mod Pathol，2011，24(7)：932-943.

[9]　Mehta A，Dobersch S，Romero-Olmedo AJ，et al. Epigenetics in lung cancer diagnosis and therapy[J]. Cancer Metastasis Rev，2015，34(2)：229-241.

[10]　Phillips T. The role of methylation in gene expression[J]. Nature Education，2008，1(1)：116.

[11]　Siegfried Z，Simon I. DNA methylation and gene expression[J]. Wiley Interdiscip Rev Syst Biol Med，2010，2(3)：362-371.

[12]　Jin B，Li Y，Robertson KD. DNA methylation：superior or subordinate in the epigenetic hierarchy?[J]. Genes Cancer，2011，2(6)：607-617.

[13]　Chédin F. The DNMT3 family of mammalian de novo DNA methyltransferases[J]. Prog Mol Biol Transl Sci，2011，101：255-285.

[14]　Brock G，Castellanos-Rizaldos E，Hu L，et al. Liquid biopsy for cancer screening，patient stratification and monitoring[J]. Transl Cancer Res，2015，4(3)：280-290.

[15]　Bedard PL，Hansen AR，Ratain MJ，et al. Tumour heterogeneity in the clinic[J]. Nature，2013，501(7467)：355-364.

[16]　Humphrey LL，Teutsch S，Johnson M，et al. Lung cancer screening with sputum cytologic examination，chest radiography，and computed tomography：an update for the U.S. Preventive Services Task Force[J]. Ann Intern Med，2004，140(9)：740-753.

[17]　Shivapurkar N，Stastny V，Suzuki M，et al. Application of a methylation gene panel by quantitative PCR for lung cancers[J]. Cancer Lett，2007，247(1)：56-71.

[18]　Belinsky SA，Liechty KC，Gentry FD，et al. Promoter hypermethylation of multiple genes in sputum precedes lung cancer incidence in a high-risk cohort[J]. Cancer Res，2006，66(6)：3338-3344.

[19]　Belinsky SA，Klinge DM，Dekker JD，et al. Gene promoter methylation in plasma and sputum increases with lung cancer risk[J]. Clin Cancer Res，2005，11(18)：6505-6511.

[20]　Shivapurkar N，Stastny V，Xie Y，et al. Differential methylation of a short CpG-rich sequence within exon 1 of TCF21 gene：a promising cancer biomarker assay[J]. Cancer Epidemiol Biomarkers Prev，2008，17(4)：995-1000.

[21]　Rolfo C，Castiglia M，Hong D，et al. Liquid biopsies in lung cancer：the new ambrosia of researchers[J]. Biochim Biophys Acta，2014，1846(2)：539-546.

[22]　González-Masiá JA，García-Olmo D，García-Olmo DC. Circulating nucleic acids in plasma and serum (CNAPS)：applications in oncology[J]. Onco Targets Ther，2013，6：819-832.

[23]　Ulivi P，Silvestrini R. Role of quantitative and qualitative characteristics of free circulating DNA in the management of patients with non-small cell lung cancer[J]. Cell Oncol (Dordr)，2013，36(6)：439-448.

[24]　Begum S，Brait M，Dasgupta S，et al. An epigenetic marker panel for detection of lung cancer using cell-free serum DNA[J]. Clin Cancer Res，2011，17(13)：4494-4503.

[25]　Hsu HS，Chen TP，Hung CH，et al. Characterization of a multiple epigenetic marker panel for lung cancer detection and risk assessment in plasma[J]. Cancer，2007，110(9)：2019-2026.

[26]　Hulbert A，Jusue Torres I，Stark A，et al. Early detection of lung cancer using DNA promoter hyper-methylation in plasma and sputum[J]. Clin Cancer Res，2007，23(8)：1998-2005.

[27]　Wielscher M，Vierlinger K，Kegler U，et al. Diagnostic performance of plasma DNA methylation profiles in lung cancer，pulmonary fibrosis and COPD[J]. EBioMedicine，2015，2(8)：929-936.

[28]　Weiss G，Schlegel A，Kottwitz D，et al. Validation of the SHOX2/PTGER4 DNA methylation marker panel for plasma-based discrimination between patients with malignant and nonmalignant lung disease[J]. J Thorac Oncol，2017(1)，12：77-84.

[29]　Powrózek T，Krawczyk P，Kuźnar-Kamińska B，et al. Analysis of RTEL1 and PCDHGB6 promoter methylation in circulating-free DNA of lung cancer patients using liquid biopsy：A pilot study[J]. Exp Lung Res，2016，42(6)：307-313.

[30]　Zhu CS，Pinsky PF，Kramer BS，et al. The prostate，lung，colorectal，and ovarian cancer screening trial and its associated research resource[J]. J Natl Cancer Inst，2013，105(22)：1684-1693.

[31]　National Lung Screening Trial Research Team.，Aberle DR，Adams AM，et al. Reduced lung-cancer mortality with low-dose computed tomographic screening[J]. N Engl J Med，2011，365(5)：395-409.

[32]　Kramer BS，Berg CD，Aberle DR，et al. Lung cancer screening with low-dose helical CT：results from the National Lung Screening Trial (NLST) [J]. J Med Screen，2011，18(3)：109-111.

[33]　Bach PB，Mirkin JN，Oliver TK，et al. Benefits and harms of CT screening for lung cancer：a systematic review[J]. JAMA，2012，307(22)：2418-2429.

[34]　Hubers AJ，Heideman DA，Duin S，et al. DNA hypermethylation analysis in sputum of asymptomatic subjects at risk for lung

cancer participating in the NELSON trial: argument for maximum screening interval of 2 years[J]. J Clin Pathol, 2016. 2017, 70(3): 250-254.

[35] Gu C, Lu J, Cui T, et al. Association between MGMT promoter methylation and non-small cell lung cancer: a meta-analysis[J]. PLoS One, 2013, 8(9): e72633.

[36] Deep JS, Sidhu S, Chandel A, et al. Aberrant Methylation in Promoters of GSTP1, p16, p14, and RASSF1A Genes in Smokers of North India[J]. ISRN Pulmonology, 2012, e247631.

[37] Zhang Y, Wang R, Song H, et al. Methylation of multiple genes as a candidate biomarker in non-small cell lung cancer[J]. Cancer Lett, 2011, 303(1): 21-28.

[38] Ponomaryova AA, Rykova EY, Cherdyntseva NV, et al. RARβ2 gene methylation level in the circulating DNA from blood of patients with lung cancer[J]. Eur J Cancer Prev, 2011, 20(6): 453-455.

[39] Powrózek T, Krawczyk P, Nicoś M, et al. Methylation of the DCLK1 promoter region in circulating free DNA and its prognostic value in lung cancer patients[J]. Clin Transl Oncol, 2016, 18(4): 398-404.

[40] Nie K, Jia Y, Zhang X. Cell-free circulating tumor DNA in plasma/serum of non-small cell lung cancer[J]. Tumour Biol, 2015, 36(1): 7-19.

[41] Powrózek T, Krawczyk P, Kucharczyk T, et al. Septin 9 promoter region methylation in free circulating DNA-potential role in noninvasive diagnosis of lung cancer: preliminary report[J]. Med Oncol, 2014, 31(4): 917.

[42] Warton K, Samimi G. Methylation of cell-free circulating DNA in the diagnosis of cancer[J]. Front Mol Biosci, 2015, 2: 13.

译者：卢强，空军军医大学唐都医院
审校：AME编辑部

**Cite this article as:** Powrózek T, Małecka-Massalska T. DNA hypermethylation of tumor suppressor genes as an early lung cancer biomarker. Transl Cancer Res 2016;5(Suppl 7):S1531-S1538. doi: 10.21037/tcr.2016.12.51

# 第三章　肺癌中的MET抑制剂与MET突变

**Nagio Takigawa**

Department of General Internal Medicine 4, Kawasaki Hospital, Kawasaki Medical School, Okayama, Japan
*Correspondence to:* Nagio Takigawa. Department of General Internal Medicine 4, Kawasaki Hospital, Kawasaki Medical School, Okayama 700-8505, Japan. Email: ntakigaw@gmail.com.

*Provenance:* This is an invited Perspective commissioned by Section Editor Shaohua Cui (Department of Pulmonary Medicine, Shanghai Chest Hospital, Shanghai Jiao Tong University, Shanghai, China).
*Comment on:* Awad MM, Oxnard GR, Jackman DM, *et al.* MET Exon 14 Mutations in Non-Small-Cell Lung Cancer Are Associated With Advanced Age and Stage-Dependent MET Genomic Amplification and c-Met Overexpression. J Clin Oncol 2016;34:721-30.

摘要：在非小细胞肺癌中，已发现间质－上皮转化基因（MET）14外显子突变的作用。然而，其临床、分子和病理特征尚未彻底阐明。Awad等在"*Journal of Clinical Oncology* 2016；34：721-730"中精确描述了具有MET14外显子突变的非小细胞肺癌患者。在933例非鳞非小细胞肺癌患者中，发现28例（3.0%）患者具有非小细胞肺癌独特的临床和分子亚型。28名患者的中位年龄为72.5岁，68%为女性，36%为不吸烟者，64%为Ⅳ期，100%为白人、非西班牙裔，64%为腺癌，14%为多形性癌。在28名患者中分别发生了17位和11位的基因组缺失和点突变。尽管MET14外显子突变的患者中没有合并KRAS、表皮生长因子受体（epidermal growth factor receptor，EGFR）、ERBB2，间变性淋巴瘤激酶（anaplastic lymphoma kinase，ALK）、ROS1或RET改变，TP53突变，CDKN2A/B、BRAF600E、PIK3CA、PTEN、RB1、ATM、BRCA2、NF1或ARID2可以共存。在13例（46%）患者中观察到MDM2的扩增，并且分别有6例（21%）和8例（29%）患者具有高水平和低水平的MET拷贝增加。迄今为止，在Ⅲ期试验中研究了两种MET抑制剂，onartuzumab或tivantinib，在经治的非小细胞肺癌中，与厄洛替尼联合应用。然而，在未经分子特征筛选的患者中，与单独应用厄洛替尼相比，均未显示出总生存的延长。一些研究，包括Awad等的报道，显示MET14外显子突变的患者成功地应用克拉唑替尼等MET-酪氨酸激酶抑制剂（tyrosine kinase inhibitor，TKI）治疗。在MET14外显子突变的非小细胞肺癌中使用MET-TKI的前瞻性试验正在进行中。关于转化研究，共存的其他突变或扩增的重要性以及对MET-TKI的获得性耐药的机制仍有待进一步研究。最后，应阐明针对具有MET14外显子突变的非小细胞肺癌中MET-TKI耐药和颅内转移的治疗策略。

关键词：非小细胞肺癌；间质－上皮转化；酪氨酸激酶抑制剂

**View this article at:** http://dx.doi.org/10.21037/tcr.2016.11.61

肺癌是全球癌症死亡的主要原因。具有表皮生长因子受体（EGFR）和间变性淋巴瘤激酶（ALK）融合基因激活突变的非小细胞肺癌患者分别可以从EGFR酪氨酸激酶抑制剂（TKI）和ALK-TKI的治疗中获益。最近，还发现携带ROS1或RET融合基因的非小细胞肺癌患者对相应的TKI敏感。此外，无论EGFR突变状态如何，非小细胞肺癌均可检测到间质-上皮转化基因（MET）过表达和MET扩增[1-2]。

非小细胞肺癌的MET抑制剂，包括抗体及TKIs，已在临床试验研究进程中。尽管MET单克隆抗体（Onartuzumab）是最有希望的抗体药物，但一项在免疫组化评估的MET阳性非小细胞肺癌患者中，对比厄洛替尼联合Onartuzumab以及单药厄洛替尼的Ⅲ期研究，并未发现联合用药的有效性（J Clin Oncol，2014，32：abstr 8000）。此外，在免疫组化评估的MET阳性肺鳞癌中，Onartuzumab联合紫杉醇加铂类也未带来临床获益[3]。在MET-TKI方面，对比Tivantinib（ARQ 197）加厄洛替尼（n=526）与单药厄洛替尼（n=522）的Ⅲ期研究也已发表[4]。47.4%（211/445）的肿瘤标本为MET高表达。MET高表达的定义为免疫组化评估超过50%的肿瘤细胞染色强度>2+。11.4%（54/476）为MET拷贝数>4，仅有4例患者为MET扩增且MET：CEP7>2。Tivantinib联合厄洛替尼可以增加无进展生存（中位无进展生存期3.6 vs 1.9个月；P<0.001），总生存期类似（中位总生存期8.5 vs 7.8个月；P=0.81）。MET免疫组化高表达的患者总生存期可能有改善（风险比：0.70；95%CI：0.49~1.01）[4]。因此，MET免疫组化阳性的非小细胞肺癌患者接受MET-TKI治疗的获益，与EGFR突变非小细胞肺癌患者接受EGFR-TKIs治疗不同。

异常的MET信号通路可导致肿瘤，在肾癌、肝癌、胃癌中，均证实存在MET基因点突变[1-2]。MET基因突变在头颈部肿瘤的转移过程中也存在克隆选择，其频率由原发肿瘤的2%增加到了50%[5]。

在非小细胞肺癌标本中，发现另一种剪接变体，其具有47个氨基酸外显子（近膜结构域），其缺失来自MET[6]。跳跃缺失的转录物产生组成型活性MET，其缺乏促进MET降解的E3蛋白连接酶（Cbl）[7-8]。MET中14外显子的跳跃缺失率为4.3%，在230例肺腺癌中，超过ALK（1.3%）、ROS1（1.7%）和RET（0.9%）融合的总和（3.9%）[9]。319例日本肺腺癌患者中，驱动基因突变的频率为EGFR（53.0%）、ALK（3.8%）、

RET（1.9%）、ROS1（0.9%），MET14外显子跳跃缺失2.8%，仅低于ALK融合（3.8% vs 2.8%）[10]。因此，还需要进一步了解含有MET14外显子突变的非小细胞肺癌的临床和基因组学背景。

Awad等描述了在933例非鳞非小细胞肺癌患者中，28例（3.0%）MET14外显子突变患者独特的临床、分子和病理特征[7]。在具有MET14外显子突变的28名患者中，17名（61%）为基因组缺失，范围从2个碱基对缺失到193个碱基对缺失，点突变发生在11位点（39%）。诊断时患者的中位年龄为72.5岁，19名（68%）为女性，10名（36%）为非吸烟者，其中Ⅰ/Ⅱ/Ⅲ/Ⅳ期患者的比例分别为13（46%）/2（2%）/4（14%）/18（64%），组织学亚型分别为为腺癌（64%）、多形性或肉瘤样癌且具有腺癌成分（14%）、低分化非小细胞肺癌（未特指）（18%）、腺鳞癌（4%）。15例肺肉瘤样癌患者中，4名组织学为多形性或肉瘤样癌的患者为MET14外显子突变，占比为26.7%。Liu等还报道了在36例肺肉瘤样癌中有8例（22%）发现MET14外显子突变[11]。MET14外显子突变的患者比EGFR和KRAS突变的非小细胞肺癌患者年龄更大。与具有KRAS突变的患者相比，更可能是从不吸烟者，并且比具有EGFR突变的患者更有可能具有吸烟史[7]。与具有EGFR或KRAS突变的患者相比，具有MET14外显子突变的患者中，Ⅰ期患者比例更高。

在Awad报道的队列中，携带MET14外显子的所有28个非小细胞肺癌患者都是白人、非西班牙裔[7]。根据来自中国的一份报告显示，仅有0.9%的肺腺癌具有MET14外显子跳跃，不到此前在白人患者中观察到频率的一半（3%）[12]。MET14外显子突变患者中位年龄较年轻，患有Ⅳ期腺癌的中国患者的中位年龄为59岁，与ALK和ROS1重排患者的中位年龄相似。Liu等怀疑中西方患者的种族差异可以解释这种变异。另一份报告显示，在非小细胞肺癌患者的1.3%（23/1 770）和中国患者的1.6%（21/1 305）腺癌患者中可以检测到MET14外显子跳跃缺失[13]。

日本肺腺癌患者中，MET14外显子的突变率为2.8%[10]，这种差异可能是由检测方法引起的。由于高度多样化的位置和乘客突变的发生，鉴定基因组DNA导致MET外显子跳跃缺失的内含子突变是困难的[8]。271例亚洲非小细胞肺癌（主要是Ⅰ期）在韩国医院接受手术治疗，其中1.8%有MET14外显子突变[14]。虽然没有描述患者的种族，但19%（10/54）的非吸烟非小细胞

肺癌患者没有EGFR、KRAS、ROS1、BRAF或ERBB2突变[15]，在肺腺癌中比例分别为3%（131/4 402）[16]、3%（8/178）[17]、2.8%（205/7 140）[18]和2.9%（2/70）[19]。因此，总计有1%~4%的肺腺癌可能具有MET14外显子突变，应该在所有非小细胞肺癌亚型中进行研究，包括鳞癌、大细胞癌和肉瘤样癌（表3-1），尤其是没有其他

可治疗药物突变时。

下一代测序也阐明了基因组改变，如在相同标本中的KRAS、EGFR、ERBB2、BRAF和TP53突变；ALK、ROS1和RET融合；MET和MDM2扩增[7]。虽然28例MET14外显子突变的患者中没有一例合并KRAS、EGFR、ERBB2、ALK、ROS1或RET改变，但CDKN2A/

表3-1　MET-TKI治疗的MET14外显子突变肺癌患者的特征

| 患者 | MET扩增 | MET免疫组化 | MET-TKI | 反应 | PFS（月） | 年龄（岁） | 性别 | 吸烟，年/支 | 既往史 | 参考文献 |
|---|---|---|---|---|---|---|---|---|---|---|
| 1 | – | NA | Crizotinib | PR | ≥6 | 73 | M | F，45 | Sq | [15] |
| 2 | NA | +* | Crizotinib | PR | 8 | 76 | W | F，12 | Sq | [20] |
| 3 | NA | NA | Crizotinib | PR | 11 | 84 | W | N，– | 肉瘤† | [16] |
| 4 | 6拷贝数 | 3+ | Capmatinib | PR | ≥5 | 82 | W | F，25 | La | [16] |
| 5 | 2.3（MET：CEP7） | 3+ | Capmatinib | PR | 13 | 66 | W | F，45 | Sq | [16] |
| 6 | 6拷贝数 | 3+ | Cabozantinib | SD | ≥5.1 | 80 | W | N，– | Ad | [17] |
| 7 | – | 3+ | Crizotinib | PD** | 3.6 | 80 | M | F，20 | Ad | [17] |
| 8 | NA | NA | Crizotinib | PR | ≥4.6 | 65 | M | C，20 | Ad | [17] |
| 9 | – | 3+ | Crizotinib | PR | ≥3.1 | 90 | W | N，– | Ad | [17] |
| 10 | 8拷贝数 | 3+ | Crizotinib | PR | 8 | 64 | W | N，– | Ad | [7] |
| 11 | 9拷贝数 | NA | Crizotinib | PR | ≥3 | 74 | W | F，– | 肉瘤# | [11] |
| 12 | – | 3+ | Crizotinib | PD | 1 | 45 | M | C，– | Ad | [12] |
| 13 | ≥5（MET：CEP7） | 2+ | Crizotinib | PR | ≥9 | 76 | W | N，– | Ad | [12] |
| 14 | NA | 2+ | Crizotinib | NE& | 2 | 86 | M | N，– | Ad | [21] |
| 15 | – | NA | Crizotinib | PR | ≥7 | 68 | W | F，24 | Ad | [22] |
| 16 | – | NA | Crizotinib | PR | ≥6 | 71 | M | F，15 | Ad | [23] |
| 17 | NA | NA | Crizotinib | PR | ≥4 | 76 | W | F，– | Sq | [24] |
| 18 | ≥6拷贝数 | NA | Crizotinib | PR | 24 | NA | NA | NA | NA | [18] |
| 19 | – | NA | Crizotinib | PR | ≥7 | NA | NA | NA | NA | [18] |
| 20 | ≥6拷贝数 | NA | Crizotinib | CR | ≥7 | NA | NA | NA | NA | [18] |
| 21 | – | NA | Crizotinib | SD | ≥4 | NA | NA | NA | NA | [18] |
| 22 | ≥6拷贝数 | NA | Crizotinib | PR | ≥10 | NA | NA | NA | NA | [18] |
| 23 | – | NA | Crizotinib | PR | NA | NA | NA | NA | NA | [18] |
| 24 | – | NA | Crizotinib | CR | ≥3 | NA | NA | NA | NA | [18] |
| 25 | – | NA | Crizotinib | NE+ | NA | NA | NA | NA | NA | [18] |
| 26 | – | NA | Crizotinib | PR | 13 | 67 | W | N，– | Ad | [25] |

*，克唑替尼治疗后；**，原发肿瘤，肝转移PD；&，肿瘤退缩+；+，病理完全缓解；†，组织细胞肉瘤；#，肺肉瘤。NA，不适用；PR，部分缓解；SD，疾病稳定；PD，疾病进展；CR，完全缓解；NE，不可评估；M，男；W，女；F，已吸烟；N，不吸烟；C，未戒烟；Sq，鳞癌；Ad，腺癌；La，大细胞癌。MET，间质-上皮转化基因。

B、BRAF600E、PIK3CA、PTEN、RB1、ATM、BRCA2、NF1或ARID2突变均与MET14外显子突变共存。在9名患者（32%）中观察到TP53的失活突变，并且在13名患者（46%）中观察到MDM2扩增，MDM2是p53的负调节物。当高水平和低水平基因拷贝数被定义为MET:CEP7≥3或>1且<3时，6（21%）具有共存的高水平MET拷贝数，8（29%）名患者为低水平的MET拷贝数。MET14外显子突变的非小细胞肺癌中，MET免疫组化呈现从弱表达到最大表达的变化。具有MET14外显子突变的Ⅳ期非小细胞肺癌比具有MET14外显子突变的Ⅰ~Ⅲ期非小细胞肺癌和缺乏该突变的Ⅳ期非小细胞肺癌有显著更高的表达。Park等通过荧光原位杂交测定的MET扩增与通过免疫组化确定的MET过表达显著相关，然而，通过免疫组化或荧光原位杂交难以鉴定MET剪接突变[19]。共存的基因突变、MDM2或MET扩增以及MET过表达的重要性仍有待阐明。

在我们准确地发现非小细胞肺癌中的MET14外显子突变后，应进一步阐明MET-TKI是否对这些患者有效。根据文献报道，表3-1总结了MET-TKI治疗的具有MET14外显子突变的非小细胞肺癌患者的特征。对MET-TKI的反应如图3-1所示。26例患者接受

MET-TKI治疗（23例Crizotinib，2例Capmatinib，1例Cabozantinib）。在2/18/2/2/2例患者中分别观察到完全缓解（complete response，CR）/部分缓解（partial response，PR）/疾病稳定（stable disease，SD）/疾病进展（progressive disease，PD）/不可评估（not evaluation，NE）。一名被评估为PD的患者，其原发病灶为PR，肝转移灶为PD[17]。由于肿瘤反应评估没有在论文中描述，因此2名被判定为NE的患者（"实体肿瘤反应评价标准指南"中的"未知"）实际上在影像上有一定程度的肿瘤缩小。其中一例显示，在克唑替尼治疗数周后，肺部肿块改善，肾上腺转移减少，但由于药物性肺炎需要停用克唑替尼[21]。另一例应用克唑替尼进行新辅助治疗[18]。影像学提示肿瘤缓解，并进行了手术治疗，但未描述病理反应情况。应用克唑替尼治疗2个月后，肿瘤完整切除和纵隔淋巴结清扫显示病理完全缓解。26名患者的总体反应率为77%（20/26）。通过下一代测序或荧光原位杂交测定21名患者，发现9例患者存在MET扩增：分别在1/7/1/0/0例患者中观察到了CR/PR/SD/PD/NE；MET扩增非小细胞肺癌的客观反应率为89%（8/9）。此外，在MET-TKI治疗前，MET免疫组化检测的9个肿瘤中均有MET过表达：CR/PR/SD/PD/NE分别为0/6/1/1/2例，客观反应率为67%（6/9）。

目前看来，非小细胞肺癌患者是否可以从MET-TKI中获益似乎依赖于MET14外显子突变，而无论是否存在MET过表达或MET扩增。最近报道了2例具有高水平MET扩增（MET：CEP7≥5）的克唑替尼敏感性非小细胞肺癌，不合并共存的MET14外显子突变、ALK重排或ROS1重排[26]。

针对MET扩增的非小细胞肺癌患者应用MET-TKI的前瞻性临床试验，例如NCT02544633试验，对此类患者进行了研究。另一个问题是，与EGFR-TKI或ALK-TKI相似，中枢神经系统转移是否对MET-TKI敏感[27]。一例MET14外显子突变的非小细胞肺癌患者，在克唑替尼治疗后发生颅内转移，但肝转移仍持续客观反应，应用cabozantinib进行了成功治疗，颅内病灶快速缓解[28]。需要通过前瞻性试验以确定各种MET-TKI对中枢神经系统转移的活性。

MET-TKI已经在非小细胞肺癌中进行具有MET14外显子突变的临床试验了。目前的研究可从ClinicalTrials.gov获得（https://clinicaltrials.gov/ct2/search/index）。在基因检测指导治疗晚期难治性实体瘤或淋巴瘤

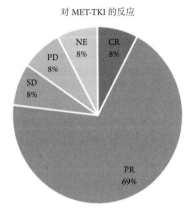

对 MET-TKI 的反应

NE 8%
CR 8%
PD 8%
SD 8%
PR 69%

■ CR ■ PR ■ SD ■ PD ■ NE

**图3-1　显示对MET-TKI的反应**

26名患者接受MET-TKI治疗。完全缓解（CR）/部分缓解（PR）/疾病稳定（SD）/疾病进展（PD）/不可评估（NE）分别为2/18/2/2/2例。总体反应率为77%（20/26）。MET，间质-上皮转化基因；TKI，酪氨酸激酶抑制剂。

（NCT02465060；NCI-MATCH）的研究中，使用克唑替尼治疗MET14外显子突变。对接受过MET-TKI的MET14外显子改变的非小细胞肺癌患者应用Capmatinib（INC280）的研究是针对MET-TKI耐药的非小细胞肺癌的临床试验（NCT02750215）。HMPL-504（AZD6094，Savolitinib）的Ⅱ期研究针对MET14外显子突变的、既往系统性治疗失败肺肉瘤样癌（NCT02897479）。含有MET14外显子跳跃缺失突变肺腺癌患者的Ⅱ期临床研究应用了Tepotinib（MSC2156119J）（NCT02864992）。对非小细胞肺癌患者应用Glesatinib（MGCD265）的Ⅱ期临床研究旨在激活MET的基因改变（突变或扩增）（NCT02544633）。这些研究将阐明MET-TKI是否可用于各种情况下的MET14外显子突变型非小细胞肺癌。

EGFR或ALK-TKI耐药机制之一由肝细胞生长因子（HGF）/MET信号激活组成[29-31]。通过与其配体HGF结合诱导MET活化并介导细胞分散、生长、增殖、转化和形态学改变[32-33]。MET与包括PI3K和SRC在内的几种分子相互作用。因此，过量的配体或旁路信号消除靶向药物阻断的原始致癌驱动基因与MET信号通路，是重要的获得性耐药机制。此外，MET本身的改变可能也会参与MET-TKI的耐药机制[34-35]。有两篇关于克唑替尼耐药的MET14外显子突变型非小细胞肺癌的报道[20,25]。在原始14外显子跳跃D1010H突变的患者中，在克唑替尼进展时发现获得性突变，即MET19外显子D1228N突变[20]。对循环肿瘤DNA的分析显示，在克唑替尼用药后进展的MET D1010H突变型非小细胞肺癌中，同时存在MET活化环中的Y1230C抗性突变[25]。大多数MET-TKI依据在MET激酶的ATP结合域中的结合位点模式不同被归为三种类型。Ⅰ型（例如，克唑替尼、Capmatinib、Tepotinib），Ⅱ型（例如，Merestinib、Cabozantinib、Glesatinib）和Ⅲ型（例如MT3）都是ATP竞争性抑制剂，除了Tivantinib为非竞争性抑制ATP与MET激酶结合[1]。因此，ATP结合位点中的MET-TKI抗性突变[34-35]与EGFR中的T790M、以及ALK中的L1196M和G1269A类似。与Ⅰ型MET-TKI结合的MET激酶位点是Y1230和D1228中的重要相互作用位点[1,20]。因为Ⅱ型MET-TKI占据ATP结合域，但也延伸到第二个结合域，当D1222的侧链指向远离ATP结合域[1]时形成，它们可用于MET继发突变型非小细胞肺癌[20,25]。在临床前试验中，新开发的MET抗体（KTN0073-IgG2）被鉴定为用于MET14外显子突变型非小细胞肺癌的潜在治疗药物[36]，尽管其尚未在MET-TKI耐药的情况下进行研究。应开发克服具有MET14外显子突变的MET-TKI耐药的非小细胞肺癌的药物。

总之，与EGFR突变和ALK融合相似，非小细胞肺癌中MET14外显子突变的发现是具有突破性意义的，因为它是可靶向的致癌驱动因子。携带MET14外显子突变的非小细胞肺癌占1%~4%，包括腺癌和其他组织学亚型。虽然MET-TKI在上述情况下非常有效，但仍应等待目标患者正在进行的临床试验结果。此外，应进一步深入研究MET-TKI获得性耐药的机制，以及针对MET14外显子突变型非小细胞肺癌患者的耐药和颅内转移的治疗策略。

## 声明

利益冲突：作者已收到日本辉瑞公司的酬金。

## 参考文献

[1] Gherardi E，Birchmeier W，Birchmeier C，et al. Targeting MET in cancer：rationale and progress[J]. Nat Rev Cancer，2012，12(2)：89-103.

[2] Kubo T，Yamamoto H，Lockwood WW，et al. MET gene amplification or EGFR mutation activate MET in lung cancers untreated with EGFR tyrosine kinase inhibitors[J]. Int J Cancer，2009，124(8)：1778-1784.

[3] Hirsch FR，Govindan R，Zvirbule Z，et al. Efficacy and Safety Results From a Phase II，Placebo-Controlled Study of Onartuzumab Plus First-Line Platinum-Doublet Chemotherapy for Advanced Squamous Cell Non-Small-Cell Lung Cancer[J]. Clin Lung Cancer，2017，18(1)：43-49.

[4] Scagliotti G，von Pawel J，Novello S，et al. Phase III Multinational，Randomized，Double-Blind，Placebo-Controlled Study of Tivantinib (ARQ 197) Plus Erlotinib Versus Erlotinib Alone in Previously Treated Patients With Locally Advanced or Metastatic Nonsquamous Non-Small-Cell Lung Cancer[J]. J Clin Oncol，2015，33(24)：2667-2674.

[5] Di Renzo MF，Olivero M，Martone T，et al. Somatic mutations of the MET oncogene are selected during metastatic spread of human HNSC carcinomas[J]. Oncogene，2000，19(12)：1547-1555.

[6] Ma PC，Jagadeeswaran R，Jagadeesh S，et al. Functional expression and mutations of c-Met and its therapeutic inhibition with SU11274 and small interfering RNA in non-small cell lung

cancer[J]. Cancer Res,2005,65(4): 1479-1488.

[7] Awad MM, Oxnard GR, Jackman DM, et al. MET Exon 14 Mutations in Non-Small-Cell Lung Cancer Are Associated With Advanced Age and Stage-Dependent MET Genomic Amplification and c-Met Overex-pression[J]. J Clin Oncol, 2016,34(7): 721-730.

[8] Sunami K, Furuta K, Tsuta K, et al. Multiplex Diagnosis of Oncogenic Fusion and MET Exon Skipping by Molecular Counting Using Formalin-Fixed Paraffin Embedded Lung Adenocarcinoma Tissues[J]. J Thorac Oncol, 2016,11(2): 203-212.

[9] Cancer Genome Atlas Research Network. Comprehensive molecular profiling of lung adenocarcinoma[J]. Nature,2014, 511(7511): 543-550.

[10] Saito M, Shiraishi K, Kunitoh H, et al. Gene aberrations for precision medicine against lung adenocarcinoma[J]. Cancer Sci, 2016,107(6): 713-720.

[11] Liu X, Jia Y, Stoopler MB, et al. Next-Generation Sequencing of Pulmonary Sarcomatoid Carcinoma Reveals High Frequency of Actionable MET Gene Mutations[J]. J Clin Oncol,2016,34(8): 794-802.

[12] Liu SY, Gou LY, Li AN, et al. The Unique Characteristics of MET Exon 14 Mutation in Chinese Patients with NSCLC[J]. J Thorac Oncol,2016,11(9): 1503-1510.

[13] Zheng D, Wang R, Ye T, et al. MET exon 14 skipping defines a unique molecular class of non-small cell lung cancer[J]. Oncotarget,2016,5(7): 41691-41702.

[14] Li S, Choi YL, Gong Z, et al. Comprehensive Characterization of Oncogenic Drivers in Asian Lung Adenocarcinoma[J]. J Thorac Oncol,2016,11(12): 2129-2140.

[15] Heist RS, Shim HS, Gingipally S, et al. MET Exon 14 Skipping in Non-Small Cell Lung Cancer[J]. Oncologist,2016,21(4): 481-486.

[16] Frampton GM, Ali SM, Rosenzweig M, et al. Activation of MET via diverse exon 14 splicing alterations occurs in multiple tumor types and confers clinical sensitivity to MET inhibitors[J]. Cancer Discov,2015,5(8): 850-859.

[17] Paik PK, Drilon A, Fan PD, et al. Response to MET inhibitors in patients with stage IV lung adenocarcinomas harboring MET mutations causing exon 14 skipping[J]. Cancer Discov,2015, 5(8): 842-849.

[18] Schrock AB, Frampton GM, Suh J, et al. Characterization of 298 Patients with Lung Cancer Harboring MET Exon 14 Skipping Alterations[J]. J Thorac Oncol,2016,11(9): 1493-1502.

[19] Park S, Koh J, Kim DW, et al. MET amplification, protein expression, and mutations in pulmonary adenocarcinoma[J]. Lung Cancer,2015,90(3): 381-387.

[20] Heist RS, Sequist LV, Borger D, et al. Acquired Resistance to Crizotinib in NSCLC with MET Exon 14 Skipping[J]. J Thorac Oncol,2016,11(8): 1242-1245.

[21] Jenkins RW, Oxnard GR, Elkin S, et al. Response to Crizotinib in a Patient With Lung Adenocarcinoma Harboring a MET Splice Site Mutation[J]. Clin Lung Cancer,2015,16(5): e101-e104.

[22] Jorge SE, Schulman S, Freed JA, et al. Responses to the multitargeted MET/ALK/ROS1 inhibitor crizotinib and co-occurring mutations in lung adenocarcinomas with MET amplification or MET exon 14 skipping mutation[J]. Lung Cancer,2015,90(3): 369-374.

[23] Waqar SN, Morgensztern D, Sehn J. MET Mutation Associated with Responsiveness to Crizotinib[J]. J Thorac Oncol,2015, 10(5): e29-e31.

[24] Mendenhall MA, Goldman JW. MET-Mutated NSCLC with Major Response to Crizotinib[J]. J Thorac Oncol,2015,10(5): e33-e34.

[25] Ou SI, Young L, Schrock AB, et al. Emergence of Preexisting MET Y1230C Mutation as a Resistance Mechanism to Crizotinib in NSCLC with MET Exon 14 Skipping[J]. J Thorac Oncol, 2017,12(1): 137-140.

[26] Caparica R, Yen CT, Coudry R, et al. Responses to crizotinib can occur in high level MET-amplified non-small cell lung cancer independent of MET exon 14 alterations: A brief report[J]. J Thorac Oncol,2017,12(1): 141-144.

[27] Dempke WC, Edvardsen K, Lu S, et al. Brain Metastases in NSCLC - are TKIs Changing the Treatment Strategy?[J]. Anticancer Res,2015,35(11): 5797-5806.

[28] Klempner SJ, Borghei A, Hakimian B, et al. Brief Report: Intracranial Activity of Cabozantinib in MET exon14 Positive NSCLC with Brain Metastases[J]. J Thorac Oncol,2017,12(1): 152-156.

[29] Yano S, Nakagawa T. The current state of molecularly targeted drugs targeting HGF/Met[J]. Jpn J Clin Oncol,2014,44(1): 9-12.

[30] Isozaki H, Ichihara E, Takigawa N, et al. Non-Small Cell Lung Cancer Cells Acquire Resistance to the ALK Inhibitor Alectinib by Activating Alternative Receptor Tyrosine Kinases[J]. Cancer Res,2016,76(6): 1506-1516.

[31] Ochi N, Isozaki H, Takeyama M, et al. Synergistic effect of pacritinib with erlotinib on JAK2-mediated resistance in epidermal gowth factor receptor mutation-positive non-small cell lung Cancer[J]. Exp Cell Res,2016,344(2): 194-200.

[32] Ponzetto C, Bardelli A, Zhen Z, et al. A multifunctional docking site mediates signaling and transformation by the hepatocyte growth factor/scatter factor receptor family[J]. Cell,1994, 77(2): 261-271.

[33] Trusolino L，Bertotti A，Comoglio PM. MET signalling：principles and functions in development，organ regeneration and cancer[J]. Nat Rev Mol Cell Biol，2010，11(12)：834-848.

[34] Qi J，McTigue MA，Rogers A，et al. Multiple mutations and bypass mechanisms can contribute to de-velopment of acquired resistance to MET inhibitors[J]. Cancer Res，2011，71(3)：1081-1091.

[35] Tiedt R，Degenkolbe E，Furet P，et al. A drug resistance screen using a selective MET inhibitor reveals a spectrum of mutations that partially overlap with activating mutations found in cancer

patients[J]. Cancer Res，2011，71(15)：5255-5264.

[36] Yang Y，Mandiyan S，Robinson BS，et al. Antitumor Properties of an IgG2-Enhanced Next-Generation MET Monoclonal Antibody That Degrades Wild-Type and Mutant MET Receptors[J]. Cancer Res，2016，76(19)：5788-5797.

**Cite this article as:** Takigawa N. MET-inhibitors meet *MET* mutations in lung cancer. Transl Cancer Res 2016;5(Suppl 6): S1248-S1254. doi: 10.21037/tcr.2016.11.61

译者：姜龙，上海市胸科医院
审校：AME编辑部

# 第四章　分离和克服EML4-ALK变异型肺癌的变异

**Trever G. Bivona[1,2]**

[1]Department of Medicine, [2]Helen Diller Family Comprehensive Cancer Center, University of California at San Francisco, San Francisco, CA, USA

*Correspondence to:* Trever G. Bivona, MD PhD. Department of Medicine, Helen Diller Family Comprehensive Cancer Center, University of California at San Francisco, San Francisco, CA, USA. Email: trever.bivona@ucsf.edu.

*Provenance:* This is an invited Editorial commissioned by Section Editor Shaohua Cui (Department of Pulmonary Medicine, Shanghai Chest Hospital, Shanghai Jiao Tong University, Shanghai, China).

*Comment on:* Woo CG, Seo S, Kim SW, *et al.* Differential protein stability and clinical responses of EML4-ALKfusion variants to various ALK inhibitors in advanced ALK-rearranged non-small cell lung cancer. Ann Oncol 2016. [Epub ahead of print].

**View this article at:** http://dx.doi.org/10.21037/tcr.2017.03.25

间变性淋巴瘤激酶（ALK）的基因重排存在于2%~7%的肺腺癌中（ALK阳性肿瘤）[1-2]。ALK阳性肺腺癌患者常常受益于ALK酪氨酸激酶抑制剂（TKI）治疗，如克唑替尼、色瑞替尼和阿来替尼[2]。然而，ALK-TKI获得性耐药仍然是对初始治疗有反应的患者长期生存的障碍，并且一部分ALK阳性患者未能经历初始肿瘤消退，就表现出内在抗性[2]。确定原发性性和获得性耐药的基础对于改善临床结果至关重要。

肺腺癌中的ALK基因重排通常涉及棘皮动物微管结合蛋白4（echinoderm microtubule-associated protein-like 4，EML4）基因与在ALK激酶结构域5'段的融合[2]。已经在肺腺癌患者中观察到EML4-ALK融合的几种变体。这些不同的变体来自EML4基因内不同点的易位：变体1、变体2和变体3a/b是最常见的融合变体[2]。EML4含有许多蛋白质结构域，可能对蛋白质的折叠、稳定性和功能至关重要[3-4]：N-末端卷曲螺旋区域，基本区域，疏水棘皮动物微管结合蛋白样蛋白（HELP）区域和色氨酸天冬氨酸重复（WD）。HELP-WD区域形成串联非典型β-螺旋桨（TAPE）结构[3]。在不同的EML4-ALK融合蛋白中，EML4 TAPE结构域是易变的。EML4-ALK变体1、2、7中缺乏完整的TAPE结构域可能使蛋白质不如含有完整TAPE结构域的EML4-ALK变异体3a/b和5a/b稳定[3-4]。EML4-ALK的不同变体与完整TAPE结构域的存在是否有关，是否影响对ALK-TKI治疗的临床反应仍然是一个重要的未解决的难题。

现在有一项新的研究开始解决这个问题[5]。作者回顾性分析发现，在接受ALK-TKI治疗的EML4-ALK阳性肺腺癌患者中，TAPE结构域是否完整与治疗反应差异相关。他们的研究显示，3a/b变异体的患者比1、2变异体患者的疗效差。体外实验进一步证实，表达1或2变异体的细胞株对ALK-TKI更敏感，并且其激酶活性比表达3a或5a变异体的细胞株低。

总之，本文的研究结果提供了重要的证据，结果表明，激酶活性程度和（或）EML4-ALK融合蛋白的稳定程度，作为EML4的内在决定因素，影响患者对ALK-TKI的治疗反应。数据显示，如果能在其他的临床队列中得到验证，EML4-ALK变异状态有望作为一种新型生物标志物，用于预测治疗ALK TKI患者和/或其他治疗策略的效果（如联合治疗[6-7]），在这些研究结果的基础上，有必要进行额外的回顾性分析，更重要的是进行前瞻性研究，以验证这个新发现。

总体而言，我们才刚刚开始了解非激酶融合部分在激酶融合驱动肿瘤发生发展中的作用，如对EML4-ALK阳性肺腺癌的作用。这项研究是向前迈出的重要一步。我们课题组开展的另外一项研究揭示了EML4的HELP结构域在EML4-ALK融合蛋白的下游信号通路激活和RAS丝裂原活化蛋白激酶（mitogen-activated protein kinase，MAPK）通路信号传导中的重要作用[7]。在未来，需要更多详细的研究探讨激酶融合伴侣不同结构域的功能，比如EML4影响的信号通路、癌基因及生物标志物在这类肿瘤驱动基因的作用。本文的研究对基础及转化性研究起到非常重要促进作用，能够提高分子精准性，以此提高ALK阳性的肺腺癌的诊断及治疗，在未来，也能促进由激酶基因融合的其他恶性肿瘤的研究进展。

## 致谢

基金：作者接受NIH（R01CA211052）资助。

## 声明

利益申明：作者是Novartis，Astrazeneca，Revolution的顾问或咨询委员会成员。

**Cite this article as:** Bivona TG. Dividing and conquering the variation among variants in *EML4-ALK* lung cancer. Transl Cancer Res 2017;6(Suppl 2):S369-S370. doi: 10.21037/tcr.2017.03.25

## 参考文献

[1] Soda M, Choi YL, Enomoto M, et al. Identification of the transforming EML4-ALK fusion gene in non-small-cell lung cancer[J]. Nature, 2007, 448(7153): 561-566.

[2] Katayama R, Lovly CM, Shaw AT. Therapeutic targeting of anaplastic lymphoma kinase in lung cancer: a paradigm for precision cancer medicine[J]. Clin Cancer Res, 2015, 21(10): 2227-2235.

[3] Richards MW, Law EW, Rennalls LP, et al. Crystal structure of EML1 reveals the basis for Hsp90 de-pendence of oncogenic EML4-ALK by disruption of an atypical β-propeller domain[J]. Proc Natl Acad Sci U S A, 2014, 111(14): 5195-5200.

[4] Richards MW, O'Regan L, Roth D, et al. Microtubule association of EML proteins and the EML4-ALK variant 3 oncoprotein require an N-terminal trimerization domain[J]. Biochem J, 2015, 467(3): 529-536.

[5] Woo CG, Seo S, Kim SW, et al. Differential protein stability and clinical responses of EML4-ALKfusion variants to various ALK inhibitors in advanced ALK-rearranged non-small cell lung cancer[J]. Ann Oncol, 2017, 28(4): 791-797.

[6] Bivona TG, Doebele RC. A framework for understanding and targeting residual disease in oncogene-driven solid cancers[J]. Nat Med, 2016, 22(5): 472-478.

[7] Hrustanovic G, Olivas V, Pazarentzos E, et al. RAS-MAPK dependence underlies a rational polytherapy strategy in EML4-ALK-positive lung cancer[J]. Nat Med, 2015, 21(9): 1038-1047.

译者：周建国，遵义医科大学第二附属医院
审校：AME编辑部

# 第五章　血液生物标志物与肺癌的预后和治疗决策

**Meng Xu-Welliver[1], David P. Carbone[2]**

[1]Department of Radiation Oncology, [2]Division of Medical Oncology, Department of Medicine, The Ohio State University Wexner Medical Center, Columbus, USA

*Contributions:* (I) Conception and design: None; (II) Administrative support: All authors; (III) Provision of study materials or patients: None; (IV) Collection and assembly of data: None; (V) Data analysis and interpretation: None; (VI) Manuscript writing: All authors; (VII) Final approval of manuscript: All authors.

*Correspondence to:* Meng Xu-Welliver, MD, PhD. Department of Radiation Oncology, The Ohio State University Wexner Medical Center, Columbus, OH 43210, USA. Email: meng.welliver@osumc.edu; David P. Carbone, MD, PhD. Division of Medical Oncology, Department of Medicine, The Ohio State University Wexner Medical Center, Columbus, OH 43210, USA. Email: david.carbone@osumc.edu.

摘要：尽管当前对非小细胞肺癌（non-small cell lung cancer，NSCLC）的研究取得了新的进展，但其依然是一种侵袭性很强、总体预后较差的疾病。尽管分子靶向治疗促进了肺癌个体化治疗的发展，但也需要全面地理解肿瘤从诊断、治疗和监测期间生物学特征的变化。如果不进行有创和潜在风险的操作就难以获得肺肿瘤组织标本，并通过连续的组织活检标本进行治疗反应的监测。无创而可靠的血液生物标志物研究已成为一个重要的研究区域，可能为NSCLC早期诊断、治疗和预后监测提供了一个新的方向。因此，本文综述了我们主要关注的近年来发现的循环生物标志物：循环肿瘤细胞（circulating tumor cell，CTC）、循环无细胞核酸如循环肿瘤基因（circulating tumor DNA，ctDNA）和微小RNA（micro RNA，miR）及其他生物标志物如基因和蛋白质组学特征，从而有助于指导治疗决策。

关键词：循环无细胞核酸，循环肿瘤基因（ctDNA）；循环肿瘤细胞（CTC）；微小RNA（miR）；预后标志物；液体活检

**View this article at:** http://dx.doi.org/10.21037/tlcr.2017.09.08

## 一、前言

肺癌的诊疗、预后和结局可能存在很大的差异。肿瘤组织的溯源诊断一直是肺癌诊治的金标准；而来自肿瘤组织的生物标志物已成为建立预后和预测指标的重点。然而，这种诊断方式对肿瘤组织的依赖性存在明显的缺陷，因为它不允许在整个治疗过程中对肿瘤进行连续取样，也不允许进行多次活检以评估肿瘤内异质性。因此，鉴定血液中新的生物标志物以区分肿瘤与正常组织，并预测肿瘤进展，例如病理分期、对化疗或放疗的反应，以及复发情况，在临床实践中非常重要。基于血液的生物标志物可以掌握该疾病的分子多样性，同时有利于对患者进行连续性检测，监测疾病的动态进展。

## 二、循环肿瘤细胞（CTC）

有学者认为，CTC是从原发性肿瘤中脱落进入循环系统，与癌症的进展相关[1]。在外周血中鉴定出的肿瘤来源的细胞可用于诊断原始癌症或检测复发，我们称之为液体活检[2]。

迄今为止，已经开发出多种技术来研究CTC分离、鉴定和计数，然而这些方法在CTC的检出率、灵敏度和特异性方面存在很大差异[3]。通常，CTC分析利用带有上皮标志物的方法进行初始富集，以去除血液来源的细胞群，从而对CTC进行识别。然而，由于CTC的稀缺性、缺乏对CTC中生物标志物表达的共识定义以及这些细胞与原发病灶和肿瘤细胞之间存在着异质性，对CTC检测提出了重大挑战。迄今为止，CellSearch（Veridex）系统是目前唯一获得美国FDA批准的用于检测CTC的技术[4-6]。CellSearch（Veridex）采用上皮细胞黏附分子（EpCAM）作为富集方法，通过完整无核细胞对细胞角蛋白阳性着色而白细胞标志物CD45阴性着色的结果确定CTC[7]。

CTC的出现与晚期癌症患者的不良预后相关[8-10]。在一项队列研究中发现采用CellSearch系统对101例NSCLC患者进行检测，CTC数量是总生存期（OS）的一个很好预测因子[11]。以CTC计数超过5个/7.5 mL为基线对患者进行划分，此类NSCLC患者CTC数量与短的无进展生存期（PFS）和OS相关[11]。CTC检测的预后作用也已在手术切除的NSCLC患者中得到证实[10]。此外，一篇Meta分析荟萃了20个临床试验并提取了1 576例NSCLC患者进行研究，也证明了肺癌中CTC的预后意义，该分析显示CTC存在与无病生存期（DFS）的降低和OS减少明显相关[12]。尽管有了这些发现，CTCs仍然没有被常规作为NSCLC预后指标应用于临床。

## 三、循环肿瘤基因（ctDNA）

肺癌细胞释放DNA片段入血液，使得这些DNA片段与正常细胞的DNA片段一样，均能在血液无细胞成分中检测到。据推测ctDNA是从死亡/濒死的肿瘤细胞中被动释放进入血流，这是一个与肿瘤负荷、肿瘤生长和抗肿瘤治疗相关的过程。虽然我们早已认识到ctDNA的存在，但直到近期才出现了能够检测到它的灵敏性和特异性的技术。这些技术包括BEAMing小珠（Bead）、乳浊液（Emulsion）、扩增（Amplification）、磁性（Magnetic）技术和CAPP-seq（通过深度测序对癌症进行个性化分析）。

与健康人群相比，NSCLC患者的ctDNA水平一致性增高[13-14]。越来越多的证据证明了ctDNA水平的预后意义。例如，进行一线铂类双药化疗的肺癌患者治疗前ctDNA水平越高，则OS越差（16.8 vs 22.4个月）[15]。在其他报道中，血浆ctDNA水平增高与肿瘤晚期、化疗后肿瘤进展和低生存率相关[16-17]。

最近的一篇报道采用CAPP-Seq ctDNA方法研究了43例肺癌患者采用第三代EGFR抑制剂Rociletinib治疗的耐药机制，在一线抑制剂治疗后在46%患者中发现了多重耐药机制，提示在肿瘤原发病灶内出现了异质性[18]。在另一份报告中，在100%的Ⅱ~Ⅳ期NSCLC患者和50%的Ⅰ期患者中检测到ctDNA，表明其预后价值和特异性为96%[19]。此外，ctDNA水平与肿瘤大小、残余病灶和治疗相关性影像学改变明显相关，这表明与影像学检测相比，ctDNA水平可能更早评估治疗相关反应。

在对肿瘤监测和治疗期间，由于对患者系列标本采集的便利性和从少量ctDNA中就能检测驱动子突变的技术稳定发展，ctDNA检测在肺癌监测和指导治疗中将变得非常有价值。例如，EGFR外显子19缺失的肺癌患者使用厄洛替尼治疗，可能会进展为EGFR基因突变，从而对厄洛替尼治疗耐药。当肿瘤复发或进展时，采血进行EGFR突变分析，有助于临床了解是否肿瘤发生获得性突变，从而对第一代EGFR抑制剂产生了耐药。ctDNA的其他功能包括对微小肿瘤的发生和肿瘤复发可能的监测（图5-1）[10]。

## 四、微小RNA（miRs）

miRs是小的非编码单链RNA，长度为19~22个核苷酸。它们一般是通过沉默mRNA发挥功能，从而在转录后水平上负面调节基因表达[20]。miRs在肿瘤样品中表达的作用已被广泛报道，但是关于循环miRs预后价值的研究却很少。

血清中miR-486、miR-30d、miR-1和miR-499标记已被证明是NSCLC患者独立生存预测因子[21]。在另一份报告中，对193例不同阶段的NSCLC患者的分析显示，miR-125b在血清高表达是存活率低的独立预测因子[22]。Silva等最近鉴定了5个miR基因集作为一个潜在的预后指标，并在78名NSCLC患者和48名对照参与者的单独队列中进行了验证，在同一项研究中，已证明let-7f和miR-

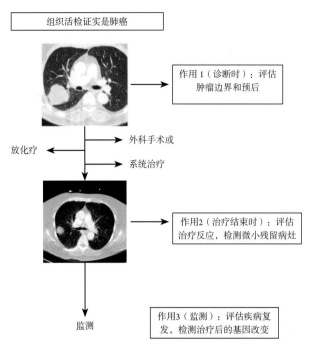

图5-1　肺癌中的循环肿瘤标志物

30e-3p的水平与不良预后相关[23]。

外泌体是膜封闭的细胞外囊泡（EVs），直径为30~100 nm[24]，来源于内体[25]。几乎所有类型的细胞都可以分泌外泌体，并且外泌体的形成和释放受到高度调节。癌细胞会分泌更多的外泌体，可以稳定存在，因此可以从多种体液中分离出来，包括血浆、血清和尿液。而且，当与外泌体一起分离和储存时，包括miRs在内的RNA会更加稳定，从而提供更高的产能。在最近的一项研究[26]中，利用定量聚合酶链反应（qPCR）阵列面板，从10例NSCLC患者和10例健康者的对照中分析了84个血浆外泌体miR样品。外泌体miR-23b-3p，miR-10b-5p和miR-21-5p的升高与短的OS独立相关[风险比为2.42（1.45~4.04），$P$=0.001；2.22（1.18~4.16），$P$=0.013；2.12（1.28~3.49），$P$=0.003]。与从临床预后变量得出的模型进行比较时，添加3个外体miRNA标记显着提高了生存预测准确性，并且ROC曲线下的时间依赖性区域面积从0.88增加到0.91（$P$=0.015）[26]。

miR不仅可用作诊断和预后的生物标志物，而且还可用作潜在的预后和预测标志物。例如，增加的miR-21导致体外铂耐药，铂类辅助化疗后的DFS相关[27]。血液miR-22水平上调能预测晚期NSCLC患者对培美曲塞的耐药性[28]。

## 五、其他血液标志物

目前，对血清或血浆标志物进行了多种尝试开发，以便确定肺癌患者的预后和预测检测标记，包括蛋白组学或基因组学特征。例如，VeriStrat®是采用基质辅助激光解吸/电离（MALDI）质谱进行的血清或血浆检测，是临床特征的独立因素，能预测OS和PFS，检测对厄洛替尼[29]或联合TKI治疗[30]的治疗反应具有很高的预测性。对几项回顾性和前瞻性随机试验样本进行了VeriStrat计算，例如BR21，明确了这个分子标签的相关预后信息。

其他的血清/血浆检测包括血液DNA中的DNA甲基化标签[31]、血清自身抗体抗肿瘤相关性抗原（TAAs）[32]是潜在的早期检测手段和预后指标，但这些检测方法还缺乏特异性，尚需要确定更多稳定的生物标志物以逐渐纳入临床检测应用。

## 六、结论

循环肿瘤标志物是一种对预测肺癌患者的结局和疗效非常有用的工具。一些标志物已经纳入临床常规应用。将潜在的生物标志物分析和影像学研究与随机临床试验相结合，将有可能证实基于血液的肿瘤生物标志物在肺癌诊断、预后和研究中的实用性。这一领域的成功很可能鼓舞未来识别和验证新的生物标志物的工作。

## 声明

本文作者宣称无任何利益冲突。

## 参考文献

[1] Hanahan D，Weinberg RA. The hallmarks of cancer[J]. Cell，2000，100(1)：57-70.

[2] Nagrath S，Sequist LV，Maheswaran S，et al. Isolation of rare circulating tumour cells in cancer patients by microchip technology[J]. Nature，2007，450(7173)：1235-1239.

[3] Hanssen A，Loges S，Pantel K，et al. Detection of circulating tumor cells in non-small cell lung cancer[J]. Front Oncol，2015，5：207.

[4] Xenidis N，Perraki M，Kafousi M，et al. Predictive and prognostic value of peripheral blood cytokeratin-19 mRNA-positive cells detected by real-time polymerase chain reaction in node-negative breast cancer pa-tients[J]. J Clin Oncol，2006，24(23)：3756-3762.

[5] Cohen SJ，Punt CJ，Iannotti N，et al. Relationship of circulating tumor cells to tumor response，progression-free survival，and overall survival in patients with metastatic colorectal cancer[J]. J Clin Oncol，2008，26(19)：3213-3221.

[6] de Bono JS，Scher HI，Montgomery RB，et al. Circulating tumor cells predict survival benefit from treatment in metastatic castration-resistant prostate cancer[J]. Clin Cancer Res，2008，14(19)：6302-6309.

[7] Allard WJ，Matera J，Miller MC，et al. Tumor cells circulate in the peripheral blood of all major carcinomas but not in healthy subjects or patients with nonmalignant diseases[J]. Clin Cancer Res，2004，10(20)：6897-6904.

[8] Mocellin S，Hoon D，Ambrosi A，et al. The prognostic value of circulating tumor cells in patients with melanoma：a systematic review and meta-analysis[J]. Clin Cancer Res，2006，12(15)：4605-4613.

[9] Rolfo C，Castiglia M，Hong D，et al. Liquid biopsies in lung cancer：the new ambrosia of researchers[J]. Biochim Biophys Acta，2014，1846(2)：539-546.

[10] Pérez-Callejo D，Romero A，Provencio M，et al. Liquid biopsy based biomarkers in non-small cell lung cancer for diagnosis and treatment monitoring[J]. Transl Lung Cancer Res，2016，5(5)：455-465.

[11] Krebs MG，Sloane R，Priest L，et al. Evaluation and prognostic significance of circulating tumor cells in patients with non-small-cell lung cancer[J]. J Clin Oncol，2011，29(12)：1556-1563.

[12] Wang J，Wang K，Xu J，et al. Prognostic significance of circulating tumor cells in non-small-cell lung cancer patients：a meta-analysis[J]. PLoS One，2013，8(11)：e78070.

[13] Sozzi G，Conte D，Leon M，et al. Quantification of free circulating DNA as a diagnostic marker in lung cancer[J]. J Clin Oncol，2003，21(21)：3902-3908.

[14] Paci M，Maramotti S，Bellesia E，et al. Circulating plasma DNA as diagnostic biomarker in non-small cell lung cancer[J]. Lung Cancer，2009，64(1)：92-97.

[15] Catarino R，Coelho A，Araújo A，et al. Circulating DNA：diagnostic tool and predictive marker for overall survival of NSCLC patients[J]. PLoS One，2012，7(6)：e38559.

[16] Gautschi O，Bigosch C，Huegli B，et al. Circulating deoxyribonucleic Acid as prognostic marker in non-small-cell lung cancer patients undergoing chemotherapy[J]. J Clin Oncol，2004，22(20)：4157-4164.

[17] Nygaard AD，Holdgaard PC，Spindler KL，et al. The correlation between cell-free DNA and tumour burden was estimated by PET/CT in patients with advanced NSCLC[J]. Br J Cancer，2014，110(2)：363-368.

[18] Chabon JJ，Simmons AD，Lovejoy AF，et al. Circulating tumour DNA profiling reveals heterogeneity of EGFR inhibitor resistance mechanisms in lung cancer patients[J]. Nat Commun，2016，7：11815.

[19] Newman AM，Bratman SV，To J，et al. An ultrasensitive method for quantitating circulating tumor DNA with broad patient coverage[J]. Nat Med，2014，20(5)：548-554.

[20] Ha M，Kim VN. Regulation of microRNA biogenesis[J]. Nat Rev Mol Cell Biol，2014，15(8)：509-524.

[21] Hu Z，Chen X，Zhao Y，et al. Serum microRNA signatures identified in a genome-wide serum microRNA expression profiling predict survival of non-small-cell lung cancer[J]. J Clin Oncol，2010，28(10)：1721-1726.

[22] Yuxia M，Zhennan T，Wei Z. Circulating miR-125b is a novel biomarker for screening non-small-cell lung cancer and predicts poor prognosis[J]. J Cancer Res Clin Oncol，2012，138(12)：2045-2050.

[23] Silva J，García V，Zaballos Á，et al. Vesicle-related microRNAs in plasma of nonsmall cell lung cancer patients and correlation with survival[J]. Eur Respir J，2011，37(3)：617-623.

[24] Théry C，Zitvogel L，Amigorena S. Exosomes：composition，biogenesis and function[J]. Nat Rev Immunol，2002，2(8)：569-579.

[25] Raposo G，Stoorvogel W. Extracellular vesicles：exosomes，microvesicles，and friends[J]. J Cell Biol，2013，200(4)：373-383.

[26] Liu Q，Yu Z，Yuan S，et al. Circulating exosomal microRNAs as prognostic biomarkers for non-small-cell lung cancer[J].

Oncotarget, 2017, 8(8): 13048-13058.

[27] Gao W, Lu X, Liu L, et al. MiRNA-21: a biomarker predictive for platinum-based adjuvant chemotherapy response in patients with non-small cell lung cancer[J]. Cancer Biol Ther, 2012, 13(5): 330-340.

[28] Franchina T, Amodeo V, Bronte G, et al. Circulating miR-22, miR-24 and miR-34a as novel predictive biomarkers to pemetrexed-based chemotherapy in advanced non-small cell lung cancer[J]. J Cell Physiol, 2014, 229(1): 97-99.

[29] Carbone DP, Ding K, Roder H, et al. Prognostic and predictive role of the VeriStrat plasma test in patients with advanced non-small-cell lung cancer treated with erlotinib or placebo in the NCIC Clinical Trials Group BR.21 trial[J]. J Thorac Oncol, 2012, 7(11): 1653-1660.

[30] Kuiper JL, Lind JS, Groen HJ, et al. VeriStrat(®) has prognostic value in advanced stage NSCLC patients treated with erlotinib and sorafenib[J]. Br J Cancer, 2012, 107(11): 1820-1825.

[31] Lissa D, Robles AI. Methylation analyses in liquid biopsy[J]. Transl Lung Cancer Res, 2016, 5(5): 492-504.

[32] Dai L, Tsay JC, Li J, et al. Autoantibodies against tumor-associated antigens in the early detection of lung cancer[J]. Lung Cancer, 2016, 99: 172-179.

译者：廖林虹，江西省赣州市妇幼保健院
审校：伍鸿荣，中南大学
　　　李伟松，赣南医学院第一附属医院

**Cite this article as:** Xu-Welliver M, Carbone DP. Blood-based biomarkers in lung cancer: prognosis and treatment decisions. Transl Lung Cancer Res 2017;6(6):708-712. doi: 10.21037/tlcr.2017.09.08

# 第六章 不吸烟者和吸烟者的肺磨玻璃结节：临床和基因特征

**Yoshihisa Kobayashi[1,2], Chiara Ambrogio[2], Tetsuya Mitsudomi[1]**

[1]Department of Thoracic Surgery, Kindai University Faculty of Medicine, Osaka-Sayama, Osaka 589-8511, Japan; [2]Department of Medical Oncology, Dana-Farber Cancer Institute, Boston, MA 02215, USA

*Contributions:* (I) Conception and design: Y Kobayashi, T Mitsudomi; (II) Administrative support: Y Kobayashi, T Mitsudomi; (III) Provision of study materials or patients: Y Kobayashi, T Mitsudomi; (IV) Collection and assembly of data: All authors; (V) Data analysis and interpretation: All authors; (VI) Manuscript writing: All authors; (VII) Final approval of manuscript: All authors.

*Correspondence to:* Tetsuya Mitsudomi. Department of Thoracic Surgery, Kindai University Faculty of Medicine, 377-2 Ohno-Higashi, Osaka-Sayama, Osaka 589-8511, Japan. Email: mitsudom@med.kindai.ac.jp.

**摘要：** 肺磨玻璃结节（ground-glass nodules，GGNs）是指计算机断层扫描（CT）影像学上发现的像磨砂玻璃质地的云雾状淡薄影。现在从不吸烟的人群中更频繁地检测到GGNs。回顾性和前瞻性研究均表明，大约20%的纯GGNs和40%的部分实性GGNs会逐渐生长或实性成分增加，而其他的会在数年间保持稳定，多数持续存在或逐渐长大的GGNs是肺腺癌或浸润前病变。为了将增长的GGNs从不增长的GGNs中区分出来，GGNs患者应该随访至少5年。病变大小和吸烟史是GGNs生长的预测因子，切除的GGNs的遗传分析表明EGFR突变也是生长的预测因子，但部分KRAS或BRAF突变可能出现自发消退，可能是因为KRAS或BRAF突变的频率随着病理侵袭的进展而降低。尽管肺叶切除术是肺癌治疗的标准外科手术，但根据最近的临床试验，在直径≤2 cm的肺癌或C/T值≤0.25时，限制性手术如楔形切除术或肺段切除术可能是一种可行的替代方案。进一步的遗传分析和临床试验可以有助于阐明浸润前病变的生物学行为，并为GGN患者制订微创管理策略。

**关键词：** 腺癌；磨玻璃影（GGO）；肺癌；亚实性结节

**View this article at:** http://dx.doi.org/10.21037/tlcr.2018.07.04

## 一、简介

计算机断层扫描（CT）上的肺磨玻璃结节（GGN）是一种模糊的病变，不会遮盖支气管或肺血管的影像学结构。良恶性病变均有可能表现为GGN，例如，局灶性间质纤维化、炎症或出血[1]。但是缓慢生长或稳定的GGN往往是早期肺癌或浸润前病变：非典型腺瘤样增生（atypical adenomatous hyperplasia，AAH）或原位腺癌（adenocarcinoma in situ，AIS）。AAH、AIS和鳞屑成分为主肺腺癌沿着肺泡结构生长[2]，能够维持含气空间。因此，这些病变在CT上表现为GGN。GGN分为纯GGN和兼具磨玻璃和实性成分的部分实性GGN（图6-1A）。

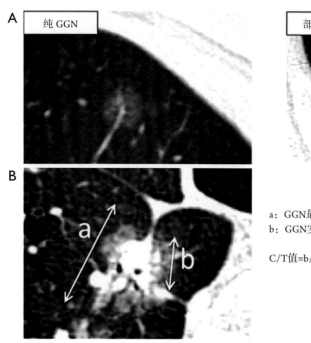
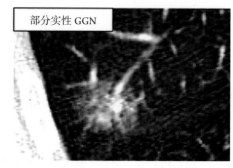

A　纯GGN　部分实性GGN

B

a：GGN最长直径
b：GGN实性成分最长直径

C/T值=b/a

图6-1　典型纯GGN和部分实性GGN的CT图像

我们之前回顾了GGN的病理特征和自然发展史[3]，GGN实性成分的比例与病理性侵袭性病变密切相关。GGN实性成分最长直径/GGN最长直径（C/T，固结比）通常用于评估磨玻璃成分的比例（图6-1B）。根据经验，C/T值≤0.5已被建议作为病理浸润性的基准，因为直径≤3cm的GGN中C/T值>0.5的淋巴结转移的发生率在21%~26%[4-6]。在显微镜下分析可以看到，CT上GGN的实性成分通常包含病理浸润性部分。通常AAH和AIS在CT表现为纯GGN，而微浸润性腺癌（minimally invasive adenocarcinoma，MIA）和鳞屑样腺癌表现为部分实性GGN。其中有一些GGN表现出逐渐增长，但其他GGN多年来保持不变。

我们收集了最近的研究报告，根据吸烟史分析了100多个GGN患者[7-15]（表6-1）。总共有大约60%的GGN患者存在于从不吸烟者中。虽然吸烟状况的发生率存在一些不一致，但9篇文章中有8篇报道GGN在不吸烟者中更常被发现。因此，GGN可被视为从不吸烟者的肺癌特征之一。在这篇综述中，我们更新了GGN在吸烟和遗传改变方面的最新数据，以深入了解肺癌进

展的生物学特征，并提出GGN临床管理策略。

## 二、随访期的GGN患者

尽管GGN经常在没有增长的情况下保持稳定多年，但在我们最近的回顾中总结了4份研究报告，大约20%的纯GGN和40%的部分实性GGN会逐渐增长，或实性成分增加[3]，我们建议3年的随访期是基于GGN体积倍增时间来区分这些病变的一个合理基准[9]。2016年，Kakinuma等报道了日本的一个前瞻性多中心研究结果[13]，共评估了795名患者，共1 229个GGN，平均随访4.3年。除了纯GGN和部分固体GGN外，作者还提出异质性GGN，定义为仅在肺窗中具有实性成分但不在纵隔窗显示的GGN。对于纯的、异质性的和部分实性GGN，随访5年时的2 mm生长概率分别为14%、24%和48%，这些数据类似于我们文章[3]中的结果。然而值得注意的是，即使在3年的随访后，一些GGN也开始增长。根据这些前瞻性数据，2017年更新的Fleischner Society指南中的最短随访期从3年延长至5年[16]。

表6-1 GGN患者的吸烟状况和性别的一般情况

| 文献作者 | 年份/年 | GGNs/个 | 病例/例 | 吸烟状态 | | | | | | 性别 | | | |
|---|---|---|---|---|---|---|---|---|---|---|---|---|---|
| | | | | 不吸烟 | | 吸烟 | | 未知 | | 女性 | | 男性 | |
| | | | | 人数 | 比例/% | 人数 | 比例/% | 人数 | 比例/% | 人数 | 比例/% | 人数 | 比例/% |
| Hiramatsu[7] | 2008 | 125 | 125 | 58 | 46 | 41 | 33 | 26 | 21 | 74 | 59 | 51 | 41 |
| Chang[8] | 2013 | 122 | 89 | 30 | 34 | 59 | 66 | – | – | 16 | 18 | 73 | 82 |
| Kobayashi[9] | 2013 | 108 | 61 | 40 | 66 | 19 | 31 | 2 | 3 | 39 | 64 | 22 | 36 |
| Lee[10] | 2013 | 175 | 114 | 63 | 55 | 51 | 45 | | | 45 | 39 | 69 | 61 |
| Matsuguma[11] | 2013 | 174* | 171 | 95 | 56 | 56 | 33 | 23 | 13 | 103 | 60 | 71 | 42 |
| Cho[12] | 2016 | 453 | 218 | 125 | 57 | 84 | 39 | 9 | 4 | 110 | 50 | 108 | 50 |
| Kakinuma[13] | 2016 | 1229 | 795 | 474 | 60 | 317 | 40 | 4 | 0 | 454 | 57 | 341 | 43 |
| Lee[14] | 2016 | 213 | 213 | 143 | 67 | 59 | 28 | 11 | 5 | 141 | 66 | 72 | 34 |
| Sato[15] | 2017 | 187 | 187 | 125 | 67 | 62 | 33 | – | – | 118 | 63 | 69 | 37 |
| 总计 | – | – | 1,973 | 1,153 | 58 | 748 | 38 | 75 | 4 | 1,100 | 56 | 876 | 44 |

*，仅结节数量与吸烟和性别相关。

## 三、GGN增长的预测因子

### （一）此前报道的预测因子和统计问题

如果我们能够预测哪些GGN会增长、哪些GGN保持稳定是很有意义的，虽然有报道显示病变直径和肺癌的既往史是GGN生长的预测因子[7-8,11]（图6-2），但对GGN增长的统计分析依然受到两个主要问题的影响。首先，一些患者同时具有多个GGN，当所有GGN被独立计数时，患者的一些因素（例如，性别或吸烟状况）会被重复计算；其次，将"无增长"定义为结果是困难的，因为在特定时期内没有增长的GGN可能会在此之后开始增长。

### （二）吸烟对GGN生长的影响

考虑到上述问题，我们进行了两次独立分析[17]。首先，评估每个病变的"2 mm生长时间"，并使用Cox比例风险模型进行单变量和多变量分析。为了避免在多个病变的情况下可能存在偏差，我们仅针对每位患者的最大病变进行了亚组分析。然后将"2 mm生长的发生率"定义为结果，并且使用逻辑回归模型进行单变量和多变量分析。为严格定义"无生长"，我们根据之前的研究[9]排除了观察时间<3年的病变。基于这些分析结果，我们发现除了GGN直径较大外，吸烟也是一种新的生长预测因子[17]（图6-2）。

考虑到GGNs更常见于不吸烟者，吸烟史作为增长的预测因素似乎是矛盾的。我们收集了最近关于吸烟状况和GGN增长的研究[7-8,10,12,15,17]（图6-3）。来自6篇文章的综合数据显示，基于"增长"或"无增长"数据的GGN增长频率在吸烟者中明显高于不吸烟者（26% vs 18%，$P=0.0045$）。在这6篇文章中，3篇报道了"生长时间"的数据[11,13,17]，在2、3或5年内GGN生长的频率（图6-3）。所有数据均表明吸烟者的GGN比不吸烟者更容易生长。值得注意的是，一项前瞻性多机构研究还报道，通过多变量分析，除了病变大小和男性外，病变大小和吸烟史也是实性成分"2 mm增长"的预测因子[13]。在我们之前的分析中，男性和吸烟密切相关[17]。虽然目前尚不清楚GGN诊断后戒烟是否会改变这些GGN的临床表现，但在这种情况下也应该强调戒烟。

还有一篇关于吸烟对GGN影像学表现影响的有趣报道。Remy-Jardin等研究了在平均5.5年的时间内，连续接受CT检查的111名受试者结节的生长变化。在吸烟者的初始评估中，有28%检测到GGN，最终评估时这一比例上升到42%（$P=0.02$），然而在不吸烟者中这一比例却没有发生显著变化[19]。这些数据表明，由于长期接触吸烟，可能会新出现一部分GGN。

吸烟可以使体细胞中癌症相关基因突变，并诱导DNA损伤导致癌症。Alexandrov等收集了来自癌症基因组图谱（the Cancer Genome Atlas，TCGA）、国际癌症基因组协会（International Cancer Genome Consortium，

| 文献作者与年份 | GGNs数量 | 单因素分析 | 随时间增长的多因素Cox分析 | 肿瘤增长的多因素logistic分析 |
|---|---|---|---|---|
| Hiramatsu, 2008[7] | 125*1 |  | 肿瘤大小 | 肿瘤大小　肺癌既往史 |
| Chang, 2013[8] | 122（纯GGN） | 肿瘤大小 | NE | 无数据 |
| Matsuguma, 2013[11] | 98（纯GGN） |  | 肿瘤大小　肺癌既往史 | 无数据 |
|  | 76（部分实性GGN） |  | NE factor | 无数据 |
| Kobayashi, 2014[17] | 120*1 |  | 肿瘤大小　吸烟 | 肿瘤大小　吸烟 |
| Kobayashi, 2015[18] | 120*1 | EGFR | 无数据 | 无数据 |
| Kakinuma, 2016[13] | 1053（纯GGN） |  | 肿瘤大小　男性<br>肿瘤大小*2　吸烟*2 | 无数据 |
|  | 81（异质性GGN） |  | 肿瘤大小 | 无数据 |
|  | 106（部分实性GGN） |  | 肿瘤大小 | 无数据 |

**图6-2　GGN增长预测因子总结**[7-8,11,13,17-18]

*1，纯GGN和部分实性GGN；*2，实性成分的变化被定义为结果。

ICGC）的5 243种癌症的体细胞突变数据，以及其他17篇文章，揭示了突变特征与吸烟之间的关联[20]。分析显示，碱基替代突变的总数与吸烟年数正相关。对于肺腺癌，作者估计每组基因累积约150个基因突变[20]。考虑到这些数据，由吸烟引起的累积突变可能诱导GGN生长。

## （三）基因突变与GGN生长之间的关联

### 1. EGFR突变

如上所述，既往研究表明，病变直径和吸烟（或男性）是GGN生长的预测因子[13,17]。然而，生长或没有生长的GGN之间的遗传差异仍不清楚。

因此，我们对手术切除的GGN进行了遗传分析[18]。在104个GGN中评估EGFR、KRAS、ALK和HER2

的基因突变，并且由于驱动基因之间的相互排斥关系，所有病变分类为EGFR-阳性、KRAS-阳性、ALK-阳性、HER2-阳性或四重阴性组。EGFR、KRAS、ALK和HER2突变的频率分别为64%、4%、3%和4%。据我们所知，这是唯一一项分析GGN遗传改变与其生长之间关系的研究。我们的研究表明，EGFR突变阳性（EGFR+）与生长显著相关，而四重阴性状态与无生长相关（图6-4）。这一发现也得到了四重阴性状态与病理性非浸润性相关结果的支持。

EGFR突变患者和GGN患者的临床特征似乎相似，因为EGFR+的GGN占所有GGN的大多数。正如我们在表6-1中总结的那样，GGN在非吸烟者和女性中更多。因为GGN往往是腺癌或其浸润前病变，GGN和EGFR突变具有相同的特征：非吸烟者、女性和腺癌。另外由于

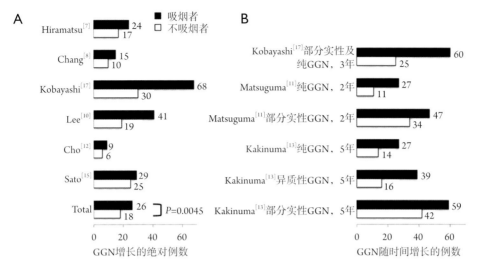

**图6-3　吸烟者和不吸烟者的GGN增长频率**[7-8,10-13,15,17]

既往研究通过2项独立分析评估了GGN生长的频率。首先，使用"增长"或"不增长"作为结果，使用卡方检验（A）比较了6项研究的组合数据。其次，使用"生长时间"作为结果，使用Kaplan-Meier方法估计生长速率。在参考文献13中，除了纯GGN和部分实性GGN之外，作者还将异质性GGN定义为仅在肺窗中具有固体成分但不在纵隔窗设置中的GGN（B）。

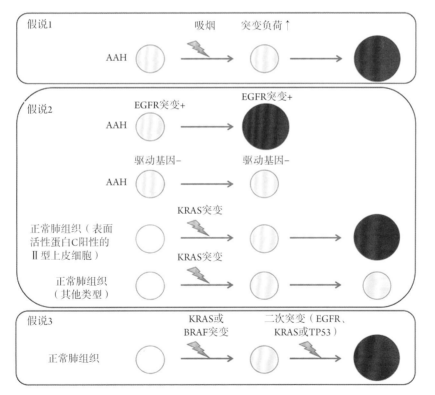

**图6-4　显示作为GGN的浸润前腺癌进展的假说**

假说1表明，吸烟会导致突变负荷增加并有利于GGN的生长。根据假说2，EGFR突变阳性AAHs逐渐增长，而驱动突变阴性AAHs不进展。在KRAS突变AAH中，仅来自表面活性蛋白C阳性的肺泡Ⅱ型细胞的可能发展成侵袭性腺癌。假说3表明，通过BRAF或KRAS突变的初始刺激和随后的二次突变诱导向侵袭性腺癌进展。

人种差异，GGN在东亚地区可能比其他地方更多，尤其是EGFR突变体GGNs，但是目前没有这方面的数据。

## 2. KRAS突变

高加索人肺腺癌KRAS突变的一般发病率约为26%（670/2 529），但吸烟者的突变发生率（34%）往往高于不吸烟者（6%）[21]。在亚洲人中，所有病例中仅检测到8%（429/5 125）的KRAS突变[22]。

当Sakamoto等检查了侵袭性病变和侵袭性腺癌各阶段的KRAS突变，大多数KRAS突变肿瘤被分类为AAH。具体AAH、AIS和MIA中KRAS突变的发生率分别为33%、12%和8%[23]。在另一项研究中观察到类似的趋势，在上述腺癌的每个阶段中KRAS检出率分别为27%、17%和10%[24]。考虑到肺腺癌中KRAS突变的总体频率在13%左右[25]，如果不假设某些肿瘤和具有KRAS突变的肿瘤前病变发生自发消退，则无法解释这些发现。这个假设最初是由Yatabe等提出的[26]。一种可能的机制可能与KRAS的双重作用有关。致癌基因Ras通过p53-p21 WAF和p16INK4A-视网膜母细胞瘤肿瘤抑制途径的激活而引起退化[27-28]。另一个可能的解释是，并非所有KRAS突变体AAH都是相同的，这种差异可能来自起源细胞。在使用基因工程小鼠模型的分析中，并非所有KRAS突变肺细胞都同样允许转化：不管周围的微环境或炎症刺激如何，只有表面活性蛋白C阳性的肺泡II型细胞能够维持KRAS驱动的AAH形成，则其中一些进展为腺瘤和恶性腺癌[29-30]。此外，体内表达KRAS的AAH的转录分析显示，只有一部分保留了晚期肺腺癌的特征，而其他部分显示出与正常肺泡细胞相当的转录特征[31]。在临床和放射学方面，CT图像上的KRAS突变GGN似乎非常相似或相同。然而，这些结节的起源可能不相同，这种差异可能导致不同的生物学行为：一些逐渐生长，而另一些则保持不变或消失。

这种看似矛盾的观察结果表明，KRAS突变在AAH中比在侵袭性腺癌中更常见，这与Sivakumar以及Sato等最近的报道一致[32]。Sivakumar等分析了来自相同患者的正常组织，AAH和侵袭性腺癌以评估肺腺癌的进展情况。然而结果显示，这些数据并未直接反映肺癌的进展情况，因为同一患者中侵袭性腺癌和成对同步GGN之间驱动突变的不一致率为80%（24/30）[33]。然而却在多达24%（4/17）的AAH中检测到KRAS突变，另外Sato等还报道了日本GGN患者中KRAS突变的频率相对较高：

在17%（5/30）切除的GGN中检测到密码子12中的KRAS突变[15]。这些数据表明，并非所有KRAS突变阳性AAHs都发展为更晚期的腺癌（图6-4）。

## 3. BRAF突变

在高加索人大约3%（18/687）的肺腺癌中可以检测到BRAF突变，其中V600E突变约占50%[34]。BRAF突变分为3类[35]：第一类BRAF突变体（BRAF V600突变）与RAS无关并作为单体活化；第二类突变体与RAS无关，并作为二聚体激活；第三类突变体是RAS依赖性的，并且具有激酶活性。与亚洲人中KRAS突变的低频率相似，仅在0.5%（26/5 125）的亚洲人中检测到BRAF突变[22]。

在Sivakumar等的上述研究中，侵袭性腺癌中EGFR、KRAS和BRAF突变的频率分别为47%（8/17）、6%（1/17）和0%。然而，AAHs中的BRAF突变阳性率高达29%（5/17）[32]。5个AAH中有4个表现出BRAF K601E突变，另一个AAH表现出BRAF N581S突变。这些突变分别属于第二类和第三类。这些非V600E突变先前已在肺癌中被发现[36-37]，并被证明是致癌驱动因子[38]。于是Sivakumar等作出假设，通过BRAF或KRAS突变的初始刺激和随后的二次突变诱导向侵袭性腺癌的进展[32]。虽然这个假设很有意思，但在这些情况下，在进展过程中必须有一个优势就是失去突变的等位基因。也就是说，KRAS或BRAF不是驱动癌基因。这一假说需要通过分析连续的活检样本来确认。

与具有KRAS突变的AAH类似，并非所有BRAF突变的AAH都发展成侵袭性腺癌，KRAS和BRAF在促分裂原活化蛋白激酶（MAPK）途径中的类似作用可能与此现象有关。

## 四、GGN的手术时机

GGN的手术标准因指南而异。根据美国胸科医师学会的指导原则，建议对符合以下任何条件的GGN进行手术切除：任何增长或实性成分进展的GGN，确认持久存在的、直径>10 mm的纯GGN，确认持久存在的、直径>8 mm的部分实性GGN，以及部分直径>15 mm的实性GGN无需随访直接手术[39]。Fleischner Society建议切除出现实性成分的纯GGN，以及增长或持久存在的部分实性结节（固体成分直径≥6mm）[16]。

然而，对于所有显示出增长的GGN来说，是否需要立即手术是值得怀疑的。在我们的纯GGN病例中，经过12年的随访后进行了肺段切除术。虽然GGN持续生长12年，但肿瘤倍增时间长达1 140天，病理诊断显示它仍然是无侵袭性病变的AIS（图6-5）。尚不清楚这种类型的肿瘤何时开始侵入周围结构并威胁患者的生命以及手术是否真的有必要。因此，在老年患者中应特别考虑手术和预期寿命之间的平衡。

## 五、GGN的手术范围

### （一）放射学标准的临床试验

日本临床肿瘤学组（Japan Clinical Oncology Group，JCOG）进行了一项前瞻性多中心研究，以确定预测肺外周出现的临床ⅠA期肺癌的病理性非侵袭性的放射学标准（JCOG 0201）[40]，其中C/T比用于评估磨玻璃组分的比例。本研究显示，病灶非侵袭性诊断的特异性分别为96.4%[病灶≤3cm，C/T值≤0.5（磨玻璃组分>50%）]和98.7%[病灶≤2cm，C/T值≤0.25（磨玻璃组分>75%）][40]。

报告了接受肺叶切除术和淋巴结清扫术的JCOG 0201试验患者的长期存活率。所有患者的总体和无复发5年生存率分别为90.6%和84.7%。当病灶≤3cm，C/T值≤0.5用作临界值时，放射性非侵袭性和侵袭性腺癌的5年总生存率分别为96.7%和88.9%（$P<0.001$）。使用直径≤2cm，C/T值≤0.25的病灶，放射性非侵袭性和侵袭性腺癌的5年总生存率分别为97.1%和92.4%（$P=0.259$）[41]。

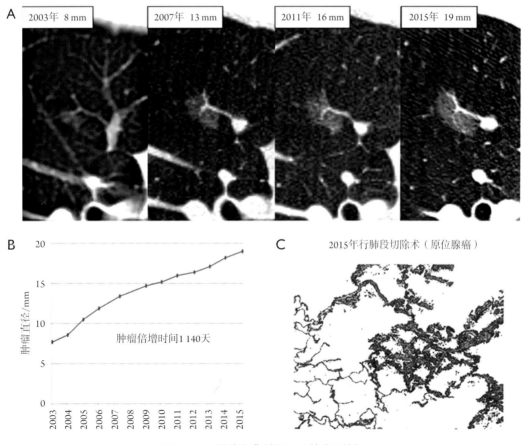

图6-5　CT图像和典型纯GGN的病理特征

（A）在一名49岁男性患者发现纯GGN，吸烟史为4包年，GGN的直径逐渐增长而没有固体成分的出现；（B）肿瘤倍增时间为1 140天；（C）经过12年的随访，2015年进行了肺段切除术。该肿瘤为原位腺癌（HE染色，×40）。

### （二）GGN限制性手术的临床试验

虽然可手术的非小细胞肺癌的标准治疗方法是切除同侧肺门和纵隔淋巴结的肺叶切除术[42]，但回顾性数据显示限制性手术也能够达到治疗效果并且创伤更小，例如GGN的肺段切除术或楔形切除术。根据JCOG 0201研究的结果，进行了3项评估限制性手术疗效的临床试验（图6-6）。JCOG 0802是一项Ⅲ期研究，比较肺叶切除术和肺段切除术（病灶≤2cm，C/T值>0.5）[43]，与CALGB 140503试验相似[44]。JCOG 0804是一项Ⅲ期非随机验证研究，对于病灶≤2cm的肺癌楔形切除，C/T值≤0.25[45]。JCOG 1211是一项验证性Ⅲ期肺癌切除术的试验，病灶≤3cm，C/T值≤0.5[46]。

JCOG 0804的结果在ASCO 2017[47]中公布。外科手术基本上设定为楔形切除术，但当手术切缘不足（<5 mm）或肿瘤具有组织学侵入性时，允许进行肺段切除术。5年无复发生存率为99.7%，符合主要终点，未发现局部复发。

2017年对TNM分类进行了修订，关于GGN的测量，应测量CT上部分实性结节内实性成分的直径，而不是整个肿瘤大小，以便进行分期[48]。但是JCOG试验结果在第8版TNM分类中的应用有些复杂，因为JCOG试验测量的是C/T比，而TNM分类则用于直接测量固体成分（图6-6）。

## 六、结论

最近的临床和遗传数据标志着阐明GGN的生物学方面研究的开始。GGN经常出现在不吸烟患者中，但吸烟是结节增长的预测因子。在遗传改变方面，与不吸烟者相关的EGFR突变也是生长的预测因子，而与吸烟相关的KRAS或BRAF突变的GGN亚组可能会发生自发消退。此外，驱动基因突变阴性GGN倾向于保持不变。尽管这些数据表面上看似矛盾，但进一步的遗传分析和临床试验可能有助于更深入地了解浸润前腺癌和创伤性较小的GGNs管理策略。

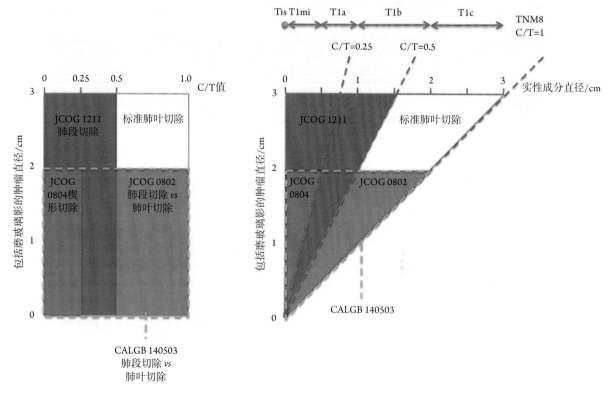

**图6-6 日本临床试验总结评估限制性手术治疗GGN的疗效**

左侧为每个试验的纳入标准总结。使用固结比（C/T值）做观测指标，以及第8版TNM分期的结节直径标准。

## 致谢

作者感谢Shigeaki Moriura博士（Daiyukai Daiichi医院检查中心）提供CT图像。资助：本研究得到了日本科学促进会（16K19989 to Y. Kobayashi）的科学研究资助。

## 声明

本文作者宣称无任何利益冲突。

## 参考文献

[1] Park CM, Goo JM, Lee HJ, et al. Nodular ground-glass opacity at thin-section CT: histologic correlation and evaluation of change at follow-up[J]. Radiographics, 2007, 27(2): 391-408.

[2] Travis WD, Brambilla E, Noguchi M, et al. International association for the study of lung cancer/american thoracic society/european respiratory society international multidisciplinary classification of lung adeno-carcinoma[J]. J Thorac Oncol, 2011, 6(2): 244-285.

[3] Kobayashi Y, Mitsudomi T. Management of ground-glass opacities: should all pulmonary lesions with ground-glass opacity be surgically resected?[J]. Transl Lung Cancer Res, 2013, 2(5): 354-363.

[4] Aoki T, Tomoda Y, Watanabe H, et al. Peripheral lung adenocarcinoma: correlation of thin-section CT findings with histologic prognostic factors and survival[J]. Radiology, 2001, 220(3): 803-809.

[5] Matsuguma H, Yokoi K, Anraku M, et al. Proportion of ground-glass opacity on high-resolution computed tomography in clinical T1 N0 M0 adenocarcinoma of the lung: A predictor of lymph node metastasis[J]. J Thorac Cardiovasc Surg, 2002, 124(2): 278-284.

[6] Nakata M, Sawada S, Yamashita M, et al. Objective radiologic analysis of ground-glass opacity aimed at curative limited resection for small peripheral non-small cell lung cancer[J]. J Thorac Cardiovasc Surg, 2005, 129(6): 1226-1231.

[7] Hiramatsu M, Inagaki T, Inagaki T, et al. Pulmonary ground-glass opacity (GGO) lesions-large size and a history of lung cancer are risk factors for growth[J]. J Thorac Oncol, 2008, 3(11): 1245-1250.

[8] Chang B, Hwang JH, Choi YH, et al. Natural history of pure ground-glass opacity lung nodules detected by low-dose CT scan[J]. Chest, 2013, 143(1): 172-178.

[9] Kobayashi Y, Fukui T, Ito S, et al. How long should small lung lesions of ground-glass opacity be followed?[J]. J Thorac Oncol, 2013, 8(3): 309-314.

[10] Lee SW, Leem CS, Kim TJ, et al. The long-term course of ground-glass opacities detected on thin-section computed tomography[J]. Respir Med, 2013, 107(6): 904-910.

[11] Matsuguma H, Mori K, Nakahara R, et al. Characteristics of subsolid pulmonary nodules showing growth during follow-up with CT scanning[J]. Chest, 2013, 143(2): 436-443.

[12] Cho J, Kim ES, Kim SJ, et al. Long-Term Follow-up of Small Pulmonary Ground-Glass Nodules Stable for 3 Years: Implications of the Proper Follow-up Period and Risk Factors for Subsequent Growth[J]. J Thorac Oncol, 2016, 11(9): 1453-1459.

[13] Kakinuma R, Noguchi M, Ashizawa K, et al. Natural History of Pulmonary Subsolid Nodules: A Prospective Multicenter Study[J]. J Thorac Oncol, 2016, 11(7): 1012-1028.

[14] Lee JH, Park CM, Lee SM, et al. Persistent pulmonary subsolid nodules with solid portions of 5 mm or smaller: Their natural course and predictors of interval growth[J]. Eur Radiol, 2016, 26(6): 1529-1537.

[15] Sato Y, Fujimoto D, Morimoto T, et al. Natural history and clinical characteristics of multiple pulmonary nodules with ground glass opacity[J]. Respirology, 2017, 22(8): 1615-1621.

[16] MacMahon H, Naidich DP, Goo JM, et al. Guidelines for Management of Incidental Pulmonary Nodules Detected on CT Images: From the Fleischner Society 2017[J]. Radiology, 2017, 284(1): 228-243.

[17] Kobayashi Y, Sakao Y, Deshpande GA, et al. The association between baseline clinical-radiological characteristics and growth of pulmonary nodules with ground-glass opacity[J]. Lung Cancer, 2014, 83(1): 61-66.

[18] Kobayashi Y, Mitsudomi T, Sakao Y, et al. Genetic features of pulmonary adenocarcinoma presenting with ground-glass nodules: the differences between nodules with and without growth[J]. Ann Oncol, 2015, 26(1): 156-161.

[19] Remy-Jardin M, Edme JL, Boulenguez C, et al. Longitudinal follow-up study of smoker's lung with thin-section CT in correlation with pulmonary function tests[J]. Radiology, 2002, 222(1): 261-270.

[20] Alexandrov LB, Ju YS, Haase K, et al. Mutational signatures associated with tobacco smoking in human cancer[J]. Science, 2016, 354(6312): 618-622.

[21] Dogan S, Shen R, Ang DC, et al. Molecular epidemiology of EGFR and KRAS mutations in 3,026 lung adenocarcinomas: higher susceptibility of women to smoking-related KRAS-mutant cancers[J]. Clin Cancer Res, 2012, 18(22): 6169-6177.

[22] Li S, Li L, Zhu Y, et al. Coexistence of EGFR with KRAS, or BRAF, or PIK3CA somatic mutations in lung cancer: a comprehensive mutation profiling from 5125 Chinese cohorts[J]. Br J Cancer, 2014, 110(11): 2812-2820.

[23] Sakamoto H, Shimizu J, Horio Y, et al. Disproportionate representation of KRAS gene mutation in atypical adenomatous hyperplasia, but even distribution of EGFR gene mutation from preinvasive to invasive ad-enocarcinomas[J]. J Pathol, 2007, 212(3): 287-294.

[24] Yoshida Y, Shibata T, Kokubu A, et al. Mutations of the epidermal growth factor receptor gene in atypical adenomatous hyperplasia and bronchioloalveolar carcinoma of the lung[J]. Lung Cancer,

2005,50(1):1-8.

[25] Kosaka T, Yatabe Y, Endoh H, et al. Mutations of the epidermal growth factor receptor gene in lung cancer: biological and clinical implications[J]. Cancer Res, 2004, 64(24): 8919-8923.

[26] Yatabe Y, Borczuk AC, Powell CA. Do all lung adenocarcinomas follow a stepwise progression?[J]. Lung Cancer, 2011, 74(1): 7-11.

[27] Collado M, Gil J, Efeyan A, et al. Tumour biology: senescence in premalignant tumours[J]. Nature, 2005, 436(7051): 642.

[28] Karnoub AE, Weinberg RA. Ras oncogenes: split personalities[J]. Nat Rev Mol Cell Biol, 2008, 9(7): 517-531.

[29] Mainardi S, Mijimolle N, Francoz S, et al. Identification of cancer initiating cells in K-Ras driven lung adenocarcinoma[J]. Proc Natl Acad Sci U S A, 2014, 111(1): 255-260.

[30] Sutherland KD, Song JY, Kwon MC, et al. Multiple cells-of-origin of mutant K-Ras-induced mouse lung adenocarcinoma[J]. Proc Natl Acad Sci U S A, 2014, 111(13): 4952-4957.

[31] Ambrogio C, Gomez-Lopez G, Falcone M, et al. Combined inhibition of DDR1 and Notch signaling is a therapeutic strategy for KRAS-driven lung adenocarcinoma[J]. Nat Med, 2016, 22(3): 270-277.

[32] Sivakumar S, Lucas FAS, McDowell TL, et al. Genomic Landscape of Atypical Adenomatous Hyperplasia Reveals Divergent Modes to Lung Adenocarcinoma[J]. Cancer Res, 2017, 77(22): 6119-6130.

[33] Wu C, Zhao C, Yang Y, et al. High Discrepancy of Driver Mutations in Patients with NSCLC and Syn-chronous Multiple Lung Ground-Glass Nodules[J]. J Thorac Oncol, 2015, 10(5): 778-783.

[34] Paik PK, Arcila ME, Fara M, et al. Clinical characteristics of patients with lung adenocarcinomas harboring BRAF mutations[J]. J Clin Oncol, 2011, 29(15): 2046-2051.

[35] Yao Z, Yaeger R, Rodrik-Outmezguine VS, et al. Tumours with class 3 BRAF mutants are sensitive to the inhibition of activated RAS[J]. Nature, 2017, 548(7666): 234-238.

[36] Cancer Genome Atlas Research Network. Comprehensive molecular profiling of lung adenocarcinoma[J]. Nature, 2014, 511(7511): 543-550.

[37] Marchetti A, Felicioni L, Malatesta S, et al. Clinical features and outcome of patients with non-small-cell lung cancer harboring BRAF mutations[J]. J Clin Oncol, 2011, 29(26): 3574-3579.

[38] Nieto P, Ambrogio C, Esteban-Burgos L, et al. A Braf kinase-inactive mutant induces lung adenocarcinoma[J]. Nature, 2017, 548(7666): 239-243.

[39] Gould MK, Donington J, Lynch WR, et al. Evaluation of individuals with pulmonary nodules: when is it lung cancer? Diagnosis and management of lung cancer, 3rd ed: American College of Chest Physicians evidence-based clinical practice guidelines[J]. Chest, 2013, 143(5 Suppl): e93S-e120S.

[40] Suzuki K, Koike T, Asakawa T, et al. A prospective radiological study of thin-section computed tomography to predict pathological noninvasiveness in peripheral clinical IA lung cancer (Japan Clinical Oncology Group 0201)[J]. J Thorac Oncol,

2011, 6(4): 751-756.

[41] Asamura H, Hishida T, Suzuki K, et al. Radiographically determined noninvasive adenocarcinoma of the lung: survival outcomes of Japan Clinical Oncology Group 0201[J]. J Thorac Cardiovasc Surg, 2013, 146(1): 24-30.

[42] Ginsberg RJ, Rubinstein LV. Randomized trial of lobectomy versus limited resection for T1 N0 non-small cell lung cancer. Lung Cancer Study Group[J]. Ann Thorac Surg, 1995, 60(3): 615-622; discussion 622-3.

[43] A phase III randomised trial of lobectomy versus limited resection (segmentectomy) for small (2 cm or less) peripheral non-small cell lung cancer (JCOG0802/WJOG4607L) [University hospital medical information network web site] [EB/OL]. Accessed January 7, 2018. Available online: https://upload.umin.ac.jp/cgi-open-bin/ctr_e/ctr_view.cgi?recptno=R000002300

[44] A Phase III Randomized Trial of Lobectomy Versus Sublobar Resection for Small (≤ 2 cm) Peripheral Non-Small Cell Lung Cancer[EB/OL]. Accessed January 17, 2018. Available online: https://clinicaltrials.gov/ct2/show/NCT00499330

[45] A phase III non-randomized confirmatory study of Limited Surgical Resection for Peripheral Early Lung Cancer Defined with Thoracic Thin-section Computed Tomography (JCOG0804/WJOG4507L) [EB/OL]. Ac-cessed January 17, 2018. Available online: https://upload.umin.ac.jp/cgi-open-bin/ctr_e/ctr_view.cgi?recptno=R000002262

[46] A phase III Confirmatory Trial of Segmentectomy for Clinical T1N0 Lung Cancer Dominant with Ground Glass Opacity based on Thin-section Computed Tomography (JCOG1211) [EB/OL]. Accessed January 17, 2018. Available online: https://upload.umin.ac.jp/cgi-open-bin/ctr_e/ctr_view.cgi?recptno=R000013286

[47] Suzuki K, Watanabe S, Wakabayashi M, et al. A nonrandomized confirmatory phase III study of sublobar surgical resection for peripheral ground glass opacity dominant lung cancer defined with thoracic thin-section computed tomography (JCOG0804/WJOG4507L) [J]. J Clin Oncol, 2017, 35: abstr 8561.

[48] Travis WD, Asamura H, Bankier AA, et al. The IASLC Lung Cancer Staging Project: Proposals for Coding T Categories for Subsolid Nodules and Assessment of Tumor Size in Part-Solid Tumors in the Forthcoming Eighth Edition of the TNM Classification of Lung Cancer[J]. J Thorac Oncol, 2016, 11: 1204-1223.

译者：甘向峰，中山大学附属第五医院
审校：AME编辑部

**Cite this article as:** Kobayashi Y, Ambrogio C, Mitsudomi T. Ground-glass nodules of the lung in never-smokers and smokers: clinical and genetic insights. Transl Lung Cancer Res 2018;7(4):487-497. doi: 10.21037/tlcr.2018.07.04

第三部分

肺癌的筛查

# 第七章 肺癌筛查的实施与组织

**Jesper Holst Pedersen[1], Haseem Ashraf[2,3]**

[1]Rigshospitalet, Department of Cardiothoracic Surgery, University of Copenhagen, Copenhagen, Denmark; [2]Department of Pulmonary Medicine, Gentofte University Hospital and University of Copenhagen, Denmark; [3]Department of Radiology, Akershus University Hospital, Lørenskog, Norway

*Contributions:* (I) Conception and design: All authors; (II) Administrative support: All authors; (III) Provision of study materials or patients: All authors; (IV) Collection and assembly of data: All authors; (V) Data analysis and interpretation: All authors; (VI) Manuscript writing: All authors; (VII) Final approval of manuscript: All authors.

*Correspondence to:* Jesper Holst Pedersen, MD, DMsci. Chief Surgeon, Associate Professor, Department of Thoracic Surgery RT 2152, Rigshospitalet, University of Copenhagen, Copenhagen, Denmark. Email: jesper.holst.pedersen@regionh.dk.

**摘要**：目前，美国和中国正在全国范围内进行肺癌CT筛查，但欧洲至今仍未实施。本文综述了筛查实施过程的现状以及将来需要克服的困难。本文还描述了高质量CT筛查程序的结构与组成的指南和要求。这些对于计划的成功实施至关重要，而且以最小的伤害以及像美国国家肺癌筛查试验（national lung screening trial，NLST）中记录的死亡率获益。此外，还对CT筛查方法持续研究的重要性进行了描述和讨论，并着重于讨论未来进一步改进CT筛查方法，挖掘造福于患者和社会的巨大潜力。

**关键词**：肺癌；CT筛查；组织；实施

**View this article at:** http://dx.doi.org/10.21037/atm.2016.03.59

## 一、引言

肺癌是全世界癌症死亡的主要原因，尽管治疗方法在过去的几十年中有所改善[3]，但美国和欧洲的总生存率仍在10%~18%之间[1,2]。美国国家肺癌筛查试验（NLST）显示，CT筛查早期诊断肺癌已使其死亡率显著降低了20%[4-5]。因此，美国[6-12]和中国[13-14]正在实施基于大人口规模的肺癌CT筛查。欧洲大多数国家的卫生部门都在等荷兰—比利时肺癌筛查试验（NELSON）的结果[15-16]，该试验有望在2016年之前做出有关实施的决定[17-19]。不过在欧洲，不管是私人基金，还是公共财政，肺癌筛查最终均可能被纳入成为医疗保健方案的一部分。肺癌筛查项目的方式是有组织、有条理的，这将对项目的结果和成本产生深远的影响，而筛查过程的管理不善可能会危及死亡率获益这一筛查总目标。国际肺癌研究协会（International Association for the Study of Lung Cancer，IASLC）在2011年就已强调需要为后续的筛查计划制定结构合理的指南和建议[20]，并且有几项指南已在美国出版[6-12]。

肺癌的低剂量CT筛查计划是一项复杂的工作，其目的是早期识别出无临床症状的肺癌患者，以便进行治愈性治疗以及避免对健康人群造成伤害。为了达到这一目的，在实施大规模筛查计划过程中需要根据一个系统化、结构化、标准化和验证过的协议来进行，并且工作的质量需要持续监控。

本综述涉及组织和实施肺癌CT筛查计划的基本要求和组成。在计划或实施CT筛查时，必须考虑这些因素。

## 二、国际合作

在全球范围内，实际的筛查环境和条件可能存在巨大差异，因此，筛查计划必须相应地适应当地条件，同时仍保持高质量的工作效能。首个如此实施的计划的是早期肺癌行动计划（early lung cancer action program，ELCAP），该计划于1992年由Henschke医生等在纽约建立[21]。1999年，该组织扩展为一个由全球多个筛查中心组成的国际联盟，在美国设有一个监督和协调中心即国际早期肺癌行动计划（international early lung cancer action program，I-ELCAP）[22]。在创始人的承诺和监督下，筛查计划获得了高质量且优异的结果，I-ELCAP出版的众多文章扩大了我们对CT筛查的认知[23]。I-ELCAP显示常见的筛查协议和技术可应用于全球网络中并获得高质量的结果[22]（请参见网站：http://www.ielcap.org）。

为了促进在此问题上的国际合作，另一个组织IASLC在2011年、2013年和2015年的IASLC世界肺癌大会上举办了肺癌筛查国际研讨会（请参见网站www.iaslc.org），并在2011年发表了有关肺癌筛查的声明[20]。

## 三、美国的实施与组织情况

在美国，CT筛查的实施基于NLST试验[4-5]中获得的结果，该结果也反映在Medicare[7]、美国预防服务工作队（United States preventive services task force，USPSTF）[8]和许多其他组织[9-12]提出的建议/要求中。

为了满足这些要求，北美放射学会（Radiological Society of North America，RSNA）和美国放射学院（American College of Radiology，ACR）成立了一个

组织，以支持在美国实施CT筛查。该组织将包括筛查过程的各个方面，称为"肺癌筛查的十大核心"（图7-1）[24-26]。这还包括纳入CT筛查之前的信息（知情同意）和资格审查程序（图7-2），在该议题的一个章节中也有涉及。但是，核心活动是：

（1）ACR肺癌筛查注册中心是目前唯一由医疗保险和医疗补助中心批准用于报销和医生质量报告系统参与的注册中心，包括审计方法和同行比较；

（2）肺癌筛查教育可学习如何实施一项综合性的多学科计划，能获得继续医学教育学分，并符合ACR对肺癌筛查互动电子学习活动的要求；

（3）ACR指定的肺癌筛查中心的状态表明该中心可提供安全有效的医疗；

（4）ACR肺部影像报告和数据系统（lung imaging reporting and data system，Lung-RADS）是一个标准化的肺癌筛查CT报告及其处理推荐系统。它已在多个小组实施，并显示出可减少CT筛查的假阳性率[25-26]。

美国肺癌联盟倡导组织已主动建立了一个肺癌筛查框架，以鼓励提供筛查服务的机构能使用"最佳实践"筛查和治疗措施包括各种微创手术技术，确保筛查计划具有高质量[18]。在美国，CT筛查的资金基本由私人医疗保险或医疗保险支付[8]。这种方法可能会在获得相同的筛查机会方面产生选择偏倚，对于那些很难接触到或进行筛查的医疗条件薄弱、收入低和烟瘾大者也是如此[27]。

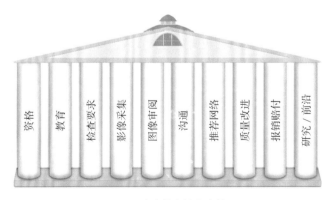

**图7-1　肺癌筛查的十大核心**

发表于Fintelmann等。肺癌筛查的十大核心：肺癌筛查计划的基本原理和组织工作。Radiographics，2015，35：1893-1908.

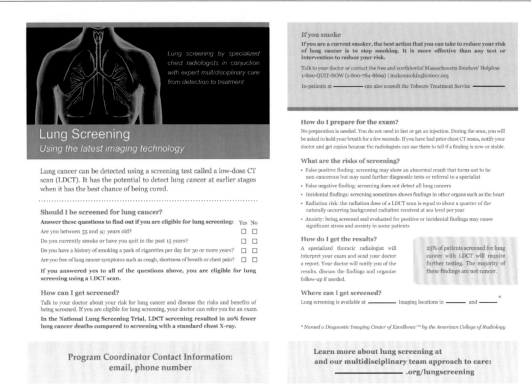

图7-2　美国CT筛查计划使用的知情同意书示例

"肺癌筛查的十大核心：肺癌筛查计划的基本原理和组织工作"，Fintelmann等发表于Radiographics（2015，35：1893-1908）。

## 四、美国以外地区的实施情况

迄今为止，欧洲的CT筛查推荐仅见于欧洲放射学会（European Society of Radiology，ESR）与欧洲呼吸学会（European Respiratory Society，ERS）发表的白皮书[28]和瑞士大学医院的声明[29]。尽管美国以外最重要的CT筛查试验在荷兰和比利时进行（NELSON试验），但尚无欧洲国家资助机构决定支持实施CT筛查[15-16]。这是因为该临床试验的最终结果原定于2015年公布，但并未公布[17]。

欧洲的普遍共识是，在决定实施肺癌筛查之前，先等NELSON CT筛查试验的最终结果[17,27]。一旦决定实施肺癌筛查，它可能会继承已在欧洲许多国家实施的其他筛查计划（如乳腺癌和结直肠癌的筛查）[27]。这意味着肺癌CT筛查将完全以公共资金以及基于人群招募的公共筛查中心的形式予以实施[27]。不过，这种实施在欧洲国家间差异很大。英国计划可能会遵循英国肺癌筛查试验（U.K. lung cancer screening trial，UKLS）中采用的方法，对参与者进行风险分层，选择最少5%在未来5年内患肺癌的高风险人群[30]。这是为了提高筛查计划的成本效益，期望能比美国有更突出的侧重点[29]。NLST结果的德国推断（假设招募率为50%）表明，每年有130万人必须接受CT筛查[31]。许多国家的公共放射学服务似乎很可能短缺，并且预计某些国家可能在此过程中必须整合私人机构，甚至资金[29]。

2010年，中国启动了一项基于人群的前瞻性、多中心肺癌筛查的示范项目，以评估开展基于人群的低剂量计算机断层扫描（low-dose computed tomography，LDCT）肺癌筛查的可行性[32]。因此，建议实施CT筛查的几项指南现已发布[13-14]，由于中国男性和女性的肺癌发生率都很高，预计将高度优先考虑实施CT筛查[13]。

## 五、如何进行筛查？

ACR发布的"肺癌筛查的十大核心"指南，阐明了筛查计划的要素[24]，主要有以下几点。

## （一）资格

应根据筛查协议中具体的标准（年龄、吸烟史、戒烟持续时间和家族史等）确定需筛查者[9]，纳入标准和排除标准必须明确规定[28]。迄今为止，对非吸烟者的CT筛查尚无好的风险预测指标和指征[7-9,28]。

## （二）教育

应当对参加者和工作人员进行筛查获益与危害的教育，信息材料应告知筛查获益以及可能的危害[7-10,28]。图7-2显示了ACR提供的此类信息和知情同意书的示例[24]。瑞士的声明建议采用筛查招募的伦理行为规范。"进行肺癌筛查的机构应绘制伦理图表，声明其不通过直接或间接广告招募患者，不使用对癌症的恐惧感来促进肺癌筛查，不可让患者相信筛查能消除癌症风险，或不得提供降低成本的筛查，而目的是从其他诊断和治疗程序中获益。"[29]这种行为规范的普适性目前尚未可知，它可能仅应用于欧洲的某些国家。

戒烟计划应该成为筛查计划中一个整合的组成部分[8-10,13,28-29]。教育也涉及ACR计划中规定的员工培训及认证[24]。

## （三）影像采集

低剂量CT应根据协议中的技术规范以标准化方式执行，例如ACR[24]和NLST[4-5]所述。在每2 500个筛查者中，有1例癌症死亡病例可能由CT辐射导致；因此，使用NLST预防肺癌死亡的获益远大于辐射风险。16排及以上的多排LDCT可提供各向同性的高空间分辨率（层厚1 mm，增量0.7 mm）[28]。NLST[5,33]和NELSON[15]将2~3 mGy的CT剂量指数（CTDIvol）作为目标。CTDIvol为2.5 mGy时的有效剂量为1~1.3 mSv。未来，CT扫描仪及其设置的技术进步将会使辐射剂量更低，辐射暴露进一步降低至大约0.2 mSV是可能的[34-35]。应收集扫描数据以确保实际辐射剂量与推荐保持一致[24]。随访扫描产生的辐射暴露和由此得出的诊断评价可能很重要，都应该包括在监测过程中[31]。

## （四）图像审阅

应制定出一份完整的有医疗路径的肺结节管理流程图，包括何时开始行创伤性诊断操作的标准。筛查检出结节处理的多学科治疗（MDT）会议应由具有肺结节处理和肺癌治疗以及治疗规划专长的临床医生和放射科医生共同参与[20,27]。

应描述确定肺结节的标准，定义结节大小、特征以及结节生长情况为阳性、不确定或阴性的标准[15,23,27]。结节体积测量法主要由欧洲的NELSON[15]、丹麦肺癌筛查试验（DLCST）[36-37]和UKLS[27,30]采用以评估结节生长（肿瘤体积倍增时间）。体积评估是一种比线性测量更灵敏、更准确地测量结节生长的方法[38-39]，且也许能减少假阳性的次数[28]。

所有检出、登记和报告的肺结节的位置、数目、大小及特征的数据都应收集。应该使用一个结构化的报告系统如Lung-RADS[25-26]或类似的报告系统。还应监测筛查过程的遵守情况。

## （五）正电子发射计算机断层扫描（PET）

在多项研究中，应用PET诊断评估筛查检出结节已成为一个重要的工具[40-42]。联合PET和体积测量可提高诊断准确性，并降低DLCST中假阳性结果的发生率[42]。

## （六）筛查间隔

筛查计划中CT扫描的时间间隔不仅对成本有很大影响，而且还对参与者所接触的累积辐射剂量有很大影响[28,33]。但是，时间间隔的增加可能会降低筛查的诊断敏感性。根据NLST的数据，目前建议为年度筛查[7-9,28]。NELSON试验正在评估1年、2年和2.5年的筛查间隔[43]。该试验迄今为止的结果表明，基线筛查后的2年间隔与每年1次的重复扫描不影响诊断敏感性，不过在2.5年的间隔期内，癌症的增加频率显著增加[43]。将来可能会根据基线CT扫描特征和个人风险状况单独定制筛查间隔，这有望减少CT扫描和辐射暴露的次数[44]。

## （七）沟通

若筛查结果为阳性或不确定，应以书面和直接口头交流两种方式向参与者沟通和解释其结果。阴性（正常）结果通常以书面形式传达。所有结果都会对接受检查的人产生影响，因此在组织筛选协议时应考虑到这一点[45]。

### （八）质量改进与研究

持续的研究和审计对于确保筛查计划的持续高质量和工作表现至关重要。目前，肺癌筛查的重要研究领域包括：

（1）生物标志物：包括基因甲基化、微核糖核酸（mirco-RNA）和自身抗体用于潜在筛查，但大多数都需要基于人群的前瞻性验证。

（2）筛查计划中的化学预防研究[46]；

（3）招募"难以到达的人口基数"的方法[27,47-48]；

（4）CT筛查的最佳筛查时间间隔。一年一次与一年两次的筛查[49]，此外根据个人风险状况进行的更个性化的定制计划；

（5）进一步发展早期肺癌微创治疗方案[50]。

## 六、肺癌CT筛查中心的最低要求

目前，根据Medicare[8]、USPSTF[7]、NCCN[9]、ALS[10]、AATS[11]、ACS[12]和IASLC[20]的CT筛查指南，筛查只应在具有多学科能力和组织的中心进行，这已得到许多其他中心的认可[18,24,28-29,31]。

MDT委员会认证的能力应如下：肺病学、病理学、放射学、胸外科学和肿瘤学[20,24,28,29]。

这种筛查中心应获得进行肺癌筛查的认证、授权和认可（如果有这样的国家授权机构的话）[20,24,28]。

具有肺结节容积测量功能软件的CT扫描仪（至少16排），报告系统（例如lung-RADS）与辐射质量控制[24,28-29]。

具有CT引导穿刺活检专业知识或其他微创技术的放射科医生或肺科医生，用于肺小结节（<10 mm）[20,24,28-29]。

肺科创伤性服务（支气管镜检查、EBUS、EUS和ENB）[20,24,28-29]。

VATS微创性手术项目，能进行所有外科手术（楔形切除术、解剖节段切除术、肺叶切除术和淋巴结清扫术等）[20,24,29]。

PET或PET/CT扫描仪功能可用于诊断性评估可疑结节和术前分期[29]。

数据注册和研究功能[20,24,28]。

向国家肺癌CT筛查登记处报告[20,24,28]。

## 七、结论

目前美国和中国正在实施肺癌CT筛查。预计欧洲许多国家也将在未来几年内启动一个实施程序。成功的筛查需要一个多学科组织，不仅要着重向确诊患有肺癌的参与者提供准确的诊断和治愈性的治疗，还要致力于最大程度地减少对没有疾病的大多数参与者的伤害。如上所述，组织良好且经过验证的筛查计划是实现该目标的最佳方法。

## 声明

本文作者宣称无任何利益冲突。

## 参考文献

[1] Lozano R, Naghavi M, Foreman K, et al. Global and regional mortality from 235 causes of death for 20 age groups in 1990 and 2010: a systematic analysis for the Global Burden of Disease Study 2010[J]. Lancet, 2012, 380(9859): 2095-2128.

[2] Walters S, Maringe C, Coleman MP, et al. Lung cancer survival and stage at diagnosis in Australia, Canada, Denmark, Norway, Sweden and the UK: a population-based study, 2004-2007[J]. Thorax, 2013, 68(6): 551-564.

[3] Vallières E, Peters S, Van Houtte P, et al. Therapeutic advances in non-small cell lung cancer[J]. Thorax, 2012, 67(12): 1097-1101.

[4] National Lung Screening Trial Research Team, Aberle DR, Adams AM, et al. Reduced lung-cancer mortality with low-dose computed tomographic screening[J]. N Engl J Med, 2011, 365(5): 395-409.

[5] National Lung Screening Trial Research Team, Aberle DR, Berg CD, et al. The National Lung Screening Trial: overview and study design[J]. Radiology, 2011, 258(1): 243-253.

[6] Moyer VA; U.S. Preventive Services Task Force. Screening for lung cancer: U.S. Preventive Services Task Force recommendation statement[J]. Ann Intern Med, 2014, 160: 330-338.

[7] US Preventive Services Task Force. Final recommendation statement, screening for lung cancer: US preventive services [Z/OL]. Available online: http://www.uspreventiveservicestaskforce.org/Page/Document/RecommendationStatementFinal/lung-cancer-screening

[8] Description of Medicare coverage regarding lung cancer screening available at Medicare web site (Jan 2016) [Z/OL]. Available online: https://www.medicare.gov/coverage/lung-cancer-screening.html

[9] Wood DE. National Comprehensive Cancer Network (NCCN) clinical practice guidelines for lung cancer screening[J]. Thorac Surg Clin, 2015, 25(2): 185-197.

[10] American Lung Association. Providing guidance on lung cancer screening to patients and physicians. Available online: http:// www.lung.org/assets/documents/lung-cancer/lung-cancer-screening-report.pdf

[11] Jaklitsch MT, Jacobson FL, Austin JH, et al. The American Association for Thoracic Surgery guidelines for lung cancer screening using low-dose computed tomography scans for lung cancer survivors and other high-risk groups[J]. J Thorac Cardiovasc Surg, 2012, 144(1): 33-38.

[12] Wender R, Fontham ET, Barrera E Jr, et al. American Cancer Society lung cancer screening guidelines[J]. CA Cancer J Clin, 2013, 63(2): 107-117.

[13] Zhou QH, Fan YG, Bu H, et al. China national lung cancer screening guideline with low-dose computed tomography (2015 version) [J]. Thorac Cancer, 2015, 6(6): 812-818.

[14] Zhao SJ, Wu N. Early detection of lung cancer: Low-dose computed tomography screening in China[J]. Thorac Cancer, 2015, 6(4): 385-389.

[15] van Klaveren RJ, Oudkerk M, Prokop M, et al. Management of lung nodules detected by volume CT scanning[J]. N Engl J Med, 2009, 361(23): 2221-2229.

[16] Horeweg N, van der Aalst CM, Thunnissen E, et al. Characteristics of lung cancers detected by computer tomography screening in the randomized NELSON trial[J]. Am J Respir Crit Care Med, 2013, 187(8): 848-854.

[17] Heuvelmans MA, Vliegenthart R, Oudkerk M. Contributions of the European trials (European randomized screening group) in computed tomography lung cancer screening[J]. J Thorac Imaging, 2015, 30(2): 101-107.

[18] Mulshine JL, D'Amico TA. Issues with implementing a high-quality lung cancer screening program[J]. CA Cancer J Clin, 2014, 64(5): 352-363.

[19] Field JK, van Klaveren R, Pedersen JH, et al. European randomized lung cancer screening trials: Post NLST[J]. J Surg Oncol, 2013, 108(5): 280-286.

[20] Field JK, Smith RA, Aberle DR, et al. International Association for the Study of Lung Cancer Computed Tomography Screening Workshop 2011 report[J]. J Thorac Oncol, 2012, 7(1): 10-19.

[21] Henschke CI, McCauley DI, Yankelevitz DF, et al. Early Lung Cancer Action Project: overall design and findings from baseline screening[J]. Lancet, 1999, 354(9173): 99-105.

[22] International Early Lung Cancer Action Program Investigators, Henschke CI, Yankelevitz DF, et al. Survival of patients with stage I lung cancer detected on CT screening[J]. N Engl J Med, 2006, 355(17): 1763-1771.

[23] Henschke CI, Yip R, Yankelevitz DF, et al. Definition of a positive test result in computed tomography screening for lung cancer: a cohort study[J]. Ann Intern Med, 2013, 158(4): 246-252.

[24] Fintelmann FJ, Bernheim A, Digumarthy SR, et al. The 10 pillars of lung cancer screening: rationale and logistics of a lung cancer screening program[J]. Radiographics, 2015, 35(7): 1893-1908.

[25] McKee BJ, Regis SM, McKee AB, et al. Performance of ACR Lung-RADS in a clinical CT lung screening program[J]. J Am Coll Radiol, 2015, 12(3): 273-276.

[26] Pinsky PF, Gierada DS, Black W, et al. Performance of Lung-RADS in the National Lung Screening Trial: a retrospective assessment[J]. Ann Intern Med, 2015, 162(7): 485-491.

[27] Field JK, Devaraj A, Duffy SW, et al. CT screening for lung cancer: is the evidence strong enough?[J]. Lung Cancer, 2016, 91: 29-35.

[28] Kauczor HU, Bonomo L, Gaga M, et al. ESR/ERS white paper on lung cancer screening[J]. Eur Radiol, 2015, 25(9): 2519-2531.

[29] Frauenfelder T, Puhan MA, Lazor R, et al. Early detection of lung cancer: a statement from an expert panel of the Swiss university hospitals on lung cancer screening[J]. Respiration, 2014, 87(3): 254-264.

[30] Field JK, Duffy SW, Baldwin DR, et al. UK Lung Cancer RCT Pilot Screening Trial: baseline findings from the screening arm provide evidence for the potential implementation of lung cancer screening[J]. Thorax, 2016, 71(2): 161-170.

[31] Stang A, Schuler M, Kowall B, et al. Lung cancer screening using low dose CT scanning in Germany. Extrapolation of results from the National Lung Screening Trial[J]. Dtsch Arztebl Int, 2015, 112(38): 637-644.

[32] Zhou Q, Fan Y, Wu N, et al. Demonstration program of population-based lung cancer screening in China: rationale and study design[J]. Thorac Cancer, 2014, 5(3): 197-203.

[33] Larke FJ, Kruger RL, Cagnon CH, et al. Estimated radiation dose associated with low-dose chest CT of average-size participants in the National Lung Screening Trial[J]. AJR Am J Roentgenol, 2011, 197(5): 1165-1169.

[34] Katsura M, Matsuda I, Akahane M, et al. Model-based iterative reconstruction technique for ultralow-dose chest CT: comparison of pulmonary nodule detectability with the adaptive statistical iterative reconstruction technique[J]. Invest Radiol, 2013, 48(3): 206-212.

[35] Huber A, Landau J, Ebner L, et al. Performance of ultralow-dose CT with iterative reconstruction in lung cancer screening: limiting radiation exposure to the equivalent of conventional chest X-ray imaging[J]. Eur Radiol, 2016, 26(10): 3643-3652.

[36] Pedersen JH, Ashraf H, Dirksen A, et al. The Danish randomized lung cancer CT screening trial--overall design and results of the prevalence round[J]. J Thorac Oncol, 2009, 4(5): 608-614.

[37] Saghir Z, Dirksen A, Ashraf H, et al. CT screening for lung

cancer brings forward early disease. The randomised Danish Lung Cancer Screening Trial: status after five annual screening rounds with low-dose CT[J]. Thorax, 2012, 67(4): 296-301.

[38] Field JK, Oudkerk M, Pedersen JH, et al. Prospects for population screening and diagnosis of lung cancer[J]. Lancet, 2013, 382(9893): 732-741.

[39] Xie X, Zhao Y, Snijder RA, et al. Sensitivity and accuracy of volumetry of pulmonary nodules on low-dose 16- and 64-row multi-detector CT: an anthropomorphic phantom study[J]. Eur Radiol, 2013, 23(1): 139-147.

[40] Pastorino U, Bellomi M, Landoni C, et al. Early lung-cancer detection with spiral CT and positron emission tomography in heavy smokers: 2-year results[J]. Lancet, 2003, 362(9384): 593-597.

[41] Veronesi G, Travaini LL, Maisonneuve P, et al. Positron emission tomography in the diagnostic work-up of screening-detected lung nodules[J]. Eur Respir J, 2015, 45(2): 501-510.

[42] Ashraf H, Dirksen A, Loft A, et al. Combined use of positron emission tomography and volume doubling time in lung cancer screening with low-dose CT scanning[J]. Thorax, 2011, 66(4): 315-319.

[43] Horeweg N, Scholten ET, de Jong PA, et al. Detection of lung cancer through low-dose CT screening (NELSON): a prespecified analysis of screening test performance and interval cancers[J]. Lancet Oncol, 2014, 15(12): 1342-1350.

[44] McWilliams A, Tammemagi MC, Mayo JR, et al. Probability of cancer in pulmonary nodules detected on first screening CT[J]. N Engl J Med, 2013, 369(10): 910-919.

[45] Rasmussen JF, Siersma V, Pedersen JH, et al. Psychosocial consequences in the Danish randomised controlled lung cancer screening trial (DLCST) [J]. Lung Cancer, 2015, 87(1): 65-72.

[46] Veronesi G, Guerrieri-Gonzaga A, Infante M, et al. Chemoprevention studies within lung cancer screening programmes[J]. Ecancermedicalscience, 2015, 9: 597.

[47] Ali N, Lifford KJ, Carter B, et al. Barriers to uptake among high-risk individuals declining participation in lung cancer screening: a mixed methods analysis of the UK Lung Cancer Screening (UKLS) trial[J]. BMJ Open, 2015, 5(7): e008254.

[48] Tanner NT, Gebregziabher M, Hughes Halbert C, et al. Racial differences in outcomes within the national lung screening trial. Implications for Widespread Implementation[J]. Am J Respir Crit Care Med, 2015, 192(2): 200-208.

[49] Pastorino U, Rossi M, Rosato V, et al. Annual or biennial CT screening versus observation in heavy smokers: 5-year results of the MILD trial[J]. Eur J Cancer Prev, 2012, 21(3): 308-315.

[50] Petersen RH, Hansen HJ, Dirksen A, et al. Lung cancer screening and video-assisted thoracic surgery[J]. J Thorac Oncol, 2012, 7(6): 1026-1031.

译者：孟名柱，常州市第二人民医院
审校：石海峰，常州市第二人民医院

Cite this article as: Pedersen JH, Ashraf H. Implementation and organization of lung cancer screening. Ann Transl Med 2016;4(8):152. doi: 10.21037/atm.2016.03.59

# 第八章　肺癌的筛查进展

**Witold Rzyman, James L. Mulshine**

Chair and Chief Surgeon of Department of Thoracic Surgery, Medical University of Gdansk, Gdansk, Poland.
(Email: wrzyman@gumed.edu.pl)
Department of Internal Medicine, Acting Dean, Graduate College, Rush Medical College, Rush University, Chicago, USA.
(Email: James_L_Mulshine@rush.edu)

**View this article at:** http://dx.doi.org/10.21037/atm.2016.04.04

到目前为止，我们从所有低剂量计算机断层扫描（LDCT）肺癌筛查的观察性和随机化试验结果中学到了什么？4年前，美国国家肺癌筛查试验（NLST）的结果显示，LDCT可将癌症相关死亡率降低20%以上[1]。这项由美国国家癌症研究所资助的临床试验是最昂贵的癌症筛查试验，花费超过2.5亿美元。8年前，I-ECLAP组对非小细胞肺癌（NSCLC）的CT检查结果进行跟踪分析，结果显示所有检出的和手术的Ⅰ期肺癌，其10年生存率分别为80%和88%。该队列的更长期随访表明，这种获益仍是继续[2]。我们也知道结节的检出率很高。根据不同因素如肺部真菌感染的局部地区暴露率以及筛查团队的经验和成像技术，CT的检出率在5%~54%之间变化。肺癌的检出率根据纳入标准的不同在0.4%~2.7%之间变化，但大多数研究的肺癌检出率在1%~1.5%之间。65%~85%的肺癌病例发现于早期、能手术阶段。而且，LDCT在未来几年里很可能会成为早期肺癌检测的主要手段。另一方面，有助于提高肺癌筛查的诊断工作效率，因为它可以提高筛查过程的成本效率，同时也可降低潜在的"危害"。进一步的研究也提示为已经筛查出的肺癌提供更为量身定制的外科治疗方法，能降低过度

治疗的可能性。Pyenson和他的同事已经提出具有说服力的观点，如果常规地为符合条件的筛选队列提供最佳的戒烟方法，那么肺癌筛查的成本将会大大降低。鉴于完成一项完全高效能的传统随机化筛选试验的成本，本文报道了一些小型的低效能临床试验。由于没有正式准备数据池及其精心协调的试验设计参数，小队列筛查研究的价值具有不确定性。Henschke等在本期撰写的有关本主题的章节，提供了一个有趣的视角。作者们认为需要仍在进行中的纵向观察研究进行质量分析、风险评估和其他动态筛查管理问题如结节测量。

NLST显著降低了死亡率的结果得益于并发症发生率相当低，这在医疗保健提供者与政策制定者之间引发了一场全国性的关于实施LDCT筛查的组织工作和经济影响的重要辩论。在美国，许多专业学会和协会已经根据符合条件的标准提出了全国实施筛查的推荐条文，而这些符合条件的标准一般都是NLST使用的标准。美国预防服务特别工作组（USPSTF）评估癌症筛查服务的主要依据是临床获益的证据强度，LDCT肺癌筛查被归类为B级（即大多数中等获益，少数明显获益）。根据最近的《平价医疗法案》规定，被视为B级

或更高级别的癌症筛查服务应由医疗保险报销[3]。肺癌筛查的直接费用是多少？如果根据NLST花费860万美元的标准，美国参与该项干预的合格人群总数以每次筛查200美元来接受LDCT年度筛查，其费用为17.2亿美元。这是我们可任意估计的唯一因素。Pyenson在他的文章中展示了成本效益、成本获效和质量调整寿命年的计算是多么的不同，因为在这方面的研究细节有时比其他学科更重要。

在欧洲、澳大利亚和部分亚洲国家，总体高成本和低成本效益已经阻止了LDCT筛查的实施。只有在中国一些肺癌死亡率高的地区，根据国家指南对上规模的人群提供筛查服务[4-5]。欧洲社会在等NELSON临床试验的死亡率和成本效益数据以及欧盟多项临床试验随后的汇总数据。然而，值得考虑的是，从这些通常规模较小且设计各异的研究中能得出何种质量的数据。评估7个欧洲异质性LDCT筛查随机对照试验汇总结果的规划和正确的方法是什么？然而，等待时间可能长达4年，而这段时间的流逝可能意味着许多不必要的死亡。这些临床试验总共招募到的人数比NLST少得多，对长期随访的方法又各不相同。从他们那里，我们对死亡率降低这一主要问题的了解不会比NLST更多，因为NLST是迄今为止唯一一个能回答该问题的完全高效能的研究。不过，在告知特定问题上欧洲多项临床试验对于未来的筛查项目设计者说确实有价值。

例如，英国肺癌RCT初步筛查试验的FielD等给出了非常重要的信息，报道实施一项英国LDCT初步筛查试验有非常好的卫生经济结果[6]。

目前的关键问题是如何在全球最好地实施肺癌筛查。一些人认为等待任意数量的欧洲随机试验结果可能会导致存在不合理的延误。Altawer等和Adamek等讨论，更好地选择肺癌筛查候选人和发展微创分子检测技术将使我们能够更有效地检出早期肺癌。更好地选择肺癌筛查候选人可以降低成本，但这些策略的验证需要更多的时间。在每一个国家，对成本效益的影响必须根据当地的社会和经济决定因素进行计算，并考虑到这种计算的各个方面。由于医疗服务模式、成本和国家利益的不同，在全球应用统一的肺癌筛查模式似乎并不合适。显然，美国不同协会在指南中提出的大多数问题都可以被普遍接受，即戒烟计划必须伴随肺癌筛查。

我们认为，LDCT图像上像冠状动脉钙化这样的额外发现必须以一种高效且有效的方式进行整合，比单一的肺癌筛查能有更多获益。这符合2010年的WHO指南，该指南指出心脏病、脑卒中、糖尿病、癌症和慢性肺病是现代社会的主要死亡原因，但通过针对危险因素的有效干预基本上是可以预防的。而且这4种疾病都有相同的可改变的危险因素。

考虑到所讨论的方方面面，我们建议每个国家应该立即至少实施一个组织良好的初步试验计划。它们应该作为共享数据和经验的中心链联系起来，这样就可以汇总数据以建立最有效的LDCT肺癌筛查计划，而不是仅调整以满足当地需求。与过去几年欧洲对肺癌筛查的态度形成对比的是，欧洲个体化医学联盟（european alliance for personalised medicine，EAPM）发起了一份重要的提议，希望看到欧洲更加重视这一领域的指南。希望这样的考虑能推广到其他国家。这是对肺癌二级预防认知的一个重大进展，正如Didkowska等对该问题所述，由于人口老龄化，肺癌在未来20年内预计将增长50%，其造成的负担将不断增加。

## 声明

本文作者宣称无任何利益冲突。

## 参考文献

[1] National Lung Screening Trial Research Team, Aberle DR, Adams AM, et al. Reduced lung-cancer mortality with low-dose computed tomographic screening[J]. N Engl J Med, 2011, 365(5): 395-409.

[2] International Early Lung Cancer Action Program Investigators, Henschke CI, Yankelevitz DF, et al. Survival of patients with stage I lung cancer detected on CT screening[J]. N Engl J Med, 2006, 355(17): 1763-1771.

[3] US Preventive Services Task Force. Final recommendation Statement, Screening for lung cancer: US Preventive services [Z/OL]. Available online: http://www.uspreventiveservicestaskforce.org/Page/Document/RecommendationStatementFinal/lung-cancer-screening

[4] Zhou QH, Fan YG, Bu H, et al. China national lung cancer screening guideline with low-dose computed tomography (2015 version) [J]. Thorac Cancer, 2015, 6(6): 812-818.

[5]　Zhao SJ，Wu N. Early detection of lung cancer：Low-dose computed tomography screening in China[J]. Thorac Cancer，2015，6(4)：385-389.

[6]　Field JK，Duffy SW，Baldwin DR，et al. UK Lung Cancer RCT Pilot Screening Trial：baseline findings from the screening arm provide evidence for the potential implementation of lung cancer screening[J]. Thorax，2016，71(2)：161-170.

**Cite this article as:** Rzyman W, Mulshine JL. Lung cancer screening moving forward. Ann Transl Med 2016;4(8):149. doi: 10.21037/atm.2016.04.04

译者：周俊，上海市徐汇区中心医院

审校：宋凤祥，上海市公共卫生临床中心

# 第九章　慢性阻塞性肺疾病患者的肺癌筛查

**Jessica Gonzalez[1], Marta Marín[1], Pablo Sánchez-Salcedo[2], Javier J. Zulueta[1]**

[1]Respiratory Medicine Service, Clinica Universidad de Navarra, Pamplona, Spain; [2]Respiratory Medicine Service, Complejo Hospitalario de Navarra, Pamplona, Spain
*Contributions:* (I) Conception and design: All authors; (II) Administrative support: JJ Zulueta, P Sánchez-Salcedo; (III) Provision of study materials or patients: All authors; (IV) Collection and assembly of data: All authors; (V) Data analysis and interpretation: All authors; (VI) Manuscript writing: All authors; (VII) Final approval of manuscript: All authors.
*Correspondence to:* Javier J. Zulueta. Respiratory Medicine Service, Clinica Universidad de Navarra, Av. Pio XII s/n, Pamplona 31008, Spain. Email: jzulueta@unav.es.

**摘要：** 肺癌和慢性阻塞性肺疾病（chronic obstructive pulmonary disease，COPD）是两种密切相关的疾病，对公众健康有很大的影响。每年使用胸部低剂量计算机断层扫描（LDCT）进行筛查可以显著降低肺癌死亡率，现在一些科学团体推荐这种技术。COPD的定义为存在气流阻塞[用力呼气容积和用力肺活量（forced vital capacity，FVC）比值<0.70]，其临床表型，即肺气肿和慢性支气管炎，与肺癌风险增加有关。一些流行病学研究，包括肺癌筛查试验，已经发现COPD患者的肺癌风险比没有气流受限的人高2~4倍。气流阻塞造成的部分危险似乎是由于放射性肺气肿的存在。后者已被证明是无气流阻塞吸烟者甚至从不吸烟者重要的肺癌危险因素。这一证据支持将COPD和/或肺气肿患者纳入肺癌筛查计划的想法。有证据表明，该人群的肺癌筛查是有效的，并有可能降低死亡率。针对COPD[根据COPD肺癌筛查评分（lung cancer screening score，LUCSS）和COPD-LUCSS-一氧化碳弥散量（diffusing capacity for carbon monoxide，DLCO）]患者开发了特定的肺癌风险评分，以识别高危人群。采用多学科方法对适合的患者进行选择，特别是对于患有严重疾病的患者，是获得最大收益并减少该群体肺癌筛查危害的关键。参与肺癌筛查项目的COPD患者也可以从其他干预措施中获益，比如戒烟和适当治疗。

**关键词：** 肺癌筛查；慢性阻塞性肺疾病（COPD）；肺气肿；肺癌

**View this article at:** http://dx.doi.org/10.21037/atm.2016.03.57

## 一、引言

肺癌和慢性阻塞性肺疾病（COPD）是两大公共卫生问题。2013年全球疾病负担研究的数据显示，肺癌和COPD是全球生命损失年的六大非传染性主要原因之一，尤其是在发达国家和高收入国家[1]。肺癌是全球恶性疾病死亡的主要原因，死于肺癌的人数高于死于结肠癌、前列腺癌和乳腺癌的人数总和[2-3]。由于肺癌诊断时通常已是晚期，因此，估计到2030年，它仍然是导致死亡的主要原因之一[4]。

COPD是慢性呼吸系统疾病死亡的主要原因，其死亡人数是哮喘或间质性肺病的6倍[1]。由于COPD通常是一种诊断不足的疾病，这个数字可能会更高[5]。几乎每个国家的肺癌都是导致死亡的主要原因之一，而COPD的位置也很靠近[1]。这并非巧合，因为几项流行病学研究已观察到这两种疾病之间的重要联系，并提出了解释这种关系的各种机制。COPD患者因烟草暴露和肺修复机制引起的慢性炎症似乎是肺癌发展的关键特征[6]。

近年来，肺癌低剂量计算机断层扫描（LDCT）筛查已成为一种可改善肺癌负担的技术。国际早期肺癌行动计划（I-ELCAP）显示，遵循标准协议进行肺癌LDCT筛查可检出高达85%的临床Ⅰ期肺癌[7]。而且，美国国家肺癌筛查试验（NLST）进一步显示，肺癌LDCT筛查可显著降低肺癌死亡率[8]。这两项研究都强调了肺癌筛查的价值，并作为美国预防服务工作组（USPSTF）发布的筛查积极建议的基本证据[9]。

针对高风险人群的筛查计划最为有效。大量证据表明COPD是肺癌的一个重要危险因素[10-14]。在本综述中，我们介绍了目前可将这两种疾病以及肺癌筛查在高危人群中的作用联系起来的证据。

## 二、病理生理学与机制

目前已经提出各种机制来解释COPD与肺癌之间的相关性。这些机制包括遗传易感性、脱氧核糖核酸（DNA）损伤与修复、表观遗传学、特异性microRNA的下调、缺氧诱导的促炎性基因的表达、肿瘤生长因子B与整合素、端粒长度与功能障碍以及免疫适应性应答[15-19]。这种相关性无明确的解释，而它们之间的相互作用可能是存在的。本综述的目的不是要充分地讨论这些机制，而是我们要提示读者可处理合适的资源。

## 三、COPD、肺气肿与肺癌风险

Skillrud等[10]和Tockman[11]早在20世纪80年代首次描述COPD与肺癌之间的关系，气流阻塞的患者其肺癌发病率和死亡率分别上升了4倍。此后，包括肺癌筛查试验在内的许多队列研究表明，COPD的患者与无COPD的患者相比发生肺癌的风险增加2~4倍[12-14,20]。即使在控制吸烟暴露之后，这种更大的风险仍然存在。COPD诊

断的时机也显得很重要。在接近12 000例肺癌患者的样本中，23%的患者事先诊断为COPD，在诊断为COPD的6个月内诊断为肺癌的风险分别比诊断为COPD超过1年和10年以上的患者高2~3倍[21]。

多项研究已评估气流阻塞程度与肺癌之间的风险，但结果却自相矛盾。使用体重指数、气流阻塞、呼吸困难、运动表现（body mass index，airflow obstruction，Dyspnea，Exercise performance，BODE）COPD患者观察队列的数据，de Torres等描述轻度和中度气流阻塞患者发生肺癌的风险更高（HR：3.05，95%CI：1.41~6.59；HR：2.06，95%CI：1.01~4.18）[22]。同样，在国际早期肺癌检测计划的Pamplona亚队列（P-IELCAP）中，94%诊断为肺癌的COPD患者有肺活量慢性阻塞性肺疾病全球倡议（global initiative for chronic obstructive lung disease，GOLD）1级和2级[23]。这些结果与其他研究形成对比。在匹兹堡肺部筛查研究（Pittsburgh lung screening study，PLuSS）[13]和国家健康与营养检查调查[24]中，中度至极重度气流阻塞的患者与轻度COPD患者相比发生肺癌的风险几乎高出3倍。

最近的一项Meta分析证实了肺功能受损与肺癌风险之间的关系。与第一秒用力呼气容积最高五分值（FEV1>100%预测值）相比，FEV1最低五分值（<~70%的预测值）与男性和女性肺癌风险分别增加2倍和近4倍相关[25]。在COPD患者中，FEV1降低（如90%的预测值）与肺癌风险增加2倍以上有关[26]。

迄今为止，证据都集中在肺活量定义的COPD，即FEV1和用力肺活量（FVC）之比<70%，包括慢性支气管炎和（或）肺气肿的患者。计算机断层扫描让医生可评估COPD患者的肺气肿病情。de-Torres及其同事分析LDCT上肺气肿的存在对肺癌风险的影响[12]。肺气肿患者的肺癌发病密度是无肺气肿患者的3倍。即使在没有气流阻塞的患者中，肺气肿的存在也会使其发生肺癌的风险增加4倍（RR：4.33，95%CI：1.04~18.16）[12]。有趣的是，当气流阻塞和肺气肿纳入单一回归模型中时，仅肺气肿仍然是肺癌的独立危险因素，这表明由肺活量定义的COPD引起的部分风险可能是由于肺气肿的存在。在PLuSS中，Wilson及其同事得到了相同的结果[13]。

在非吸烟人群中，肺气肿的重要性也得到了评估。在近500 000名随访20年的非吸烟者中，肺癌死亡率与肺气肿显著相关（HR：1.66，95%CI：1.06~2.59）[27]。同样，I-ELCAP组比较了肺癌筛查中吸烟者、戒烟者和从

未吸烟者肺气肿对肺癌患病率的影响[28]。这项研究得出一个令人惊讶的事实是，伴肺气肿的吸烟者（目前吸烟者或戒烟者）的肺癌患病率与伴肺气肿的从不吸烟者的相似（分别为2.1%和2.6%，P=0.61）。伴肺气肿的非吸烟者肺癌患病率的比值比无肺气肿的非吸烟者高6倍[28]。关于肺气肿严重程度和肺癌风险的证据并不一致。在PLuSS中，Wilson及其同事发现轻度肺气肿患者的肺癌风险较高，随后分别是中重度肺气肿患者和有肺气肿痕迹的患者[13]。同样，Li及其同事[29]发现肺癌风险并未随肺气肿的程度加重而增加（≥10%和≥5%的肺气肿分别为：OR：3.33，95%CI：2.30~4.82；OR：3.80，95%CI：2.78~5.19）。另一方面，Zulueta等确实发现肺气肿严重程度与肺癌死亡率之间存在线性趋势，但这种相关仅对明显的肺气肿有显著意义[30]。这些结果与Maldonado等[14]和Kishi等[31]的结果形成了对比，他们的结果表明肺气肿和肺癌风险之间没有显著的相关性。这些矛盾结果的可能解释可在找到确定肺气肿的存在以及数量的方法中。虽然后两项研究采用了自动肺气肿定量法，但前两项研究则依赖视觉评估的肺气肿。在这方面，Smith等的一项Meta分析发现仅CT上视觉确定的肺气肿与肺癌风险增加独立相关[32]。肿瘤区域周围的肺气肿也一直是研究的主题。研究一致的事实是肺癌更常发生在肺气肿较多的区域。Bishawi及其同事发现，癌症在肺气肿程度最高的区域内存在高度相关性，通常是右上象限[33]。Hohberger及其同事应用肺组织研究联合会的数据发现，在肺癌部位有更严重肺气肿评分的概率是1.34（95%CI：1.11~1.62），又是在右上肺叶更常见[34]。在最近的一项研究中，Kinsey及其同事采用自动密度分析仪测量肺气肿（气道检查软件），以评估肿瘤发生部位的肺气肿是否可导致瘤体更大[35]。肺气肿下四分位数与上四分位数的肿瘤直径平均差异为0.7 cm（21%），而肿瘤区域肺气肿的增加与总生存率较差显著相关（肿瘤周围肺气肿评分每增加10%，则死亡危险增加30%）。

值得注意的是，当气流阻塞和肺气肿并存时，肺癌的风险最大。每1 000人一年随访的肺癌发病密度，在患有两种疾病的受试者中几乎是只患有其中一种疾病的2倍[12]。在PLuSS中，对于同样程度的气流阻塞，肺气肿的存在增加了患肺癌的比值比[13]。

最后，慢性支气管炎和肺癌之间的相关性也得到了评估。国际肺癌联盟[36]和SYNERGY项目（国际肺癌病例对照研究联合会）[37]的汇总分析已经描述了慢性支气管炎与肺癌之间有显著相关性。在前一项研究中，根据13项研究的数据，先前诊断为慢性支气管炎的受试者与肺癌总体风险增加47%相关（RR：1.47，95%CI：1.29~1.68）。吸烟者的风险略高（RR：1.63，95%CI：1.40~1.89）[36]。而在后一项研究中，这种相关性仅在男性中有显著差异（OR：1.33，95%CI：1.20~1.48，而女性OR：1.12；95%CI：0.92~1.35）[37]。

迄今为止的证据显示，肺癌与肺活量定义的COPD之间有显著相关性，包括每一个经典表型，如慢性支气管炎和肺气肿。根据不同的风险评估，肺气肿和气流阻塞尤为突出。

## 四、气道阻塞和肺气肿作为肺癌筛查的选择标准

NLST中观察到的肺癌死亡率显著下降为不同科学团体提供了足够的证据，以提出有利于LDCT肺癌筛查的建议，包括USPSTF[9,38-43]。所有这些团体主要依靠NLST试验中使用的入组标准：55~74岁之间的男性和女性，吸烟或戒烟至少15年，以及吸烟史至少30包/年[8]。然而，有证据表明这些标准在检测肺癌病例时可能不够敏感。在一些肺癌代表性样本中，50%以上的肺癌病例不符合NLST标准，这意味着他们不会被纳入肺癌筛查计划[44-47]。Wang及其同事描述了1984—2011年间符合USPSTF筛查标准的肺癌患者比例趋势（与NLST相同，年龄上限延长至80岁）。在1 351例肺癌患者中，符合USPSTF筛选标准的患者比例从1984—1990年的56.8%下降到2005—2011年的43.3%[47]。如果我们继续使用这些入组标准并且这些趋势继续下降，那么我们将不得不在筛查计划之外处理更多的肺癌。这些数据表明我们需要找到额外的选择标准来确定更多的风险受试者。考虑到大量证据表明COPD和肺气肿是肺癌的重要危险因素，将这些标准提出来作为筛选标准并不奇怪。

从这个意义上说，除NLST/USPSTF标准之外，许多医学团体已经纳入了其他的风险因素。美国胸外科协会[39]和国家综合癌症网络[40]指南都分别使用USPSTF和NLST入组标准给出初步建议。不过，在次要建议中，他们纳入了吸烟暴露较少的年轻受试者（≥50岁和≥20包/年吸烟史），前提是他们有一个额外的危险因素如COPD。

基于此，我们小组提出用视觉确定的肺气肿来补充NLST标准[46]。在P-IELCAP和PLuSS中，两个肺癌筛查队

列的入选标准都比NLST更广泛，符合NLST入组标准的受试者分别只有36%和59%。P-IELCAP和PLuSS两个肺癌筛查队列的准入标准都比NLST宽泛，分别只有36%和59%的受试者符合NLST准入标准。这导致肺癌诊断率分别下降39%和20%。以肺气肿作为NLST（NLST/E）年度筛查的补充标准，每一个队列中只有3例肺癌未被发现，代表PLuSS和P-IELCAP的诊断率分别降低3%和12%。而且，仅与NLST相比，NLST/E组每年肺癌检出率和需要在一年内筛查以检测一种肺癌（NND）的受试者数量均较高，这突出了肺气肿在选择高危受试者时的重要性[46]。在连续观察吸烟受试者（COSMOS）的肺癌筛查试验中，建立不同的模型对年度筛查周期发生肺癌的风险进行分层。与其他LDCT表现如结节大小、结节类型（实性与非实性）和肺功能比较，在大多数被测试的模型中肺气肿是一种更强有力的肺癌预测因子[48]。

Kovalchik及其同事以NLST人群样本建立了肺癌死亡风险预测模型，以测试筛查的获益和危害是否因肺癌风险的不同而不同[49]。他们发现死亡风险最高的组中预防肺癌死亡的人数最多。在建立的风险模型中，肺气肿是最大的死亡风险因素（HR：1.56，95%CI：1.20~2.04）。他们的结论是，基于风险的肺癌筛查策略可提供一种合理的经验框架，将不符合NLST标准的肺癌死亡高危吸烟者纳入其中，我们当然同意他们的观点[49]。

最近我们小组制定了肺癌筛查评分（LUCSS）以区别发生肺癌风险最高的COPD患者（COPD-LUCCS）[50]。年龄、身体质量指数（body mass index，BMI）、吸烟史和存在影像学肺气肿均纳入评分（表9-1）。患者根据总分被分为两类：低风险组（0~6分）或高风险组（≥7分）。高风险组的肺癌风险比低风险组增加了3倍（HR：3.5，95%CI：1.7~7.1）[50]。考虑到在临床实践中，大多数COPD患者未行CT检查，因此没有确定肺气肿的方法，该研究作者后来报道了该评分的改良版，其中用肺一氧化碳弥散量（DLCO）代替视觉检出的肺气肿（表9-2）。在这个新的评分（COPD-LUCSS-DLCO）中，受试者也被分为低风险组（0~3分）和高风险组（3.5~8分），而高风险组的肺癌死亡风险比低风险组增加了2.4倍（95%CI：2.0~2.7）[51]。这些结果并不意味着低风险组的COPD患者应该被排除在筛查计划之外，因为他们患肺癌的风险仍高于健康的吸烟者。虽然还没有完全确定每种风险类别应该如何管理，但可能

表9-1　COPD肺癌筛查评分（LUCAS）

| 变量 | 分配的分数 |
| --- | --- |
| BMI <25 kg/m$^2$ | 1 |
| 累计吸烟剂量（包/年）>60 | 2 |
| 年龄>60岁 | 3 |
| LDCT上存在肺气肿 | 4 |
| 总计 | 10 |

BMI，体重指数；LDCT，低剂量计算机断层扫描；COPD，慢性阻塞性肺疾病。

表9-2　改良的COPD肺癌筛查评分（LUCSS）DLCO

| 变量 | 分配的分数 |
| --- | --- |
| BMI <25 kg/m$^2$ | 1.5 |
| 累计吸烟剂量（包/年）>60 | 1 |
| 年龄>60岁 | 2.5 |
| LDCT上存在肺气肿 | 3 |
| 总计 | 8 |

BMI，身体质量指数；LDCT，低剂量计算机断层扫描；DLCO，一氧化碳弥散能力；COPD，慢性阻塞性肺疾病。

有肺癌风险的受试者可受益于不同的筛查方案，对低风险人群的筛查强度也较低。这可能对肺癌筛查的成本有重大影响。

## 五、临床考虑

有人担心COPD和/或肺气肿患者纳入肺癌筛查计划，因为COPD和/或肺气肿（尤其是气流阻塞或重度肺气肿）固有死亡风险增加及其相关合并症可能会超过筛查的潜在获益[52-53]。de-Torres及其同事在一项肺癌筛查试验中探讨了对轻度和中度COPD患者进行筛查的影响，根据该小组的初步数据显示这些亚组的受试者肺癌风险更大[54]。通过将该组的肺癌死亡率与未接受筛查的COPD患者的匹配样本进行比较，他们发现筛查组的死亡率发病密度比对照组了30倍（分别为0.08与2.48死亡/100-人-年；P=0.001）。在丹麦肺癌筛查试验（Danish lung cancer screening trial，DLCST）中，虽然上CT筛查对肺癌死亡率的影响总体无明显统计学意义，但在COPD患者中发现了非显著趋势，即筛查组的死亡风险相对减少了24%[55]。在行肺活量测定的NLST受试者

亚组中，Young及其同事发现COPD患者发生的肺癌似乎更具侵袭性，与无气流阻塞受试的肺癌相比，该组患者过度诊断较少[56]。

在治疗方面，越来越多的证据表明，新的外科治疗模式如亚小叶切除术或肺减容手术，或者是消融治疗如立体定向放射治疗，对高龄患者以及晚期COPD和/或肺气肿患者提供了良好的长期预后[57-66]。无论如何，充分的患者选择是将筛查的潜在危害降到最低的关键。按照指南的推荐，实施多学科方法和登记注册监控将有助于克服这个潜在的问题。

入组肺癌筛查计划的COPD和/或肺气肿患者也可从戒烟治疗中获益。在DLCST中，研究者发现在筛查计划期间总体戒烟率上升，基线戒烟动机越高预示着最后一轮筛查戒烟率越高[67]。LDCT的阳性结果尤其与戒烟增加相关[68]。COPD患者成功戒烟尤为有用，因为它是阻止疾病进展、提高生存率和降低发病率（包括肺癌风险）最有效的干预措施[69]。肺活量测定是一种简单、廉价、且有效的诊断方法，若它被纳入到肺癌筛查计划中，被筛查的吸烟者也可从被严重低估的COPD早期诊断中获益[5]。目前，不推荐对COPD进行筛查，因为治疗无症状患者没有已知的获益。不过，我们现在可通过检测可治愈的早期肺癌对COPD患者的死亡率产生重大影响，因为肺癌是COPD人群最主要的死亡原因之一。

## 六、结论

气流阻塞和肺气肿是肺癌的重要危险因素，不仅与肺癌发病率有显著相关性，而且与肺癌死亡也有显著相关性。有证据表明，对COPD患者进行肺癌筛查是有效的，而更新的、积极性更小的治疗方法为晚期肺癌患者提供了新的机会，否则他们就不应该被纳入筛查计划或提供潜在的治愈方法。COPD-LUCSS和COPD-LUCSS-DLCO是确定COPD患者肺癌风险高低的有效工具，但是在筛查计划中他们的具体作用尚未确定。多学科评估对于将COPD患者纳入肺癌筛查计划是至关重要的，尤其是那些患有晚期疾病及相关合并症的患者，以减少诊断和治疗操作带来的潜在危害。除了改善早期肺癌的检测，纳入筛查计划的COPD患者还可以从戒烟干预、疾病的完整描述和充分的治疗中获益。最后，肺癌筛查计划为发现大量诊断不足的COPD提供了一个很好的机会。

## 声明

利益冲突：以上稿件未在其他地方发表或提交过。Zulueta博士是医疗咨询委员会的非付费成员，也是VisionGate公司的股东。作者声明无利益冲突。

## 参考文献

[1] Mortality and Causes of Death Collaborators. Global, regional, and national age–sex specific all-cause and cause-specific mortality for 240 causes of death, 1990–2013: a systematic analysis for the Global Burden of Disease Study 2013[J]. Lancet, 2015, 385(9963): 117-171.

[2] Spiro SG, Silvestri GA. One hundred years of lung cancer[J]. Am J Respir Crit Care Med, 2005, 172(5): 523-529.

[3] Shlomi D, Ben-Avi R, Balmor GR, et al. Screening for lung cancer: time for large-scale screening by chest computed tomography[J]. Eur Respir J, 2014, 44(1): 217-238.

[4] Mathers CD, Loncar D. Projections of global mortality and burden of disease from 2002 to 2030[J]. PLoS Med, 2006, 3(11): e442.

[5] Lamprecht B, Soriano JB, Studnicka M, et al. Determinants of underdiagnosis of COPD in national and international surveys[J]. Chest, 2015, 148(4): 971-985.

[6] Houghton AM, Mouded M, Shapiro SD. Common origins of lung cancer and COPD[J]. Nat Med, 2008, 14(10): 1023-1024.

[7] International Early Lung Cancer Action Program Investigators, Henschke CI, Yankelevitz DF, et al. Survival of patients with stage I lung cancer detected on CT screening[J]. N Engl J Med, 2006, 355(17): 1763-1771.

[8] National Lung Screening Trial Research Team, Aberle DR, Adams AM, et al. Reduced lung-cancer mortality with low-dose computed tomographic screening[J]. N Engl J Med, 2011, 365(5): 395-409.

[9] Moyer VA; U.S. Preventive Services Task Force. Screening for lung cancer: U.S. Preventive Services Task Force recommendation statement[J]. Ann Intern Med, 2014, 160(5): 330-338.

[10] Skillrud DM, Offord KP, Miller RD. Higher risk of lung cancer in chronic obstructive pulmonary disease. A prospective, matched, controlled study[J]. Ann Intern Med, 1986, 105(4): 503-507.

[11] Tockman MS, Anthonisen NR, Wright EC, et al. Airways obstruction and the risk for lung cancer[J]. Ann Intern Med, 1987, 106(4): 512-518.

[12] de Torres JP, Bastarrika G, Wisnivesky JP, et al. Assessing the relationship between lung cancer risk and emphysema detected on low-dose CT of the chest[J]. Chest, 2007, 132(6): 1932-1938.

[13] Wilson DO, Weissfeld JL, Balkan A, et al. Association of radiographic emphysema and airflow obstruction with lung cancer[J]. Am J Respir Crit Care Med, 2008, 178(7): 738-744.

[14] Maldonado F, Bartholmai BJ, Swensen SJ, et al. Are airflow obstruction and radiographic evidence of emphysema risk factors for lung cancer? A nested case-control study using quantitative emphysema analysis[J]. Chest, 2010, 138(6): 1295-1302.

[15] Durham AL, Adcock IM. The relationship between COPD and lung cancer[J]. Lung Cancer, 2015, 90(2): 121-127.

[16] Houghton AM. Mechanistic links between COPD and lung cancer[J]. Nat Rev Cancer, 2013, 13(4): 233-245.

[17] Rooney C, Sethi T. The epithelial cell and lung cancer: the link between chronic obstructive pulmonary disease and lung cancer[J]. Respiration, 2011, 81(2): 89-104.

[18] Adcock IM, Caramori G, Barnes PJ. Chronic obstructive pulmonary disease and lung cancer: new molecular insights[J]. Respiration, 2011, 81(4): 265-284.

[19] Caramori G, Casolari P, Cavallesco GN, et al. Mechanisms involved in lung cancer development in COPD[J]. Int J Biochem Cell Biol, 2011, 43(7): 1030-1044.

[20] Lowry KP, Gazelle GS, Gilmore ME, et al. Personalizing annual lung cancer screening for patients with chronic obstructive pulmonary disease: A decision analysis[J]. Cancer, 2015, 121(10): 1556-1562.

[21] Powell HA, Iyen-Omofoman B, Baldwin DR, et al. Chronic obstructive pulmonary disease and risk of lung cancer: the importance of smoking and timing of diagnosis[J]. J Thorac Oncol, 2013, 8(1): 6-11.

[22] de Torres JP, Marín JM, Casanova C, et al. Lung cancer in patients with chronic obstructive pulmonary disease-- incidence and predicting factors[J]. Am J Respir Crit Care Med, 2011, 184(8): 913-919.

[23] Sanchez-Salcedo P, Berto J, de-Torres JP, et al. Lung cancer screening: fourteen year experience of the Pamplona early detection program (P-IELCAP) [J]. Arch Bronconeumol, 2015, 51(4): 169-176.

[24] Mannino DM, Aguayo SM, Petty TL, et al. Low lung function and incident lung cancer in the United States: data From the First National Health and Nutrition Examination Survey follow-up[J]. Arch Intern Med, 2003, 163(12): 1475-1480.

[25] Wasswa-Kintu S, Gan WQ, Man SF, et al. Relationship between reduced forced expiratory volume in one second and the risk of lung cancer: a systematic review and meta-analysis[J]. Thorax, 2005, 60(7): 570-575.

[26] Calabrò E, Randi G, La Vecchia C, et al. Lung function predicts lung cancer risk in smokers: a tool for targeting screening programmes[J]. Eur Respir J, 2010, 35(1): 146-151.

[27] Turner MC, Chen Y, Krewski D, et al. Chronic obstructive pulmonary disease is associated with lung cancer mortality in a prospective study of never smokers[J]. Am J Respir Crit Care Med, 2007, 176(3): 285-290.

[28] Henschke CI, Yip R, Boffetta P, et al. CT screening for lung cancer: Importance of emphysema for never smokers and smokers[J]. Lung Cancer, 2015, 88(1): 42-47.

[29] Li Y, Swensen SJ, Karabekmez LG, et al. Effect of emphysema on lung cancer risk in smokers: a computed tomography-based assessment[J]. Cancer Prev Res (Phila), 2011, 4(1): 43-50.

[30] Zulueta JJ, Wisnivesky JP, Henschke CI, et al. Emphysema scores predict death from COPD and lung cancer[J]. Chest, 2012, 141(5): 1216-1223.

[31] Kishi K, Gurney JW, Schroeder DR, et al. The correlation of emphysema or airway obstruction with the risk of lung cancer: a matched case-controlled study[J]. Eur Respir J, 2002, 19(6): 1093-1098.

[32] Smith BM, Pinto L, Ezer N, et al. Emphysema detected on computed tomography and risk of lung cancer: a systematic review and meta-analysis[J]. Lung Cancer, 2012, 77(1): 58-63.

[33] Bishawi M, Moore W, Bilfinger T. Severity of emphysema predicts location of lung cancer and 5-y survival of patients with stage I non-small cell lung cancer[J]. J Surg Res, 2013, 184(1): 1-5.

[34] Hohberger LA, Schroeder DR, Bartholmai BJ, et al. Correlation of regional emphysema and lung cancer: a lung tissue research consortium-based study[J]. J Thorac Oncol, 2014, 9(5): 639-645.

[35] Kinsey CM, San José Estépar R, Wei Y, et al. Regional Emphysema of a Non-Small Cell Tumor Is Associated with Larger Tumors and Decreased Survival Rates[J]. Ann Am Thorac Soc, 2015, 12(8): 1197-1205.

[36] Brenner DR, Boffetta P, Duell EJ, et al. Previous lung diseases and lung cancer risk: a pooled analysis from the International Lung Cancer Consortium[J]. Am J Epidemiol, 2012, 176(7): 573-585.

[37] Denholm R, Schüz J, Straif K, et al. Is previous respiratory disease a risk factor for lung cancer?[J]. Am J Respir Crit Care Med, 2014, 190(5): 549-559.

[38] Kauczor HU, Bonomo L, Gaga M, et al. ESR/ERS white paper on lung cancer screening[J]. Eur Respir J, 2015, 46(1): 28-39.

[39] Jaklitsch MT, Jacobson FL, Austin JH, et al. The American Association for Thoracic Surgery guidelines for lung cancer screening using low-dose computed tomography scans for lung cancer survivors and other high-risk groups[J]. J Thorac Cardiovasc Surg, 2012, 144(1): 33-38.

[40] Wood DE, Eapen GA, Ettinger DS, et al. Lung cancer screening[J]. J Natl Compr Canc Netw, 2012, 10(2): 240-265.

[41] Wender R, Fontham ET, Barrera E Jr, et al. American Cancer Society lung cancer screening guidelines[J]. CA Cancer J Clin, 2013,63(2): 107-117.

[42] Detterbeck FC, Mazzone PJ, Naidich DP, et al. Screening for lung cancer: Diagnosis and management of lung cancer, 3rd ed: American College of Chest Physicians evidence-based clinical practice guidelines[J]. Chest,2013,143 (5 Suppl): e78S-e92S.

[43] American Lung Association. Providing guidance on lung cancer screening to patients and physicians. Available online: http://www. lung.org/lung-disease/lung-cancer/lung-cancer-screening-guide-lines/lung-cancer-screening.pdf, accessed Oct 17,2013.

[44] Pinsky PF, Berg CD. Applying the National Lung Screening Trial eligibility criteria to the US population: what percent of the population and of incident lung cancers would be covered?[J]. J Med Screen,2012,19(3): 154-156.

[45] Young RP, Hopkins RJ. Lung cancer risk prediction to select smokers for screening CT--letter[J]. Cancer Prev Res (Phila), 2012,5(4): 697-698; author reply 699.

[46] Sanchez-Salcedo P, Wilson DO, de-Torres JP, et al. Improving selection criteria for lung cancer screening. The potential role of emphysema[J]. Am J Respir Crit Care Med,2015,191(8): 924-931.

[47] Wang Y, Midthun DE, Wampfler JA, et al. Trends in the proportion of patients with lung cancer meeting screening criteria[J]. JAMA,2015,313(8): 853-855.

[48] Maisonneuve P, Bagnardi V, Bellomi M, et al. Lung cancer risk prediction to select smokers for screening CT--a model based on the Italian COSMOS trial[J]. Cancer Prev Res (Phila),2011, 4(11): 1778-1789.

[49] Kovalchik SA, Tammemagi M, Berg CD, et al. Targeting of low-dose CT screening according to the risk of lung-cancer death[J]. N Engl J Med,2013,369(3): 245-254.

[50] de-Torres JP, Wilson DO, Sanchez-Salcedo P, et al. Lung cancer in patients with chronic obstructive pulmonary disease. Development and validation of the COPD Lung Cancer Screening Score[J]. Am J Respir Crit Care Med,2015,191(3): 285-291.

[51] de-Torres JP, Marín JM, Casanova C, et al. Identification of COPD patients at high risk for lung cancer mortality using the COPD-LUCSS-DLCO[J]. Chest,2016,149(4): 936-942.

[52] Gould MK. Clinical practice. Lung-cancer screening with low-dose computed tomography[J]. N Engl J Med,2014,371: 1813-1820.

[53] Bach PB, Mirkin JN, Oliver TK, et al. Benefits and harms of CT screening for lung cancer: a systematic review[J]. JAMA,2012, 307: 2418-2429.

[54] de-Torres JP, Casanova C, Marín JM, et al. Exploring the impact of screening with low-dose CT on lung cancer mortality in mild to moderate COPD patients: a pilot study[J]. Respir Med,2013,107(5): 702-707.

[55] Wille MM, Dirksen A, Ashraf H, et al. Results of the Randomized Danish Lung Cancer Screening Trial with Focus on High-Risk Profiling[J]. Am J Respir Crit Care Med,2016, 193(5): 542-551.

[56] Young RP, Duan F, Chiles C, et al. Airflow Limitation and Histology Shift in the National Lung Screening Trial. The NLST-ACRIN Cohort Substudy[J]. Am J Respir Crit Care Med,2015, 192(6): 1060-1067.

[57] Choong CK, Meyers BF, Battafarano RJ, et al. Lung cancer resection combined with lung volume reduction in patients with severe emphysema[J]. J Thorac Cardiovasc Surg,2004,127(5): 1323-1331.

[58] Wang W, Xu Z, Xiong X, et al. Video-assisted thoracoscopic lobectomy for non-small cell lung cancer in patients with severe chronic obstructive pulmonary disease[J]. J Thorac Dis,2013,5 Suppl 3: S253-S259.

[59] Vaughan P, Oey I, Nakas A, et al. Is there a role for therapeutic lobectomy for emphysema?[J]. Eur J Car-diothorac Surg,2007, 31(3): 486-490; discussion 490.

[60] Makey I, Berger RL, Cabral HJ, et al. Maximal Oxygen Uptake-Risk Predictor of NSCLC Resection in Patients With Comorbid Emphysema: Lessons From NETT[J]. Semin Thorac Cardiovasc Surg,2015,27(2): 225-231.

[61] Choong CK, Mahesh B, Patterson GA, et al. Concomitant lung cancer resection and lung volume reduction surgery[J]. Thorac Surg Clin,2009,19(2): 209-216.

[62] Zhang Y, Sun Y, Wang R, et al. Meta-analysis of lobectomy, segmentectomy, and wedge resection for stage I non-small cell lung cancer[J]. J Surg Oncol,2015,111(3): 334-340.

[63] Shirvani SM, Jiang J, Chang JY, et al. Lobectomy, sublobar resection, and stereotactic ablative radiotherapy for early-stage non-small cell lung cancers in the elderly[J]. JAMA Surg,2014, 149(12): 1244-1253.

[64] Fiorelli A, Costanzo S, di Costanzo E, et al. The early detection of lung cancer during follow-up of patients undergoing endobronchial one-way valve treatment for emphysema[J]. Arch Bronconeumol,2015,51(3): e13-e15.

[65] Westover KD, Seco J, Adams JA, et al. Proton SBRT for medically inoperable stage I NSCLC[J]. J Thorac Oncol,2012, 7(6): 1021-1025.

[66] Palma D, Lagerwaard F, Rodrigues G, et al. Curative treatment of Stage I non-small-cell lung cancer in patients with severe COPD: stereotactic radiotherapy outcomes and systematic review[J]. Int J Radiat Oncol Biol Phys,2012,82(3): 1149-1156.

[67] Ashraf H，Saghir Z，Dirksen A，et al. Smoking habits in the randomised Danish Lung Cancer Screening Trial with low-dose CT：final results after a 5-year screening programme[J]. Thorax，2014，69(6)：574-579.

[68] Slatore CG，Baumann C，Pappas M，et al. Smoking behaviors among patients receiving computed to-mography for lung cancer screening. Systematic review in support of the U.S. preventive services task force[J]. Ann Am Thorac Soc,2014,11(4)：619-627.

[69] Tønnesen P. Smoking cessation and COPD[J]. Eur Respir Rev，2013,22(127)：37-43.

译者：祁峰，江苏省肿瘤医院
审校：李潇，江苏省肿瘤医院
　　　宋凤祥，上海市公共卫生临床中心
　　　周俊，上海市徐汇区中心医院

Cite this article as: Gonzalez J, Marín M, Sánchez-Salcedo P, Zulueta JJ. Lung cancer screening in patients with chronic obstructive pulmonary disease. Ann Transl Med 2016;4(8):160. doi: 10.21037/atm.2016.03.57

# 第十章 影像组学在肺癌精准医学中的应用

**Julie Constanzo[1], Lise Wei[2], Huan-Hsin Tseng[2], Issam El Naqa[2]**

[1]Université de Strasbourg, CNRS, IPHC UMR 7178, Strasbourg F-67000, France; [2]Department of Radiation Oncology, Physics Division, University of Michigan, Ann Arbor, MI 48103, USA
*Contributions:* (I) Conception and design: All authors; (II) Administrative support: None; (III) Provision of study materials or patients: None; (IV) Collection and assembly of data: None; (V) Data analysis and interpretation: None; (VI) Manuscript writing: All authors; (VII) Final approval of manuscript: All authors.
*Correspondence to:* Julie Constanzo. Université de Strasbourg, CNRS, IPHC UMR 7178, Strasbourg F-67000, France.
Email: julie.constanzo@iphc.cnrs.fr.

**摘要：** 随着体外放射治疗准确性的提高，如强度调制和立体定向放射治疗，放射肿瘤学目前已进入了精准医学时代。尽管有这些精确的放疗照射方式，肺癌仍然是世界上最具侵袭性的人类癌症之一，可能是由于多种基因型的改变导致肺癌的发生和维持。长期以来，人们已经认识到成像技术可以帮助诊断、描述和监测肺癌。此外，越来越多的证据表明，成像信息可以进一步用于制订治疗类型和强度，以及预测放射治疗的结果。然而，这些成像任务要么是定性的，要么是使用了简单指标，而没有充分利用全面的成像知识。影像组学是一个最近兴起的研究领域，旨在通过将提取的图像特征嵌入预测的数学模型中，为临床和基因型终点提供更多的、与肿瘤表型相关的影像信息的定量表现。这些预测模型可以成为临床决策和个性化治疗的关键组成部分。本文综述了影像组学在肺癌放射肿瘤学研究中的应用及方法。

**关键词：** 定量成像；影像组学；生物标志物；肺癌

View this article at: http://dx.doi.org/10.21037/tlcr.2017.09.07

## 一、前言

肺癌是世界上最具侵袭性的人类癌症之一，其5年总体生存率为10%~15%，在过去的30年里没有明显的改善[1-2]。总共有87%的肺癌被诊断为非小细胞肺癌（NSCLC），其组织学类型包括腺癌、鳞状细胞癌和大细胞癌。肺癌根据分子亚型进行分类，基于特定的基因改变而驱动和维系肺肿瘤发生[3]。这样的驱动基因

突变，以及与基因突变相关的突变信号蛋白的持续活跃，对肿瘤细胞的生存至关重要，并促进了新的靶向治疗的发展[4]。目前，对于不可切除的NSCLC的标准治疗方案是同步放化疗，但有一半以上的患者局部治疗失败[5]。最新证据表明，治疗前和治疗后解剖或功能/分子成像信息可以用来制订治疗的类型和强度，并预测放疗的治疗结果。例如，计算机断层扫描（computed tomography，CT）上的肿瘤体积改变已经被用于预测

NSCLC患者的放疗反应[6-7]。功能/分子成像，特别是正电子发射断层显像（positron emission tomography，PET）的18F-氟代脱氧葡萄糖（fludeoxyglucose，FDG）成像，作为预测放疗效果的潜在预后因素已受到特别关注[8]，并已被证明有助于圈定Ⅲ期NSCLC[9-10]的照射野。例如，对77例适度调强放疗（平均放疗剂量为66 Gy）的Ⅲ期NSCLC患者，检测放疗前和放疗中期的FDG-PET/CT指标的疗效预测价值[11]。一些放疗前和放疗中期的PET指标被发现是局部复发和区域/远处复发的先兆，但不能预测总生存时间。

传递和成像技术的进步使图像引导和自适应放射治疗（image-guided and adaptive radiotherapy，IGART）跨向了新时代。IGART技术见证了人们对于应用不同成像方式的兴趣，包括定义靶区容积或者预测治疗反应。现代的IGART在肿瘤分期和优化不同癌症类型的治疗规划时，医生对利用多模型成像有着浓厚的兴趣[12]。目标是通过结合互补的解剖信息（CT、MRI、超声等）改进的靶区定义，外加通过功能性和分子成像（PET，多功能MRI等）改善疾病特征和定位。最近，以治疗中的FDG-PET定义肿瘤对剂量升高适应性治疗的靶区容积变化，显示应用高剂量放疗（最高总剂量为86 Gy）治疗局部Ⅰ~Ⅲ期NSCLC肿瘤有良好的治疗反应，放疗诱导毒性发生率也可以接受[13]。本组试验中的42例患者达到了主要目标即提高2年局部肿瘤控制率，其中中央型肿瘤控制率为82%，整体肿瘤控制率为62%，5年总体生存率为30%[13]。此外，Ⅲ期NSCLC患者在放疗中应用FDG-PET/CT，发现在没有高剂量放疗的情况下，2年局部复发累积发生率约为24%[11]，而RTOG 0617试验的发生率约为34%[14]。

在放射肿瘤学中，来自影像数据的信息与治疗终点有关，尽管将提取相关特征为某一特定任务仍然具有挑战性，且尚未完全探明。正如之前提出的[15]，这个问题可以根据一种工程学的"模式识别"方法来解决，而这需要了解临床终点和成像方式的特征。这个从解剖/分子图像中提取出相应的生物信息和临床终点的定量信息的过程是一个被称为"影像组学"的新兴领域[16-17]。可以认为影像组学包括两个主要步骤：①从先前定义的肿瘤区域提取定量成像的静态和动态特征；②然后将成像特征纳入数学模型中，用于治疗结果的预测，旨在与常用的临床预测因素进行比较，为治疗方案的个体化提供附加价值。

NSCLC一直处于放射组学研究的最前沿，比如以CT为基础的三个放射学特征可以预测肺腺癌的远处转移[18]。采用Relief特征选择法和Naïve Bayes分类器，从治疗前的CT图像中提取信息预测组织学的亚型（腺癌或鳞状细胞癌），AUC为0.72[19]。结合图像影像组学和临床特征，提高了对无病生存的预测[20]。与PET/CT的结合可以预测局部控制[21]。影像组学特征的变化（δ影像组学）被证明可以提示NSCLC的预后[22]。Avanzo等对放疗的影像组学进行了综述[23]。在接下来的研究中，我们描述了使用单一和/或多模态成像数据进行肺癌影像组学分析的力学。

## 二、方法

### （一）图像分割

医学图像分割是一种从背景或其他相邻结构中的图像分离出感兴趣的结构的过程。这是许多医学成像应用（包括影像组学）的必要前提步骤。有一些商业和学术软件工具支持不同的分割算法。一般来说，商业软件包有更好的操作，比如用户容易熟悉的界面以手动和半自动的分割，但往往落后于该领域的最新发展。相比之下，学术软件包，如ITK[24]、BioImage Suite[25]、MIPAV[26]和ImageJ[27]，3D切片机[28]可能倾向于面向单模式应用，在需要处理多模态图像时就显得不太容易操作。这些算法属于不同的类别，例如，Pham及其同事将细分算法分为8个不同的类别：阈值、区域增长、分类器、聚类、Markov随机字段模型、人工神经网络、可变形模型和atlas-引导方法[29]。最粗暴的图像分割是基于变形模型（蛇或水平集），它是影像域中显性或隐性定义的曲线或平面的几何代表。这些模型在内部因素（轮廓曲率）和外部因素（图像边界限制）的影响下活动[30-31]。图10-1显示了一个使用多值水平集算法显示肺癌中PET/CT联合分割的例子[32]。

### （二）图像特征提取

从图像中提取的特征，根据扫描时的参数获取可分为静态（在一个时间点的增强快照）和动态（时间变量）特征，根据扫描节点分为治疗前及治疗过程中的特征[33]。静态特性都是基于强度、物体形态和纹理，如我们之前关于PET图像模式识别分析的工作[15]或我们在乳房X光检查数据库基于内容检索的相似性学习[34-35]。动

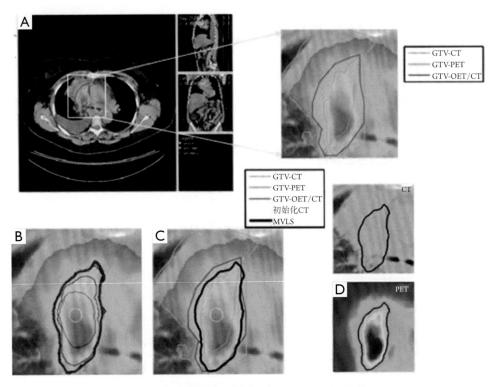

**图10-1　肺PET/CT目标/疾病体积的联合评估**

（A）在手绘轮廓线的CERR中显示的融合PET/CT，显示受试者的右侧总肿瘤体积。分别对CT（橙色）、PET（绿色）和融合PET/CT（红色）图像进行轮廓线绘制。（B）MVLS算法以直径9.8 mm的圆（白色）初始化，以每部10次（黑色）进化轮廓，最后估计轮廓（在厚红色中）。该算法在几秒钟内聚合120次。PET/CT比值加权为1:1.65。（C）MVLS结果显示在融合PET/CT上的手绘轮廓结果。备注为融合PET/CT手绘轮廓与MVLS协议的一致性（dice=0.87）。（D）MVLS轮廓分别叠加在CT（上）和PET（下）上。PET，正电子发射断层扫描；CT，计算机断层扫描；CERR，放疗研究的计算环境；MVLS，多值水平集。

态特征是从时变采集中提取的，如动态PET，SPECT或MR。这些特征基于使用组织室间模型的动力学分析以及与运输和结合率有关的参数[36]。

### （三）静态图像的特性

几个静态图像特征可以应用于影像组学研究。

### 1. PET的描述符：标准摄取值（standard uptake value，SUV）

放射示踪强度值是提取的PET图像，并将其转化为具有统计描述符的SUVs，如最大值、最小值、均值、标准差（standard deviation，SD）和变异系数（coefficient of variation，CV）。SUV是PET图像定量分析的一种标准

方法[37]，类似于从CT Hounsfield单位（HU）中导出类似的指标或者在从MRI中总结强度统计。

### 2. 强度体积直方图（intensity volume histogram，IVH）

IVH的定义方式与剂量体积直方图（dose volume histogram，DVH）相似：IVH上的每个点将该结构的绝对或相对体积定义为最大强度的百分比超过可变强度阈值。因此，IVH旨在发挥与DVH相同的作用，将复杂的3D数据缩减为一个更简单的直方图来解释。这种方法将允许从功能图像中提取若干指标用于结果分析，比如$I_x$（最小强度到x%的最高强度体积），$V_x$（体积百分比含最少的x%强度值），和描述性统计（均值、最小值、最大值、标准差等）。

## 3. 纹理特征

在不同的研究中使用几种的纹理特征，比如使用灰度共生矩阵（gray-level co-occurrence matrices，GLCM），邻域灰度差分矩阵（neighborhood gray-tone difference matrices，NGTDM），灰度运行长度矩阵（gray-level run length matrices，GLRLM）和灰度级大小区域矩阵（gray-level size zone matrices，GLSZM）的纹理特征，或者Laws能量测量[38-39]。在这里，我们简要描述GLCM特征，它是最常用的纹理之一。这个矩阵表示定义强度级别（由$i$和$j$索引）的次数出现在整个3D图像中的相邻立体像素之间。从数学上讲，这可以看作是给定纹理图像的二阶联合条件概率密度函数的一个扩展。对于有$M$强度箱的图像，共现矩阵大小为$M×M$。$M$等级是通过应用图像量化方法限制矩阵的大小而获得。$M$的典型值是以2的幂次来选择（8、16、32、64等）。应该强调的是，这些指标与肿瘤的位置、方向、大小和亮度无关，并考虑到局部强度–空间分布[40-41]。与直接（一阶）直方图度量（例如均值和标准差）相比，其仅测量与肿瘤微环境中的与空间分布无关的强度可变性，这是一个重要的优势。

## （四）动态图像特征

为了量化一个对比剂或在邻域（可以是一个或多个体素）基础上的示踪剂动态行为，隔室模型方法通常用于动态成像[36]。作为一个例子，我们简要回顾了用于FDG-PET的隔室模型的特征，并将类似的原理应用于动态CT或MRI。

FDG的动力学模型[36]。用3室模型描述了FDG-6-磷酸（FDG6P）在肿瘤中的诱捕作用。在图10-2中，$C_b(t)$表示输入函数；$C_1(t)$为非磷酸化FDG的浓度；$C_2(t)$为FDG-6-磷酸的浓度。通过GLUTs跨膜的双向转运由速率常数$k_1$和$k_2$表示，FDG的磷酸化由$k_3$表示，而G6-磷酸酶的作用以速率常数$k_4$表示。我们将开始分析，假设$k_4$=0，但我们将探索非零$k_4$。通过对隔室模型的评估，

通过$K_{FDG}=k_1*k_3/(k_2+k_3)$的关系对FDG摄取速率（$K$）的测量值进行评估，我们期望邻域K值的统计属性能够预测局部控制。

## 三、多度量建模的响应

在数据驱动结果建模的背景下，观察到的治疗结果被认为是由多重剂量、临床和生物输入变量引起的[42]。放射肿瘤学的结果包括两个指标：肿瘤控制概率（tumor control probability，TCP）和周围正常组织并发症概率（normal tissue complication probability，NTCP）[43-44]。在结果建模之前，特征选择将被用于为模型找到最佳的特征子集。特征选择工作主要有三种技术：过滤方法、包装方法和嵌入式方法[45]。基于滤波的方法是一种计算效率高的基于信息的方法，包括交互信息、基于关联和救济方法。包装方法使用分类器的预测性能来评估特征的重要性，而嵌入式方法在训练过程中实现特征的选择。通过优化选择的特性，可以建立一个数据驱动模型，如经典的逻辑回归方法或更先进的机器学习技术。

关于放射治疗结果建模的更多细节，读者可以参考我们以前的工作[46]和剂量反应探测系统（dose-response explorer system，DREES），后者是目的导向的专用软件工具[47]。下面，我们将展示使用标准逻辑回归和更先进的机器学习的例子。

### （一）逻辑回归的结果建模

逻辑建模是多度量建模的常用工具。在我们以前的工作中[12,19]，使用一个分对数变换：

$$f(x_i)=\frac{e^{g(x_i)}}{1+e^{g(x_i)}},i=1,...,n \qquad [式10-1]$$

其中$n$为病例数（患者），$x_i$为输入变量值的向量（例如图像特征）用来预测$y_i$的结果$f(x_i)$（例如$i_{th}$的TCP或NTCP）。

$$g(x_i)=\beta+\sum_{j-1}^{d}\beta_j x_{ij},i=1,...,n,j=1,...,d \qquad [式10-2]$$

其中$d$为模型变量的数量，而$\beta's$是通过最大化数据产生观察结果的概率确定的一组模型系数。参数的数量可以从特征选择方法或合并所有特征和应用收缩方法（如LASSO）来确定[49]。

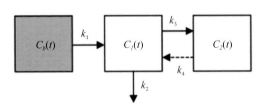

图10-2　描绘肿瘤中FDG的一般隔室模型

## （二）通过机器学习进行结果建模

机器学习代表广泛的人工智能技术，比如神经网络、决策树、支持向量机（support vector machines，SVM）。这些技术能够通过从给定的输入数据中学习周围环境来模拟生物的智能。基本上，SVM[50]和神经网络都是监督学习（一般在基于图像的结果建模中应用），旨在估计来自已知（输入、输出）样本的未知（输入、输出）映射。这些方法越来越多地用于放射肿瘤学，因为它们能够检测数据中的非线性模式[51]。特别是，神经网络被广泛研究以模拟肺损伤病例的放疗后治疗结果[52-53]。在这一背景下，学习被定义为从数据中估算依赖关系[54]。

从输入数据和标签 $y_i$，$N$ 个总样本的 $D=\{(x_i, y_i) \in R^n \times C \mid i=1,2,3,...N\}$，可以找到函数 $f: R_n \to C$，对于每个样本 $i$ 的 $f(x_i) \cong y_i$。两种算法可以遇到：分类，目标集合 $C$ 被离散化；或者回归，当 $C=R$ 时。例如，以 $C=\{1, -1\}$ 为代表的二元分类（例如肿瘤治疗失败的低/高风险），SVM将在一些更高维度上寻找一个正在发展的超平面，这样数据点就会根据其标签（图10-3A）与最大的边界分开。在数学上，SVM由优化问题描述：

$$Max_{w,b,r} r$$

和，

$$\|w\|=1 \text{ and } (\langle w, x_i \rangle +b) \cdot y_i \geq r, i=1,2,...,N$$

其中，$r \in R$，$w \in R_n$ 和 $y_i=\{1, -1\}$ 是要优化的变量。从本质上讲，目标函数 $r$ 是被发现的最大边界，强加约束以使得每个数据点 $(x_i, y_i)$ 的下界约束在决策边界上，至少大于 $r$。因此，最优权重 $(w, b)$ 是SVM二进制分类器的唯一决定变量：

$$f_{SVM}(x) = g(\langle w, x \rangle + b) \qquad [式10-3]$$

其中，指标函数的定义为：

$$g(z) = \begin{cases} -1, z < 0 \\ 1, z \geq 0 \end{cases}$$

另一方面，神经网络在矩阵（权值）的集合中使用自迭代构造了一个非线性函数 $\{W^{(l)} = W_{jk}^{(l)} \mid l=1,2,3,...\}$ 和向量（偏倚）$\{b^{(l)} = b_m^{(l)} \mid l=1,2,3,...\}$

比如：

$$f_{NN}(x) = \cdots \sigma\left(W^2 \cdot \sigma\left(W^{(1)} \cdot x + b^{(1)}\right) + b^{(2)}\right)\cdots \qquad [式10-4]$$

式10-4是一种被称为激活的非线性函数，它在神经网络中起着重要的作用。从（d）中，权值和偏倚的集合决定了神经网络函数 $f_{NN}$，而非线性则被理解为仅仅来自于激活函数。同样，这里的"$W^{(1)}, W^{(2)}, \cdots$"表示权重的矩阵形式，与偏置向量"$b^{(1)}, b^{(2)}, \cdots$"相同。指数 $l=1,2,3,...$ 表示权重和偏差的深度称为层（图10-3B）。一个浅层网络（层数小）可以表示一个非常复杂的函数，只要神经元的数目足够大，并且在层中越深，神经网络所代表的功能就越复杂。在监测下，例如，实施 $f_{nn}(x_i) \cong y_i$，然后给最好的权重和偏见 $\{W_*^{(l)}, b_*^{(l)} \mid l=1,2,3,...\}$ 将被利用。

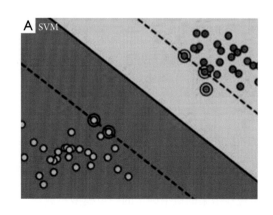
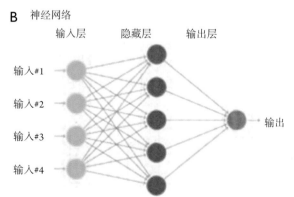

图10-3　SVM（A）与神经网络（B）模型的区别
SVM，支持向量机。

在所有的机器学习技术中，深度神经网络最近在各种生物医学问题上表现出令人印象深刻的表现，如患者分类、治疗计划和理解生物过程。这些方法不需要详细地提取上述讨论的特征。例如，Kuruvilla等利用从分段肺中提取的静态特征与前馈和前馈反向传播网络进行肺癌分类[55]。如Paulin等[56]所提出的，他们使用13个训练函数（反向传播神经网络）进行分类。该方法进行肿瘤分类的准确度为93.3%，特异性为100%，敏感性为91.4%[55]。此外，Kumar等提出使用自编码器在CT图像中提取的深层特征，其基于神经网络将数据"编码"到一个潜在空间，连同一个作为肺癌分类器的二元决策树（例如，恶性 vs 良性）分类[57]。在输出层面上，利用"解码"变换进行数据重建，获取被提取并应用到训练分类器的学习特征。

## 四、肺癌的放射学应用实例

### （一）利用CT成像对患者生存建模

Aerts等[58]建立由4个特征组成的放射学特征，"统计能量"描述肿瘤的整体密度，"形状紧凑度"量化肿瘤形状有多么紧凑，"灰度级不均匀性"用于度量异质性，以及小波"灰度非均匀性HLH"也描述了中频分解图像后的肿瘤内异质性。通过使用RIDER数据集选择最稳定的特征来获得特征，然后基于422例肺癌患者的信息进行训练，以预测生存。在一个独立的肺部数据集上进行评估的特征可以预测c指数（c-index，CI）为0.65的存活率，并成功地测试了不同类型的癌症（肺、头颈癌和颈癌）的队列，从而证明了影像组学在不同癌症之间的转化能力。在同一项研究中，对来自肺癌队列的89名患者的基因表达量进行了21 766个基因的测定，并揭示了在放射学特征和基因表达模式之间的重要联系。

### （二）利用PET成像对患者生存建模

Ohri等[59]最近发表了一个拥有201例患者的多中心数据的辐射组学模型。通过使用LASSO程序，他们确定了从GLCM（$Sum_{Mean}$）计算出的一个纹理特征，$Sum_{Mean}$可作为总体生存的独立预测因子，补充了决策树中的代谢肿瘤体积（metabolic tumor volume，MTV）。在决策树中，对93.3 cm³以上的肿瘤，最优的$Sum_{Mean}$阈值为0.018（图10-4）。

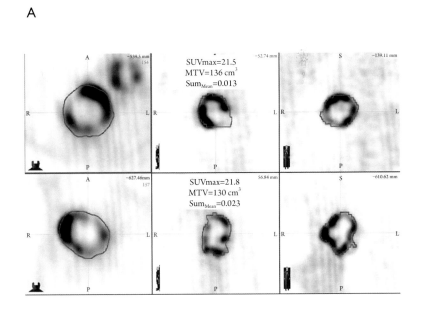

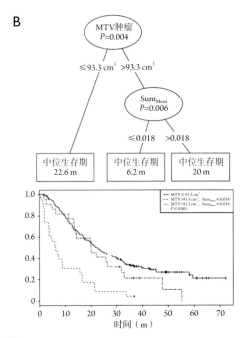

**图10-4　利用PET成像对患者生存进行建模**

（A）两例患者的PET图像，他们的肿瘤有相似的代谢肿瘤体积、SUVmax及类似的外观，但有不同的$Sum_{Mean}$值。两例肿瘤在视觉检查上都有明显的异质性。上图的患者生存时间为15.5个月，而下图患者的生存时间为47.8个月。（B）以代谢肿瘤体积与$Sum_{Mean}$结合的条件推理树，作为总体生存（上图）的预测因子，并对应于由树形定义的阈值（下图）产生的3个组的总体生存的K-M曲线。PET，正电子发射断层扫描；SUV，标准的吸收值。

### （三）利用PET/CT对肿瘤反应建模

将PET/CT或PET/MRI等多种样式的影像学信息结合在一起是一种固有的优势。在对30例NSCLC患者的回顾性研究中，从PET和CT图像中提取了30个特征，包括有动作校正及无动作校正，如图10-5所示[33]。这些特征包括肿瘤体积、SUV/HU值（如平均值、最小值、最大值和标准差）、IVH指标以及基于纹理的特征（如能量、对比度、局部均匀性和熵）。使用基于四种4D-CT数据集的反卷积方法，基于总体平均概率扩散函数（probability spread function，PSF）修正运动伪影的数

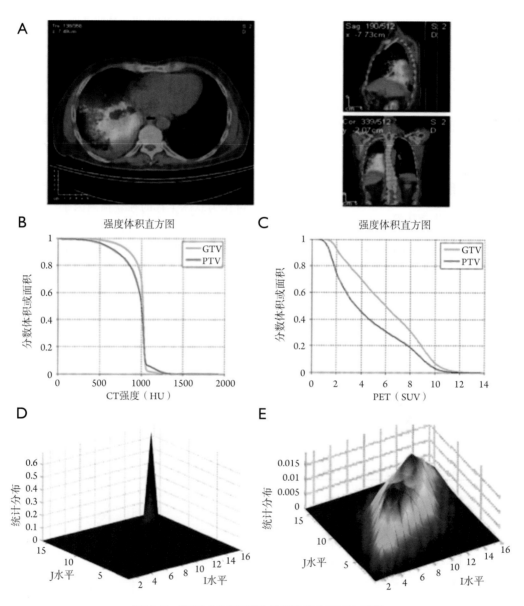

**图10-5　NSCLC患者局部失败的治疗前PET/CT图像**
（A）在我们的研究治疗计划系统CERR中的PET/CT覆盖图像。（B）CT和（C）PET的IVH。（D）和（E）分别为CT（强度=100 HU）和PET（强度=1单位SUV）对应区域的纹理图。注意CT和PET特征之间的可变性；PET IVH和共生矩阵对这个患者表现出更大的异质性。重要的是，患者之间的PET和CT总病变图像的异质性差异很大。PET，正电子发射断层摄影；CT，计算机断层扫描；NSCLC，非小细胞肺癌；CERR，放射治疗研究的计算环境；IVH，强度体积直方图；HU，Hounsfield单位；SUV，标准的吸收值。

据[60]。图10-5显示了这种特征的一个例子。然后，这些特征可以通过DREES软件实现（图10-6），以预测局部故障[21]，该模型由基于IVHs的PET和CT两个参数的模型组成，提供了最佳性能。

## 五、放射基因组学实例

成像信息除了与临床终点相关，还可能与生物学和基因分子特征有关。在NSCLC中发现表皮生长因子受体（epidermal growth factor receptor，EGFR）突变的患者是非常意义的，因为他们可能对EGFR靶向药物有反应，且用于检测EGFR突变的分子方法非常昂贵。治疗前CT扫描的放射学特征能量定律（laws-energy），对EGFR突变状态有重要的预测作用。通过多重Logistic回归和配对选择，建立了一种基于种子区域生长方法的肿瘤分割半自动识别EGFR突变状态的放射学模型，有中等预测价值（AUC，0.647；95%CI：0.576~0.701）。该模型若引入其他变量，如临床变量，可将AUC提高到0.709[61]。图10-7显示了一个实例。基因融合已成为临床研究的热点，因为靶向药物可以使患者受益。

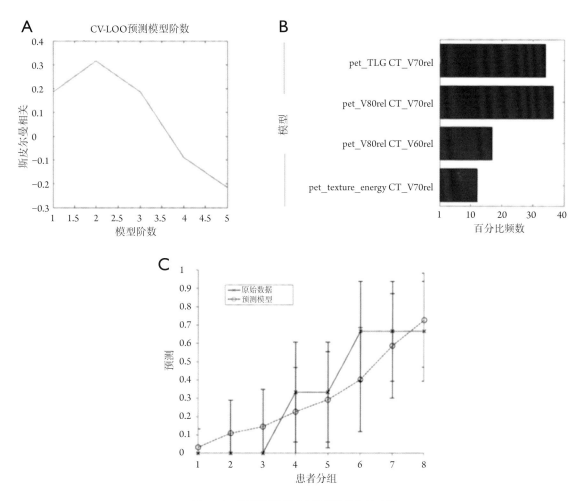

**图10-6 基于图像的PET/CT局部失效建模**

（A）使用leave-one-out交叉验证的模型顺序选择；（B）使用bootstrap分析最频繁的模型选择，其中y轴表示采样后自举样本的模型选择频率；（C）将局部失效概率作为患者的一项功能，将其划分为等大小的组，以显示治疗失败风险的模型预测和原始数据（经Vaidya等，2012[21]）的许可复制。PET，正电子发射断层摄影；CT，计算机断层扫描。

基线　　　　　　　　　　　　　　　　　　随访后

EGFR

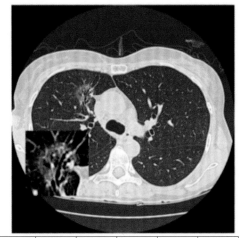

| 　 | 容量 | 半径（Radius_std） | 形状（Shape_s16） | 加博尔（Gabor_energy-dir135-w3） | 加博尔（Gabor_energy-dir45-w9） | 定律（Laws energy-10） | 定律（Laws energy-10） | 第一天平均值（GLCM_IMC1） | 第一天平均值（GLCM_MCC） | 第四天平均值（GLCM_IMC1） | 第五天平均值（Sigmoid-slope） | 第五天平均值（Sigmoid-offset） |
|---|---|---|---|---|---|---|---|---|---|---|---|---|
| 基线 | 7766.4531 | 1.5218 | 0.1449 | 5337.9292 | 419770.4007 | 475.1879 | 1369.5768 | −0.2523 | 0.9400 | −0.0448 | 0.3281 | 159.5525 |
| 随访后 | 7195.8281 | 1.6567 | 0.1509 | 4043.5141 | 327365.1417 | 512.0283 | 1352.9327 | −0.2548 | 0.9438 | −0.0417 | 0.33.3 | 159.3593 |
| 对冲值 | −570.6250 | 0.1349 | 0.0060 | −1294-4151 | −92405.2591 | 36.8404 | −16.6440 | −0.0025 | 0.0038 | 0.0031 | 0.0025 | −0.1932 |

WT

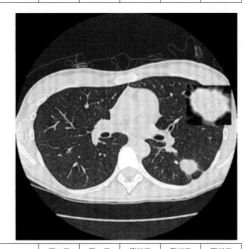

| 　 | 容量 | 半径（Radius_std） | 形状（Shape_s16） | 加博尔（Gabor_energy-dir135-w3） | 加博尔（Gabor_energy-dir45-w9） | 定律（Laws energy-10） | 定律（Laws energy-10） | 第一天平均值（GLCM_IMC1） | 第一天平均值（GLCM_MCC） | 第四天平均值（GLCM_IMC1） | 第五天平均值（Sigmoid-slope） | 第五天平均值（Sigmoid-offset） |
|---|---|---|---|---|---|---|---|---|---|---|---|---|
| 基线 | 3502.3594 | 1.4229 | 0.1734 | 11601.6528 | 419578.9161 | 367.7399 | 353.9079 | −0.2650 | 0.9093 | −0.0390 | 0.2272 | 300.7215 |
| 随访后 | 4522.7656 | 1.2514 | 0.1648 | 10605.4513 | 361191.4791 | 326.2651 | 349.4020 | 0.2606 | 0.9018 | −0.0344 | 0.2292 | 252.3925 |
| 对冲值 | 1020.4063 | −0.1715 | −0.0086 | −996.2015 | −58387.4370 | −41.4148 | −4.5059 | 0.0044 | −0.0075 | 0.0046 | 0.0019 | −48.3290 |

图10-7　在基线和随访扫描中具有EGFR突变且无WT的1例患者示例图像

EGFR，表皮生长因子受体；WT，野生型。

## 六、讨论

近年来，在放射治疗反应的结果建模中使用成像技术的应用迅速增加，见证了现有的癌症治疗成像技术在常规治疗特别是放射治疗中应用价值的提高。然而，目前有几个问题限制了它的快速发展。图像采集参数可能会影响提取特征的重现性，从而影响这些特征对治疗预测的稳健性和稳定性。这包括静态特性，例如SUV/HU/MRI描述符和纹理特征。有趣的是，基于纹理的特征被证明具有与简单的SUV描述符相似或更好的重现性[62]。这就要求标准化的获取参数。此外，影响这些特征稳定性的因素还包括信噪比（signal-to-noise ratio，SNR）、部分体积效应、运动伪影、参数设置、重复采样大小及图像量化[15,63]。事实上，一个3D（静态）PET可能无法提供一个移动肿瘤的精确位置、体积和吸收的活动分布。将传统的（3D）PET/CT与呼吸门控（4D）PET/CT、PET进行比较，以评估呼吸运动对模型[64]和肺癌患者[65]中提取的特征变异性的影响。在吸气/呼气时，三维图像与4D图像之间的长轴长度不一致，表明肿瘤的形状和旋转在不同的时像之间存在差异[65]。然而，硬件和软件技术的进步将促进高级图像处理技术在医学成像领域的广泛应用，以达到更好的临床效果。例如，预处理方法（如去噪和反卷积方法）已经有助于减少这种伪影[66-67]，然而，基于非局域性和稀疏性的更高级的图像恢复方法可能更有效[68]。使用逻辑回归的结果建模已经成为一个事实上的标准，然而，更高级的建模技术，如机器学习，可以提供进一步的预测能力，特别是在处理更复杂和非线性关系的特征和临床结果之间。我们相信，图像分析与机器学习[51]之间的协同作用可以提供有力的工具来加强和进一步利用临床实践中基于图像的结果建模，以改善未来的临床决策和个体化医疗。

## 七、结论

在这篇综述中，我们概述了影像组学在肺癌中的应用，从基本的图像分割、结果建模，到破译遗传特征。随着成像技术在肺癌管理中的作用不断增强，影像组学也将随之而起。然而，人们认识到，这一领域仍处于起步阶段，目前面临着诸如呼吸运动伪影的图像参数标准化等挑战，可能限制了其可重复性和在临床试验中的应用。但是，研究和临床领域的共同努力旨在克服这些挑战，并从个体化精准医疗影像组学的潜力中获益。

## 声明

本文作者宣称无任何利益冲突。

## 参考文献

[1] Stewart BW, Wild CP. World Cancer Report 2014 [Internet]. Cited 2017 Sep 1[R/OL]. Available online: http://publications.iarc.fr/Non-Series-Publications/World-Cancer-Reports/World-Cancer-Report-2014

[2] Jemal A, Siegel R, Ward E, et al. Cancer statistics, 2008[J]. CA Cancer J Clin, 2008, 58(2): 71-96.

[3] Pao W, Girard N. New driver mutations in non-small-cell lung cancer[J]. Lancet Oncol, 2011, 12(2): 175-180.

[4] Travis WD, Brambilla E, Riely GJ. New pathologic classification of lung cancer: relevance for clinical practice and clinical trials[J]. J Clin Oncol, 2013, 31(8): 992-1001.

[5] Blackstock AW, Govindan R. Definitive Chemoradiation for the Treatment of Locally Advanced Non-Small-Cell Lung Cancer[J]. J Clin Oncol, 2007, 25(26): 4146-4152.

[6] Seibert RM, Ramsey CR, Hines JW, et al. A model for predicting lung cancer response to therapy[J]. Int J Radiat Oncol Biol Phys, 2007, 67(2): 601-609.

[7] Ramsey CR, Langen KM, Kupelian PA, et al. A technique for adaptive image-guided helical tomotherapy for lung cancer[J]. Int J Radiat Oncol Biol Phys, 2006, 64(4): 1237-1244.

[8] de Geus-Oei LF, Oyen WJ. Predictive and prognostic value of FDG-PET[J]. Cancer Imaging, 2008, 8(1): 70-80.

[9] Konert T, Vogel W, MacManus MP, et al. PET/CT imaging for target volume delineation in curative intent radiotherapy of non-small cell lung cancer: IAEA consensus report 2014[J]. Radiother Oncol, 2015, 116(1): 27-34.

[10] Hallqvist A, Alverbratt C, Strandell A, et al. Positron emission tomography and computed tomographic imaging (PET/CT) for dose planning purposes of thoracic radiation with curative intent in lung cancer pa-tients: A systematic review and meta-analysis[J]. Radiother Oncol, 2017, 123(1): 71-77.

[11] Gensheimer MF, Hong JC, Chang-Halpenny C, et al. Mid-radiotherapy PET/CT for prognostication and detection of early progression in patients with stage III non-small cell lung cancer[J]. Radiother Oncol, 2017, 125(2):338-343.

[12] Jaffray DA. Image-guided radiotherapy: from current concept to future perspectives[J]. Nat Rev Clin Oncol, 2012, 9(12): 688-699.

[13] Kong F-M, Ten Haken RK, Schipper M, et al. Effect of Midtreatment PET/CT-Adapted Radiation Therapy With Concurrent Chemotherapy in Patients With Locally Advanced Non-Small-Cell Lung Cancer: A Phase 2 Clinical Trial[J]. JAMA Oncol, 2017, 3(10):1358-1365.

[14] Bradley JD, Paulus R, Komaki R, et al. Standard-dose versus high-dose conformal radiotherapy with concurrent and consolidation carboplatin plus paclitaxel with or without cetuximab for patients with stage IIIA or IIIB non-small-cell lung cancer (RTOG 0617): a randomised, two-by-two factorial phase 3 study[J]. Lancet Oncol, 2015, 16(2): 187-199.

[15] El Naqa I, Grigsby P, Apte A, et al. Exploring feature-based approaches in PET images for predicting cancer treatment

outcomes[J]. Pattern Recognit, 2009, 42(6): 1162-1171.

[16] Lambin P, Rios-Velazquez E, Leijenaar R, et al. Radiomics: Extracting more information from medical images using advanced feature analysis[J]. Eur J Cancer, 2012, 48(4): 441-446.

[17] Kumar V, Gu Y, Basu S, et al. Radiomics: the process and the challenges[J]. Magnetic Resonance Imaging, 2012, 30(9): 1234-1248.

[18] Coroller TP, Grossmann P, Hou Y, et al. CT-based radiomic signature predicts distant metastasis in lung adenocarcinoma[J]. Radiother Oncol, 2015, 114(3): 345-350.

[19] Wu W, Parmar C, Grossmann P, et al. Exploratory Study to Identify Radiomics Classifiers for Lung Cancer Histology[J]. Front Oncol, 2016, 6: 71.

[20] Huang Y, Liu Z, He L, et al. Radiomics Signature: A Potential Biomarker for the Prediction of Disease-Free Survival in Early-Stage (I or II) Non-Small Cell Lung Cancer[J]. Radiology, 2016, 281(3): 947-957.

[21] Vaidya M, Creach KM, Frye J, et al. Combined PET/CT image characteristics for radiotherapy tumor response in lung cancer[J]. Radiother Oncol, 2012, 102(2): 239-245.

[22] Fave X, Zhang L, Yang J, et al. Using Pretreatment Radiomics and Delta-Radiomics Features to Predict Non-Small Cell Lung Cancer Patient Outcomes[J]. Int J Radiat Oncol Biol Phys, 2017, 98(1): 249.

[23] Avanzo M, Stancanello J, El Naqa I. Beyond imaging: The promise of radiomics[J]. Phys Med, 2017, 38: 122-139.

[24] Yoo TS, Ackerman MJ, Lorensen WE, et al. Engineering and algorithm design for an image processing Api: a technical report on ITK--the Insight Toolkit[J]. Stud Health Technol Inform, 2002, 85: 586-592.

[25] Papademetris X, Jackowski MP, Rajeevan N, et al. BioImage Suite: An integrated medical image analysis suite: An update[J]. Insight J, 2006, 2006: 209.

[26] McAuliffe MJ, Lalonde FM, McGarry D, et al. Medical Image Processing, Analysis and Visualization in clinical research. 14th IEEE Symposium on Computer-Based Medical Systems[J/OL]. Bethesda, MD, 2001, 14: 381-386. Available online: http://ieeexplore.ieee.org/document/941749/

[27] Abramoff MD, Magalhães PJ, Ram SJ. Image processing with ImageJ[J]. Biophotonics International, 2004, 11: 36-42.

[28] Fedorov A, Beichel R, Kalpathy-Cramer J, et al. 3D Slicer as an Image Computing Platform for the Quantitative Imaging Network[J]. Magn Reson Imaging, 2012, 30(9): 1323-1341.

[29] Pham DL, Xu C, Prince JL. Current Methods in Medical Image Segmentation[J]. Annu Rev Biomed Eng, 2000, 2: 315-337.

[30] Sethian JA. Level Set Methods and Fast Marching Methods: Evolving Interfaces in Computational Geometry, Fluid Mechanics, Computer Vision, and Materials Science[M].

Cambridge: Cambridge University Press, 1999: 402.

[31] Xu C, Pham D, Prince J. Image Segmentation Using Deformable Models. In: Sonka M, Fitzpatrick J. editors. Handbook of Medical Imaging[M]. Medical Image Processing and Analysis. SPIE Press, 2000: 129-174.

[32] El Naqa I, Yang D, Apte A, et al. Concurrent multimodality image segmentation by active contours for radiotherapy treatment planning[J]. Med Phys, 2007, 34(12): 4738-4749.

[33] Naqa IE. The role of quantitative PET in predicting cancer treatment outcomes[J]. Clin Transl Imaging, 2014, 2: 305-320.

[34] El Naqa I, Wei L, Yang Y. Content-based image retrieval for digital mammography. In: Mohammed S, Fiaidhi J. editors. The Ubiquity 2.0 Trend and Beyond[M]. Hershey: IGI Global, 2010: 485-508.

[35] El-Naqa I, Yang Y, Galatsanos NP, et al. A similarity learning approach to content-based image retrieval: application to digital mammography[J]. IEEE Trans Med Imaging, 2004, 23(10): 1233-1244.

[36] Watabe H, Ikoma Y, Kimura Y, et al. PET kinetic analysis--compartmental model[J]. Ann Nucl Med, 2006, 20(9): 583-588.

[37] Strauss LG, Conti PS. The applications of PET in clinical oncology[J]. J Nucl Med, 1991, 32(4): 623-648; discussion 649-650.

[38] Khalil MM. editor. Basic Science of PET Imaging[M/OL]. Springer, 2017. Available online: http://link.springer.com/content/pdf/10.1007/978-3-319-40070-9.pdf

[39] Vallières M, Freeman CR, Skamene SR, et al. A radiomics model from joint FDG-PET and MRI texture features for the prediction of lung metastases in soft-tissue sarcomas of the extremities[J]. Phys Med Biol, 2015, 60(14): 5471.

[40] Castleman KR. editor. Digital Image Processing[M]. New Jersey: Prentice Hall Inc., 1979.

[41] Haralick RM, Shanmugam K, Dinstein I. Textural Features for Image Classification[J]. IEEE Transactions on Systems, Man, and Cybernetics, 1973, SMC-3(6): 610-621.

[42] Deasy J, El Naqa I. Image-Based Modeling of Normal Tissue Complication Probability for Radiation Therapy. In: Bentzen SM, Harari PM, Mackie TR, et al. editors. Radiation Oncology Advances[M]. Springer, 2007.

[43] Steel GG. editor. Basic clinical radiobiology. 3rd ed[M]. London: Arnold; New York: Oxford University Press, 2002. Available online: http://trove.nla.gov.au/version/45382700

[44] Webb SP. editor. The physics of three-dimensional radiation therapy conformal radiotherapy, radiosurgery, and treatment planning[M]. Bristol: UK Institute of Physics Pub, 2001. Available online: http://trove.nla.gov.au/work/10354339

[45] Guyon I, Elisseeff A. An introduction to variable and feature selection[J]. J Mach Learn Res, 2003, 3: 1157-1182.

[46] El Naqa I. Outcomes Modeling. In：Starkschall G，Alfredo R，Siochi C. editors. Informatics in Radiation Oncology[M]. CRC Press，2013：257-275.

[47] El Naqa I，Suneja G，Lindsay PE，et al. Dose response explorer：an integrated open-source tool for exploring and modelling radiotherapy dose-volume outcome relationships[J]. Phys Med Biol，2006，51(22)：5719-5735.

[48] El Naqa I，Bradley J，Blanco AI，et al. Multivariable modeling of radiotherapy outcomes，including dose-volume and clinical factors[J]. Int J Radiat Oncol Biol Phys，2006，64(4)：1275-1286.

[49] Tibshirani RJ. Regression shrinkage and selection via the lasso[J]. J R Stat Soc B，1996，58(1)：267-288.

[50] Vapnik VN，Vapnik V. Statistical learning theory. Vol. 1[M/OL]. New York：Wiley，1998. Available online：http://www.dsi.unive.it/~pelillo/Didattica/Artificial%20Intelligence/Old%20Stuff/Slides/SLT.pdf

[51] El Naqa I，Li R，Murphy MJ. editors. Machine learning in radiation oncology：theory and applications[M]. Springer，2015.

[52] Munley MT，Lo JY，Sibley GS，et al. A neural network to predict symptomatic lung injury[J]. Phys Med Biol，1999，44(9)：2241-2249.

[53] Su M，Miften M，Whiddon C，et al. An artificial neural network for predicting the incidence of radiation pneumonitis[J]. Med Phys，2005，32(2)：318-325.

[54] Hastie T，Tibshirani R，Friedman JH. The elements of statistical learning：data mining，inference，and prediction：with 200 full-color illustrations[M]. New York：Springer Google Scholar，2001.

[55] Kuruvilla J，Gunavathi K. Lung cancer classification using neural networks for CT images[J]. Comput Methods Programs Biomed，2014，113(1)：202-209.

[56] Paulin F，Santhakumaran A. Back propagation neural network by comparing hidden neurons：case study on breast cancer diagnosis[J]. Int J Comput Appl，2010，2(4)：40-44.

[57] Kumar D，Wong A，Clausi DA. Lung Nodule Classification Using Deep Features in CT Images. 2015 12th Conference on Computer and Robot[M]. Vision，2015，133-138.

[58] Aerts HJ，Velazquez ER，Leijenaar RT，et al. Decoding tumour phenotype by noninvasive imaging using a quantitative radiomics approach[J]. Nat Commun，2014，5：4006.

[59] Ohri N，Duan F，Snyder BS，et al. Pretreatment 18F-FDG PET Textural Features in Locally Advanced Non-Small Cell Lung Cancer：Secondary Analysis of ACRIN 6668/RTOG 0235[J]. J Nucl Med，2016，57(6)：842-848.

[60] Naqa IE，Low DA，Bradley JD，et al. Deblurring of breathing motion artifacts in thoracic PET images by deconvolution methods[J]. Med Phys，2006，33(10)：3587-3600.

[61] Aerts HJ，Grossmann P，Tan Y，et al. Defining a Radiomic Response Phenotype：A Pilot Study using targeted therapy in NSCLC[J]. Sci Rep，2016，6：srep33860.

[62] Tixier F，Hatt M，Le Rest CC，et al. Reproducibility of tumor uptake heterogeneity characterization through textural feature analysis in 18F-FDG PET[J]. J Nucl Med，2012，53(5)：693-700.

[63] Cheng NM，Fang YH，Yen TC. The promise and limits of PET texture analysis[J]. Ann Nucl Med，2013，27(9)：867-869.

[64] Carles M，Torres-Espallardo I，Alberich-Bayarri A，et al. Evaluation of PET texture features with het-erogeneous phantoms：complementarity and effect of motion and segmentation method[J]. Phys Med Biol，2017，62(2)：652-668.

[65] Oliver JA，Budzevich M，Zhang GG，et al. Variability of Image Features Computed from Conventional and Respiratory-Gated PET/CT Images of Lung Cancer[J]. Transl Oncol，2015，8(6)：524-534.

[66] El Naqa I，Kawrakow I，Fippel M，et al. A comparison of Monte Carlo dose calculation denoising techniques[J]. Phys Med Biol，2005，50(5)：909-922.

[67] Zaidi H，Abdoli M，Fuentes CL，et al. Comparative methods for PET image segmentation in pharyngo-laryngeal squamous cell carcinoma[J]. Eur J Nucl Med Mol Imaging，2012，39(5)：881-891.

[68] Gunturk BK，Li X. Image restoration：fundamentals and advances[M/OL]. CRC Press，2012. Available online：https://books.google.fr/books?hl=fr&lr=&id=MHPhrxEaOfcC&oi=fnd&pg=PP1&dq=Gunturk+BK，+Li+X，+eds.+Image+Restoration：+Fundamentals+and+Advances.+Boca+Raton，+FL：+CRC+Press，+Taylor+and+Francis+group%3B+2012&ots=o304Rmxg1i&sig=exo9soQB3VauQvCPteFpDrFmIXQ

译者：占扬清，广州医科大学附属第一医院
审校：翟路路，武汉大学人民医院

**Cite this article as:** Constanzo J，Wei L，Tseng HH，El Naqa I. Radiomics in precision medicine for lung cancer. Transl Lung Cancer Res 2017;6(6):635-647. doi: 10.21037/tlcr.2017.09.07

# 第十一章　CT筛查检出肺结节的管理：胸外科医生视角

**Adnan M. Al-Ayoubi, Raja M. Flores**

Department of Thoracic Surgery, Mount Sinai Health System, Icahn School of Medicine at Mount Sinai, New York, NY, USA
*Contributions:* (I) Conception and design: AM Al-Ayoubi, RM Flores; (II) Administrative support: None; (III) Provision of study materials or patients: AM Al-Ayoubi, RM Flores; (IV) Collection and assembly of data: None; (V) Data analysis and interpretation: None; (VI) Manuscript writing: All authors; (VII) Final approval of manuscript: All authors.
*Correspondence to:* Raja M. Flores, MD, Chairman and Professor. Department of Thoracic Surgery, Mount Sinai Health System, Icahn School of Medicine at Mount Sinai, One Gustave L. Levy Place, Box 1023, New York, NY 10029, USA. Email: raja.flores@mountsinai.org.

**摘要：**肺癌CT筛查计划的实施将增加肺结节检出率，而且也需要多学科共同努力以制订合适的治疗方案。胸外科医生在领导讨论和制订治疗策略方面的作用至关重要。由于CT筛查检出的肺结节体积小、组织类型多样和具有潜在惰性生长趋势，因此对它们的管理与传统的肺癌结节不同。在此，我们将从胸外科医生的视角，对一个全面综合性肺癌筛查计划中这些结节的临床评估、诊断性检查和手术方式作简要综述。

**关键词：**胸外科手术；肺癌；癌症筛查

View this article at: http://dx.doi.org/ 10.21037/atm.2016.03.49

## 一、CT筛查检出肺结节的管理：胸外科医生视角

随着肺癌CT筛查时代的出现，越来越多被检出的肺结节需要进一步评估并推荐给胸部疾病专家制订下一步诊疗计划。作为由预防保健科、肿瘤科、呼吸科、病理科、放疗科以及胸外科组成的多学科团队的领导者，胸外科医生在治疗和处理这些患者时起着关键性作用。与已制定的肺癌处理协议不一样，CT筛查检出的肺结节常常因为更小、实性成分比例变化大且为惰性组织学表现而需要我们进行再评估。目前仍没有评估CT筛查检出肺结节的指南，其处理流程仍在探索中。在此，我们对现有证据进行简要的综述，同时介绍我们的处理方法。由于每位患者都是一个应该被全面评价和评估的独特案例，因而我们将简化那些被当作普适指南来实施以及根据个人经验和医疗机构偏好调整过的信息。我们的方法以两项指导原则为中心：①确定筛查检出肺结节的恶性风险；②确定患者适合外科干预的健康状况。

## 二、确定恶性风险

已有多种量化模型被推荐用于确定CT筛查检出肺结节的恶性风险，它们都是将临床数据和影像学数据相结合来生成一个概率积分。因此，一个肺结节可能归为以下三类：低概率、中等概率和高概率恶性风险。由于没有一个模型有更突出的预测能力，大多数模型在临床医疗中都应用较少，因此本综述将避免对它们不同的特

性进行详细阐述。在一个全面的肺癌CT筛查计划中，多学科评估可很好地替代这些模型并为进一步检查提供实用的流程。

### （一）初始评估

对CT筛查检出有肺结节的每一位患者都应该进行全面而又系统的评估，评价其临床表现、影像学特征以及诊断性检查的结果。以下是已知的增加肺结节恶性风险并警示胸部疾病专家应该进一步评估的因素：

（1）年龄：年龄增长是增加结节恶性风险和恶性结节发生的危险因素[1-2]；

（2）吸烟（目前或戒烟）：吸烟与恶性肿瘤有着很强的关联[3]；

（3）肿瘤病史：恶性肿瘤病史，尤其是非小细胞肺癌病史，增加了筛查检出肺结节恶性的可能[4]；

（4）COPD：特别是肺气肿[5]；

（5）家族史[6]。

### （二）肺结节在CT上的特征

在确定CT筛查检出肺结节恶性可能性的时候，常通过以下特征来评估它们与恶性风险增加的相关性：大小、边缘、体积倍增时间（volume doubling time，VDT）、密度和实性成分。

（1）大小：肺结节增大是恶性肿瘤的独立风险因素，对于8~20 mm的结节约增加了20%的恶性风险，而>20 mm的结节则50%以上有恶性可能[7]；

（2）边缘：边缘不规则结节（例如分叶、毛刺）比光滑球形结节更可能含有肿瘤细胞[8]；

（3）筛查确定的肺结节VDT被越来越多地用来评估结节的恶性风险。VDT<20 d的结节倾向于与感染和炎性环境有关[9]。VDT>400 d的结节典型地与慢性/惰性病变有关，例如典型类癌和低度恶性肿瘤[原位腺癌（adenocarcinoma in situ，AIS）、微浸润腺癌（minimally invasive adenocarcinoma，MIA）和不典型腺瘤样增生（atypical adenomatous hyperplasia，AAH）][10]。

（4）密度：结节内脂肪密度通常与错构瘤有关[11]。钙化类型可区别良性病变和恶性病变。不对称性钙化（偏心性或点状）增加了恶性的可能性；而弥散、中心性、层状和爆米花样钙化则更可能是良性病变。

（5）实性成分：虽然实性结节更常见，但部分实性结节的发生率正在上升，这可能与腺癌发病率较高有关。AIS、MIA和AAH是部分实性结节最常见的病理类型。与实性结节相比，部分实性结节有着更高的恶性风险[12-15]。而亚厘米病灶具有挑战性，需要根据临床表现仔细观察其恶性转化的潜能。

## 三、诊断性检查

已有多种诊断性检查广泛用于可疑肺结节的评估。其中，支气管镜、正电子发射断层扫描（PET）、CT引导下穿刺活检和手术活检是最常用的。在许多情况下，胸外科医生在已做一项或多项上述检查后仍需对患者评估CT筛查检出的肺结节。我们介绍这些检查并无特定顺序偏好，我们常需要一项或多项检查来确定一个诊断。

### （一）功能性影像学/正电子发射断层扫描（PET）

PET被用来确定筛查检出肺结节的代谢活性。它可与CT扫描很好地叠加整合，为新的结节特征提供了肺结节的融合影像和PET信号。由于肿瘤细胞的代谢活性增高，因此氟代脱氧葡萄糖（FDG）摄取增加常提示为恶性风险较高。标准摄取值（standardized uptake value，SUV）是FDG活性的报告单位，但没有特定的临界值来区别良恶性，其值越高越有可能是真的肿瘤细胞。在临床医疗中，SUV值超过2.5时强烈提示病灶为恶性肿瘤[16]，尤其是与临床表现和肺结节的影像学特征结合起来时，提示性更强。PET的敏感性和特异性分别为87%和83%[7,17]。像结节病、类风湿结节这类炎症和肺炎、结核分枝杆菌感染等均可导致PET的假阳性结果[18]。直径<8 mm的小肿瘤和部分实性结节可导致PET的假阴性结果[19]。另外，某些非小细胞肺癌的病理类型（如贴壁生长、AIS和MIA）和类癌的代谢活性较低，也可导致假阴性结果[20-22]。除了结节的特征，PET/CT还能仅凭大小就分辨出是否为恶性淋巴结[23]。

### （二）CT引导下的细针抽吸活检

为了获得病理组织，常常需要在CT引导下行经胸壁粗针活检和细针抽吸（fine-needle aspirates，FNA）活检。这两种方法在有经验的高容量中心无论对恶性还是良性病灶的成功率均超过了90%[24-25]。粗针活检由于能够获得更多标本，因此较FNA更受青睐，但更重要的是粗针活检能够评估组织结构，并为免疫组化和基因分析提供充足的标本。CT引导下的活检其敏感性非常高，在有病理学家或细胞学家现场评估标本的高容量中心，其敏感性可超过90%[26]。CT引导下的FNA最适用于位于胸壁下的肺外周病灶或不需穿过叶间裂的肺深部病灶。最常见的并发症是气胸（发生率：10%~60%），尤其是当穿过脏层胸膜时[27-29]有4%~18%的风险需留置胸腔引流管[7]。CT引导下活检也可发生出血，但并不常见（1%~10%）[29]。空气栓塞是另一种肺FNA活检的并发症，主要发生在穿过肺静脉的情况下，但非常罕见。空气栓塞是致命的，须立即引起重视并进行处理，如吸纯氧、头低脚高位、左侧卧位以及封堵穿刺针以防空气再进入。以下是气胸风险增加的危险因素：位置较深的病灶、邻近叶间裂、穿过脏层胸膜取活检、COPD和肺气肿。当CT引导下的FNA活检不能诊断时，往往需要更具创伤性的技术如手术活检，尤其是在必须确诊以便进一步处理时。

## （三）支气管镜评估技术

传统纤维支气管镜：使用支气管镜评估肺结节在对中央型病灶进行检查时是最有用的。活检或针吸都可以通过支气管镜内的特殊孔道完成。其诊断的准确性低于CT引导下的FNA[31]，在肺周围型病灶中成功率更低[30]。NELSON研究显示，支气管镜的敏感性为13.5%[32]而阴性预测值为47%[32]。但支气管镜在肺癌筛查计划中的应用受限，仅用于获取受限或其他原因不能对病变进行CT引导下的FNA时。

支气管内镜超声（endobronchial ultrasound，EBUS）：EBUS利用放射式超声波获得气道和气管与支气管壁周围任何肿块的360°影像。尽管EBUS在纵隔淋巴结分期中得到了广泛应用，并在许多中心很大程度上替代了纵隔镜，但其在评估CT筛查检出肺结节的作用仍处于边缘地位。由于EBUS能精确地检出恶性结节的敏感性仅略高于70%[33]，因此此时不推荐。

电磁导航支气管镜（electromagnetic navigational bronchoscopy，ENB）：ENB是最近兴起的一项新技术，它将患者的CT扫描与其胸部周围产生的电磁场相结合，将支气管镜上的感受器（像GPS一样）导向目标病灶。ENB可用于活检或注射染料以确定肿瘤术前定位。

## （四）手术活检

当非手术途径不能确诊而临床高度怀疑为恶性病灶时，手术切除活检则能提供最终答案。手术切除活检特异性和准确性高，甚至可用于非恶性病变，例如对结核分枝杆菌感染进行治疗性的手术切除。

手术活检应尽可能地采用微创技术。电视辅助胸腔镜手术（video-assisted thoracic surgery，VATS）已广泛取代了以诊断为目的获取组织的开胸手术。它安全、有效，且有患者住院时间短和恢复正常快等特点[34-35]。对有经验的医生来说，胸腔镜下楔形切除的并发症发生率低于5%，而死亡率低于1%[36]。胸腔镜下楔形切除尤其适用于周围型肺小结节（Ⅰ期），它既是诊断又是治疗。在老年或肺功能储备较低的患者中，在正常肺组织被游离后也可行VATS楔形切除。

目前尚无有关切除周围型小肿瘤切缘范围的特别指南。某些权威推荐最小切缘范围应大于肿瘤直径[37-38]。Mohiuddin等研究显示，切缘范围增加至15 mm与改善局部控制率相关[39]。因此，在行胸腔镜下楔形切除时，视觉检查和手指触觉对确定切除边界非常重要。在CT筛查检出的肺结节中，非实性或以非实性成分为主的部分实性结节发生率较高，这对术者的视觉和触觉是一种挑战。在这种情况下，就可采用各种结节定位技术，下文将对其进一步讨论。

为了术中立刻确诊和评估切缘，强烈推荐病理科医生与外科医生密切合作行术中冷冻（frozen section，FS）病理分析。不过，最终诊断结果需要标准的福尔马林固定和石蜡包埋（formalin-fixed and paraffin-embedded，FFPE）组织病理学分析。FS有它的局限性，尤其是在肿瘤取样差、肿瘤坏死、冷冻伪影和组织结构紊乱时，对某些病理类型（如MIA、AIS、AAH和类癌）、低级别病变或直径<1 cm的肿瘤其可靠性也很差[40]。根据最终获得的病理结果，在某些情况下，外科医生需再次手术切除任何残留病灶。

## 四、手术处理

### （一）定位策略

大多数周围型实性结节在术中可行触觉或视觉定位。CT筛查检出的肺结节可能更具有挑战性，因为它们更小、非实性成分更多。现在已经有很多策略来对这些结节进行定位，其中最常用的如下：

（1）Hook钩、弹簧圈：可通过经皮穿刺[41-42]或导航支气管镜放置[41]，坐标点置入可在手术当天或其他时候。术中需行透视以确定线圈位置及其是否已被切除；

（2）放射性示踪剂：手术当天通过CT引导下经皮穿刺注射放射性示踪剂，术中用伽马探测器对示踪剂进行定位[43]；

（3）亚甲蓝：手术开始前使用导航支气管镜将亚甲蓝注射进病灶。染料可以经胸壁或通过导航支气管镜注入。后者不仅降低了亚甲蓝的弥散，同时还可更精准、更局限地切除病灶。

## （二）手术切除和纵隔淋巴结评估

肺叶切除仍然是可切除肺癌患者治疗的金标准。微创手术如VATS或机器人辅助胸腔镜手术（robotic-assisted thoracic surgery，RATS）现已被广泛应用，较开胸手术更受青睐。在有经验的中心，胸腔镜下切除术与开放切除相当，与手术安全性、肿瘤好的转归相关[35]。不过，当考虑到是否需要输血、康复速度、术后疼痛管理、住院时间等因素时，则VATS更有优势[35]。

对肺癌切除（亚肺叶切除）而保留正常肺组织的做法，越来越为人们所接受。胸外科医生正面临大量心肺功能储备差且并发症多的高龄、虚弱的患者。因此，许多尤其是小的（<30 mm）周围型结节，提倡对其保留周围正常肺组织。尽管这些结节的发生率可能随着筛查计划的推广而明显上升，但是它们却更多见于入组此类计划的年轻且健康的患者。亚肺叶切除的主要关注点是局部复发，特别是对那些本可从更大手术中获益的年轻患者来说是非常棘手的。

许多来自研究机构和国家数据库的回顾性研究曾试图对肺叶与亚肺叶切除术进行比较，且许多都报道二者总体生存率和疾病相关生存率相当，尤其是早期的老年人群[37,44]。我们团队最近的一项系统性综述比较了早期肺癌肺叶切除术与亚肺叶切除术的5年生存率[45]，确定了23项不同研究，共有4 564例行肺叶切除术和2 287例行亚肺叶切除术。仅4项研究显示其5年生存率没有差异，而13项则显示肺叶切除术更佳。尽管大多数研究的异质性足够行传统的Meta分析，但经年龄、合并症和心肺功能校正后，肺叶切除术与亚肺叶切除术的生存率相仿。直到日本临床肿瘤学组（JCOG 0802）和肿瘤与白

血病B组（CALGB 140503）的研究结果公布（两者都是对Ⅰa期NSCLC比较肺叶与亚肺叶切除术），这两种手术方式是否效果相当仍不清楚。

随着PET的广泛应用，纵隔淋巴结切除的作用一直受到质疑。大多数胸外科医生仍认为对纵隔淋巴结进行评估（以切除或采样的方式）是必须的，有两个目的：①充分分期；②提高能够从辅助化疗中获益的淋巴结阳性患者的生存期。一项来自意大利COSMOS研究中的亚组分析结果显示，直径<10 mm的Ⅰa期且PET阴性（SUVmax< 2.0）的肿瘤无淋巴结转移[46]。同样，许多研究都显示对直径<2 cm的以非实性成分为主的肿瘤，其纵隔淋巴结评估没有意义。我们提倡对至少3个N2（必须包括隆突下第7组）和10~15个N1和N2淋巴结进行评估。

## 五、思考

（1）随着CT筛查计划的实施，CT筛查检出肺结节的发生率持续升高；

（2）多学科讨论至关重要；

（3）建议微创手术；

（4）对最大径<2 cm且非实性成分>50%的周围型肺结节行亚肺叶切除是安全的。否则，应行肺叶切除；

（5）对典型以惰性方式生长的、以非实性成分为主的肺结节行影像学随访是合理的；

（6）日本临床肿瘤学组（JCOG 0802）和肿瘤与白血病B组（CALGB 140503）的研究结果将对肺叶切除术与亚肺叶切除术的选择将带来重大影响；

（7）应该对所有以实性成分为主的患者行纵隔淋巴结评估（采样或切除）；

（8）以非实性成分为主的亚厘米病灶可考虑不行纵隔淋巴结评估，尤其是对CT或PET提示恶性风险不高的；

（9）对这类病灶处的理指南仍在不断探索中。

## 致谢

感谢Erlin Daley女士的行政支持。

## 声明

本文作者宣称无任何利益冲突。

## 参考文献

[1] Swensen SJ, Silverstein MD, Ilstrup DM, et al. The probability of malignancy in solitary pulmonary nodules. Application to small radiologically indeterminate nodules[J]. Arch Intern Med, 1997,157(8): 849-855.

[2] Yonemori K, Tateishi U, Uno H, et al. Development and validation of diagnostic prediction model for solitary pulmonary nodules[J]. Respirology, 2007,12(6): 856-862.

[3] Cutler SJ, Loveland DB. The risk of developing lung cancer and its relationship to smoking[J]. J Natl Cancer Inst, 1954,15(1): 201-211.

[4] Neifeld JP, Michaelis LL, Doppman JL. Suspected pulmonary metastases: correlation of chest x-ray, whole lung tomograms, and operative findings[J]. Cancer, 1977,39(2): 383-387.

[5] de-Torres JP, Marín JM, Casanova C, et al. Identification of COPD patients at high risk for lung cancer mortality using the COPD-LUCSS-DLCO[J]. Chest, 2016,149(4): 936-942.

[6] Lin H, Huang YS, Yan HH, et al. A family history of cancer and lung cancer risk in never-smokers: A clinic-based case-control study[J]. Lung Cancer, 2015,89(2): 94-98.

[7] Wahidi MM, Govert JA, Goudar RK, et al. Evidence for the treatment of patients with pulmonary nodules: when is it lung cancer?: ACCP evidence-based clinical practice guidelines (2nd edition) [J]. Chest, 2007,132 (3 Suppl): 94S-107S.

[8] Zerhouni EA, Stitik FP, Siegelman SS, et al. CT of the pulmonary nodule: a cooperative study[J]. Radiology, 1986, 160(2): 319-327.

[9] Henschke CI, Yankelevitz DF, Yip R, et al. Lung cancers diagnosed at annual CT screening: volume doubling times[J]. Radiology, 2012,263(2): 578-583.

[10] Song YS, Park CM, Park SJ, et al. Volume and mass doubling times of persistent pulmonary subsolid nodules detected in patients without known malignancy[J]. Radiology, 2014, 273(1): 276-284.

[11] Siegelman SS, Khouri NF, Scott WW Jr, et al. Pulmonary hamartoma: CT findings[J]. Radiology, 1986,160(2): 313-317.

[12] Noguchi M, Morikawa A, Kawasaki M, et al. Small adenocarcinoma of the lung. Histologic characteristics and prognosis[J]. Cancer, 1995,75(12): 2844-2852.

[13] Suzuki K, Asamura H, Kusumoto M, et al. "Early" peripheral lung cancer: prognostic significance of ground glass opacity on thin-section computed tomographic scan[J]. Ann Thorac Surg, 2002,74(5): 1635-1639.

[14] Noguchi M, Shimosato Y. The development and progression of adenocarcinoma of the lung[J]. Cancer Treat Res, 1995,72: 131-142.

[15] Watanabe S, Watanabe T, Arai K, et al. Results of wedge resection for focal bronchioloalveolar carcinoma showing pure ground-glass attenuation on computed tomography[J]. Ann Thorac Surg, 2002,73(4): 1071-1075.

[16] Sim YT, Goh YG, Dempsey MF, et al. PET-CT evaluation of solitary pulmonary nodules: correlation with maximum standardized uptake value and pathology[J]. Lung, 2013, 191(6): 625-632.

[17] Gould MK, Fletcher J, Iannettoni MD, et al. Evaluation of patients with pulmonary nodules: when is it lung cancer?: ACCP evidence-based clinical practice guidelines (2nd edition) [J]. Chest, 2007,132 (3 Suppl): 108S-130S.

[18] Chun EJ, Lee HJ, Kang WJ, et al. Differentiation between malignancy and inflammation in pulmonary ground-glass nodules: The feasibility of integrated (18)F-FDG PET/CT[J]. Lung Cancer, 2009,65(2): 180-186.

[19] Naidich DP, Bankier AA, MacMahon H, et al. Recommendations for the management of subsolid pulmonary nodules detected at CT: a statement from the Fleischner Society[J]. Radiology, 2013,266(1): 304-317.

[20] Casali C, Cucca M, Rossi G, et al. The variation of prognostic significance of Maximum Standardized Uptake Value of [18F]-fluoro-2-deoxy-glucose positron emission tomography in different histological subtypes and pathological stages of surgically resected Non-Small Cell Lung Carcinoma[J]. Lung Cancer, 2010,69(2): 187-193.

[21] Erasmus JJ, Macapinlac HA. Low-sensitivity FDG-PET studies: less common lung neoplasms[J]. Semin Nucl Med, 2012,42(4): 255-260.

[22] Okada M, Tauchi S, Iwanaga K, et al. Associations among bronchioloalveolar carcinoma components, positron emission tomographic and computed tomographic findings, and malignant behavior in small lung adenocarcinomas[J]. J Thorac Cardiovasc Surg, 2007,133(6): 1448-1454.

[23] Nomori H, Watanabe K, Ohtsuka T, et al. Fluorine 18-tagged fluorodeoxyglucose positron emission tomographic scanning to predict lymph node metastasis, invasiveness, or both, in clinical T1 N0 M0 lung adenocarcinoma[J]. J Thorac Cardiovasc Surg, 2004,128(3): 396-401.

[24] Loubeyre P, Copercini M, Dietrich PY. Percutaneous CT-guided multisampling core needle biopsy of thoracic lesions[J]. AJR Am J Roentgenol, 2005,185(5): 1294-1298.

[25] Choi SH, Chae EJ, Kim JE, et al. Percutaneous CT-guided aspiration and core biopsy of pulmonary nodules smaller than 1 cm: analysis of outcomes of 305 procedures from a tertiary referral center[J]. AJR Am J Roentgenol, 2013,201(5): 964-970.

[26] Santambrogio L, Nosotti M, Bellaviti N, et al. CT-guided fine-needle aspiration cytology of solitary pulmonary nodules: a prospective, randomized study of immediate cytologic

evaluation[J]. Chest,1997,112(2):423-425.

[27] Lee SM, Park CM, Lee KH, et al. C-arm cone-beam CT-guided percutaneous transthoracic needle biopsy of lung nodules: clinical experience in 1108 patients[J]. Radiology,2014, 271(1):291-300.

[28] Takeshita J, Masago K, Kato R, et al. CT-guided fine-needle aspiration and core needle biopsies of pulmonary lesions: a single-center experience with 750 biopsies in Japan[J]. AJR Am J Roentgenol,2015,204(1):29-34.

[29] Wiener RS, Schwartz LM, Woloshin S, et al. Population-based risk for complications after transthoracic needle lung biopsy of a pulmonary nodule: an analysis of discharge records[J]. Ann Intern Med,2011,155(3):137-144.

[30] Tomiyama N, Yasuhara Y, Nakajima Y, et al. CT-guided needle biopsy of lung lesions: a survey of severe complication based on 9783 biopsies in Japan[J]. Eur J Radiol,2006,59(1):60-64.

[31] Schreiber G, McCrory DC. Performance characteristics of different modalities for diagnosis of suspected lung cancer: summary of published evidence[J]. Chest,2003,123 (1 Suppl): 115S-128S.

[32] van 't Westeinde SC, Horeweg N, Vernhout RM, et al. The role of conventional bronchoscopy in the workup of suspicious CT scan screen-detected pulmonary nodules[J]. Chest,2012, 142(2):377-384.

[33] Steinfort DP, Khor YH, Manser RL, et al. Radial probe endobronchial ultrasound for the diagnosis of peripheral lung cancer: systematic review and meta-analysis[J]. Eur Respir J, 2011,37(4):902-910.

[34] Scott WJ, Allen MS, Darling G, et al. Video-assisted thoracic surgery versus open lobectomy for lung cancer: a secondary analysis of data from the American College of Surgeons Oncology Group Z0030 randomized clinical trial[J]. J Thorac Cardiovasc Surg,2010,139(4):976-981; discussion 981-983.

[35] Flores RM, Park BJ, Dycoco J, et al. Lobectomy by video-assisted thoracic surgery (VATS) versus thoracotomy for lung cancer[J]. J Thorac Cardiovasc Surg,2009,138(1):11-18.

[36] Kozower BD, Sheng S, O'Brien SM, et al. STS database risk models: predictors of mortality and major morbidity for lung cancer resection[J]. Ann Thorac Surg,2010,90(3):875-881; discussion 881-883.

[37] El-Sherif A, Gooding WE, Santos R, et al. Outcomes of sublobar resection versus lobectomy for stage I non-small cell lung cancer: a 13-year analysis[J]. Ann Thorac Surg,2006, 82(2):408-415; discussion 415-416.

[38] Sawabata N, Ohta M, Matsumura A, et al. Optimal distance of malignant negative margin in excision of nonsmall cell lung

cancer: a multicenter prospective study[J]. Ann Thorac Surg, 2004,77(2):415-420.

[39] Mohiuddin K, Haneuse S, Sofer T, et al. Relationship between margin distance and local recurrence among patients undergoing wedge resection for small (≤2 cm) non-small cell lung cancer[J]. J Thorac Cardiovasc Surg,2014,147(4):1169-1175; discussion 1175-1177.

[40] Marchevsky AM, Changsri C, Gupta I, et al. Frozen section diagnoses of small pulmonary nodules: accuracy and clinical implications[J]. Ann Thorac Surg,2004,78(5):1755-1759.

[41] Minnich DJ, Bryant AS, Wei B, et al. Retention Rate of Electromagnetic Navigation Bronchoscopic Placed Fiducial Markers for Lung Radiosurgery[J]. Ann Thorac Surg,2015, 100(4):1163-1165; discussion 1165-1166.

[42] Sancheti MS, Lee R, Ahmed SU, et al. Percutaneous fiducial localization for thoracoscopic wedge resection of small pulmonary nodules[J]. Ann Thorac Surg,2014,97(6):1914-1918; discussion 1919.

[43] Stiles BM, Altes TA, Jones DR, et al. Clinical experience with radiotracer-guided thoracoscopic biopsy of small, indeterminate lung nodules[J]. Ann Thorac Surg,2006,82(4):1191-1196; discussion 1196-1197.

[44] Altorki NK, Yip R, Hanaoka T, et al. Sublobar resection is equivalent to lobectomy for clinical stage 1A lung cancer in solid nodules[J]. J Thorac Cardiovasc Surg,2014,147(2):754-762; Discussion 762-764.

[45] Taioli E, Yip R, Olkin I, et al. Survival after Sublobar Resection for Early-Stage Lung Cancer: Methodological Obstacles in Comparing the Efficacy to Lobectomy[J]. J Thorac Oncol, 2016,11(3):400-406.

[46] Veronesi G, Maisonneuve P, Bellomi M, et al. Estimating overdiagnosis in low-dose computed tomography screening for lung cancer: a cohort study[J]. Ann Intern Med,2012,157(11): 776-784.

译者：杜小军，贵州医科大学附属医院
审校：宋凤祥，上海市公共卫生临床中心
　　　周俊，上海市徐汇区中心医院

Cite this article as: Al-Ayoubi AM, Flores RM. Management of CT screen-detected lung nodule: the thoracic surgeon perspective. Ann Transl Med 2016;4(8):156. doi: 10.21037/atm.2016.03.49

# 第十二章　确定LDCT在肺癌筛查中的最佳筛查间隔：我们做到了吗？

**Marjolein A. Heuvelmans[1,2], Matthijs Oudkerk[1]**

[1]University of Groningen, University Medical Center Groningen, Center for Medical Imaging – North East Netherlands, Groningen, The Netherlands; [2]Department of Pulmonology, Medisch Spectrum Twente, Koningsplein 1, 7512 KZ, Enschede, The Netherlands

*Correspondence to:* Marjolein A. Heuvelmans, MD, PhD. CMI-Center for Medical Imaging, University Medical Center Groningen, Hanzeplein 1, huispostcode EB45, 9713 GZ Groningen, The Netherlands. Email: m.a.heuvelmans@umcg.nl.

*Provenance:* This is an invited Editorial commissioned by Section Editor Shaohua Cui (Department of Pulmonary Medicine, Shanghai Chest Hospital, Shanghai Jiao Tong University, Shanghai, China).

*Comment on:* Patz EF Jr, Greco E, Gatsonis C, *et al.* Lung cancer incidence and mortality in National Lung Screening Trial participants who underwent low-dose CT prevalence screening: a retrospective cohort analysis of a randomised, multicentre, diagnostic screening trial. Lancet Oncol 2016;17:590-9.

**View this article at:** http://dx.doi.org/10.21037/tcr.2016.11.55

## 一、前言

世界范围内，就肺癌筛查大型临床试验的预期结果而言，国际肺癌筛查试验及其他试验的基本数据证实，LDCT在肺癌高危人群中的筛查意义逐渐增加。2011年，美国国家肺癌筛查试验（NLST）结果证实与胸部X线片相比，每年1次的LDCT筛查可使肺癌死亡率减少15%~20%[1]。因此，包括美国预防服务组织在内的多个医学协会建议肺癌高危人群应每年行LDCT筛查[2-5]。根据美国预防服务组织的共识，55~80岁之间每年吸烟超过30包同时戒烟史<15年的人群均为肺癌筛查的目标人群。当筛查对象戒烟超过15年或出现降低生存期望或生存能力的健康问题或行肺癌手术者，筛查工作可以停止[5]。

CT筛查的缺点在于中等大小的肺部结节（体积<500 mm³或直径<10 mm）大多是良性的；高达66%的入组患者在行CT筛查中至少有1叶发现小结节[6]。另外，5%~7%的肺癌患者每年行CT筛查后都有新发结节[7]。目前小结节管理最棘手的问题是区别其良恶性，大约99%筛查出来的小结节都是良性的。

LDCT的筛查间隔在辐射损伤、成本花费和获益之间的平衡及其重要。诚然，这也并不意味着在25年的筛查史中，所有的筛查方案都要一致。目前，在美国的临床实践中，NLST关于每年行LDCT筛查肺癌患者的建议已经开始实施。在大型随机化的荷兰—比利时肺癌筛查试验（NELSON）中，研究者对比LDCT筛查者与未行筛查者的死亡率，将筛查者分为四组：常规筛查组，1年后第2次筛查组，2年后第3次筛查组，2.5年后第4次筛查组。该项临床试验的结果令人期待。NELSON关于延长筛查间隔的策略对评估筛查间隔对于筛查效果（如敏感性或特异性）的影响具有特殊的意义[8]。另一项关于延长筛查间隔对于筛查效果影响的研究来源于意大利多中心肺癌观察临床试验（the multi-centre Italian lung detection trial，MILD）。入组患者被随机分配至不筛查、每年1次和每2年1次筛查。总的来说，5年的随访结果显示，CT筛查组的死亡率并没有显著优于未筛查组，这可能是因为样本数量较少所致[9]。

## 二、筛查间隔的选择

NLST使用每年筛查1次，连续2年的筛查策略。最近，一项回顾性队列研究对目标人群每年行低剂量CT筛查的必要性进行了评估[10]。Patz等调查了NLST中所有行基本筛查的入组者（T0，N=26 231）。T0患者（结节直径<4 mm或其他可疑发现）的筛查阴性率为73%，作者发现对于筛查阴性的T0患者，延长其筛查间隔是有意义的，其肺癌发生率及死亡率较所有T0患者有所降低。不仅如此，在筛查阴性的T0患者组中首次筛查（基础筛查之后）T1期患者的发现率（0.34%）也远远低于所有的T0筛查患者（1.0%）。如果筛查阴性的T0患者不行每年筛查，将会有62名肺癌患者（3.2/1 000人）诊断推迟。但是，即使上述所有的入组患者都因肺癌死亡，筛查阴性的T0患者死亡率也低于所有T0患者的死亡率。这一结论说明：每年1次的筛查在基础筛查阴性对象中并无必要。

两项来自欧洲的临床研究使用不同的筛查间隔，因此可以比较使用每年1次、每2年1次及每2.5年1次筛查的效果。与NLST相反，该项研究并不包括肺癌死亡率的数据。MILD临床试验表明与每年1次的筛查相比，每2年1次筛查可节约1/3次的LDCT，但在肺癌发现率、特异性、敏感性、阳性预测价值及阴性预测价值方面均无明显差别[11]。NELSON研究中，结节体积的测定基于半自动检测而不是机器自动检测[12]。2014年，Horeweg等发布了一项关于肺小结节中肺癌发生率的深度研究。超过一半的观察对象并没有发现肺小结节。同时，在最大结节体积<100 $mm^3$的筛查者中2年肺癌发生率与未发现结节的患者相同（0.6% *vs* 0.4%，P=0.17）。这些结果显示每2年1次筛查对于极限筛查阴性的患者更加安全适合[13]。但是，深度分析第4次筛查（第3次筛查2.5年之后）表明，间隔筛查癌症发现率明显高于每年及每2年筛查[8]。而且，最近一轮筛查的进展期癌症发生率明显高于之前几轮的筛查。因此，考虑之前筛查结果，2.5年的筛查间隔期可能过长。

## 三、结论

对于基础筛查阴性的患者，每年1次的LDCT检查或许没有必要。但问题的关键是哪一种筛查间隔是最佳的。Patz的研究结果显示对于基线检查不同的患者其筛查策略应该不同：基线筛查阴性的患者超过1年以上的筛查间隔可能更加安全[10]。Yousaf-Khan等证明：2.5年的筛查间隔可能太长[8]。对于筛查结果阴性的患者来说，最佳的筛查间隔可能是1~2年间。更加准确的结果需要经过进一步的模型研究进行确认。

## 声明

本文作者宣称无任何利益冲突。

## 参考文献

[1] National Lung Screening Trial Research Team，Aberle DR，Adams AM，et al. Reduced lung-cancer mortality with low-dose computed tomographic screening[J]. N Engl J Med，2011，365(5)：395-409.

[2] Detterbeck FC，Mazzone PJ，Naidich DP，et al. Screening for lung cancer：Diagnosis and management of lung cancer，3rd ed：American College of Chest Physicians evidence-based clinical practice guidelines[J]. Chest，2013，143(5 Suppl)：e78S-e92S.

[3] Wender R，Fontham ET，Barrera E Jr，et al. American Cancer Society lung cancer screening guidelines[J]. CA Cancer J Clin，2013，63(2)：107-117.

[4] Humphrey LL，Deffebach M，Pappas M，et al. Screening for lung cancer with low-dose computed to-mography：a systematic review to update the US Preventive services task force recommendation[J]. Ann Intern Med，2013，159(6)：411-420.

[5] U.S. Preventive Services Task Force. Lung Cancer：Screening. 2013[Z/OL]. Available online：https://www.uspreventiveservicestaskforce.org/Page/Document/UpdateSummaryFinal/lung-cancer-screening

[6] Swensen SJ，Jett JR，Sloan JA，et al. Screening for lung cancer with low-dose spiral computed tomography[J]. Am J Respir Crit Care Med，2002，165(4)：508-513.

[7] Walter JE，Heuvelmans MA，de Jong PA，et al. Occurrence and lung cancer probability of new solid nodules at incidence screening with low-dose CT：analysis of data from the randomised，controlled NELSON trial[J]. Lancet Oncol，2016，17(7)：907-916.

[8] Yousaf-Khan U，van der Aalst C，de Jong PA，et al. Final screening round of the NELSON lung cancer screening trial：the effect of a 2.5-year screening interval[J]. Thorax，2017，72(1)：48-56.

[9] Pastorino U，Rossi M，Rosato V，et al. Annual or biennial CT screening versus observation in heavy smokers：5-year results of the MILD trial[J]. Eur J Cancer Prev，2012，21(3)：308-315.

[10] Patz EF Jr，Greco E，Gatsonis C，et al. Lung cancer incidence and mortality in National Lung Screening Trial participants who underwent low-dose CT prevalence screening：a retrospective

cohort analysis of a ran-domised, multicentre, diagnostic screening trial[J]. Lancet Oncol, 2016, 17(5): 590-599.

[11] Sverzellati N, Silva M, Calareso G, et al. Low-dose computed tomography for lung cancer screening: comparison of performance between annual and biennial screen[J]. Eur Radiol, 2016, 26(11): 3821-3829.

[12] Oudkerk M, Heuvelmans MA. Screening for lung cancer by imaging: the Nelson study[J]. JBR-BTR, 2013, 96(3): 163-166.

[13] Horeweg N, van Rosmalen J, Heuvelmans MA, et al. Lung cancer probability in patients with CT-detected pulmonary nodules: a prespecified analysis of data from the NELSON trial of low-dose CT screening[J]. Lancet Oncol, 2014, 15(12): 1332-1341.

译者：卢强，空军军医大学唐都医院
审校：AME编辑部

**Cite this article as:** Heuvelmans MA, Oudkerk M. Determination of the optimal screen interval in low-dose CT lung cancer screening: are we there yet? Transl Cancer Res 2016;5(Suppl 6):S1070-S1072. doi: 10.21037/tcr.2016.11.55

# 第十三章　磁共振成像在肺癌精准放疗中的应用

Hannah Bainbridge[1], Ahmed Salem[2], Rob H. N. Tijssen[3], Michael Dubec[2], Andreas Wetscherek[1], Corinne Van Es[3], Jose Belderbos[4], Corinne Faivre-Finn[2*], Fiona McDonald[1*]; on behalf of the lung tumour site group of the international Atlantic MR-Linac Consortium

[1]The Institute of Cancer Research and The Royal Marsden Hospital NHS Foundation Trust, London, UK; [2]The University of Manchester and The Christie NHS Foundation Trust, Manchester, UK; [3]The University Medical Center Utrecht, Utrecht, the Netherlands; [4]The Netherlands Cancer Institute and The Antoni van Leeuwenhoek Hospital, Amsterdam, the Netherlands
*Contributions:* (I) Conception and design: F McDonald, H Bainbridge, C Faivre-Finn; (II) Administrative support: None; (III) Provision of study materials or patients: All authors; (IV) Collection and assembly of data: All authors; (V) Data analysis and interpretation: All authors; (VI) Manuscript writing: All authors; (VII) Final approval of manuscript: All authors.
*These authors contributed equally to this work.
*Correspondence to:* Fiona McDonald. The Royal Marsden Hospital NHS Foundation Trust, Downs Road, Sutton, Surrey, SM2 5PT, London, UK. Email: fiona.mcdonald@rmh.nhs.uk.

摘要：在无法手术的局部晚期肺癌根治性治疗中，尽管有铂类化疗，放疗仍是最重要的部分。由于患者总生存期短，有研究正探索结合先进放射技术是否有助于协助强化安全治疗以提高预后。其中一项进展是在治疗中结合磁共振成像（magnetic resonance imaging，MRI），可在不将患者暴露于辐射的情况下，提供具有优异软组织对比度的解剖和功能信息。特别是在评估局部肿瘤侵袭时，MRI可以补充或提高F-18氟脱氧葡萄糖（F-18-FDG）位置发射断层成像和计算机断层成像的诊断分期准确性，也能有效发现淋巴结转移和远处转移。将解剖MRI纳入肺癌放疗中是一种创新，能改善靶体积和器官风险描述再现性。此外，功能性MRI适用于剂量不同的靶体积，并能预测正常组织毒性以指导相应策略。MRI序列正迅速发展，尽管胸腔内运动问题影响了MRI的质量，但该领域正在取得进展。由于四维MRI可以提供优异的空间分辨率，有可能补充或取代4D CT和4D F-18-FDG PET。现在有许多MR引导的放疗设备可供使用，将放疗设备（直线加速器或钴–60设备）与磁场强度不同的MRI结合在一起。这项新颖的结合技术正在发展中，仍需要克服许多技术上的挑战。预计MR引导放疗的临床益处将来自能够使用"射束"成像，具有实时适应每个部分治疗的能力。大西洋MR-Linac协会的肺部肿瘤组正致力于为这一患者组的多机构治疗强化试验开发一个具有挑战性的MR引导自适应流程。

关键词：肺癌；放射治疗；磁共振成像（MRI）；MR-Linac

View this article at: http://dx.doi.org/10.21037/tlcr.2017.09.02

## 一、背景

肺癌是全球死亡率最高的癌症。2012年，全球预计新增病例数达到了1 825万例[1]。大部分（85%~90%）肺癌主要的组织学类型为非小细胞肺癌（NSCLC）。约30%的NSCLC患者处于疾病晚期。手术治疗在该类患者中作用不大，放疗联合化疗是大多数患者的首选治疗方法[2-3]。该病预后很差（5年生存率为15%~30%）[4-5]，并且在过去几十年中变化不大，因此迫切需要研究来提高疾病的治疗效果。近年来，临床试验通过改善准确性和改变分次、剂量递增及同步全身治疗的强化治疗，研究提高放疗比例的作用[3]。将新技术纳入放疗中可通过促进治疗的个性化来进一步给患者带来益处，从而使得个体化的治疗强化成为可能。示例之一就是将胸部MRI与直线加速器结合（MR-Linac）[6]。

大多数肺癌患者由于肺实质组织密度低，信噪比差，呼吸运动和心脏运动的存在等因素，导致胸部MRI的价值有限[7]。然而，代表7个国际研究中心合作的大西洋MR-Linac协会正在努力克服这些问题，并将这些技术引入到适应性放疗工作流程中（图13-1）。MRI可应用于放疗的各个阶段：从疾病分期和患者选择、目标和风险器官（organs at risk，OAR）描绘，图像引导的适应性治疗到评估治疗反应。在放疗的这些阶段中，每个阶段都有可能获得增量收益，MR引导和适应性放疗可能为肺癌患者个体化治疗提供一个平台。

本篇综述讨论了当前根治性肺癌放射治疗途径的最新进展和局限性，并概述了可用的MRI技术，将MRI引入到肺癌放疗工作流程中面临的挑战，以及研究将其转化为潜在临床益处的机会。

## 二、搜索策略和选择标准

在PubMed通过关键词"肺癌放射治疗""肺癌MRI"和"MR-Linac"，搜索从1986年1月—2017年4月期间的相关文献。为了防止遗漏文献，辅助进行手工搜索。只对英文文献进行审查。根据与本篇综述的相关性，所有作者都在最终参考文献的选择上达成了一致意见。

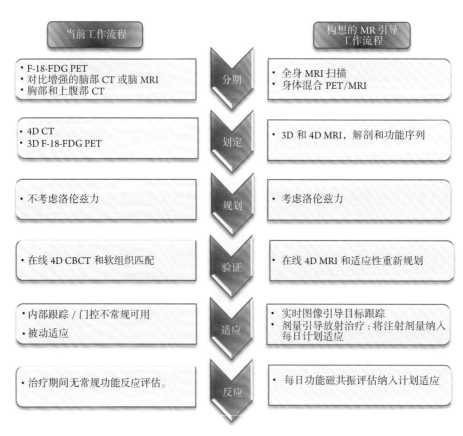

图13-1　在局部晚期非小细胞肺癌根治性放疗中构想的MR引导的工作流程

## 三、疾病分期和患者选择

肺癌准确的疾病分期有助于治疗决策和指导预后。现代治愈—目标的放疗试验要求患者具有最新的全身F-18氟代脱氧葡萄糖定位发射断层扫描（F-18-FDG PET）计算机断层扫描（CT），且在原发肿瘤分期中显示其优于单独进行CT或者F-18-FDG PET[8-9]。F-18-FDG PET对孤立性肺结节、胸腔内病理性淋巴结和远处转移性疾病的评估具有较高的敏感性[10]。

传统观点认为胸部MRI在常规肺癌疾病分期中使用有限。但与CT及18-FDG PET-CT相比，MRI具有更好的软组织对比度，更有助于评估纵隔或胸壁浸润[11-12]。美国临床卓越研究所（national institute of clinical excellence，NICE）、美国国家综合癌症网络（national comprehensive cancer network，NCCN）和美国胸科医师学会（the American College of Chest Physicians，ACCP）指南强调了使用MRI评估肺上沟瘤的可切除性[13-15]（表13-1）。MRI在其他肺部肿瘤的原发肿瘤（T）分

表 13-1 使用 MRI 与 CT 或 F-18-FDG PET 对肺癌患者的肿瘤（T），淋巴结（N）和转移（M）分期的评估

| 参考文献和研究设计 | 患者数 | 分期重点 | 病理相关 | 成像模式 | 关键结果 |
|---|---|---|---|---|---|
| Kajiwara等 2010[16]，回顾性研究 | 100 | T分期—胸壁入侵 | 都有手术 | CT vs 动态MRI | T分期的敏感性：CT 60.0%，MRI 100%，$P=$ND；T分期的特异性：CT 43.9%，MRI 68.5%，$P=$ND |
| Padovani等 1993[17]，前瞻性研究 | 34 | T分期—胸壁入侵 | 27/34手术。其他人在CT上已经由溶解性疾病证实了入侵 | CT vs MRI（T1和T2） | 量化检测壁层侵犯：敏感性（CT 45%，MRI 90%）；特异性（CT 100%，MRI 86%） |
| Musset等 1986[18]，前瞻性研究 | 44 | T分期—胸壁入侵 | 都有手术 | CT vs MRI（T1和T2） | T分期的敏感性：CT 53%，MRI 60%，$P>0.05$；T分期的特异性：CT 97%，MRI 93%，$P>0.05$ |
| Heelan等 1989[11]，前瞻性研究 | 31 | T分期—上沟肿瘤 | 15/31手术。其他人有入侵的症状 | CT vs MRI（T1和T2） | 量化侵入下颈部：敏感性（CT 60%，MRI 88%，$P=$ND）；特异性（CT 65%，MRI 100%，$P=$ND） |
| Wu等 2012[19]，Meta分析 | 2 845 | N分期 | 都有手术 | PET vs MRI（DW-MRI） | N分期敏感性汇总：18-FDG PET-CT 0.75（95%CI：0.68~0.81）；DW-MRI 0.72（95%CI：0.63~0.80，$P=0.09$）。N分期的特异性：18-FDG PET-CT 0.89（95%CI：0.85~0.91）；DW-MRI 0.95（95%CI：0.85~0.98，$P=0.02$） |
| Shen等 2017[20]，Meta分析 | DWI 802；18-FDG PET-CT >4 000 | N分期 | 都有手术 | PET vs MRI（DW-MRI） | N分期的合并敏感性：18-FDG PET-CT 0.65（95%CI：0.67~0.67）；DW-MRI 0.72（95%CI：0.68~0.76，$P>0.05$）。N分期的特异性汇总：18-FDG PET-CT 0.93（95%CI：0.93~0.94）；DW-MRI 0.97（95%CI：0.96~0.98，$P>0.05$） |
| Zhang等 2015，Meta分析[21] | STIR 545；DWI 383 | N分期 | 都有手术 | STIR和DW-MRI vs 病理 | N分期敏感性汇总：STIR 0.84（95%CI：0.78~0.89）；DW-MRI 0.69（95%CI：0.61~0.77）$P=$ND。汇总N分期特异性：STIR 0.91（95%CI：0.87~0.94）；DW-MRI 0.93（95%CI：0.89~0.96）$P=$ND |
| Yi等2008[22]，前瞻性研究 | 154 | M分期 | 所有患者都进行了手术并随访M型状态 | 18-FDG PET-CT和全身3.0 T MRI | M分期敏感性：18-FDG PET-CT 0.48；全身NR 0.52（$P>0.99$）。M分期的特异性：18-FDG PET-CT 0.96；全身MR 0.95（$P=0.625$） |
| Yi等2013[23]，前瞻性研究 | 263：143 WB MRI-PET；120 WB 18-FDG PET-CT+脑MRI | T分期 | 所有患者都进行了手术并随访M型状态 | 全身18-FDG PET-CT+脑MRI vs 全身（WB）MRI-PET：1.5 T | 患者数量和百分比（%）：18-FDG PET-CT加脑部MRI 0/26（0%）；WB MRI-PET 5/37（13.5%） |
| | | N分期 | | | N2/N3淋巴结转移患者的数量和百分比（%）：18-FDG PET-CT+脑MRI 8/26（30.8%）；WB MRI-PET 12/36（33%） |
| | | M分期 | | | 18-FDG PET-CT+脑NRI检查15/26（57.7%）；脑转移瘤患者的数量和百分比（%）；WB MRI-PET 13/37（35.1%） |

ND，没有记录；MRI，磁共振成像；DWI，弥散加权成像；STIR，短 T1 反转恢复。

期方面的证据有限，但研究正在进行中（图13-2）。目前NICE指南明确指出，"不应该常规进行MRI检查"用于在肺上沟瘤或疑似胸壁侵犯的情况下辅助进行疾病分期[13]。在其他研究中对使用MRI评估孤立性肺结节进行了回顾[9]。

当考虑用MRI对胸部恶性肿瘤的淋巴结（N）分期时，发表的数据并不一致。3个Meta分析的解释（表13-1）受到个体试验诊断标准和MRI脉冲序列不同的变化的限制，导致汇集的敏感性和特异性发生变化。一些单独的试验也包含在多个Meta分析中。尽管有这些局限性的存在，数据表明弥散加权（DW）MRI对NSCLC的N分期具有高特异性（高达0.72；95%CI：0.63~0.80）（表13-1）[19-21]。所有的研究都强调了在DW-MRI的常规临床实践中诊断病理性淋巴结的一般建

议可以作出之前诊断标准的标准化的需求[21,24]。在诊断标准化达成共识之后，需要进一步的方法学检测，优先在大型多学科试验中进行，以便更接近将这些有前景的技术应用于常规临床工作流程（表13-1）[24]。

关于转移性（M）疾病的分期，MRI的主要作用是检测脑转移。但越来越多的证据提倡使用全身MRI，采用快速采集，以用于评估转移性疾病[25-26]。一项比较165例3.0特斯拉（T）全身MRI和18-FDG PET-CT的NSCLC患者的研究显示，成像方式在分期准确性方面没有统计学差异。全身MRI可以更有效地检测脑部（5例全体核磁共振成像，1例为PET-CT）和肝转移（4例MRI和0例PET/CT的真阳性病例，但有3例MRI为假阳性）。相反来自同一患者队列的数据提示，18-FDG PET-CT可能更有助于检测远处淋巴结和软组织

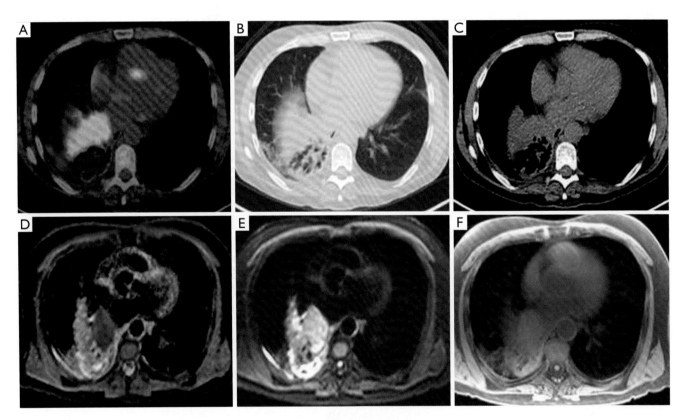

**图13-2 用于T分期的MRI**

一名57岁的T2aN2M0 NSCLC患者的远端肺实变相关的轴位图。（A）整合的F-18-FDG PET图像显示5.6 cm的左下肺肿块，具有高的FDG摄取（SUV max 14.4）；（B）肺开窗的CT图像和（C）纵隔开窗的CT图像显示鉴别周围正常组织与肿瘤的挑战；（D）表观扩散系数和（E）扩散加权MRI显示肿瘤；（F）T1径向VIBE MRI的高对比度。MRI，磁共振成像；NSCLC，非小细胞肺癌；VIBE，体积插值屏气检查。

疾病[22]，但是这项工作需要在更大的患者队列研究中进一步验证。与18-FDG PET-CT相比，MRI在脑和肝转移灶检测中的优越性归因于这些器官中的生理FDG更新，这可能阻碍PET中的转移性疾病可视化以及改善与MRI的软组织对比度[9]。进一步发展成为共引进注册FDG PET-MRI影像。与18-FDG PET-CT相比，18-FDG PET-MRI混合系统可提供较高的软组织对比度，较少的辐射暴露[27]，早期的数据结果令人满意（表13-1）[23]，但是需要进一步研究新的示踪剂并结合运动[9]。

MRI避免了PET成像分期的许多缺点，包括放射性示踪剂合成和运输；可以受血糖水平影响的标准化摄取变量（SUV）测量的准确性；部分体积平均效应；恢复系数和辐射暴露[28]。由于患者数目较少，支撑胸部MRI用于分期的大部分证据尚处于初始阶段。进一步的研究应集中在调查潜在的解决方案，以精心设计多中心研究克服胸部MRI挑战（表13-2）。预计未来的影像学发展可能会扩大MRI在分期肺癌患者中的作用。

## 四、靶标和OAR划定

靶组织和正常组织的准确成像对于放疗至关重要。基线计划CT扫描构成了目标和OAR划定的基础，并且形成剂量指标。这个阶段的不准确之处会贯穿到所有后续阶段。

对于胸部放疗，要描绘的OAR包括肺、食道、心脏和脊髓，以及某些患者的臂丛、气管、主要支气管、主要血管和胸壁。OAR描绘的内部和内部观察者差异（表13-3）已有报道，虽然通过使用胸部CT，OAR图谱可以改善食管和心脏的描绘重现性[38]，但仍待改进。关于臂丛神经轮廓，Kong等指出"在CT扫描上勾画臂丛神经是具有挑战性的"[39]，而在需要确定臂丛神经位置的情况下推荐进行CT-MRI融合。即使使用图谱的食管和心脏等OAR受CT扫描变异的影响（表13-3），也可以通过增加MRI来更加一致地描述（图13-3）。鉴于心脏剂量与肺癌根治性放疗后总生存率的相关性[41,43]，人们对于量化心脏亚结构的辐射暴露越来越感兴趣[40-42]。

**表13-2　MR引导肺癌放疗实施面临的挑战**

| 挑战 | 阶段影响的途径 | 效果 | 来源 | 可能的解决方案 |
|---|---|---|---|---|
| 肺部低的MRI信号 | 分期和划定 | 降低了显著性 | 肺实质中低质子密度 | 超极化气体成像，较低的场强度（增加弛豫时间）或超短回波时间（UTE）序列（受肺实质快速T2衰减的影响较小） |
| 图像采集时的运动 | 分期和划定 | 运动伪影 | 生理运动（呼吸/心脏）显现 | 采集触发或屏住呼吸。信号平均，运动鲁棒读数 |
| MRI的小气道可视性差 | 划定和规划 | 没有说明的潜在热点（附带洛伦兹力） | 由于T2短，支气管不好 | 超短回波时间序列的进一步发展 |
| 易感性引起的场不均匀性 | 规划 | 降低几何保真度 | 空气组织界面的易感性差异 | 使用B0场图更高的带宽，失真校正，更低的场强 |
| 合成CT在胸部难以生成 | 规划 | 目前的方法结果不准确 | 肺组织的短T2对当前的分割和基于对比的方法提出挑战 | 继续研究使用特殊的获取方法（例如，超短回波时间）[29] |
| 侧位患者重新定位有限 | 患者设置 | 患者定位自由度较低 | 机器几何 | 在线重新规划以适应日常生活。 |
| 电子返回效应（洛伦兹力） | 规划 | 空气—组织界面可能的热点 | 当B>0时，二次电子的路径改变 | 在规划内[30-31] |
| 安装阶段运动 | 验证 | 设置图像的"快照"表示 | 生理运动 | 将治疗位置与设定位置对齐，例如，呼出成像和门控。或者4D-MRI采集可能性为中间位置重建[32-34] |
| 治疗阶段运动 | （治疗交付） | "骨折内运动导致剂量'模糊'，需要增加放疗规划边界" | 生理运动 | 在中间位置处理，或者实施门控/跟踪 |
| 治疗阶段运动 | （实时成像） | 所需的时间分辨率对于全容积电影成像来说太高 | 生理运动，MRI采集中固有的（缺乏）速度 | 基于AlterModel的方法将体积信息映射到快速2D采集[35] |

**表13-3 量化胸部器官风险（OAR）CT计划的描绘误差**

| 临床研究组 | 剂量师和病例数 | OAR | 观察者划分差异的幅度 |
|---|---|---|---|
| Collier等2003[36] | 6名剂量师；6病例 | 心脏 | 观察者内变异（cm）：平均0.5，最大7.6 |
| | | | 观察者内变异（cm）：平均0.7，最大8.1 |
| | | 食管 | 观察者内变异（cm）：平均0.3，最大2.9 |
| | | | 观察者内变异（cm）：平均0.4，最大3.1 |
| | | 脊髓 | 观察者内变异（cm）：平均0.1，最大0.7 |
| | | | 观察者内变异（cm）：平均0.2，最大0.9 |
| McCall等2016[37] | 13名剂量师；3病例（2名放射肿瘤科医师定义的金标准） | 心脏 | 观察者间：平均DICE系数（SD）0.91（0.03） |
| | | 食管 | 观察者间：平均DICE系数（SD）0.74（0.03） |
| | | 脊髓 | 观察者间：平均DICE系数（SD）0.86（0.02） |
| | | 肺 | 观察者间：平均DICE系数（SD）0.96（0.01） |
| Cui等2015[38] | 12名剂量师；3病例 | 心脏 | 观察者间 |
| | | | 病例1平均DICE系数0.86 |
| | | | 病例2平均DICE系数0.87 |
| | | | *病例3平均DICE系数0.93 |
| | | 食管 | 观察者间 |
| | | | 病例1平均DICE系数0.77 |
| | | | 病例2平均DICE系数0.76 |
| | | | *病例3平均DICE系数0.84 |
| | | 臂丛神经 | 观察者间 |
| | | | 病例1平均DICE系数0.41 |
| | | | 病例2平均DICE系数0.40 |
| | | | *†病例3平均DICE系数0.43 |

†，使用图集来帮助勾画（http://www.rtog.org/CoreLab/ContouringAtlases/LungAtlas.aspx）。*，在病例1和2中，DICE系数显著提高（$t$检验，$P<0.05$）。SD，标准差；cm，厘米。

将F-18-FDG PET-CT成像纳入放疗中，可以改善肺靶标的再现性[8,10]。一项重要的研究比较了11位临床医生的描绘变异性，结果显示通过增加自由呼吸的F-18-FDG PET，目标描述的观察者间变化从单独CT的标准偏差1.0 cm降低到添加PET的0.4 cm[44]。为了描绘肿瘤靶点，MRI为PET成像提供了更好的空间分辨率[45]。已经建立了将MRI整合到放射治疗规划路径中以便描绘头颈部，中枢神经系统和骨盆靶点[46-50]。由于合适的胸部MRI序列的发展相当困难，来自肺癌患者的可比较研究的公开数据十分有限。尽管如此，临床仍存在需求，特别是对于侵入纵隔或邻近实质肺部改变（例如，远端崩溃/巩固）的肿瘤，其中准确的疾病程度评估仍然十分困难。在评估放疗过程中存在严重急性出血风险时，还需要改进评估大的纵隔血管侵袭风险（例如主动脉和肺动脉）。MR-Linac协会目前正在努力优化放疗计划的胸部图像（图13-3）。胸部OAR和靶标描绘的另一个考虑因素是呼吸运动。多年来，已经开发了各种技术来评估和解释靶标运动[51]，其中应用最广泛的运动评估技术是呼吸相关的或4D CT扫描。关于目标运动的信息可以用于创建个性化的包含运动的目标体积[51]。近来有关呼吸相关18-FDG PET-CT扫描的研究取得了进展，正在研究关于4D 18-FDG PET-CT在放疗计划中的临床应用[8]，然而这并不常用于临床实践。用于放疗的4D MRI图像的发展（表13-2）仍然具有挑战性[32,52-53]。4D MRI

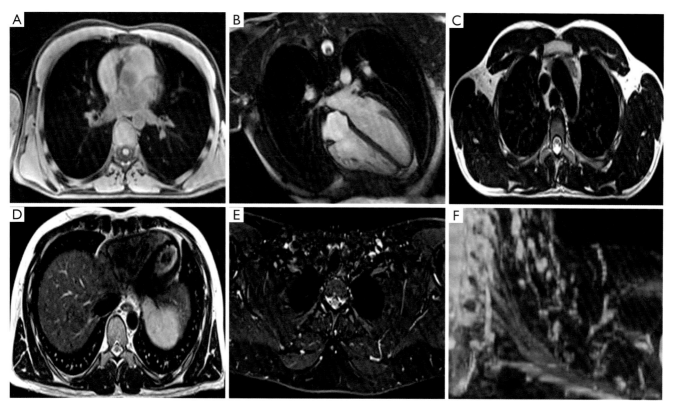

**图13-3　用于治疗计划OAR的MRI**

（A）自由呼吸中的轴向T1径向3D损坏梯度回波序列（GRE），用于近端树分叉、心脏、大血管、脊髓和肺的可视化；（B）心脏长轴平衡稳态自由进动（心脏门控）用于心脏和心脏室的可视化；（C）不具有脂肪饱和（呼吸触发至呼出）的轴向T2涡旋自旋回波（TSE），用于大血管、食道和脊髓的可视化；（D）轴向T2TSE，没有脂肪饱和（呼吸触发呼出），以显示心包、心脏和肝脏边界；（E）轴向Dixon TSE，用于可视化臂丛神经的水下图像重建法；（F）轴向采集的DIXON TSE的冠状MIP用于臂丛神经的可视化。MRI，磁共振成像；OAR，风险管理机构；MIP，最大强度投影。

可提供高空间分辨率信息来创建运动管理治疗计划[53-34]（例如，使用内部靶体积或中间位置方法）[55]。大西洋MR-Linac联盟的研究重点是开发几何精确的胸部MRI序列，以获得最佳的OAR和靶标可视化，以改善呼吸运动存在的描绘重复。

## 五、治疗计划

治疗计划的目标是达到计划剂量与靶体积的一致性，同时最小化周围正常组织的剂量。在对靶标进行识别和勾画之后，为了解决微观疾病的扩展问题[临床靶体积（clinical target volume，CTV）]，建立和放射不确定性[计划靶体积（planning target volume，PTV）]，在此过程中存在固有的不确定性和不准确性，需要增加边界的设置分量。历来，肿瘤总体积（gross tumour

volume，GTV）与CTV边界是根据病理标本分析的人口数据生成的[56]。基于标准人群的CTV-PTV利润率因机构不同而不同，这反映了设置技术，成像频率和验证策略的差异[57-58]。

首先，MRI有可能改变放疗计划的方法。需要研究相关的MRI发现与病理标本的相关性，以研究是否可以调整原发肿瘤和淋巴结的GTV-CTV边缘。与此同时，胸椎MRI具有降低CTV-PTV边缘的潜力，因为改进的目标轮廓再现性可以减少对CTV-PTV边缘的系统性错误判断[59]。最近的一项研究表明，将MR序列添加到CT和PET并不会导致观察者变异性减少，但是评论说这可能是由于MR序列轮廓的观察者经验有限所致[60]。尽管其他放射治疗平台可能允许通过治疗适应的方法来减少间隙内运动，MR引导的治疗单位为基于目标和OAR的分数内变化的额外适应提供可能性[61-63]。根据预先设定的

OAR限制（同种毒性方法），治疗边缘的减少将保留更大的正常组织或提供个体化剂量递增的范围[64]。

其次，功能性MRI序列可能被用来提供临床相关癌症标志和正常组织生理学的空间图谱（图13-4）。有关肿瘤异质性的信息可以整合到放射治疗计划中，以促进非均质剂量的绘制，使用类似的方法进行基于FDG-PET成像的研究（NCT01507428和NCT01024829）[65-66]。在成像上鉴定的肿瘤异质性可以用作预测生物标志物来选择纳入治疗强化试验的患者。最近的发展是利用MRI对肿瘤（缺氧）内的氧剥夺进行成像的能力。缺氧是耐受放疗的重要因素，与肺癌患者生存率低有关[67-69]。人们据此研究了血氧水平依赖性（BOLD）-MRI，并取得了一定的成功，这是由于灌注与缺氧的不完美联系以及对神经的显著敏感性[70-72]。氧增强（OE）-MRI是一种有前景的技术，它依赖于量化血浆和组织间液中的氧[73]。根据肿瘤氧合程度，呼吸道激发诱发$R_1$（参见$R_2$*粗体）（$R_1$的弛豫速率为1／T1，$R_2$为1／T2）即刻和可测量的变化[74-75]。最近研究证实肿瘤难治性部分是临床前模型中缺氧的重要生物标志物[76]，而这项技术目前正在肺癌患者中进行早期临床验证（图13-4）。这种方法具有临床可转化性，并避免了与低氧特异性PET成像相关的几个缺点（如放射性示踪剂的制造和质量保证的复杂性，图像对比度差，以及在成像[77]之前，患者需要等待更长时间的放射性示踪剂注射）。迄今为止，这些因素已经阻碍了低氧成像在放射剂量照射的临床试验或低氧靶向治疗中的整合。

再者，实施这些MR引导的治疗单元可影响治疗计划，因为MR引导的治疗单元的辐射几何结构偏离了常规直线加速器的辐射几何结构。治疗是在一个静态磁场内传递的，由于洛仑兹力[6,49]可以改变二次电子的路径，每个光束的来源，方向和路径以及磁体的强度都会导致成像能力和剂量的变化（表13-4）。ViewRay

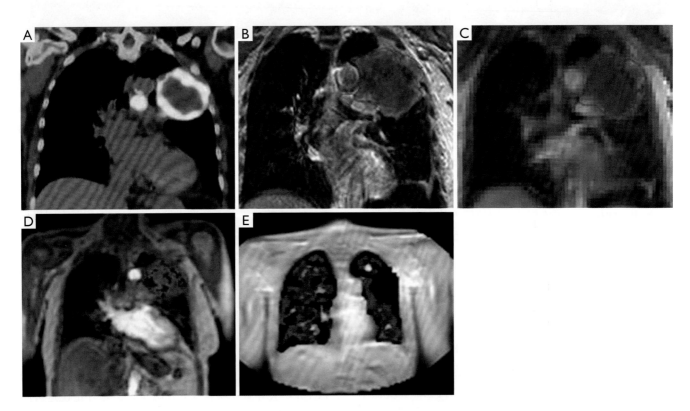

图13-4 MRI用于目标和正常组织的功能评估

一名77岁的T3N2M0 NSCLC患者的冠状图像。（A）综合F-18-FDG PET图像，显示左上叶10.6 cm肿块及相关淋巴结高FDG摄取（SUV max 17）和中央坏死；（B）T1后钆MRI显示优越的软组织可视化。肿瘤的多参数MRI使用；（C）氧增强MRI和（D）DCE采集，提供肺组织的空间肿瘤异质性图和（E）氧增强MRI。MRI，磁共振成像；NSCLC，非小细胞肺癌。

表13-4　最广泛使用的MRI引导放射治疗机的特点，报告的磁体强度（B$_0$）参照治疗光束的方向[78]

| 处理机器 | 治疗束（s） | 孔径（cm）[79] | B$_0$特斯拉（T） | 定向波束 | 磁铁设计 |
|---|---|---|---|---|---|
| Elekta MR-Linac[80] | 7 MV | 70 | 1.5 | 垂直的 | 闭合 |
| Canadian Linac MR[81] | 6/10 MV | 85（开孔） | 0.5+ | 内联 | 分裂 |
| Australian MRI-Linac[82] | 4/6 MV | 82（开孔） | 1.0‡ | 内联或垂直 | 分裂 |
| ViewRay MRIdian[83] | 三个$^{60}$Co来源 | 70 | 0.35 | 垂直的 | 分裂 |

+，早期的版本有B$_0$ 0.2 T[84]；‡，B$_0$ 1.5 T目前正在研究。MRI，磁共振成像；MV，大型电压。

MRIdian系统（美国俄亥俄州奥克伍德村的ViewRay公司）将1个0.35特斯拉（T）磁铁与3个钴-60（$^{60}$Co）磁源相结合，在一个旋转台架上以120°间隔排列，目的是提高处理效率，通过以不同的光束角度同时发射辐射，以最小化光束干涉。使用ViewRay对肺癌患者进行规划研究表明，可以规划临床可行性治疗[85-87]。与传统直线加速器相比，当考虑立体定向放射治疗（stereotactic body radiotherapy，SBRT）治疗中央位置早期疾病时，临床医生认为与100%的直线加速器计划相比，90%的$^{60}$Co计划具有临床可行性。此外，$^{60}$Co计划中的所有计划均导致OAR剂量高于直线加速器计划，但是这只是对正常肺低剂量有统计学意义[87]。对于局部晚期疾病患者，只有限的数据是可用的，但在$^{60}$Co方案中报道的平均肺部剂量较高[85]。

其他MR引导的治疗单元已经设计成将直线加速器与MRI扫描仪相结合，再次具有磁体定位，强度和定向的变化（表13-4）。MR-Linac联盟的七名成员购买了由Elekta和Philips开发的临床原型，其结合了1.5 T宽孔径MRI扫描仪和7 MV直线加速器。这种混合机器有目的地被设计成具有更高的磁性强度，以优化信噪比，从而提供诊断质量的图像[88]。许多研究调查了肺癌患者在不同强度磁场下治疗的剂量学结果[30-31,89]。对于早期的小肿瘤，计划采用内嵌式磁体定位，磁场强度的增加与GTV的平均剂量增加有关[89]。在局部先进的疾病计划中，采用垂直磁体方向，当比较1.5 T磁场与零磁场（未发表）的计划时，可以看到增加的一致性。关于OAR剂量，与零磁场和1.5 T磁场相比，计划研究表明，在早期和局部晚期疾病，皮肤剂量有一个少量但具备统计学意义的上升趋势[30]，同时，在未发表的1.5 T MR-Linac计划中，远端肺部组织（定义为离ITV超过5 cm的任何健康肺组织）的剂量也具有少量（+0.3 Gy）但具备统计学意义（$P<0.01$）的增加。然而，所有的研究都表明，在1.5 T

的MR-Linac可以为早期和局部晚期肺癌患者生成临床可接受的计划。人们预期，一旦MRI引导的肺癌治疗的自适应元素纳入患者的工作流程中，这将超过先前所观察到的在磁场中计划的剂量效应。在临床前和临床研究中，我们需要研究适应性工作流程对MR导向治疗单元的全部潜在益处。

## 六、治疗验证

治疗中的目标是计划的和放疗的剂量分布与目标和周围正常组织之间的一致性。在过去的10年中，锥束CT（cone-beam computed tomography，CBCT）的广泛应用为3D和4D图像提供了靶体积的软组织定义，可以与之前或甚至在每日治疗期间的计划扫描进行比较，由于CBCT采集的体积特性，与诊断性CT相比，图像受到更高程度的散射，因此图像质量更差，但是与旧的二维（2D）兆伏电压相比，仍然提供了用于验证的优良软组织信息（MV）电子门户图像（EPI）[90]。此外，成像软件的进步已经允许通过计划CT扫描快速采集、重建和记录CBCT图像，从而可以评估验证和参考计划图像之间的差异，并通过纠正床面的方式对计划等角点进行每日在线修正。在线肿瘤匹配的每日CBCT成像目前被认为是用于立体定向放射治疗的早期肿瘤[91-94]和用于常规分割治疗的局部晚期肿瘤的肺癌匹配的最佳成像[58]。

目前的CBCT工作流程有局限性，主要的肿瘤和纵隔淋巴结在CBCT上很难识别，而CT扫描（图13-5）相比通常可复制性较差[57]。在软组织成像得到改善之前，心脏或脊柱匹配认为是重复性最好的[57]。因此，如果患者在CBCT采集和束流治疗交付之间的位置发生变化将不被接受。

相比之下，具有优越的软组织可视化，MR引导的治疗单元将有可能促进直接原发性肿瘤和纵隔淋巴结匹配预处理（图13-5）[95]，从而可能允许减小CTV-PTV边

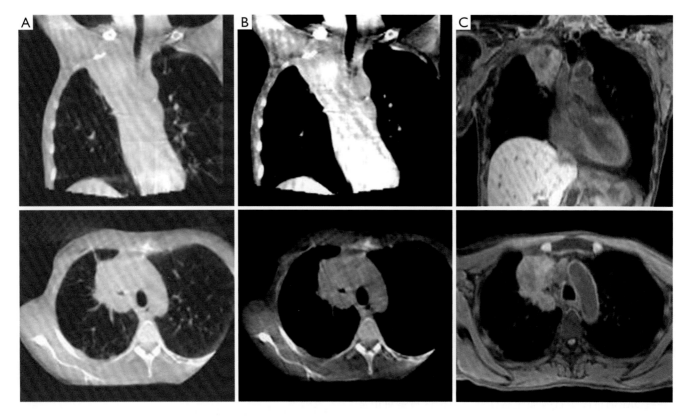

**图13-5 核磁共振成像在治疗之前进行验证**

一名55岁的T4N1M0 NSCLC患者的图像：（A）有肺窗的CBCT；（B）纵隔开窗的CBCT；（C）在1.5T MRI（Magnetom Aera；Siemens）上采集的T1加权MRI（MR序列类似于在1.5TMR-Linac上预期的采集）。MRI，磁共振成像；NSCLC，非小细胞肺癌；CBCT，锥束计算机断层扫描。

界的设置分量。此外，随着4D MR技术的迅速发展，能够在5 min[96]内获得和重建4D图像时，在治疗前和治疗期间，每天呼吸模式的验证可助于进一步个性化放射治疗。

## 七、每日治疗计划的调整

在预处理CBCT的基础上，每日标准工作流程依赖于3个平移平面的转换来最优地调整计划。这种方法只能纠正由于一致的目标形状和体积的位移造成的误差，并且不能解释分数之间目标的形状和体积的变化。另一个问题是原发肿瘤和淋巴结靶点相对于彼此和OAR的独立置换[97-98]。对于原发肿瘤和淋巴结目标的差异性边界[98]或单独计划和等中心可能有帮助，然而在与中央部疾病和纵隔淋巴结匹配具有挑战性且有可能计划重叠的情况下，这些策略并非没有问题。一项主要是局部晚期肺癌患者的研究评估了1 793例CBCT扫描，显示72%患者胸内解剖发生变化，最常见的变化是35%的肿瘤衰退[61]。观察到的正常解剖变化包括19%的病例表现出肺不张，6%的病例表现出胸腔积液的波动[61]。其他研究报道肿瘤大小的可减小15%~71%[62,99]。治疗期间肿瘤和正常组织解剖结构的变化对靶标和周围的OAR具有剂量测定的重要性，当靶标邻接剂量限制性OAR时，这是特别重要的。在目前的CBCT成像中，对观察到的胸腔内解剖变化的一种方法是使用一种"交通灯协议"，它用于放射医生在治疗时根据匹配触发临床或物理评论[61]。这种方法可能有助于突出考虑重新计划的变化，但不提供每日重新计划解决方案。

为了说明目标和周围正常组织的形状、体积和位置的变化，在传递前立即调整治疗计划的能力是很有吸引力的。当考虑适应性治疗时，需要注意的是，虽然在局部晚期肺癌的根治性治疗过程中可以观察到显著的解剖变化，但是如何将这些变化纳入适应性放射治疗计划的全面理解尚不清楚。最近已经发表的一项Ⅱ期临床试验，研究了在局部晚期NSCLC治疗期间基于CT减少靶体积的概念[100]。在这项研究中，每周对治疗过程进行CT计划扫描，在肿瘤缩小的情况下，划定新的肿瘤体积并制订新的治疗计划。结果表明这种适应性方法降低了毒性和边缘失败率，但是这项工作尚待大规模随机试验的验证。MR-Linac的设想适应性工作流程提供了进一步的研究，可以每天进行重复成像，而不需要额外的CT扫描和相关的伴随辐射照射。

另外，该工作流程具有在治疗之前进行快速在线计划调整的能力[101]。自动在线计划调整的发展和采用是为了大幅简化每日重新规划的过程。在大部分治疗过程中的迭代测序将确保达到OAR最小剂量目标的最佳剂量覆盖率[102]。MR-Linac日常的适应能力可能因此延长治疗的时间窗，使进一步的安全同种毒素的强化治疗成为可能。

## 八、实时目标跟踪

如果没有在标准直线加速器上进行"束流"成像，则不能实时考虑实际的分数内部运动。例如，在患者呼吸不规律的情况下，或者如果基线呼吸移位或漂移的形式存在变化，则"束流"成像可能是有意义的。在外周早期肿瘤患者中，有72%的治疗组患者观察到至少3 mm的基线漂移[103]。为了适应这些变化，需要有足够的安全边界，这是在CTV-PTV边缘的产生中考虑的。对内部比例运动适应的选择仍然有限。用于射波刀治疗（机器人放射外科系统）[104-105]的内部基准标记，现在也被应用于Vero gimblinac系统[106]。利用这两个系统，对基准点的实时跟踪允许对目标进行实时跟踪，以提供被充分定位在目标周围或目标中的基准点。在整个治疗过程中跟踪基准点所需的正交kV成像与患者额外的辐射照射有关。虽然短程低分割立体定向放射治疗在临床上可以被接受，但对于局部晚期疾病的常规分割放疗延长疗程的患者，额外的放射线照射会更大。鉴于原发性肿瘤靶区和纵隔淋巴结靶区之间差异运动的可能性[51]，局部晚期病变的患者可能需要纵隔和周围肺组织中的多个基准标记，这两者都不切实际，代价昂贵并且会使患者暴露于额外的与插入相关的风险[107]。

"实时成像"有两个重要的先决条件：首先成像必须具有高质量和时间分辨率才能准确反映底层的解剖结构；其次必须以足够的速度获得成像，以便真实反映潜在的肿瘤位置[108]。在"射线开始照射"期间通过肿瘤和OAR可视化，MR-Linac将实现实时的分数阶内MRI引导放射治疗基于动态多叶准直器（MLC）的呼吸运动跟踪已经在计划研究中显示出对肺癌治疗具有剂量学上的有益效果[109]，其有利于减少治疗边界，并且使得治疗光束雕刻可以适应内部分数目标改变。基于MRI的实时跟踪已经在许多不同的情况下被模拟[30,110-113]，临床研究也正在开发之中。在新型放射剂量增强试验的背景下，MR-Linac的追踪潜力呈现了这种混合型机器的另一个应用。在当前基于最初计划扫描的毒性剂量递增策略[114]的情况下，所设想的MR-Linac工作流程（具有实时的计划内与实际剂量的分数间监测以及所观察到的剂量测定差异的补偿）可以促进从"图像引导"到"剂量引导"治疗，进一步细化个体化毒性剂量方案的优化。

## 九、早期评估治疗反应

动态对比增强（DCE）-MRI是一种有前景的功能性MRI技术，其具有成为肿瘤应答和早期正常组织毒性的非侵入性成像生物标志物的潜力。毛细血管通透性的动力学参数（例如$K_{trans}$）一直与直肠癌[115]、头颈癌[116]和宫颈癌[117]对放疗的反应相关，但是肺癌的数据是混合的[118-121]，正在进行的研究继续调查这种技术的潜力[122]。为了评估潜在的OAR功能，术后1秒内用力呼气容积可以通过使用DCE-MRI对肺癌患者进行术前肺灌注成像[123]。此外DCE-MRI的动力学变化已被证实可用于区分早期放射性肺炎和晚期放射性纤维化[124]。

这些应用可以提高诊断鉴别能力，并因此改善管理，不仅在完成放疗过程之后，而且贯穿于每天利用MR-Linac获取图像的整个治疗过程中。在肺癌根治性放射治疗中对PET-CT的功能肿瘤变化的研究表明，在治疗过程中，PET的代谢肿瘤体积比CT上可见的肿瘤体积减小了更多[125]。最近发表的一项单臂试验结果证实，在经过大约三分之二的总剂量治疗后，一旦发生代谢变化，就可以对靶点进行剂量调整，从而提供有利的局部疾病控制[126]。目前正在进行基于PET的RTOG 1106随机试验（NCT01507428）。在患者治疗之后离开床前（治疗后的图像）在治疗位置拍摄的规律性（每日）功能性成像序列可以促进基于治疗过程期间的功能改变的治疗适应，类似于RTOG 1106试验的方式。此外，后束功能成像也可以根据正常组织毒性的概率进行适应，例如早期的毒性标记可以作为治疗强化潜在耐受性的选择标准。新的功能成像（如F-18-FDG PET）的新型功能性MRI序列的最优整合仍有待确定，并需要进一步研究包括与病理结果的相关性[45]。

## 十、结论

尽管还处于起步阶段，但将MRI纳入放疗治疗中对肺癌患者来说具有不可否认的前景，它可提供个性化增量益处，加强治疗工作流程中的各个环节。更准确的疾病分期和患者选择用于根治性治疗之后将会有更加可重复的肿瘤靶标和OAR描绘。这允许在较小的治疗界线范围下制订治疗计划。在治疗前，根据每日计划适应的可能性，考虑到分数变化和实时图像引导，甚至是剂量指导的治疗，以考虑到分数的变化可以在治疗指标上取得进一步的进展。在治疗过程中定期获得的额外功能成像可以提供关于生物肿瘤特征和正常组织毒性的关键信息，从而有可能指导适应性放疗的进一步临床应用。

在每个步骤的临床意义之前需要克服的技术复杂性（表13-2），这仍然是大西洋MR-Linac联盟和其他研究组成员积极研究的领域。精心设计的多中心前临床试验与临床研究证明，这些患者在局部疾病和总生存方面获益。

## 致谢

Faivre-Finn 教授和 McDonald 博士非常感谢 NIHR 生物医学研究中心和 CRUK ARTNET 网络的支持。Faivre-Finn 教授非常感谢 CRUK 中心。所有作者均感激 Elekta 和飞利浦对 Altantic MR-Linac 财团的支持。

## 声明

本文作者宣称无任何利益冲突。

## 参考文献

[1] Website Cancer Research UK. Lung Cancer Incidence Statistics[EB/OL]. Available online: http://www.cancerresearchuk.org/health-professional/cancer-statistics/statistics-by-cancer-type/lung-cancer/incidence#heading-Ten

[2] Aupérin A, Le Péchoux C, Rolland E, et al. Meta-analysis of concomitant versus sequential radi-ochemotherapy in locally advanced non-small-cell lung cancer[J]. J Clin Oncol, 2010, 28(13): 2181-2190.

[3] Christodoulou M, Bayman N, McCloskey P, et al. New radiotherapy approaches in locally advanced non-small cell lung cancer[J]. Eur J Cancer, 2014, 50(3): 525-534.

[4] Senan S, Brade A, Wang LH, et al. PROCLAIM: Randomized Phase III Trial of Pemetrexed-Cisplatin or Etoposide-Cisplatin Plus Thoracic Radiation Therapy Followed by Consolidation Chemotherapy in Locally Advanced Nonsquamous Non-Small-Cell Lung Cancer[J]. J Clin Oncol, 2016, 34(9): 953-962.

[5] Bradley JD, Paulus R, Komaki R, et al. Standard-dose versus high-dose conformal radiotherapy with concurrent and consolidation carboplatin plus paclitaxel with or without cetuximab for patients with stage IIIA or IIIB non-small-cell lung cancer (RTOG 0617): a randomised, two-by-two factorial phase 3 study[J]. Lancet Oncol, 2015, 16(2): 187-199.

[6] Raaymakers BW, Raaijmakers AJ, Kotte AN, et al. Integrating a MRI scanner with a 6 MV radiotherapy accelerator: dose deposition in a transverse magnetic field[J]. Phys Med Biol, 2004, 49(17): 4109-4118.

[7] Wild JM, Marshall H, Bock M, et al. MRI of the lung (1/3): methods[J]. Insights Imaging, 2012, 3(4): 345-353.

[8] Konert T, Vogel W, MacManus MP, et al. PET/CT imaging for target volume delineation in curative intent radiotherapy of non-small cell lung cancer: IAEA consensus report 2014[J]. Radiother Oncol, 2015, 116(1): 27-34.

[9] Kim HS, Lee KS, Ohno Y, et al. PET/CT versus MRI for diagnosis, staging, and follow-up of lung cancer[J]. J Magn Reson Imaging, 2015, 42(2): 247-260.

[10] Grootjans W, de Geus-Oei LF, Troost EG, et al. PET in the management of locally advanced and metastatic NSCLC[J]. Nat Rev Clin Oncol, 2015, 12(7): 395-407.

[11] Heelan RT, Demas BE, Caravelli JF, et al. Superior sulcus tumours: CT and MR imaging[J]. Radiology, 1989, 170 (3 Pt 1): 637-641.

[12] Foroulis CN, Zarogoulidis P, Darwiche K, et al. Superior sulcus (Pancoast) tumors: current evidence on diagnosis and radical treatment[J]. J Thorac Dis, 2013, 5 (Suppl 4): S342-S358.

[13] National Institute for Health and Clinical Excellence. Lung Cancer: the Diagnosis and Treatment of Lung Cancer (CG121)[J]. London: NICE; April 2011.

[14] NCCN clinical practice guidelines in oncology[J]. Non-Small Cell Lung Cancer, 2016, Version 3. 2016.

[15] Kozower BD, Larner JM, Detterbeck FC, et al. Special treatment issues in non-small cell lung cancer: Diagnosis and management of lung cancer, 3rd ed: American College of Chest Physicians evidence-based clinical practice guidelines[J]. Chest, 2013 (5 Suppl), 143: 369S-399S.

[16] Kajiwara N, Akata S, Uchida O, et al. Cine MRI enables better therapeutic planning than CT in cases of possible lung cancer

chest wall invasion[J]. Lung Cancer, 2010, 69(2): 203-208.

[17] Padovani B, Mouroux J, Seksik L, et al. Chest wall invasion by bronchogenic carcinoma: evaluation with MR imaging[J]. Radiology, 1993, 187(1): 33-38.

[18] Musset D, Grenier P, Carette MF, et al. Primary lung cancer staging: prospective comparative study of MR imaging with CT[J]. Radiology, 1986, 160(3): 607-611.

[19] Wu LM, Xu JR, Gu HY, et al. Preoperative mediastinal and hilar nodal staging with diffusion-weighted magnetic resonance imaging and fluorodeoxyglucose positron emission tomography/computed tomography in patients with non-small-cell lung cancer: which is better?[J]. J Surg Res, 2012, 178(1): 304-314.

[20] Shen G, Lan Y, Zhang K, et al. Comparison of 18F-FDG PET/CT and DWI for detection of mediastinal nodal metastasis in non-small cell lung cancer: A meta-analysis[J]. PLoS One, 2017, 12(3): e0173104.

[21] Zhang Y, Qin Q, Li B, et al. Magnetic resonance imaging for N staging in non-small cell lung cancer: A systematic review and meta-analysis[J]. Thorac Cancer, 2015, 6(2): 123-132.

[22] Yi CA, Shin KM, Lee KS, et al. Non-small cell lung cancer staging: efficacy comparison of integrated PET/CT versus 3.0-T whole-body MR imaging[J]. Radiology, 2008, 248(2): 632-642.

[23] Yi CA, Lee KS, Lee HY, et al. Coregistered whole body magnetic resonance imaging-positron emission tomography (MRI-PET) versus PET-computed tomography plus brain MRI in staging resectable lung cancer: Comparisons of clinical effectiveness in a randomized trial[J]. Cancer, 2013, 119(10): 1784-1791.

[24] Sommer G, Stieltjes B. Magnetic resonance imaging for staging of non-small-cell lung cancer-technical advances and unmet needs[J]. J Thorac Dis, 2015, 7(7): 1098-1102.

[25] Lauenstein TC, Goehde SC, Herborn CU, et al. Whole-body MR imaging: evaluation of patients for metastases[J]. Radiology, 2004, 233(1): 139-148.

[26] Schlemmer HP, Schäfer J, Pfannenberg C, et al. Fast whole-body assessment of metastatic disease using a novel magnetic resonance imaging system: initial experiences[J]. Invest Radiol, 2005, 40(2): 64-71.

[27] Pichler BJ, Kolb A, Nägele T, et al. PET/MRI: paving the way for the next generation of clinical mul-timodality imaging applications[J]. J Nucl Med, 2010, 51(3): 333-336.

[28] Shim SS, Lee KS, Kim BT, et al. Non-small cell lung cancer: prospective comparison of integrated FDG PET/CT and CT alone for preoperative staging[J]. Radiology, 2005, 236(3): 1011-1019.

[29] Edmund JM, Nyholm T. A review of substitute CT generation for MRI-only radiation therapy[J]. Radiat Oncol, 2017, 12(1): 28.

[30] Menten MJ, Fast MF, Nill S, et al. Lung stereotactic body radiotherapy with an MR-linac - Quantifying the impact of the magnetic field and real-time tumor tracking[J]. Radiother Oncol, 2016, 119(3): 461-466.

[31] Bainbridge H, Menten MJ, Fast MF, et al. Dosimetric Implications for Radical Radiation Therapy on the 1.5 Tesla Magnetic Resonance Linear Accelerator (MR-Linac) in Locally-Advanced Non-Small Cell Lung Cancer[J]. Lung Cancer, 2017, 103(1): S55.

[32] Rank CM, Heußer T, Buzan MTA et al. 4D Respiratory Motion-Compen sated ImageReconstruction of Free-Breathing RadialMR Data With Very High Undersampling[J]. Magn Reson Med, 2017, 77(3): 1170-1183.

[33] Stemkens B, Tijssen RH, de Senneville BD, et al. Optimizing 4-Dimensional Magnetic Resonance Imaging Data Sampling for Respiratory Motion Analysis of Pancreatic Tumors[J]. Int J Radiat Oncol Biol Phys, 2015, 91(3): 571-578.

[34] Feng L, Grimm R, Block KT, et al. Golden-angle radial sparse parallel MRI: combination of compressed sensing, parallel imaging, and golden-angle radial sampling for fast and flexible dynamic volumetric MRI[J]. Magn Reson Med, 2014, 72(3): 707-717.

[35] Stemkens B, Tijssen RH, de Senneville BD, et al. Image-driven, model-based 3D abdominal motion estimation for MR-guided radiotherapy[J]. Phys Med Biol, 2016, 61(14): 5335-5355.

[36] Collier DC, Burnett SS, Amin M, et al. SG. Assessment of consistency in contouring of normal-tissue anatomic structures[J]. J Appl Clin Med Phys, 2003, 4(1): 17-24.

[37] McCall R, MacLennan G, Taylor M, et al. Medical Dosimetry Anatomical contouring variability in thoracic organs at risk[J]. Med Dosim, 2016, 41(4): 344-350.

[38] Cui Y, Chen W, Kong FM, et al. Contouring variations and the role of atlas in non-small cell lung cancer radiation therapy: Analysis of a multi-institutional preclinical trial planning study[J]. Pract Radiat Oncol, 2015, 5(2): e67-e75.

[39] Kong FM, Ritter T, Quint DJ DJ, et al. Consideration of Dose Limits for Organs At Risk of thoracic radiotherapy: atlas for lung, proximal bronchial tree, esophagus, spinal cord, ribs, and brachial plexus [J]. Int J Radiat Oncol Biol Phys, 2011, 81(5): 1442-1457.

[40] Dess RT, Sun Y, Matuszak MM, et al. Cardiac Events After Radiation Therapy: Combined Analysis of Prospective Multicenter Trials for Locally Advanced Non-Small-Cell Lung Cancer[J]. J Clin Oncol, 2017, 35(13): 1395-1402.

[41] Wollschläger D, Karle H, Stockinger M, et al. Radiation dose distribution in functional heart regions from tangential breast cancer radiotherapy[J]. Radiother Oncol, 2016, 119(1): 65-70.

[42] Duane F, Aznar MC, Bartlett F, et al. A cardiac contouring atlas for radiotherapy[J]. Radiother Oncol, 2017, 122(3): 416-422.

[43] McWilliam A, Faivre-Finn C, Kennedy J, et al. Data mining identifies the base of the heart as a dose-sensitive region affecting survival in lung cancer patients[J]. Int J Radiat Oncol Biol Phys, 2016,96(2S): S48.

[44] Steenbakkers RJ, Duppen JC, Fitton I, et al. Reduction of observer variation using matched CT-PET for lung cancer delineation: A three-dimensional analysis[J]. Int J Radiat Oncol Biol Phys, 2006,64(2): 435-448.

[45] Kumar S, Liney G, Rai R, et al. Magnetic resonance imaging in lung: a review of its potential for radiotherapy[J]. Br J Radiol, 2016,89(1060): 20150431.

[46] Chuter R, Prestwich R, Bird D, et al. The use of deformable image registration to integrate diagnostic MRI into the radiotherapy planning pathway for head and neck cancer[J]. Radiother Oncol, 2017,122(2): 229-235.

[47] Rasch C, Barillot I, Remeijer P, et al. Definition of the prostate in CT and MRI: A multi-observer study[J]. Int J Radiat Oncol Biol Phys, 1999,43(1): 57-66.

[48] Aoyama H, Shirato H, Nishioka T, et al. Magnetic resonance imaging system for three-dimensional conformal radiotherapy and its impact on gross tumor volume delineation of central nervous system tumors[J]. Int J Radiat Oncol Biol Phys, 2001, 50(3): 821-827.

[49] Yeung AR, Vargas CE, Falchook A, et al. Dose-Volume Differences for Computed Tomography and Magnetic Resonance Imaging Segmentation and Planning for Proton Prostate Cancer Therapy[J]. Int J Radiat Oncol Biol Phys, 2008,72(5): 1426-1433.

[50] O'Neill BD, Salerno G, Thomas K, et al. MR vs CT imaging: low rectal cancer tumour delineation for three-dimensional conformal radiotherapy[J]. Br J Radiol, 2009,82(978): 509-513.

[51] Cole AJ, Hanna GG, Jain S, et al. Motion Management for Radical Radiotherapy in Non-small Cell Lung Cancer[J]. Clin Oncol (R Coll Radiol), 2014,26(2): 67-80.

[52] Du D, Caruthers SD, Glide-hurst C, et al. High-Quality T2-Weighted 4-Dimensional Magnetic Resonance Imaging for Radiation Therapy Applications[J]. Int J Radiat Oncol Biol Phys, 2015,92(2): 430-437.

[53] Freedman JN, Collins DJ, Bainbridge H, et al. T2-Weighted 4D Magnetic Resonance Imaging for Ap-plication in Magnetic Resonance-Guided Radiotherapy Treatment Planning[J]. Invest Radiol, 2017,52(10): 563-573.

[54] Freedman JN, Collins DJ, Rank CM, et al. Evaluation of 4D-T2w MRI methods for lung radiotherapy treatment planning with application to an MR-linac[J]. ISMRM 25th Annu Meet Exhib, 2017: Abstract #2906.

[55] Wolthaus JW, Sonke JJ, van Herk M, et al. Comparison of Different Strategies to Use Four-Dimensional Computed Tomography in Treatment Planning for Lung Cancer Patients[J].

Int J Radiat Oncol Biol Phys, 2008,70(4): 1229-1238.

[56] Grills IS, Fitch DL, Goldstein NS, et al. Clinicopathologic Analysis of Microscopic Extension in Lung Adenocarcinoma: Defining Clinical Target Volume for Radiotherapy[J]. Int J Radiat Oncol Biol Phys, 2007,69(2): 334-341.

[57] Higgins J, Bezjak A, Franks K, et al. Comparison of Spine, Carina, and Tumor as Registration Landmarks for Volumetric Image-Guided Lung Radiotherapy[J]. Int J Radiat Oncol Biol Phys, 2009,73(5): 1404-1413.

[58] Higgins J, Bezjak A, Hope A, et al. Effect of image-guidance frequency on geometric accuracy and setup margins in radiotherapy for locally advanced lung cancer[J]. Int J Radiat Oncol Biol Phys, 2011,80(5): 1330-1337.

[59] van Herk M. Errors and Margins in Radiotherapy[J]. Semin Radiat Oncol, 2004,14(1): 52-64.

[60] Karki K, Saraiya S, Hugo GD, et al. Variabilities of Magnetic Resonance Imaging-, Computed Tomography-, and Positron Emission Tomography-Computed Tomography-Based Tumor and Lymph Node Delineations for Lung Cancer Radiation Therapy Planning[J]. Int J Radiat Oncol Biol Phys, 2017,99(1): 80-89.

[61] Kwint M, Conijn S, Schaake E, et al. Intra thoracic anatomical changes in lung cancer patients during the course of radiotherapy[J]. Radiother Oncol, 2014,113(3): 392-397.

[62] Kataria T, Gupta D, Bisht SS, et al. Adaptive radiotherapy in lung cancer: dosimetric benefits and clinical outcome[J]. Br J Radiol, 2014,87(1038): 20130643.

[63] McPartlin AJ, Li XA, Kershaw LE, et al. MRI-guided prostate adaptive radiotherapy - A systematic review[J]. Radiother Oncol, 2016,119(3): 371-380.

[64] Warren S, Panettieri V, Panakis N, et al. Optimizing collimator margins for isotoxically dose-escalated conformal radiation therapy of non-small cell lung cancer[J]. Int J Radiat Oncol Biol Phys, 2014,88(5): 1148-1153.

[65] van Elmpt W, De Ruysscher D, van der Salm A, et al. The PET-boost randomised phase II dose-escalation trial in non-small cell lung cancer[J]. Radiother Oncol, 2012,104(1): 67-71.

[66] Matuszak MM, Xiao Y, Presley J, et al. The Importance of Dry Run Credentialing for RTOG 1106/ACRIN 6697: A Trial of Individualized Adaptive Radiation Therapy for Patients with Locally Advanced Non-small Cell Lung Cancer (NSCLC) [J]. Int J Radiat Oncol Biol Phys, 2012,84(3): S26-S27.

[67] Li C, Lu HJ, Na FF, et al. Prognostic role of hypoxic inducible factor expression in non-small cell lung cancer: a meta-analysis[J]. Asian Pac J Cancer Prev, 2013,14(6): 3607-3612.

[68] Ren W, Mi D, Yang K, et al. The expression of hypoxia-inducible factor-1α and its clinical significance in lung cancer: A systematic review and meta-analysis[J]. Swiss Med Wkly, 2013,

143：w13855.

[69] Wilson WR，Hay MP. Targeting hypoxia in cancer therapy[J]. Nat Rev Cancer，2011，11(6)：393-410.

[70] Egeland TAM，Gulliksrud K，Gaustad JV，et al. Dynamic contrast-enhanced-MRI of tumor hypoxia[J]. Magn Reson Med，2012，67(2)：519-530.

[71] Øvrebø KM，Hompland T，Mathiesen B，et al. Assessment of hypoxia and radiation response in intramuscular experimental tumors by dynamic contrast-enhanced magnetic resonance imaging[J]. Radiother Oncol，2012，102(3)：429-435.

[72] Tatum JL，Kelloff GJ，Gillies RJ，et al. Hypoxia：importance in tumor biology，noninvasive measurement by imaging，and value of its measurement in the management of cancer therapy[J]. Int J Radiat Biol，2006，82(10)：699-757.

[73] Young IR，Clarke GJ，Bailes DR，et al. Enhancement of relaxation rate with paramagnetic contrast agents in NMR imaging[J]. J Comput Tomogr，1981，5(6)：543-547.

[74] Linnik IV，Scott ML，Holliday KF，et al. Noninvasive tumor hypoxia measurement using magnetic resonance imaging in murine U87 glioma xenografts and in patients with glioblastoma[J]. Magn Reson Med，2014，71(5)：1854-1862.

[75] O'Connor JP，Naish JH，Parker GJ，et al. Preliminary Study of Oxygen-Enhanced Longitudinal Relaxation in MRI：A Potential Novel Biomarker of Oxygenation Changes in Solid Tumors[J]. Int J Radiat Oncol Biol Phys，2009，75(4)：1209-1215.

[76] O'Connor JP，Boult JK，Jamin Y，et al. Oxygen-enhanced MRI accurately identifies，quantifies，and maps tumor hypoxia in preclinical cancer models[J]. Cancer Res，2016，76(4)：787-795.

[77] Peeters SG，Zegers CM，Lieuwes N，et al. A comparative study of the hypoxia PET tracers [18F]HX4，[18F]FAZA，and [18F]FMISO in a preclinical tumor model[J]. Int J Radiat Oncol Biol Phys，2015，91(2)：351-359.

[78] Menten MJ，Wetscherek A，Fast MF. MRI-guided lung SBRT：Present and future developments[J]. Phys Med，2017. 44:139-149.

[79] Ménard C，van der Heide U. Introduction：Systems for Magnetic Resonance Image Guided Radiation Therapy[J]. Semin Radiat Oncol，2014；24(3)：192.

[80] Lagendijk JJ，Raaymakers BW，Raaijmakers AJ，et al. MRI/linac integration[J]. Radiother Oncol，2008，86(1)：25-29.

[81] Tadic T，Fallone BG. Design and optimization of superconducting MRI magnet systems with magnetic materials[J]. IEEE Transactions on Applied Superconductivity，2012：22(2). DOI：10.1109/TASC.2012.2183871

[82] Keall PJ，Barton M，Crozier S. The Australian Magnetic Resonance Imaging-Linac Program[J]. Semin Radiat Oncol，2014，24(3)：203-206.

[83] Mutic S，Dempsey JF. The ViewRay System：Magnetic Resonance-Guided and Controlled Radiotherapy[J]. Semin Radiat Oncol，2014，24(3)：196-199.

[84] Fallone BG，Murray B，Rathee S，et al. First MR images obtained during megavoltage photon irradiation from a prototype integrated linac-MR system[J]. Med Phys，2009，36(6)：2084-2088.

[85] Wooten HO，Green O，Yang M，et al. Quality of Intensity Modulated Radiation Therapy Treatment Plans Using a (60)Co Magnetic Resonance Image Guidance Radiation Therapy System[J]. Int J Radiat Oncol Biol Phys，2015，92(4)：771-778.

[86] Saenz DL，Paliwal BR，Bayouth JE. A dose homogeneity and conformity evaluation between ViewRay and pinnacle-based linear accelerator IMRT treatment plans[J]. J Med Phys，2014，39(2)：64-70.

[87] Merna C，Rwigema JC，Cao M，et al. A treatment planning comparison between modulated tri-cobalt-60 teletherapy and linear accelerator-based stereotactic body radiotherapy for central early-stage non-small cell lung cancer[J]. Med Dosim，2016，41(1)：87-91.

[88] Raaijmakers AJ，Raaymakers BW，Lagendijk JJ. Magnetic-field-induced dose effects in MR-guided radi-otherapy systems：dependence on the magnetic field strength[J]. Phys Med Biol，2008，53(4)：909-923.

[89] Oborn BM，Ge Y，Hardcastle N，et al. Dose enhancement in radiotherapy of small lung tumors using inline magnetic fields：A Monte Carlo based planning study[J]. Med Phys，2016，43(1)：368.

[90] Boda-Heggemann J，Lohr F，Wenz F，et al. kV cone-beam CT-based IGRT：a clinical review[J]. Strahlenther Onkol，2011，187(5)：284-291.

[91] Guckenberger M，Krieger T，Richter A，et al. Potential of image-guidance，gating and real-time tracking to improve accuracy in pulmonary stereotactic body radiotherapy[J]. Radiother Oncol，2009，91(3)：288-295.

[92] Sweeney RA，Seubert B，Stark S，et al. Accuracy and inter-observer variability of 3D versus 4D cone-beam CT based image-guidance in SBRT for lung tumors[J]. Radiat Oncol，2012，7：81.

[93] Galerani AP，Grills I，Hugo G，et al. Dosimetric impact of online correction via cone-beam ct-based image guidance for stereotactic lung radiotherapy[J]. Int J Radiat Oncol Biol Phys，2010，78(5)：1571-1578.

[94] Liang J，Li M，Zhang T，et al. The effect of image-guided radiation therapy on the margin between the clinical target volume and planning target volume in lung cancer[J]. J Med Radiat Sci，2014，61(1)：30-37.

[95] Oelfke U. Magnetic Resonance Imaging-guided Radiation Therapy：Technological Innovation Provides a New Vision of Radiation Oncology Practice[J]. Clin Oncol (R Coll Radiol)，2015，27(9)：495-497.

[96] Mickevicius NJ, Paulson E. Investigation of undersampling and reconstruction algorithm dependence on respiratory correlated 4D-MRI for online MR-guided radiation therapy[J]. Phys Med Biol, 2017, 62(8): 2910-2921.

[97] Jan N, Balik S, Hugo GD, et al. Interfraction displacement of primary tumor and involved lymph nodes relative to anatomic landmarks in image guided radiation therapy of locally advanced lung cancer[J]. Int J Radiat Oncol Biol Phys, 2014, 88(1): 210-215.

[98] Schaake EE, Rossi MM, Buikhuisen WA, et al. Differential motion between mediastinal lymph nodes and primary tumor in radically irradiated lung cancer patients[J]. Int J Radiat Oncol Biol Phys, 2014, 90(4): 959-966.

[99] Britton KR, Starkschall G, Tucker SL, et al. Assessment of Gross Tumor Volume Regression and Motion Changes During Radiotherapy for Non-Small-Cell Lung Cancer as Measured by Four-Dimensional Computed Tomography[J]. Int J Radiat Oncol Biol Phys, 2007, 68(4): 1036-1046.

[100] Ramella S, Fiore M, Silipigni S, et al. Local Control and Toxicity of Adaptive Radiotherapy Using Weekly CT Imaging: Results from the LARTIA Trial in Stage III NSCLC[J]. J Thorac Oncol, 2017, 12(7): 1122-1130.

[101] Kontaxis C, Bol GH, Lagendijk JJ, et al. Towards adaptive IMRT sequencing for the MR-linac[J]. Phys Med Biol, 2015, 60(6): 2493-2509.

[102] Kontaxis C, Bol GH, Lagendijk JJ, et al. A new methodology for inter- and intrafraction plan adaptation for the MR-linac[J]. Phys Med Biol, 2015, 60(19): 7485-7497.

[103] Takao S, Miyamoto N, Matsuura T, et al. Intrafractional Baseline Shift or Drift of Lung Tumor Motion During Gated Radiation Therapy With a Real-Time Tumor-Tracking System[J]. Int J Radiat Oncol Biol Phys, 2016, 94(1): 172-180.

[104] Nuyttens JJ, Prévost JB, Praag J, et al. Lung tumor tracking during stereotactic radiotherapy treatment with the CyberKnife: Marker placement and early results[J]. Acta Oncol, 2006, 45(7): 961-965.

[105] van der Voort van Zyp NC, Prévost JB, Hoogeman MS, et al. Stereotactic radiotherapy with real-time tumor tracking for non-small cell lung cancer: clinical outcome[J]. Radiother Oncol, 2009, 91(3): 296-300.

[106] Depuydt T, Poels K, Verellen D, et al. Treating patients with real-time tumor tracking using the Vero gimbaled linac system: Implementation and first review[J]. Radiother Oncol, 2014, 112(3): 343-351.

[107] Patel A, Khalsa B, Lord B, et al. Planting the seeds of success: CT-guided gold seed fiducial marker placement to guide robotic radiosurgery[J]. J Med Imaging Radiat Oncol, 2013, 57(2): 207-211.

[108] Yan H, Tian Z, Shao Y, et al. A new scheme for real-time high-contrast imaging in lung cancer radiotherapy: a proof-of-concept study[J]. Phys Med Biol, 2016, 61(6): 2372-2388.

[109] Keall PJ, Joshi S, Vedam SS, et al. Four-dimensional radiotherapy planning for DMLC-based respiratory motion tracking[J]. Med Phys, 2005, 32(4): 942-951.

[110] Yun J, Yip E, Wachowicz K, et al. Evaluation of a lung tumor autocontouring algorithm for intrafractional tumor tracking using low-field MRI: A phantom study[J]. Med Phys, 2012, 39(3): 1481.

[111] Cerviño LI, Du J, Jiang SB. MRI-guided tumor tracking in lung cancer radiotherapy[J]. Phys Med Biol, 2011, 56(13): 3773-3785.

[112] Crijns SP, Raaymakers BW, Lagendijk JJ. Proof of concept of MRI-guided tracked radiation delivery: tracking one-dimensional motion[J]. Phys Med Biol, 2012, 57(23): 7863-7872.

[113] Yip E, Yun J, Wachowicz K, et al. Prior data assisted compressed sensing: A novel MR imaging strategy for real time tracking of lung tumors[J]. Med Phys, 2014, 41(8): 082301.

[114] Haslett K, Franks K, Hanna GG, et al. Protocol for the isotoxic intensity modulated radiotherapy (IMRT) in stage III non-small cell lung cancer (NSCLC): a feasibility study[J]. BMJ Open, 2016, 6(4): e010457.

[115] George ML, Dzik-Jurasz AS, Padhani AR, et al. Non-invasive methods of assessing angiogenesis and their value in predicting response to treatment in colorectal cancer[J]. Br J Surg, 2001, 88(12): 1628-1636.

[116] Kim S, Loevner LA, Quon H, et al. Prediction of response to chemoradiation therapy in squamous cell carcinomas of the head and neck using dynamic contrast-enhanced MR imaging[J]. AJNR Am J Neuroradiol, 2010, 31(2): 262-268.

[117] Zahra MA, Tan LT, Priest AN, et al. Semiquantitative and Quantitative Dynamic Contrast-Enhanced Magnetic Resonance Imaging Measurements Predict Radiation Response in Cervix Cancer[J]. Int J Radiat Oncol Biol Phys, 2009, 74(3): 766-773.

[118] Weiss E, Ford JC, Olsen KM, et al. Apparent diffusion coefficient (ADC) change on repeated diffu-sion-weighted magnetic resonance imaging during radiochemotherapy for non-small cell lung cancer: A pilot study[J]. Lung Cancer, 2016, 96: 113-119.

[119] Chang Q, Wu N, Ouyang H, et al. Diffusion-weighted magnetic resonance imaging of lung cancer at 3.0 T: a preliminary study on monitoring diffusion changes during chemoradiation therapy[J]. Clin Imaging, 2012, 36(2): 98-103.

[120] Ohno Y, Koyama H, Yoshikawa T, et al. Diffusion-weighted MRI versus 18F-FDG PET/CT: performance as predictors of tumor treatment response and patient survival in patients with non-small cell lung cancer receiving chemoradiotherapy[J]. AJR Am J Roentgenol, 2012, 198(1): 75-82.

[121] Yabuuchi H，Hatakenaka M，Takayama K，et al. Non-small cell lung cancer：detection of early response to chemotherapy by using contrast-enhanced dynamic and diffusion-weighted MR imaging[J]. Radiology，2011，261(2)：598-604.

[122] Askoxylakis V，Dinkel J，Eichinger M，et al. Multimodal hypoxia imaging and intensity modulated radiation therapy for unresectable non-small-cell lung cancer：the HIL trial[J]. Radiat Oncol，2012，7：157.

[123] Iwasawa T，Saito K，Ogawa N，et al. Prediction of postoperative pulmonary function using perfusion magnetic resonance imaging of the lung[J]. J Magn Reson Imaging，2002，15(6)：685-692.

[124] Ogasawara N，Suga K，Karino Y，et al. Perfusion characteristics of radiation-injured lung on Gd-DTPA-enhanced dynamic magnetic resonance imaging[J]. Invest Radiol，2002，37(8)：448-457.

[125] Mahasittiwat P，Yuan S，Xie C，et al. Metabolic Tumor Volume on PET Reduced More than Gross Tumor Volume on CT during Radiotherapy in Patients with Non-Small Cell Lung Cancer Treated with 3DCRT or SBRT[J]. J Radiat Oncol，2013，2(2)：191-202.

[126] Kong FM，Ten Haken RK，Schipper M，et al. Effect of Midtreatment PET/CT-Adapted Radiation Therapy With Concurrent Chemotherapy in Patients With Locally Advanced Non-Small-Cell Lung Cancer：A Phase 2 Clinical Trial[J]. JAMA Oncol，2017. 3(10):1358-1365.

译者：祁峰，江苏省肿瘤医院

审校：李潇，江苏省肿瘤医院

　　　廖林虹，江西省赣州市妇幼保健院

**Cite this article as:** Bainbridge H, Salem A, Tijssen RH, Dubec M, Wetscherek A, Van Es C, Belderbos J, Faivre-Finn C, McDonald F; on behalf of the lung tumour site group of the international Atlantic MR-Linac Consortium. Magnetic resonance imaging in precision radiation therapy for lung cancer. Transl Lung Cancer Res 2017;6(6):689-707. doi: 10.21037/tlcr.2017.09.02

# 第十四章 非小细胞肺癌的"液体活检"—— 尚未准备好进入应用的黄金时段

Angel Qin[1], Nithya Ramnath[1,2]

[1]Department of Internal Medicine, Division of Hematology and Oncology, University of Michigan, Ann Arbor, MI, USA; [2]Veterans Administration Ann Arbor Healthcare System, Ann Arbor, MI, USA

*Correspondence to:* Nithya Ramnath. 1500 E. Medical Center Drive, Cancer Center 4206, Ann Arbor, MI 48109-5848, USA. Email: nithyar@med.umich.edu.

*Provenance:* This is a Guest Editorial commissioned by Section Editor Shaohua Cui (Department of Pulmonary Medicine, Shanghai Chest Hospital, Shanghai Jiao Tong University, Shanghai, China).

*Comment on:* Yanagita M, Redig AJ, Paweletz CP, *et al.* A prospective evaluation of circulating tumor cells and cell-free DNA in EGFR mutant non-small cell lung cancer patients treated with erlotinib on a phase II trial. Clin Cancer Res 2016. [Epub ahead of print].

View this article at: http://dx.doi.org/10.21037/tcr.2016.10.29

长期以来,肿瘤活组织检查一直是恶性肿瘤诊断的金标准。先进测序技术的发展使我们能够从分子水平上研究驱动特定肿瘤发生的分子变化。随着医学向分子时代迈进,我们可能会对患者进行重复多次的活检以评估肿瘤耐药性的发展,这对肿瘤的治疗和预后评估都具有一定意义。然而,进行多次肿瘤活检的操作流程较为复杂,许多患有晚期恶性肿瘤的患者不能或不愿意接受再一次的有创检查,同时活检对操作人员及其技能均有一定要求,具有耗时、昂贵、影响患者照护的缺点。此外我们知道,随着疾病进展肿瘤可能会出现时间和空间异质性,因此一次活检往往无法描绘出肿瘤的全貌。

生物信息学和纳米技术的进步将"液体活检"推至舞台中央,这是一种用于检测评估血液和尿液中肿瘤细胞遗传物质的技术。血浆液体活检有3个主要来源:①循环肿瘤细胞(circulating tumor cells,CTC);②无细胞核酸(cell-free nucleic acids,cfNA);③细胞外囊泡[译者注:原文为细胞外载体(extracellular vehicles),此

处可以直接译为细胞外囊泡(extracellular vesicles)]。迄今为止大部分临床研究都集中在CTC和cfNA上。CTC是那些从原发肿瘤上脱落、渗入脉管系统并进入循环的细胞,这类细胞早在1896年[1]就被发现,但多年以来在检测和研究上的难度限制了它们的使用。cfNA(最常见的是cfDNA)既可在肿瘤细胞凋亡的过程中被动释放,也可由肿瘤细胞主动分泌,但后者的机制尚不清楚。细胞外囊泡的特征是人们目前了解最少的,它是一个由脂质膜包裹着核酸的囊泡,可由正常细胞和肿瘤细胞释放。表14-1对液体活检进行了进一步的描述,表14-2则将液体活检与传统的肿瘤活检进行了比较。

液体活检作为一种辅助检查手段在非小细胞肺癌(NSCLC)这种癌症当中具有很大的应用潜力。过去20年的研究进展表明,NSCLC,特别是腺癌,在特定分子变化的驱动下,同个肿瘤组织可由不同的"实体(entity)"所构成[2]。目前FDA批准的酪氨酸激酶抑制剂(TKIs)可用于3种驱动突变——EGFR、ALK和

表 14-1　比较 NSCLC 中使用的各种"液体活检"

| 液体活检种类 | 来源 | 分离方法 | FDA 批准的检测方法 | 已有检测方法的敏感性 /% | 已有检测方法的特异性 /% |
|---|---|---|---|---|---|
| CTCs | 原发肿瘤脱落 | 上皮细胞黏附分子（EpCAM）依赖或非 EpCAM 依赖的方法 | 尚未批准 | 23~90（检测率） | N/A |
| cfNA | 由调亡 / 坏死的肿瘤细胞被动释放；由肿瘤或健康细胞主动分泌 | 利用提取试剂盒，并使用 ddPCR 或 NGS 进一步富集 | cobas EGFR Mutation Test v2 +（评估 EGFR 致敏突变） | 15~100 | 89~100 |
| EVs | 由肿瘤或健康细胞分泌的脂质膜结构 | 差速超速离心（金标准）；也有不需特殊设备而根据其物理特性来分离 EV 的方法 | 尚未批准 | N/A（尚未有可用技术） | N/A（尚未有可用技术） |
| 尿液 cfNA | 由血液从肾脏滤过或来源于与尿液直接接触的细胞 | 利用提取试剂盒，并使用 ddPCR 或 NGS 进一步富集 | 尚未批准 | 81~100（一致率） | N/A |

+，罗氏旗下的 EGFR 变异液体检测方法。NSCLC，非小细胞肺癌；CTCs，循环肿瘤细胞；cfNA，无细胞核酸；EVs，细胞外囊泡；ddPCR，数字液滴 PCR；NGS，下一代测序；EpCAM，上皮细胞黏附分子。

表 14-2　不同活检方法（传统的和基于血浆的方法）的优点和缺点

| 活检内容 | 优点 | 缺点 |
|---|---|---|
| CTCs | 具有最广泛的应用潜力，包括评估复发、监测治疗反应和协助预后判断 | 目前的方法在区分肿瘤细胞和上皮细胞方面并不总是准确的 |
| cfNA | 能够直接评估特定突变 | 可由健康和肿瘤细胞释放 |
| 细胞外囊泡 | 脂质膜包裹可以避免核酸降解 | 可由健康和肿瘤细胞释放 |
| 尿液 cfNA | 最容易获取的体液；与血浆 cfNA 具有相同的优点 | 由于肾单位滤过限制了可进入尿液的 NA 片段的大小；肾病也会影响肾单位滤过 |
| 肿瘤组织 | 金标准：直接评估肿瘤 | 无法考虑肿瘤异质性；有创检查；可能并不总是可行的 |

CTCs，循环肿瘤细胞；cfNA，无细胞核酸。

ROS-1，此外尚有许多Ⅰ期和Ⅱ期的临床研究正在将 TKI 应用于其他的驱动突变。然而，TKI 耐药突变的发展很常见，药物反应的中位持续时间通常约为 12 个月[3]。针对这种情况，研究者们还开发了靶向特定耐药突变的 TKI。但是，正如上文所提到的，对这些突变的评估需要重复的肿瘤活检，这给我们的工作提出了许多挑战。许多研究表明液体活检可用于检测这些突变的存在，不同的研究也给出了不同的敏感性和特异性，然而，它们大多数本质上还是回顾性研究。

Yanagita 等[4]最近发表了一项前瞻性的Ⅱ期临床研究，该研究使用厄洛替尼（erlotinib）作为一线药物治疗 EGFR 激活突变的患者，并获取患者的知情同意，在肿瘤进展时进行重复活检，同时多次抽血以评估 CTCs 和 cfDNA。他们招募了 60 名患者，其中 44 名患者的肿瘤发生进展。在这 44 名患者中，41 名患者在初始时抽取了血液作为 CTC 和 cfDNA 的基线对照，其中 36 名患者在进展时再次抽血，35 名患者在进展时进行了重复肿瘤活检。他们的研究结果指出了使用液体活检作为识别原始 TKI 耐药突变的工具的优点和缺陷，我们对作者这项精心设计的研究应该予以称赞，尤其是其前瞻性设计。

通过数字液滴 PCR（droplet digital PCR，ddPCR）在血液 cfDNA 中测定 EGFR L858R 置换突变和外显子 19 缺失，与组织活检分析相比具有 100% 的一致性。遗憾的是，由于没有真正的阴性对照（在组织或血液中），因此无法计算特异性。然而，如此之高的一致性表明，cfDNA 在恰当的临床情景下也许可以作为初步诊断的替代方法，尤其是在资源贫乏的环境中。例如，在亚洲/太平洋岛屿的肺腺癌患者中，EGFR突变型的发病率高达47%[5]。FDA最近批准了NSCLC中首个用于评估EGFR致敏突变是否存在的cfDNA测验，叫做cobas EGFR Mutation Test v2，这将决定患者是否可使用吉非替尼、厄洛替尼和阿法替尼这些EGFR抑制剂进行治疗。

无法考虑肿瘤异质性、有创检查可能并不总是在使用厄洛替尼治疗的进展病例中，35/44的患者进行了重复组织活检，36/44的患者抽取了血液进行cfDNA和CTC检测，并将两者进行比较。重复组织活检者中有23名（66%）存在T790M耐药突变。T790M突变是最常见的看门耐药突变，接受TKI治疗的患者中有50%会出现。相比之下，39个进展时的血液样本中只有9个检测到含有cfDNA，其中7个（18%）拥有T790M突变。由于组织和血浆液体活检的样本数量不等，无法准确计算出真实的灵敏度，但估计值约为30%。

与此形成对比的是，在一项回顾性研究中，从使用奥希替尼（osimertinib）治疗的患者的cfDNA中检测T790M突变的敏感性为70%[6]。最近，在一项包括548例EGFR突变型肺癌患者的大型研究中，Wakelee等描述了其检测T790M突变的灵敏度为81%[7]。尽管Yanagita的研究缺乏敏感性，但所有7个T790M阳性cfDNA样本都与其各自的组织活检相一致。更加有趣的是，在两名无法进行重复组织活检的患者中，在血浆cfDNA找到T790M突变。检测耐药突变的灵敏度较低可能是由于循环cfDNA的拷贝数较少，并与异质的耐药模式、差异脱落和不同测序技术的灵敏度不同有关。

该研究的其他发现也值得进一步讨论，因为它们点明了液体活检的潜在应用价值以及需要进一步研究和改进的内容。作者评估了基线CTC/cfDNA负荷对无进展生存期（PFS）的预后价值[4]。CTC水平与PFS之间无显著相关性（$P=0.88$），尽管较低基线水平的cfDNA与更长的PFS显著相关（$P=0.08$）。相比之下，在另一项前瞻性研究中，接受全身化疗的晚期NSCLC患者，其较高基线水平的CTC（≥5）与缩短的PFS显著相关（$P=0.034$）[8]，并且一项Meta分析发现高基线水平的cfDNA与更短的PFS之间的关联也很显著[9]。值得注意的是，目前还没有公认的所谓"高"的CTC计数阈值，一些研究使用阈值≥3，而其他研究则使用阈值≥5。同样，高水平cfDNA的定义也未确定。当通过ddPCR来测量特定突变的拷贝数时，正如作者所做的T790M[4]，尤

其需要关注阈值的问题。由于缺乏一致的研究结果和对测量阈值等的统一意见，cfDNA和CTC负荷目前尚不能用作NSCLC的可靠预后标志物。

在整个治疗过程中对CTC和cfDNA的连续评估，未能找到一个一致的变化模式。作者描述了四种主要模式，其中一种模式是：在基线状态、治疗过程中或疾病进展时，cfDNA或CTC之间无相关性。实际上，36个样本中的7个在整个研究中的任何时间点都没有检测到cfDNA或CTC，而41个患者中的15个在基线时没有检测到CTC或cfDNA。在疾病进展时，36个样品中只有6个同时检测到CTC和cfDNA。在基线状态和疾病进展时未检测到cfDNA和CTC，对Yanagita等的研究结果的显著性造成了严重影响，使对研究结果进行更有意义的解释受到限制。目前的研究也尚未解决使用CTC来鉴定各种突变的问题。有研究表明，在CTC中可以代表性地监测治疗反应期间肿瘤基因型的变化[10-11]。至于cfDNA，Sacher等最近发表了一项前瞻性验证试验，在用EGFR TKI治疗的晚期NSCLC中，他们从cfDNA中检测EGFR突变，并且据此描述了连续cfDNA监测期间的多种变化模式[12]。初步分析表明，cfDNA的持续存在可能预示着疾病进展的风险增加，但目前数据仍然不成熟。毫无疑问的是，血液采集和测序技术的改进将会提高检测的灵敏度。

研究者们对使用其他体液（如尿液）来做液体活检也越来越感兴趣，因为已经证明在尿液中也发现了cfDNA。上文所提及的Wakelee等的研究还使用定量下一代测序（next generation sequencing，NGS）测定法来检测尿液中的T790M突变，并发现一致率为81%。更重要的是，这三种方法（组织活检、血液和尿液）在提供T790M突变的证据方面可以相互补充。在那些组织样本为阴性或不足以进行检测的患者中，通过尿液检测将169名患者确定为T790M阳性[7]。鉴于从血液和尿液中获得结果的互补性，未来这方面的努力可能集中在更频繁地验血和验尿以检测早期耐药突变的发展。如果通过液体活检发现患者存在耐药突变，也许我们能够跳过组织活检这一步并更快地启动其他治疗。

虽然我们获取基因组信息的能力随着NGS的出现而增强，但我们整合和应用这些信息的能力仍然非常有限。有一个很好的例子是，我们通过cfDNA评估耐药机制时，ddPCR只能在耐药突变已知的时候应用。但是，正如我们已经看到的，肿瘤细胞还可以出现其他我们尚

未表征的耐药机制，或激活一些替代途径，而我们可能还没有可评估的生物标志物。此外，由于目前可用的检测方法缺乏灵敏度，仍不足以替代组织活检[13]。因此，尽管这项研究和其他类似研究的结果揭示了"液体活检"在NSCLC诊断和预后方面的巨大潜力，但除非是非常具体的临床情况，否则它还没有准备好进入大规模应用的黄金时段。

## 声明

本文作者宣称无任何利益冲突。

## 参考文献

[1] Strotman LN, Millner LM, Valdes R Jr, et al. Liquid Biopsies in Oncology and the Current Regulatory Landscape[J]. Mol Diagn Ther, 2016, 20(5): 429-436.

[2] Tsao AS, Scagliotti GV, Bunn PA Jr, et al. Scientific Advances in Lung Cancer 2015[J]. J Thorac Oncol, 2016, 11(5): 613-638.

[3] Kuwano M, Sonoda K, Murakami Y, et al. Overcoming drug resistance to receptor tyrosine kinase inhibitors: Learning from lung cancer[J]. Pharmacol Ther, 2016, 161: 97-110.

[4] Yanagita M, Redig AJ, Paweletz CP, et al. A prospective evaluation of circulating tumor cells and cell-free DNA in EGFR mutant non-small cell lung cancer patients treated with erlotinib on a phase II trial[J]. Clin Cancer Res, 2016. 22(24):6010-6020.

[5] Midha A, Dearden S, McCormack R. EGFR mutation incidence in non-small-cell lung cancer of adeno-carcinoma histology: a systematic review and global map by ethnicity (mutMapII) [J]. Am J Cancer Res, 2015, 5(9): 2892-2911.

[6] Oxnard GR, Thress KS, Alden RS, et al. Association Between Plasma Genotyping and Outcomes of Treatment With Osimertinib (AZD9291) in Advanced Non-Small-Cell Lung Cancer[J]. J Clin Oncol, 2016, 34(28): 3375-3382.

[7] Wakelee HA, Gadgeel SM, Goldman JW, et al. Epidermal growth factor receptor (EGFR) genotyping of matched urine, plasma and tumor tissue from non-small cell lung cancer (NSCLC) patients (pts) treated with rociletinib[J]. J Clin Oncol, 2016, 34(15_suppl): 9001.

[8] Muinelo-Romay L, Vieito M, Abalo A, et al. Evaluation of Circulating Tumor Cells and Related Events as Prognostic Factors and Surrogate Biomarkers in Advanced NSCLC Patients Receiving First-Line Systemic Treatment[J]. Cancers (Basel), 2014, 6(1): 153-165.

[9] Ai B, Liu H, Huang Y, et al. Circulating cell-free DNA as a prognostic and predictive biomarker in non-small cell lung cancer[J]. Oncotarget, 2016. 7(28):44583-44595.

[10] Maheswaran S, Sequist LV, Nagrath S, et al. Detection of mutations in EGFR in circulating lung-cancer cells[J]. N Engl J Med, 2008, 359(4): 366-377.

[11] Pailler E, Auger N, Lindsay CR, et al. High level of chromosomal instability in circulating tumor cells of ROS1-rearranged non-small-cell lung cancer[J]. Ann Oncol, 2015, 26(7): 1408-1415.

[12] Sacher AG, Paweletz C, Dahlberg SE, et al. Prospective Validation of Rapid Plasma Genotyping for the Detection of EGFR and KRAS Mutations in Advanced Lung Cancer[J]. JAMA Oncol, 2016, 2(8): 1014-1022.

[13] Sholl LM, Aisner DL, Allen TC, et al. Liquid Biopsy in Lung Cancer: A Perspective From Members of the Pulmonary Pathology Society[J]. Arch Pathol Lab Med, 2016, 140(8): 825-829.

译者：庄伟涛，广东省人民医院
审校：AME编辑部

**Cite this article as:** Qin A, Ramnath N. The "liquid biopsy" in non-small cell lung cancer—not quite ready for prime time use. Transl Cancer Res 2016;5(Suppl 4):S632-S635. doi: 10.21037/tcr.2016.10.29

# 第十五章　循环肿瘤细胞液体活检与小细胞肺癌：应用前景述评

Menno Tamminga, Harry J. M. Groen, T. Jeroen. N. Hiltermann

Department of Pulmonary Diseases, University of Groningen, University Medical Center Groningen, Groningen, The Netherlands
*Contributions:* T. Jeroen. N. Hiltermann. Department of Pulmonary Diseases, University of Groningen, University Medical Center of Groningen, Groningen, The Netherlands. Email: t.j.n.hiltermann@umcg.nl.
*Correspondence to:* T. Jeroen. N. Hiltermann. Department of Pulmonary Diseases, University of Groningen, University Medical Center of Groningen, Groningen, The Netherlands. Email: t.j.n.hiltermann@umcg.nl.

*Provenance:* This is an invited editorial commissioned by Section Editor Shaohua Cui (Department of Pulmonary Medicine, Shanghai Chest Hospital, Shanghai Jiao Tong University, Shanghai, China).
*Comment on:* Carter L, Rothwell DG, Mesquita B, *et al.* Molecular analysis of circulating tumor cells identifies distinct copy-number profiles in patients with chemosensitive and chemorefractory small-cell lung cancer. Nat Med 2017;23:114-9.

View this article at: http://dx.doi.org/10.21037/tcr.2017.03.69

## 一、循环肿瘤细胞（CTCs）

循环肿瘤细胞（CTCs）是指那些已经进入血流的脱落的、通过内皮间质转化（endothelial mesenchymal transition，EMT）能够在血液中存活的肿瘤细胞[1-4]。鉴于CTCs能反映原发和转移肿瘤的异质性，这使它们成为反映肿瘤生物学行为的优选者。作为一个诊断工具，CTCs可以代替原发肿瘤的侵袭性活检，并降低患者的诊断负担。CTCs数量的随访给了医生监测疗效和及时发现肿瘤复发的机会。一个重要的先决条件是能够检测出足够多的CTCs；在小细胞肺癌（small cell lung cancer，SCLC），每7.5 mL血液中含有20~20 000个CTCs。

## 二、循环肿瘤细胞与小细胞肺癌

Hou等研究发现CTCs是SCLC的预后因子，治疗有效的患者的CTCs数量减少[5]。这些发现在2012年得以进一步证实[6]。Hiltermann等的研究显示第一个疗程后CTCs数量的降低就足以预测治疗的有效性[7]。其他研究得到了一致的结果[8-10]。因此，CTCs是一种非常有前景的预测化疗反应的生物标志物。在放化疗仍旧是肿瘤治疗有限的有效手段的情况下，CTCs分子特征有助于我们了解肿瘤转移和耐药机制，从而有望做出更好的治疗决策[11]。

## 三、循环肿瘤细胞和拷贝数变异（copy number variation，CNV）或畸变状态

SCLC具有非常高的突变率，Peifer等对SCLC的29个SCLC外显子、2个基因组和15个转录组进行测序，发现每百万碱基对就有（7.4±1）个蛋白突变[12]。2013年，Ni等报道肺癌患者CTCs的CNV模式具有高度的可重复性[13]。肺腺癌和SCLC的肿瘤亚型可基于CTCs的拷贝数变异作出判断。和所描述的一例SCLC患者一样，这些模式不受药物治疗的影响。23个伴有显著增加的突变频率的基因对化疗有效，6个基因（ALPK2、KIF16B、TP53、MYH7、TTLL2、PAK2）富集并可能卷入化疗抵抗。2017年，Carter等率先证实了CTCs拷贝数畸变

（copy number aberrations，CNAs）的预测价值[14]。31例接受化疗的SCLC患者分成化疗难治（化疗结束后90 d内肿瘤进展）或化疗敏感（化疗结束后90 d后肿瘤进展）两类。首先，结合拷贝数畸变和肿瘤对化疗的反应，将88份来自13名患者的CTCs基线样本用于创建一个基于CNA的分类法。他们研究了SCLC中经常发生改变的基因中已知的13个基因特征（8个扩增和5个缺失基因）。在化疗敏感的与化疗抵抗的状态之间没有偏差，与Rudin等和Peifer等的研究结果一致[12,15]。继而，研究者拓展了CNAs分类法，用这个含有16个拷贝数畸变特征的新分类法进行评价，其预测疗效和临床疗效（化疗敏感性 vs 难治性）的一致性达到83%。在CTCs中CNV模式也不受化疗影响。起初化疗敏感的患者化疗耐受后，在CTCs中表现出相似的CNV模式。问题之一是在DNA或者蛋白水平，CNV的检测不足够敏感，用于检测铂类和依托泊苷众多已知的耐药机制也不是正确的方法。

随后，这种含有16个拷贝数变异的分类法在一组含有112个CTC样本的18例患者中被证实有效。该方法正确地区分出了18名患者中的15名（83.3%）对化疗敏感或者耐受。然而，当1~4个单独的CTC特征与大多数CTC不一致时，预测变得更差。CTC的异质性仍然是生物标志物研究的重要话题，因此需要大量的单细胞来进行稳定的治疗预测。

## 四、CTCs检测的困境

CTCs的分离和检测是根据CTCs不同于正常细胞的物理和生物学特性。用于鉴别和分离CTCs的不同方法（包括肿瘤细胞的不同定义）使研究难有可比性。目前，基于上皮细胞黏附分子（epithelial cell adhesion molecule，EpCAM）表达的Cell Search系统仍旧是FDA唯一认证的系统。与之相竞争的其他技术如基于细胞大小的ISET平台（RareCells Inc.）和通过权重排序分离细胞的Clear Cell系统（Clearbridge，BioMedics，Singapore）正在变得越来越普遍[16-17]。目前还不清楚通过不同的技术获得的CTCs如何反映原发肿瘤和/或转移瘤的最佳特征。应该比较不同的CTCs特征以识别决定患者预后的最重要的细胞特征。然而，在Cell Search系统中，鉴别出的CTCs是固定的，不能用于细胞培养，而计数之后CTCs封闭在盒内，识别其分子特性是一个挑战。另一种分离CTCs的方法是微滤膜过滤，其中单细胞被沉积到微孔中[18]，其中活的肿瘤细胞可以分离出来用

于免疫细胞化学或培养，该方法是由VyCap（VyCAP，Deventer）开发的。de Wit等描述了另一种来自同一公司的过滤技术，他们对Cell Search系统检测后获得的细胞废物上使用硅微筛，并用FISH以检测上皮细胞黏附分子-CTCs（EpCAM-CTCs）[19]。在用不同的方法过滤或分离后，ISET系统和Clear Cell系统通过分子分析、FISH、免疫荧光或培养，都提供了更进一步的CTCs特性[6,17,20-25]。这些附加的CTC应用将提供更详细的信息。

## 五、CTCs液体活检的替代检测

目前，循环肿瘤DNA（ctDNA）和血小板来源的肿瘤RNA是其他用于评价肿瘤反应的生物标志物，它们可能有助于疗效随访。细胞游离DNA（cfDNA）是从体液检测出的核酸。在癌症患者中，至少有一部分的ctDNA源于死亡的肿瘤细胞。这些检测手段和CTCs是互补的，未治疗患者高的ctDNA和CTC数量可能预示着肿瘤负荷大。

Fernandez-Cuesta等研究发现，53例SCLC患者中血浆ctDNA有TP53突变的占49%，123例对照组中有TP53突变的占11.4%[26]。这项研究表明，虽然相当数量的健康人群显示TP53突变却没有癌症。这是实现ctDNA作为筛选检测的一个主要障碍。然而，在ctDNA中查出特异性突变对日常实践可能是有用的。

来源于肿瘤的RNA在血液中也有发现。2011年，Nilsson等显示肿瘤RNA被转移入血小板中，称为基于肿瘤的血小板（tumor-educated platelets，TEPs）[27]。Best等使用TEPs的RNA测序，从来自6个不同地方出生的55个健康人群中，辨别出228名局部的和转移性肿瘤患者，准确率高达96%。之外，准确判断原发性肿瘤的来源，准确率为71%；而且，区分出MET或HER2阳性、和KRAS、EGFR或PIK3CA突变型肿瘤[28]。

虽然两种方法在SCLC的研究几乎没有，但是在血浆中可以检测到mRNA和ctDNA，并且可以用于检测特定的基因突变或易位。相较于血小板中单纯的ctDNA或mRNA，CTCs可传递更多信息。染色可观察到不同的细胞表面标志物的表达，比如PD-L1系肺癌免疫检查点抑制剂的一个靶点，或DLL3（delta-like 3）属于NOTCH信号通路中的一个配体，组织活检发现在SCLC肿瘤细胞中高表达，也可能在CTCs上高表达。这些标志物的CTC表达的意义尚不清楚。

总之，在SCLC患者中，液体活检如CTCs以非侵入

性的方式在明确肿瘤的生物学行为方面具有重要作用。现代EU/IMI联盟CANCER-ID（www.cancer-id.eu）已经认识到CTCs和cfDNA检测的标准化和验证才是问题的关键。

## 声明

本文作者宣称无任何利益冲突。

## 参考文献

[1] Kallergi G, Papadaki MA, Politaki E, et al. Epithelial to mesenchymal transition markers expressed in circulating tumour cells of early and metastatic breast cancer patients[J]. Breast Cancer Res, 2011, 13(3): R59.

[2] Krebs MG, Metcalf RL, Carter L, et al. Molecular analysis of circulating tumour cells—biology and biomarkers[J]. Nat Rev Clin Oncol, 2014, 11(3): 129-144.

[3] Coumans FAW, Ligthart ST, Uhr JW, et al. Challenges in the enumeration and phenotyping of CTC[J]. Clin Cancer Res, 2012, 18(20): 5711-5718.

[4] Zhang C, Guan Y, Sun Y, et al. Tumor heterogeneity and circulating tumor cells[J]. Cancer Lett, 2016, 374(2): 216-223.

[5] Hou JM, Greystoke A, Lancashire L, et al. Evaluation of circulating tumor cells and serological cell death biomarkers in small cell lung cancer patients undergoing chemotherapy[J]. Am J Pathol, 2009, 175(2): 808-816.

[6] Hou JM, Krebs MG, Lancashire L, et al. Clinical significance and molecular characteristics of circulating tumor cells and circulating tumor microemboli in patients with small-cell lung cancer[J]. J Clin Oncol, 2012, 30(5): 525-532.

[7] Hiltermann TJ, Pore MM, van den Berg A, et al. Circulating tumor cells in small-cell lung cancer: A predictive and prognostic factor[J]. Ann Oncol, 2012, 23(11): 2937-2942.

[8] Fu L, Liu F, Fu H, et al. Circulating tumor cells correlate with recurrence in stage III small-cell lung cancer after systemic chemoradiotherapy and prophylactic cranial irradiation[J]. Jpn J Clin Oncol, 2014, 44(10): 948-955.

[9] Belani CP, Dahlberg SE, Rudin CM, et al. Vismodegib or cixutumumab in combination with standard chemotherapy for patients with extensive-stage small cell lung cancer: A trial of the ECOG-ACRIN Cancer Research Group (E1508) [J]. Cancer, 2016, 122(15), 2371-2378.

[10] Zhang J, Wang H, Li BG. Prognostic significance of circulating tumor cells in small--cell lung cancer patients: a meta-analysis[J]. Asian Pac J Cancer Prev, 2014, 15(19): 8429-8433.

[11] Kalemkerian GP, Loo BW, Akerley W, et al. NCCN guidelines Small Cell Lung Cancer. Version 3.2017[J/OL]. Available online: https://www.nccn.org/professionals/physician_gls/pdf/sclc.pdf

[12] Peifer M, Fernández-Cuesta L, Sos ML, et al. Integrative genome analyses identify key somatic driver mutations of small cell lung cancer[J]. Nat Genet, 2012, 44(10): 1104-1110.

[13] Ni X, Zhuo M, Su Z, et al. Reproducible copy number variation patterns among single circulating tumor cells of lung cancer patients[J]. Proc Natl Acad Sci U S A, 2013, 110(52): 21083-21088.

[14] Carter L, Rothwell DG, Mesquita B, et al. Molecular analysis of circulating tumor cells identifies distinct copy-number profiles in patients with chemosensitive and chemorefractory small-cell lung cancer[J]. Nat Med, 2017, 23(1): 114-119.

[15] Rudin CM, Durinck S, Stawiski EW, et al. Comprehensive genomic analysis identifies SOX2 as a frequently amplified gene in small-cell lung cancer[J]. NAt Genet, 2012, 44(10): 1111-1116.

[16] Tamminga M, Groen HH, Hiltermann TJ. Investigating CTCs in NSCLC-a reaction to the study of Jia-Wei Wan: a preliminary study on the relationship between circulating tumor cells count and clinical features in patients with non-small cell lung cancer[J]. J Thorac Dis, 2016, 8(6): 1032-1036.

[17] Chudasama DY, Freydina DV, Freidin MB, et al. Inertia based microfluidic capture and characterisation of circulating tumour cells for the diagnosis of lung cancer[J]. Ann Transl Med, 2016, 4(24): 480.

[18] Swennenhuis JF, Tibbe AGJ, Stevens M, et al. Self-seeding microwell chip for the isolation and charac-terization of single cells[J]. Lab Chip, 2015, 15(14): 3039-3046.

[19] de Wit S, van Dalum G, Lenferink AT, et al. The detection of EpCAM(+) and EpCAM(-) circulating tumor cells[J]. Sci Rep, 2015, 5: 12270.

[20] Laget S, Broncy L, Hormigos K, et al. Technical Insights into Highly Sensitive Isolation and Molecular Characterization of Fixed and Live Circulating Tumor Cells for Early Detection of Tumor Invasion[J]. PLoS One, 2017, 12(1): e0169427.

[21] Ilie M, Long E, Butori C, et al. ALK-gene rearrangement: A comparative analysis on circulating tumour cells and tumour tissue from patients with lung adenocarcinoma[J]. Ann Oncol, 2012, 23(11): 2907-2913.

[22] Ma YC, Wang L, Yu FL. Recent advances and prospects in the isolation by size of epithelial tumor cells (ISET) methodology[J]. Technol Cancer Res Treat, 2013, 12(4): 295-309.

[23] Hofman VJ, Ilie MI, Bonnetaud C, et al. Cytopathologic detection of circulating tumor cells using the isolation by size of epithelial tumor cell method: Promises and pitfalls[J]. Am J Clin Pathol, 2011, 135(1): 146-156.

[24] Pinzani P, Salvadori B, Simi L, et al. Isolation by size of epithelial tumor cells in peripheral blood of patients with breast cancer: correlation with real-time reverse transcriptase-

polymerase chain reaction results and feasibility of molecular analysis by laser microdissection[J]. Hum Pathol, 2006, 37(6): 711-718.

[25] Hofman V, Ilie M, Long-Mira E, et al. Usefulness of immunocytochemistry for the detection of the BRAF(V600E) mutation in circulating tumor cells from metastatic melanoma patients[J]. J Invest Dermatol, 2013, 133(5): 1378-1381.

[26] Fernandez-Cuesta L, Perdomo S, Avogbe PH, et al. Identification of Circulating Tumor DNA for the Early Detection of Small-cell Lung Cancer[J]. EBioMedicine, 2016, 10: 117-123.

[27] Nilsson RJ, Balaj L, Hulleman E, et al. Blood platelets contain tumor-derived RNA biomarkers[J]. Blood, 2011, 118(13): 3680-3683.

[28] Best MG, Sol N, Kooi I, et al. RNA-Seq of Tumor-Educated Platelets Enables Blood-Based Pan-Cancer, Multiclass, and Molecular Pathway Cancer Diagnostics[J]. Cancer Cell, 2015, 28(5): 666-676.

译者：任涛，成都医学院第一附属医院

审校：AME编辑部

**Cite this article as:** Tamminga M, Groen HJ, Hiltermann TJ. Circulating tumor cells as a liquid biopsy in small cell lung cancer, a future editorial. Transl Cancer Res 2017;6(Suppl 2): S353-S356. doi: 10.21037/tcr.2017.03.69

第四部分

肺癌的治疗

# 第十六章 单孔胸腔镜手术概述：过去和现在

**J. Matthew Reinersman[1], Eliseo Passera[2], Gaetano Rocco[3]**

[1]Department of Surgery, Division of Thoracic and Cardiovascular Surgery, University of Oklahoma Health Sciences Center, Oklahoma City, Oklahoma, USA; [2]Department of Thoracic Surgery, Humanitas Gavazzeni Institute, Bergamo, Italy; [3]Department of Thoracic Surgery and Oncology, Division of Thoracic Surgery, Istituto Nazionale Tumori, Pascale Foundation, IRCCS, Naples, Italy

*Correspondence to:* Gaetano Rocco, MD, FRCSEd, FETCS. Department of Thoracic Surgery and Oncology, Division of Thoracic Surgery, Istituto Nazionale Tumori, Fondazione Pascale, IRCCS, Via Mariano Semmola 81, 80131 Naples, Italy. Email: gaetanorocco60@gmail.com.

**摘要：** 在过去的几年中，单孔电视辅助胸腔镜手术（uniportal video-assisted thoracoscopic surgery, UVATS），是已经风靡全球的胸外科手术。由于技术的进步，外科医生已经能够利用单个小切口进行越来越复杂的胸部手术，从而避免了标准开胸手术的常见并发症。大多数人认为这是早期肺癌标准治疗方法的自然延续。胸腔镜下肺叶切除术通常通过3个或4个切口进行。随着成像技术的发展，已经可以使用更小的摄像元件，这使单孔胸腔镜手术在技术上更加容易实现。吻合器的改进和其他旋转器械的开发也有助于通过一个小的单一接入点进行工作。单孔技术进一步将胸腔内的手术支点深入，实现更好的可视化，并创造出一种类似于开胸手术的工作条件。目前，UVATS用于小型胸腔手术和肺切除术、直至胸壁切除术、肺切除术、支气管成形术和肺动脉袖套切除术等这些需要开放式手术的复杂的胸腔手术。UVATS是传统胸外科手术的一个明显进步，它使我们对未知的未来得以一窥。

**关键词：** 单孔胸腔镜手术；单切口胸腔镜外科手术；微创外科手术

**View this article at:** http://dx.doi.org/10.21037/acs.2016.03.08

## 一、前言

微创外科手术的演变由交叉的时代进行定义。然而，这一不断更新的技术最初由于安全性的限制，还是一个相对新兴的领域，如今正快速发展。曾经，开放手术被认为较为安全，外科医生一直在寻求减少手术所带来创伤的方法。在胸外科领域，近期和现在的电视辅助胸腔镜手术（video-assisted thoracoscopic surgery，VATS）技术的发展占主导地位。因此，我们经历了由单个大切口进行的开放式手术，到3个、2个切口的胸腔镜手术，再到单孔胸腔镜微创手术。通过许多外科医生的创新，我们现在可以通过长度仅为2.5~5 cm的单切口的微创方式来进行解剖切除。2016年，单孔电视辅助胸腔镜手术被正式缩写为UVATS。在微创手术领域，胸腔内视下单切口手术是一种令人兴奋的新手术方式，它进一步减少了普通VATS带来的瘢痕，并朝着无瘢痕手术的最终目标努力。这篇回顾性文章将讨论UVATS的过去和现在，并展望未来。

## 二、UVATS的发展

与许多技术的发展一样，展望过去可以为未来构建一座桥梁。1910年，Jacobaeus首次报道将输尿管镜插入胸腔以检查胸膜。随后，他报道了一系列这类病例，并利用第二个切口为结核病气胸患者进行肺炎球菌溶血素的治疗。Singer在1924年使用了一种专门的胸腔镜，通过该胸腔镜可以操作多种手术器械，这基本上是第一种UVATS。然而，这些胸腔镜技术随着结核病药物治疗的出现而被放弃[1]。

UVATS技术最初由资深作者（GR）于2004年描述[2]。他最初报道了他使用单孔技术进行楔形切除术，用于诊断间质性肺病或治疗原发性自发性气胸。报道称，此方法是减少胸腔开放性损伤最理想的方式。通过单孔，应用双关节器械将手术操作点移动到胸腔内。该方法需要这些多关节器械以避免相互干扰。与标准的三孔VATS不同，它沿着矢状平面而不是侧向平面发展。出于诊断目的，切除的初始标准是沿腋后线第6肋间切开一个长度2~2.5 cm的切口。切口位于肩胛下线，用于上叶或下叶根背段的病理诊断，或进行胸膜固定术。经过15例患者得到的初步经验证明了肺切除术的安全性和可行性。

此后不久，同组医生又发表了胸膜固定术治疗气胸的技术。标准三孔VATS和UVATS在治疗自发性气胸效果方面，单孔方式更有优势[3]。从那时起，该技术开始在全世界流行，现在是胸外科临床实践的一部分。UVATS的早期经验可归功于由先驱者发展的新感光元件及多关节器械。

Rocco等发表了一系文章，报告了超过10余年，644例患者中完成该项技术[4]，本文中UVATS的适应证与之前有所不同，包括51%的胸腔积液或活检，29%的楔形切除和其他适应证，包括交感神经切除术、心包开窗术、血胸清除和纵隔肿块，从而证明了该技术的多样性。

## 三、UVATS的技术说明

近年来，UVATS标准化的重大进步使得该手术是可行的、安全的和可重复的[2]。

该方法的细节已在文献[5]中报道。下面列出了UVATS一些技术细节的简要概述：

（1）切口长度：目前单孔手术的标准，单切口长度≤2.5 cm（没有进一步切开肋间，没有牵开器）。实际上，对于未定性的胸腔积液和胸部交感神经切断术只需要1 cm的切口，而对于解剖性肺切除术，通常长度为3~5 cm的切口就足够了。因此，可以使用UVATS（单个长度为2~2.5 cm的切口）进行诊断和次要治疗（包括楔形切除）。大部分肺切除术需要较大的切口，主要是需从胸腔中取出标本。

（2）切口和入路：在学习曲线早期，切口位置应该更为通用，以便面向目标病变。在学习曲线的后期，外科医生可以对整个胸部中大多数病灶进行UVATS，以及通过第四肋和第六肋间沿着腋中线进行解剖性肺切除和其他复杂切除（表16-1）。实际上，切口位置对于确保手术的成功至关重要。UVATS也可经剑突下、经肋、经腋下、经胸骨、经膈和经宫颈等方式进行。

（3）成像模式类型：刚性、柔性、同轴电缆、尖端芯片和针状镜片等多种选择。

表16-1  解决单口VATS中的问题：提示和技巧

| 问题 | 解决方法 |
| --- | --- |
| 传统胸腔镜对光纤的损伤 | 使用同轴光纤 |
| 器械碰撞镜头 | 使用30°或45°胸腔镜/使用可偏转尖端望远镜 |
| 失去三角测量 | 使用有近端和远端关节的器械/预弯器械/弯曲适应器械 |
| 戳卡在胸腔内外的撞击 | 沿着胸腔镜或其他器械的颈部收回戳卡 |
| 镜头碰撞器械 | 在尖端使用带芯片的光学元件、使用长望远镜、让助手坐下，双手在不同的平面上改变其位置 |
| 暴露较差 | 向后倾斜手术台以观察肺门；前方行淋巴结清扫；通过内部牵拉对目标区域进行暴露 |
| 仪器转动困难 | 用25 mm这样稍大的切口取代15 mm的切口来改善移动，确保切口部位和目标区域之间有足够的距离 |

VATS，电视辅助胸腔镜手术。

（4）仪器类型：直、弯曲、多关节、柔性和预弯的。

（5）麻醉设施的选择：标准是全身麻醉，但许多地方已经报道了对镇静或清醒患者进行UVATS治疗。

## 四、广泛应用

使用UVATS技术的第二个重要里程碑是首例UVATS肺叶切除术。在访问杜克大学的VATS项目，一般采用两切口VATS肺叶切除术，而Gonzales-Rivas冒险使用单孔技术进行肺叶切除术。2011年，他发表了第一例UVATS肺叶切除术[6]。他的方法是在腋前线第5肋间隙切开一个长度为4~5 cm的切口。

从那时起，他发表了在UVATS肺叶切除术方面两年来的经验，由2010年6月—2012年7月[7]，其中包括了102例患者。该文章包括两例双肺切除术、5例肺楔形切除术以及标准的肺叶切除术。总共有5例需要中转，3例开胸手术和2例两切口VATS。有趣的是，他使用的是标准VATS仪器和没有套管的10 mm 30°镜头。该研究的92名患者中，胸管引流时间平均为2 d，住院时间平均为3 d。平均手术时间为154.1 min。14例患者出现并发症，无死亡病例。

该技术在熟练的操作中被证明是安全的，具有良好的术后效果。随后，他利用了该方法进行更为复杂的操作：在2012年进行肺段切除和全肺切除，2013年完成支气管成形术、胸壁切除和肺动脉重建[8-12]。

UVATS这项技术，尤其在应用于肺叶切除术的领域，引起了整个国际社会的极大兴趣。对Gonzalez-Rivas工作的最初印象是：这是一位杰出的外科医生的工作，但其成功无法在其他地方复制。随后，在世界范围内迅速采用该技术证明了这一观点是错误的。在过去的几年里多项研究证实了这一点，特别是在亚洲和欧洲[13-14]。

在过去的一年里，已经有了关于剑突下单孔手术的报道。Suda及其同事首先报告了他们使用单个剑突下切口进行胸腺切除术的经验[15]。在成功之后，他们应用这种方法进入双侧胸膜腔进行肺转移瘤切除[16]。在此之后，Liu和他的同事报告了剑突下单孔胸腔镜肺切除术的经验，特别是剑突下单孔胸腔镜肺叶切除术[17]。这种单孔技术的崭新应用再次证明了它的多功能性和易操作性。

## 五、结果

UVATS的优势在于减轻切口疼痛和感觉异常。使用单个切口意味着有更少的创伤和仅损伤一个肋间隙，因此仅一个肋间神经可能被拉伸，仅有单一的疼痛分布。理论上，短期和长期疼痛都相应减少。多个医疗组报告了他们的经验（表16-2）。

表16-2　UVATS与传统三孔VATS的比较

| 结果 | UVATS和传统的三孔VATS |
| --- | --- |
| 美容效果 | UVATS更好[18] |
| 胸腔引流时间 | 无差异[19] |
| 成本 | UVATS更昂贵（可通过缩短住院时间来进行补偿）[20] |
| 住院时长 | 在大多数已发表研究中无差异 |
| 感觉异常 | UVATS更少[20] |
| 疼痛 | UVATS可改善疼痛评分[3] |
| 安全性和可行性 | 无差异[4] |
| 适应证 | 无差异（通常不适用于复杂的程序） |
| 麻醉方式 | 在UVATS中清醒手术更易实施[21] |
| 术后并发症 | 无差异[18] |
| 手术时长 | 无差异[19] |
| 显著获益 | 未发现 |

VATS，电视辅助胸腔镜手术。

2005年，在UVATS使用早期，Jutley及其同事首次报告了其使用后疼痛相关数据[3]。单中心比较了应用UVATS（16例患者）和常规三孔VATS（19例患者）治疗原发性自发性气胸。两组数据在年龄、肺活量测定、组织切除、引流时间和住院时间方面无差异。与三孔手术相比，UVATS组确实有较低的平均疼痛评分（$P=0.06$）。与UVATS（0.3）相比，三孔VATS的后续疼痛评分（0.5）也更高。此外，86%的UVATS组患者没有长期神经系统症状。其余患者仅出现轻度"麻痹"或"肿胀"。然而，在三孔VATS组中，仅42%的患者没有症状。出现"麻痹"的患者数量相似。两名女性因乳房敏感性改变而出现性功能障碍。17%（2/12）出现"四肢发麻"。

在一项日本的回顾性研究中，Tamura等比较了37例患者的结果，包括18例三孔VATS手术和19例UVATS[19]。术后第0、1、3、7和14天使用可视疼痛评分来评估疼痛分数并记录。术后第0、1和3天，标准三孔VATS组患者的疼痛评分显著高于UVATS组。胸管持续时间，手术时间或住院时间无差异。尽管没有统计学意义，但UVATS组显示出更高的满意度评分。

Mier及其同事的一项前瞻性研究中纳入20例患者的数据，这些患者也接受标准三孔VATS与UVATS[22]。他们同样比较了住院时间、胸管引流持续时间和术后疼痛之间的差异。本研究以前瞻性方式进行，各组也根据年龄和性别进行匹配。平均胸腔引流或住院时间之间并没有差异。再次使用视觉疼痛评分，UVATS组患者的疼痛评分明显更好[单切口组为（4.4±1.7），三孔VATS组为（6.2±1.4）；$P=0.035$]。

重要的是，有两项研究凸显了单孔技术的安全性。Rocco发表了10年来对超过644例患者使用这种技术的经验[4]。死亡率为0.6%。中转为两孔或三孔VATS或小切口开胸术率仅为3.7%，通常是因不完全肺塌陷（92%）造成的。主要术后发病率仅为2.8%。在此期间，所有手术中有三分之一使用了UVATS。另一项主要研究源自Gonzalez-Rivas的报告，其中详细描述了他在两年时间内，对100多名患者实施UVATS肺叶切除术，死亡率为0。

关于UVATS的第二个主要问题，即由于使用旋转式一次性器械可能会增加手术费用。然而，Salati及其同事的一项研究比较了这一因素。纳入51例患者，接受三孔VATS（23例患者）或UVATS治疗（28例患者）治疗原发性自发性气胸（20例）。他们发现两组外科

材料的成本（$P=0.69$）和手术室成本（$P=0.67$）相当。然而，单孔组的患者住院时间明显缩短（3.8 d $vs$ 4.9 d，$P=0.03$），这使接受单孔技术的患者术后总费用显著降低（$P=0.03$）。

## 六、应用前景

目前，在实践中单切口手术与Intuitive达芬奇机器人系统尚未被批准用于胸外科手术。具备更好光学性能的摄像元件、灵活的胸腔镜、更小的原材料和改进的能量平台，这些都将继续推进我们专业的发展。另一个值得关注的技术就是远程无线摄像头，它能够插入胸腔，并无需烦琐的胸腔镜和相关连接线。或者，其他器械也可以是无线的并且在外部用磁性牵开器固定，从而进入切口。

电视辅助胸外科领域继续发展。单孔技术的出现为胸外科医生增添了一种多功能的工具。微创手术领域是一个相对年轻的领域，许多技术的提高仍有待在手术室产生影响。以英特尔创始人戈登·摩尔（Gordon Moore）命名的摩尔定律指出，电路中晶体管的数量每两年增加一倍。这种"定律"也经常被用于形容其他技术领域。光学领域的进步，包括3D摄像头、超高清监视器和"视网膜"显示器，以及机器人技术都将对我们为患者提供更安全、创伤更小的手术的能力产生巨大影响。

## 七、结论

在胸外科领域，UVATS并不仅仅是昙花一现。它是传统VATS技术的有效替代方案，可以改善术后疼痛，并且在疼痛和感觉异常方面有长期优势。在管理式医疗和患者满意度评级的时代，能为患者提供安全的、肿瘤学判定有效的、单一小切口手术的能力是一个明显优势[23]。

由于微创手术快速进展，只有较长时间的随访和随机对照研究才能预测UVATS是否能代表胸外科手术的标准方法，或者是否将被设计为仅在选定的中心执行选定的操作。

我们相信，在未来，随着技术的发展，UVATS技术将更加完善（即灵活的胸腔镜，更小型的仪器，用于密封血管或针对结节的新装置和单臂机器人装置）。然而，我们应该通过强调外科手术人才，而不是以牺

牲患者的安全和肿瘤完整性为代价来追求UVATS的快速发展。

## 声明

本文作者宣称无任何利益冲突。

## 参考文献

[1] Moisiuc FV, Colt HG. Thoracoscopy: origins revisited[J]. Respiration, 2007, 74(3): 344-355.

[2] Rocco G, Martin-Ucar A, Passera E. Uniportal VATS wedge pulmonary resections[J]. Ann Thorac Surg, 2004, 77(2): 726-728.

[3] Jutley RS, Khalil MW, Rocco G. Uniportal vs standard three-port VATS technique for spontaneous pneumothorax: comparison of post-operative pain and residual paraesthesia[J]. Eur J Cardiothorac Surg, 2005, 28(1): 43-46.

[4] Rocco G, Martucci N, La Manna C, et al. Ten-year experience on 644 patients undergoing single-port (uniportal) video-assisted thoracoscopic surgery[J]. Ann Thorac Surg, 2013, 96(2): 434-438.

[5] Rocco G. Single-Port Video-Assisted Thoracic Surgery (Uniportal) in the Routine General Thoracic Surgical Practice[J]. Winter, 2009, 14(4): 326-335.

[6] Gonzalez D, Paradela M, Garcia J, et al. Single-port video-assisted thoracoscopic lobectomy[J]. Interact Cardiovasc Thorac Surg, 2011, 12(3): 514-515.

[7] Gonzalez-Rivas D, Paradela M, Fernandez R, et al. Uniportal video-assisted thoracoscopic lobectomy: two years of experience[J]. Ann Thorac Surg, 2013, 95(2): 426-432.

[8] Gonzalez-Rivas D, Fieira E, Mendez L, et al. Single-port video-assisted thoracoscopic anatomic segmentectomy and right upper lobectomy[J]. Eur J Cardiothorac Surg, 2012, 42(6): e169-e171.

[9] Gonzalez-Rivas D, de la Torre M, Fernandez R, et al. Video: Single-incision video-assisted thoracoscopic right pneumonectomy[J]. Surg Endosc, 2012, 26(7): 2078-2079.

[10] Gonzalez-Rivas D, Fernandez R, Fieira E, et al. Uniportal video-assisted thoracoscopic bronchial sleeve lobectomy: first report[J]. J Thorac Cardiovasc Surg, 2013, 145(6): 1676-1677.

[11] Gonzalez-Rivas D, Fernandez R, Fieira E, et al. Single-incision thoracoscopic right upper lobectomy with chest wall resection by posterior approach[J]. Innovations (Phila), 2013, 8(1): 70-72.

[12] Gonzalez-Rivas D, Delgado M, Fieira E, et al. Single-port video-assisted thoracoscopic lobectomy with pulmonary artery reconstruction[J]. Interact Cardiovasc Thorac Surg, 2013, 17(5): 889-891.

[13] Wang BY, Tu CC, Liu CY, et al. Single-incision thoracoscopic lobectomy and segmentectomy with radical lymph node dissection[J]. Ann Thorac Surg, 2013, 96(3): 977-982.

[14] Ismail M, Helmig M, Swierzy M, et al. Uniportal VATS: the first German experience[J]. J Thorac Dis, 2014, 6 (Suppl 6): S650-S655.

[15] Suda T, Sugimura H, Tochii D, et al. Single-port thymectomy through an infrasternal approach[J]. Ann Thorac Surg, 2012, 93(1): 334-336.

[16] Suda T, Ashikari S, Tochii S, et al. Single-incision subxiphoid approach for bilateral metastasectomy[J]. Ann Thorac Surg, 2014, 97(2): 718-719.

[17] Liu CC, Wang BY, Shih CS, et al. Subxyphoid single-incision thoracoscopic pulmonary metastasectomy[J]. Thorac Cancer, 2015, 6(2): 230-232.

[18] Yang HC, Cho S, Jheon S. Single-incision thoracoscopic surgery for primary spontaneous pneumothorax using the SILS port compared with conventional three-port surgery[J]. Surg Endosc, 2013, 27(1): 139-145.

[19] Tamura M, Shimizu Y, Hashizume Y. Pain following thoracoscopic surgery: retrospective analysis between single-incision and three-port video-assisted thoracoscopic surgery[J]. J Cardiothorac Surg, 2013, 8: 153.

[20] Salati M, Brunelli A, Xiumè F, et al. Uniportal video-assisted thoracic surgery for primary spontaneous pneumothorax: clinical and economic analysis in comparison to the traditional approach[J]. Interact Cardiovasc Thorac Surg, 2008, 7(1): 63-66.

[21] Rocco G, La Rocca A, Martucci N, et al. Awake single-access (uniportal) video-assisted thoracoscopic surgery for spontaneous pneumothorax[J]. J Thorac Cardiovasc Surg, 2011, 142(4): 944-945.

[22] Mier JM, Chavarin A, Izquierdo-Vidal C, et al. A prospective study comparing three-port video-assisted thoracoscopy with the single-incision laparoscopic surgery (SILS) port and instruments for the video thoracoscopic approach: a pilot study[J]. Surg Endosc, 2013, 27(7): 2557-2560.

[23] Rocco G. One-port (uniportal) video-assisted thoracic surgical resections--a clear advance[J]. J Thorac Cardiovasc Surg, 2012, 144(3): S27-S31.

译者：贾卓奇，西安交通大学第一附属医院
审校：AME编辑部

# 第十七章　单孔胸腔镜手术的未来：新兴技术

**Zheng Li[1], Calvin S. H. Ng[2]**

[1]Institute of Digestive Disease, Chow Yuk Ho Technology Centre for Innovative Medicine, The Chinese University of Hong Kong, Hong Kong, China; [2]Department of Surgery, Prince of Wales Hospital, The Chinese University of Hong Kong, Hong Kong, China
*Correspondence to:* Calvin S.H. Ng. BSc(Hons), MBBS(Hons), MD, FRCSEd(CTh), FCCP, Associate Professor. Division of Cardiothoracic Surgery, The Chinese University of Hong Kong, Prince of Wales Hospital, Shatin, N.T., Hong Kong, China. Email: calvinng@surgery.cuhk.edu.hk.

**摘要：** 单孔胸腔镜手术对于外科医生而言有其独特的困难，主要是因为需要通过一个小切口进行手术。多个器械由一个切口进入胸腔内操作，其活动范围是受限的。此外，切口部位到达外科操作部位的路径是单向的，这可能会限制视野和牵拉，不可避免地会有器械间的互相影响。最近的一些胸腔镜技术具有较大、多个方向的视野，在一定程度上改进了这些缺点。可伸展的柔性胸腔镜和无线可控内镜（wireless steerable endoscope，WSE）系统的发展可以进一步提高手术的可视化效果，减少甚至消除内镜和器械之间的影响。新的单切口入路方式都来自经自然孔道腔镜手术（natural orifice transluminal endoscopic surgery，NOTES）和机器人手术方法。这些手术可以通过一个更小的超微创切口进行单孔胸腔镜手术，可以改善视野，增加器械的运动自由度，且更加精确。但是，仍有一些问题有待解决，包括提供稳定的平台和负荷，应用力量限制和设备灭菌。单孔胸腔镜肺切除技术的进步不仅是对外科医生获取新技能和新知识能力的挑战，同时也重燃了工业界和临床医生在开发新设备和新技术以开创微创手术新大陆的合作精神。这些技术改进和创新可以提高单孔胸腔镜手术的操作效率和安全性。

**关键词：** 心脏镜；经自然孔道腔镜手术（NOTES）；机器人；单孔；无线可控内镜（WSE）

**View this article at:** http://dx.doi.org/10.21037/acs.2016.02.02

## 一、前言

　　虽然单孔胸腔镜有十余年的历史，但只有在过去的几年中，随着胸腔镜设备的飞速发展，单孔手术外科医生更加追求完成更复杂的手术。这个技术可能提高美观效果，且有患者需求，因而迅速在全球推广开来[1]。相比其他方法，在单孔胸腔镜手术中，合适的工具合计数比经一个小切口进行手术更具有挑战性。在单孔胸腔镜手术中最突出的问题是器械的互相干扰，胸腔镜进入胸腔的距离和角度受限制，以及使用器械进行操作时的困难。目前的观点将集中在技术创新的某些领域，即内镜和可置入操作平台，这将有助于在目前和不久的将来克服上述挑战。

## 二、胸腔镜进展

　　如同在其他内镜手术中一样，内镜提供的视野水平在胸腔镜手术中是至关重要的。最常用的胸腔镜是刚性的，尖端的镜头具有一定的斜面，以确定观看角度。如需要改变观看视野（FOV），必须控制内镜杆或使用具有不同视角的内镜。这些操作可以使内镜更加远离手术器械而避免互相干扰，这可能延长手术过程，同时提供有限的视角。这些挑战在单孔胸腔镜手术中更为突出，所有的器械都通过一个大致相同方向的小切口进入胸腔。带远端柔性尖端的内镜可以减少器械与内镜之间的影响，因为只需将尖端部分弯曲就可以改变视野，而不需要移动胸腔镜的主体[2]。奥林巴斯的 EndoEye[3]和Li等的心脏镜[4]就是其中的例子。EndoEye的尖端部分可以弯曲，就像可弯曲的支气管镜，镜头角度调节器可以成角超过100°，使内镜视野更加宽阔。然而，手术部位常常是拥挤的，虽然可以通过内镜的可调弯曲尖端达到所需的视角，但尖端本身比直镜更占据空间，并对其他手术器械造成阻碍。因此，心脏镜设计进一步减少器械间的碰撞，提高结构的可视化程度，不仅拥有一个可弯曲的尖端，还可调距离弯曲尖端的长度，以提供更广泛的视野[4]。图17-1显示了心脏镜样机正在体外和体内环境中测试。与EndoEye相比，目前的心脏镜图像质量较差，还需要进一步的发展才能将心脏镜应用于手术。

传统内镜的一个局限性是，尽管采用了避免相互干扰的措施，但是内镜在单孔胸腔镜切口中仍占据一定空间，且与其他手术器械相互影响[5]。改进的方法之一是开发一种远程无线可控内镜（WSE）。手术开始时，通过单孔切口将WSE置入胸腔，磁固定于胸壁内。WSE将手术部位的视频图像传送到监视器上，通过无线控制WSE而改变视野。因此，WSE可能取代传统的胸腔镜，其主要优点是省略了传统内镜所需的电缆，且不会与手术切口处的器械相互干扰[6]。图17-2显示了这个系统的原型，在这个系统中，无线摄像机挂在一块木板上，木板的厚度相当于胸壁的平均厚度。该原型在滑动、旋转和提供多个观看方向和角度方面表现良好（图17-2）。单孔胸腔镜切口如果不再放置胸腔镜，切口可能会更小。此外，由于WSE将远离手术器械，这将避免相互干扰，留下更多的空间以便于使用更多手术器械进入胸膜腔。这种内镜目前还没有商业化，但是它正在开发中，目前也正在进行测试工作。

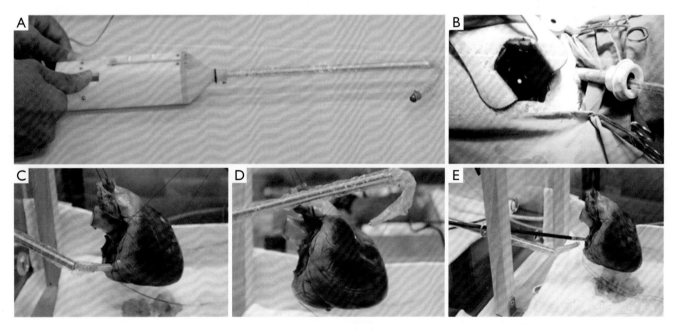

**图17-1　心脏镜测试**

（A）心脏镜原型；（B）心脏镜在动物模型胸腔内回转；（C）心脏镜小范围弯曲段操作；（D）心脏镜大范围弯曲段操作；（E）心脏镜引导其他手术器械通过一个模拟单孔切口。

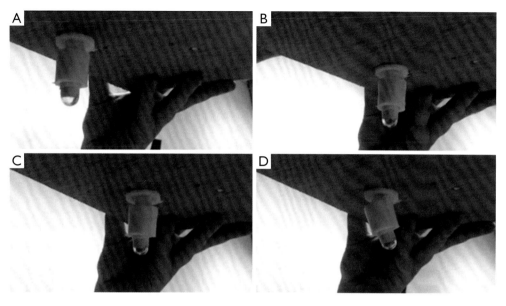

**图17-2　无线可操作内镜（WSE）原型**

WSE由磁铁吸附于木质平板（A），模拟体腔内壁，可以滑动（B）、轴向转动（C）、提供不同方向的多种视野（D）。

### 三、其他方法

#### （一）经自然孔道腔镜手术（NOTES）平台

单孔胸腔镜手术促进其他形式的单入路器械平台发展，如经自然孔道腔镜手术（或embryonic-NOTES）和单切口手术机器人，这很有可能在未来的胸外科发展中起到重要作用[6]。2013年，朱等报道了他们使用e-NOTES经脐行胸交感神经切除术治疗手汗症的最初经验，应用5 mm超细可弯曲的胃镜进行手术。手术过程包括切开膈肌以到达胸腔内的手术部位，然后切断交感神经。这种方法对于施行非常简单的手术可能是足够的，但是对于更复杂的胸外科手术需要更复杂的内镜平台。

NOTES使用的设备可以分为两类：可弯曲设备和小型化设备[7,8]。这些设备（其中一些只是NOTES所用的原型）有其自身的优缺点，如表17-1所示。可弯曲器械具有可弯曲的杆，可以与自然孔或腔相适。这些工具目前在应用于NOTES方面占主导地位。最著名的例子包括USGI[9]生产的Cobra，Karl Storz[10]生产的Anubiscope，Olympus[11]生产的EndoSamurai[11]，EndoMaster[12]生产的MASTER系统和Medrobotics生产的Flex系统[13]。由于这些仪器的杆是可弯曲的，手术臂的

定位可能不准确，一般来说系统稳定性不佳。因此，该设备最近的一个改进是发展形状锁以调节刚度，这提供了更多的稳定性。也需要有不同的效应操作臂和工具，可以很容易地通过仪器通道内更换，而不必将内镜从患者中退出，或更糟的是固定臂可能限制外科医生操作手术器械的范围。在现有的柔性平台中，另一个缺点是由于范围设计和空间限制，仪器臂与仪器臂之间的三角关系有限。微型装置，如腔内机器人平台（Scuola Superiore Sant' Anna）[14]不存在这个问题（表17-1）。微型机器人按顺序插入体内，在手术部位固定和装配。与柔性设备相比，微型机器人节省了空间，避免了工具碰撞。然而，这些微型机器人的有效载荷能力很小，而且实现起来非常具有挑战性。建议采用一种混合方法，即微型机器人提供成像和协助，而主要操作是由可弯曲器械执行。

#### （二）机器人单孔胸腔手术

经自然孔道腔镜手术器械通常有一个可弯曲的轴，与之不同的是，单孔机器人手术器械主要有刚性轴与一个远端可旋转的部分作为手术臂（图17-3）。这种系统的例子包括Intuitive Surgical Inc的达芬奇机器人[15]，

表17-1 机器汇总

| 机器/原型 | 图示 | 优势 | 劣势 |
|---|---|---|---|
| Cobra（USGI Medical）[9] | | ■ 外形锁<br>■ 三个独立的手术臂 | ■ 直径较大<br>■ 工具固定<br>■ 难以操作<br>■ 精确性低 |
| Anubiscope（Karl Storz/IRCAD）[10] | | ■ 两个成三角形的手术臂<br>■ 有供可弯曲器械的孔道 | ■ 成三角形受限<br>■ 可操作性受限 |
| EndoSamurai（Olympus）[11] | | ■ 两个可弯曲的手术臂<br>■ 可进行双手协调的腹腔镜界面 | ■ 需要多个操作者<br>■ 可操作性受限 |
| MASTER（Endo Master）[12] | | ■ 有两个可四向操作的手术臂 | ■ 头帽端直径较大<br>■ 终端效应器固定<br>■ 需要多个操作者 |
| Flex系统（Medrobotics）[13] | | ■ 标准的双通道内镜<br>■ 可弯曲度高<br>■ 两个可弯曲的手术臂 | ■ 成三角形受限<br>■ 移动慢<br>■ 难以再次定位 |
| 腔内机器人平台（Scuola Superiore Sant'Anna）[14] | | ■ 可在体内重新配置<br>■ 节省空间 | ■ 设置困难<br>■ 有线方式供电和传输图像 |

NOTES，经自然孔道腔镜手术。

Titan Medical Inc的SPORT手术系统[16]，TransEnterix[17]和the SJTU unfoldable robotic system[18]的SPIDER手术系统。可弯曲手术臂由刚性轴定位，刚性轴提供一个稳定的平台，其运动由电线、电缆或"肌腱"控制。由于远端柔性部分通常包含多个弯曲段，这些系统的三角成型和灵敏度比以前的NOTES设备有了很大的改进和提高。然而，这样一来就会使得驱动单元更加复杂，系统可靠性可能有问题。与此同时，这些系统的有效载荷能力或机械臂在手术任务中所能施加的力仍然有限。新型可弯曲机械的进展可以帮助简化机器人系统，同时提高可工作的空间和手术臂在体腔内的灵活性[19-20]。另外，灵活的手术臂的刚度控制[20]可以帮助增加有效载荷能力以及使手术臂适应各种任务。

对于NOTES和单切口手术，烧灼常用于组织切割。这不仅减轻了手术臂的有效载荷要求，也是止血的主要方法之一。然而，在有限的手术环境中产生的烟雾往往会影响胸腔镜图像质量和手术操作。因此，在开发此类系统时应考虑排烟问题。另一个常见的问题是这些机器人系统中手术臂和摄像机的消毒。每个手术臂都包含许多可动的复杂部件，适当消毒就非常困难、昂贵和耗时。传统的高压灭菌方法会降低电线的机械强度，损坏电子元件。另一个挑战与器械更换有关，这在手术中是不可避免的。在这些机器人系统中，如前所述，可弯曲的手术臂由许多马达和电缆控制。由于驱动单元被集成到手术臂中，灭菌变得更加困难，每个臂的更换成本也更高。

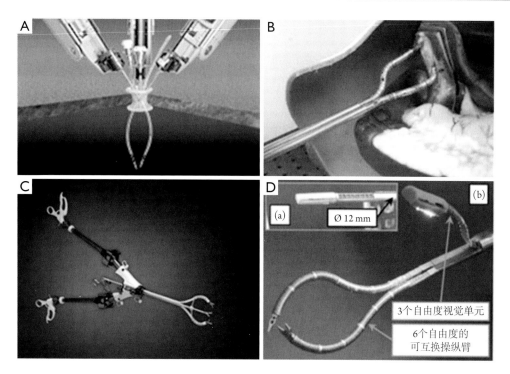

**图17-3　一些单孔入路手术器械**

（A）da Vinci单孔手术机器人[15]；（B）Titan手术机器人[16]；（C）Spider手术系统[17]；（D）SJTU 非折叠机器人系统[18]。

## 四、结论

如Endoeye和心脏内镜般具有超高可操作性的内镜可以为外科医生提供更好的手术视野，同时，在单切口手术操作中可以最大限度地减少与其他器械的相互干扰。WSE系统可能是避免内镜和仪器之间干扰的最终解决方案，可以进一步减小单孔切口的大小。此外，在胸膜腔内插入几个内镜将使整个操作空间得到前所未有的全景视野。NOTES和单切口机器人平台将成为施行单孔胸腔镜手术的新一代工具，允许内镜和"外科医生的手"通过更小的切口插入胸腔，使手术更加精确。技术正在以我们过去从未见过的速度迅速发展。本文仅涉及内镜发展和可插入手术平台的一些方面。单孔胸腔镜手术的未来发展、改进和成功在很大程度上将取决于先进的技术，这种技术将允许通过更小的切口来完成更复杂的手术，其安全性和患者满意度也将得到提升。

## 致谢

基金：本文受香港中文大学the Shun Hing Institute of Advanced Engineering（SHIAE）（编号8115049）香港the Innovative Technology Fund（ITF）（ITS/019/15）支持。

## 声明

本文作者宣称无任何利益冲突。

## 参考文献

[1]　Ng CS，Lau KK，Gonzalez-Rivas D，et al. Evolution in surgical approach and techniques for lung cancer[J]. Thorax，2013，68(7)：681.

[2]　Ng CS，Wong RH，Lau RW，et al. Single port video-assisted thoracic surgery：advancing scope technology[J]. Eur J Cardiothorac Surg，2015，47(4)：751.

[3]　Endoeye by Olympus (visited on 24th，Oct. 2015)[Z/OL]. Available online：http://medical.olympusamerica.com/products/endoeye

[4]　Li Z，Oo MZ，Nalam V，et al. Design of a Novel Flexible Endoscope-Cardioscope[J/OL]. J. Mechanisms Robotics，2016，8(5)：051014.

Available online：http://proceedings.asmedigitalcollection.asme.
org/proceeding.aspx?articleid=2483640

[5] Ng CS，Wong RH，Lau RW，et al. Minimizing chest wall trauma in single-port video-assisted thoracic surgery[J].J Thorac Cardiovasc Surg，2014，147(3)：1095-1096.

[6] Ng CS，Rocco G，Wong RH，et al. Uniportal and single-incision video-assisted thoracic surgery：the state of the art[J]. Interact Cardiovasc Thorac Surg，2014，19(4)：661-666.

[7] Ren H，Lim CM，Wang J，et al. Computer-assisted transoral surgery with flexible robotics and navigation technologies：a review of recent progress and research challenges[J]. Crit Rev Biomed Eng，2013，41(4-5)：365-391.

[8] Vitiello V，Lee SL，Cundy TP，et al. Emerging robotic platforms for minimally invasive surgery[J]. IEEE Rev Biomed Eng，2013，6：111-126.

[9] Bardou B，Nageotte F，Zanne P，et al. Design of a telemanipulated system for transluminal surgery[J]. Conf Proc IEEE Eng Med Biol Soc，2009，2009：5577-5582.

[10] Dallemagne B，Marescaux J. The ANUBIS™；project[J]. Minim Invasive Ther Allied Technol，2010，19(5)：257-261.

[11] Spaun GO，Zheng B，Swanström LL. A multitasking platform for natural orifice transluminal endoscopic surgery (NOTES)：a benchtop comparison of a new device for flexible endoscopic surgery and a standard dual-channel endoscope[J]. Surg Endosc，2009，23(12)：2720-2727.

[12] Phee SJ，Kencana AP，Huynh VA，et al. Design of a master and slave transluminal endoscopic robot for natural orifice transluminal endoscopic surgery[J]. Proc Inst Mech Eng C. Mechanical Engineering Sci，2010，224(7)：1495-1503.

[13] Flex® Robotic System：Expanding the reach of surgery®[OL]. Available online：http://medrobotics.com/gateway/flex-system-int/

[14] Ashok PC，Giardini ME，Dholakia K，et al. A Raman spectroscopy bio-sensor for tissue discrimination in surgical robotics[J].J Biophotonics，2014，7(1-2)：103-109.

[15] De Vinci Single-Site Instruments by Intuitive Surgical[Z/OL]. Available online：http://www.intuitivesurgical.com/products/davinci_surgical_system/da-vinci-single-site/

[16] The SPORTTM Surgical System by Titan Medical Inc[Z/OL]. Available online：http://www.titanmedicalinc.com/

[17] SPIDER Surgery Demonstrating the Potential of Flexible Laparoscopy[Z/OL]. Available online：http://www.transenterix.com/technology/spider/

[18] Xu K，Zhao J，Fu M. Development of the SJTU Unfoldable Robotic System (SURS) for Single Port Laparoscopy[J]. IEEE/ASME Transactions on Mechatronics，2015，20(5)：2133-2145.

[19] Li Z，Du R. Expanding workspace of underactuated flexible manipulators by actively deploying constraints[J]. In：Robotics and Automation (ICRA)，2014 IEEE International Conference on；2014 May 31-June 7；Hong Kong，China. Hong Kong，2014：2901-2906.

[20] Li Z，Feiling J，Ren HL，et al. A Novel Tele-operated Flexible Robot Targeted for Minimally Invasive Robotic Surgery[J]. Engineering，2015，1(1)：73-78.

译者：刘政呈，南京市胸科医院
审校：AME编辑部

**Cite this article as:** Li Z，Ng CS. Future of uniportal video-assisted thoracoscopic surgery—emerging technology. Ann Cardiothorac Surg 2016;5(2):127-132. doi: 10.21037/acs.02.02

# 第十八章　单孔胸腔镜手术：从内科胸腔镜术到非插管单孔胸腔镜下肺叶肺段切除术

**Diego Gonzalez-Rivas**[1,2]

[1]Minimally Invasive Thoracic Surgery Unit (UCTMI), Coruña, Spain; [2]Department of Thoracic Surgery, Coruña University Hospital, Coruña, Spain

*Correspondence to:* Diego Gonzalez-Rivas. Department of Thoracic Surgery, Coruña University Hospital, Xubias 84, 15006 Coruña, Spain. Email: diego.gonzalez.rivas@sergas.es.

**摘要：** 自1910年Jacobaeus报道了首例胸腔镜手术以来，胸腔镜的发展已经历了一百多年。Jacobaeus使用胸腔镜来治疗肺结核患者的胸膜粘连。20世纪初，欧洲各地普遍采用这一技术进行小手术和诊断检查。近20年来，微创胸外科手术才再次引起了人们的注意与兴趣，原因是其在技术方面取得了两项关键性改进：更好的胸腔镜和内窥镜线性机械缝合器。得益于这些进步，1992年进行了首例电视辅助式胸腔镜肺叶肺段切除术。随后数年间，电视辅助式胸腔镜手术进展缓慢，直至多项研究表明与开胸手术相比，这项手术具有明显的优势，其才得以发展。从此，这项技术在世界范围内得到了广泛传播，并且开始出现多种形式的变化。在过去十年中，通过互联网获得信息、手术直播和实验课程等促进了微创手术的快速普及。尽管一开始其发展比较缓慢，但传统多孔入路现在已经发展到模拟开胸手术有利位置的单孔入路，利用单一小切口，不再进行肋骨牵开。早期的单孔操作电视辅助式胸腔镜手术专注于小手术。到了2010年，这种技术被用于肺叶肺段切除术。目前，擅长这项技术的专家能够使用电视辅助式胸腔镜术单孔操作完成最复杂的手术，例如支气管袖状切除术、血管重建术、隆突切除术。相比之下，在早期胸外科手术中开始报道的不插管、清醒胸外科手术技术在双腔气管内导管发明前的数十年间达到高峰，但由于电视辅助式胸腔镜手术技术的进步，在十多年前重现后并未获得广泛认可。

**关键词：** 胸腔镜；电视辅助式胸腔镜手术进展；微创手术；单孔电视辅助式胸腔镜手术；术式改进

**View this article at:** http://dx.doi.org/10.21037/acs.2016.03.07

# 一、背景

单孔操作入路用于诊断和治疗胸部疾病技术发展的历史可能比大部分胸外科医生所知道的要久远很多。在胸膜腔镜和胸腔镜的帮助下，医生能够使用内窥镜和单孔切口进行检查、活体检查、胸科手术。1910年，Hans Christian Jacobaeus首先报道使用了这项手术[1]治疗胸膜粘连[2-3]，并称其为胸腔镜术（thoracoscopy）。据传，早在1866年就已经有人使用了胸腔镜术，但是现在被广泛认同的观点是Jacobaeus发明了这一技术。值得注意的是，这项技术的先驱者通常使用局部麻醉药，在自主呼吸的患者身上进行胸腔镜术或胸膜腔镜术[4]。

全世界都遵循"胸膜腔镜术（pleuroscopy）"这一术语，胸腔镜手术往往属于呼吸内科医生的领域，而并非由胸外科医生负责[5-6]。这并未削弱这一技术对于当前单孔操作手术发展的重要影响[7]。

## （一）内科胸腔镜术的发展

Jacobaeus继续使用胸腔镜术（即所谓的"Jacobaeus术"）治疗胸膜粘连、感染和胸液渗出，并且用于诊断肺结核、肿瘤和其他疾病，直至20世纪20年代。为了施行胸腔镜术，他开发了专用的膀胱镜并将双孔入路进行可视化[8]。他发明的诊断性胸腔镜可以帮助我们认识正常和患者的肺和胸膜腔外观[4]。20世纪20年代，他的同行（主要包括Cutler、Davidson、Friedel、Drash）专注于单孔操作技术。20世纪30年代，Drash和其他医生发表了大量患者研究来源的数据[3]。Sattler、Kux、Roche等拓展了胸腔镜术的应用，将其用于治疗自发性气胸、交感神经节切除术和滑石粉胸膜固定术等[5]。

抗生素问世以后，治疗性胸腔镜术明显失宠，但是麻醉学的进展和术中输氧使得胸腔镜活体检查在淘汰之前成为非常重要的工具[4]。

现代胸腔镜术的出现使得这些被人遗忘的技术开始复兴。在重新被重视以后，很多胸外科医生很乐意地接受了胸腔镜术，特别是现代技术的问世，例如视频显示等，使得医生能够通过胸腔镜看到前所未见的图像。

## （二）电视辅助式胸腔镜手术的进化

过去几十年中，两项关键技术突破重新点燃了人们对微创胸外科手术的热情：①电视辅助式胸腔镜的发展提供了半胸的全景视野，而之前仅能通过直视获得隧道式视野；②实用的新型内窥镜手术器械的推广应用，例如线性机械缝合器。由于这些进展，电视辅助式胸腔镜手术应运而生[9]。1992年，报道了首例电视辅助式胸腔镜肺叶肺段切除术[10]，从此，胸腔镜开始在胸外科重新得到应用。虽然一开始电视辅助式胸腔镜手术的应用和推广相当缓慢，但现在这一技术已成为很多手术的标准疗法[11]。

随着胸腔镜手术的再次兴起，医生开始使用多孔操作技术，将一个操作孔用于可视化，其他操作孔用于器械操作，与过去Jacobaeus使用的方法类似。随着这种技术的发展与普及，其在更复杂的手术中得以施展拳脚，最初的操作孔设置也得到了进一步改进，并获得了更好的人体工程学效果以及更好的可视化效果，更容易接近解剖结构[7]。后来，电视辅助式胸腔镜手术在胸外科的使用更加普及，也进一步促进了双操作孔、机器人辅助和针式胸腔镜手术的诞生。电视辅助式胸腔镜技术也已开始用于更复杂的手术，包括纵隔手术、扩大切除和涉及胸壁浸润的病例[12]。此外，它还打破了与电视辅助式胸腔镜手术绝对禁忌证和开放式胸廓切开术标准适应证相关的原有规则，并且取得了优秀的效果。最终，随着病例报告、回顾性研究、随机试验、大规模荟萃分析的证据性质发生变化，电视辅助式胸腔镜手术开始替代开放式胸廓切开术成为国际指南和日常实践的标准技术[13]。

## （三）单孔电视辅助式胸腔镜手术的崛起（视频1，观看网址：http://dx.doi.org/10.21037/acs.2016.03.07）

单孔电视辅助式胸腔镜手术一开始并不起眼，2000年单孔电视辅助式胸腔镜胸交感神经节切除术首次被报道[14]。单孔技术的首次报道推进了单孔能够实现的极限，刺激了更多复杂单操作孔手术的发展，它能治疗的胸部疾病的范围不断扩大。

2000年、2001年、2003年发表了通过单操作孔电视辅助式胸腔镜手术技术进行多项胸科手术的首次前瞻性试验的结果[15-17]。

Rocco是首批突破剩余障碍将胸外科手术带回到原点的胸外科医生之一，兜兜转转，仿佛回到了20世纪20年代Drash、Cutler、Freidel使用单操作孔的年代。使用大尺寸显示器和高性能光纤进行可视化方面的进展能够轻易地克服这一技术在早期遇到的挑战。21世纪初，

Rocco将这种技术进行推广，利用单孔技术进行了多项小手术，例如气胸和楔形切除术，并且发表了数篇文章[18-20]。本文作者团队进一步改善了Rocco的工作，将单操作孔技术用于肺叶切除术[21]。开始只报道了将这项技术用于肺下叶的切除，但是很快改性技术就得到改进和发展，被用于肺上叶切除术、肺段切除术和全肺切除术[22-25]。紧接着有了更复杂困难病例的报道，包括支气管袖状切除术、肺动脉切除术和切除重建术，2014年报道了双袖状切除术[26-30]。随着单孔技术被成功地用于越来越多的复杂病例，这种技术的禁忌证也随之发生了变化。在成功进行了多例胸壁切除术后，胸壁浸润的肿瘤也不再是绝对的禁忌证，其更大程度上变成了一项普通的手术考虑因素[31]。患者的选择标准也得到了同样的发展，人们很快认识到全身麻醉是手术最重要的限制因素之一。其大大刺激了不插管方案的发展，使得单操作孔技术能够用于不适合进行胸外科手术或手术风险很高的患者[32-34]等情况。

## 二、采用单孔电视辅助式胸腔镜手术的速度

正如之前提到的那样，单操作孔电视辅助式胸腔镜手术早期发展阶段主要集中于小手术（2000—2010年）。从2010年开始，单操作孔电视辅助式胸腔镜手术进入了第二阶段，这项技术获得了进展，它被用于肺叶肺段切除术[35-36]。在短短五年内，专家已经能够利用单孔电视辅助式胸腔镜技术完成更加复杂的手术，例如支气管袖状切除术、血管重建术和隆突切除术。在过去的十年中，通过互联网获得信息、手术直播和实验课程等都促进了微创手术的快速发展[37]。

大量的出版物、先驱者进行的各种越来越复杂的单孔手术使这一技术走到了现代胸外科手术的前沿。这些资料，加上非常活跃的巡回演说和众多的YouTube手术视频、亲自动手操作教学实验课程和纪录片等，都促进了单操作孔技术的普及和应用，这种发展速度在现代医学中是前所未闻的。在互联网和全球互连时代，微创手术迅速发展，部分原因在于国际胸科领域内的合作举措得到了加强。现在，借助网络视频的展示，在一瞬间就可分享胸外科手术的发展和成就。大部分信息不再需要通过纸质出版物或在年度会议上分享。而且，在线期刊版本的存在使得众多感兴趣的读者能够在纸质期刊邮寄给订阅者之前数周发表评论，向作者提问。

## 哲学上的转变

单孔电视辅助式胸腔镜手术的大规模发展和应用要求转变当前和普通胸科疾病有关的理念和治疗步骤。例如，传统上，治疗积脓症所使用的指南编制年代还是将开放式胸廓切开术作为标准治疗手段的时代。在疗效甚微的低创治疗失败后，与该项技术相关的发病率和死亡率使得手术干预成了最后一项治疗选择[38]。现在，开放式胸廓切开术已经成为偶然事件而并非标准，"将手术作为不得已的手段"导致了不必要的延误，使得发病率、死亡率上升，患者经历更多痛苦[39]。就肺癌治疗而言，在胸外科和呼吸医学中，最新的临床指南已经在一定程度上应对了这一问题[40]。但是，就术语以及让非胸外科医生作为决策者确定患者是否适合手术而言，可能需要重新研究，因为现在单孔和相关的不插管麻醉技术已经得到安全和有效的使用，即使对于最虚弱的患者而言[32,41]。

早期胸外科手术所报道的不插管、清醒胸外科手术技术在双腔气管内导管发明前数十年间达到高峰，但在重现后的十多年并未获得广泛认可[42]。

有关不插管胸外科手术和微创电视辅助式胸腔镜手术的讨论涉及两种截然不同的方面：麻醉技术和手术技术。尽管如此，手术和麻醉方面的进展具有共同点，特别是从历史的角度来说。两者发展中都存在被遗忘的知识，一开始被发现并得到成功应用，而后却被世人遗忘，后来被重新发现、改进，在数十年后又被重新采用。在重新出现后，两种技术都遭受了严重的怀疑，这阻碍了技术的广泛应用。

最近，为了避免电视辅助式胸腔镜手术中经胸廓切口导致肋间神经损伤，研发出了一种全新手术，名为单孔操作电视辅助式胸腔镜剑突下入路。为尝试剑突下入路，术者必须具有单操作孔电视辅助胸腔镜肺叶切除术的经验，还需要一位熟练的助手。当然，剑突下入路技术具有一些不足，例如难以控制大出血以及难以进行完全的肿瘤学淋巴结切除。就获得后纵隔视野来说，此项技术极具挑战性，其导致隆突下间隙的完全切除难以实现。尽管存在这些不足，在研发了无线镜头、更好的手术器械等新技术或调整单孔机器人技术用于剑突下入路后，这种新技术仍具有在未来得到广泛使用的潜力。

尽管在胸科手术专业领域，胸科疾病的一般哲学方法已经发生了改变，但是这种转变在一般内科和全科

医生中并未发生，他们仍然是我们接诊患者群体的守门人。太多的时候，当全科医生仔细考虑虚弱患者是否适合手术时，都会导致转向治疗性外科手术的转诊被耽误或者遗漏。而在权衡比较这项手术、开放式胸廓切开术或胸骨切开术时，具有严重共存的相关疾病（例如氧气依赖性慢性阻塞性肺疾病、冠状动脉病）的患者，即有可能通过微创手术成功治愈，却被分流去进行效果较差的治疗，例如化疗、放疗，甚至是姑息性治疗，患者也因此可能遭受不良的后果。

所以，现在胸外科专业的医生需要通过发表明确的治疗流程和基于证据的实践指南以帮助其他专业领域的医生。

## 三、单孔技术的基本原则

与传统多孔电视辅助式胸腔镜手术相比，单孔电视辅助式胸腔镜手术代表了肺切除入路的重大革新，手术器械和胸腔镜的放置要通过同一切口完成。最近的工业改进，例如专门设计的双关节器械、超高清摄像机系统、新的能量治疗器械、更窄但角度更大的缝合器，使得单孔电视辅助式胸腔镜手术进行解剖性肺切除更容易学习并且更加安全。

单孔电视辅助式胸腔镜肿瘤手术的传播也已成为可能，因为现在已证明通过这一手术可满足肿瘤学原则，且不会影响患者的安全[43-44]。重要的是，在解剖性结构切除过程中，当分别切除静脉、动脉、支气管以及完成合适的淋巴结清扫术时，必须尊重与遵守肿瘤学基本原则[45-46]。

在单孔电视辅助式胸腔镜手术过程中，术者和助手通常位于患者前方，以便在整个手术过程中获得相同的胸腔镜视野。虽然只能通过接近前方位置获得视野，但沿着切口移动30°胸腔镜能够获得不同的视角。在任何电视辅助式胸腔镜手术中，扶镜手的作用都很重要，单孔电视辅助式胸腔镜手术对扶镜手的要求特别高，因为这项技术没有其他多孔电视辅助式胸腔镜手术中通用的专门的胸腔镜操作孔。在同一操作孔中使用胸腔镜并与手术器械协调的优势在于将视线引导至目标组织。这样一来，我们就能够从直接、矢状视角对齐器械并处理目标病变[43]。获得肺部的最佳暴露至关重要，以方便结构切除和避免任何器械干扰。

进行单孔电视辅助式胸腔镜手术时，与传统多孔电视辅助式胸腔镜手术相同，患者处于侧卧位。手术切口长度为3~4 cm，首选位置位于第五前肋间隙。这个切口位置为肺门切除、插入缝合器提供了良好的角度。在肺门切除、分离结构时将手术台转离术者，而当隆突下淋巴结切除时将再手术台转向术者，这样做有利于手术操作。我们建议通过切口前部来插入具有角度的缝合器。使用尖端弯曲的缝合器能够通过单切口更好地放置在肺上叶静脉和支气管周围，这点非常有用，因为通过单孔操作将这些组织分开很困难。尽可能地靠近末端来切断血管很重要，这样能确保缝合器插入的角度更好。如果因角度导致缝合器难以插入，我们应使用聚合物血管夹或使用手术缝线来结扎血管。

始终让胸腔镜位于切口后部，并让器械位于切口前部，这一点特别关键，因为这种定位能给术者提供最好的视角、功能。在肺上叶切除时，通常首先分离肺动脉随后分离肺静脉。在肺叶切除完成时，通过保护袋取出肺叶，然后完成系统性淋巴结切除。在手术结束时，在胸腔镜视野下，使用丁哌卡因浸润肋间隙，然后将单胸腔引流管插入至切口后部。

### 单孔操作技术在复杂手术中的使用

经验丰富而技术娴熟的单孔电视辅助式胸腔镜术者能够在双孔、三孔入路中以同样的方式开展最复杂的手术[47-48]。要成功地完成这些复杂手术，术者必须具备丰富的电视辅助式胸腔镜手术经验。通过单操作孔电视辅助式胸腔镜手术等微创手术获得的经验、手术器械的改进、高清胸腔镜、最新的三维系统极大地促进了单孔电视辅助式胸腔镜手术应用于复杂手术和袖状切除重建。我们认为最重要的是要尽量降低手术的创伤性，特别是对于晚期肺癌患者来说，其免疫系统因为疾病或诱导治疗被削弱，所以这一点尤为重要。胸腔镜手术技术是创伤性最低的肺癌手术，单孔操作技术则是这些微创手术技术发展的最终阶段。单孔操作技术的几何学理念是通过直接视线和双手器械操作获得人机工程学效果，这可以解释我们使用这项技术在袖状切除手术中取得的卓越效果[49-50]。而且，这种几何人机工程学也有利于众多医生更方便地学习这项技术，从而使得很多医生能够直接从开胸手术转向单孔操作电视辅助式胸腔镜手术。

但是，尽管传统多孔或单孔操作电视辅助式胸腔镜手术与胸廓切开术相比具有多项优点，例如可以降低术后疼痛、缩短住院时间、减少炎症反应、更早适合化疗，但是单孔操作电视辅助式胸腔镜手术入路仍然很少用于晚期肺癌患者[41]。采用率低的主要原因在于术者担心在晚期患者中使用单孔操作电视辅助式胸腔镜术会出现大出血事件或进行根治性肿瘤学切除所带来的技术挑战[51]。

可以通过正确的术前准备和仔细的肺部解剖使得电视辅助式胸腔镜手术出现的大部分并发症的发生率降至最低。在面对具有挑战性的病例或出现大出血等紧急情况时，手术团队的协调至关重要[52]。这在电视辅助式胸腔镜手术学习过程中特别重要，如果出现术中并发症，特别是大出血，通常会导致中转开胸。不应将中转开胸视为电视辅助式胸腔镜手术失败，而应作为保证肿瘤学原则和患者安全的一种形式，特别是当术者为经验不丰富的胸腔镜手术医生时。关键在于医生要清楚地知道什么时候应该中转开胸，这在很大程度上取决于每位术者的经验[53]。单孔操作技术的优势在于中途转为开放式胸廓切开术的速度非常快。因为切口位于第五前肋间隙，术者只需要向后扩大切口，然后使用肋骨牵开器。如果因为出血转为开胸手术，在进行开胸手术时，一直维持压迫和胸腔镜视野非常重要，以避免大量出血。

通过单操作孔电视辅助式胸腔镜手术进行大量复杂切除的长期效果必须通过进一步研究进行评估[41,54]。

## 四、结论

一个多世纪的酝酿促成了单操作孔电视辅助式胸腔镜手术的快速发展。Jacobaeus和同行们为后来电视辅助式胸腔镜手术和单孔操作手术的发展奠定了基础。如果没有视频光纤和互联网的出现，现代单操作孔手术可能还在迈向手术舞台的过程中蹒跚学步。现在单操作孔手术已经度过了婴儿期，是时候改变现有治疗流程并改进技术使其发扬光大了。要做到这一点，胸外科需要推出高于病例报道和回顾性综述之上的其他出版物。

## 致谢

作者希望感谢医学作者Kristin Eckland，是其帮助我们完成了这篇特邀报告中对胸腔镜术的历史回顾。

## 声明

本文作者宣称无任何利益冲突。

## 参考文献

[1] Jacobaeus H. Über die Möglichkeit die Zystoskopie bei Untersuchung seröser Höhlungen anzuwenden[J]. Munch Med Wochenschr, 1910, 57: 2.

[2] Braimbridge MV. The history of thoracoscopic surgery[J]. Ann Thorac Surg, 1993, 56(3): 610-614.

[3] Litynski GS. Laparoscopy--the early attempts: spotlighting Georg Kelling and Hans Christian Jacobaeus[J]. JSLS, 1997, 1(1): 83-85.

[4] Loddenkemper R, Mathur PN, Lee P, et al. History and clinical use of thoracoscopy/pleuroscopy in respiratory medicine[J]. Breathe, 2011, 8: 91-94.

[5] Prabhu VG, Narasimhan R. The role of pleuroscopy in undiagnosed exudative pleural effusion[J]. Lung India, 2012, 29(2): 128-130.

[6] Thomas PA Jr. A thoracoscopic peek: what did Jacobaeus see?[J]. Ann Thorac Surg, 1994, 57(3): 770-771.

[7] Sihoe AD. The evolution of minimally invasive thoracic surgery: implications for the practice of uniportal thoracoscopic surgery[J]. J Thorac Dis, 2014, 6 (Suppl 6): S604-S617.

[8] Jacobaeus HC. The Cauterization of Adhesions in Artificial Pneumothorax Treatment of Pulmonary Tu-berculosis under Thoracoscopic Control[J]. Proc R Soc Med, 1923, 16 (Electro Ther Sect): 45-62.

[9] Shah RD, D'Amico TA. Modern impact of video assisted thoracic surgery[J]. J Thorac Dis, 2014, 6 (Suppl 6): S631-S636.

[10] Roviaro G, Rebuffat C, Varoli F, et al. Videoendoscopic pulmonary lobectomy for cancer[J]. Surg Laparosc Endosc, 1992, 2(3): 244-247.

[11] Oparka JD, Yan TD, Walker WS. Twenty years of video-assisted thoracoscopic surgery: The past, present, and future[J]. Thoracic Cancer, 2013, 4(2): 91-94.

[12] Luh SP, Liu HP. Video-assisted thoracic surgery--the past, present status and the future[J]. J Zhejiang Univ Sci B, 2006, 7(2): 118-128.

[13] Ng CS, Lau KK, Gonzalez-Rivas D, et al. Evolution in surgical approach and techniques for lung cancer[J]. Thorax, 2013, 68(7): 681.

[14] Nesher N, Galili R, Sharony R, et al. Videothorascopic sympathectomy (VATS) for palmar hyperhidriosis: summary of a clinical trial and surgical results[J]. Harefuah, 2000, 138(11): 913-916, 1008.

[15] Migliore M, Giuliano R, Deodato G. Video assisted thoracic surgery through a single port. Thoracic Surgery and Interdisciplinary Symposium on the threshold of the Third Millennium. An International Continuing Medical Education Programme[Z/OL]. Naples, Italy. 2000: 29-30. Available

online：http://xoomer.virgilio.it/naples2000/index1.html

[16] Migliore M，Deodato G. A single-trocar technique for minimally-invasive surgery of the chest[J]. Surg Endosc，2001，15(8)：899-901.

[17] Migliore M，Giuliano R，Aziz T，et al. Four-step local anesthesia and sedation for thoracoscopic diagnosis and management of pleural diseases[J]. Chest，2002，121(6)：2032-2035.

[18] Rocco G，Martucci N，La Manna C，et al. Ten-year experience on 644 patients undergoing single-port (uniportal) video-assisted thoracoscopic surgery[J]. Ann Thorac Surg，2013，96(2)：434-438.

[19] Rocco G，Martin-Ucar A，Passera E. Uniportal VATS wedge pulmonary resections[J]. Ann Thorac Surg，2004，77(2)：726-728.

[20] Jutley RS，Khalil MW，Rocco G. Uniportal vs standard threeport VATS technique for spontaneous pneumothorax：comparison of postoperative pain and residual paraesthesia[J]. Eur J Cardiothorac Surg，2005，28(1)：43-46.

[21] Gonzalez D，Paradela M，Garcia J，et al. Single-port video-assisted thoracoscopic lobectomy[J]. Interact Cardiovasc Thorac Surg，2011，12(3)：514.

[22] Gonzalez D，Delgado M，Paradela M，et al. Uni-incisional video-assisted thoracoscopic left lower lobectomy in a patient with an incomplete fissure[J]. Innovations (Phila)，2011，6(1)：45-47.

[23] Gonzalez-Rivas D，de la Torre M，Fernandez R，et al. Single-port video-assisted thoracoscopic left upper lobectomy[J]. Interact Cardiovasc Thorac Surg，2011，13(5)：539-541.

[24] Gonzalez-Rivas D，de la Torre M，Fernandez R，et al. Video：Single-incision video-assisted thoracoscopic right pneumonectomy[J]. Surg Endosc，2012，26(7)：2078-2079.

[25] Gonzalez-Rivas D，Fieira E，Mendez L，et al. Single-port video-assisted thoracoscopic anatomic seg-mentectomy and right upper lobectomy[J]. Eur J Cardiothorac Surg，2012，42(6)：e169-e171.

[26] Gonzalez-Rivas D. Single port video-assisted thoracoscopic lobectomy and chest wall resection by posterior incision[J]. Innovations，2012，7：81-84.

[27] Gonzalez-Rivas D，Fernandez R，Fieira E，et al. Uniportal video-assisted thoracoscopic bronchial sleeve lobectomy：first report[J]. J Thorac Cardiovasc Surg，2013，145(6)：1676-1677.

[28] Gonzalez-Rivas D，Delgado M，Fieira E，et al. Single-port video-assisted thoracoscopic lobectomy with pulmonary artery reconstruction[J]. Interact Cardiovasc Thorac Surg，2013，17(5)：889-891.

[29] Gonzalez-Rivas D，Fieira E，de la Torre M，et al. Bronchovascular right upper lobe reconstruction by uniportal video-assisted thoracoscopic surgery[J]. J Thorac Dis，2014，6(6)：861-863.

[30] Gonzalez-Rivas D，Delgado M，Fieira E，et al. Double sleeve uniportal video-assisted thoracoscopic lobectomy for non-small cell lung cancer[J]. Ann Cardiothorac Surg，2014，3(2)：E2.

[31] Gonzalez-Rivas D，Xie B，Yang Y，et al. Uniportal video-assisted thoracoscopic lobectomy with en bloc chest wall resection[J]. J Vis Surg，2015，1：7.

[32] Gonzalez-Rivas D，Bonome C，Fieira E，et al. Non-intubated video-assisted thoracoscopic lung resections：the future of thoracic surgery?[J]. Eur J Cardiothorac Surg，2016，49(3)：721-731.

[33] Gonzalez-Rivas D，Fernandez R，de la Torre M，et al. Single-port thoracoscopic lobectomy in a nonintubated patient：the least invasive procedure for major lung resection?[J]. Interact Cardiovasc Thorac Surg，2014，19(4)：552-555.

[34] Gonzalez-Rivas D，Aymerich H，Bonome C，et al. From Open Operations to Nonintubated Uniportal Video-Assisted Thoracoscopic Lobectomy：Minimizing the Trauma to the Patient[J]. Ann Thorac Surg，2015，100(6)：2003-2005.

[35] Gonzalez-Rivas D. VATS lobectomy：surgical evolution from conventional VATS to uniportal approach[J]. Scientific World Journal，2012，2012：780842.

[36] Gonzalez-Rivas D，Paradela M，Fieira E，et al. Single-incision video-assisted thoracoscopic lobectomy：initial results[J]. J Thorac Cardiovasc Surg，2012，143(3)：745-747.

[37] Gonzalez-Rivas D，Yang Y，Ng C. Advances in Uniportal Video-Assisted Thoracoscopic Surgery：Pushing the Envelope[J/OL]. Thorac Surg Clinics，2016，26(2):187-201. Available online：http://www.thoracic.theclinics.com/article/S1547-4127(15)00127-9/abstract

[38] Di Napoli G，Ronzini M，Paradies G. VATS：first step in the parapneumonic empyema*[J]. G Chir，2014，35(5—6)：146-148.

[39] Scarci M，Zahid I，Billé A，et al. Is video-assisted thoracoscopic surgery the best treatment for paediatric pleural empyema?[J]. Interact Cardiovasc Thorac Surg，2011，13(1)：70-76.

[40] Detterbeck FC，Mazzone PJ，Naidich DP，et al. Screening for lung cancer：Diagnosis and management of lung cancer，3rd ed：American College of Chest Physicians evidence-based clinical practice guidelines[J]. Chest，2013，143：e78S-e92S.

[41] Gonzalez-Rivas D，Fieira E，Delgado M，et al. Is uniportal thoracoscopic surgery a feasible approach for advanced stages of non-small cell lung cancer?[J]. J Thorac Dis，2014，6：641-648.

[42] Chen KC，Cheng YJ，Hung MH，et al. Nonintubated thoracoscopic surgery using regional anesthesia and vagal block and targeted sedation[J]. J Thorac Dis，2014，6：31-36.

[43] Gonzalez-Rivas D，Fernandez R，de la Torre M，et al. Thoracoscopic lobectomy through a single incision[J]. Multimed Man Cardiothorac Surg，2012，2012：mms007.

[44] Gonzalez-Rivas D，Paradela M，Fernandez R，et al. Uniportal

video-assisted thoracoscopic lobectomy: two years of experience[J]. Ann Thorac Surg, 2013, 95: 426-432.

[45] Gonzalez-Rivas D, Fieira E, Delgado M, et al. Uniportal video-assisted thoracoscopic lobectomy[J]. J Thorac Dis, 2013, 5 Suppl 3: S234-S245.

[46] Delgado Roel M, Fieira Costa EM, González-Rivas D, et al. Uniportal video-assisted thoracoscopic lymph node dissection[J]. J Thorac Dis, 2014, 6: S665-S668.

[47] Gonzalez-Rivas D, Fieira E, Delgado M, et al. Uniportal video-assisted thoracoscopic sleeve lobectomy and other complex resections[J]. J Thorac Dis, 2014, 6: S674-S681.

[48] Gonzalez-Rivas D, Yang Y, Stupnik T, et al. Uniportal video-assisted thoracoscopic bronchovascular, tracheal and carinal sleeve resections+[J]. Eur J Cardiothorac Surg, 2016, 49 Suppl 1: i6-i16.

[49] Bertolaccini L, Rocco G, Viti A, et al. Geometrical characteristics of uniportal VATS[J]. J Thorac Dis, 2013, 5 Suppl 3: S214-S216.

[50] Bertolaccini L, Viti A, Terzi A. Ergon-trial: ergonomic evaluation of single-port access versus three-port access video-assisted thoracic surgery[J]. Surg Endosc, 2015, 29: 2934-2940.

[51] Fernández Prado R, Fieira Costa E, Delgado Roel M, et al. Management of complications by uniportal video-assisted thoracoscopic surgery[J]. J Thorac Dis, 2014, 6: S669-S673.

[52] Demmy TL, James TA, Swanson SJ, et al. Troubleshooting video-assisted thoracic surgery lobectomy[J]. Ann Thorac Surg, 2005, 79: 1744-1752; discussion 1753.

[53] Gonzalez-Rivas D, Stupnik T, Fernandez R, et al. Intraoperative bleeding control by uniportal video-assisted thoracoscopic surgery+[J]. Eur J Cardiothorac Surg, 2016, 49 Suppl 1: i17-i24.

[54] Ng CS, Gonzalez-Rivas D, D'Amico TA, et al. Uniportal VATS-a new era in lung cancer surgery[J]. J Thorac Dis, 2015, 7: 1489-1491.

译者：史晓舜，南方医科大学南方医院
审校：AME编辑部

Cite this article as: Gonzalez-Rivas D. Uniportal thoracoscopic surgery: from medical thoracoscopy to non-intubated uniportal video-assisted major pulmonary resections. Ann Cardiothorac Surg 2016;5(2):85-91. doi: 10.21037/acs.2016.03.07

# 第十九章　改良单孔胸腔镜手术

H. Volkan Kara[1], Stafford S. Balderson[2], Thomas A. D'Amico[2]

[1]Department of Thoracic Surgery, Istanbul University, Cerrahpasa Medical Faculty Istanbul, Turkey; [2]Department of Surgery, Division of Thoracic Surgery, Duke University Medical Center, Durham, NC, USA

*Correspondence to:* H. Volkan Kara, MD, MSc. Department of Thoracic Surgery Istanbul University Cerrahpasa Medical Faculty, Fatih 34098 Istanbul, Turkey. Email: volkan_kara@yahoo.com.

**摘要**：在过去十年里，胸腔镜技术（Video-assisted thoracoscopic surgery，VATS）被越来越多地运用于可切除的肺癌患者中。VATS潜在的获益优势和安全性已在大样本量的研究和荟萃分析中得到证实。近几年，一些胸外科医生采用了单切口单肋间（单孔VATS）的技术策略。我们报道了一种改良单孔VATS技术及其潜在的优点。改良单孔VATS技术在临床使用中有多项优点：可以提供更好的视野暴露，更利于教学，以及提高了胸外科团队的适应性。

**关键词**：胸腔镜手术；单孔；肺癌；改良术式

**View this article at:** http://dx.doi.org/10.21037/acs.2016.03.09

## 一、介绍

### （一）引言

1992年，胸腔镜下肺叶切除术被首次报道用于非小细胞肺癌的外科治疗中[1-2]。在过去20年中，胸腔镜技术（VATS）在全球胸外科实践中越来越受欢迎[3-4]。这项技术依赖于特殊设计的胸腔镜器械，不撑开肋骨，分别游离肺动脉、肺静脉以及支气管（主支气管、叶支气管和段支气管），进行解剖性切除和纵隔淋巴结清扫[3-6]。所有的手术步骤都是通过由胸腔镜设备辅助的视频监视器下进行可视化操作[3-6]。

杜克大学自1999年以来，开始实施2孔VATS肺叶切除手术，并论证了其安全性和有效性[3]。研究表明，VATS具有低并发症率和低中转开胸率[4-6]。VATS已被证明可使患者获益，因为其与更少的术后疼痛、更短的住院时间和更低的术后并发症相关[3,7-8]。在生物化学层面上，与传统的开胸手术相比，接受VATS手术患者的获益包括较少的急性炎症反应、较低的白细胞介素和C反应蛋白的释放，从加强对免疫反应的保护[5,9-10]。

从技术上讲，在不同的中心，VATS肺叶切除通过2~4个切口实施[4,11]。近年来，单孔入路的概念——单肋间单切口在一些较小的或中等复杂的病例中开始实施，包括交感神经切断术、纵隔和胸膜活检术、肺楔形切除术。2004年Rocco等报道了第一例单孔VATS肺切除术[12]。2011年Gonzalez–Rivas发表了第一例单孔胸腔镜肺叶切除治疗早期肺癌的论文[13]。近年来，通过这种方法，开展了更多复杂的术式包括肺段切除、全肺切除、袖式或双袖式切除等[14-16]。

单孔入路的潜在缺点包括：对学员的手术教学更加困难、视野局限、镜头不稳定、容易和器械干扰、胸管从切口引出，以及助手和扶镜手的人体工程学较差等。在杜克大学，较早的胸腔镜下肺切除入路采用两孔：腋前线第5肋间3~4 cm的操作切口，第7或8肋间10 mm的腔镜切口[4,8]。结合之前的两孔入路经验，作者团队形成了一种新的"改良单孔胸腔镜手术"入路[8]。

## （二）技术方法

改良单孔VATS的术前手术室设置和经典的VATS相同[4,8]，患者麻醉插管选择双腔气管插管或支气管封堵管。采用侧卧位，在术侧胸部中间水平将手术床稍折叠。这样在不撑开肋骨的情况下，能使肋间稍展开，增加肋间隙暴露。

操作切口设在第5肋间，稍越过腋前线，长度不超过4~5 cm。在肋间肌层和肋间隙内，我们将切口前后延伸1 cm，以便更好地暴露及放置器械，也更容易取出标本。在切口的后下方，作一个5 mm的腔镜切口放置戳卡（图19-1），使用5 mm 30°角的镜头。扶镜手站在患者的后方，主刀站在患者前方，胸外科学员在主刀旁

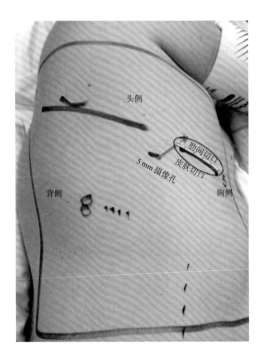

**图19-1 在第5肋间上标记切口**

皮肤切口（黑色）在肋间隙内前后延长1 cm作为肋间切口（白色），这样能更有效地利用肋间隙。在主操作切口下方，使用一个单独的5 mm切口放置镜头。

边。当扶镜手站在患者后面时，与手术团队协调行动是没有困难的。操作孔只用来进出包括钉枪在内的腔镜手术器械（图19-2）。

整个手术的主要步骤是复制标准的双切口胸腔镜下切除术。肺门的游离通过操作孔完成，先从肺血管和支气管开始游离，之后再继续余下步骤。使用的是之前的VATS器械和镜头，采用内镜下切割缝合器处理血管和支气管。标本袋用于从第5肋间取出标本，避免潜在的切口肿瘤种植。对于每一个肺癌患者都常规进行系统性淋巴结清扫。在胸腔镜直视下使用布比卡因进行5个水平的肋间神经阻滞。通过腔镜孔放置24F的胸管引流，关胸前从操作孔放镜头检查胸管位置。胸管使用单线打结固定，操作孔使用可吸收线缝合。

# 二、讨论

## （一）优点

在改良单孔VATS技术中，腔镜镜头和主操作孔位于同一肋间内，但腔镜孔皮肤切口在主操作切口后下方。通常在第5肋间隙将切口前后延长，使肋间隙切开长度比皮肤切口长，这有助于放置5 mm胸腔镜，同样也能减少取标本时的张力和避免不可控的压力。手术结束后使用腔镜切口放置24F的胸管，没有必要再使用主操作切口放置胸管。

通过这样的布局，扶镜手站在患者后部，身体更舒适，而且不与主刀和手术器械"竞争"的情况下，操作镜头更容易。胸外科医生和学员（住院或主治医师）站在患者前面，这也为主刀单独操作创造了一个自由的区域。此外，如果有一个胸外科学员，主刀也可以很容易地监督、指导和控制学员。这种恰当的教育能力对于受过良好教育的新一代胸外科医生在将来的胸外科手术中增加VATS技术的使用非常重要。此外，通过使用新的技术，下肺叶的切除更容易，因为不需要从更靠内的角度进出切割闭合器。

## （二）缺点

使用这项技术需要一个5 mm 30°角镜头，由于其细薄且易碎，扶镜手需要谨慎操作以与接触手术器械碰触，避免对胸腔镜造成任何损伤或妨碍外科医生的操作；在观察膈肌周围的一些深层区域有时会很麻烦；虽然相镜头很小，但是使用一个单独的5 mm的切口

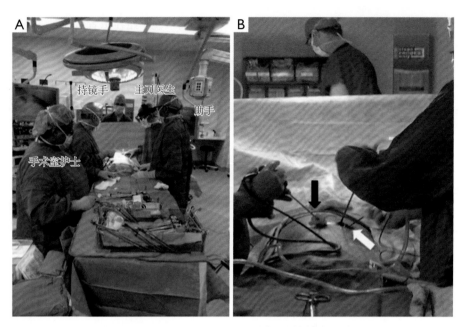

图19-2　一个5 mm胸腔镜（黑色箭头）使用一个单独的切口置入，但和主操作孔切口使用同一肋间

手术器械（白色箭头）从主操作孔切口置入，空间分配得更好，无需和摄像头竞争。

来放置镜头，仍会导致这些患者增加一个额外的伤口瘢痕。

## 三、结论

对于接受解剖性切除的肺癌患者，与开胸手术相比，VATS手术已被证明是安全且有益的[3,17]。研究表明，单孔胸腔镜下肺切除手术包括更多复杂的术式也是安全的。围绕VATS与传统开胸术利弊的比较已转换成传统VATS（多孔）与单孔VATS的之间比较。近来的研究表明，两者在手术时间、自控镇痛持续时间、胸管留置或住院时间方面均无差异[18-19]。单孔VATS似乎改善了术后疼痛评分，但目前的证据显示，在大多数术后预后的比较中，单孔和多孔VATS无明显差异[20-21]。这提供了合理的理由，在选定的病例中将手术限制在一个肋间隙[8]。除了常规的两孔VATS外，作者团队在一些选择性的患者中实施了改良单孔VATS。

本文所描述的改良单孔技术保留了在同一肋间操作的潜在优势，同时限制了镜头不稳定、较差的人体工程学、后方视野局限和胸管从切口放置的潜在缺点。可视化（摄像技术）和外科器械的发展将使单孔VATS更有效、更易于掌握。

## 声明

本文作者宣称无任何利益冲突。

## 参考文献

[1] Landreneau RJ, Mack MJ, Hazelrigg SR, et al. Video-assisted thoracic surgery: basic technical concepts and intercostal approach strategies[J]. Ann Thorac Surg, 1992, 54: 800-807.

[2] Roviaro G, Rebuffat C, Varoli F, et al. Videoendoscopic pulmonary lobectomy for cancer[J]. Surg Laparosc Endosc, 1992, 2: 244-247.

[3] Onaitis MW, Petersen RP, Balderson SS, et al. Thoracoscopic lobectomy is a safe and versatile procedure: experience with 500 consecutive patients[J]. Ann Surg, 2006, 244: 420-425.

[4] Burfeind WR, D'Amico TA. Thoracoscopic lobectomy[J]. Oper Tech Thorac Cardiovasc Surg, 2004, 9: 98-114.

[5] Gonzalez-Rivas D. VATS lobectomy: surgical evolution from conventional VATS to uniportal approach[J]. ScientificWorldJournal, 2012, 2012: 780842.

[6] McKenna RJ Jr, Houck W, Fuller CB. Video-assisted thoracic surgery lobectomy: experience with 1,100 cases[J]. Ann Thorac Surg, 2006, 81: 421-425; discussion 425-426.

[7] Villamizar NR, Darrabie MD, Burfeind WR, et al. Thoracoscopic

lobectomy is associated with lower morbidity compared with thoracotomy[J]. J Thorac Cardiovasc Surg, 2009, 138: 419-425.

[8] Kara HV, Balderson SS, D'Amico TA. Modified uniportal video-assisted thoracoscopic lobectomy: Duke approach[J]. Ann Thorac Surg, 2014, 98(6): 2239-2241.

[9] Sugi K, Kaneda Y, Esato K. Video-assisted thoracoscopic lobectomy reduces cytokine production more than conventional open lobectomy[J]. Jpn J Thorac Cardiovasc Surg, 2000, 48(3): 161-165.

[10] Yim AP, Wan S, Lee TW, et al. VATS lobectomy reduces cytokine responses compared with conventional surgery[J]. Ann Thorac Surg, 2000, 70(1): 243-247.

[11] Ng CS, Gonzalez-Rivas D, D'Amico TA, et al. Uniportal VATS-a new era in lung cancer surgery[J]. J Thorac Dis, 2015, 7(8): 1489-1491.

[12] Rocco G, Martucci N, La Manna C, et al. Ten-year experience on 644 patients undergoing single-port (uniportal) video-assisted thoracoscopic surgery[J]. Ann Thorac Surg, 2013, 96(2): 434-438.

[13] Gonzalez-Rivas D, de la Torre M, Fernandez R, et al. Single-port video-assisted thoracoscopic left upper lobectomy[J]. Interact Cardiovasc Thorac Surg, 2011, 13(5): 539-541.

[14] Gonzalez-Rivas D, Fieira E, Delgado M, et al. Uniportal video-assisted thoracoscopic sleeve lobectomy and other complex resections[J]. J Thorac Dis, 2014, 6 (Suppl 6): S674-S681.

[15] Gonzalez-Rivas D. Single incision video-assisted thoracoscopic anatomic segmentectomy[J]. Ann Cardiothorac Surg, 2014,

3(2): 204-207.

[16] Gonzalez-Rivas D, Delgado M, Fieira E, et al. Uniportal video-assisted thoracoscopic pneumonectomy[J]. J Thorac Dis, 2013, 5 Suppl 3: S246-S252.

[17] Berry MF, D'Amico TA, Onaitis MW, et al. Thoracoscopic approach to lobectomy for lung cancer does not compromise oncologic efficacy[J]. Ann Thorac Surg, 2014, 98(1): 197-202.

[18] McElnay PJ, Molyneux M, Krishnadas R, et al. Pain and recovery are comparable after either uniportal or multiport video-assisted thoracoscopic lobectomy: an observation study[J]. Eur J Cardiothorac Surg, 2015, 47(5): 912-915.

[19] Chung JH, Choi YS, Cho JH, et al. Uniportal video-assisted thoracoscopic lobectomy: an alternative to conventional thoracoscopic lobectomy in lung cancer surgery?[J]. Interact Cardiovasc Thorac Surg, 2015, 20(6): 813-819.

[20] Akter F, Routledge T, Toufektzian L, et al. In minor and major thoracic procedures is uniport superior to multiport video-assisted thoracoscopic surgery?[J]. Interact Cardiovasc Thorac Surg, 2015, 20(4): 550-555.

[21] Jimenez MF. Uniportal versus standard video-assisted thoracoscopic surgery for lung lobectomy: changing the standards requires scientific evidence[J]. Eur J Cardiothorac Surg, 2015, 47(5): 916.

译者：倪铮铮，皖南医学院弋矶山医院

审校：AME编辑部

**Cite this article as:** Kara HV, Balderson SS, D'Amico TA. Modified uniportal video-assisted thoracoscopic surgery (VATS). Ann Cardiothorac Surg 2016;5(2):123-126. doi: 10.21037/acs.2016.03.09

# 第二十章　肺外科术后加速康复

Jules Eustache[1], Lorenzo E. Ferri[2], Liane S. Feldman[3], Lawrence Lee[3], Jonathan D. Spicer[2]

[1]Department of General Surgery, [2]Division of Thoracic Surgery, [3]Steinberg-Bernstein Centre for Minimally Invasive Surgery and Innovation, McGill University Health Centre, Montreal, Canada
*Contributions:* (I) Conception and design: All authors; (II) Administrative support: J Eustache, JD Spicer, LS Feldman; (III) Provision of study materials or patients: J Eustache, JD Spicer, LS Feldman; (IV) Collection and assembly of data: None; (V) Data analysis and interpretation: None; (VI) Manuscript writing: All authors; (VII) Final approval of manuscript: All authors.
*Correspondence to:* Dr. Jonathan D. Spicer, MD, PhD. Division of Thoracic Surgery, McGill University Health Centre, Montreal, Canada. Email: jonathan.spicer@mcgill.ca.

**摘要：** 手术康复的概念贯穿患者的整个围手术期始终，从术前基线评估开始直至术后长期康复。加速康复路径（Enhanced recovery pathways，ERPs）旨在涵盖患者病程的所有阶段，包括接受手术患者的术前、围手术期和术后管理。虽然已经有关于标准化和优化围手术期管理的重要文献，但术前和术后的标准化仍是一个有争议的话题。此外，在肺外科相关的加速康复方面，现有数据仍然有限，仍未就ERPs中应包含哪些组成部分达成共识。由于缺乏有代表性的康复指标，使得在确定包含在加速康复路径中的特定因素时存在困难。其次，ERPs的优势通常在于多种组分的综合作用，而不是它们中某一组分的单独作用。本综述简要回顾了肺外科围手术期ERPs的最新进展，重点介绍了患者术前和术后康复护理中新策略的部分。此外，我们还讨论了当前加速康复外科研究中观察指标的局限性，以及可以采取哪些措施来指导未来研究以加速患者肺外科手术后的康复。

**关键词：** 加速康复路径；加速康复；路径；肺

**View this article at:** http://dx.doi.org/10.21037/jtd.2018.09.61

作为接受手术治疗患者康复病程的核心，手术意味着"康复"。多年来，它已成为外科研究的焦点。然而，外科术后康复定义的具体内容尚未明确。从历史上看，诸如围术期死亡率、发病率、并发症和住院时间等项目已被作为评估手术康复的指标。Lee等致力于探寻康复定义与我们用于评价研究康复终点指标之间的这种脱节[1]。除此之外，Lee建议康复应定义为"术后所有相关领域持续存在的机体器官功能迅速下降，在复原阶段逐渐"恢复"或超过术前基础水平（图20-1）。

因此，康复的概念从患者的术前开始，贯穿于术后早期即出现的相关机体功能的恶化，并延伸至术后持续的患者功能恢复。加速康复路径（ERPs）是改变和优化患者不同病程阶段的康复策略，以制定标准化的术后管理流程。

ERPs并不是新出现的措施，几十年来外科医生一直试图通过标准化术后流程来优化患者康复。然而，现代ERPs的特点是试图摆脱外科教条和传统理念的束缚。相反，ERPs旨在使用基于循证医学的方法来使患

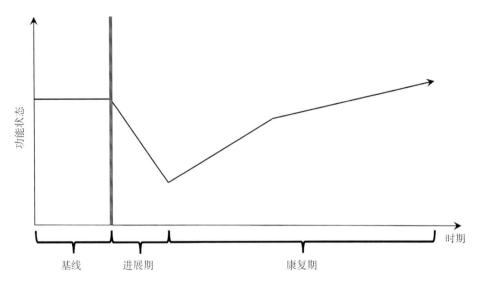

图20-1　康复阶段（Lee等修改[1]）

者康复与护理达到标准化，并鼓励多学科协作。虽然最初侧重于术后管理，但ERPs现在已经发展到包括患者整个病程治疗的所有阶段，重点是术前、手术当中和术后的管理。术前阶段包括初始评估和制订手术计划、优化术前的机体生理功能和营养状况，以及科学管理和制定住院与门诊患者康复的实际预期目标。由于术中内容包括手术方法（微创与开放）、麻醉方法（多模式、局部麻醉、全身麻醉）和手术过程管理（液体管理、体温等），迄今为止涵盖了大量文献。鉴于微创手术的益处已在文献中进行了广泛论述，本综述未在手术方法方面进行深入探讨，以便集中讨论ERPs的新进展，特别是术前、术后目标的合理确定和管理的标准化。最后，术后康复阶段不仅包括医院住院期间，也包括患者出院后的长期康复时期。具体而言，它指的是十分广泛的组成部分，如患者活动、早期恢复经口营养、疼痛管理和引流管理[2]。这里提供了一个作者团队术后管理路径的例子（表20-1）。因此，通过针对手术相关的各个阶段，ERPs的目标应该是在最短的时间内使患者恢复到最佳的功能状态。从本质上讲，改善术后结局和早期出院只是为了尽量减少手术对功能影响这一真正目标的副产品。

加速康复外科概念在肺肿瘤手术中尤其重要，手术目标是控制癌症，其结果是不可避免并且永久性地出现肺功能丧失。因此，"回归基线"本质上是不可能的，这说明缺乏足够的指标来衡量术后患者康复情况的报告结果（patient-reported outcomes，PROs）和功能状

态。住院时间或并发症发生率作为康复指标的局限性，强调了需要诸如PROs或功能状态等更全面的评价指标。在此背景下，Kim等介绍了肿瘤治疗的预期康复指标（return to intended oncologic therapy，RIOT），该指标用于评价了患者在术后阶段是否"恢复"到足以耐受术后辅助治疗[3]。RIOT是一个综合指标，包括患者是否能够启动术后治疗，以及延迟至治疗开始的时间[3]。在用于肝切除的ERPs背景下评价时，ERPs患者表现出较低的生活干扰负担和总体较短的恢复基线功能状态的所需时间，从而导致更快的RIOT[4]。诸如RIOT之类的PROs概念是崭新的，因此只有极少数使用ERPs的研究将它们纳入出院患者的康复评估。然而，结合能够更准确地评估康复的指标对于未来围绕围手术期恢复的研究来说是必不可少的，特别是在ERPs的背景下。

ERPs的益处已经在外科各专业中得到证实，主要获益在于缩短住院时间和降低术后总并发症的发生率。采用ERPs与传统历史管理相比是一个重大的转变，大量研究以及其获益已经在结直肠外科中得到证实[5]。然而，在肺叶切除方面的胸外科手术，现有文献极为有限。实际上，Fiore等进行了第一个综合过去十年评估ERPs在肺部手术中获益研究的系统回顾[6]。有趣的是，所有非随机研究都显示整体住院时间显著缩短[6]。然而，Muehling等进行的唯一随机对照试验未能显示ERPs组与常规组之间在住院时间方面的显著差异[7]。因此，一些人认为在非随机研究中住院时间的差异可能是ERPs患

**表20-1 肺叶切除术的快速康复路径示例（Madani等修改[2]）**

| 目标干预 | 加速康复外科临床路径 |
|---|---|
| **术前** | |
| 患者教育 | 标准的术前教育方案 |
| | 每日目标说明 |
| **术中** | |
| 镇痛 | 胸段硬膜外置管 |
| 拔管 | 最好在手术室或麻醉恢复室拔管 |
| **术后** | |
| 镇痛 | 拔除最后一根胸管的当天停止胸部硬膜外镇痛 |
| 排尿 | 术后第1天：如果尿量足够，拔除尿管 |
| | 如果拔出尿管后8 h无尿，行膀胱扫描，遵循尿管保留方案 |
| 胸管 | 术后第0天：保持−20 cmH$_2$O吸引 |
| | 术后第1天：去除吸引 |
| | 术后第2天：如果<300 mL/24h，非乳糜，无漏气，拔除1#胸管 |
| | 术后第3天：如果<300 mL/24h，非乳糜，无漏气，拔除2#胸管 |
| 营养 | 无鼻胃管 |
| | 术后第0天：清淡流质 |
| | 术后第1天：能耐受的饮食 |
| 胸片 | 去除胸管吸引或拔除胸管后 |
| | 无夹管试验 |
| 活动 | 术后第0天：辅助下进行可耐受的椅子上活动 |
| | 术后第1天：辅助下每天3次坐在椅子上用餐，每次30~60 min，每天2次在走廊内走动 |
| | 术后第2天：辅助下所有膳食都要下床，白天≥8 h，每天3次在17.5~35 m的走廊行走 |
| | 术后第3天：行走距离增加到75 m，每天3~5次 |
| 胸部康复 | 清醒时每小时应用呼吸训练器测定肺活量10次 |
| | 每4小时进行1次胸部理疗 |
| 目标性排液 | 术后第3天：如果1根胸管 |
| | 术后第4天：如果2根胸管 |

者选择偏倚的结果[8]。或者认为Muehling等没有在他们的ERPs中包括胸引管管理方案，这可能会显著影响他们的住院时间，因为其他研究已经明确证明胸管持续时间是胸科患者住院时间的主要决定因素[6]。然而，Fiore等在比较了ERPs与传统方法后认为，总并发症发生率、再入院率和总死亡率没有差异[6]。这些研究结果均表明，胸外科手术中的ERPs可以在不影响患者护理的情况下缩短整体住院时间。此外，虽然总体并发症发生率没有显著差异，但一些研究报道显示，短期并发症发生率和总发病率较低[6]。事实上，根据作者所在中心对234例接受选择性肺叶切除患者的经验，发现术后30天总的并发症发生率很大程度上取决于早期拔除Foley后尿路感染的显著减少，这是ERPs方案的一部分[2]。虽然这些研究结果表明在胸外科手术中使用ERPs有一些好处，但数据存在一些缺陷。实际上，由于各个独立ERPs之间存在较大差异，并且研究样本很少（1项随机试验和6项非随机

研究），因此被认为是低质量数据[6]。结果的这种变异可归因于研究每种途径的各个部分的困难，因为通常不是由单个部分来决定获益而是多个部分共同的结果[2]。实际上，所包含的许多研究在其标准化和ERPs方案的组成都存在关键性差异，一些标准化方案已经包括ERPs的许多组成部分，从而规避了"创新"途径的影响。除此之外，主要结果通常是住院时间，正如之前所讨论的那样，这最多是一个不完全和间接的康复指标。发表的唯一一项随机对照试验显示住院时间没有显著差异，研究者提出，非随机研究中的一些获益可能是选择偏倚的结果。同时，很明显有必要进行更多的前瞻性试验才能得出关于ERPs的结论。2017年，Li等发表了一项实质性研究进展，这次Meta分析了7个随机对照试验的共计486例患者的结果[9]。他们指出，接受ERPs策略治疗患者的发病率显著降低，重点是肺部和手术相关并发症的减少[9]；同时发现心脏并发症和死亡率并没有差别[9]，该研究是证明在ERPs和胸外科手术背景下围手术期结局显著改善的第一个Meta分析。因此，综合考虑这些研究结果表明，ERPs在降低围手术期发病率方面有益，并且能够缩短住院时间和ICU滞留时间。然而，由于缺乏综合的康复指标，他们在衡量术后恢复能力方面仍然受限。因此，仍需进一步研究来评估ERPs对康复的影响，特别是在如下两个方面：①确定有效的康复指标；②就ERPs方案中应包含的组成部分达成共识。

简化围手术期治疗流程本身提示ERPs可能在降低肺叶切除相关的医疗费用方面发挥作用。然而，简单地根据计算的住院费用代表术后康复成本的方法是有限的且不完整的[10]。基于此，Paci等提出通过计算住院期间的成本（机构成本），直接随访成本（医疗保健系统成本）以及在医疗中心接受过ERPs与传统方法的患者和护理人员（社会成本）的成本负担来综合评估ERPs是否具有显著的经济影响[10]。与以前已发表的文献相似，研究发现中位住院时间缩短[2,10]。然而，此项研究最显著的结果是ERPs组显示出较低的照看者负担（即为护理人员在术后协助患者花费的时间）以及较低的社会成本，ERPs组的平均差异为4 396美元[10]。这些研究结果对于由公共资金资助并且受到有限资源的限制的医疗保健体系产生了重大影响。首先，越短的住院时间代表医院中可用病床的周转速度越快，从而加快了患者群体的首次就诊到手术的过程[10]。其次，随着总体成本的降低，ERPs不仅可以减轻公共系统的负担，还可以减轻术后患者和家属的负担[10-11]。最后，可以假设减少看护者负担

提示患者已经加速恢复到基线功能和具备自主性康复锻炼的迹象。事实上，这些发现可能证明在所有外科手术相关场景中，ERPs的影响最明显。

在此基础上，介绍ERPs新的特性是当前文献研究的热点。如前所述，ERPs的范围已经扩展到包括术前准备、手术当中和术后康复阶段。虽然强有力的数据仍然有限，但是长期以来在肺癌手术患者的术前改善中实施戒烟计划仍取得了积极的效果[12]。然而，最近，改善术前基础功能的实施引起了人们的兴趣。在Pouwels等的Meta分析中，确定了共277例研究参与者的11项研究，将术前运动治疗方案的实施与当前的标准护理（无术前方案）进行了比较。所有研究共同表明，术前锻炼与术后获益相关，具体包括术后并发症总发生率、死亡率、住院时间、术后机体健康水平和总体生活质量[13]。然而，由于研究人群和锻炼计划本身的异质性，未能够进行Meta分析，因此无法得出明确的结论[13]。虽然有关肺外科术前康复数据仍然有限，但术前锻炼在改善术后功能方面的获益已经在其他几个外科专业得到证实，包括胸外科的其他领域[14]。事实上，作者所在的研究中心发现，接受食管胃切除患者的康复治疗可以改善术前和术后的机体功能状态。由于这些计划可能成为术前护理的主要内容，因此下一步仍需制定标准的预康复定义，特别要注意诸如应遵循哪些常规、手术前多久制订计划以及执行该计划的强度和频率[13]。

其他如术前营养风险筛查与干预、特定的心肺评估、慢性病的优化处理以及一系列其他术前手术相关因素等方面正在进行评估。至于围手术期，使用肋间神经阻滞对照标准胸段硬膜外镇痛是令人兴奋的发展领域。Rice等在对接受肋间神经阻滞而不是胸段硬膜外镇痛的肺部手术患者的一项开创性研究表明，患者平均住院时间明显减少，并且术后并发症、总体疼痛评分和麻醉药使用率没有任何差异[15]。这些发现代表了一个关键的进展，由于硬膜外镇痛的使用以及低血压、尿潴留、恶心和呕吐等不良反应可能与导致胸科患者延迟出院的潜在因素有关[15]。此外，与需要住院治疗的硬膜外麻醉相比，肋间神经阻滞可安全地出院[15]。加强术后康复管理包括便携式胸管吸引装置、术后即刻特定的氧疗方案，以及大量其他有待证明获益的新想法[16-17]。所有这些结合起来说明胸外科手术的ERPs仍处于起步阶段。事实上，缺乏强有力证明ERPs获益的证据很可能是由文献中可用方案之间的显著差异所决定的。随着围手术期护理实践与研究新方向的发现和实施，诸如康复方案、营养方

案等这些方案本身将发生重大变化。

很明显，ERPs已然存在于现代胸外科管理。至少，ERPs提供了与传统方法相同的护理标准。最好的情况下，它们与缩短住院时间和降低系统及患者自身的费用成本有关。但是，ERPs的具体组成和范围每年都在不断地扩大和发展。实际上，现在的ERPs包括了从术前计划到长期术后康复的整个手术阶段。随着文献中新内容的出现，ERPs理念将经历重大的转变和完善。随着它们变得更加全面，可以期望在患者术后康复的整体背景下，ERPs的获益将变得更加明显。随着新的康复指标应用于ERPs研究，可能发现ERPs对患者整体康复的更加细微的差别。最后，必须注意实施ERPs各策略的重复性。像所有的外科一样，肺外科手术是一个不断发展的整体。必须对ERPs方案进行不断修订和重新验证以反映这一现实。医生们必须不断地和渐进地改善那些将生命托付给他们照顾的患者的体验。

## 声明

本文作者宣称无任何利益冲突。

## 参考文献

[1] Lee L, Tran T, Mayo NE, et al. What does it really mean to "recover" from an operation?[J]. Surgery, 2014, 155(2): 211-216.

[2] Madani A, Fiore JF Jr, Wang Y, et al. An enhanced recovery pathway reduces duration of stay and com-plications after open pulmonary lobectomy[J]. Surgery, 2015, 158(4): 899-908; discussion 908-910.

[3] Kim BJ, Caudle AS, Gottumukkala V, et al. The Impact of Postoperative Complications on a Timely Return to Intended Oncologic Therapy (RIOT): the Role of Enhanced Recovery in the Cancer Journey[J]. Int An-esthesiol Clin, 2016, 54(4): e33-e46.

[4] Day RW, Cleeland CS, Wang XS, et al. Patient-Reported Outcomes Accurately Measure the Value of an Enhanced Recovery Program in Liver Surgery[J]. J Am Coll Surg, 2015, 221(6): 1023-1030.e1-2.

[5] Nicholson A, Lowe MC, Parker J, et al. Systematic review and meta-analysis of enhanced recovery pro-grammes in surgical patients[J]. Br J Surg, 2014, 101(3): 172-188.

[6] Fiore JF Jr, Bejjani J, Conrad K, et al. Systematic review of the influence of enhanced recovery pathways in elective lung resection[J]. J Thorac Cardiovasc Surg, 2016, 151(3): 708-715.e6.

[7] Muehling BM, Halter GL, Schelzig H, et al. Reduction of postoperative pulmonary complications after lung surgery using a fast track clinical pathway[J]. Eur J Cardiothorac Surg, 2008, 34(1): 174-180.

[8] Brown LM. "Moving right along" after lung resection, but the data suggest "not so fast"[J]. J Thorac Cardiovasc Surg, 2016, 151(3): 715-716.

[9] Li S, Zhou K, Che G, et al. Enhanced recovery programs in lung cancer surgery: systematic review and meta-analysis of randomized controlled trials[J]. Cancer Manag Res, 2017, 9: 657-670.

[10] Paci P, Madani A, Lee L, et al. Economic Impact of an Enhanced Recovery Pathway for Lung Resection[J]. Ann Thorac Surg, 2017, 104(3): 950-957.

[11] Kumar R, Donahue JM. Editorial for economic impact of an enhanced recovery pathway for lung resection[J]. J Thorac Dis, 2018, 10(1): 7-9.

[12] Schmidt-Hansen M, Page R, Hasler E. The effect of preoperative smoking cessation or preoperative pulmonary rehabilitation on outcomes after lung cancer surgery: a systematic review[J]. Clin Lung Cancer, 2013, 14(2): 96-102.

[13] Pouwels S, Fiddelaers J, Teijink JA, et al. Preoperative exercise therapy in lung surgery patients: A systematic review[J]. Respir Med, 2015, 109(12): 1495-1504.

[14] Minnella EM, Carli F. Prehabilitation and functional recovery for colorectal cancer patients[J]. Eur J Surg Oncol, 2018, 44(7): 919-926.

[15] Rice DC, Cata JP, Mena GE, et al. Posterior Intercostal Nerve Block With Liposomal Bupivacaine: An Alternative to Thoracic Epidural Analgesia[J]. Ann Thorac Surg, 2015, 99(6): 1953-1960.

[16] Ansari BM, Hogan MP, Collier TJ, et al. A Randomized Controlled Trial of High-Flow Nasal Oxygen (Optiflow) as Part of an Enhanced Recovery Program After Lung Resection Surgery[J]. Ann Thorac Surg, 2016, 101(2): 459-464.

[17] George RS, Papagiannopoulos K. Advances in chest drain management in thoracic disease[J]. J Thorac Dis, 2016, 8 (Suppl 1): S55-S64.

译者：姚海军，复旦大学附属华山医院
审校：钟铠泽，山东省济宁市第一人民医院
　　　汪进益，同济大学附属东方医院

**Cite this article as:** Eustache J, Ferri LE, Feldman LS, Lee L, Spicer JD. Enhanced recovery after pulmonary surgery. J Thorac Dis 2018;10(Suppl 32):S3755-S3760. doi: 10.21037/jtd.2018.09.61

# 第二十一章　胸外科加速康复外科中术后的疼痛管理

Calvin Thompson[1], Daniel G. French[2], Ioana Costache[1]

[1]Department of Anesthesiology and Pain Medicine, University of Ottawa, Ottawa, Ontario, Canada; [2]Division Thoracic Surgery, Department of Surgery, Dalhousie University, Halifax, Nova Scotia, Canada
*Contributions:* (I) Conception and design: All Authors; (II) Administrative support: None; (III) Provision of study materials or patients: None; (IV) Collection and assembly of data: All Authors; (V) Data analysis and interpretation: None; (VI) Manuscript writing: All authors; (VII) Final approval of manuscript: All authors.
*Correspondence to:* Calvin Thompson, MD, FRCPC. Assistant Professor, Department of Anesthesiology and Pain Medicine, The Ottawa Hospital, University of Ottawa, 501 Smyth Road, Ottawa, ON, Canada. Email: cthompson@toh.ca.

摘要：胸外科加速康复外科（ERAS within thoracic surgery，ERATS）的循证医学证据正在构建和持续完善中。实现快速康复和术后早期下床活动的关键是确保术后疼痛得到良好控制。无论是传统开胸手术还是微创手术（minimally invasive surgery，MIS）方式，术后疼痛一直是胸部手术最为关注的难题一。MIS方式日益增多的广泛应用和围手术期临床护理路径的优化缩短了住院时间（length of stay，LOS），同时也要求患者的术后疼痛急需尽早得到最佳控制，以更快地达到出院标准，甚至手术当天就能出院。术后恢复早期阶段首要的就是控制好疼痛以促使患者早期下床活动，落实快速康复，并将可能出现的慢性持续性术后疼痛（chronic persistent postoperative pain，CPPP）的发生风险降至最低限度。本综述将重点介绍ERATS中疼痛的管理策略。

关键词：加速康复外科（ERAS）；胸外科；多模式；疼痛，镇痛

**View this article at:** http://dx.doi.org/10.21037/jtd.2018.09.112

加速康复外科（ERAS）方案已广泛应用于各种外科手术，并已被证实能改善患者的临床结局[1-2]。胸外科加速康复外科（ERATS）的循证医学证据正在构建和不断完善中，但目前ERAS的有关建议仍有待进一步证实[3]。由于微创手术（MIS）能够有效缩短术后住院时间（LOS），甚至可以实现手术当天就能出院，这要求患者的术后疼痛需要尽早得到最佳控制，以期更快地达到出院标准，这就对我们传统的镇痛方案提出了挑战。

促进术后早期康复和下床活动的关键在于术后疼痛得到良好的有效控制。在ERAS这个术语广泛使用前，ERAS理念中的诸多策略业已被用于胸外科的临床实践。这些策略包括积极地控制疼痛、术中限制液体输注、术后早期下床活动。遗憾的是，胸外科手术患者"快速通道"的开创性报道中关于镇痛技术的涉及鲜为人知，没有考虑到镇痛对实现快速康复这一目标的重要性[4-5]。最近，有人提出疼痛控制和胸引管管理是胸外科手术患者

实现快速康复的两个主要问题[6]。无论是开胸手术还是MIS，胸部手术被认为是最需要疼痛管理的外科手术之一。此外，术后疼痛控制不佳可能会导致持续性慢性术后疼痛（CPPP）的发生[7]。目前面临急需解决的问题就是术后康复早期就能够控制好疼痛，以促进患者术后早期下床活动，促进患者尽快康复，同时将CPPP的发生风险降至最低限度[8]。本综述将重点介绍胸外科手术患者实施ERAS方案中的疼痛管理策略。

减轻手术带来的创伤应激反应可能是促进快速康复的最重要因素。适当的镇痛管理可减轻创伤应激反应，实现快速康复的目的[2]。胸外科传统的镇痛方法一直依赖于阿片类药物，医生主观为主导，实际操作时变化较大，表现为以执行者为中心。ERAS镇痛方法则是以循证医学证据为基础，以患者为中心，提倡减少阿片类药物的使用，策略渐趋标准化[2]。该模式旨在确保患者在术前、术中、术后和出院后均能够获得最佳的镇痛效果，以确保最佳的康复状态。以循证医学证据为基础，采用标准化、多学科协作的方式将最大限度地减少实施策略者的主观性，杜绝那些具有较多不良反应的镇痛方式，以改善患者康复的治疗流程，促进患者机体功能的快速恢复。

ERAS指南推荐以下多模式的疼痛管理策略[9]：

（1）针对外周和/或中枢神经系统中的不同作用机制来使用各种镇痛药物；

（2）使用区域麻醉；

（3）尽可能避免使用阿片类药物；

（4）尽快过渡到口服药物。

多模式镇痛遵循以下原则：联合使用具有不同作用机制的几种镇痛药，在预防和治疗急性疼痛方面具有协同作用，同时减少阿片类药物带来的相关不良反应[10]。疼痛的优化管理仍然是一个问题。许多药物和非药物技术可用于优化多模式镇痛[11]。对于胸外科手术而言，对乙酰氨基酚、非甾体抗炎药（nonsteroidal anti-inflammatory drugs，NSAIDs）、NMDA受体拮抗药、抗惊厥药、β受体阻滞药、α-2激动药、糖皮质激素、阿片类药物、中枢脊髓神经技术、手术部位局部浸润麻醉和区域麻醉均应纳入考虑范畴。

## 一、区域麻醉

任何胸外科手术ERAS方案中都强烈推荐使用中央神经阻滞（如硬膜外）或外周神经阻滞（如椎旁，肋间或其他阻滞）。适当使用局麻药可显著改善镇痛效果，减少对阿片类药物的需求。导管技术具有持续镇痛的优势，能改善患者活动能力，促进康复。最近一项针对胸科麻醉医师（加拿大麻醉医师协会成员）的调查发现，微创胸腔镜外科手术（VATS）的镇痛方法变动性大，很大程度上取决于执行者的偏好[12]。93%的开胸手术及41%的VATS肺叶切除术首选硬膜外镇痛。只有14%的受访者更喜欢椎旁阻滞来开展所有VATS手术。

与椎旁阻滞相比，硬膜外麻醉导致尿潴留和低血压的发生率可能更高[13]。针对不同的药理机制联合使用多种局部麻醉药进行硬膜外注射比单药注射更有效（例如：布比卡因0.1%+芬太尼2 mcg/mL+肾上腺素2 mcg/mL）[14]。

大多数研究表明，椎旁阻滞可提供与硬膜外麻醉相当的镇痛效果，且血流动力学更稳定，短期不良反应更少，能更好地保护肺功能[15]。许多研究均采用在外科医生的直视下放置椎旁导管。使用标准化方法定位放置椎旁导管对其发挥最佳功能至关重要。以下描述了我们放置椎旁导管的可复制、标准化方法。开胸手术或VATS手术快结束前5~10 min，医生直视下留置椎旁导管。开胸手术时，使用peanut卵圆钳或Kelly钳之类的钝器在胸壁和壁层胸膜之间的层面中形成一个狭窄的"隧道"。"隧道"必须从胸廓切口后外侧面的肋间隙延伸到交感神经链。务必注意避免穿破胸膜，因其会导致局部麻醉药渗漏引起镇痛不充分。为避免注射的麻醉药扩散，使进入椎旁间隙的局麻药剂量达到最优，窄皮下"隧道"优于宽"隧道"。穿刺针引导导管穿过胸壁，导管近端留置于成形的隧道中，尖端触及交感神经链。

VATS手术中放置导管时，在交感神经链侧1 cm处的壁层胸膜切一个小口，使用钝器（例如VATS DeBakey钳）在胸膜切口上方三、四个肋间的壁层胸膜和胸壁之间形成一个狭窄的隧道。经过肋骨时，注意保持胸膜完整性，并尽可能使隧道狭窄，这点至关重要。开胸手术时，以类似的方式经胸壁留置导管于隧道的最佳理想位置。

手术结束关胸前，通常经椎旁导管推注0.25%布比卡因20 mL，每隔2~3 min推注2~3 mL。关于连续输注局部麻醉药的浓度各家报道不一：0.1%~0.25%布比卡因，5~12 mL/h；0.2%罗哌卡因，4 mL/h[16]。尚有更高剂量的输注方式，如0.375%罗哌卡因，12 mL/h，也是安全的。患者改为口服止痛药并取出导管后12~24 h可以出院。

肋间阻滞易于管理，可通过留置导管单次注射或连续输注局部麻醉药。与盲法穿刺行肋间阻滞相比，直视下的直接浸润能确保局部麻醉药的有效弥散。

VATS/开胸术后使用连续导管技术具有持续滴定镇痛的优势。但导管放置及持续监测需要额外时间和专业知识。对于LOS短的患者，一旦出院，可联合连续肋间或伤口浸润导管与移动微量泵使用。一些国家运用长效局部麻醉药（例如，布比卡因脂质体），在肋间神经阻滞方面也显示出长效镇痛的优点，所以未使用导管技术[17]。

一直以来，周围神经局麻药溶液中加入地塞米松被证明可以延长短、中及长效局部麻醉药镇痛的持续时间[18]。目前正在进行剂型的研发，4 mg的剂量似乎有效，且无任何不良反应方面的报道。临床医生必须注意，地塞米松用于周围神经是超说明书用药，应使用不含防腐剂的溶液。因为一些研究已证实，地塞米松静脉输注给药同样也可以达到这一效果，所以目前尚不明确这种作用是否是全身效应的结果[18]。静脉推注地塞米松（8 mg）可以减轻术后疼痛，同时也减少了对阿片类药物的需求及降低其不良反应，如术后恶心呕吐[19]。

近年来，胸壁神经阻断的新技术不断涌现，如前锯肌平面阻滞[20-21]、椎板阻滞[22]、肋间/椎旁阻滞[23]、菱形肌/肋间肌平面阻滞[24]、竖脊肌平面（ESP）阻滞[25]、中点横突至胸膜（MTP）[26]。其中，肋间/椎旁阻滞常用于胸外科手术[23]，前锯肌平面阻滞用于开胸术镇痛[20]和肋骨骨折[27]，ESP阻滞用于胸痛[25,28]、肋骨骨折[29]、开胸术后疼痛综合征[30]以及其他一些适应证。

值得注意的是，以上描述仅见于病案报道中，缺乏正式的随机对照研究。由于所有阻滞都是针对椎旁间隙的神经根或肋间神经侧支，易于操作，不会导致与硬膜外或椎旁阻滞相关不良反应或并发症，能够使胸外科患者获益。

## 二、患者准备

与手术相关的疼痛是最常被患者问及的问题之一。对患者宣教是ERAS方案的重要组成部分。与尽量减轻疼痛以实现最佳康复的所有选择一样，实施快速康复计划应包含综合评估与手术相关的预期不适情况。对患者疼痛控制期望的管理也将极大地促进患者康复进程。术前存在疼痛的患者在围手术期期间应确保持续服用镇痛药。

### （一）对乙酰氨基酚

由于对乙酰氨基酚安全性好，建议将对其纳入多模式、阶梯式疼痛管理方案之中，并推荐常规用于轻度至中度疼痛。由于直肠给药吸收的不确定性，对乙酰氨基酚首选口服。静脉注射（Ⅳ）对乙酰氨基酚具有药代动力学稳定、易于管理的优点，但潜在的更高花费和有限疗效限制了其使用范围。

### （二）非甾体类抗炎药（NSAIDs）

在多模式镇痛方案中，NSAIDs已被证明可减少阿片类药物的消耗，降低阿片类药物相关的不良反应[15,19]。NSAIDs已在开胸手术镇痛标准化路径中得到推广[31]。与非选择性NSAIDs相比，因选择性NSAIDs[环加氧酶-2（COX-2）抑制药]在手术出血、消化道溃疡及肾功能障碍方面不良反应更少，可作为首选。对于该特定的NSAID剂量或给药方法是否更优于其他NSAIDs仍有待于进一步验证。

### （三）加巴喷丁类（Gabapentinoids）

由于胸部手术会导致肋间神经的创伤，常带来神经感觉方面的后遗症，如痛觉超敏、烧灼感和感觉迟钝，还可能导致CPPP[15]。抗惊厥药加巴喷丁和普瑞巴林是作用于神经病理性疼痛传导通路的γ-氨基丁酸（GABA）类似物，已被证明可以减少术后阿片类药物的需求，纳入"多模式镇痛"方案时能减少急、慢性疼痛[19]。与加巴喷丁相比，普瑞巴林具有更好的生物利用度，能更快地达到治疗效果。可调整镇痛方案中加巴喷丁和普瑞巴林的剂量（如，加巴喷丁300 mg，口服，一天3次，连用30天[32]，普瑞巴林50 mg，口服，一天3次）。这些药物的不良反应较少，包括可逆性视力模糊、镇静、嗜睡、眩晕。很难确定一个"绝对统一"的标准化方案。肾功能不全患者、跌倒高风险患者或眩晕患者应考虑减少剂量。我们的经验则是每隔8 h口服普瑞巴林25 mg作为辅助治疗是有效的，低于之前报道的剂量。围手术期服用普瑞巴林可有效降低开胸手术患者的疼痛评分，减少阿片类药物的消耗[33]。近期一项关于普瑞巴林的综述显示普瑞巴林的镇痛效果在很大程度上受限于与疼痛损伤机制相关的外科手术，如胸外科。然而，获益的幅度可能不如预期[34]。这些药物的最佳给药剂量、给药时间、持续服用时间、以及选择适当的患者

（即肾功能障碍，具有跌倒风险的老年患者）仍有待进一步明确。

## 三、麻醉药品

阿片类药物仍然是所有镇痛方案的重要组成部分，但其不良反应（如镇静、术后恶心呕吐、尿潴留、肠梗阻和呼吸抑制等）可能会延迟出院。在制订ERATS方案时，应牢记ERAS中减少阿片类药物使用的目标。当多模式非阿片类药物不足以控制疼痛，疼痛控制不佳时，阿片类药物可作为应急性镇痛药使用。为避免依赖静脉用药，促使患者早日出院，ERAS方案也推荐尽早过渡到口服阿片类药物。国际上许多中心已不常规使用静脉自控镇痛模式（intravenous patient-controlled analgesia，IV PCA）。加拿大一项调查显示，27%的麻醉医生青睐VATS肺叶切除术后使用IV PCA，46%的人青睐在VATS辅助小切口肺叶切除术后使用IV PCA[12]。与其他阿片类药物相比，曲马多是一种弱阿片受体激动药，能改善阿片类药物的不良反应。在使用更强阿片类药物进行应急性镇痛之前，ERAS方案推荐将其作为中至重度疼痛的止痛药。

一些作者发表了他们的经验和方案，但多基于单中心经验而非临床证据[32,35]。由于各国使用的药物存在差异，且没有可控的结果观察指标，因此很难从这些文献中得出结论。考虑到不同患者的具体情况（如年龄、健康/虚弱、肾功能和合并症），严格的"绝对统一"的方案面临巨大挑战。

### （一）氯胺酮

氯胺酮是一种N-甲基-D-天冬氨酸（NMDA）受体拮抗剂，可降低术后阿片类药物的用量[19]。小剂量氯胺酮辅助吗啡静脉自控镇痛已被证明可降低阿片类药物的需求，开胸术后疼痛评分较低[36]。氯胺酮尚未被证实可以减轻开胸术后慢性疼痛[37]。由于氯胺酮不易引起呼吸抑制，在ERATS模型里，加入小剂量氯胺酮被视为围手术期镇痛计划的一部分。

### （二）其他

虽然不断涌现的新兴技术能减少阿片类药物的使用，但仍没有足够的经验来支撑在ERATS方案中推荐使用这些新技术。在多模式镇痛方案中，Alpha2激动药

（可乐定和右美托咪定）显示出较为乐观的前景。开胸手术患者围手术期给予右美托咪定可减少阿片类药物消耗，且镇痛效果充分，但由于存在低血压风险，需加强监测[38]。这些药物可能带来的镇静风险会限制其在ERATS方案中的使用。输注艾司洛尔被证明可减少术中和术后阿片类药物的消耗，并具有减弱心血管反应的额外优势，可能降低不良心脏事件的发生[19,39]。开胸术和VATS微创手术的外科技术可能会影响疼痛和康复情况。越来越多的证据表明，对肋间神经提供某种技术形式的保护能减轻术后疼痛，减少镇痛药消耗[15]。有人提出单孔VATS肺叶切除术可以减少神经损伤，减轻术后疼痛[40]。

## 四、ERAS在食管切除术中的应用

目前还没有针对食管切除术的ERAS指南，但标准化路径能改善的疾病结局[41]。食管切除术仍然是风险非常高的手术，ERAS模式的相关策略会使患者获益。近期研究表明食管切除术采用ERAS似乎是有益的，且安全、合乎逻辑[42-43]。但最佳镇痛技术的选择尚未明确。与ERAS运用于肺叶切除术的初始文献类似，用于促进食管切除术术后康复镇痛措施的文献报道也很有限。由于几个原因，食管切除术的镇痛方法仍存争议，其中主要是因为食管切除术的手术方式选择各异（开放，杂交手术，微创MIE）。硬膜外麻醉镇痛仍然是金标准，据文献记载，具有以下益处：促进术后疼痛缓解与早期胃肠功能的恢复、术后早期拔除相关引流管和早期下床活动[44]。硬膜外镇痛的其他潜在益处包括：减少肺部并发症[45]，减少吻合口瘘[46]，改善管状胃微循环[47]。由于存在低血压的风险及担忧增加吻合口瘘的风险，硬膜外给药仍需格外谨慎。由于外科医生在开始经口摄食、留置空肠造口管和使用静脉药物方面存在偏好差异，康复早期口服镇痛药的选择受到影响。由于摄入药物受限，常使用IV PCA输注麻醉药。ERAS方案中限制阿片类药物使用，尽快将静脉注射转为口服摄入药物的目标通常在食管切除术患者中推迟。食管切除术的患者必须谨慎使用NSAID。考虑使用NSAIDs之前，应确保术后的肾功能指标正常。NSAIDs可能会增加结直肠手术吻合口瘘的发生概率[48]。对于上消化道/食管切除手术是否存在吻合口瘘相关的类似问题尚不确定。由于椎旁间隙在胸腔和腹部之间是连续的，椎旁导管阻滞对腹股沟疝修补术

有效[49]，椎旁导管也可以为食管切除术中的胸部和腹部切口提供区域麻醉，但仍然是未来研究的领域。

## 五、结论

针对ERAS模式的研究和实践仍将继续存在。但我们预计"ERAS路径"这个术语可能会逐渐消失，因为ERAS中的各种策略从具体实践到标准化的最佳护理实践仅仅一步之遥。由于手术创伤本身会导致剧烈疼痛，而且意识到康复不良与疼痛控制不足有关，良好的镇痛一直是胸外科手术的关注重点。成功实施标准化镇痛计划的挑战在于需要所有策略提供者的共同参与。提高患者对ERAS路径的依从性能够改善原发性肺癌切除后的

临床结局[50]。患者需要遵循镇痛指导，对疼痛控制的充分性和不良反应进行反馈。术前需要对患者宣教并帮助其设定对镇痛计划的预期。麻醉医生应避免使用长效镇静药，尽可能使用多模式疼痛管理，利用区域麻醉技术来避免或减少阿片类药物的使用，跟踪服务急性疼痛患者时与团队保持良好沟通。外科医生应在术后和出院时继续采用避免或减少阿片类药物使用的多模式疼痛管理。护士应在术后继续就最佳镇痛照顾计划对患者进行教育。

标准化多模式镇痛计划是ERATS方案的重要组成部分。表21-1提供的ERATS计划对镇痛要点进行了概括。由于患者的个体差异及某些技术方式的可操作性，难以

表21-1　胸外科加速康复外科中的镇痛路径

| 护理阶段 | 管理备选方案 |
| --- | --- |
| 确保患者获得术后的最佳镇痛计划 | |
| 术前阶段 | 宣教： |
| | 管理预期 |
| | 选择镇痛药 |
| | 继续服用开具的镇痛药 |
| 入院后 | 术前用药： |
| | 对乙酰氨基酚 |
| | 非甾体类抗炎药（NSAIDs） |
| | 加巴喷丁类镇痛药 |
| 确保患者术中获得最佳的镇痛管理 | |
| 术中阶段 | 尽量选择微创手术方式 |
| | 尽量减少术中阿片类药物的使用 |
| | VATS： |
| | （1）直视下行肋间阻滞（单水平面 vs 多水平面）vs 其他阻滞，例如布比卡因0.25%+肾上腺素1:400 000（<2.5 mg/kg） |
| | （2）局部或静脉注射地塞米松4~8 mg |
| | （3）氯胺酮（小剂量） |
| | （4）酮咯酸（如果术前未服用非甾体类抗炎药） |
| | 开胸手术： |
| | （1）硬膜外麻醉（LA，阿片类药物，肾上腺素） |
| | （2）椎旁导管（经皮 vs 手术放置） |
| | VATS转开胸手术： |
| | （1）椎旁导管（手术放置） |

续表21-1

| 护理阶段 | 管理备选方案 |
| --- | --- |
| 确保患者获得最佳的术后镇痛体验 | |
| 术后阶段 | 尽量减少阿片类药物使用 |
| | 尽早从静脉镇痛过渡到口服镇痛 |
| | 经局部留置导管输注局麻药：①硬膜外；②椎旁 |
| | 多模式镇痛： |
| | （1）对乙酰氨基酚（定时给药） |
| | （2）非甾体类抗炎药（定时给药） |
| | （3）加巴喷丁类镇痛药（定时给药） |
| | （4）曲马多，必要时 |
| | （5）氢吗啡酮，必要时 |
| 出院 | 为预防镇痛效果不佳，提前制订好镇痛计划 |
| | 对乙酰氨基酚（定时给药，规定持续时间） |
| | 非甾体类抗炎药（常规剂量，规定持续时间） |
| | 加巴喷丁类镇痛药（定时给药，规定持续时间） |
| | 曲马多，必要时 |
| | 阿片类药物，必要时在镇痛不佳的情况下使用 |

摘自NHS"加速康复护理路径"。VATS，电视胸腔镜外科手术；NSAID，非甾体抗炎药。

确定某单一镇痛策略的疗效和重要性。在选定医疗机构里，确保遵守ERAS方案中特定的镇痛计划是改善临床结局的至关重要因素。

## 声明

本文作者宣称无任何利益冲突。

## 参考文献

[1] Ljungqvist, O. Scott, M. Fearon, K.C. Enhanced recovery after surgery: A Review[J]. JAMA Surg, 2017, 152(3): 292-298.

[2] Carli F. Physiologic considerations of Enhanced Recovery After Surgery (ERAS) programs: implications of the stress response[J]. Can J Anaesth, 2015, 62(2): 110-119.

[3] ERAS Society[Z/OL]. Available online: http://erassociety.org/

[4] Cerfolio RJ, Pickens A, Bass C, et al. Fast Tracking Pulmonary Resection[J]. J Thorac Cardiovasc Surg, 2001, 122(2): 318-324.

[5] McKenna RJ, Mahtabifard A, Pickens A, et al. Fast-Tracking After Video-Assisted Thoracoscopic Surgery Lobectomy, Segmentectomy, and Pneumonectomy[J]. Ann Thorac Surg, 2007, 84(5): 1663-1667; discussion 1667-1668.

[6] Brown LM. "Moving right along" after lung resection, but the data suggest "not so fast"[J]. J Thorac Cardiovasc Surg, 2016, 151(3): 715-716.

[7] Kehlet H, Jensen TS, Woolf CJ. Persistent postsurgical pain: risk factors and prevention[J]. Lancet, 2006, 367(9522): 1618-1625.

[8] Gerner P. Postthoracotomy Pain management problems[J]. Anesthesiol Clin, 2008, 26(2): 355-367.

[9] Chou R, Gordon DB, de Leon-Casasola OA, et al. Management of Postoperative Pain: A Clinical Practice Guideline from the American Pain Society, the American Society of Regional Anesthesia and Pain Medicine, and the American Society of Anesthesiologists Committee on Regional Anesthesia, Executive Committee and Administrative Council[J]. J Pain, 2016, 17(2): 131-157.

[10] Young A, Buvanendran A. Recent advances in multimodal analgesia[J]. Anesthesiol Clin, 2012, 30(1): 91-100.

[11] Kirksey MA, Haskins SC, Cheng J, et al. Local Anesthetic Peripheral Nerve Block Adjuvants for Prolongation of Analgesia: A Systematic Qualitative Review[J]. PLoS One, 2015, 10(9): e0137312.

[12] Shanthanna H，Moisuik P，O'Hare T，et al. Survey of Postoperative Regional Analgesia for Thoracoscopic Surgeries in Canada[J]. J Cardiothorac Vasc Anesth, 2018, 32(4):1750-1755.

[13] Júnior Ade P，Erdmann TR，Santos TV，et al. Comparison between continuous thoracic epidural and paravertebral blocks for postoperative analgesia in patients undergoing thoracotomy: Systematic review[J]. Braz J Anesthesiol, 2013, 63(5): 433-442.

[14] Niemi G，Breivik H. Adrenaline markedly improves thoracic epidural analgesia produced by low-dose infusion bupivacaine, fentanyl and adrenaline after major surgery. A randomized, double-blind，cross over study with and without adrenaline[J]. Acta Anaesthesiol Scand, 1998, 42(5): 897-909.

[15] Maxwell C，Nicoara A. New developments in the treatment of acute pain after thoracic surgery[J]. Curr Opin Anaesthesiol, 2014, 27(1): 6-11.

[16] Stoelting RK，Hillier SC. Pharmacology and Physiology in Anesthetic Practice. 4th edition[M]. Lippincott Williams & Wilkins, 2012.

[17] Khalil KG，Boutrous ML，Irani AD，et al. Operative Intercostal Nerve Blocks with Long -Acting Bupivacaine Liposome for Pain Control After Thoracotomy[J]. Ann Thorac Surg, 2015, 100(6): 2013-2018.

[18] Albrecht E，Kern C，Kirkham KR. A systematic review and meta-analysis of perineural dexamethasone for peripheral nerve blocks[J]. Anaesthesia, 2015, 70(1): 71-83.

[19] Tan M，Law LS，Gan TJ. Optimizing pain management to facilitate Enhanced Recovery After Surgery pathways[J]. Can J Anaesth, 2015, 62(2): 203-218.

[20] Okmen K，Okmen B，Uysal S. Serratus anterior plane (SAP) block used for thoracotomy analgesia: a case report[J]. Korean J Pain, 2016, 29(3): 189-192.

[21] Blanco R，Parras T，McDonnell JG，et al. Serratus plane block: a novel ultrasound-guided thoracic wall nerve block[J]. Anaesthesia, 2013, 68(11): 1107-1113.

[22] Murouchi T，Yamakage M. Retrolaminar block: analgesic efficacy and safety evaluation[J]. J Anesth, 2016, 30(6): 1003-1007.

[23] Roué C，Wallaert M，Kacha M，et al. Intercostal/paraspinal nerve block for thoracic surgery[J]. Anaesthesia, 2016, 71(1): 112-113.

[24] Elsharkawy H，Saifullah T，Kolli S，et al. Rhomboid intercostal block[J]. Anaesthesia, 2016, 71(7): 856-857.

[25] Forero M，Adhikary SD，Lopez H，et al. The erector spinae plane block: a novel analgesic technique in thoracic neuropathic pain[J]. Reg Anesth Pain Med, 2016, 41(5): 621-627.

[26] Costache I，de Neumann L，Ramnanan CJ，et al. The midpoint transverse process to pleura (MTP) block: A new endpoint for thoracic paravertebral block[J]. Anaesthesia, 2017, 72(10): 1230-1236.

[27] Durant E，Mantuani D. Ultrasound-guided serratus plane block for ED rib fracture pain control[J]. Am J Emerg Med, 2017, 35(1): 197.e3-197.e6.

[28] Chin KJ，Adhikary S，Sarwani N，et al. The analgesic efficacy of pre-operative bilateral erector spinae plane (ESP) blocks in patients having ventral hernia repair[J]. Anaesthesia, 2017, 72(4): 452-460.

[29] Hamilton DL，Manickam B. Erector spinae plane block for pain relief in rib fractures[J]. Br J Anaesth, 2017, 118(3): 474-475.

[30] Forero M，Rajarathinam M，Adhikary S，et al. Erector spinae plane (ESP) block in the management of post thoracotomy pain syndrome: a case series[J]. Scand J Pain, 2017, 17: 325-329.

[31] Procedure specific postoperative pain management[EB/OL]. Thoracotomy 2011. Available online: http://postoppain.org

[32] Mehran RJ，Martin LW，Baker CM，et al. Pain management in an Enhanced Recovery Pathway After Thoracic Surgical Procedures[J]. Ann Thorac Surg, 2016, 102(6): e595-e596.

[33] Sidiropoulou T，Giavasopoulos E，Kosotopanagiotou G，et al. Perioperative Pregabalin for Postoperative Pain Relief after Thoracotomy[J]. J Anesth Surg, 2016, 3(2): 1-6.

[34] Eipe N，Penning J，Yazdi F，et al. Perioperative use of pregabalin for acute pain – a systematic review and meta-analysis[J]. Pain, 2015, 156(7): 1284-1300.

[35] Zvara DA. Enhanced Recovery for thoracic surgery[J]. Conferencias Magistrales, 2017, 40(1): S340-S344.

[36] Mathews TJ，Churchhouse AMD，Housden T，et al. Does adding ketamine to morphine patient controlled analgesia safely improve post-thoracotomy pain?[J]. Interact Cardiovasc Thorac Surg, 2012, 14(2): 194-199.

[37] Mendola C，Cammarota G，Netto R，et al. S(+) -ketamine for control of perioperative pain and prevention of post thoracotomy pain syndrome: a randomized，double blind study[J]. Minerva Anestesiologica, 2012, 78(7): 757-766.

[38] Ramsay MA，Newman KB，Leeper B，et al. Dexmedetomidine Infusion for Analgesia up to 48 hours after Lung Surgery Performed by Lateral Thoracotomy[J]. Proc (Bayl Univ Med Cent), 2014, 27(1): 3-10.

[39] Gelineau AM，King MR，Ladha KS，et al. Intraoperative Esmolol as an Adjunct for Postoperative Opioid and Postoperative Pain Reduction: A Systematic Review，Meta-analysis，and Meta-regression[J]. Anesth Analg, 2018, 126(3): 1035-1049.

[40] French DG，Thompson C，Gilbert S. Transition from multiple port to single port video-assisted thora-coscopic anatomic pulmonary resection: early experience and comparison of perioperative outcomes[J]. Ann Cardiothorac Surg, 2016, 5(2): 92-99.

[41] Low DE, Kunz S, Schembre D, et al. Esophagectomy – It's not just about mortality anymore: Standardized perioperative clinical pathways improve outcomes in patients with esophageal cancer[J]. J Gastrointest Surg, 2007, 11(11): 1395-1402.

[42] Findlay JM, Gillies RS, Millo J, et al. Enhanced Recovery for Esophagectomy: A Systematic Review and Evidence Based Guidelines[J]. Ann Surg, 2014, 259(3): 413-431.

[43] Giacopuzzi S, Weindelmayer J, Treppiedie E, et al. Enhanced Recovery after surgery protocol in patients undergoing esophagectomy: a single center experience[J]. Dis Esophagus, 2017, 30(4): 1-6.

[44] Neal JM, Wilcox RT, Allen HW, et al. Near-total esophagectomy: the influence of standardized multimodal management and intraoperative fluid restriction[J]. Reg Anesth Pain Med, 2003, 28(4): 328-334.

[45] Zingg U, Smithers BM, Gotley DC, et al. Factors associated with postoperative pulmonary morbidity after esophagectomy for cancer[J]. Ann Surg Oncol, 2011, 18(5): 1460-1468.

[46] Michelet P, D'Journo XB, Roch A, et al. Perioperative Risk Factors for Anastomotic Leakage after Esophagectomy[J]. Chest, 2005, 128(5): 3461-3466.

[47] Lázár G, Kaszaski J, Abraham S. Thoracic epidural anesthesia improves the gastric microcirculation during experimental gastric tube formation[J]. Surgery, 2003, 134(5): 799-805.

[48] Bhangu A, Singh P, Fitzgerald EF, et al. Postoperative Nonsteroidal Anti-inflammatory Drugs and Risk of Anastomotic Leak: Meta-Analysis of Clinical and Experimental Studies[J]. World J Surg, 2014, 38(9): 2247-2257.

[49] Klein SM, Greengrass RA, Weltz C, et al. Paravertebral somatic nerve block for outpatient inguinal herniorrhaphy: An expanded case report of 22 patients[J]. Reg Anesth Pain Med, 1998, 23(3): 306-310.

[50] Rogers LJ, Bleetman D, Messenger DE, et al. The impact of enhanced recovery after surgery (ERAS) protocol compliance on morbidity from resection for primary lung cancer[J]. J Thorac Cardiovasc Surg, 2018, 155(4): 1843-1852.

译者：何静婷，华中科技大学同济医学院附属协和医院肿瘤中心
审校：汪进益，同济大学附属东方医院

**Cite this article as:** Thompson C, French DG, Costache I. Pain management within an enhanced recovery program after thoracic surgery. J Thorac Dis 2018;10(Suppl 32):S3773-S3780. doi: 10.21037/jtd.2018.09.112

# 第二十二章　胸外科加速康复中步行训练的实施：关键问题与挑战

Marissa A. Mayor, Sandeep J. Khandhar, Joby Chandy, Hiran C. Fernando

Inova Cardiac and Thoracic Surgery, Department of Surgery, Inova Fairfax Medical Campus, Falls Church, Virginia, USA
*Contributions:* (I) Conception and design: All authors; (II) Administrative support: SJ Khandhar; (III) Provision of study materials or patients: SJ Khandhar; (IV) Collection and assembly of data: SJ Khandhar; (V) Data analysis and interpretation: All authors; (VI) Manuscript writing: All authors; (VII) Final approval of manuscript: All authors.
*Correspondence to:* Hiran C. Fernando, MBBS. Inova Cardiac and Thoracic Surgery, Department of Surgery, Inova Fairfax Medical Campus, 3300 Gallows Road, Falls Church, Virginia 22042, USA. Email: Hiran.Fernando@inova.org.

**摘要：** 加速康复外科（ERAS）方案旨在通过关注包括早期活动、限制麻醉药量和维持体液平衡等围手术期处理来改善手术结局。基于患者活动能力可能是反映其整体状态（如疼痛控制、心肺功能和患者满意度）可重复测量的指标，我们实施了侧重于术后早期步行训练的胸外科术后早期步行训练加速康复（Thoracic - Early Recovery with Ambulation After Surgery，T-ERA$^A$S）方案。我们将早期步行训练的基准目标距离定为76.2米，重新定义"早期"为拔管后一小时内。并对该方案的一些主要方面以及实施该方案8年来所面临的挑战和成功经验进行了总结。

**关键词：** 加速康复外科（ERAS）；加速康复；快速通道；视频辅助胸腔镜手术（VATS）；胸外科；围手术期管理；早期步行训练

**View this article at:** http://dx.doi.org/10.21037/jtd.2018.10.106

## 一、引言

　　加速康复外科（ERAS）方案旨在通过基于循证证据的围手术期处理来改善手术结局[1]。ERAS协会针对不同外科手术（包括结肠直肠癌手术、胃癌手术和妇科手术）发布了特定的快速康复指南[2]，共同原则包括尽量降低术前风险（戒烟、营养支持、运动）、限制麻醉剂用量、维持体液平衡和早期活动。基于胸外科的特点，其面临包括术中单肺通气引起的生理损伤、鼓励患者深呼吸导致的肋间切口疼痛等独特挑战。目前，普胸外科ERAS尚未形成公认指南，但已有部分团队发布其在加速康复方案方面的初步经验[3-10]，共同点包括

改进术前戒烟和锻炼方案、应用微创技术优化术中操作、减少引流和尽量缩短麻醉时间。一项关于肺癌手术ERAS方面的系统性Meta分析发现，虽然住院死亡率无明显差异，但ERAS组患者的并发症发生率显著低于对照组（RR=0.64，$P<0.001$）[11]。胸外科ERAS原则与其他ERAS方案基本一致，但这些研究报告显示不同机构间的具体管理指南存在很大差异。尤其是普遍提倡的术后"早期活动"目标，均无定量指标报道。一些机构的目标设定为手术当天或术后第一天[7-8,10]患者下床移动至床旁椅上，而有些机构则以手术当天[3,13]或术后第一天[4,6,12]下地步行为目标，而不考虑具体距离。

我们实施的T-ERA^AS（胸外科术后早期下床步行训练加速康复）方案侧重于从门诊开始就进行步行训练，手术日在麻醉复苏室（post-operative anesthesia care unit，PACU）早期下床步行训练（图22-1）。我们注重下床步行训练的依据是因为患者的活动能力是一个明确、可重复、可测量的终点指标，能够改善其他更主观的相关指标，即疼痛控制、心肺功能和患者满意度。据我们所知，目前还没有主要侧重于改变患者术后即刻下床步行训练时间和距离的具体方案。我们选取了一些容易进行观察对照的患者（特别是接受胸腔镜肺叶切除术的患者）开展了此类研究，并于近期公布了研究结果[14]。研究报告涉及304例接受视频辅助胸腔镜手术（VATS）肺叶切除术患者与100例在T-ERA^AS计划开展前就接受VATS肺叶切除术患者的结果进行对比。实施T-ERA^AS后，中位住院时间为1 d，而实施前为2 d（P<0.001）。实施T-ERA^AS后，肺炎发生率也从6%显著降低至0.7%。经过8年的发展，我们的术后治疗得以优化。参观过麻醉复苏室（PACU）的专家经常评论我们独特的氛围。最引人注目的场景是患者刚刚从手术室推出来后几分钟内就被安置于座椅，拔管后不到一小时就下床步行至大厅。要实现这一目标需要整个团队的努力，从术前、术中到PACU和下床活动的护理。这里，我们将描述目前的方案以及我们在发展过程中面临的一些挑战。

## 二、文化变革

T-ERA^AS的成功取决于从术前访视到术后出院这段过程中参与照顾患者的每一位医疗专业人员以及患者医疗保障系统或"家庭"的全程参与和"投入"。尽管术前第一次访视时外科医生就设定了预期，我们发现术前即刻也必须再次强化这一预期。外科医生会提醒患者及其家属（不仅包括外科医生和外科医生助理/住院医师，还有术前护士和操作团队），虽然疼痛控制很重要，但我们的首要任务是帮助患者恢复到术前状态或更佳状态。成功下床活动有利于清除分泌物，从而最大限度地降低肺炎发生风险；改善血管张力和第三间隙液体分布，最大限度地降低心律失常的发生风险；降低下肢深静脉血栓形成和相关肺栓塞的发生率；改善疼痛控制；使其体验到日常的幸福和独立感；促进其更快康复。在初次就诊时定调，其后每个阶段反复强化这一观念，有助于成功实施T-ERA^AS。我们的普胸外科手术在

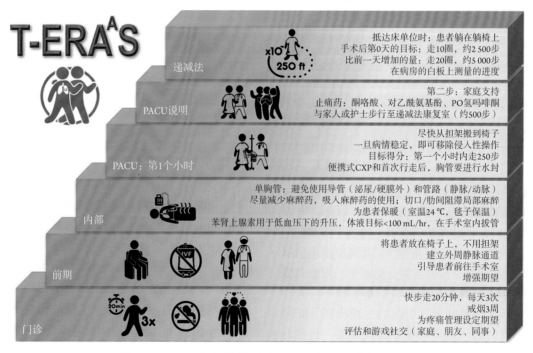

**图22-1 T-ERA^AS方案始于术前门诊，侧重于下地步行训练**
T-ERA^AS，胸科术后早期下地步行训练加速康复。

我们医疗中心的心脏和血管研究所进行。这是独立于主院区（但与主院区相连）的一栋建筑，有6间手术室和4张麻醉复苏室（PACU）床位。手术室、PACU和术后过渡病房设置于同一层楼。这些单元只开展心血管和胸部手术。普胸外科术后患者在PACU中复苏，随后从PACU步行至过渡病房的床位。这种相对较小的单元设置，整体协作的团队促进了文化方面的变革，使胸外科患者T-ERA^S方案取得了成功[15]。

### 三、术前阶段

已公布的胸外科ERAS方案在鼓励戒烟和下床活动方面已达成共识。尽管尚未明确术前戒烟的最佳时间节点，但是戒烟已被证实可以显著降低胸外科手术并发症的发生率[16]。多数ERAS研究并未报告术前戒烟的成功率。各机构均常规鼓励术前锻炼。术前高强度训练方案已经过随机试验进行评估，其对术后结局的改善仍有待证实[17-19]。我们的方法是要求患者快步走，每次20 min，每天至少3次。同时要求患者戒烟，至少术前3周完全戒烟。鼓励家属共同参与。同时，设定对疼痛控制的预期。向患者讲述我们的管理理念——避免发生并发症和促进全面快速康复，具体包括讨论微创方法、应用局部麻醉技术、尽量减少麻醉药剂量，详细全面讲述早期、多次、持续下床活动的理由。要求患者家属共同努力以达到设定目标。随着方案的不断完善，我们观察到家属对于患者术后的顺利快速康复至关重要。初步咨询谈话中就会涉及胸引管管理，以及胸管对早期出院的影响。如果术后有证据提示漏气，但患者有足够的家庭支持，患者可以带管出院，胸管连接小型吸引装置。手术日，将患者安置于座椅上而不是担架床，可进一步强化其步行和独立活动意识。常规留置一根静脉导管，如果需要，在手术室麻醉诱导后放置其他管路。如无禁忌证，患者口服1 000 mg对乙酰氨基酚。每位医务人员都需反复强调下床活动的理念，外科医生再次提醒家属下床活动及预防并发症优先于疼痛控制。最后，患者从术前等候区步行至手术室，在医务人员的协助下躺上手术台。这些步骤有助于重新强化患者早期下床活动的思维模式，促使其成功康复。

### 四、术中阶段

为便于术后活动，胸外科手术患者尽量常规避免

留置通路（包括中心静脉或动脉）和导管（尿管或硬膜外导管）。使用预设置输液泵控制液体和药物的输注，控速目标值<100 mL/h。通常使用血管活性药物如去氧肾上腺素和麻黄碱处理低血压。常规使用丙泊酚和肌松药如罗库溴铵进行麻醉诱导以辅助气管插管。插管时使用芬太尼等短效麻醉药，剂量控制在100~200 μg。术中不鼓励静脉注射长效麻醉药如氢吗啡酮。如肾小球滤过率>60，与外科医生沟通后可在手术结束时给予酮咯酸（30 mg iv）。使用保温毯预防体温过低。常规使用下肢序贯加压装置。6年来，关于局部或区域阻滞麻醉有诸多不同的方法，其中一些是前瞻性疼痛控制研究的一部分。这些策略包括胸段硬膜外麻醉、前锯肌阻滞和椎旁阻滞，肋间注射布比卡因，肋间输注（On-Q），布比卡因脂质体，切口注射布比卡因。常规放置单根胸管用以引流。通常出手术室前拔管。

### 五、麻醉复苏室

一旦患者抵达PACU，立即尝试将其从担架床移至座椅上。这种做法与已公布的胸外手术ERAS方案存在显著差异。事实上，我们只发现一例旨在术后4小时内将患者移至座椅上的报道[8]。如果护理人员认为这不安全（例如，如果患者无法配合或生命体征不稳定），此后每3~5 min再尝试一次。一旦上述目标完成，入PACU后第一个小时内尝试步行，目标为76.2米。同时，这也是我们方案的独特之处：很少有手术当天就鼓励患者下地步行训练的方案[3,6]，大多数是术后第1天[4,10]。PACU护士常规记录行走时间，是否达到76.2米。如果未达到完整的76.2米，则由PACU护士记录评价，并且反复尝试直到达标。方案实施的最初阶段，术后短期内我们的外科医生随时待命。如果对患者的活动能力有任何顾虑，或护士认为患者还未做好前半小时内行走的准备，通知患者的外科医生。随着我们医务人员对术后立即行走理解得更彻底，拔管后下地行走的时间也随之改善。我们报道的304例行VATS肺叶切除术患者中，61.5%的患者1 h内达到了76.2米的目标[14]。68.4%的患者1 h内完成了不同程度的下地步行训练，94.7%的患者2 h内完成了不同程度的下地步行训练。下床活动的中位时间为57.3 min。我们将早期经历（2010—2012年）与晚期经历（2014—2016年）进行比较，发现几个关于下地步行训练的参数明显改善。如：术后1 h内活动76.2米的目标达成率早期

仅37.3%，晚期则达到72%。同样，下床活动的中位时间从80.5 min缩短至46.2 min，最近两年，28%的患者拔管30 min内就进行了下地步行训练[14]。

如果患者生命体征稳定，患者转至过渡病房之前拔除所有侵入性监测管线。在PACU，通过酮咯酸（如果合适的话）、对乙酰氨基酚实现疼痛控制，必要时可口服氢吗啡酮。不推荐静脉注射麻醉药，尽量减少静脉注射的麻醉药用量。床边拍胸片并评估。拍片后以及成功完成76.2米步行后将胸管连接水封瓶。如情况允许，患者走向家庭候诊室迎接他们的家人而不是家人来探望患者。向患者交代清楚后，家属和护士陪同患者一起步行至过渡病房（约304.8米）。

## 六、过渡病房中的护理

患者从PACU步行至过渡病房后，安置于躺椅上。他们的白板上写有一系列关于下地步行训练目标的选择框。手术日，绕病房步行10圈（762米），其后每日步行20圈。在PACU，通常患者一清醒就可进食，术后不常规进行静脉补液。次日清晨拍胸片。如无漏气，胸腔引流液呈黄色清亮，胸片未见大量残腔，通常术后第一天拔除胸管，患者出院。术后通常不会再行胸片检查。如有漏气或存在中度残腔，除非患者合并其他并发症，否则带管出院。运用这种策略后，75%的接受VATS肺叶切除术患者术后第1天出院，而T-ERA^AS实施前，仅为25.8%。33名（10.86%）患者带管出院，304名接受VATS肺叶切除术患者中仅15名患者（4.93%）需要再次入院[14]。

## 七、结论

现在，随着ERAS的概念普遍被众多机构接受，我们发现我们的T-ERA^AS方案中的许多方面，包括术中镇痛的调整、术中液体的管理以及术后麻醉药的限量等方面，接受和实施起来相对容易制定治疗标准。我们中心的一个优势在于胸外科手术在相对较小的单元内进行，因此治疗的一致性和共同目标更容易实现。有助于引导护理人员、患者及家属为下地步行训练设定量化目标并记录结果。护理的重点在于正常功能的全面康复，而不是最优化疼痛管理。在手术室和护理人员一致性较差的其他卫生系统中实现这一点可能更具挑战。此外，患者的社会和家庭支持也可能不容易实现这些目标。外科医生、高级实践照顾者、麻醉医生、护理人员、管理者和家庭之间的合作对于T-ERA^AS的成功实施至关重要。

虽然使用微创技术有助于实施T-ERA^AS，但绝不仅限于VATS肺叶切除术。我们报道了304例VATS肺叶切除术患者接受早期下地步行训练方案，其实6年期间，共1 172例胸部手术后患者接受了该方案。目前，我们正在评估开胸术后患者早期下地步行训练的结果，也前瞻性地评估接受食管手术（包括食管切除术）患者早期下地步行训练的结果。我们确信，设定任何下地步行训练目标对实现早期康复这一目标至关重要，我们希望并鼓励其他人采用我们方案的各个方面。

## 致谢

作者感谢Marcela L. Mayor对本文的艺术贡献。

## 声明

本文作者宣称无任何利益冲突。

## 参考文献

[1] Ljungqvist O, Scott M, KC F. Enhanced recovery after surgery: A review[J]. JAMA Surg, 2017, 152(3): 292-298.

[2] ERAS Society List of Guidelines[R/OL]. Available online: http://erassociety.org/guidelines/list-of-guidelines/

[3] Muehling BM, Halter GL, Schelzig H, et al. Reduction of postoperative pulmonary complications after lung surgery using a fast track clinical pathway[J]. Eur J Cardiothorac Surg, 2008, 34(1): 174-180.

[4] Sokouti M, Aghdam BA, Golzari SEJ, et al. A Comparative Study of Postoperative Pulmonary Complications Using Fast Track Regimen and Conservative Analgesic Treatment: A Randomized Clinical Trial[J]. Tanaffos, 2011, 10(3): 12-19.

[5] Abu Akar F, Chen Z, Yang C, et al. Enhanced recovery pathways in thoracic surgery: The Shanghai experience[J]. J Thorac Dis, 2018, 10 (Suppl 4): S578-S582.

[6] Rogers LJ, Bleetman D, Messenger DE, et al. The impact of enhanced recovery after surgery (ERAS) protocol compliance on morbidity from resection for primary lung cancer[J]. J Thorac Cardiovasc Surg, 2018, 155(4): 1843-1852.

[7] Brunelli A, Thomas C, Dinesh P, et al. Enhanced recovery pathway versus standard care in patients un-dergoing video-assisted thoracoscopic lobectomy[J]. J Thorac Cardiovasc Surg, 2017, 154(6): 2084-2090.

[8] Hubert J, Bourdages-Pageau E, Garneau CA, et al. Enhanced

recovery pathways in thoracic surgery: the Quebec experience[J]. J Thorac Dis 2018; 10 (Suppl 4): S583-S590.

[9]　Gonfiotti A, Viggiano D, Voltolini L, et al. Enhanced recovery after surgery and video-assisted thoracic surgery lobectomy: the Italian VATS Group* surgical protocol[J]. J Thorac Dis, 2018, 10 (Suppl 4): S564-S570.

[10]　Martin LW, Sarosiek BM, Harrison MA, et al. Implementing a Thoracic Enhanced Recovery Program: Lessons Learned in the First Year[J]. Ann Thorac Surg, 2018, 105(6): 1597-1604.

[11]　Li S, Zhou K, Che G, et al. Enhanced recovery programs in lung cancer surgery: Systematic review and meta-analysis of randomized controlled trials[J]. Cancer Manag Res, 2017, 9: 657-670.

[12]　Madani A, Fiore JF Jr, Wang Y, et al. An enhanced recovery pathway reduces duration of stay and com-plications after open pulmonary lobectomy[J]. Surgery, 2015, 158(4): 899-908; discussion 908-910.

[13]　Numan RC, Klomp HM, Li W, et al. A clinical audit in a multidisciplinary care path for thoracic surgery: An instrument for continuous quality improvement[J]. Lung Cancer, 2012, 78(3): 270-275.

[14]　Khandhar SJ, Schatz CL, Collins DT, et al. Thoracic enhanced recovery with ambulation after surgery: a 6-year experience[J]. Eur J Cardiothorac Surg, 2018, 53(6): 1192-1198.

[15]　Schatz C. Enhanced Recovery in a Minimally Invasive Thoracic Surgery Program[J]. AORN J, 2015, 102(5): 482-492.

[16]　Mason DP, Subramanian S, Nowicki ER, et al. Impact of Smoking Cessation Before Resection of Lung Cancer: A Society of Thoracic Surgeons General Thoracic Surgery Database Study[J]. Ann Thorac Surg, 2009, 88(2): 362-370; discussion 370-371.

[17]　Licker M, Karenovics W, Diaper J, et al. Short-Term Preoperative High-Intensity Interval Training in Patients Awaiting Lung Cancer Surgery: A Randomized Controlled Trial[J]. J Thorac Oncol, 2017, 12(2): 323-333.

[18]　Pouwels S, Fiddelaers J, Teijink JA, et al. Preoperative exercise therapy in lung surgery patients: A systematic review[J]. Respir Med, 2015, 109(12): 1495-1504.

[19]　Huang J, Lai Y, Zhou X, et al. Short-term high-intensity rehabilitation in radically treated lung cancer: a three-armed randomized controlled trial[J]. J Thorac Dis, 2017, 9(7): 1919-1929.

译者：何静婷，华中科技大学同济医学院附属协和
　　　医院肿瘤中心
审校：姚海军，复旦大学附属华山医院

**Cite this article as:** Mayor MA, Khandhar SJ, Chandy J, Fernando HC. Implementing a thoracic enhanced recovery with ambulation after surgery program: key aspects and challenges. J Thorac Dis 2018;10(Suppl 32):S3809-S3814. doi: 10.21037/jtd.2018.10.106

# 第二十三章　欧洲机器人胸外科训练

**Ghada M. M. Shahin[1], George J. Brandon Bravo Bruinsma[1], Sasha Stamenkovic[2], Miguel A. Cuesta[3]**

[1]Department of Cardiothoracic Surgery, Isala Heart Centre, Zwolle, The Netherlands; [2]The Thorax Centre, St. Bartholomew's Hospital, London, UK; [3]Department of General Surgery, Vrije Universiteit Medisch Centrum, Amsterdam, The Netherlands
*Correspondence to:* Ghada M. M. Shahin, MD. Isala Heart Centre, Dr. Van Heesweg 2, 8025 AB Zwolle, The Netherlands. Email: g.m.m.shahin@isala.nl.

**摘要：** 欧洲对机器人辅助胸外科手术（robotic-assisted thoracic surgery，RATS）需求日益增长，因此需要一个结构化和标准化的培训模块。到目前为止，Intuitive Surgical Inc.（美国加利福尼亚州桑尼维尔）已经推出了唯一可用的机器人手术平台。尽管Intuitive组织的培训项目分为初级和高级课程，但培训是否成功取决于许多外部因素。到目前为止，培训的重点对象是经验丰富的胸外科医生。本文的目的是提供逐步培训模块，可由经验丰富的开胸（胸廓切开术）外科医生或电视辅助胸腔镜（VATS）外科医生采用，但其最初目的是想用于培训胸外科专科培训医生和住院医师，因为我们真诚地认为，我们应该使让他们在外科生涯中尽可能早地接受这类手术的训练。此外，为了保持手术技术并将并发症的发生率降至最低，我们认为有必要对外科医生和团队进行持续培训和认证。

**关键词：** 机器人胸外科；训练；模拟；电视辅助胸腔镜手术（VATS）

**View this article at:** http://dx.doi.org/10.21037/acs.2018.11.06

## 一、简介

自从20世纪90年代末被引入以来，主要用于肺切除术的电视辅助下胸腔镜手术（VATS）的应用已经越来越广泛[1]。胸腔镜下肺叶切除术从多孔到单孔VATS的演变证明了技术进步，例如，改进的摄像机光学系统使影像更加清晰，铰接式吻合器和旋转器械使手术支点更多地位于胸腔内，这创造了与开胸手术相似的条件[2]。然而，这种技术的教学仍然很苛刻[3]。

机器人辅助手术是一项不断发展的技术，截至2017年9月30日全球共有4 271个可操作的达芬奇机器人（Intuitive Surgical da Vinci TM）系统。在过去的5年中，胸外科一直专注于使用机器人作为一种新型微创技术来进行主要的肺和纵隔肿块的切除[4]。因此，对结构化、标准化培训模块[5]的需求不断增加。

一些作者已经证明了手术机器人辅助下胸腔镜手术（RATS）技术在胸腺切除术、肺叶切除术、袖状肺叶切除术、肺段切除术和肺癌全肺切除术以及各种其他复杂胸腔手术中的可行性和安全性[6-8]。所有人都认同，微创手术需要彻底了解解剖结构，同时应该具备应对危及生命的并发症的灵活性。因此，在当前只有经验丰富的胸外科医生在接受培训。与VATS相比，机器人手术具有许多可以迅速和安全地教授这种技术的特性。

这样的话我们就可以专注于培训年轻的外科医生（如专科培训医生和住院医师），以便将机器人训练整合到整个外科住院医生规范化培训中，就像美国已经在做的那样[9]。

## 二、进展

自2000年da Vinci S TM系统发布以来，外科医生在成为一名控制台（手术）外科医生之前大部分靠自学，现已经转变为接受Intuitive Surgical公司开发的特定培训课程，因此他们可以进行可靠和安全的手术程序。该系统进一步发展形成了Si系统，以及最近的Xi和X系统，在达芬奇技能模拟器上，练习模块也得到了改进（图23-1）。塑料模型（图23-2）特别适用于练习腔镜孔放置、抓持和放开。所有系统都有电子学习模块。Kindheart（www.Kindheart.com）最近开发了一项使用真实动物/猪组织的模型，这些模型可用于进行各种操作，并拥有比达芬奇技能模拟器更真实的手术练习。Kindheart网站上说："胸外科模拟器与Kindheart胸部患者模型和Kindheart胸部组织盒一起使用，可以模拟人类患者的胸外科手术。将盒子插入模拟从肩部到臀部的人类患者的Kindheart胸部患者模型，可以使用开放式、腹腔镜或机器人技术进行手术。"

这些发展促使我们重新思考目前使用昂贵的猪和尸体模型的培训模式。

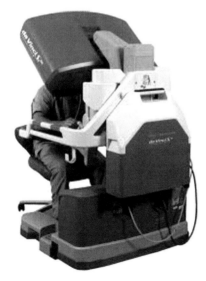

图23-1　达芬奇机器人技能模拟器

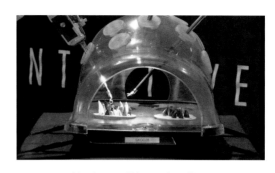

图23-2　用于放置端口、对接、分离和简单活动的塑料模型

以下描述了本文第一作者在荷兰一所大学附属的三级甲等医院的心胸外科中早期引入机器人手术，然后采用逐步推进的方法成功实施。

## 三、2011年在Isala心脏中心的培训计划

在表23-1中，我们按照达芬奇Si系统培训计划的建立、发展到该项业务得到批准，再到今天能够培训我们自己的员工的时间顺序来讲述。

在收到董事会的"前进"信号后，Intuitive的临床销售代表（clinical sales representative，CSR）开始使用塑料模型对团队进行多次练习性培训。团队充分理解了所谓的"按钮学"，即现有的工具及其功能。此外我们对系统故障排除进行了演练并设计了紧急协议。团队用心地学习了这些手术步骤和协议并进行了多次练习。该团队在法国巴黎Ecole Européenne de Chirurgie（EEC）的人体尸体手术培训期间接受了指导。Intuitive的一位技术人员指导我们进行端口放置，患者推车对接和紧急脱离，最后颁发了一份能力证书。回到家里，只要时间允许，就会继续进行"干练"。一些简单的胸部手术，如肺大泡切除术、胸膜切除术和肺楔形切除术可以在没有上级医生指导的情况下进行。

在2011年的时候，我们不得不面对欧洲机器人胸外科经验缺乏、导师稀少的困境。但是，从另一方面看这对我们有利，因为我们有机会与这个领域的先驱者和专家（F Melfi和R Cerfolio）合作。

有两个方面的主要的不足：一是模拟器是在一年后购买的，当意识到模拟器训练的重要性时，我们才知道模拟器应该早点购买。二是双控制台系统直到今天仍未用于我们的设备。

我们学到的另一个教训是，只配备一名控制台外科

表23-1　2010年至今在Isala心脏中心的RATS培训项目（达芬奇系统）

| 我们做了什么？ | 负责人/参与者 | 时间线 |
|---|---|---|
| 商业案例 | 心胸外科及泌尿外科 | 2010—2011 |
| 病例观察（意大利比萨F Melfi教授） | 临床销售代表、外科医生、麻醉医生、器械护士 | 2011年9月 |
| 尸体操作训练 | 临床销售代表、外科医生、器械护士 | 2011年9月 |
| 干练 | 临床销售代表、外科团队 | 2011年9~10月 |
| 应急方案制订 | 外科团队 | 2011年10月 |
| 5例肺叶切除，由F Melfi教授指导 | 外科团队（一位控制台外科医生、一位床边外科医生、两位器械护士，一位麻醉医生和一位麻醉技术员） | 2011年11月~2012年2月 |
| 高级课程（美国伯明翰，UAB，R Cerfolio博士教授） | 外科团队（两位外科医生、两位器械护士，一位呼吸内科护士） | 2012年1月 |
| T1分期的肺叶切除，逐步升级到T3分期中央型肿瘤切除 | 外科团队（如上所述，但控制台医生不需要在导师指导下操作） | 2012年2月至今 |
| 购买模拟器 | 心胸外科及泌尿外科 | 2012年 |
| 对其他职工开展培训 | 本文第一作者 | 2014年至今 |
| 现场指导外科医生强化课程 | 本文第一作者 | 2015年至今 |

医生和一名床边外科医生的机器人胸部手术可能容易发生意外。因此，在最初的学习曲线之后不久，我们就决定培训其他工作人员。根据这一经验，我们建议从培训两名控制台外科医生和一名床边外科医生开始。

到今天，培训已经发展到包括网络学习模块的程度。实践培训课程曾在法国巴黎的EEC和斯特拉斯堡的IRCAD以及比利时梅勒的ORSI学院举行。目前有两门课程：初级课程是在经验丰富的机器人控制台外科医生的指导下，对系统的细节有一个全面的了解，并在猪模型上进行实践来体验"控制台的感觉"。当然，参与者可以在模拟器上进行操作，这也是本课程的一部分。

在高级课程中，学员们在尸体上进行操作，目的是进行胸腔切除术，如肺叶切除术。同样，这门课程也是由外科医生领导，以便专注于日常练习，锻炼故障排除和解决问题的能力。

这种培训有利有弊，首先这是一项耗时且强度很高的培训，通常是从一个国家到另一个国家的旅行，但它可以让团队成员体验浸入式RATS，如Park等所言。在将机器人技术应用于临床实践之前，外科医生和手术室团队应参加为期两天的强化认证培训课程[10]。不幸的是，几个培训的项目并非包学包会，这可能导致在练习对接和紧急脱离以及在模拟器上练习等所花费的时间不足。

Intuitive可以协助进行病例观察，但可以适当增加

频率，此外组织一整个团队而不只是外科医生进行病例观察更有用。

虽然现在比2011年有更多的导师（包括英国在内有11个），但他们是否能够提供指导以及是否能从一而终地坚持培训，可能会因临床工作量而有所不同。

总之，培训是一件代价高昂的事，因此，只有在信誉良好的机构中接受培训才是重要的。以下段落总结了实施RATS所需的几个条件。

## 四、逐步成功实施RATS项目的方法

### （一）机构启动机器人项目的要求

医院的董事会以及胸外科的工作人员应该有意愿并支持启动RATS计划。对呼吸内科医生、心脏内科医生、麻醉医生和手术室程序员的明确支持也是一个前提。此外，应该有足够的预算来购买最新一代的手术机器人，最好与其他学科联合，如泌尿外科、妇科、肛肠外科或耳鼻喉科，以确保机器人的利用率。一个双控制台单元、一个模拟器和一个录像设备均是开展项目不可或缺的一部分，以便用于教学和培训。基本上，上述所有组件可以概括为"必需品"。

以下引用渥太华医院的内容阐述十分清晰。要推广机器人项目，医院必须：

"为达芬奇手术系统购买最新的技术。

提供推广项目所需的广泛技术支持。

在渥太华医院的技能和模拟中心为更多的外科医生提供机器人模拟培训，以便更多的患者从这种先进的手术技术中受益。"

最后，我们强烈建议该机构应该是一所教学医院的一部分且有正在接受胸外科培训的住院医师。

**（二）外科手术团队的要求**

准备启动RATS项目的外科团队包括两到三名器械护士和巡回护士、一名麻醉医师和两名麻醉技师，一名专门的床边助手和两名将在控制台上接受培训的外科医生。这个专业团队可以根据每年接受机器人手术的患者数量进行扩充。

绝对不建议在起始阶段进行团队人员更替，因为它会降低整个过程的效率，且存在潜在的有害影响。此外，应鼓励使用模拟器和回顾复习手术录像。

最后，该专业团队和外科医生应该在胸外科和胸部麻醉学方面拥有广泛的知识和经验。

**（三）患者筛选**

当项目刚刚开始时，患者的选择是关键，尽管用机器人进行一些简单的手术费用高昂，如楔形切除、胸膜切除和肺大泡切除，但它缩短了学习曲线并提高了技术技能，因此应予以允许。

**（四）培训导师的能力**

目前，除了拥有RATS经验之外，对培训导师的能力并没有特殊的要求。通常，选择培训初学者的导师只是看他们有没有空。学员与培训导师在项目即将开始时才第一次见面是常有的事。当然，这种情况有待改进。

ISI分发由学员填写的评估表，但目前培训导师并不会收到关于他的教学技能的反馈，除非他积极地要求。

一个无形的因素是，学员和培训导师应该使用相同的语言，无论是字面还是肢体动作，以便相互理解。

2016年6月，欧洲胸外科医师学会（European Society of Thoracic Surgeons，ESTS）和欧洲心胸外科学会(European Association for Cardio-Thoracic Surgery，EACTS)成立了一个工作小组，专注于机器人胸外科的培训[11]。

一个应用了Delphi方法学的达成的共识认为标准化的机器人训练应划分为明确定义的不同部分，以便进行分阶段学习。基础培训包括基线评估、网络学习模块和模拟培训。高级培训必须包括网络学习和指定手术操作的视频演示（如右上肺叶切除术）、机器人胸部手术视频库的访问权限、模拟培训、模块化控制台培训，全程指导操作培训以及由独立的考官对提交的手术视频进行终审和认证。欧洲培训项目的提议主要基于上述研究，并涉及Ricciardi等所述的类似观点[12]。

**五、关于培训项目的提案**

（1）确定如何在日常实践中开展机器人胸外科手术的长期计划；

（2）提供学习路径的培训计划；

（3）提供导师而不是监考员；

（4）提供知识和技能认证；

（5）教学后的充分评估经验，并带有双边反馈；

（6）为研究、质控、随访进行数据登记；

（7）下一步，提供以患者为中心的基于价值的医疗保健福利。

**（一）确定在日常实践中实施机器人胸外科手术的长期计划**

如果项目的目标是将机器人手术作为提供给患者的新选择，特别是那些患有肺癌的患者，那么应该提供最好的个体化治疗，并且设计长期的计划或愿景。从经济角度来看，确定机器人手术可以"24 h/7 d"开展也很重要，确定手术时间段以及专业外科和麻醉团队可随时开展工作可以避免很多麻烦。

胸外科、肿瘤科和麻醉科的专科培训医生和住院医师可以积极参与该培训项目，从一开始就熟悉这项技术。没有必要具有VATS的经验。

理想情况下，由胸外科的专科培训医生或住院医生先担任床边助手，再担任控制台外科医生。由于一些研究显示了模拟训练的好处[13-14]，我们认为学员必须在模拟器上操作达到熟练程度，才能进入控制台。

需要强调的是，必须全面了解解剖学和外科肿瘤学原理。双控制台系统允许学员作为控制台外科医生，只要经验丰富的控制台外科医生坐在他旁边，在整个手术过程中提供指导。一开始可以先逐个完成不同的操作部分，进而完成整个操作。为了达到并保持灵活性，必须每周练习机器人手术技能。通过初步学习曲线后，外科医生的目标应该是每年至少完成50例切除手术[15]。

另外，医院的一般基础设施应确保其即时可用性，包括重症监护病房。

### （二）提供具有成长时间路径的培训计划

我们在安排包括成长时间路径的培训课程时偶然发现了一些困难，例如根据学员的手术经验和操作灵活性，是否有合适的患者，以及是否有合适的导师等。但是，既然要设计具有成长时间路径的培训计划，应该实现从一个能力水平到另一个能力水平的"流转"方式。我们深信，学习曲线取决于实践操作的次数以及培训的时间。毫无疑问，患者数量多的专业中心和操作经验丰富的外科医生能对患者的预后产生积极影响[16]。Cerfolio详细描述了应该遵循的教学路线和步骤，以掌握机器人主要肺切除术的技能并达到熟练程度[17]。外科医生需要熟悉机器人及其手臂和器械的定位，使用操纵杆（从远处）操作手术工具，适应双目和3D可视化，适应受限的手术区域和触觉反馈的缺失。

表23-2总结了必须用练习的技能及其大概的练习时间。这些进入下一能力阶段所需的练习量和练习时间仅仅基于我们自己的经验，仍可以进一步讨论。团队培训必须包括演习，重点包括患者定位、切口位置、对接和仪器放置。对按钮的功能必须有充分的了解，应练习到可以盲操的程度。为了实现高质量的机器人手术，应该使用塑料模型进行练习并遵循2~4 d的强化外科医生课

程。理想情况下，经过这样的课程，床边助手可以进阶到控制台外科医生。此外，必须在技能模拟器上进行相机和离合练习，Endowrist®操作和第四臂融合练习，达到至少80%的水平。应该提供并练习紧急转换协议。每次操作之后必须举行简报和情况介绍会，前面5~7次需有导师在场。

### （三）提供培训导师而不是监考员

如果一个监考人员第一次与一位他以前从未见过面的同事面对面，并且监考人员没有被告知对方的技术水平或团队水平，那是非常不舒服的。监考人员首先对患者的健康负有部分责任，因此我们建议应用导师一词，因为他应该承担猪和人体课程的带教，他需要提供观察案例并指导初学团队通过初始学习曲线。因此，导师能够感受到教导和培训团队的承诺和责任。导师的目标是协助学员通过初学阶段，并将其引入机器人手术在手术范围内完全实施的阶段。因此，合格的胸外科机器人手术导师应该超过初始学习曲线的水平并且每年至少进行50次解剖性肺切除术。同样地，要获得"高质量"的声誉，教学技能也是必修课，如教师的培训。导师还必须深入了解学员为了提高培训技能而给予他的反馈。

日常实践表明，一名学员配备一名导师基本上是不可能的。鉴于此，组织一个监考员/导师网络可能是明智的，导师之间可以通过它相互沟通，但这超出了本文的范围。

### （四）提供知识和技能认证

有关欧洲培训项目的质量需要得到评估，由科学协

表23-2 时间路径相关的培训

| 训练内容 | 技能 | 人员 | 时间 | 进程 |
| --- | --- | --- | --- | --- |
| 在塑料模型上干练 | 按钮，切口、对接、脱离、器械的使用 | 外科团队 | 6 h | 认识每个按钮的名称及功能 |
| 模拟器 | 除缝合以外的所有练习 | 学员 | 8~16 h | 70%~80% |
| 网络学习 | 完整的网络学习模块 | 学员、床边助手 | 2~4 h | 圆满完成 |
| 猪/尸体模型 | 控制台及床边培训 | 学员、床边助手 | 2~4 d | 掌握镜头控制、抓持、使用内手腕、四臂器械的 |
| 病例观察 | 团队答疑，包括麻醉 | 外科团队 | 1 d | 技术应用 |
| 指导操作病例，第1~5个 | 胸腺切除，下肺叶切除 | 外科团队+导师 | 1~3 d | 手术圆满完成 |
| 指导操作病例，第6~8个 | 上肺叶切除 | 外科团队+导师 | 1~3 d | 手术圆满完成 |

会（即EACTS或ESTS）或专门的机器人胸部工作组作为培训项目的认证机构相当重要。提交的多个指定操作视频可由独立专家评估认证。此外，应该在完成培训计划后由相关导师对能力进行评估和质量监测，并定期进行重复认证以保持高质量。

### （五）完成教学后的双方都必须对培训经历进行充分的评估与反馈

每次操作后都必须与整个团队和CSR进行汇报。表23-3讨论了对若干操作项目的系统评估。在最后一次指导操作之后应该举行类似的反馈会议，但重点是为维持RATS项目的成功实施而采取的进一步措施。

### （六）登记研究、质量监督和随访的数据

创建一个数据库，其中可以记录多个患者特征和外科医生/手术变量，以监测患者结果、手术结果以及技能和学习曲线的进展。

### （七）以价值为基础、以患者健康为中心的医疗保健的下一步计划

微创手术世界分为专业机器人和专业VATS外科医生，Intuitive Surgical 公司目前提供的是唯一可用的机器人平台，讨论将围绕机器人手术的成本展开。此外，就患者健康而言，没有证据表明有一种技术超越了另一种技术。创建一个欧洲数据库，让所有机器人外科医生都可以登记他们的患者和结果，这将允许对足够的患者进行深入研究以获得统计效力。这对于确定肺部和纵隔恶性肿瘤患者的机器人胸外科手术的价值是必要的。

## 六、结论

机器人胸外科可以教给不同经验水平的外科医生，但这需要学员、手术团队、麻醉医生、导师和医院管理部门的共同努力。

在本文中，我们提供了建立成功的RATS项目的经验和举措。基于这些经验和最有影响力的文献，我们提

表23-3　待评估的项目

| 项目内容 | 外科团队 | 控制台外科医生 | 床边助手 | 麻醉医生 |
| --- | --- | --- | --- | --- |
| 患者体位 | × | | | × |
| 切口设计 | × | | | × |
| 患者车床放置 | × | | | × |
| 对接 | | | × | |
| 器械应用 | | | × | |
| 使用镜头 | | × | | |
| 使用主操纵器 | | × | | |
| 组织处理 | | × | | |
| 使用内手腕 | | × | | |
| 抓持 | | × | | |
| 提拉 | | × | × | |
| 缝合 | | × | | |
| 标本取出 | | × | × | |
| 步骤及技术 | | × | × | × |
| 工效学 | × | | | × |
| 发现问题及解决问题 | × | | | × |
| 沟通交流 | × | | | × |
| 给予导师反馈 | × | | | × |

出了机器人胸外科的结构化培训计划。

## 致谢

我们感谢Roelien Kok夫人对本文的贡献。

## 声明

利益冲突：GM Shahin和S Stamenkovic是Intuitive Surgical Inc.的培训导师。本文其他作者宣称无任何利益冲突。

## 参考文献

[1] Gossot D, Seguin-Givelet A. Video-assisted thoracic surgery (VATS) major pulmonary resections: different approaches and focus on the full thoraccoscopic fissure-based technique[J]. Shangai Chest, 2018, 2(3): 15

[2] Reinersman JM, Passera E, Rocco G. Overview of uniportal video-assisted thoracic surgery (VATS): past and present[J]. Ann Cardiothorac Surg, 2016, 5(2): 112-117.

[3] Carrott PW Jr, Jones DR. Teaching video-assisted thoracic surgery (VATS) lobectomy[J]. J Thorac Dis, 2013, 5 Suppl 3: S207-S211.

[4] Latif MJ, Park BJ. Robotics in general thoracic surgery procedures[J]. J Vis Surg, 2017, 3: 44.

[5] Melfi FM, Mussi A. Robotically assisted lobectomy: learning curve and complications[J]. Thorac Surg Clin, 2008, 18(3): 289-295, vi-vii.

[6] Kneuertz PJ, D'Souza DM, Moffatt-Bruce SD, et al. Robotic lobectomy has the greatest benefit in patients with marginal pulmonary function[J]. J Cardiothorac Surg, 2018, 13(1): 56.

[7] Veronesi G, Park B, Cerfolio R, et al. Robotic resection of Stage III lung cancer: an international retrospective study[J]. Eur J Cardiothorac Surg, 2018, 54(5): 912-919.

[8] Ruffini E, Filosso PL, Guerrera F, et al. Optimal surgical approach to thymic malignancies: New trends challenging old dogmas[J]. Lung Cancer, 2018, 118: 161-170.

[9] Cerfolio RJ, Cichos KH, Wei B, et al. Robotic lobectomy can be taught while maintaining quality patient outcomes[J]. J Thorac Cardiovasc Surg, 2016, 152(4): 991-997.

[10] Park BJ, Flores RM. Cost comparison of robotic, video-assisted thoracic surgery and thoracotomy approaches to pulmonary lobectomy[J]. Thorac Surg Clin, 2008, 18(3): 297-300, vii.

[11] Veronesi G, Dorn P, Dunning J, et al. Outcomes from the Delphi process of the Thoracic Robotic Curriculum Development Committee[J]. Eur J Cardiothorac Surg, 2018, 53(6): 1173-1179.

[12] Ricciardi S, Zirafa CC, Davini F, et al. How to get the best from robotic thoracic surgery[J]. J Thorac Dis, 2018, 10 (Suppl 8): S947-S950.

[13] Culligan P, Gurshumov E, Lewis C, et al. Predictive validity of a training protocol using a robotic surgery simulator[J]. Female Pelvic Med Reconstr Surg, 2014, 20(1): 48-51.

[14] Schreuder HW, Persson JE, Wolswijk RG, et al. Validation of a novel virtual reality simulator for robotic surgery[J]. ScientificWorldJournal, 2014, 2014: 507076.

[15] Petersen RH, Hansen HJ. Learning curve associated with VATS lobectomy[J]. Ann Cardiothorac Surg, 2012, 1(1): 47-50.

[16] Cheung MC, Hamilton K, Sherman R, et al. Impact of teaching facility status and high-volume centers on outcomes for lung cancer resection: an examination of 13,469 surgical patients[J]. Ann Surg Oncol, 2009, 16(1): 3-13.

[17] Cerfolio RJ, Bryant AS. How to teach robotic pulmonary resection[J]. Semin Thorac Cardiovasc Surg, 2013, 25(1): 76-82.

译者：庄伟涛，广东省人民医院
审校：AME编辑部

Cite this article as: Shahin GM, Brandon Bravo Bruinsma GJ, Stamenkovic S, Cuesta MA. Training in robotic thoracic surgery—the European way. Ann Cardiothorac Surg 2019;8(2):202-209. doi: 10.21037/acs.2018.11.06

# 第二十四章　机器人胸外科的演变史

Carmelina C. Zirafa, Gaetano Romano, Teresa Hung Key, Federico Davini, Franca Melfi

Minimally Invasive and Robotic Thoracic Surgery, Robotic Multispecialty Center of Surgery, University Hospital of Pisa, Pisa, Italy
*Correspondence to:* Carmelina C. Zirafa. Minimally Invasive and Robotic Thoracic Surgery, Robotic Multispecialty Center of Surgery, University Hospital of Pisa, Via Paradisa 2, 56124 Pisa, Italy. Email: c.zirafa@gmail.com.

**摘要**：机器人手术具有代表外科未来发展方向的特点，鉴于其在外科领域的技术发展快速，且术后结局越来越好。在过去几年中，胸外科手术中的机器人技术在全球逐渐普及，尤其是针对纵隔和肺部病变的治疗。机器人系统的技术发展与术中和术后临床结局的改善有关。机器人手术结果令人满意，外科医生们使用机器人技术的经验愈加丰富，信心也不断增长，因此逐渐扩大了手术适应证，并逐渐转向越来越具有挑战性的病例。对于那些复杂的病例，过去仅能选择开放性手术，现在胸部机器人手术也被认为是一种安全的技术。事实上，机器人手术与良好的手术结果、较少的创伤和患者术后快速康复的相关性越来越强。这些积极成果源于机器人技术的发展，并与技术的发展齐头并进，充分利用了机器人系统最新的功能特点。这些特点，如荧光检测工具或机器人缝合器，一直在帮助外科医生最大限度地提高机器人技术应用于胸外科的安全性和可行性。

**关键词**：机器人肺叶切除术；机器人胸腺切除术；手术技巧；技术

**View this article at:** http://dx.doi.org/10.21037/acs.2019.03.03

## 一、简介

机器人手术在过去几年中发生了巨变，这些变化对手术领域产生了巨大影响，许多作者将其视为手术的未来。

1920年，捷克作家Capek将"被动劳动力"定义为"机器人"，在大约60年后，第一次机器人辅助外科手术操作即被报道[1]。最初，机器人系统是完完全全的自主系统，其特点根据术前设定的程序的进行自主工作，这种自主系统的例子包括用于整形外科手术的ROBODOC（Integrated Surgical Systems, Sacramento, CA, USA），以及用于泌尿外科手术的PROBOT[2]。

在20世纪90年代后期，开发出了名为主从系统的更复杂的平台。这些平台的特点是去除了预编程和自主功能，操作完全由外科医生控制。最初，这项技术是根据美国宇航局的想法创建的，以确保在太空中为宇航员提供外科手术治疗，这要归功于远程呈现，通过这种手段外科医生不必亲临现场。因此，20世纪90年代美国宇航局的艾姆斯研究中心联合斯坦福大学，设计了基于远程手术的第一阶段机器人原型，作为未来系统的起始平台。几年后，随着第一批FDA批准的结合了远程机械手和脚踏板的民用机器人平台AESOP（Computer Motion, Inc., Goleta, CA, USA）的商业化，确定了手术机器人领域的真正转折点，AESOP后来被宙斯系统取代。宙斯系统最初被设计用于心脏手术，尽管它也可用于其他方面。在同一时间，达芬奇系统（Intuitive Surgical，Sunnyvale，CA，USA）也被引入市场。2003年，由于Computer Motion和Intuitive Surgical两家公司的合并，达芬奇成为市场上唯一使用的机器人手术平台[3-4]。

## 二、机器人系统的演变

达芬奇系统由3个主要部件构成，包括成像系统、主控制台（即外科医生控制机器人的操作台）和手术推车（用于承载机械臂），在这些年中已经发展出各种模型，以三维高清视觉为特征，图像放大倍数达10倍，仪器自由度为7°，并且可以过滤生理性手震颤[5]。在技术改进之后，最新的系统达芬奇Xi支持更快的连接，具有引导定位和快速脱离，从而在总体上缩短了操作时间。此外，由于达芬奇Xi创新的架空结构和套管针的直径更低（8 mm vs 12 mm），在手术过程中，由于机械臂的碰撞减少，从而可以减少患者的创伤。

这些年来在机器人系统中引入的新技术元件，使得机器人手术在胸部领域中的应用范围逐步扩大。

机器人系统的创新功能通过精心设计的荧光检测工具得以实现，这项名为"Firefly"工具在2009年开始可选择性置入达芬奇Si系统，后来作为标准工具加入达芬奇Xi系统中。在注射吲哚菁绿（Indocyanine green，ICG）后，应用术中近红外荧光成像系统，外科医生能够清楚地识别血管、识别肺段切除术中的段间平面，以及在乳糜胸当中定位胸导管或对肿瘤进行定位。此工具可以被认为是弥补外科手术区缺乏触觉反馈的一种方式[6]。

近期的另一项技术创新是2014年推出的机器人缝合器，目前仅在达芬奇Xi机器人系统中可用。肺叶切除术期间的血管离断作为胸外科手术过程中的代表性关键步骤，经常与术中灾难性后果相关。机器人缝合器的推出，使得床边助手在放置腔镜切割缝合器存在困难时，外科医生能够完全自主地在控制台直接进行血管离断[7]。

机器人技术在胸外科中的引入和演变使得微创手术得到广泛应用，并将适应证扩大至几种良性和肿瘤性疾病。

这种新计算机辅助技术，联合训练有素的外科团队，可以在遵守手术的核心原则的同时促进高质量手术的执行。外科医生、麻醉医生和护士的培训是取得满意手术效果的第一步，同时也可令手术成本进一步降低。

模拟器的引入在培训计划中发挥了重要作用，这是外科医生获取和完善执行机器人手术所需技能的基础，例如腔镜的控制和机械腕的操控和夹持。目前，有多种机器人训练平台可供使用，但只有达芬奇手术技能模拟器（dVSS；Intuitive Surgical）与原始的达芬奇Si/Xi控制台配合使用可以保证更真实的体验。模拟训练作为培训过程中重要的第一步，可让学员熟悉控制台的操作并在有效训练后减少手术时间和降低出错的风险[8]。

为了进一步支持外科医生的成长，自2009年以来，配备达芬奇系统的双控制台已经上市。在机器人外科手术过程中，手术参观者（学生、住院医师、外科医实习生）可以从第2个控制台跟踪操作，并且具有与主刀医师相同的视觉效果。此外，在机器人训练期间，双控制台使有经验的外科医生能够舒适地协助"训练中"的外科医生控制机器人器械。因此，学员可以获得完整的外科手术体验，从而提高熟练程度。一些作者报告了双控制台在外科手术中的作用，提出双控制台使得培训导师更有兴趣进行教学和监督，具有安全性高、技术效果良好和节省操作时间等优点[9-10]。

在培训机器人外科医生的同时，可以规划所有机器人团队成员的培训。事实上，外科医生助手在手术操作中承担着非常重要的角色，他们必须积极参与到手术过程中并能够面对任何问题，护士应该熟悉机器人系统和仪器，麻醉医生必须管理气道、$CO_2$的使用和处理手术中不可预见的情况。创建专家组是使机器人技术标准化的关键，可以简化流程的时间和成本，提高其功效和安全性[11-12]。

应用$CO_2$可增加胸腔的手术空间，但它可能阻碍对侧肺通气，并且由于静脉回流和心脏顺应性降低而导致血液动力学不稳定。

## 三、前纵隔机器人手术

机器人手术最初几年主要被用于心脏手术，现在看来似乎也适合治疗纵隔病变。文献中报道的最常见的机器人纵隔手术是由Yoshino于2001年首次报道的机器人胸腺切除术[13]。诊断为胸腺瘤或重症肌无力的患者应该行胸腺切除术。胸腺瘤是一种罕见的肿瘤，可能与重症肌无力（myasthenia gravis，MG）有关，在切除过程中需要特别注意避免肿瘤细胞扩散的风险（无接触技术）。重症肌无力是由胸腺或纵隔脂肪中的异位组织异常产生自身抗体引起的神经肌肉疾病，需要行扩大胸腺切除术才能实现完全缓解。由于它们的病理特征，胸腺肿瘤和重症肌无力在胸腺切除术中需要进行高度准确的解剖。

出色的三维放大视野和高度灵活的机械腕有助于在前纵隔等受限区域进行平稳的操作，胸腺切除术中的机器人手术和术后的良好预后相关。使用机器人手术，外科医生可以实现肿瘤根治，对于改善胸腺瘤患者的肿瘤学结局和重症肌无力缓解率趋势呈正相关。在世界范围内，机器人手术正逐渐成为治疗重症肌无力和临床Ⅰ~Ⅱ期胸腺瘤的可靠手段。

由于缺乏触觉反馈，为了增加机器人胸腺切除术过程的安全性，外科医生可以使用荧光染色技术，在注射ICG后可以通过近红外荧光识别血管和神经。在胸腺手术中，荧光染色技术应用既可用于检测纵隔肿瘤及其与邻近结构的关系，也可用于在纵隔内存在丰富的脂肪组织时安全识别膈神经[14-15]。

## 手术技巧

在插入双腔气管导管后，选择性单肺通气，患者处于仰卧位，左臂处于弯曲和下垂位置，以完全暴露胸部左侧，以最大化工作空间并避免患者伤害。建议将患者置于30°防压创位置和10°反Trendelenburg位，以增加纵隔的暴露（图24-1）。胸腺切除术一般为3个切口：第1个切口位于正对腋前线的第5肋间，第2个在腋中前线的第3肋间，最后一个位于锁骨中线第5肋间。所有切口平乳房下缘连线（图24-2）。使用$CO_2$充气（压力为5~10 mmHg）可获得更宽的视野和更大的机器人仪器的可操作性空间。

固定戳卡之后，连接机器人系统。使用达芬奇Si系统，手术推车位于手术台的对侧，患者头部的侧后方（图24-3）。在使用达芬奇Xi系统时，手术推车在患者的另一侧放置，由于镜头向颈部区域进行自动瞄准，因

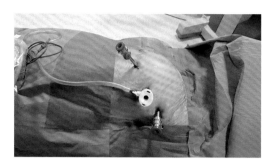

图24-2　机器人胸腺切除术切口位置（左胸入路）

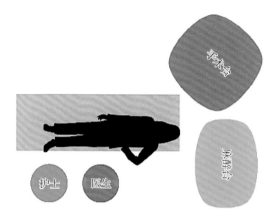

图24-3　用于机器人胸腺切除术的达芬奇Si系统位置

此可获得正确的放置位置（图24-4）。在两个系统中，外科医生和器械护士从患者的手术侧工作，而麻醉医生靠近患者的头部，以便检查患者的生命体征或气管插管。

在胸腺切除术期间，通常使用的器械是单极

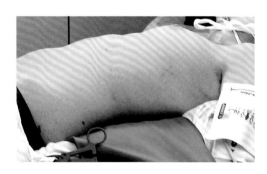

图24-1　机器人胸腺切除术中患者体位

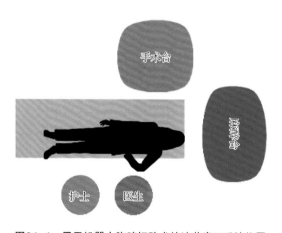

图24-4　用于机器人胸腺切除术的达芬奇Xi系统位置

（Spatula，EndoWrist；Intuitive Surgical，Inc.，Sunnyvale，CA，USA）或双极（Maryland或Fenestrated Bipolar镊子，EndoWrist；Intuitive Surgical，Inc.）。首选30°镜头，以保证更好地显露纵隔结构，虽然在开始时可能看起来更难以适应。

胸腺切除术可以从两侧进行，但大多数外科医生更喜欢左胸入路。在这种情况下，前纵隔组织的解剖从胸骨后区域的底部开始，找到对侧纵隔胸膜和右侧膈神经，在直视神经下实现右下角的安全解剖。然后，外科医生前进到左侧，分离解剖心包-膈角和左侧膈神经，向上直到看到胸腺上角。然后仔细解剖并分别夹住胸腺静脉，避免伤害无名静脉。用标本袋通过一个切口从体内取出样本，并于胸腔中放置引流管。

### 四、肺癌的机器人手术

尽管全世界越来越多地使用机器人系统，但是与纵隔手术相比，机器人手术在肺癌肺切除术中的扩展应用较慢，因为开放式手术仍然最常用于非小细胞肺癌（NSCLC）治疗。

自2001年首次报道机器人肺叶切除术以来，机器人手术应用在NSCLC治疗中有了相当大的进展。一些作者对机器人肺切除术的可行性、安全性、手术和肿瘤学结果进行了研究[16]。

随着外科医生经验的增长，机器人系统的技术发展，机器人手术的结果和适应证都受到了影响。

2014年，有文献研究比较了达芬奇标准系统和达芬奇S/Si系统进行机器人肺叶切除术。作者观察到平均手术时间（237 min vs 172 min）、平均住院时间（4.4 d vs 3.8 d）、中转开胸比例（10.1% vs 5.6%）、死亡率（1.4% vs 0%）的减少和最新系统的使用有关（22% vs 15%）[17]。最近的研究证实，大批患者的术后结果令人满意。Nasir报告手术中位时间为107 min，住院中位时间为2 d，主要并发症发生率为9.6%，30 d手术死亡率为0.25%[18]。

多篇论文报道，与开放手术相比，机器人手术患者术后疼痛更少、住院时间更短、美容效果更好，并且具有相同的肿瘤学结果。Kent分析了33 095例接受开胸或电视辅助胸腔镜手术（VATS）或机器人肺叶切除术的患者的数据，他观察到机器人组的死亡率、住院时间和整体并发症发生率显著降低，证实了机器人肺叶切除术的安全性[19]。

在肿瘤领域引入新的外科技术需要对肿瘤学结果进行分析，以确保患者有最佳预后。出于这个原因，一些作者评估了淋巴结清扫术，在切除的淋巴结数量和淋巴结的升级分期（手术肿瘤学质量的代名词）方面，机器人肺叶切除术具有与开胸手术相同的结果[20-21]。

此外，在过去几年中，在NSCLC患者中应用机器人肺叶切除术的肿瘤学结果的数据已显示出乐观的结果，并证实了通过机器人手术获得良好的肿瘤学进展的可能性。在2012年的多中心研究中，Park收集了325例进行了机器人肺叶切除术早期NSCLC患者的结果。中位手术时间为206 min，中位住院时间为5 d，并发症率为25.2%。从肿瘤学的角度来看，ⅠA期的5年生存率为91%，ⅠB期为88%，Ⅱ期疾病为49%，而ⅢA期患者的3年生存率为43%[22]。在另一项多中心研究中，中位随访时间为30个月，ⅠA期5年期特异性生存率为83%，ⅠB期为77%，ⅡA期为68%，ⅡB为70%，ⅢA期62%和ⅢB期的31%[23]。根据我们的经验，中位随访时间为40.3个月，Ⅰ期、Ⅱ期、Ⅲ期和Ⅳ期的60个月的总生存率分别为98.5%、93.7%、73.1%和0%[24]。

鉴于手术后的效果令人满意并且可以让患者更快地康复，胸外科医生正在扩大机器人手术的适应证，对于日益复杂的患者，与机器人肺叶切除术的第一部分相反，没有合并症的年轻患者是首选。2017年，Kass比较了年轻患者（<75岁）与老年患者（≥75岁）接受机器人肺叶切除术的结果，结果显示机器人辅助肺叶切除术对于高龄患者是可行的和安全的[25]。在最近的一项研究中，评估了肥胖对机器人肺叶切除术的影响，并且与正常体重患者相比，术中和术后结果没有显著差异[26]。此外，研究还分析了与该方法在肺功能临界的患者当中的应用，观察到机器人肺叶切除术可能降低术后肺部并发症的风险，特别是肺功能受限的患者[27]。

鉴于这些令人满意的结果，机器人方法的适应证正在扩大，现在不仅用于早期疾病的治疗[28]。实际上，三维视觉和器械运动的改进，以及最近引入的机器人缝合器，使得机器人手术能够以安全的方式快速地处理复杂的病例，更有利于术后快速康复，例如局部晚期或诱导治疗患者。因此，由于经验的增加，广泛胸膜粘连或胸壁受累、血管侵犯、巨大肺部肿瘤、新辅助化疗和/或放射和既往胸外科手术史不再被认为是机器人手术的禁忌证[29-31]。

## 手术技巧

多年来，机器人技术在不同机器人系统中的发展与外科技术的发展并行，侵入性更低，从而减轻了患者的创伤。事实上，机器人技术应用于肺切除术的早期阶段几乎与VATS类似，但随着机器人系统的升级，逐渐变得不那么笨重，该技术也得到了发展，为外科医生提供了实现了完全内窥镜手术的可能性。许多作者描述了不同的手术技巧和切口设计，这是该技术与技术并行发展的结果：Cerfolio报告了一种带辅助切口的四臂技术，Dylewski和Turner则阐述了三臂手术辅助切口，我们的技术则是无切口的四臂完全内窥镜方法[32-34]。

根据我们最初的经验，即大约20年前，当机器人系统是达芬奇标准系统时，我们开发了一种三臂方法，为外科医生助手增加了一个切口。患者处于侧卧位，手术台沿肩胛骨尖端倾斜，如后外侧胸廓切开术（图24-5）。第1个切口位于腋中线（镜头）的第7~8肋间，另一个位于腋后线（左臂）的第6~7肋间，在此处设置"操作入口"。腋前线（右臂）的第4~5肋间隙，辅助切口位于"操作入口"和镜头切口之间（图24-6）[16]。

然后，随着具有四个操作臂的达芬奇S系统的引入，我们改进了技术以适应具有实用端口的四臂机器人。第1个12 mm切口位于腋中线（镜头）的第7~8肋间，第2个8 mm切口位于腋前线的第5~6肋间，第3个和第4个8 mm切口分别位于腋后线和听诊三角区的第6~7肋间隙。操作切口位于镜头切口和前切口之间。切口之间的距离至少保持6 cm，以避免在操作过程中手臂碰撞，并使用$CO_2$（压力为5~8 mmHg）制造人工气胸以得到完全塌陷的肺部，从而增加机动空间（图24-7）[35]。

在引入达芬奇之后，我们标准化了一种没有辅助切口的四臂"全内窥镜"方法。镜头切口位于腋后线的第7~8肋间，沿同一肋间放置后切口，前切口位于下部，

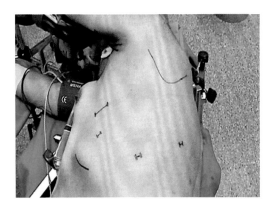

图24-6 机器人肺叶切除术切口位置（三臂方法）

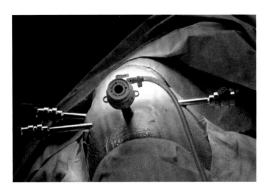

图24-7 机器人肺叶切除术切口位置（四臂方法）

在膈间空间正好位于膈肌腋前线（图24-8）[36]。

使用达芬奇Xi，可以将切口放置在更近的距离和相同的肋间隙，从而减轻术后疼痛。此外，在引入比其他机器人仪器更长的机器人缝合器后，应将手术入路切口移动到尽可能低的位置，以增加机械臂的灵活性。

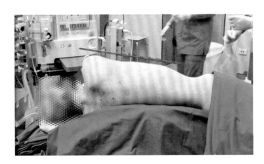

图24-5 患者在机器人肺叶切除术中的体位

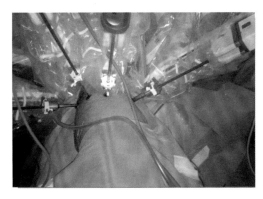

图24-8 机器人肺叶切除术切口位置（完全内窥镜方法）

使用达芬奇Si系统，推车定位在患者的头部，并且其中心点必须与镜头切口的纵向轴线对齐。当镜头臂上的标记位于蓝线的中心时，可获得推车和患者之间的正确距离（图24-9）。

利用达芬奇Xi系统，手术推车可以放置在患者的背部或前方。

当驱动机器人进行对接时，激活激光线以便于正确放置，并且激光十字准线必须与镜头切口相对应。插入镜头后，朝向栓口，可以激活自动瞄准功能，实现最佳的机械臂放置位置（图24-10）。

建议对所有肺叶切除术中使用的器械进行标准化。可以通过使用单极（Hook或Scissors，Intuitive Surgical，Inc.，Sunnyvale，CA，USA）和/或双极器械（Maryland，Intuitive Surgical，Inc.，Sunnyvale，CA，USA）进行肺门结构的解剖，而抓持器（Cadiere，Prograsp，Intuitive Surgical，Inc.，Sunnyvale，CA，USA）可用于牵拉肺部。

由于机器人系统的技术特点，特别是机器人仪器的3D视觉和操作灵活性，在肺叶切除术中，解剖步骤和

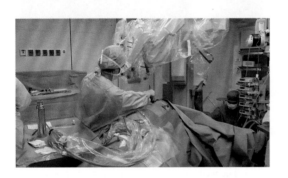

图24-9　达芬奇Si系统用于机器人肺叶切除术

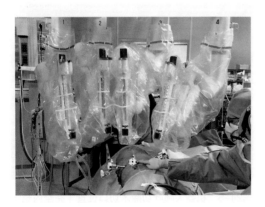

图24-10　达芬奇Xi系统用于机器人肺叶切除术

肺门结构方向可以变化，避免了类似VATS的"强制性方向"的特点。

## 五、结论

鉴于目前取得的手术质量和根治性切除，机器人手术有可能成为纵隔病变和肺癌手术治疗的标准治疗方法。机器人系统的技术特点，其中视野放大、震颤过滤器是最令人印象深刻的，是一种可以安全地为晚期癌症患者施行手术的宝贵工具，具有微创的技术优点。

正如最新的NCCN指南所建议的那样，应尽可能地为所有患者提供微创治疗方法[37]。因此，由于先进的机器人技术和外科手术的标准化，机器人手术可能能够为患者提供遵循手术和肿瘤学原则的微创治疗方法。

## 声明

利益冲突：F Melfi教授是Intuitive Surgical的官方代理人。本文其他作者宣称无任何利益冲突。

## 参考文献

[1] Marino MV，Shabat G，Gulotta G，et al. From Illusion to Reality：A Brief History of Robotic Surgery[J]. Surg Innov，2018，25(3)：291-296.

[2] Kalan S，Chauhan S，Coelho RF，et al. History of robotic surgery[J]. J Robot Surg，2010，4：141-147.

[3] Lane T. A short history of robotic surgery[J]. Ann R Coll Surg Engl，2018，100 (6_sup)：5-7.

[4] Valero R，Ko YH，Chauhan S，et al. Robotic surgery：history and teaching impact[J]. Actas Urol Esp，2011，35(9)：540-545.

[5] Ashrafian H，Clancy O，Grover V，et al. The evolution of robotic surgery：surgical and anaesthetic aspects[J]. Br J Anaesth，2017，119 (suppl_1)：i72-i84.

[6] Okusanya OT，Hess NR，Luketich JD，et al. Infrared intraoperative fluorescence imaging using indo-cyanine green in thoracic surgery[J]. Eur J Cardiothorac Surg，2018，53(3)：512-518.

[7] Pearlstein DP. Robotic Lobectomy Utilizing the Robotic Stapler[J]. Ann Thorac Surg，2016，102(6)：e591-e593.

[8] Walliczek U，Förtsch A，Dworschak P，et al. Effect of training frequency on the learning curve on the da Vinci Skills Simulator[J]. Head Neck，2016，38 Suppl 1：E1762-E1769.

[9] Smith AL，Scott EM，Krivak TC，et al. Dual-console robotic surgery：a new teaching paradigm[J]. J Robot Surg，2013，7(2)：113-118.

[10] Mikhail E，Salemi JL，Hart S，et al. Comparing Single and Dual

Console Systems in the Robotic Surgical Training of Graduating OB/GYN Residents in the United States[J]. Minim Invasive Surg, 2016, 2016: 5190152.

[11] Connor MA, Reinbolt JA, Handley PJ. Perioperative nurse training in cardiothoracic surgical robotics[J]. AORN J, 2001, 74(6): 851-857.

[12] Carlos G, Saulan M. Robotic Emergencies: Are You Prepared for a Disaster?[J]. AORN J, 2018, 108(5): 493-501.

[13] Yoshino I, Hashizume M, Shimada M, et al. Thoracoscopic thymomectomy with the da Vinci comput-er-enhanced surgical system[J]. J Thorac Cardiovasc Surg, 2001, 122(4): 783-785.

[14] Zirafa CC, Ricciardi S, Cavaliere I, et al. The application of robotic surgery on the anterior mediastinal tumors[J]. J Vis Surg, 2018, 4: 190.

[15] Deen S, Farivar AS, Louie BE. Thoracic techniques: robotic thymectomy for thymoma[J]. Indian J Surg Oncol, 2013, 4(2): 132-137.

[16] Melfi FM, Menconi GF, Mariani AM, et al. Early experience with robotic technology for thoracoscopic surgery[J]. Eur J Cardiothorac Surg, 2002, 21(5): 864-868.

[17] Melfi FM, Fanucchi O, Davini F, et al. Robotic lobectomy for lung cancer: evolution in technique and technology[J]. Eur J Cardiothorac Surg, 2014, 46(4): 626-630; discussion 630-631.

[18] Nasir BS, Bryant AS, Minnich DJ, et al. Performing robotic lobectomy and segmentectomy: cost, prof-itability, and outcomes[J]. Ann Thorac Surg, 2014, 98(1): 203-208; discussion 208-209.

[19] Kent M, Wang T, Whyte R, et al. Open, video-assisted thoracic surgery, and robotic lobectomy: review of a national database[J]. Ann Thorac Surg, 2014, 97(1): 236-242; discussion 242-244.

[20] Toosi K, Velez-Cubian FO, Glover J, et al. Upstaging and survival after robotic-assisted thoracoscopic lobectomy for non-small cell lung cancer[J]. Surgery, 2016, 160(5): 1211-1218.

[21] Zirafa C, Aprile V, Ricciardi S, et al. Nodal upstaging evaluation in NSCLC patients treated by robotic lobectomy[J]. Surg Endosc, 2019, 33(1): 153-158.

[22] Park BJ, Melfi F, Mussi A, et al. Robotic lobectomy for non-small cell lung cancer (NSCLC): long-term oncologic results[J]. J Thorac Cardiovasc Surg, 2012, 143(2): 383-389.

[23] Cerfolio RJ, Ghanim AF, Dylewski M, et al. The long-term survival of robotic lobectomy for non-small cell lung cancer: A multi-institutional study[J]. J Thorac Cardiovasc Surg, 2018, 155(2): 778-786.

[24] Zirafa CC, Cavaliere I, Ricciardi S, et al. Long-term oncologic results for robotic major lung resection in non-small cell lung cancer (NSCLC) patients[J]. Surg Oncol, 2019, 28: 223-227.

[25] Kass KS, Velez-Cubian FO, Zhang WW, et al. Effect of advanced age on peri-operative outcomes after robotic-assisted pulmonary lobectomy: Retrospective analysis of 287 consecutive cases[J]. J Geriatr Oncol, 2017, 8(2): 102-107.

[26] Montané B, Toosi K, Velez-Cubian FO, et al. Effect of Obesity on Perioperative Outcomes After Ro-botic-Assisted Pulmonary Lobectomy[J]. Surg Innov, 2017, 24(2): 122-132.

[27] Kneuertz PJ, D'Souza DM, Moffatt-Bruce SD, et al. Robotic lobectomy has the greatest benefit in patients with marginal pulmonary function[J]. J Cardiothorac Surg, 2018, 13(1): 56.

[28] Casiraghi M, Spaggiari L. Robotic resection of stage III lung cancer: an international retrospective study[J]. J Thorac Dis, 2018, 10 (Suppl 26): S3081-S3083.

[29] Lin MW, Kuo SW, Yang SM, et al. Robotic-assisted thoracoscopic sleeve lobectomy for locally advanced lung cancer[J]. J Thorac Dis, 2016, 8(7): 1747-1752.

[30] Chen S, Geraci TC, Cerfolio RJ. Techniques for lung surgery: a review of robotic lobectomy[J]. Expert Rev Respir Med, 2018, 12(4): 315-322.

[31] Mariolo AV, Casiraghi M, Galetta D, et al. Robotic Hybrid Approach for an Anterior Pancoast Tumor in a Severely Obese Patient[J]. Ann Thorac Surg, 2018, 106(3): e115-e116.

[32] Cerfolio RJ. Total port approach for robotic lobectomy[J]. Thorac Surg Clin, 2014, 24(2): 151-156, v.

[33] Dylewski MR, Palacio J. Robotic Right Lower Lobectomy[J]. Oper Tech Thorac Cardiovasc Surg, 2017, 22(1): 17-42.

[34] Turner SR, Latif MJ, Park BJ. Robotic assisted VATS lobectomy for loco-regionally advanced non-small cell lung cancer[J]. Video-assist Thorac Surg, 2017, 2: 10.

[35] Melfi FM, Fanucchi O, Davini F, et al. VATS-based approach for robotic lobectomy[J]. Thorac Surg Clin, 2014, 24(2): 143-149, v.

[36] Zirafa CC, Davini F, Romano G, et al. Robotic Lobectomy: Left Lower Lobectomy by Surgery[J]. Oper Tech Thorac Cardiovasc Surg, 2017, 22(1): 43-57.

[37] NCCN Clinical Practice Guidelines in Oncology[J]. Non-small cell lung cancer Guidelines. Version 3, 2019. January 18, 2019.

译者：余坤，郑州大学第一附属医院
审校：庄伟涛，广东省人民医院

**Cite this article as:** Zirafa CC, Romano G, Key TH, Davini F, Melfi F. The evolution of robotic thoracic surgery. Ann Cardiothorac Surg 2019;8(2):210-217. doi: 10.21037/acs.2019.03.03

# 第二十五章　机器人胸外科手术的费用限制：更深层次问题有哪些？

**Sasha Stamenkovic[1], Robert D. Slight[2]**

[1]Bart's Health NHS Trust, The Royal London Hospital, Whitechapel, UK; [2]Freeman Hospital, Newcastle Upon Tyne, UK
*Correspondence to:* Robert D. Slight, PhD. Thoracic Surgeon, Freeman Hospital, Freeman Road, Newcastle Upon Tyne NE7 7DN, UK. Email: bob.slight@nhs.net.

**摘要**：微创胸外科手术较标准开胸术的益处已有文献论述。然而在机器人对比传统腔镜费用方面存在许多争议。大部分费用集中在并发症的发生率和严重程度上。文献中几乎没有适当比较和对比两种微创入路术后并发症的发生率。有研究表明许多传统的开放胸外科手术医生更容易通过使用机器人平台施行微创手术，因此可以通过提高微创切除率来降低标准开胸手术的并发症相关成本。通过RATS进行更复杂的微创手术，而不需要像VATS一样需要从开放转换，这一能力可能是RATS的潜在获益。随着商业市场机会和竞争的增加，成本会进一步下降是合理的。

**关键词**：机器人；胸外科手术；话费花费；结局；肺叶切除术；胸腺切除术

**View this article at:** http://dx.doi.org/10.21037/acs.2018.11.10

## 一、机器人胸外科手术的费用限制：更深层次的问题有哪些？

在传统胸腔镜手术（VATS）的基础上，机器人胸外科手术（RATS）已经有了16年的发展。因为清晰度高、灵活性好、疼痛减轻以及学习体验增强，RATS的接受度越来越高[1-3]。与开胸手术相比，无论是RATS还是VATS，微创手术的好处已经得到充分证实。这些益处包括更小的切口、更少的疼痛、更少的失血，更少的呼吸系统并发症、住院时间缩短和更快的功能恢复[4-5]。然而，关于机器人手术费用方面存在争议，特别是与VATS相比。本文将尝试解决其中的一些问题，同时阐述一些更广泛的影响因素。

## 二、VATS的花费和并发症

并发症的发生会增加成本，其原因包括增加住院天数或涉及额外干预治疗的费用增加。因此，许多现有的文献都集中在VATS和传统开放手术相关的并发症上[5]。Swanson等回顾性分析了STS数据库中两种术式的术后并发症数据[6]。作者的结论是，VATS组不良事件发生率的综合风险显著降低（*P*=0.019）。一个特殊的发现（尽管在统计学上不显著）是开放性组中肺炎的患病率更高，虽然没有统计学意义，但它提示肺炎在开放组更为普遍（9.1% *vs* 8.1%）。心脏事件发生的可能性在开放手术组明显提高，住院天数也是如此。

在一项队列研究中，Farjah比较了VATS与传统手术

90 d的并发症发生率，结果发现两组间有统计学差异（30.95% vs 53.33%，$P=0.015$），同时发现开放手术后再入院率显著提高（$P=0.001$）[7]。Paul等的倾向匹配分析研究有类似的结论，VATS术后的并发症率较低[5]。

VATS和传统手术在费用方面的比较，最突的贡献来自Casali和Walker[4]。他们得出的结论是，从手术成本上看VATS更为昂贵，但是，这些花费因其明显缩短了住院天数而被抵消。同样值得注意的是，微创手术切除肺叶时，不同患者间的费用亦有差异，这是由手术中应用切割闭合器的数量决定的。

### 三、RATS的花费和并发症

最早分析了RATS花费的论文由Park等于2008年完成[8]。尽管对早期的学习曲线中的病例进行了分析，但他们得出结论：RATS肺叶切除术较传统开放手术便宜4 000美元。此外，研究还得出结论，更多的使用将降低成本。大部分费用节省可能与更快的恢复有关，正如Ye等分析RATS与VATS胸腺切除术时提到的一样。机器人手术胸腔引流更少，住院时间更短（$P<0.01$）[9]。当考虑多个学科时，Turchetti等的结论是，与相应的腹腔镜手术相比，机器人手术的手术时间更长，因此增加了成本，然而随着经验积累手术时长可缩短[10]。

同样在2012年，Park等强调了进行成本效益方面研究的必要性，进而描述RATS与VATS和开放手术的差异。他们还指出，这样的研究可指导临床决策，因未进行随机试验[11]。同时机器人系统与传统VATS相比，允许通过微创方法进行更复杂的操作。很明显，就机器人手术的间接成本而言，在机器的使用寿命内操作病例越多，成本效率就越高。这可以通过几个外科医生或不同专业的医生共用一台机器来实现[11]。

### 四、机器人手术的实际成本

在RATS与VATS或开放成本方面的争辩中，许多人只关注了该系统的花费及一次性耗材的支出。这一立场是片面，必须更多地考虑消耗资源的所有因素。

#### （一）住院天数

如上所述，在大多数国家住院天数增加费用会增加。住院天数减少可以降低术后的住院花费[6]。这一结论可重复性很好[7]。在考虑花费的其他决定因素时，几

个因素可能是相关的。

#### （二）出血

在简单的机器人手术中，失血量很少。在我们5年的经验中，平均出血量为150 mL，包括学习曲线中的病例。我们将这归因于更好的视野以及在每只手上使用单极和双极电凝[2]。在机器人手术中，组织的分离解剖更加精确，这在胸腔镜手术中很难实现。这与其他专业的经验一致[12]。

#### （三）微创手术的增加

在住院时间、疼痛和功能恢复方面，VATS的优势已经确立，所有这些都可能对医疗成本产生有利影响[6]。然而，为什么没有更多的手术通过VATS实行？主要原因之一与传统VATS手术学习曲线有关[13]。有些VATS手术可能开始是腔镜但最终不是腔镜下完成的。机器人手术更加简单易学，因此更易于外科医生中普及。此外，在既往有手术史的患者中，胸膜粘连会非常严重，机器人技术可以因其卓越的视觉和灵巧操作的功能发挥作用[2]。

更加复杂的病例也值得一提。比如中央型肿瘤的袖状切除手术和胸腺手术，有些医生可能经VATS太难或危险[14]。在机器人辅助下，充入$CO_2$打开一小的胸腔间隙，让这些操作变得简单[15]。从"内向外"使得复杂的胸壁切除和脊柱旁肿瘤切除成为现实[16]。由于机器人平台现在可以进行更复杂的操作，因此已经不是机器人辅助手术和VATS手术的比较，而是机器人辅助手术和开放手术的比较。

### 五、并发症

根据作者的经验，在过去的5年中，RATS并发症的发生率较VATS有明显的下降。视觉模拟类比疼痛评分降低（0~1比4~5），同时也发现神经性疼痛神经功能障碍降低了15倍。伴随而来的胸部感染率降低的原因被认为是疼痛评分较低以及分泌物清除能力的增强。同样，不需要负吸的漏气患者也可以使用可移动胸引装置回家，因为不需要住院，没有对镇痛和监测的要求。

Farivar等分析了来自STS数据库的数据，结果发现死亡率和并发症发生率存在显著差异，如长时间漏气、心律失常、肺不张、肺炎和再次插管[17]。Adams等没

有发现机器人辅助手术与VATS相比存在预后差异，但与开胸手术相比，RATS术后输血率显著降低（0.9% vs 7.8%），漏气5天数更少（5.2% vs 10.8%），住院天数更少（4.7 d vs 7.3 d）[18]。Kent等在比较机器人手术和开放手术时有类似的结果[19]。和VATS相比，死亡率和并发症发生率均有改善，但没有达到统计学意义。

最近比较RATS、VATS和开放性肺叶切除术的大样本论文来自Oh等。他们利用Premier数据库进行倾向匹配分析[20]。术后并发症（P=0.0061）、术后出血（P<0.0001）、30 d并发症发生率（P=0.0130）、中转率（P<0.0001）和住院时间（P=0.006）均有统计学差异，机器人均有优势。此外，机器人手术后患者更有可能直接出院回家（P=0.0108）。作者将这归功于越来越多的外科医生都通过了他们的学习曲线和技术进步，后者使得机器人平台更具现代性。有趣的是，他们还注意到开放性肺叶切除术的减少（11.5%），VATS肺叶切除术的少量增加（1.5%）以及机器人手术明显增加（10%），所有这些都符合上述假设。

无论采用何种手术方法，并发症都会增加医疗支出。在这方面，Brunelli等应用Seely等设计的渥太华胸部发病率和死亡率（TM&M）分类系统，将与并发症分级与成本关联起来[21-22]。较高高级别的并发症与费用增加直接相关。无并发症的病例花费为3 797美元，但TM&M一级并发症的病例花费为4 908美元，TM&M四级并发症的病例花费为12 590美元。在Seely最初的回顾性分析中，与并发症Ⅱ级患者相比，Ⅲ级和Ⅳ级并发症患者的花费更大（P=0.0001），再入院率更高（P=0.0006）[22]。

与传统的开放手术相比，微创手术在并发症发生率方面的优势已得到充分证实[17]。而将RATS与VATS进行比较的文献仍然有限。Rinieri等在回顾一年中接受这两种手术的患者的结果时，试图回答这个问题。他们注意到VATS患者的中转率明显较高（16% vs 9%，P=0.008），大量肺段手术是机器人辅助下完成的，但两者在并发症发生率方面无显著差异[23]。

## 六、未来将是什么样子？

没有文献可以解答这个问题，因为大多数已发表的研究都将重点放在学习曲线、住院天数和成本，以及30~90 d的死亡率和无病生存率上。人们对功能性结果和长期生活质量的关注很少。这些因素可能会影响个人对特定治疗干预措施的选择，因此，更多信息公开对于知情同意流程的建立至关重要。

从本质上说，微创技术已被开发为一种减少患者创伤并让其快速康复的方法[6]。因此，另一个关键因素是机器人辅助手术是否可以提高对辅助疗法的依从性。更短的恢复时间可能会增加当前8周的窗口期，以及提升其合规性和完成率[24]。我们还应该考虑社会成本，无论是基于快速恢复就业、节省医疗费用，还是为了减轻照顾家属的负担。

## 七、总结

与传统微创手术相比，机器人手术的好处可能包括更少的不适感，较传统开放手术医生更加容易上手，更少的严重并发症，更短的住院时间，更快的功能恢复和更高的辅助治疗摄取量[3]，所有这些因素都具有成本意义，但并非所有因素都以费用的形式体现。随着机器人市场的商业开放、成本降低，作为临床医生的我们想法应该集中在如何通过继续改进我们的操作和护理来让患者获益更多，这是我们一直努力在做的。

## 声明

利益冲突：S Stamenkovic先生被Intuitive Surgical聘为监理人。RD Slight没有任何利益冲突。

## 参考文献

[1] Park BJ, Flores RM, Rusch VW. Robotic assistance for video-assisted thoracic surgical lobectomy: technique and initial results[J]. J Thorac Cardiovasc Surg, 2006, 131(1): 54-59.

[2] Veronesi G. Robotic thoracic surgery: technical considerations and learning curve for pulmonary re-section[J]. Thorac Surg Clin, 2014, 24(2): 135-141, v.

[3] Slight RD, Koulaxouzidis G, Stamenkovic S. Sequential robotic-assisted lung resection with a subxiphoid utility incision[J]. Asian Cardiovasc Thorac Ann, 2018, 26(5): 404-406.

[4] Casali G, Walker WS. Video-assisted thoracic surgery lobectomy: can we afford it?[J]. Eur J Cardiothorac Surg, 2009, 35(3): 423-428.

[5] Paul S, Altorki NK, Sheng S, et al. Thoracoscopic lobectomy is associated with lower morbidity than open lobectomy: a propensity-matched analysis from the STS database[J]. J Thorac Cardiovasc Surg, 2010, 139(2): 366-378.

[6] Swanson SJ, Meyers BF, Gunnarsson CL, et al. Video-assisted thoracoscopic lobectomy is less costly and morbid than

open lobectomy: a retrospective multiinstitutional database analysis[J]. Ann Thorac Surg, 2012, 93(4): 1027-1032.

[7]　Farjah F, Backhus LM, Varghese TK, et al. Ninety-day costs of video-assisted thoracic surgery versus open lobectomy for lung cancer[J]. Ann Thorac Surg, 2014, 98(1): 191-196.

[8]　Park BJ, Flores RM. Cost comparison of robotic, video-assisted thoracic surgery and thoracotomy approaches to pulmonary lobectomy[J]. Thorac Surg Clin, 2008, 18(3): 297-300, vii.

[9]　Ye B, Tantai JC, Li W, et al. Video-assisted thoracoscopic surgery versus robotic-assisted thoracoscopic surgery in the surgical treatment of Masaoka stage I thymoma[J]. World J Surg Oncol, 2013, 11: 157.

[10]　Turchetti G, Palla I, Pierotti F, et al. Economic evaluation of da Vinci-assisted robotic surgery: a sys-tematic review[J]. Surg Endosc, 2012, 26(3): 598-606.

[11]　Park BJ. Cost concerns for robotic thoracic surgery[J]. Ann Cardiothorac Surg, 2012, 1(1): 56-58.

[12]　Farnham SB, Webster TM, Herrell SD, et al. Intraoperative blood loss and transfusion requirements for robotic-assisted radical prostatectomy versus radical retropubic prostatectomy[J]. Urology, 2006, 67(2): 360-363.

[13]　Petersen RH, Hansen HJ. Learning curve associated with VATS lobectomy[J]. Ann Cardiothorac Surg, 2012, 1(1): 47-50.

[14]　Cerfolio RJ. Robotic sleeve lobectomy: technical details and early results[J]. J Thorac Dis, 2016, 8 (Suppl 2): S223-S226.

[15]　Bodner J, Wykypiel H, Wetscher G, et al. First experiences with the da Vinci operating robot in thoracic surgery[J]. Eur J Cardiothorac Surg, 2004, 25(5): 844-851.

[16]　Cerfolio RJ, Bryant AS, Minnich DJ. Minimally invasive chest wall resection: sparing the overlying, uninvolved extrathoracic musculature of the chest[J]. Ann Thorac Surg, 2012, 94(5): 1744-1747.

[17]　Farivar AS, Cerfolio RJ, Vallieres E, et al. Comparing robotic lung resection with thoracotomy and video-assisted thoracoscopic surgery cases entered into the Society of Thoracic Surgeons database[J]. Innovations (Phila), 2014, 9(1): 10-15.

[18]　Adams RD, Bolton WD, Stephenson JE, et al. Initial multicenter community robotic lobectomy expe-rience: comparisons to a national database[J]. Ann Thorac Surg, 2014, 97(6): 1893-1898; discussion 1899-1900.

[19]　Kent M, Wang T, Whyte R, et al. Open, video-assisted thoracic surgery, and robotic lobectomy: review of a national database[J]. Ann Thorac Surg, 2014, 97(1): 236-242; discussion 242-244.

[20]　Oh DS, Reddy RM, Gorrepati ML, et al. Robotic-Assisted, Video-Assisted Thoracoscopic and Open Lobectomy: Propensity-Matched Analysis of Recent Premier Data[J]. Ann Thorac Surg, 2017, 104(5): 1733-1740.

[21]　Brunelli A, Drosos P, Dinesh P, et al. The Severity of Complications Is Associated With Postoperative Costs After Lung Resection[J]. Ann Thorac Surg, 2017, 103(5): 1641-1646.

[22]　Seely AJ, Ivanovic J, Threader J, et al. Systematic classification of morbidity and mortality after thoracic surgery[J]. Ann Thorac Surg, 2010, 90(3): 936-942; discussion 942.

[23]　Rinieri P, Peillon C, Salaun M, et al. Perioperative outcomes of video- and robot-assisted seg-mentectomies[J]. Asian Cardiovasc Thorac Ann, 2016, 24(2): 145-151.

[24]　D'Amico TA. VATS lobectomy facilitates the delivery of adjuvant docetaxel-carboplatin chemotherapy in pa-tients with non-small cell lung cancer[J]. J Thorac Dis, 2016, 8: 296-297.

译者：李成强，上海交通大学医学院附属瑞金医院
审校：金润森，上海交通大学医学院附属瑞金医院
　　　李鹤成，上海交通大学医学院附属瑞金医院

**Cite this article as:** Stamenkovic S, Slight RD. Resource implications of robotic thoracic surgery: what are the wider issues? Ann Cardiothorac Surg 2019;8(2):250-254. doi: 10.21037/acs.2018.11.10

# 第二十六章　机器人辅助胸腔镜右肺下叶切除术

**Sasha Stamenkovic[1], Franca Melfi[2]**

[1]The Thorax Centre, St Bartholomew's Hospital, London, UK; [2]Robotic Multispecialty Centre for Surgery, Minimally Invasive and Robotic Thoracic Surgery, University Hospital of Pisa, Pisa, Italy
*Correspondence to:* Sasha Stamenkovic. The Thorax Centre, St Bartholomew's Hospital, London, UK.
Email: sasstamenkovic@btinternet.com.

**摘要：**右肺下叶切除术被认为是开放手术中最简单的切除手术之一。电视辅助胸腔镜（VATS）下后侧路入的右肺下叶切除术和开放手术相似，如相似的器械和吻合器对肺裂的操作。机器人手术平台的摄像头和手术器械通过足侧的操作孔置入，能够提供视野同时观察肺叶、肺裂和两侧肺门，以便更为均衡地进行手术。本文目的为讨论机器人辅助右肺下叶切除术的技术和如何采取最佳的手术操作以确保精准性和安全性。

**关键词：**机器人辅助；胸腔镜；肺叶切除术

**View this article at:** http://dx.doi.org/10.21037/acs.2019.03.04

## 一、引言

本文将根据手术步骤讨论如何充分应用手术机器人技术。因为目前常用的为同一种实体器官手术机器人，讨论将围绕此展开。Melfi与其比萨的团队[1]和Park及其纪念斯隆-凯特琳癌症中心的同事[2]最初介绍了机器人技术于胸部手术的应用，我们对此技术的理解从这开始且经历了后续长时间的发展。

如果我们承认机器人能提供更佳的视野和操作臂灵活的关节活动（图26-1），那么外科医生任何进行或遗漏的影响视野的操作都需要讨论。我们讨论的肺叶切除手术是一项高级的机器人手术，需要多种不同手术技巧的综合应用。

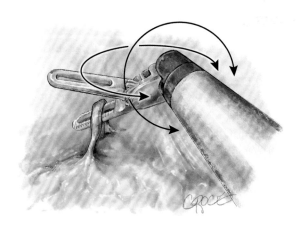

图26-1　机器人牵开器具有两个主轴，互成90°角，与长轴的旋转共同提供360度完全旋转和前进

# 二、技术

## （一）摄像头

机器人摄像头的优秀视野为机器人手术的顺利开展提供了很大部分的保障。操作台外科医生的拥有优秀的沉浸式双眼三维高清视野，而第一助手的二维平面视野则很不一样。当第一助手进行操作时，操作台医生需要考虑到这一点，并提供相关帮助，如清理视野、放大视野。摄像头始终需对准手术视野的中心。否则会造成较差的术野、低分辨率、不稳定的光线强度和视野深度不足。白纱布、黑纱布和血会很大程度地降低光强，因而避免它们对于摄像头的妨碍是必要的。摄像头需要避免对其他器械、解剖结构或者操作孔末端阴影的影响。

摄像头应处于水平指向并保持中立位置，以防止手术医生和第一助手失去方向感。操作必要或寻找手术器械时可暂时旋转摄像头。不同的角度能帮助在不同手术阶段观察不同结构（图26-2）。向上30°（上30°）能够帮助观察到胸壁、操作孔安置、器械置入以及切除解剖胸壁。向下30°（下30°）可观察到肺、肺门和各软组织。上30°同时放大能够获得凹形弧度的视野，数码变焦更佳。软件选项提供在足侧观察时进行换手操作，比如将肺从膈肌上切除时。操作需小心谨慎以避免对患者造成过度影响。向下30°可能最适合手术，但是可能会使摄像头臂过于水平，引起直接压力，并撬动肋间隙。

擦拭摄像头会浪费时间，摄像头应避免和其他器械、解剖结构或纱布接触。能量器械产生的烟或者碎片太靠近摄像头也容易模糊镜头。使用吲哚菁绿染料时需切换成Firefly®以获得荧光视野。

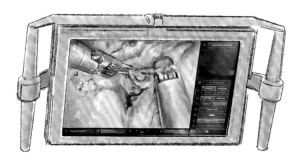

图26-2　第一助手的普通视野，屏幕显示正在使用的器械，摄像头处水平位置，其视角为0°或上/下30°

## （二）末端执行器械（图26-3）

外科医生能使用多种带不同特性的手术器械。牵开器提供抓持力分离、固定组织。一些外科医生使用纱布或棉片牵开肺组织，另一些医生则直接抓持。不同器械有不同程度的棱角，在手术模拟时应进行评估，确定最佳使用方案和潜在的危险。

部分器械铰链短，容易在各结构周围操作，另一些如吻合器、能量止凝器/切割器铰链长，在结构间移动时必须小心。为避免使用这些器械的时引起的张力，有时需要部分外移操作孔。手术团队应记录每种器械的使用次数以及使用状态。

单极或双极存在各自的优缺点，视情况使用。单极电刀解剖快，但是产生的热量扩散快，会对临近组织产生损伤。单极电刀远离血管操作会更安全。双极电刀适合于解剖重要结构，如膈神经、肺动脉鞘，但是解剖速度慢，并且需要轻轻打开以便夹持和灼烧组织。

手术夹和内镜下吻合器的长度不同，产生的压力也不同，因而需要用不同方法确保合适与安全的闭合。

机器人吸引器/抽吸冲洗器为软末端、关节完全，吸引力比常用的支气管麻醉吸引管大，能够除去大血块。吸引器和抽吸冲洗器均为足操控，有助于两者切换，利于精准手术和获得最佳视野。非机器人的吸引器/抽吸冲洗器不是由操作台手术医生操纵，无关节、末端尖锐，可能引起组织损伤，长度过短时需要第一助手施加额外压力以靠近目标区域。肺动静脉、支气管周围必然存在淋巴结和小血管，当冲洗这些区域时，很小的压力也能引发出血。机器人设备提供了精细操作、移动、冲洗、吸引组织同样需要小心操作。各器械的操作角度必须仔细规划。最新的机器人能够执行"摄像头跳跃"以及器械在任意操作孔间的切换。这提供了不同的

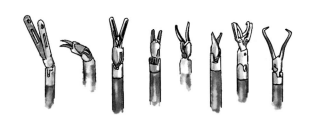

图26-3　供使用的机器人末端执行器械

器械—摄像头组合方式以及不同的视野，从而提升了机器人在角落或偏远位置操作的能力。然而，一旦摄像头跳跃到另一个操作口，视角就会变化，需要一定时间重新定位。手术团队需要练习适应切换器械和清洁摄像头间的"休息间隙"，手术效率才能最大化。

### （三）手术机器人操作的优点

现代机器人拥有四个机械臂，能够相互交换摄像头和手术器械。第四臂最有用，它能充分牵引组织，以便其他两臂共同密切操作，免除了传统胸腔镜手术中单手操作带来的困难。和开放手术同样，机器人手术需要一手固定组织，再用能量或非能量器械切割进行解剖。机器人手术是通过小孔进行完全腔镜操作的代表，在一边进行解剖，另一边进行对向牵引，而大块的器官或组织在一定距离被合适地牵开。

机器人辅助的完全腔镜手术需要$CO_2$，增加肺萎陷、加快热量烟雾的消散、下压一侧膈肌、保证剑突下空间足够通过[3]手术器械或取出标本。随着单孔技术的出现，$CO_2$增压的应用将越来越广。最大压力（<8 mmHg）需要监控，尤其一些机器默认的气-瓶交换压力较高。术前脱水方案能造成右心室受压。术前脱水方案可引起右心室压迫。如果$CO_2$线路扭结、气体泄漏或耗尽，解剖结构将会移动，因此应将器械移至胸壁以防止对组织结构造成意外伤害。

器械在胸腔的边界操作时，由于超出操作范围，可能需要从一臂交换到另一臂。夹持组织不产生额外压力的同时，可以改变尖端的关节，这有助于减少阴影，改善视野或克服内部冲突。在使用尖端操作的同时，可以自动回缩长轴和肘。

### （四）触觉反馈

出色的三维高清视觉体验提供了不同组织密度的信息，弥补了无触觉反馈的缺陷。随着学习曲线的进展，视觉皮层似乎逐渐代替顶叶皮层，占了优势。当器械从硬向软组织界面操作时，可以看到阻塞、变形和变白；在游离入口和出口时，能够看到游离血管引起的搏动。所有这些视觉的提示都有助于器械的谨慎使用。视觉本体感受的实现依靠左右手的紧密靠近。

### （五）器械冲突（图26-4~图26-9）

这些包括以下6个方面的内容：主控制器与自身或

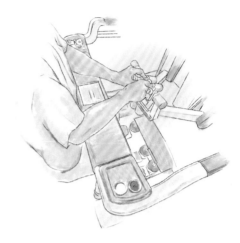

图26-4 了解潜在冲突是安全和精准操作的关键

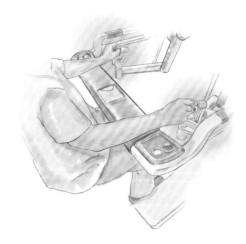

图26-5 控制台外部

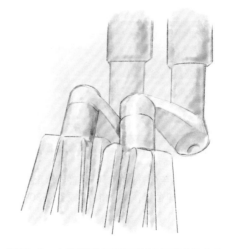

图26-6 大臂/关节干扰正常运动可引起冲突

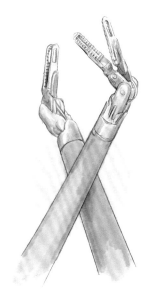

图26-7　臂必须并排放置，以避免相互交叉，妨碍运动

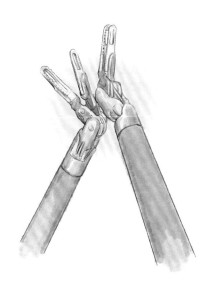

图26-8　必须注意避免接触器械末端，这可能导致低效运动以及器械损坏

控制台发生冲突；外臂；靠近隐形操作孔的内臂错误地将同侧臂移动到一起；可视尖端的接触可能会破坏机械手腕/电线；对患者的直接压力限制了机器人臂的活动。

**（六）沟通**

患者安全取决于控制台外科医生和第一助手之间的

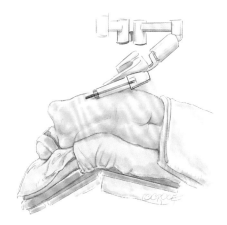

图26-9　机器人手臂的运动也可因为患者的位置或其髋部或肩部的位置受到限制

良好沟通，建议使用明确的词语。第一位助手应明确地说明他们的计划动作，并且在执行行动之前必须获得控制台外科医生的肯定回答和支持。作为一个团队在手术之前，应该进行紧急情景预演，以确保有效应对严重的气道和出血问题（表26-1）。

**三、手术**

**（一）团队注意事项**

所有的洗手护士、麻醉和手术团队成员必须接受机器人辅助操作培训，并了解机器人手术的组成、专业语言和手术顺序。

**（二）患者选择**

虽然面对所有患者时都应该考虑是否进行机器人手术，但是实际适合的患者群体可能存在一些限制，特别是在团队仍处学习阶段时，这有助于团队稳定地进步。身体质量指数过低或过高患者的手术可能会带来挑战（请注意到Cerfolio列出了理想的患者身体习惯[4]），这些人呼吸储备较差或心室功能明显受损。肿瘤应位于外周，使得肺门和纵隔更容易接近，并且没有明显的囊外或钙化淋巴结，血管和支气管外周轮廓明显。使用3D重建进行预测规划非常有用。对严重脊柱后凸的患者应特别小心，因为这些病例心脏的位置更加靠前。

**（三）术前准备**

调整手术台（图26-10）有助于防止操作孔、操作

表26-1　出血情况

| 出血并发症类别 | 说明 | 管理 |
| --- | --- | --- |
| Ⅰ | 内脏实质、淋巴结、吻合线、肺血管分支破裂 | 由主刀医生管理 |
| | | 第一助理和器械护士：血垫，吸引器，夹子、Hemolock、缝合器 |
| Ⅱ | 需求控制转变（最难管理） | 整个团队参与进来，由外科医生在控制台上进行控制，沟通是关键<br>止血点上的器械，所有其他机器人器械和手臂均已移除急救人员扩大前/公用端口并放置填塞物。当止血成功时，将最后一个机器人仪器和手臂进行处理，除移除摄像头，拆下手臂，将摄像头放回端口，填塞到位，移除机器人，小心地改为开胸手术 |
| Ⅲ | 大出血下的紧急转化（最容易管理） | 整个团队都参与进来控制台外科医生从组织中释放器械，穿上手术衣、手套进行急救<br>助理、器械护士移走所有器械并撤下了机器人，机器人被移开后快速地进行开胸手术 |

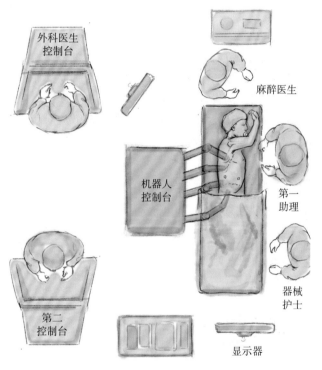

图26-10　传统手术室布局

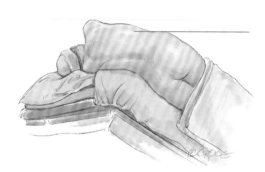

图26-11　患者的位置应保持臀部低于肩部，以防止髋部干扰机械臂运动

孔侧臂、机器人臂或器械对患者施加的压力，并减少机器人手臂运动的限制（图26-11）。如果发生冲突，$CO_2$供应可能会中断。臂架、真空袋和其他稳定装置的使用和位置必须与机器人及其臂的操作位置相适应。

### （四）操作孔放置、系统接入和器械的置入

　　每个系统都有规定的定位和操作孔间间距，以防止冲突。早期的系统需要更加U形的操作孔设置，因为

臂更宽、系统的关节外展充分。从0°和30°范围可获得不同的视角，一些外科医生改变操作孔位置以改善视野以适应在不同的肺叶上操作。可以选择更高的肋间隙用于右肺上叶切除术，有利于更好观察高于肺的动脉干和动脉/支气管界面。在完全腔镜手术中，必须将切口保持在操作孔的限定直径内，以防止$CO_2$损失，并且使用非套管针插管来压印皮肤以引导切口的大小。可以用针在直视下进入胸部以准确地切割和放置操作孔（图26-12）。一旦套管进入肋骨间隙并且$CO_2$被充入，它们就被调整到了"远程中心"，其包括允许机械臂完全旋转的支点，和具有最小的肋间隙杠杆压力的操作口套管。然后将机器人带到手术台，并根据其系统类型进行适当定位。机器人的后期版本具有用于此目的的激光引导，并且一旦就位，摄像头能跟随目标保证手臂的正确定向。每个手臂与其套管连接或"对接"，摄像机用于确保每个手臂仍然有最佳位置的远程中心。器械的选择取决于直视下的首项任务。只要心包和膈肌之间有足够的空间，用于通过器械和纱布、取出淋巴结和标

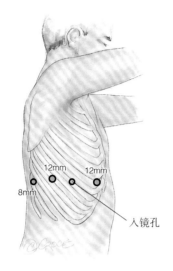

图26-12  几个推荐的操作孔位置，有利于机器人操作

本袋于胸腔的置入取出，就可以多增下部肋间、剑突下或肋弓下的12 mm辅助操作孔。使用非肋间操作孔可以取出明显充气的肺叶，根据作者的经验若取出肿瘤可大至15 cm。

## （五）切除

作为一般规则，应首先执行操作中最简单的部分，以使控制台外科医生适应视野并熟悉对器械和组织的感觉。首先进行粘连分解，若情况严重，借助$CO_2$的帮助，在摄像头操作孔可立即清除可见粘连，直到可以放置另一个操作孔。单手粘连分解持续操作，直到另一个操作孔放置完毕。一旦所有操作孔就位，就可以引入机器人并进行对接。然后进行下肺韧带的游离和第9组淋巴结的解剖。这可以通过使用左右器械（用纱布或者不用）在头侧方向抬起下叶来实现。一旦肺叶位于正确位置以防止任何结构的悬垂或阴影，同侧臂中最外侧的第四臂将其保持其在最佳牵拉状态。双手操作探索下肺静脉的边界，识别中叶静脉。随着静脉周围的韧带和组织的进一步分离，第四臂需要相地增加牵拉。在肺门的前后方仔细地进行切除可以暴露其他淋巴结，包括可以切除的隆突下淋巴结。识别静脉和下一结构之间的界面，游离静脉并暴露出入口，后续放置吊带并使用Cadiere钳操作。

释放牵引器械的抓持，使肺叶回到其中性解剖位置，轻压肺叶，以探查肺裂。如果肺裂的分级[5]是有利的，则搜索下叶动脉鞘。最好在动脉的外侧和内侧边缘而不是压在它上面，以防止其受伤。如果在有动脉搏动和颜色差异的提示下，动脉游离依旧过难，那么可采用叶裂最后的方法，可以是后-前方法或更常见的下-上方法。这种情况下，识别解剖结构是至关重要的，因为结构不在自然解剖位置，必须注意防止动脉、静脉或支气管的意外离断。

如果是顺行性操作，则先行打开动脉鞘，并清除两侧1 cm组织，通过Cadiere钳为更大的吻合器留出空间。在放置吊带前，主刀先在一个方向上进行直线解剖，再沿与该方向成90°的方向继续解剖（形成90°夹角），最后放置吊带，为更大的吻合器留出空间。选择最佳操作孔使得以最轻松、最小角度和对相邻结构最小压力的方式放置内镜下或外部吻合器。吻合器放置在吊带，要保持没有张力，并且在移除吊带之前，由控制台外科医生轻柔地保持在适当位置。在此之后，肺叶被卷起并保持回到其最佳位置，并且下部静脉以相同的方式分开。在分离血管结构时，了解最近的纱布位置并且准备靠近吻合器的夹钳（Cadiere钳、双极弯钳）以防吻合器故障是明智的。

如果采用逆行方法，术者则用腔镜下或外部吻合器分离静脉；随后暴露支气管，游离并分开支气管，然后分离动脉；暴露并清除剩余淋巴结，小心止血。

## （六）完成

叶裂的离断是手术的最后一部分，切除的肺叶被放置在胸腔，以便取出标本以及所有纱布和吊带。肺叶标本装入550 mL Espiner囊中，通过辅助操作孔取出。此时可能会有$CO_2$损失。因此，控制台外科医生应该预判胸部解剖结构的收缩，并需预先将器械移动到安全位置。

椎旁或肋间神经阻滞于摄像头下完成。在分离肺叶支气管之前可能已经对呼吸道进行了充气。手术结束时，一般不建议测试支气管残端，因为存在气压损伤或肺实质外周收气体冲击的风险。在直视下移除器械，并将摄像头更换至未连接的操作口。随后进行冲洗，此时手术台可以调整至头低足高位置，以便于吸除所有液体。一旦手术台调整，放置引流管，并在直视下以一定的正压膨胀肺，最后移除摄像头并缝合操作口。

一台成功的机器人手术要求团队所有成员（不仅仅是手术室工作人员）都要接触手术机器人平台。只有这样，大团队才能理解使用该技术的目的并相应地调整他们对患者的护理和治疗方案。这有助于多学科的胸部团队所有成员优化患者的术后早期护理，以帮助患者安全和快速地恢复。

## 声明

S Stamenkovic是Intuitive Surgical的监理，并与Medtronic和Ethicon签订了顾问委员会的合同。F Melfi没有利益冲突可以宣布。

## 参考文献

[1] Melfi FM, Menconi GF, Mariani AM, et al. Early experience with robotic technology for thoracoscopic surgery[J]. Eur J Cardiothorac Surg, 2002, 21(5): 864-868.

[2] Park BJ, Flores RM, Rusch VW. Robotic assistance for video-assisted thoracic surgical lobectomy: technique and initial results[J]. J Thorac Cardiovasc Surg, 2006, 131(1): 54-59.

[3] Stamenkovic SA, Agrawal DA, Clark SC, et al. Robotic Lobectomy using a Subxiphoid Approach[J/OL]. CTSNet, 2016. Available online: https://www.ctsnet.org/article/robotic-lobectomy-using-subxiphoid-approach

[4] Cerfolio RJ, Bryant AS. How to teach robotic pulmonary resection[J]. Semin Thorac Cardiovasc Surg, 2013, 25(1): 76-82.

[5] Craig SR, Walker WS. A proposed anatomical classification of the pulmonary fissures[J]. J R Coll Surg Edinb, 1997, 42(4): 233-234.

Cite this article as: Stamenkovic S, Melfi F. Right robotic-assisted thoracoscopic lower lobectomy. Ann Cardiothorac Surg 2019;8(2):279-285. doi: 10.21037/acs.2019.03.04

译者：韩逸超，上海交通大学医学院附属瑞金医院
审校：金润森，上海交通大学医学院附属瑞金医院
　　　李鹤成，上海交通大学医学院附属瑞金医院

# 第二十七章　四臂机器人右上肺叶袖状切除术

**Marion Durand**

Ramsay Générale de Santé, Thoracic Unit, Hôpital Privé d'Antony, Antony, France
*Correspondence to:* Marion Durand, MD, PhD. Thoracic Unit, Hôpital Privé d'Antony, 1 rue Velpeau, 92160 Antony, France.
Email: durandm@me.com.

**View this article at:** http://dx.doi.org/10.21037/acs.2018.11.02

## 一、临床资料简介

60岁男性患者，因"咯血"就诊，检查后诊断为右肺上叶（right upper lobe，RUL）中央型鳞状细胞癌。支纤镜检查发现肿瘤侵犯右上肺近端支气管分叉，临床分期为cT3N0M0。该患者既往有长期吸烟史（90包/年），曾患下肢动脉炎并植入支架，功能状态（performance status，PS）评分为1级。他的FEV为75%。患者拟择期行Xi系统（美国加利福尼亚州，Intuitive Surgical）四臂机器人右上肺叶袖状切除术及淋巴结清扫。

## 二、外科技巧

### 术前准备

选择性插管后，将患者置于侧卧位，并以枕头垫高胸部，注意避开臀部。对于任何肺切除术，腔镜臂的轴线应位于肩胛下角线上。30°摄像头切口位于第8肋间。右操作孔位于腋后线第7肋间，该操作孔使用的器械包括电刀、弯剪或持针器（SutureCut TM）。左操作孔位于肩胛下角线偏后方第9肋间，该操作孔使用的器械为带孔双极镊。第3个机械臂则通过脊椎骨上方5 cm第7肋间的操作孔，其位置紧邻肩胛骨，该操作孔使用的器械为ProGraspTM镊子。在第9肋间靠近膈肌的胸壁

起始点切开15 mm的孔，在5 mmHg的压力和10 L/min的流量下建立$CO_2$人工气胸。

用两个半纱布卷包绕两个抓取器，以避免直接牵拉肺组织。常规肺叶切除术的步骤如下：

首先，在对整个胸腔后进行探查后，进行下肺韧带游离，直至看到下肺静脉，同时清扫第8和第9组淋巴结。其次，暴露后纵隔，打开隆突下位置的胸膜，清扫第7组淋巴结。第三，在肺裂处找到上肺动脉并采用切割缝合器打开肺裂，再结扎背段动脉并清扫肺门淋巴结（第11、12组）。第四，暴露前纵隔以机械缝合前纵隔的动脉和上肺静脉，并清扫第10组淋巴结。最后，在完整打开肺裂后，离断上叶支气管。

接下来进行袖式切除的特殊步骤。用剪刀在病灶区域剪开支气管，将标本放入标本袋中以取出以避免污染。分别离断支气管的近端和远端，并将标本送冰冻病理检查。使用两个V-Lock 180 3/0缝线连续缝合进行端端吻合。第一条缝合线用于后壁，从上边界的外侧3点钟的位置开始到9点钟为止。随后在下边界外侧的3~9点钟进行前壁缝合。

在前壁缝合期间，打开一侧边界的开口以避免两侧边界对合不好。在水下胀肺检查缝合的气密性。此时可清扫第4R组淋巴结。用盐水冲洗胸腔，并在前切口（右臂）放入30F硅胶胸管后关胸。取出标本的过程中可根据需要扩大切口。

## 三、评论

该患者术后康复顺利，术后第2天拔出胸管。使用机器人系统可提供与开放式手术相当的技术条件，主要是由于视觉条件佳，且有3个机械腕工具。在复杂病例中，该系统的使用对于患者的效果要优于开放手术，主要是因为能够达到与开放手术相同的肿瘤学标准，但比开放手术更加微创。该技术与Egberts、Jo等最近描述的技术不同[1-2]，他们的技术是受到了Veronesi[3]和Cerfolio等[4]的启发。而我们的技术与其相比有两个主要的区别。

第一个，将机器人套管针放置在距离更远/更低的切口中，可以使助手的移动范围更大，同时第3个机械臂放置在高一点的位置，从而避免器械在内部打架（图27-1）。而且，该定位对于任何术式都是相同的，

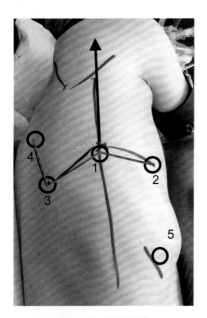

**图27-1　切口设计**
所标识的数字表示胸部切口切开的顺序；箭头显示摄像机臂的轴线；红线显示部分"W"形状。

**Cite this article as:** Durand M. Four-arm robotic sleeve right upper lobectomy. Ann Cardiothorac Surg 2019;8(2):286-287. doi: 10.21037/acs.2018.11.02

因此易于再现。第二个，是关于胸部气密性和充气的使用。我们使用流量为10 L/min进行充气，压力维持在5 mmHg，该压力相当低，但足以增强暴露。由于我们使用的是15 mm切口而不是3 cm的切口，可以确保其气密性。因此，我们拥有$CO_2$人工气胸的优势。由于我们没有来自系统的触觉反馈，使用V-Lock缝针有助于我们安全施加张力，两个半连续缝合线似乎是控制后壁气密及通畅性的良好选择，其次是有效避免了前壁缝合线末端尺寸不匹配。

### 致谢

感谢Gregory Lemoigne（GLM Prod）协助我们进行视频编辑。

### 声明

作者是Intuitive Surgical的督导。

### 参考文献

[1] Egberts JH, Moller T, Becker T. Robotic-Assisted Sleeve Lobectomy Using the Four-Arm Technique in the DaVinci Si® and Xi® Systems[J]. Thorac Cardiovasc Surg, 2019, 67(7):603-605.

[2] Jo MS, Kim DY, Jeong JY, et al. Robotic sleeve lobectomy with four arms for lung cancer centrally located in the right lower lobe: a case report[J]. J Cardiothorac Surg, 2017, 12(1): 108.

[3] Veronesi G, Galetta D, Maisonneuve P, et al. Four-arm robotic lobectomy for the treatment of ear-ly-stage lung cancer[J]. J Thorac Cardiovasc Surg, 2010, 140(1): 19-25.

[4] Cerfolio RJ, Bryant AS, Skylizard L, et al. Initial consecutive experience of completely portal robotic pulmonary resection with 4 arms[J]. J Thorac Cardiovasc Surg, 2011, 142(4): 740-746.

译者：庄伟涛，广东省人民医院
审校：AME编辑部

# 第二十八章 机器人辅助胸腔镜下肺叶切除术

**Giye Choe, Bernard Park**

Thoracic Surgery Service, Department of Surgery, Memorial Sloan Kettering Cancer Center, New York, USA
*Correspondence to:* Bernard Park. Thoracic Surgery Service, Department of Surgery, Memorial Sloan Kettering Cancer Center, New York, USA. Email: parkb@mskcc.org.

**View this article at:** http://dx.doi.org/10.21037/acs.2019.02.07

## 一、临床资料简介

56岁女性患者，既往有吸烟史，因逐渐加重的肩部疼痛检查发现右肺上叶（RUL）存在大小为5 cm已侵犯胸壁的肿块（图28-1、图28-2）。全身FDG PET/CT检查发现肿块、肺门及纵隔淋巴结内FDG摄取增高，无远处转移。头颅MRI检查结果无异常。治疗前行支气管内超声检查（endobronchial ultrasound，EBUS）评估纵隔

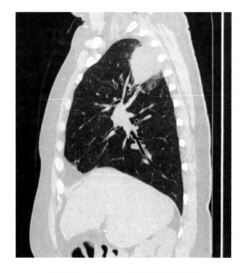

图28-2 右肺上叶肿瘤矢状位图

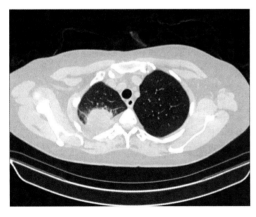

图28-1 右肺上叶肿瘤轴位图

分期提示淋巴结阴性。该患者的临床分期为T3N0M0。考虑到局部晚期的病变和患者的疼痛症状，先给予了铂类联合培美曲塞与50 Gy的同步放化疗。同步放化疗后的PET/CT显示病变活性降低，病变大小缩小至3.5 cm，患者疼痛症状明显缓解。术前肺功能检查示

FEV₁实测值为2.4 L，与预计值百分比为113%；DLCO为16.9 mL/（mmHg·min），与预计值百分比为80%。该患者接受了机器人肺叶切除+胸壁切除术。

## 二、外科技巧

### （一）术前准备

全身麻醉和双腔气管内插管行单肺通气后，患者取侧卧位，调整手术床使其最大限度曲折。机器人外科器械推车放置在手术台同侧（Xi系统）或转至患者头侧（Si系统）。

### （二）阐述

我们采用机器人辅助下微创外科手术（MIS），共使用5个手术切口，其中4个供机器人系统使用，另一个由非机器人系统使用，可选择性地注入$CO_2$。所有的肺门解剖和组织结构游离步骤均在机器人操作下进行，某些特殊的步骤，如安置切割缝合器、胸壁切除等，则使用非机器人MIS设备。

### （三）手术过程

#### 1. 手术切口位置

以腋后线第7或8肋间作长度为8 mm的切口为观察孔，置入30°或0°镜头，探查排除晚期病变，并在直视下标记出其他切口的位置。然后再作2个长度为8 mm的后侧孔，第一个位于肩胛角下第8或9肋间，在使用双极孔镊游离肺门和使用传统的腔镜用切割缝合器或机器人用切割缝合器（仅使用Xi系统时）切除肺门组织结构时，经该操作孔进行；第二个位于椎旁肌边缘肺下叶基底段和上段（即背段）连接处水平第5或6肋间，在Xi系统中可经该操作孔以可自动收起的孔钳向后牵拉肺组织，在Si系统中则以5 mm腔镜钳进行。在腋中线第5肋间作长3 cm的手术切口，并置入8 mm的机器人端口，使用单极电刀时经该孔操作。在观察孔与第一个后侧孔之间，作长约5 mm的切口以供床旁助手使用，当遇到膈肌抬高的肥胖患者或严重肺气肿和延迟吸收性肺不张的患者需充分暴露胸腔时，可于该孔充入8~10 mmHg的$CO_2$。

#### 2. 游离后肺门和纵隔

在所有的解剖性肺切除术中，手术医生均习惯从游离后肺门和纵隔开始。将肺下叶向上牵拉，以电凝断离下肺韧带，并清扫食管旁淋巴结。再将肺向前牵拉，在后纵隔胸膜与肺实质的交界处打开后纵隔胸膜至奇静脉水平，清扫肺门淋巴结。在右侧手术时，需先清扫位于右上肺和中间支气管之间的叶间淋巴结，这可使后入路或前入路游离和断离右肺上叶支气管时更容易。最后清扫隆突下淋巴结。

#### 3. 游离RUL肺门结构

在游离后肺门和纵隔后，再从前向后分离肺门结构。将肺组织向侧胸壁牵拉，以暴露上肺门的血管。上肺门为上肺静脉和肺动脉干相交处的区域，下肺门为中叶肺静脉起始处的区域，在分离过程中需仔细辨认并保护中叶肺静脉。在这两个区域内有典型的肺门淋巴结，术中需清扫该淋巴结。我们首先游离上肺静脉，再从后下孔以腔镜用切割缝合器断离，暴露出后方的肺动脉和动脉干，操作过程中需辨别并避免损伤伴行的肺动脉。再继续向上分离肺门周围的胸膜折返直至RUL支气管处。

然后再于上叶支气管后方游离并离断上叶肺动脉，并清扫动脉及支气管周围的淋巴结。值得注意的是，在该连接处，支气管周围的淋巴结需彻底清扫，以完全暴露上叶支气管的后升支，并能充分显示后升动脉的位置。这两个剩余的肺门结构可以按照先简后繁的顺序断离。若后升动脉离主肺动脉较近，则先断离支气管。支气管通常以4.8 mm的切割缝合器断离或锐性切开后再以3-0或4-0的可吸收线缝合。最后再以直线切割缝合器断离水平裂，完整切除肺叶后清扫右气管旁淋巴结。从气管到上腔静脉，奇静脉到胸腔入口，并一直向下到心包反折水平的所有组织都被切除。

在本临床案例中，我们先完成肺叶切除术，再切除被肿瘤侵犯的第2、3肋胸壁。在松解了几处疏松的粘连和行局部胸膜外切除后，再将受累肋骨的上下肋间肌分开，环形分离肿瘤前缘，以腔镜肋骨剪经前切口断离肋骨，然后向前翻折肋骨，分离覆盖其上的肌肉组织。最后，以烧灼和钝性分离的方式将肋骨头从横突上剥离下来，在这种情况下，机器人可发挥很大的作用，因为它可以向上反牵引剥离肋骨头。

## 4. 操作完成

术者切除肺叶和被侵犯的胸壁后，用标本袋从前切口取出标本。撤离机械臂上的器械和外科器械推车，在观察孔安置28F胸引管，使余肺完全复张，缝合切口。

## 三、讨论

我们在2006年第一次报告了机器人辅助的电视辅助胸腔镜（VATS）肺叶切除术[1]，报道了30例在机器人辅助下切除没有明显局部转移征象的周围性肿瘤，与传统VATS相比较，该方式具有显著的围手术期效果（中转开胸率为12%，无围手术期死亡病例，术后并发症发生率为26%，平均住院时间为4.5 d）。从此以后，机器人辅助VATS手术逐渐增加。2012年，一项针对325例早期非小细胞肺癌的国际多机构回顾性研究，重点关注了肿瘤学长期效果[2]，我们发现它的围手术期效果与传统VATS和开胸手术相似[中转开胸率为8%，术后并发症发生率25.2%，1例院内死亡（0.03%），平均住院时间为5 d]。长期肿瘤学效果具有可比较性（总的5年生存率为80%，ⅠA期为91%，ⅠB期为88%，Ⅱ期为49%；ⅢA期的3年生存率为43%）。最后，我们于2016年发布了一项回顾性研究，介绍了在机器人辅助肺叶切除、传统VATS和开胸肺叶切除术方面的经验[3]。该研究显示，虽然3种方式大多数的临床效果结论相似，但在平均淋巴结清扫站数上仍具有显著差异（机器人组5站 vs VATS组3站 vs 开胸组4站；P<0.001）。这表明机器人平台与其他方式相比可实现更彻底的淋巴结清扫。虽然其5年无病生存期也具有显著差异（机器人组72.7% vs VATS组65.5%，P=0.047），但是多变量分析发现手术路径不是缩短总生存率和无病生存期的独立相关因素。这些研究均说明机器人辅助肺叶切除术不仅安全可靠，而且具有肿瘤学方面的收益。

### （一）本研究的优势

与传统VATS路径相比，高清放大3D成像系统结合具有7个自由度的机械臂设备可更精细地切除软组织，这在淋巴结清扫中具有显著优势。有报道显示，与胸腔镜相比，机器人系统有更高的淋巴结清扫率[3-4]。这些相同的技术性优势也可用于更难的病例，如进行了诱导治疗的患者、胸腔内空间较小的肥胖患者和局部晚期的患者。此外，尽管缺乏触觉反馈，但控制台的人机工程学设计、运动缩放和缺乏支轴效应均可降低外科医生的骨骼肌疲劳，其允许长时间的操作来完成更复杂的病例，同时也可能会减少中转率[5]。最后，对于原发性肺癌的治疗，越来越多的报告显示其与传统开胸路径相比具有相似的长期肿瘤学效果[2,6]。

### （二）说明

无论对于外科医生还是医疗机构来说，掌握机器人平台的一系列优势均需要经历艰难的学习曲线。机器人手术的成功需要外科医生、护士、麻醉科和手术室团队之间的多学科合作，拥有一位有能力、经验丰富的床旁助手也是十分重要的。机器人平台最初和后期持续的花费很高，减少花费和替代平台也是有必要的。

### 致谢

基金：该项目由美国国家癌症研究所癌症资助项目P30 CA008748提供部分资金支持。

### 声明

利益冲突：Dr. Bernard Park担任临床督导，由美国直觉外科公司支付酬金，Dr. Giye Choe宣称与其没有利益冲突。

### 参考文献

[1] Park BJ, Flores RM, Rusch VW. Robotic assistance for video-assisted thoracic surgical lobectomy：technique and initial results[J]. J Thorac Cardiovasc Surg，2006，131（1）：54-59.

[2] Park BJ, Melfi F, Mussi A, et al. Robotic lobectomy for non-small cell lung cancer (NSCLC)：long-term oncologic results[J]. J Thorac Cardiovasc Surg，2012，143（2）：383-389.

[3] Yang HX, Woo KM, Sima CS, et al. Long-term Survival Based on the Surgical Approach to Lobectomy For Clinical Stage I Nonsmall Cell Lung Cancer：Comparison of Robotic，Video-assisted Thoracic Surgery，and Thoracotomy Lobectomy[J]. Ann Surg，2017，265（2）：431-437.

[4] Wilson JL, Louie BE, Cerfolio RJ, et al. The prevalence of nodal

upstaging during robotic lung resection in early stage non-small cell lung cancer[J]. Ann Thorac Surg,2014,97(6): 1901-1906; discussion 1906-1907.

[5]  Reddy RM, Gorrepati ML, Oh DS, et al. Robotic-Assisted Versus Thoracoscopic Lobectomy Outcomes From High-Volume Thoracic Surgeons[J]. Ann Thorac Surg,2018,106(3): 902-908.

[6]  Cerfolio RJ, Ghanim AF, Dylewski M, et al. The long-term survival of robotic lobectomy for non-small cell lung cancer: A multi-institutional study[J]. J Thorac Cardiovasc Surg,2018, 155(2): 778-776.

译者：于民浩，四川省科学城医院
审校：庄伟涛，广东省人民医院

**Cite this article as:** Choe G, Park B. Robotic-assisted thoracoscopic surgery (RATS) lobectomy. Ann Cardiothorac Surg 2019;8(2):296-299. doi: 10.21037/acs.2019.02.07

# 第二十九章　肺癌切除术后预防肺部并发症的干预措施

**Patrick James Villeneuve**

Division of Thoracic Surgery, Department of Surgery, The Ottawa Hospital, Ottawa, Ontario, Canada
*Correspondence to:* Patrick James Villeneuve, MDCM, PhD, FRCSC. Division of Thoracic Surgery, Department of Surgery, The Ottawa Hospital, 501 Smyth Road, Room 6362, Ottawa, Ontario K1H 8L6, Canada. Email: pvilleneuve@toh.ca.

**摘要：** 手术切除肺癌是能够耐受手术的早期肺癌患者首选治疗方式。当前阶段，肺炎、脓胸和肺不张等术后肺部并发症（postoperative pulmonary complications，PPCs）的发生率高达10%。本文通过文献综述来确认基于循证基础上的识别、预防和治疗PPCs的干预措施的最佳证据。基于相关支持资料，重点讨论患者风险评估、预防性抗生素的合理使用、术中通气策略、胸部物理治疗、排痰管理及非侵入性通气支持。本文列出了指导最佳实践的推荐意见和下一步研究的问题。

**关键词：** 术后并发症；肺癌；肺切除术；循证医学

**View this article at:** http://dx.doi.org/10.21037/jtd.2018.09.26

## 一、引言

　　肺癌是全球最常见的癌症死亡相关病因，2017年加拿大估计新发病例28 600例，死亡21 100例。尽管肺癌死亡率最近有所下降，其死亡率仍然最高，癌症死亡病例中26.2%与肺癌有关[1]。对能够耐受手术的早期肿瘤患者来说，进行手术切除最大限度地提供了治愈的可能，但伴随着术后并发症的风险。最近一项为期4年针对670例肺切除术后患者的回顾性研究显示[2]，肺炎和肺不张是最常见的术后肺部并发症（PPC），发生率为13%（*n*=88）。该研究通过白细胞计数升高、需氧量增加、脓痰产生或胸部影像学发现来识别并发PPC的患者。合并PPC与住院时间（LOS）延长、重症监护室时间延长和术后30 d、90 d死亡率升高明显相关。作为ACOSOG Z0030多中心研究的一部分，关于PPC发生率的研究取得了一些成果[3]。在本系列研究中，肺炎发生率为2.5%，脓胸为1.1%，肺不张为6.4%，PPC总发生率为10%。本中心前瞻性收集数据回顾性分析[4-5]显示，合并任何并发症都会延长LOS，降低患者满意度。因此，持续评价并完善术后护理，以为患者提供最好的照顾，确保最佳的临床结局。

　　本文列出的推荐意见是对循证实践的有效性和实用性的回顾，以期在肺癌切除的围手术期护理方面提供实践改变或进一步研究的信息。

　　本文是一项旨在综合随机试验、荟萃分析和临床实践指南的叙述性综述，有可能省去了相关的文章。我们仅选择关注了接受肺癌切除患者的研究综述，尽管其中包括混杂了一些心胸外科患者人群的研究。检索策略应用于MEDLINE，时间从1946—2018年，识别符合纳入标准的相关文献和分析，只纳入最近20年的文献。具体检索术语参阅附录。基于对文献的回顾，纳入一系列随机试验、系统回顾和荟萃分析进行进一步研究。

通过优化术前、术中和术后护理中的几项重要因素来降低并发症的发生率，包括但肯定不限于：戒烟、改善术前机体功能、有效的止痛策略、控制心律失常、预防实质漏气、改进胸腔引流管理并将ERAS融入常规术后照顾。

本文将聚焦于PPCs的预防及治疗干预措施——减少痰潴留、减轻肺损伤和肺炎。

## 二、识别有风险的患者

高质量的手术治疗需要通过识别并避免会导致不良结局的已知因素，以将围手术期并发症最小化。对于减轻术前风险的详细专题将会发表在本杂志专题的一篇副文中。

Ferguson和Derkin仔细检验了胸外科手术中风险评分系统的相对效用[6]。他们通过1980—1995年期间400例患者的历史性队列研究，得出了一项风险评分方案（EVAD）。EVAD的元素包括：①预计一秒用力呼气容积（FEV1）百分比；②年龄；③预计一氧化碳弥散量（DLCO）百分比。该评分通过下列方式计算：评分上限为12分，每个变量最多有4种可能的得分。FEV1和DLCO的预计值相比90%的预计值基线，每下降10%就降低1分。类似的，超过50岁后每10岁计1分。

接着EVAD评分被用来与生理及手术死亡率和发病率严重性评分条目（Physiological and Operative Severity Score for Enumeration of Mortality and Morbidity, POSSUM）[7]及心肺风险指数（Cardiopulmonary Risk Index, CPRI）[8]进行比较。为此，该研究的作者用1996—2001年期间，包含219例患者的单独队列进行验证。作者提出EVAD评分更具前瞻性，可以准确预测各种术后并发症（EVAD平均得分为7.4）。还可以通过变量估算到该评分系统不能预测由特定感染引起的并发症。该统计模型也有其局限性，其应用性需进一步探讨。

尽管如此，预测性风险评分可以早期识别高风险患者，由此应用恰当的预防策略来改善患者的恢复。强烈推荐更广泛应用EVAD评分或任何验证过的风险分层模型来避免PPC。尽管实践中可供选择的预测评分很多，但作者认为构成EVAD评分的变量对于临床外科医生来说更容易获得、且计算方便。总而言之，推荐肺癌切除术前广泛应用风险评分来评估患者。

## 三、抗生素预防的最佳选择

划皮前应用一代头孢菌素被公认为是预防大部分手术区与皮肤菌群有关感染（surgical site infections, SSIs）的最有效方法[9]。总体上，胸外科手术SSI发生率低（据报道，具体数字为0.76%~2%），而且微创术式发生率比传统开放式更低（5.5% vs 14%）。肺炎可以被认为是器官间隙的SSI[10]，据报道，即使经恰当的抗生素预防后其发生率为3%~24%。目前指南推荐单次使用头孢唑林或氨苄西林舒巴坦，而万古霉素和克林霉素被推荐应用于确诊为β内酰胺酶过敏的病例。头孢菌素或万古霉素对于气道定值菌群有较小的覆盖。

在一项为期6个月的肺癌切除术后的前瞻性研究中[11]，即使应用了预防性抗生素治疗，仍有高达25%的患者发生了肺炎，合并肺炎患者的死亡率是未合并肺炎患者的10倍（19% vs 2.4%）。通过术中支气管镜抽吸得到的标本来协助诊断肺炎。该研究中最常被分离出的生物包括嗜血杆菌（41%）、肺炎链球菌（25%）和假单胞菌（25%）。

考虑到肺癌切除术后患者伤口SSI发生率较深部器官SSI（肺炎）低，皮肤特异的抗生素预防的合适选择值得商榷。为了阐明该问题，进行了一项包括478名选择性肺癌切除术后患者的前瞻性研究[12]，其比较了二代头孢菌素头孢羟唑（CEF；诱导静脉注射1.5 g后，再每天3 g，应用48 h）和阿莫西林克拉维酸（AC；2 g，每8小时1次，应用3次）。研究开始的6个月，共有168名患者接受CEF治疗，随后的12个月，227名患者接受AC治疗。在没有随机的情况下，通过Post-hoc匹配来处理组间的潜在混杂。应用AC期间，肺炎发生率从27%降至14%（P=0.048）。尽管死亡率组间没有显著性差异，但应用了阿莫西林克拉维酸后死亡率从6.5%下降至2.9%。在研究的第二段时间，ICU住院时间更短（5.6 d vs 4.8 d）。两组在伤口感染、脓胸和需支气管镜吸痰的发生率方面未观察到差异。虽然该研究设计存在方法上的缺陷，其结果却引人深思。

尚无随机临床试验明确肺切除术前预防性抗生素治疗的理想选择，这为进一步研究提供了机会。不管怎样，到目前为止，最佳证据显示选择广谱抗呼吸系统菌群有效的抗生素较抗皮肤菌群更有效的抗生素对于预防肺部术后的PPC更好。

## 四、术中通气策略

自ICU首先报道急性呼吸窘迫综合征（acute respiratory distress syndrome，ARDS）的"网状"试验（net trial）后，人们就认识到呼吸机参数的设定对肺保护的重要性[13]。考虑到肺切除术时行单肺通气（one-lung ventilation，OLV）的独特性，应用肺保护性策略很重要。普遍被接受的肺保护性策略包括4~6 mL/kg潮气量，<10 cmH$_2$O的适度呼气末正压通气（positive end-expiratory pressure，PEEP）和应用压力控制通气模式[14]。

100例单肺通气情况下接受选择性肺叶切除术的患者被随机分为传统通气策略组和保护性通气策略组[15]。主要研究终点为术后72 h内发生的肺部损伤，其定义为低氧血症（PaO$_2$:FiO$_2$比<300 mmHg）和/或肺损伤的影像学证据（渗出或不张）。随机将50例患者分到传统OLV组（FiO$_2$为1，潮气量为10 mL/kg，未设置PEEP，应用容量控制模式），另50例患者被分到保护性OLV组（FiO$_2$为0.5，潮气量为6 mL/kg，5 cmH$_2$O PEEP，压力控制模式）。研究发现保护性OLV组肺损伤明显减少（4% vs 22%，P<0.05）。遗憾的是，该研究没有死亡率和PPC发生率方面的数据，可能由于总体上ARDS较少导致该研究效能不足。

一项更近的研究[16]试图评估肺保护性通气对于PPC发生的作用。该研究从2008—2011年、纳入了行肺切除术（肺叶切除术或全肺切除术）的346例患者；172例患者被随机分到接受保护性OLV（潮气量为5 mL/kg，5~8 cmH$_2$O PEEP），而171例患者接受传统OLV（潮气量为10 mL/kg，无PEEP）。主要结局是术后30 d内发生的PPC（作者在主要结局中也纳入了肺栓塞、心肌缺血和死亡）。

保护性OLV组的主要并发症（主要结局）发生率显著降低（13.4% vs 22.2%，P=0.03），肺不张（37.2% vs 49.9%，P=0.02）和住院LOS（11 d vs 12 d，P=0.048）这些次要结局也是如此。虽然该研究由于预算不足而提前结束，作者还是论述了肺保护性通气策略对于肺癌切除术患者的优势。

## 五、胸部物理治疗

最常被推荐来预防PPC的干预措施之一是术后胸部物理治疗，主要包括一系列的锻炼来促进深呼吸、便于痰液清除和加强活动[17]。接受肺癌切除术的患者术前参与锻炼项目，术后并发症发生率更低[18]。术后并发症发生率和LOS均下降。胸部物理治疗是术后照顾的支柱。在一项回顾性倾向性匹配研究中，784名接受肺癌手术的患者根据引入专用胸部物理治疗前（n=361）后被分为两段时期，结果发现胸部物理治疗使PPC发生率从15.5%显著下降到4.7%（P<0.01）[17]。

最近，一项为期3年、387例行肺切除术患者参与的研究验证了术后标准物理治疗的有效性和刺激性肺活量计的作用[19]。患者被随机分到单纯物理治疗组（n=192）或标准物理治疗外加刺激性肺活量计（+IS）组（n=195）。通过在床旁放置一个盒子来向研究者隐藏肺量测定装置，以此实现干预措施的设盲。符合以下一种或多种情况即可纳入主要结局PPC发生率：切除术后30 d内发生，需要抗生素治疗的肺炎、需要支气管镜处理的肺不张或需要通气支持的呼衰。联合治疗组PPC发生率12%，标准物理治疗组13%。其他的结局终点在两组间基本不变。术后有效物理治疗外加刺激性肺活量计，并未增加获益。

也有对在标准物理治疗上，再加上专门针对术后吸气呼吸肌锻炼的研究[20]。该干预措施能提高术后第3天、第4天血氧测定到的氧合水平，但未显示能够降低PPC发生率。

一项系统综述报道检验了肺癌切除术的围手术期物理治疗，其共纳入了8项研究[21]。干预措施包括术前干预、术前和术后干预、术后干预。所有研究都涉及在标准物理治疗（定义为呼吸训练和咳嗽锻炼）上增加特定的干预措施。作者得出结论，如果仅在术后时间进行的话，标准物理治疗外的干预措施没有收益。

## 六、痰管理

### （一）直接气道吸引

1984年，Matthews首创在术后应用床旁直接气道吸引帮助痰液排出，以避免插管或气道切开插管[22]。他描述了穿过环甲膜经皮插入12-Fr微型气管切开术插管。经过技术改良，首选插入点位于第2软骨环水平，应用支气管镜视野来同时提供安全的气管支气管灌洗，并准确地插入套管。

2011年的一篇综述[23]检验了4项涉及围手术期应用微型气管切开术插管的试验。该研究的分析受到研究间缺乏共同观察终点的限制，并且其中一项研究完全是观察性研究。纳入的研究中仅一项有严格的纳入标准，入组的患者均为非高危患者。结果发现痰液潴留的发生率显著下降，测量的多种观察终点包括：①进行支气管镜操作的例数；②肺不张的发生率（基于胸部影像学报告）；③肺炎的发生率。上述纳入的研究均不能论证预防性应用微型气管切开术插管降低了死亡率或LOS。基于现有证据获取的方法学质量限制，看上去围手术期常规应用微型气管切开术插管没有作用。

### （二）黏液溶解剂

也有研究检验了应用药物来加强黏液和分泌物的清除作用。一些成分被认为能发挥有益的作用，包括黏液溶解/化痰药物外加吸入雾化高渗盐水（在囊性纤维化人群中，收集经治疗后的痰液标本）。其中，只有盐酸氨溴索复合物的效果在肺切除术后的随机对照研究中被验证。该药物通过抑制分泌通路减少分泌和黏液的黏性。遗憾的是该药物在北美没有。

对7项已发表的心胸外科手术患者使用氨溴索的研究进行结构性综述[24]，特别是比较了高剂量和低剂量策略。在接受了肺叶切除术的患者中，术后应用高剂量盐酸氨溴索（1 000 mg/d静脉注射）与PPC发生率（6% vs 19%，P=0.02）、LOS（5.6 d vs 8.1 d，P=0.02）和住院费用降低显著相关。一项包含149例行肺癌肺叶切除患者的以安慰剂对照的随机试验[25]，也研究比较了1 000 mg/d 72 h应用盐酸氨溴索与标准治疗，结果发现在常规术后照顾上加上盐酸氨溴索显著降低了PPC发生率（6% vs 19%，P=0.02），减少LOS 2.5 d（P=0.02）。

虽然该特定药物治疗不是全世界都可用，但是可以得出结论：黏液溶解药物的应用可有效减少PPC。Ottawa医院发现痰液潴留时，胸部物理治疗之外每天两次应用高渗盐水（2.5 mL 3%的盐水）雾化可有效清除痰液。

### 七、术后呼吸道支持

考虑到肺癌切除术后发生PPC的风险，应用无创正压通气（non-invasive positive pressure ventilation，NIPPV）或经鼻高流量吸氧（high-flow oxygen delivered by nasal cannula，HFNO）已经被探索作为降低PPC发生率的手段。

NIPPV也被称为持续正压通气（continuous positive airway pressure，CPAP）或双相气道正压通气（bi-level positive airway pressure，BiPAP）。使用鼻导管/面罩进行CPAP和BiPAP，通过复张塌陷的远端气道和肺泡腔来发挥其有益作用提高肺容量[26]、氧合和气体交换[27]。与之形成对比是，HFNO这种经鼻导管输送高流量加热湿化氧气的特定气体输送装置常使用商品名命名，如Maxtech/Optiflow（Fisher&Paykel Healthcare，Laval QC Canada）。大流量气体会在近端气道产生低水平的正压。因此HFNO被认为可加强痰液的清除，增加潮气量[28]，减少生理死腔[29]。

### （一）无创通气

对于肺癌切除术后应用NIPPV的Cochrane综述在2015年完成[30]，共分析了包含436例患者的6项随机对照研究。实际干预措施存在明显差异——纳入研究中NIPPV的应用时间不同（2~14 h），7项研究中有4项应用了CPAP模式，另3项应用了BiPAP模式。作为对照的干预措施未标准化，还包含有诸如补充吸氧、使用抗生素、物理治疗的额外治疗措施。分析考虑的结局包括PPC的总体发生率、再插管率、死亡率、ICU LOS和总的LOS。在对照组和接受NIPPV的患者间PPC发生率没有差异，其相对危险度（relative risk，RR）为1.03，95%CI：0.72~1.47。3项研究报道了再插管率，两组间没有差异（RR 0.55；95%CI：0.25~1.2）。Cochran综述中的4项研究报道了死亡率，两组间没有差异（RR 0.6；95%CI：0.24~1.53）。最后，在NIPPV应用时ICU和总体LOS也没有差异（RR 0.12；95%CI：6.1~5.9）。明确包含肺癌患者的研究数少限制了Cochrane综述发现的普适性。该研究中包含的患者总体例数少可能会导致Ⅱ类统计学误差（未发现真实的差异）。

### （二）高流量吸氧

一项对接受选择性肺切除术的患者的随机对照设盲试验检验了HFNO的应用[31]。该研究一共招募了59例患者，其中28例被分到HFNO组，31例被分到常规吸氧治疗组。研究的主要结局是6 min步行距离测试（6-minute walk test，6MWT），次要结局包括肺活量测定（FEV1，FVC），住院LOS和患者满意度。两组在手术方式（VATS vs 开放手术）、切除类型（肺叶切除 vs 楔形切除）、基本人口统计学内容方面平衡。HNFO组6MWT的基线水平更高（397 m vs 318 m）。

该研究没有证明在选择性肺切除术后应用HFNO可以显著提高6MWT或肺活量测定值。但HFNO组LOS从平均4 d明显下降到2.5 d。这说明该研究设定的主要观察终点方面可能效能不足。但更务实的解读是，诸如LOS这种综合观察终点与加速康复的多种不同照顾因素相关，在术后阶段可能能更好地反映HFNO的积极作用，体现改善。

一项定性综述检验比较了HFNO和其他术后支持形式的文献[32]，总共纳入7篇文献，包括1 523例患者。大部分研究所包含的患者来自心胸外科中心，只有一项研究完全是胸外科患者（来自Ansari团队，如上所述），两项研究报道的是心胸血管外科患者人群。其分析所纳入的研究结果之间存在异质性——尽管所有研究报告的结果都注意到了显著差异。术后6~12 h $PaO_2:FiO_2$比测定的结果显示氧合改善（HFNO组261 vs 对照组198）。呼吸频率只在所纳入研究中的一项研究中被注意到存在差异（17/分 vs 对照组20/分），其临床实践意义不确定。所纳入的研究中有4项研究报道了LOS，只在一项研究中发现应用HFNO改善了LOS（如上所述）。

在专门评估了接受肺切除术患者后发现由于研究数量少、缺乏标准化的干预措施和研究结局的不尽相同，目前的证据尚无法形成术后无创通气支持的最佳实践推荐。

## 八、结论

对于能够耐受手术的肺癌患者，特别是早期肿瘤患者，手术治疗是最佳治疗方式。并发症无法避免，但对其识别、预防和最佳治疗方式的掌握对高品质的手术照顾至关重要。在本篇有限的综述中，检索了有关预防和治疗PPCs的干预手段的最佳证据，回顾了目前治疗PPC的特定干预措施，列出来支持这些治疗方式的资料。随机对照研究的数量很少，由此得出的推荐意见受该不足的限制。尽管如此，我们还是根据AATS/STS指南列出了下列推荐意见[33]。

**推荐意见**

（1）对于考虑手术的患者，常规应用预后评分系统便于识别有并发PPCs风险的患者。有若干发表了的纲要，其中任何验证过的可用的评分纲要都能有益处。作者推荐EVAD评分，其具有基于可用临床数据易于计算

的优点（Class IIb，level B-NR）。

（2）应该使用抗呼吸道菌群的广谱抗生素（如阿莫西林克拉维酸）而不是抗皮肤感染的标准预防性药物（头孢菌素、万古霉素）来降低肺炎发生的风险。也可以考虑切除时用支气管镜收集痰标本，以指导术后治疗方案。没有数据指明预防性应用药物的最合适时间（Class Ⅱa，level B-NR）。

（3）术中OLV必须坚持肺保护性策略，包括限制潮气量<6 mL/kg，应用PEEP和设定呼吸机压力控制模式（Class Ⅰ，level B-R）。

（4）胸部物理治疗对于避免术后PPC必不可少。应该关注深呼吸练习、痰液清除和加强活动。目前，特定的额外干预措施（如吸气肌肉训练或激励性肺活量测定）尚无累加收益（Class Ⅰ，level B-R）。

（5）可以在术后早期常规应用黏液溶解剂治疗来加强痰液的清除。具体成分的选择取决于当地可用的药物，在术后初72 h应用盐酸氨溴索被证明有减少PPC的益处（Class Ⅱa，level B-R）。

（6）常规应用如微型气管切开术插管这样的气管套管对于预防痰液潴留没有作用。对于应用直接气管套管来处理痰液潴留应以具体案例来定（Class Ⅱb，level C-LD）。

（7）鉴于使用HFNO的风险—收益比的有利结果，应该鼓励胸外科诊疗中心在识别为高危患者或发生了术后呼吸窘迫的患者中广泛应用（Class Ⅱa，level B-R）。

（8）最后，有力支持证据的缺乏应促进术后干预措施的进一步研究，通用数据定义以及特征明确且实施相同的治疗方法来开展多机构研究。一定要进行有清晰纳入标准、干预措施可重复与临床结局相关的多中心研究，来进一步发现和优化肺切除术后的照顾。这些努力将有助于推动循证干预措施的发展，从而为接受手术切除的肺癌患者提供最佳照顾（Class Ⅰ，level C-EO）。

**致谢**

作者感谢R. Schorr在文献查询和回顾方面的帮助。

**声明**

本文作者宣称无任何利益冲突。

## 参考文献

[1] Canadian Cancer Statistics Advisory Committee. Canadian Cancer Statistics 2018[Z/OL]. Toronto，ON：Canadian Cancer Society；2018. Available online：http://cancer.ca/Canadian-Cancer-Statistics-2018-EN

[2] Lugg ST，Agostini PJ，Tikka T，et al. Long-term impact of developing a postoperative pulmonary com-plication after lung surgery[J]. Thorax，2016，71(2)：171-176.

[3] Allen MS，Darling GE，Pechet TT，et al. Morbidity and mortality of major pulmonary resections in patients with early-stage lung cancer：initial results of the randomized，prospective ACOSOG Z0030 trial[J]. Ann Thorac Surg，2006，81(3)：1013-1019；discussion 1019-1020.

[4] Zhang Z，Mostofian F，Ivanovic J，et al. All grades of severity of postoperative adverse events are associated with prolonged length of stay after lung cancer resection[J]. J Thorac Cardiovasc Surg，2018，155(2)：798-807.

[5] Grigor EJM，Ivanovic J，Anstee C，et al. Impact of Adverse Events and Length of Stay on Patient Experience After Lung Cancer Resection[J]. Ann Thorac Surg，2017，104(2)：382-388.

[6] Ferguson MK，Durkin AE. A comparison of three scoring systems for predicting complications after major lung resection[J]. Eur J Cardiothorac Surg，2003，23(1)：35-42.

[7] Brunelli A，Fianchini A，Xiume F，et al. Evaluation of the POSSUM scoring system in lung surgery. Physiological and Operative Severity Score for the enUmeration of Mortality and Morbidity[J]. Thorac Car-diovasc Surg，1998，46(3)：141-146.

[8] Melendez JA，Carlon VA. Cardiopulmonary risk index does not predict complications after thoracic surgery[J]. Chest，1998，114(1)：69-75.

[9] Berrios-Torres SI，Umscheid CA，Bratzler DW，et al. Centers for Disease Control and Prevention Guideline for the Prevention of Surgical Site Infection，2017[J]. JAMA Surg，2017，152(8)：784-791.

[10] Horan TC，Andrus M，Dudeck MA. CDC/NHSN surveillance definition of health care-associated infection and criteria for specific types of infections in the acute care setting[J]. Am J Infect Control，2008，36(5)：309-332.

[11] Schussler O，Alifano M，Dermine H，et al. Postoperative pneumonia after major lung resection[J]. Am J Respir Crit Care Med，2006，173(10)：1161-1169.

[12] Schussler O，Dermine H，Alifano M，et al. Should we change antibiotic prophylaxis for lung surgery? Postoperative pneumonia is the critical issue[J]. Ann Thorac Surg，2008，86(6)：1727-1733.

[13] Brower RG，Matthay MA，Morris A，et al. Ventilation with lower tidal volumes as compared with traditional tidal volumes for acute lung injury and the acute respiratory distress syndrome[J]. N Engl J Med，2000，342(18)：1301-1308.

[14] Blum JM，Maile M，Park PK，et al. A description of intraoperative ventilator management in patients with acute lung injury and the use of lung protective ventilation strategies[J]. Anesthesiology，2011，115(1)：75-82.

[15] Yang M，Ahn HJ，Kim K，et al. Does a protective ventilation strategy reduce the risk of pulmonary complications after lung cancer surgery?：a randomized controlled trial[J]. Chest，2011，139(3)：530-537.

[16] Marret E，Cinotti R，Berard L，et al. Protective ventilation during anaesthesia reduces major postoperative complications after lung cancer surgery：A double-blind randomised controlled trial[J]. Eur J Anaesthesiol，2018，35(10)：727-735.

[17] Novoa N，Ballesteros E，Jimenez MF，et al. Chest physiotherapy revisited：evaluation of its influence on the pulmonary morbidity after pulmonary resection[J]. Eur J Cardiothorac Surg，2011，40(1)：130-134.

[18] Steffens D，Beckenkamp PR，Hancock M，et al. Preoperative exercise halves the postoperative complication rate in patients with lung cancer：a systematic review of the effect of exercise on complications，length of stay and quality of life in patients with cancer[J]. Br J Sports Med，2018，52(5)：344.

[19] Malik PRA，Fahim C，Vernon J，et al. Incentive Spirometry After Lung Resection：A Randomized Controlled Trial[J]. Ann Thorac Surg，2018，106(2)：340-345.

[20] Brocki BC，Andreasen JJ，Langer D，et al. Postoperative inspiratory muscle training in addition to breathing exercises and early mobilization improves oxygenation in high-risk patients after lung cancer surgery：a randomized controlled trial[J]. Eur J Cardiothorac Surg，2016，49(5)：1483-1491.

[21] Rodriguez-Larrad A，Lascurain-Aguirrebena I，Abecia-Inchaurregui LC，et al. Perioperative physiotherapy in patients undergoing lung cancer resection[J]. Interact Cardiovasc Thorac Surg，2014，19(2)：269-281.

[22] Matthews HR，Hopkinson RB. Treatment of sputum retention by minitracheotomy[J]. Br J Surg，1984，71(2)：147-150.

[23] Abdelaziz M，Naidu B，Agostini P. Is prophylactic minitracheostomy beneficial in high-risk patients un-dergoing thoracotomy and lung resection?[J]. Interact Cardiovasc Thorac Surg，2011，12(4)：615-618.

[24] Wang S，Huang D，Ma Q，et al. Does ambroxol confer a protective effect on the lungs in patients undergoing cardiac surgery or having lung resection?[J]. Interact Cardiovasc Thorac Surg，2014，18(6)：830-834.

[25] Refai M，Brunelli A，Xiume F，et al. Short-term perioperative treatment with ambroxol reduces pulmonary complications and hospital costs after pulmonary lobectomy：a randomized trial[J]. Eur J Cardiothorac Surg，2009，35(3)：469-473.

[26] Aguilo R，Togores B，Pons S，et al. Noninvasive ventilatory support after lung resectional surgery[J]. Chest，1997，112(1)：117-121.

[27] Kindgen-Milles D，Muller E，Buhl R，et al. Nasal-continuous positive airway pressure reduces pulmonary morbidity and length of hospital stay following thoracoabdominal aortic surgery[J]. Chest，2005，128(2)：821-828.

[28] Corley A，Caruana LR，Barnett AG，et al. Oxygen delivery through high-flow nasal cannulae increase end-expiratory lung volume and reduce respiratory rate in post-cardiac surgical patients[J]. Br J Anaesth，2011，107(6)：998-1004.

[29] Frat JP，Thille AW，Mercat A，et al. High-flow oxygen through nasal cannula in acute hypoxemic respiratory failure[J]. N Engl J Med，2015，372(23)：2185-2196.

[30] Torres MF，Porfirio GJ，Carvalho AP，et al. Non-invasive positive pressure ventilation for prevention of complications after pulmonary resection in lung cancer patients[J]. Cochrane Database Syst Rev，2015，(9)：Cd010355.

[31] Ansari BM，Hogan MP，Collier TJ，et al. A Randomized Controlled Trial of High-Flow Nasal Oxygen (Optiflow) as Part of an Enhanced Recovery Program After Lung Resection Surgery[J]. Ann Thorac Surg，2016，101(2)：459-464.

[32] Zochios V，Klein AA，Jones N，et al. Effect of High-Flow Nasal Oxygen on Pulmonary Complications and Outcomes After Adult Cardiothoracic Surgery：A Qualitative Review[J]. J Cardiothorac Vasc Anesth，2016，30(5)：1379-1385.

[33] Bakaeen FG，Svensson LG，Mitchell JD，et al. The American Association for Thoracic Surgery/Society of Thoracic Surgeons Position Statement on Developing Clinical Practice Documents[J]. Ann Thorac Surg，2017，103(4)：1350-1356.

译者：陈晓桑，复旦大学附属中山医院

审校：何静婷，华中科技大学同济医学院附属协和
　　　医院肿瘤中心

**Cite this article as:** Villeneuve PJ. Interventions to avoid pulmonary complications after lung cancer resection. J Thorac Dis 2018;10(Suppl 32):S3781-S3788. doi: 10.21037/jtd.2018.09.26

# 第三十章　对可靶向的基因突变采取行动：法国一项对癌症精准治疗中普遍性的倡议

**Michael Cabanero, Ming-Sound Tsao**

Department of Pathology, University Health Network/Princess Margaret Hospital, and Department of Laboratory Medicine and Pathobiology, University of Toronto, Toronto, Canada

*Correspondence to:* Dr. Ming-Sound Tsao. Department of Pathology, University Health Network, 200 Elizabeth Street, Toronto, Ontario M5G 2C4, Canada. Email: ming.tsao@uhn.ca.

*Provenance:* This is a Guest Editorial commissioned by Shao-Hua Cui (Department of Pulmonary Medicine, Shanghai Chest Hospital, Shanghai Jiao Tong University, Shanghai, China).

*Comment on:* Barlesi F, Mazieres J, Merlio JP, *et al.* Routine molecular profiling of patients with advanced non-small cell lung cancer: results of a 1-year nationwide programme of the French Cooperative Thoracic Intergroup (IFCT). Lancet,2016,387:1415-1426.

**View this article at:** http://dx.doi.org/10.21037/tcr.2016.05.16

癌症精准治疗或个体化治疗的现实在于，对致癌驱动基因[例如慢性髓细胞白血病中的BCR-ABL易位、肺腺癌中的表皮生长因子受体（EGFR）基因的激酶结构域突变或EML4-ALK融合基因，以及黑色素瘤中的BRAF V600E突变]的发现已在癌生物学领域带来革命性的改变。这些驱动基因导致了癌症治疗的新范式（表30–1）。这些遗传学畸变现在常被称作"可靶向的突变"，而包含这些遗传学畸变的肿瘤，它们的生长和存活高度依赖于这些突变驱动基因的蛋白产物的功能[1]。驱动基因阳性的肿瘤患者能从特异性抑制驱动基因功能的药物治疗中获益，并且治疗应答显著的比例高，生存期也有所延长。

然而，这一肿瘤精准治疗策略的成功取决于对鉴定这些可靶向基因突变的常规临床检测项目的可及性。目前，驱动基因突变的常规检测是带有真正可预测生物标志物的靶向治疗处方的标准[2]。虽然在特定肿瘤类型里，已被批准的靶向治疗的数目仍很少[3]。

在过去的5年里，我们已目睹了极速的进展。一些癌症基因组分析项目在包括肺癌在内的许多类型肿瘤中确定了越来越多的潜在可靶向的突变[4-7]。这些潜在可靶向的突变，在每种肿瘤类型中大多数发生的频率较低，并且在每个肿瘤患者身上通常是相互排斥的。这些发现导致了新的靶向治疗药物研发的加速，大家开始采用相关的临床试验来评价其疗效。因此，在患者肿瘤样本中增加驱动基因检测的通量的积极性更强，而组织可获得性越来越成为一个限制因素。与此同时，DNA/RNA测序技术的快速进步不仅增加的检测的通量，也导致了分子检测的费用极速降低[8-9]。在这种背景下，开展了很多单中心或多中心研究以说明广谱的、更高通量的分子检测项目的效能和价值。BATTLE研究[10]揭示了前瞻性生物标志物依赖的临床试验的可行性。在美国，肺癌突变联盟（Lung Cancer Mutation Consortium，LCMC）——一个14家癌症中心的联盟——在6个学术性的但也是临床实验室改进修正案（clinical laboratory improvement amendment，CLIA）认证的分子检测实验室里，评估了在约1 000例肺腺癌患者的肿瘤样本中对10个

表 30-1　多种肿瘤类型中可靶向的突变及其靶向药物

| 可靶向的突变 | 癌症类型 | FDA/EMA* 批准的药物 |
| --- | --- | --- |
| BCR-ABL 易位 | 慢性髓系白血病或急性淋巴系白血病 | 伊马替尼，达沙替尼，尼洛替尼，博苏替尼，普纳替尼 |
| KIT & PDGFRA 突变 | 胃肠间质瘤 | 伊马替尼 |
| HER2 扩增 | 乳腺癌 | 曲妥珠单抗，拉帕替尼，帕妥珠单抗 |
| HER2 扩增 | 胃癌 | 曲妥珠单抗 |
| EGFR 突变 | 非小细胞肺癌 | 吉非替尼，厄洛替尼，阿法替尼 |
| ALK 重排 | 非小细胞肺癌 | 克唑替尼，色瑞替尼，阿来替尼 |
| ROS1 重排 | 非小细胞肺癌 | 克唑替尼 |
| BRAF V600 突变 | 黑色素瘤 | 维罗非尼，达拉非尼，曲美替尼 |

*，FDA，美国食品药品监督管理局；EMA，欧洲药品管理局。

驱动致癌基因开展多种基因型检测的可行性[11]。尽管这一开创性的试点项目成功地揭示了从肺腺癌患者中获取多基因型信息可使临床获益，但其规模有限。相比之下，受法国国家癌症研究所（French National Cancer Institute，INCa）支持和与法国卫生部合作的法国胸部协作组（French Cooperative Thoracic Intergroup，IFCT）提出了一个大胆的倡议，该倡议旨在使法国全部地区的所有癌症患者均可以免费获得分子检测，由28个地区分子遗传中心进行该检测[12-13]。在Barlesi等一份最近发表在《柳叶刀》杂志论文中[14]，IFCT的研究者报告了这一计划在其第一年运行中的结果，已对18 679例进展期非小细胞肺癌（NSCLC）患者进行了常规分子检测。

这个由28家认证的地区分子遗传中心组成的网络在2006年由INCa建立，跨越法国全境，差不多每个行政区都有一个中心[12]。每个中心都与几所大学医院以及癌症中心实验室有合作关系，后者对周围人群提供针对多种肿瘤类型的免费分子检测，不论这些患者在何处接受治疗[13]。有3 831名治疗医师参与，该研究收集了从2012年4月—2013年4月这一年内17 664名NSCLC患者的常规分子检测和临床数据（图30-1）。IFCT报告了2009年NSCLC的6个常规筛查基因[包括EGFR突变，AIK重排以及HER2（ERBB2）、KRAS、BRAF、PIK3CA的突变]检测的结果，该基因检测使用Sanger测序和或更敏感的经验证的测序技术。作者揭示了在被分析的肿瘤中约一半存在遗传学改变。在开始分析和报告之间的中位周转时间是11天。重要的是，在51%有突变的患者（4 176/8 147）中，遗传学突变的存在影响了一线治疗决策。研究者指出在进展期NSCLC患者行常规分子检测不仅是

可行的，也能带来显著的临床获益：与不存在遗传学改变相比，遗传学改变的存在与患者的总缓解率的显著改善是相关的，不管是一线治疗（37% vs 33%，P=0.03），还是二线治疗（17% vs 9%，P<0.0001）；而且，遗传学改变的存在与一线治疗PFS改善（10个月 vs 7.1个月，P<0.0001）和OS改善（16.5个月 vs 11.8个月，P<0.0001）显著相关。然而，与LCMC的研究类似，生存获益是由于存在突变（预后效应），或是由于靶向药物的疗效（预测效应），或两者兼有，这仍然是个问题并且不能被该研究区分开。

在这一大型的基于群体的分子检测研究里，所报道的6个遗传学基因突变的发生情况可与其他的范围更有限的研究所报道结果进行比较。所分析的肿瘤中有11%检测到EGFR突变，这显著低于LCMC报道的22%[11]或加拿大安大略省报道的20.6%[15]。在IFCT的分析中，AIK基因重排的发生率是5%，而在LCMC中是7.9%。LCMC检测到的HER2（ERBB2）突变的发生率是2.7%，而IFCT筛查报告的是0.8%；与之相比，在纪念斯隆凯特琳癌症中心（Memorial Sloan Kettering Cancer Center，MSKCC）的单中心分析中为6%的突变率[16]。在IFCT里检测到的BRAF突变率是1.9%，LCMC中为2.6%。在IFCT研究里检测的PIK3CA突变率是2.3%，在MSKCC是2%[17]，在LCMC是0.8%。机构转诊偏移或群体特征的差异（例如种族）可能是上述差异的潜在原因。考虑到肺癌的高发病率，这些发现对更罕见突变（HER2，PIK3CA，BRAF）的常规检测提供了正当理由，因为它们显示出在群体中存在大量患者可能从靶向治疗中获益。

这一遍布法国全境的28家分子实验室的网络从快

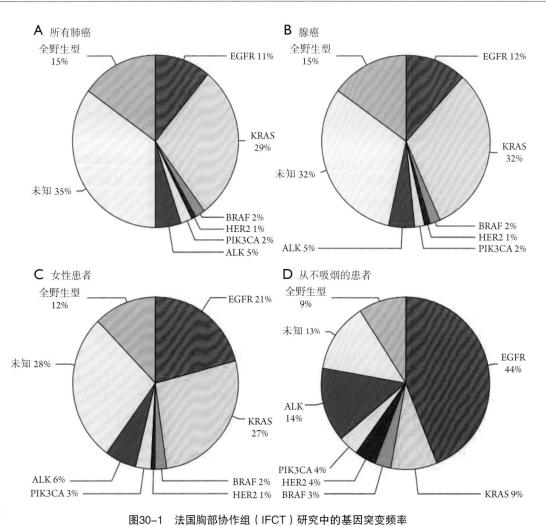

**图30-1　法国胸部协作组（IFCT）研究中的基因突变频率**

（A）所有非小细胞肺癌患者；（B）肺腺癌患者；（C）女性肺癌患者；（D）从不吸烟的肺癌患者。（改变和复制经过许可[14]。）

速、统一、高质量的分子检测以及检测中心之间无障碍的信息流动中获益。作为对标准化的推动，法国授权了所有医学实验室到2016年获得ISO 15189的认证。而且，该网络促成了大型中央化的国家数据库的产生，后者对于癌症精准治疗策略的实施提供了巨大便利，因为它成为针对已获批准靶向药物应用的流行病学分析的庞大资源，它同样也成为指导那些没有已批准的靶向药物可用但却有特定基因突变的患者进入临床试验的一个机制。在此之前，没有建立起任何一个项目或倡议能像该癌症分子检测项目一样广泛，后者收集了流行病学、临床、组织学、治疗的数据以及随访信息。为了促进快速招募患者进入早期临床试验，法国也应用了一个遍及全国的包含16个INCa认证的早期临床中心（CLIP²）的网

络，该网络的目标在于帮助临床医生匹配到合适的患者进入早期临床试验[18]。在学术机构和制药业的合作努力下，CLIP²使得在临床试验中挑选潜在的治疗药物以进行快速研究成为可能。令人失望的是，通过分子检测项目来增加临床试验招募的许诺尚未见成效。在IFCT为期1年的针对NSCLC的分子检测项目期间临床试验招募没有明显的改善，只有3%的有基因突变的患者被纳入临床试验中。这一失败令人忧虑，因为世界上其他中心所进行的类似的分子检测研究同样也是在检测之后，未能展示出显著的临床试验参与。MD安德森的遗传检测计划纳入了4%（83/2 000）的患者进入到临床试验中[19]。SAFIR-01乳腺癌临床试验纳入了9%（28/295）的患者[20]。英属哥伦比亚癌症机构的个体化肿瘤基因组学

临床试验仅仅纳入了1%（1/78）的患者[21]。

随着分子检测从单基因检测发展到多基因检测平台（例如二代测序），被多种类型肿瘤所共用的常见可靶向突变正被人们认识到，并对使用相似的靶向药物治疗提供了强有力的靶。例如，尽管ALK抑制剂克唑替尼只被批准用于EML4-ALK和ROS-1重排的NSCLC，存在EML4-ALK和或ROS-1重排的其他肿瘤，包括乳腺癌、结直肠癌、黑色素瘤以及甲状腺肿瘤，还有很多其他血液系统肿瘤或实体瘤，使得研究者和临床医生超适应证应用[22]。问题在于大多数批准的靶向治疗只在少数特定类型肿瘤中进行了临床试验的严格检验。没有合适的临床试验研究，在未经批准的肿瘤类型中超适应证应用靶向药冒着毒性反应的危险，却只有传闻里的治疗获益的证据。为此，并且作为法国国家癌症计划的一部分，法国已开展了AcSe（Secured Access to Innovative Therapies创新疗法的安全性评估）项目，以在分子检测的结果和存在可靶向突变却不在靶向药物适应证之内的肿瘤患者行靶向药研究性临床试验之间架设桥梁。AcSe项目将有助于在这些已被批准的适应证之外的靶向药产生其安全性和疗效的数据，并且已在那些目前很多肿瘤中未经批准使用的克唑替尼和维罗非尼的临床试验中获得证实[22]。即便药物市场授权持有者没有提交新的适应证，从这些试验中产生的安全性和疗效的数据将将有助于未来的超适应证处方。

这一法国倡议的协同方法向世界展示了一个很好的关于如何实施能使国家的全体公民获益的癌症精准或个体化治疗策略的例子。而且，创立该项目所包含的中央数据库在癌症个体化治疗中为关键基因流行病学研究提供了一个无价的、实时的资源。通过提供全国范围内免费的分子检测，他们提使得预测性的生物标志物可以普遍获取，后者可被应用到临床治疗的决策中。即使临床没有批准的药物目前可用，这些患者也不会被遗漏，因为AcSe项目允许基于他们的分子检测结果进行快速的新靶向药研究。与之前的策略比，这一方法似乎也是有成本效益的[23]，因为分子检测的总花费为对没有潜在生物标志物或可靶向突变的患者处方靶向药的节省花费所平衡。

在美国，当建立起一个像这样的项目时，私人医疗保险系统的过多可能需要显著的改变。然而，一个关于精准医学的新承诺已被实施，并且美国国家癌症研究所（National Cancer Institute，NCI）已推出了大量的旨在为存在可靶向突变的患者提供相应靶向药物和确保临床试验参与的倡议。NCI治疗决策分子分析（molecular analysis for therapy choice，MATCH）是作为一个测序前的组织学类型未知的篮子试验，其指定有特定突变的患者加入靶向治疗组中去[24]。而Lung-Master计划（LUNG-MAP）通过应用伞式模型旨在克服招募肺鳞癌患者进入特定临床试验的困难，其进行全面的分子检测并且检测结果将决定进入4个亚组中的哪一个[25]。这些亚组基于对PIK3CA突变、CCND1/2/3或CDK4扩增和FGFR突变的患者进行靶向治疗。而那些没有任何确切突变的患者将被纳入一个随机的PD-L1免疫治疗组或化疗组中。这些新的试验设计希望能克服基于基因型临床试验中的很多挑战。法国和其他国家通过促进针对可靶向突变的行动的革命，以身作则践行了癌症精准治疗。

## 致谢

Michael Cabanero博士是加拿大卫生研究院分子肿瘤病理学的临床科学家，特里福克斯基金会STIHR的研究员（www.molecularpathology.ca）。Tsao博士是肺癌转化研究的M. Qasim Choksi主席。

## 声明

本文作者宣称无任何利益冲突。

## 参考文献

[1]　MacConaill LE，Campbell CD，Kehoe SM，et al. Profiling critical cancer gene mutations in clinical tumor samples[J]. PLoS One，2009，4（11）：e7887.

[2]　Ettinger DS，Wood DE，Akerley W，et al. NCCN Guidelines Insights：Non-Small Cell Lung Cancer，Version 4.2016[J]. J Natl Compr Canc Netw，2016，14（3）：255-264.

[3]　Schilsky RL. Implementing personalized cancer care[J]. Nat Rev Clin Oncol，2014，11（7）：432-438.

[4]　Cancer Genome Atlas Research Network. Comprehensive genomic characterization of squamous cell lung cancers[J]. Nature，2012，489（7417）：519-525.

[5]　Cancer Genome Atlas Research Network. Comprehensive molecular profiling of lung adenocarcinoma[J]. Nature，2014，511（7511）：543-550.

[6]　Kim Y，Hammerman PS，Kim J，et al. Integrative and comparative genomic analysis of lung squamous cell carcinomas in East Asian patients[J]. J Clin Oncol，2014，32（2）：121-128.

[7] Imielinski M, Berger AH, Hammerman PS, et al. Mapping the hallmarks of lung ade-nocarcinoma with massively parallel sequencing[J]. Cell, 2012, 150(6): 1107-1120.

[8] MacConaill LE. Existing and emerging technologies for tumor genomic profiling[J]. J Clin Oncol, 2013, 31(15): 1815-1824.

[9] Li T, Kung HJ, Mack PC, et al. Genotyping and genomic profiling of non-small-cell lung cancer: implications for current and future therapies[J]. J Clin Oncol, 2013, 31(8): 1039-1049.

[10] Kim ES, Herbst RS, Wistuba II, et al. The BATTLE trial: personalizing therapy for lung cancer[J]. Cancer Discov, 2011, 1(1): 44-53.

[11] Sholl LM, Aisner DL, Varella-Garcia M, et al. Multi-institutional Oncogenic Driver Mutation Analysis in Lung Adenocarcinoma: The Lung Cancer Mutation Consortium Experience[J]. J Thorac Oncol, 2015, 10(5): 768-777.

[12] Nowak F, Soria JC, Calvo F. Tumour molecular profiling for deciding therapy-the French initiative[J]. Nat Rev Clin Oncol, 2012, 9(8): 479-486.

[13] Andre F, Nowak F, Arnedos M, et al. Biomarker discovery, development, and im-plementation in France: a report from the French National Cancer Institute and coop-erative groups[J]. Clin Cancer Res, 2012, 18(6): 1555-1560.

[14] Barlesi F, Mazieres J, Merlio JP, et al. Routine molecular profiling of patients with advanced non-small-cell lung cancer: results of a 1-year nationwide programme of the French Cooperative Thoracic Intergroup (IFCT) [J]. Lancet, 2016, 387(10026): 1415-1426.

[15] Shiau CJ, Babwah JP, da Cunha Santos G, et al. Sample features associate with success rates in population-based EGFR mutation testing[J]. J Thorac Oncol, 2014, 9(7): 947-956.

[16] Arcila ME, Chaft JE, Nafa K, et al. Prevalence, clinicopathologic associations, and molecular spectrum of ERBB2 (HER2) tyro-sine kinase mutations in lung adenocarcinomas[J]. Clin Cancer Res, 2012, 18(18): 4910-4918.

[17] Chaft JE, Arcila ME, Paik PK, et al. Coexistence of PIK3CA and other oncogene mutations in lung adenocarcinoma-rationale for comprehensive mutation profiling[J]. Mol Cancer Ther, 2012, 11(2): 485-491.

[18] Nowak F, Calvo F, Soria JC. Europe does it better: molecular testing across a national health care system—the French example[J]. Am Soc Clin Oncol Educ Book, 2013: 332-337.

[19] Meric-Bernstam F, Brusco L, Shaw K, et al. Feasibility of large-scale genomic testing to facilitate enrollment onto genomically matched clinical Trials[J]. J Clin Oncol, 2015, 33(25): 2753-2762.

[20] André F, Bachelot T, Commo F, et al. Comparative genomic hybridisation array and DNA sequencing to direct treatment of metastatic breast cancer: a multicentre, prospective trial (SAFIR01/UNICANCER) [J]. Lancet Oncol, 2014, 15(3): 267-274.

[21] Laskin J, Jones S, Aparicio S, et al. Lessons learned from the application of whole-genome analysis to the treatment of patients with advanced cancers[J]. Cold Spring Harb Mol Case Stud, 2015, 1(1): a000570.

[22] Buzyn A, Blay JY, Hoog-Labouret N, et al. Equal access to innovative therapies and precision cancer care[J]. Nat Rev Clin Oncol, 2016, 13(6): 385-393.

[23] UK partnership targets lung cancer[J]. Cancer Discov, 2014, 4(7): 750.

[24] Do K, O'Sullivan Coyne G, Chen AP. An overview of the NCI precision medicine trials-NCI MATCH and MPACT[J]. Chin Clin Oncol, 2015, 4(3): 31.

[25] Herbst RS, Gandara DR, Hirsch FR, et al. Lung Master Protocol (Lung-MAP)-A Biomarker-Driven Protocol for Accelerating Development of Therapies for Squamous Cell Lung Cancer: SWOG S1400[J]. Clin Cancer Res, 2015, 21(7): 1514-1524.

译者：沈景艺，山东省肿瘤医院

审校：AME编辑部

**Cite this article as:** Cabanero M, Tsao MS. Taking action on actionable mutations: a French initiative on universality in precision cancer care. Transl Cancer Res 2016;5(S1):S35-S39. doi: 10.21037/tcr.2016.05.16

# 第三十一章 新靶向治疗策略：BRAF和MEK抑制治疗BRAF V600E突变的非小细胞肺癌

**Nathaniel J. Myall, Heather A. Wakelee**

Department of Medicine, Division of Oncology, Stanford University School of Medicine, Stanford, California, USA

*Correspondence to:* Dr. Heather A. Wakelee, Associate Professor of Medicine. Oncology 875 Blake Wilbur Drive, Room 2233, Stanford, CA 94305-5826, USA. Email: hwakelee@stanford.edu.

*Provenance:* This is an invited Perspective commissioned by Section Editor Shaohua Cui (Department of Pulmonary Medicine, Shanghai Chest Hospital, Shanghai Jiao Tong University, Shanghai, China).

*Comment on:* Planchard D, Kim TM, Mazieres J, *et al.* Dabrafenib in patients with BRAF(V600E)-positive advanced non-small-cell lung cancer: a single-arm, multicentre, open-label, phase 2 trial. Lancet Oncol 2016;17:642-50.
Planchard D, Besse B, Groen HJ, *et al.* Dabrafenib plus trametinib in patients with previously treated BRAF(V600E)-mutant metastatic non-small cell lung cancer: an open-label, multicentre phase 2 trial. Lancet Oncol,2016,17:984-993.

摘要：2%~4%的NSCLC中被发现有BRAF癌基因的突变。最常见的突变是BRAF激酶600位（V600E）的谷氨酸代替缬氨酸。针对BRAFV600E突变激酶的靶向治疗已在包括黑色素瘤在内的其他实体肿瘤中显示出疗效。在研究中，BRAF和下游丝裂原活化蛋白激酶（MEK）的双重抑制比BRAF单独抑制存活率更高。针对Ⅳ期BRAFV600E突变非小细胞肺癌（NSCLC）患者，Planard等最近发表了两篇临床Ⅱ期试验研究，评估二线BRAF单药治疗（达拉非尼）和BRAF-MEK联合治疗（达拉非尼+曲美替尼）的临床效果和安全性。在此，我们回顾这些研究的相关发现，讨论其在当前文献背景下的意义，并探讨其在临床对NSCLC患者管理的指导作用。

关键词：非小细胞肺癌（NSCLC）；BRAF V600E；达拉非尼；曲美替尼

**View this article at:** http://dx.doi.org/10.21037/tcr.2016.11.50

对致癌基因突变在肿瘤发生和维持中的作用的认识改变了NSCLC的治疗。鉴于已批准的用于一线使用的靶向治疗，指南现推荐所有非鳞状细胞肺癌患者接受表皮生长因子受体（EGFR）基因突变和间变性淋巴瘤激酶（ALK）基因重排检测[1-4]。EGFR和ALK突变型NSCLC靶向治疗的成功，以及晚期患者的不良结局，导致人们对识别肺癌的其他驱动基因突变越来越感兴趣，它们可能是新疗法的方向。其中一个潜在的靶点是BRAF癌基因，该基因编码丝裂原活化蛋白激酶（mitogen-activated protein kinase，MAPK）内的丝氨酸-苏氨酸蛋白激酶，该信号通路调节细胞生长[5]。在NSCLC中，有2%~4%的NSCLC发生了基因突变，其中大部分为腺癌[6-9]。BRAF突变型NSCLC的临床特征与野生型NSCLC相似。BRAF突变在男性和女性均可发生，老年患者

（年龄>60岁）和吸烟者突变率更高[8,10]。在NSCLC中至少有一半的BRAF突变的特征是BRAF蛋白中600（V600E）位谷氨酸替代缬氨酸，导致激酶的变构激活和随后的肿瘤发生[7,9]。尽管其他的非V600E BRAF突变同样被认为是NSCLC肿瘤发生的驱动因素，针对这些突变的靶向治疗的有效性值得怀疑，其他实体肿瘤的临床试验主要集中在BRAF V600E突变的患者身上[11-13]。

V600E突变的BRAF激酶抑制剂，包括达拉非尼和威罗非尼，最早被批准用于治疗黑色素瘤，在40%以上的病例中有BRAF突变[14-15]。基于BRAF抑制剂在该临床应用中的效果和其他靶向治疗在NSCLC中的成功，研究兴趣转向使用BRAF抑制剂治疗BRAF V600E突变型肺癌。在Lancet Oncology杂志上，Planchard等最近发表了两项临床Ⅱ期试验研究，分别评估了BRAF抑制剂单药和联合BRAF-MEK抑制对既往已治疗的NSCLC的临床效果和安全性[16-17]。研究中第三组接受BRAF-MEK联合治疗的结果尚未发表。在发表的两项研究中的第一项，2011年8月—2014年2月期间，78例在一次或多次全身治疗后取得进展的NSCLC患者接受了治疗。值得注意的纳入标准包括由临床实验室改进修正案（CLIA）批准的方法确定存在BRAF V600E突变，以及美国东部肿瘤协作组（eastern cooperative oncology group，ECOG）的评估为0~2。将脑转移瘤患者、肿瘤大小<1 cm、未经治疗、无症状者纳入研究。所有患者每日服用达拉非尼150 mg两次，发生不良反应则减少剂量。通过研究人员的评估，78例患者中有26例达到总缓解的主要终点（33%；95%CI：23%~45%，均部分缓解）。这些反应中的大多数（73%）是在从基线开始的第6周第1次患者评估时发

现的。疾病控制方面，定义为治疗开始后≥12周达到反应或稳定疾病的人数，报告了45例（58%；95%CI：46%~67%）。中位无进展生存期（PFS）为5.5个月，中位总生存期（OS）为12.7个月。

在第二项研究中，包括2013年12月—2015年1月间59例Ⅳ期NSCLC患者接受了一种或多种铂类全身化疗方案治疗后的进展情况。纳入和排除标准与上文所述的群体相似。所有患者均给予达拉非尼150 mg每日两次，联合曲美替尼2 mg每日1次，出现不良反应则减少剂量。曲美替尼抑制丝裂原活化蛋白激酶（MEK），即MAPK通路中RAF的下游效应。在57例符合条件的患者中，有36人记录了经评估的总体反应（63.2%；95%CI：49.3%~75.6%），其中包括两种完全反应。疾病控制45例（78.9%；95%CI：66.1%~88.6%），PFS为9.7个月。在数据截止时，响应时间的中位数为9.0个月，36项反应中18项仍在进行中，其中大多数患者（约16/18）已接受治疗超过6个月。这个队列的生存数据不完整。

在这些结果之前，对NSCLC BRAF抑制的研究较少（表31-1）。BRAF抑制在NSCLC的早期应用，来自达拉非尼和威罗非尼治疗的病例报告[18-21]。随后，由高茨基等对欧洲的BRAF队列（EURAF）进行回顾性分析，报告了NSCLC患者接受BRAF抑制剂单药作为一线或二线治疗的结果[13]。在34例患者中，29例V600E突变，整体反应率（ORR）为53%，疾病控制率（DCR）为85%。这些结果令人震惊，有必要用前瞻性研究进行验证。在对各种实体肿瘤进行单药治疗的第一阶段临床试验中，Falchook等报道了一例NSCLC患者，其肿瘤体积缩小了83%，达拉非尼治疗有效[22]。在一个较大的

表 31-1　评价 BRAF 突变 NSCLC 靶向治疗疗效研究总结

| 研究结果 | Gautschi 等 | Falchook 等 | Hyman 等 | Planchard 等 | Planchard 等 |
|---|---|---|---|---|---|
| 研究类型 | 回顾性 | 1 期 | 2 期 "篮子试验" | 2 期 | 2 期 |
| 患者数目 | 35[a] | 1 | 20[d] | 78 | 59[e] |
| ORR | 53%[b] | –[c] | 42% | 33% | 63.2% |
| DCR | 85% | – | – | 58% | 78.9% |
| PFS | 5 个月 | – | 7.3 个月 | 5.5 个月 | 9.7 个月 |
| OS | 10.8 个月 | – | – | 12.7 个月 | – |

[a]，队列中34名患者被纳入生存分析，其中29人为具有V600E突变型NSCLC；[b]，尽管结果分析来自各种BRAF突变的患者（包括非V600E突变），其中之有一位非V600E患者对靶向治疗部分响应；[c]，入组的唯一的NSCLC患者对治疗部分响应；[d]，队列中19名患者被纳入生存分析，其中18人为具有V600E突变型NSCLC；[e]，队列中574名患者被纳入生存分析。ORR，客观缓解率；DCR，疾病控制率；PFS，无进展生存；OS，总生存率。

第2阶段的非黑色素瘤肿瘤威罗非尼"篮子试验"中，20例NSCLC突变组（18例V600E突变）的ORR为42%，PFS中位数为7.3个月[23]。支持NSCLC MEK抑制疗效比较的研究更少。在一项对NSCLC、小细胞肺癌和胸腺恶性肿瘤的单用selumetinib治疗的试验中，9例NSCLC的ORR为11%[24]。然而，这项研究中的患者均存在包括KRAS、HRAS、NRAS或BRAF在内的多个ras/RAF蛋白中的一个突变。

这几个前瞻性试验由于患者数量少的限制，同时反映了NSCLC中BRAF突变的发生率较低。此外，这些研究大部分都是作为"篮子试验"进行的，包括多种肿瘤类型的患者，这限制了对肺癌治疗效果的推断。Planchard等所做的研究优点在于多中心设计，以及对多重基因分型在改善肺癌患者预后方面的作用的更广泛的理解[25]。因此，Planchard等能够在迄今为止报道的两个队列中研究中纳入更多的NSCLC患者。入选患者的临床特征，也与文献中BRAF V600E突变型NSCLC患者的描述有较好的一致性。在之前的研究中，诊断的中位年龄从63~67岁不等，BRAF突变主要发生在腺癌中，与Planchard等的研究队列相匹配[8-10]。不吸烟者在这两个群体中所占的比例（分别为28%和37%）与之前报告的情况相似[8-9,26]。

在如此大的队列和有代表性的样本研究中，对Planchard等研究的结果，应设定现行标准，以判断BRAF单一疗法和BRAF-MEK联合疗法的疗效。然而，在考虑是否应常规使用达拉非尼或达拉非尼联合曲美替尼二线治疗BRAF突变型NSCLC时，由于Planchard等的研究不是随机的或对照的，了解目前批准的二线疗法的有效性很重要。在比较不同试验的结果时，应注意早期的二线治疗研究包括的NSCLC患者中没有考虑肿瘤基因型，而Planchard等的研究仅评估携带BRAF V600E突变的NSCLC患者。考虑到BRAF V600E突变型NSCLC的长期存活已在特定病例[27-28]中被描述，这一点尤其重要。此外，至少有一项研究表明，与那些携带其他驱动基因突变或根本没有突变的NSCLC患者相比，肿瘤存在任何BRAF突变，结果有改善的趋势[10]。另一方面，在法国一项全国范围内对NSCLC患者的研究中，接受二线治疗的BRAF突变型NSCLC患者的预后较差（ORR 9%），大多数患者仅获得最佳的支持治疗[26]。

根据目前的指南，疾病进展后批准的二线疗法包括单药或联合化疗（培美曲塞，多西他赛，吉西他滨，或者ramucirumab联合多西他赛）、靶向治疗（厄洛替尼）

和新的免疫疗法（纳武利尤单抗、pbrolizumab）[1]。NSCLC的二线化疗通常效果不佳。考虑到方法上的差异，单药吉西他滨的研究报告的OR值为13%~19%，中位数为26~34周[29-30]。单药多西他赛在单独试验中分别优于最佳支持治疗和单药vinorelbine或异环磷酰胺，但最高ORR仅为10.8%，最长均数为7.0个月[31-32]。在一项实验中单药多西他赛与多西他赛联合拉莫单抗相比，前者结果更好，单药多西他赛的ORR为14%[33]，研究者将这一结果归因于纳入了具有更好的表现状态的患者。另一研究表明，ramucirumab联合多西他赛应用与单药多西他赛相比，效果更加，ORR（23%比14%）、DCR（64%比53%）和中位OS（10.5 vs 9.1个月）。单剂培美曲塞与多西他赛相比结果为，ORR（9.1%比8.8%）和OS（8.3个月 vs 7.9个月）[34]。

作为二线治疗方案，厄洛替尼与安慰剂相比，ORR（8.9% vs <0.1%）和中位OS（6.7个月 vs 4.7个月）结果更好[35]。然而，在这些研究中，与单一药物化疗相比，靶向治疗的优势不明显。例如，将培美曲塞与厄洛替尼进行比较，化疗和靶向治疗结果相似[36]。在TAILOR研究中，使用多西他赛治疗的野生型EGFR NSCLC患者的ORR（15.5% vs 3%）和DCR（44.3% vs 22%）高于厄洛替尼，因此，靶向治疗在野生型肿瘤患者中的优势值得怀疑[37]。新的抗PD-1免疫治疗，纳武利尤单抗与多西他赛相比有更长的OS（12.2 vs 2和更高的ORR（19% vs 12%）[38]。Herbst等报道了帕博利珠单抗的相似结果，中位OS分别为10.4个月（2 mg/kg剂量）和12.7个月（10 mg/kg剂量），两种剂量的ORR均为18%[39]。然而，本研究排除了PD-1表达<1%的患者，研究结果发现PD-1表达>50%的患者治疗效果最好。

在这些研究中，达拉非尼单药治疗和达拉非尼联合曲美替尼治疗均优于目前批准的二线疗法。单用达拉非尼和达拉非尼联合曲美替尼的应答率均高于二线传统的单药化疗或厄洛替尼在EGFR野生型患者的应答率。此外，BRAF突变型NSCLC接受单药达拉非尼治疗后12.7个月的中位OS比二线化疗的生存期长。虽然新的抗PD-1免疫治疗前景很好，但其疗效依赖于PD-1在肿瘤细胞中的表达，目前尚不清楚是否适合所有BRAF突变型NSCLC患者。结果的一些差异可能与不同的患者群体、纳入的患者数量和研究方法之间的差别有关，BRAF V600E突变的NSCLC的靶向治疗是一个重要的补充治疗方法。这也进一步强调了分子检测在NSCLC患者中的重要性。为了优化BRAF靶向治疗的效果，临床医生必须能够准确地识别那些携带有靶向BRAF V600E突变的NSCLC患者，相比其他疗效不太可靠的标准二线治疗方案，这些患者更有可能接受达拉非尼或达拉非尼联合曲美替尼治疗（图31-1）。

NSCLC的分子检测是确定BRAF突变情况以及哪个患者能够在二线靶向治疗中比其他认证药品有更多获益的关键。

对于负责为BRAF V600E突变型NSCLC患者做出治疗决定的肿瘤学家来说，下一个难题是在BRAF抑制剂单药治疗与BRAF-MEK联合治疗之间进行选择。在黑色素瘤中，对BRAF抑制剂单药的获得性耐药会导致药物的最终失效和疾病的进展。黑色素瘤细胞系中的基础研究已经证明了获得性耐药的多种机制，包括NRAS或MEK中的新突变以及COT、CRAF或PDGF-α的表达增加[40-45]。BRAF和MEK抑制联合应用的基本原理是通过阻断MAPK通路上的两个位点来延缓获得性耐药。黑色素瘤的相关研究表明，BRAF-MEK联合治疗比单一疗法疗效更好[46]。Planchard等提示不能直接比较研究中两个队列的结果，因为每个研究队列都是独立的。然而，每项研究都采用了相似的设计方法，并有相似的中位随访

时间。每个队列在年龄、性别、临床表现、不吸烟者比例和组织学方面的可比基线特征也使得直接比较更容易接受。值得注意的是，在种族方面，这两个群体的比例没有达到很好的平衡，更大比例的亚裔患者接受了达拉非尼单药治疗（22% vs 7%）。这种差异对结果的潜在影响尚不清楚。

在几乎所有的指标中，联合治疗比单药治疗效果更好，ORR和DCR较高，PFS较长。而每个治疗组的反应持续时间相似（达拉非尼联合曲美替尼9.0个月，达拉非尼单药9.6个月），36名接受联合治疗的患者中，有18名在数据截止时仍在接受治疗。此外，在所有联合治疗的患者中，57例中有17例（30%）持续治疗超过12个月。正如Planchard等所指出的，与单药治疗相比，联合治疗效果更接近于其他靶向疗法，如厄洛替尼和克唑替尼所报道的应答率，尽管这些研究中部分是使用靶向治疗作为一线治疗[2-4,47-50]。考虑到这一点，NSCLC最好的选择可能是联合使用达拉非尼和曲美替尼，对BRAF抑制剂单药和BRAF-MEK联合治疗进行了头对头的临床试验之前，临床医生的经验、患者的偏好以及每种治疗的安全性都应该被考虑。NSCLC二线治疗预后不良的患者，在联合治疗被禁忌的情况下，使用达拉非尼单药治疗成为一个有吸引力的选择。

现报道的发生在接受单药治疗的患者身上的不良反应，类似于黑色素瘤。Planchard等报道了84例患者中有45例（54%）出现了2级或更严重的不良反应。相比之下，在对黑色素瘤患者进行单药治疗的第三阶段试验中，53%的患者发生2级或以上的不良反应，其中最常见的是皮肤相关病变、发热、疲劳、头痛和关节痛[12]。在本研究中，3级皮肤鳞状细胞癌的发生率低于Planchard等的报道（12% vs 4%）。在Planchard等的两项研究中，与接受单药治疗相比，接受联合治疗导致药物停用的不良反应发生率更高（12% vs 6%），药物中断（61% vs 43%）和剂量减少（35% vs 18%），在黑色素瘤的BRAF抑制剂单药治疗和BRAF-MEK联合治疗的比较中也有类似的报道[46]。在接受联合治疗的队列中，严重的不良反应也更常见（56% vs 42%）。然而，鳞状细胞癌并不常见，只发生在4%的患者中。尽管存在这些差异，Planchard等报道说，两种疗法的耐受性都很好。值得注意的是严重的不良反应，1例接受单药治疗的患者同时服用Xa因子抑制剂，死于颅内出血，而1例接受联合治疗的颅内动脉瘤患者则发生了蛛网膜下隙出血。药

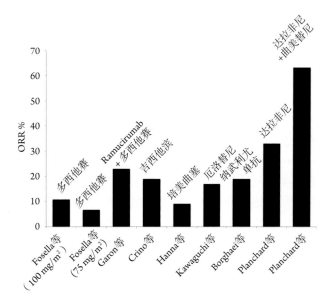

图31-1　Planchard近期的两个研究展示目前获批的NSCLC二线治疗的客观缓解率与响应率的对应关系
每一种疗法都通过多个临床试验，选取一个代表性的试验展示。Fosella的同一试验中多西他赛的两种不同剂量对应的响应率同时列出。

物可导致颅内出血。虽然很少见，在黑色素瘤中，报道了联合治疗试验中3例脑出血，之前至少报道有1例发生在联合治疗的颅内出血[46,51]。虽然因果关系尚未确定，由于使用达拉非尼联合曲美替尼的情况有所增加，应注意到这种严重不良反应的潜在可能性。

## 结论

综上所述，Planchard等最近的研究为靶向治疗Ⅳ期BRFV600E突变型NSCLC患者的二线治疗提供了新的思路。由于NSCLC现有的传统二线治疗方案预后差，在治疗携带BRAF V600E突变的NSCLC患者时，应考虑达拉非尼单药治疗和达拉非尼联合曲美替尼治疗。有待进一步研究的领域包括：对BRAF抑制剂单药和BRAF-MEK联合抑制的直接头对头的比较，这些靶向治疗的安全性的长期随访，在第一线治疗条件下评估达拉非尼和曲美替尼的疗效，以及对携带较少BRAF突变的肿瘤患者的治疗方案的探讨。

## 声明

本文作者宣称无任何利益冲突。

## 参考文献

[1] NCCN Clinical Practice Guidelines in Oncology: Non-Small Cell Lung Cancer. Version 6.[J] 2015.

[2] Rosell R, Carcereny E, Gervais R, et al. Erlotinib versus standard chemotherapy as first-line treatment for European patients with advanced EGFR mutation-positive non-small-cell lung cancer (EURTAC): a multicentre, open-label, randomised phase 3 trial. Lancet Oncol, 2012, 13(3): 239-246.

[3] Zhou C, Wu YL, Chen G, et al. Erlotinib versus chemotherapy as first-line treatment for patients with advanced EGFR mutation-positive non-small-cell lung cancer (OPTIMAL, CTONG-0802): a multicentre, open-label, randomised, phase 3 study. Lancet Oncol, 2011, 12(8): 735-742.

[4] Solomon BJ, Mok T, Kim DW, et al. First-line crizotinib versus chemotherapy in ALK-positive lung cancer. N Engl J Med, 2014, 371(23): 2167-2177.

[5] Davies H, Bignell GR, Cox C, et al. Mutations of the BRAF gene in human cancer. Nature, 2002, 417(6892): 949-954.

[6] Paik PK, Arcila ME, Fara M, et al. Clinical characteristics of patients with lung adenocarcinomas harboring BRAF mutations. J Clin Oncol, 2011, 29(15): 2046-2051.

[7] Marchetti A, Felicioni L, Malatesta S, et al. Clinical features and outcome of patients with non-small-cell lung cancer harboring BRAF mutations. J Clin Oncol, 2011, 29(26): 3574-3579.

[8] Cardarella S, Ogino A, Nishino M, et al. Clinical, pathologic, and biologic features associated with BRAF mutations in non-small cell lung cancer. Clin Cancer Res, 2013, 19(16): 4532-4540.

[9] Tissot C, Couraud S, Tanguy R, et al. Clinical characteristics and outcome of patients with lung cancer harboring BRAF mutations. Lung Cancer, 2016, 91: 23-28.

[10] Villaruz LC, Socinski MA, Abberbock S, et al. Clinicopathologic features and outcomes of patients with lung adenocarcinomas harboring BRAF mutations in the Lung Cancer Mutation Consortium. Cancer, 2015, 121(3): 448-456.

[11] Chapman PB, Hauschild A, Robert C, et al. Improved survival with vemurafenib in melanoma with BRAF V600E mutation. N Engl J Med, 2011, 364(26): 2507-2516.

[12] Hauschild A, Grob JJ, Demidov LV, et al. Dabrafenib in BRAF-mutated metastatic melanoma: a multicentre, open-label, phase 3 randomised controlled trial. Lancet, 2012, 380(9839): 358-365.

[13] Gautschi O, Milia J, Cabarrou B, et al. Targeted Therapy for Patients with BRAF-Mutant Lung Cancer: Results from the European EURAF Cohort. J Thorac Oncol, 2015, 10(10): 1451-1457.

[14] Liu W, Kelly JW, Trivett M, et al. Distinct clinical and pathological features are associated with the BRAF(T1799A(V600E)) mutation in primary melanoma. J Invest Dermatol, 2007, 127(4): 900-905.

[15] Long GV, Menzies AM, Nagrial AM, et al. Prognostic and clinicopathologic associations of oncogenic BRAF in metastatic melanoma. J Clin Oncol, 2011, 29(10): 1239-1246.

[16] Planchard D, Kim TM, Mazieres J, et al. Dabrafenib in patients with BRAF(V600E)-positive advanced non-small-cell lung cancer: a single-arm, multicentre, open-label, phase 2 trial. Lancet Oncol, 2016, 17(5): 642-650.

[17] Planchard D, Besse B, Groen HJ, et al. Dabrafenib plus trametinib in patients with previously treated BRAF(V600E)-mutant metastatic non-small cell lung cancer: an open-label, multicentre phase 2 trial. Lancet Oncol, 2016, 17(7): 984-993.

[18] Gautschi O, Pauli C, Strobel K, et al. A patient with BRAF V600E lung adenocarcinoma responding to vemurafenib. J Thorac Oncol 2012; 7(10): e23-e24.

[19] Peters S, Michielin O, Zimmermann S. Dramatic response induced by vemurafenib in a BRAF V600E-mutated lung adenocarcinoma. J Clin Oncol, 2013, 31(20): e341-e344.

[20] Robinson SD, O'Shaughnessy JA, Cowey CL, et al. BRAF V600E-mutated lung adenocarcinoma with metastases to the brain responding to treatment with vemurafenib. Lung Cancer,

2014,85(2):326-330.

[21] Schmid S, Siano M, Joerger M, et al. Response to dabrafenib after progression on vemurafenib in a patient with advanced BRAF V600E-mutant bronchial adenocarcinoma. Lung Cancer, 2015,87(1):85-87.

[22] Falchook GS, Long GV, Kurzrock R, et al. Dabrafenib in patients with melanoma, untreated brain metastases, and other solid tumours: a phase 1 dose-escalation trial(9829). Lancet, 2012,379:1893-1901.

[23] Hyman DM, Puzanov I, Subbiah V, et al. Vemurafenib in Multiple Nonmelanoma Cancers with BRAF V600 Mutations. N Engl J Med,2015,373(8):726-736.

[24] Lopez-Chavez A, Thomas A, Rajan A, et al. Molecular profiling and targeted therapy for advanced thoracic malignancies: a biomarker-derived, multiarm, multihistology phase II basket trial. J Clin Oncol,2015,33(9):1000-1007.

[25] Kris MG, Johnson BE, Berry LD, et al. Using multiplexed assays of oncogenic drivers in lung cancers to select targeted drugs. JAMA,2014,311(19):1998-2006.

[26] Barlesi F, Mazieres J, Merlio JP, et al. Routine molecular profiling of patients with advanced non-small-cell lung cancer: results of a 1-year nationwide programme of the French Cooperative Thoracic Intergroup (IFCT). Lancet,2016, 387(10026):1415-1426.

[27] Goldman JM, Gray JE. BRAF V600E mutations: a series of case reports in patients with non-small cell lung cancer. Cancer Genet,2015,208(6):351-354.

[28] Myall NJ, Neal JW, Cho-Phan CD, et al. Long-Term Survival of a Patient With Non-Small-Cell Lung Cancer Harboring a V600E Mutation in the BRAF Oncogene. Clin Lung Cancer 2016; 17(2):e17.

[29] Crinò L, Mosconi AM, Scagliotti G, et al. Gemcitabine as second-line treatment for advanced non-small-cell lung cancer: A phase II trial. J Clin Oncol,1999,17(7):2081-2085.

[30] van Putten JW, Baas P, Codrington H, et al. Activity of single-agent gemcitabine as second-line treatment after previous chemotherapy or radiotherapy in advanced non-small-cell lung cancer. Lung Cancer,2001,33(2-3):289-298.

[31] Shepherd FA, Dancey J, Ramlau R, et al. Prospective randomized trial of docetaxel versus best supportive care in patients with non-small-cell lung cancer previously treated with platinum-based chemotherapy. J Clin Oncol,2000,18(10): 2095-2103.

[32] Fossella FV, DeVore R, Kerr RN, et al. Randomized phase III trial of docetaxel versus vinorelbine or ifosfamide in patients with advanced non-small-cell lung cancer previously treated with platinum-containing chemotherapy regimens. The TAX 320 Non-Small Cell Lung Cancer Study Group. J Clin Oncol,2000,

18(12):2354-2362.

[33] Garon EB, Ciuleanu TE, Arrieta O, et al. Ramucirumab plus docetaxel versus placebo plus docetaxel for second-line treatment of stage IV non-small-cell lung cancer after disease progression on platinum-based therapy (REVEL): a multicentre, double-blind, randomised phase 3 trial. Lancet,2014,384(9944): 665-673.

[34] Hanna N, Shepherd FA, Fossella FV, et al. Randomized phase III trial of pemetrexed versus docetaxel in patients with non-small-cell lung cancer previously treated with chemotherapy. J Clin Oncol,2004,22(9):1589-1597.

[35] Shepherd FA, Rodrigues Pereira J, Ciuleanu T, et al. Erlotinib in previously treated non-small-cell lung cancer. N Engl J Med, 2005,353(2):123-132.

[36] Karampeazis A, Voutsina A, Souglakos J, et al. Pemetrexed versus erlotinib in pretreated patients with advanced non-small cell lung cancer: a Hellenic Oncology Research Group (HORG) randomized phase 3 study. Cancer,2013,119(15):2754-2764.

[37] Garassino MC, Martelli O, Broggini M, et al. Erlotinib versus docetaxel as second-line treatment of patients with advanced non-small-cell lung cancer and wild-type EGFR tumours (TAILOR): a randomised controlled trial. Lancet Oncol,2013, 14(10):981-988.

[38] Borghaei H, Paz-Ares L, Horn L, et al. Nivolumab versus Docetaxel in Advanced Nonsquamous Non-Small-Cell Lung Cancer. N Engl J Med,2015,373(17):1627-1639.

[39] Herbst RS, Baas P, Kim DW, et al. Pembrolizumab versus docetaxel for previously treated, PD-L1-positive, advanced non-small-cell lung cancer (KEYNOTE-010): a randomised controlled trial. Lancet,2016,387(10027):1540-1550.

[40] Montagut C, Sharma SV, Shioda T, et al. Elevated CRAF as a potential mechanism of acquired resistance to BRAF inhibition in melanoma. Cancer Res,2008,68(12):4853-4861.

[41] Johannessen CM, Boehm JS, Kim SY, et al. COT drives resistance to RAF inhibition through MAP kinase pathway reactivation. Nature,2010,468(7326):968-972.

[42] Nazarian R, Shi H, Wang Q, Kong X, et al. Melanomas acquire resistance to B-RAF(V600E) inhibition by RTK or N-RAS upregulation. Nature,2010,468(7326):973-977.

[43] Wagle N, Emery C, Berger MF, et al. Dissecting therapeutic resistance to RAF inhibition in melanoma by tumor genomic profiling. J Clin Oncol,2011,29(22):3085-3096.

[44] Trunzer K, Pavlick AC, Schuchter L, et al. Pharmacodynamic effects and mechanisms of resistance to vemurafenib in patients with metastatic melanoma. J Clin Oncol,2013,31(14): 1767-1774.

[45] Sabbatino F, Wang Y, Wang X, et al. PDGFRα up-regulation mediated by sonic hedgehog pathway activation leads to BRAF

inhibitor resistance in melanoma cells with BRAF mutation. Oncotarget, 2014, 5(7): 1926-1941.

[46] Long GV, Stroyakovskiy D, Gogas H, et al. Combined BRAF and MEK inhibition versus BRAF inhibition alone in melanoma. N Engl J Med, 2014, 371(20): 1877-1888.

[47] Mok TS, Wu YL, Thongprasert S, et al. Gefitinib or carboplatin-paclitaxel in pulmonary adenocarcinoma. N Engl J Med, 2009, 361(10): 947-957.

[48] Shaw AT, Kim DW, Nakagawa K, et al. Crizotinib versus chemotherapy in advanced ALK-positive lung cancer. N Engl J Med, 2013, 368(25): 2385-2394.

[49] Douillard JY, Ostoros G, Cobo M, et al. First-line gefitinib in Caucasian EGFR mutation-positive NSCLC patients: a phase-IV, open-label, single-arm study. Br J Cancer, 2014, 110(1): 55-62.

[50] Shaw AT, Ou SH, Bang YJ, et al. Crizotinib in ROS1-rearranged non-small-cell lung cancer. N Engl J Med, 2014, 371(21): 1963-1971.

[51] Lee le M, Feun L, Tan Y. A case of intracranial hemorrhage caused by combined dabrafenib and trametinib therapy for metastatic melanoma. Am J Case Rep, 2014, 15: 441-443.

译者：魏胜兵，中国医科大学基础医学院
审校：AME编辑部

**Cite this article as:** Myall NJ, Wakelee HA. Adding to the targeted therapy toolbox: *BRAF* and MEK inhibition in the treatment of *BRAF* V600E metastatic non-small cell lung cancer. Transl Cancer Res 2016;5(Suppl 6):S1233-S1240. doi: 10.21037/tcr.2016.11.50

# 第三十二章　TKI加化疗：能改善EGFR突变阳性NSCLC患者的一线治疗吗？

**Francesco Passiglia, Antonio Russo**

Department of Surgical, Oncological and Oral Sciences, Section of Medical Oncology, University of Palermo, Palermo, Italy
*Correspondence to:* Antonio Russo, MD, PhD. Department of Surgical, Oncological and Oral Sciences, Section of Medical Oncology, University of Palermo, Via del Vespro 129 – 90127, Palermo, Italy. Email: antonio.russo@usa.net.

*Provenance:* This is an invited Editorial commissioned by Section Editor Shaohua Cui (Department of Pulmonary Medicine, Shanghai Chest Hospital, Shanghai Jiao Tong University, Shanghai, China).
*Comment on:* Cheng Y, Murakami H, Yang PC, *et al.* Randomized Phase II Trial of Gefitinib With and Without Pemetrexed as First-Line Therapy in Patients With Advanced Nonsquamous Non-Small-Cell Lung Cancer With Activating Epidermal Growth Factor Receptor Mutations. J Clin Oncol,2016,34:3258-3266.

**View this article at:** http://dx.doi.org/10.21037/tcr.2016.12.32

近期，程颖等在《临床肿瘤学杂志》（*Journal of Clinical Oncology*）上报道了一项Ⅱ期随机试验的结果[1]。该研究比较了培美曲塞联合吉非替尼与吉非替尼单药治疗表皮生长因子受体（EGFR）敏感突变东亚晚期非鳞非小细胞肺癌（NSCLC）初治患者的疗效。该研究在意向治疗人群中达到其主要终点。无进展生存期（PFS）在联合治疗组（15.8个月）显著长于单药组（10.9个月）[风险比（HR）：0.68；95%CI：0.48~0.96；单侧P=0.01；双侧P=0.029]。PFS的显著改善与特定的突变类型无关（EGFR外显子19缺失 vs EGFR外显子21L858R点突变）。此外，吉非替尼加培美曲塞也显著延长了疾病进展时间（16.2个月 vs 10.9个月；HR：0.66；95%CI：0.47~0.93）和缓解期（15.4个月 vs 11.3个月；HR：0.74；95%CI：0.50~1.08），但两组间的缓解率无差异（RR：80% vs 74%）。联合治疗组中报告3~4级药物不良事件（AEs）的患者所占比例显著高于单药组（42% vs 19%），联合治疗组中因AEs而停止治疗的患者占比比单药组中的占比高一倍。

之前有一些Ⅲ期随机试验[2-10]指出，对于EGFR突变阳性NSCLC患者，EGFR-酪氨酸激酶抑制剂（TKI）可显著改善RR、PFS和生活质量（与含铂双药化疗作为一线治疗相比）。此后，对LuxLung3和LuxLung6试验的汇总分析也表明，即使EGFR-TKI阿法替尼（afatinib）仅限于治疗EGFR外显子19缺失的患者亚组，也能达到更高的总体存活率（OS）[9]。总体来看，所有这些研究的结果令人信服地证明，对于有EGFR激活突变的NSCLC患者亚组，最佳的策略是先以EGFR-TKI进行治疗，其中可包括吉非替尼、厄洛替尼或阿法替尼[11-12]。程颖等[1]开展的试验表明，EGFR-TKI加化疗可进一步改善EGFR突变非鳞NSCLC患者的转归。

临床前研究显示，EGFR-TKI、厄洛替尼和多靶点叶酸拮抗剂培美曲塞对于NSCLC细胞系具有潜在的协同作用[13-14]。这种协同作用的分子机制可包括对EGFR和Akt磷酸化的调节，也可包括胸苷酸合成酶（TS）在所有NSCLC细胞中的表达和活性均显著降低。随后，一些Ⅰ~Ⅱ期研究显示，EGFR-TKI+培美曲塞联合治疗经治

NSCLC患者具有良好的活性和耐受的安全性[15]；与临床选定的不吸烟非鳞癌患者中单用两种药物相比，该联合疗法可显著延长PFS[16]。

数项Ⅲ期研究探讨了EGFR-TKI联用化疗作为一线治疗的疗效[17-20]，并未发现这些联合疗法在存活期方面有何效益，这可能是因为在研究过程中纳入了野生型患者。其中，CALGB30406研究[21]评价了厄洛替尼联用或未联用含铂化疗的疗效。受试者为临床选择的晚期肺腺癌患者，无吸烟史或既往为轻度吸烟者；在总体研究人群中两个治疗组间疗效相似。随后的EGFR突变分析表明，EGFR突变阳性肿瘤患者最有可能受益，厄洛替尼单药组中位PFS达14.1个月，OS为31.3个月；厄洛替尼+含铂化疗组则更高（PFS：17.2个月，OS为38.1个月）。这些数据表明，EGFR TKIs同步联合化疗可改善特定分子学亚组患者的生存期。类似地，FASTACT2Ⅲ期随机研究[22]也显示，化疗+厄洛替尼序贯联用可延长EGFR突变阳性NSCLC患者的生存期。

最近，NEJ005Ⅱ期随机研究[23]前瞻性地比较了EGFR突变阳性的东亚NSCLC患者吉非替尼+卡铂/培美曲塞同期用药方案与序贯交替用药方案。研究结果显示，同期用药组PFS呈现较佳趋势（18.3个月 vs 15.3个月；HR：0.71；95%CI：0.42~1.20；P=0.20），OS则有显著改善（41.9个月 vs 30.7个月；HR：0.51；95%CI：0.26~0.99；P=0.042）。该研究首次证实了吉非替尼+卡铂/培美曲塞起始联合的优势，目前正在Ⅲ期NEJ009研究中作一步探讨。程颖等[1]的试验表明，在一线治疗中，EGFR-TKI加单药化疗可能足以改善EGFR突变患者的转归。这一发现引人瞩目，但需要结合近期的NEJ005研究进行解读。两项研究均发现PFS有所改善；与先前在EGFR突变阳性NSCLC患者中单用吉非替尼一线治疗的研究中所观察到的9~10个月的PFS[2]相比，也更具优势。这可能与及早同期使用细胞毒药物对抗原发性耐药有关。不过，由于未采集组织标本用于生物标志物分析，我们很难评估分子学数据。不过，我们也应探讨培美曲塞加用吉非替尼后是否有助于延长OS。的确，OS的改善有助于我们评估此类患者的最佳治疗顺序，并最终接受潜在的起始联合治疗可能带来的不良事件和成本。虽然作者宣称"含铂疗法在疾病进展后仍可使用"，但实验组中的患者将永远不会接受标准的治疗方案（即铂类-培美曲塞联合疗法，继以培美曲塞维持疗法）[24]，这可能会对患者最终的OS构成不利影响。

此外，鉴于本领域其他有前景的治疗方案还在不断出现，我们需要讨论化疗+吉非替尼联合疗法的临床获益。

在东亚EGFR突变阳性NSCLC患者中，在EGFR-TKI（厄洛替尼）中加入贝伐珠单抗后，患者中位PFS可达16个月，显著高于厄洛替尼单药组（9.7个月）；同时，疾病进展风险显著降低了50%[HR：0.54（0.36~0.79）][25]。虽然针对亚洲人群和高加索人群的Ⅲ期随机研究仍在进行中，这一联合用药策略最近已被美国食品和药品监督管理局和欧洲药品管理局批准用于一线治疗。来自AURAⅠ期试验[26]一线队列的数据尤其令人兴奋，其研究结果显示第三代EGFR TKI奥希替尼具有令人印象深刻的活性：其中位PFS达19个月，ORR为77%；在此基础了开展了Ⅲ期随机FLAURA试验，对奥希替尼 vs 吉非替尼/厄洛替尼一线用药进行比较。尽管使用抗PD1/PDL1单药进行免疫治疗似乎对携带EGFR突变的非小细胞肺癌无效[27]，但是目前一些试验正在探讨免疫检查点抑制剂与EGFR-TKI的潜在组合，以进一步改善患者预后。

总之，程颖等的研究是改善EGFR突变阳性NSCLC患者一线治疗的一次极有意义的尝试。该方案可延长PFS，而药物毒性仅有适度增加，这表明在EGFR-TKI中加入化疗可能是对此类患者来说有效的治疗方法。然而，如前所述，为确定培美曲塞和吉非替尼起始联合治疗的有效性，应明确其在改善OS方面的效益。最后，考虑到有前景的新药/新联合方案层出不穷，我们面临的一项主要挑战是：如何联用所有这些药物并最终确定EGFR突变阳性NSCLC患者的最佳治疗顺序。

## 声明

本文作者宣称无任何利益冲突。

## 参考文献

[1] Cheng Y, Murakami H, Yang PC, et al. Randomized Phase II Trial of Gefitinib With and Without Pemetrexed as First-Line Therapy in Patients With Advanced Nonsquamous Non-Small-Cell Lung Cancer With Activating Epidermal Growth Factor Receptor Mutations [J]. J Clin Oncol, 2016, 34(27): 3258-3266.

[2] Mok TS, Wu YL, Thongprasert S, et al. Gefitinib or Carboplatin–Paclitaxel in Pulmonary Adenocarcinoma [J]. N Engl J Med, 2009, 361: 947-957.

[3] Mitsudomi T, Morita S, Yatabe Y, et al. Gefitinib versus cisplatin plus docetaxel in patients with non-small-cell lung

cancer harbouring mutations of the epidermal growth factor receptor (WJTOG3405): an open label, randomised phase 3 trial [J]. Lancet Oncol, 2010, 11(2): 121-128.

[4] Maemondo M, Inoue A, Kobayashi K, et al. Gefitinib or chemotherapy for non-small-cell lung cancer with mutated EGFR [J]. N Engl J Med, 2010, 362: 2380-2388.

[5] Han JY, Park K, Kim SW, et al. First-SIGNAL: first-line single-agent iressa versus gemcitabine and cisplatin trial in never-smokers with adenocarcinoma of the lung [J]. J Clin Oncol, 2012, 30(10): 1122-1128.

[6] Rosell R, Carcereny E, Gervais R, et al. Erlotinib versus standard chemotherapy as first-line treatment for European patients with advanced EGFR mutation-positive non-small-cell lung cancer (EURTAC): a multicentre, open-label, randomised phase 3 trial [J]. Lancet Oncol, 2012, 13(3): 239-246.

[7] Zhou C, Wu YL, Chen G, et al. Erlotinib versus chemotherapy as first-line treatment for patients with advanced EGFR mutation-positive non-small-cell lung cancer (OPTIMAL, CTONG-0802): a multicentre, open-label, randomised, phase 3 study [J]. Lancet Oncol, 2011, 12(8): 735-742.

[8] Sequist LV, Yang JC, Yamamoto N, et al. Phase III study of afatinib or cisplatin plus pemetrexed in patients with metastatic lung adenocarcinoma with EGFR mutations [J]. J Clin Oncol, 2013, 31(27): 3327-3334.

[9] Yang JC, Wu YL, Schuler M, et al. Afatinib versus cisplatin-based chemotherapy for EGFR mutation-positive lung adenocarcinoma (LUX-Lung 3 and LUX-Lung 6): analysis of overall survival data from two randomised, phase 3 trials [J]. Lancet Oncol, 2015, 16(2): 141-151.

[10] Wu YL, Zhou C, Hu CP, et al. Afatinib versus cisplatin plus gemcitabine for first-line treatment of Asian patients with advanced non-small-cell lung cancer harbouring EGFR mutations (LUX-Lung 6): an open-label, randomised phase 3 trial [J]. Lancet Oncol, 2014, 15(2): 213-222.

[11] Passiglia F, Bronte G, Castiglia M, et al. Prognostic and predictive biomarkers for targeted therapy in NSCLC: for whom the bell tolls?[J]. Expert Opin Biol Ther, 2015, 15: 1553-1566.

[12] Bronte G, Rolfo C, Giovannetti E, et al. Are erlotinib and gefitinib interchangeable, opposite or complementary for non-small cell lung cancer treatment? Biological, pharmacological and clinical aspects [J]. Crit Rev Oncol Hematol, 2014, 89(2): 300-313.

[13] Li T, Ling YH, Goldman ID, et al. Schedule-dependent cytotoxic synergism of pemetrexed and erlotinib in human non-small cell lung cancer cells [J]. Clin Cancer Res, 2007, 13(11): 3413-3422.

[14] Giovannetti E, Lemos C, Tekle C, et al. Molecular mechanisms underlying the synergistic interaction of erlotinib, an epidermal growth factor receptor tyrosine kinase inhibitor, with the multitargeted antifolate pemetrexed in non-small-cell lung cancer cells [J]. Mol Pharmacol, 2008, 73(4): 1290-1300.

[15] Ranson M, Reck M, Anthoney A, et al. Erlotinib in combination with pemetrexed for patients with advanced non-small-cell lung cancer (NSCLC): a phase I dose-finding study [J]. Ann Oncol, 2010, 21(11): 2233-2239.

[16] Lee DH, Lee JS, Kim SW, et al. Three-arm randomised controlled phase 2 study comparing pemetrexed and erlotinib to either pemetrexed or erlotinib alone as second-line treatment for never-smokers with non-squamous non-small cell lung cancer[J]. Eur J Cancer, 2013, 49(45): 3111-3121.

[17] Gatzemeier U, Pluzanska A, Szczesna A, et al. Phase III study of erlotinib in combination with cisplatin and gemcitabine in advanced non-small-cell lung cancer: the Tarceva Lung Cancer Investigation Trial [J]. J Clin Oncol, 2007, 25(12): 1545-1552.

[18] Giaccone G, Herbst RS, Manegold C, et al. Gefitinib in combination with gemcitabine and cisplatin in advanced non-small-cell lung cancer: a phase III trial--INTACT 1 [J]. J Clin Oncol, 2004, 22(5): 777-784.

[19] Herbst RS, Giaccone G, Schiller JH, et al. Gefitinib in combination with paclitaxel and carboplatin in advanced non-small-cell lung cancer: a phase III trial--INTACT 2 [J]. J Clin Oncol, 2004, 22(5): 785-794.

[20] Herbst RS, Prager D, Hermann R, et al. TRIBUTE: a phase III trial of erlotinib hydrochloride (OSI-774) combined with carboplatin and paclitaxel chemotherapy in advanced non-small-cell lung cancer [J]. J Clin Oncol, 2005, 23(25): 5892-5899.

[21] Jänne PA, Wang X, Socinski MA, et al. Randomized phase II trial of erlotinib alone or with carboplatin and paclitaxel in patients who were never or light former smokers with advanced lung adenocarcinoma: CALGB 30406 trial [J]. J Clin Oncol, 2012, 30(17): 2063-2069.

[22] Wu YL, Lee JS, Thongprasert S, et al. Intercalated combination of chemotherapy and erlotinib for patients with advanced stage non-small-cell lung cancer (FASTACT-2): a randomised, double-blind trial [J]. Lancet Oncol, 2013, 14(8): 777-786.

[23] Sugawara S, Oizumi S, Minato K, et al. Randomized phase II study of concurrent versus sequential alternating gefitinib and chemotherapy in previously untreated non-small cell lung cancer with sensitive EGFR mutations: NEJ005/TCOG0902 [J]. Ann Oncol, 2015, 26(5): 888-894.

[24] Paz-Ares LG, de Marinis F, Dediu M, et al. PARAMOUNT: Final overall survival results of the phase III study of maintenance pemetrexed versus placebo immediately after induction treatment with pemetrexed plus cisplatin for advanced nonsquamous non-small-cell lung cancer [J]. J Clin Oncol, 2013, 31(23): 2895-2902.

[25] Seto T, Kato T, Nishio M, et al. Erlotinib alone or with

bevacizumab as first-line therapy in patients with advanced non-squamous non-small-cell lung cancer harbouring EGFR mutations (JO25567): an open-label, randomised, multicentre, phase 2 study [J]. Lancet Oncol, 2014, 15(11): 1236-1244.

[26] Ramalingam S, Yang JC, Lee CK, et al. LBA1_PR: Osimertinib as first-line treatment for EGFR mutation-positive advanced NSCLC: updated efficacy and safety results from two Phase I

expansion cohorts [J]. J Thorac Oncol, 2016, 11: S152.

[27] Borghaei H, Paz-Ares L, Horn L, et al. Nivolumab versus Docetaxel in Advanced Nonsquamous Non-Small-Cell Lung Cancer [J]. N Engl J Med, 2015, 373(71): 1627-1639.

译者：顾良军，中国协和医科大学出版社
审校：AME编辑部

**Cite this article as:** Passiglia F, Russo A. Adding chemotherapy to TKI: can we improve first-line treatment for EGFR-mutated NSCLC patients? Transl Cancer Res 2016;5(Suppl 7): S1413-S1416. doi: 10.21037/tcr.2016.12.32

# 第三十三章 吉非替尼联合培美曲塞治疗EGFR突变的晚期非小细胞肺癌患者：吉非替尼单药治疗与联合治疗的获得性耐药机制是否存在差异？

**Tatsuya Yoshida, Toyoaki Hida**

Department of Thoracic Oncology, Aichi Cancer Center Hospital, Chikusa-ku, Nagoya, Aichi, Japan
*Correspondence to:* Tatsuya Yoshida, MD, PhD. Department of Thoracic Oncology, Aichi Cancer Center Hospital, 1-1 Kanokoden, Chikusa-ku, Nagoya, Aichi 464-8681, Japan. Email: t.yoshida@aichi-cc.jp.

*Provenance:* This is an invited Editorial commissioned by Section Editor Long Jiang (Second Affiliated Hospital, Institute of Respiratory Diseases, Zhejiang University School of Medicine, Hangzhou, China).
*Comment on:* Cheng Y, Murakami H, Yang PC, *et al.* Randomized Phase II Trial of Gefitinib With and Without Pemetrexed as First-Line Therapy in Patients With Advanced Nonsquamous Non-Small-Cell Lung Cancer With Activating Epidermal Growth Factor Receptor Mutations. J Clin Oncol,2016,34:3258-3266.

**View this article at:** http://dx.doi.org/10.21037/tcr.2017.04.03

表皮生长因子受体（EGFR）的酪氨酸激酶结构域中存在体细胞突变，是使用EGFR酪氨酸激酶抑制剂（tyrosine kinase inhibitors，TKIs）治疗非小细胞肺癌（NSCLC）疗效的最可靠的预测因素。在Ⅲ期随机临床试验中，相比以铂类为基础的标准一线化疗方案，EGFR-TKIs用于EGFR突变的非小细胞肺癌患者有更长的无进展生存期（progression-free survival，PFS）和更高的影像学反应率[1-7]。基于上述研究结果，3种EGFR-TKIs（厄洛替尼、吉非替尼及阿法替尼）已被批准作为EGFR突变的晚期非小细胞肺癌的一线治疗方案。尽管最初效果显著，但所有接受EGFR-TKIs治疗的患者最终都产生了耐药，平均PFS为1年左右。为了改善这些结果，EGFR-TKIs和联合其他药物如靶向药物和化疗等方案已经在开发之中。

与EGFR-TKIs联合的其中一种的待选药物是抗血管生成药物。JO25567试验是一项随机、开放标签的Ⅱ期临床研究，这是一项厄洛替尼单药与厄洛替尼联合贝伐珠单抗的比较研究，贝伐珠单抗是一种单克隆抗血管内皮生长因子（vascular endothelial growth factor，VEGF）抗体，用于未接受治疗的EGFR突变晚期非小细胞肺癌患者。这项研究显示厄洛替尼联合贝伐珠单抗与厄洛替尼单药相比有更好的PFS和肿瘤反应率[中位PFS为16个月和9.7个月；风险比（hazard ratio，HR）=0.54，95%可信区间（CI）：0.36~0.79，$P=0.0015$；总反应率（overall response rate，ORR）69% *vs* 64%][8]。基于Ⅱ期研究的成功，紧接着开展了一项随机Ⅲ期的临床研究，旨在对比厄洛替尼单药厄洛替尼联合贝伐珠单抗，当前该试验正在日本进行（UMIN000017069）。此外，另一种抗血管生成剂雷莫芦单抗（一种抗VEGF受体2的单克隆抗体），其与厄洛替尼的联合用药模式已在全球开展Ⅲ期随机试验（NCT02411448）。

另一种候选方案是化疗。程颖教授等最近报道了一项多中心随机开放标签的Ⅱ期头对头研究，旨在比较一线药物培美曲塞联合吉非替尼和吉非替尼单药用于初治的EGFR突变晚期非小细胞肺癌患者的疗效[9]。培美曲塞是局部晚期或转移性非鳞非小细胞肺癌患者的标准细胞毒性化疗药物之一。临床前和早期临床研究也表明，培美曲塞和EGFR-TKIs之间存在潜在的协同效应[10-13]。基于这些证据，进行了该临床试验，该研究的主要结局指标是PFS。在符合入组条件的232例患者中，195例被随机分配给培美曲塞联合吉非替尼（P+G:n=129）或吉非替尼单药（G:n=66）。其中，191例患者至少接受了1次研究药物。在疗效方面，与G组相比，P+G组的PFS（中位PFS：15.8个月；95%CI：12.6个月~18.3个月）有统计学显著性延长（P+G组的中位PFS为15.8 vs G组的中位PFS：10.9个月），校正HR：0.68，95%CI：0.48~0.96，单边$P=0.014$，双边$P=0.029$）。总生存期（overall survival，OS）的数据尚不成熟。在安全性方面，与G组相比，P+G组患者其中一个或多个与药物相关的3或4级不良事件的比例显著增高（42% vs 19%，$P=0.001$），反映了两种药物的预期附加事件。最常见的3~5级毒性反应是丙氨酸氨基转移酶（alanine aminotransferase，ALT）和天冬氨酸氨基转移酶（aspartate aminotransferase，AST）增加（P+G组16%患者ALT增加 vs G组为8%；P+G组6%患者AST增加 vs G组为3%），这与两种药物的已知安全性相一致。尽管P+G组毒性增加，但在临床实践中这些毒性是可控的。这项研究表明EGFR-TKIs联合培美曲塞对于EGFR突变的非小细胞肺癌患者来说是一种新的一线治疗选择。

已有众多临床试验旨在研究EGFR-TKIs联合化疗用于晚期NSCLC患者。4个Ⅲ期研究（INTACT-1，INTACT-2，TRIBUTE和TALENT）旨在比较含铂双药化疗联合或不联合EGFR-TKIs用于治疗初治且不管EGFR突变状态的晚期非小细胞肺癌患者[14-17]。上述研究表明，化疗和EGFR-TKIs的组合无额外的生存获益。然而，这些研究中的患者不包括已明确有EGFR突变的患者，EGFR突变是EGFR-TKIs疗效的最可靠的预测。事实上，几个Ⅱ期研究显示化疗与EGFR-TKIs联合用于有敏感EGFR突变的晚期NSCLC患者，结果显示了令人鼓舞的PFS（18个月左右）和OS（32个月~48个月）[18-20]。此外，FASTACT-2，是一个旨在评价化疗加厄洛替尼与化疗加安慰剂治疗晚期NSCLC患者的Ⅲ期临床试验，只有在EGFR突变的非小细胞肺癌有显著的生存获益

（中位PFS为16.8个月 vs 6.9个月；HR=0.25，95%CI：0.16~0.39，$P<0.0001$；中位OS，31.4个月和20.6个月，HR=0.48，95%CI：0.27~0.84，$P=0.0092$）。另一方面，EGFR野生型非小细胞肺癌的亚组分析无显著性差异（中位PFS为6.7个月 vs 5.9个月，HR=0.97，95%CI：0.69~1.36，$P=0.8467$；中位OS为14.9个月和12.2个月，HR=0.77，95%CI：0.53~1.11，$P=0.1612$）[21]。在EGFR突变的晚期非小细胞肺癌治疗中比较吉非替尼单药与吉非替尼联合卡铂加培美曲塞（UMIN000006340）及比较吉非替尼单药与吉非替尼联合顺铂加培美曲塞（UMIN000020242）的两个Ⅲ期研究目前正在日本进行。

此外，目前还没有关于EGFR-TKIs单药治疗和联合治疗的获得性耐药机制之间差异的实验结果。有趣的是，程颖教授等人发起的研究表明，PFS的Kaplan-Meier曲线在最初的7~8个月内重叠，但在以后的时间点上逐渐分开，这对于P+G组来说是有生存获益的。这可能意味着P+G组和G组之间的获得性耐药的机制有一定的差异，虽然这项研究未包括EGFR-TKIs耐药的结果。已知的几种EGFR-TKIs获得性耐药机制，主要包括EGFR T790M突变，MET的扩增，小细胞肺癌转化或PIK3CA基因及KRAS基因突变[22-26]，然而只有少数文章致力于EGFR-TKIs原发型耐药的机制研究[27-30]。特别值得注意的是，有研究发现EGFR T790M突变见于约50%的EGFR-TKIs耐药患者[31]。此外，第三代EGFR-TKIs比如奥希替尼，作为一种不可逆转、有突变选择性的EGFR-TKIs，能用于抑制EGFR突变如T790M突变。基于早期临床试验的结果，最近被美国食品药品监督管理局批准用于治疗EGFR T790M突变阳性的NSCLC[32-33]。一项随机Ⅲ期试验评估了奥希替尼在400例以上的EGFR T790M突变阳性的二线治疗和有局部进展或转移的晚期NSCLC患者EGFR-TKIs一线治疗的疗效和安全性。该Ⅲ期临床试验表明，与标准顺铂双药化疗相比，奥希替尼能显著地改善这些患者的PFS和ORR[34]。EGFR-TKIs治疗失败后，经筛选EGFR T790M阳性者可以选择奥希替尼进行后续的治疗。因此，了解EGFR-TKIs单药和EGFR-TKIs联合化疗中获得性耐药机制的差异是很重要的。

总之，程颖教授等人的研究表明，晚期EGFR突变的NSCLC患者从培美曲塞联合EGFR-TKIs的一线治疗方案中获益。然而，深入了解G和G+P之间的耐药机制的差异，包括EGFR T790M突变的出现，显得尤为重要。

## 声明

利益冲突：Yoshida博士获得过日本勃林格殷格翰公司的研究基金。Hida博士获得过大诺制药、诺华制药、楚古药业、礼来公司、泰宝药业、阿斯利康、日本勃林格殷格翰、辉瑞、布里斯托尔–迈尔斯·施贵宝、克洛维斯肿瘤学、伊萨、武田生物、大日本住友制药、艾伯维公司、默克雪兰诺公司、协和发酵工业株式会社、第一三共株式会社和日本安斯泰来制药公司的研究基金，也从大诺制药、诺华药业、中药药业、礼来药业、泰宝制药、阿斯利康、日本勃林格殷格翰、辉瑞、克洛维斯肿瘤学和布里斯托尔–迈尔斯获得过个人报酬。

## 参考文献

[1] Mok TS, Wu YL, Thongprasert S, et al. Gefitinib or carboplatin-paclitaxel in pulmonary adenocarcinoma[J]. N Engl J Med, 2009, 361: 947-957.

[2] Mitsudomi T, Morita S, Yatabe Y, et al. Gefitinib versus cisplatin plus docetaxel in patients with non-small-cell lung cancer harbouring mutations of the epidermal growth factor receptor (WJTOG3405): an open label, randomised phase 3 trial[J]. Lancet Oncol, 2010, 11(2): 121-128.

[3] Maemondo M, Inoue A, Kobayashi K, et al. Gefitinib or chemotherapy for non-small-cell lung cancer with mutated EGFR[J]. N Engl J Med, 2010, 362(25): 2380-2388.

[4] Sequist LV, Yang JC, Yamamoto N, et al. Phase III study of afatinib or cisplatin plus pemetrexed in patients with metastatic lung adenocarcinoma with EGFR mutations[J]. J Clin Oncol, 2013, 31(27): 3327-3334.

[5] Wu YL, Zhou C, Hu CP, et al. Afatinib versus cisplatin plus gemcitabine for first-line treatment of Asian patients with advanced non-small-cell lung cancer harbouring EGFR mutations (LUX-Lung 6): an open-label, randomised phase 3 trial[J]. Lancet Oncol, 2014, 15(2): 213-222.

[6] Rosell R, Carcereny E, Gervais R, et al. Erlotinib versus standard chemotherapy as first-line treatment for European patients with advanced EGFR mutation-positive non-small-cell lung cancer (EURTAC): a multicentre, open-label, randomised phase 3 trial[J]. Lancet Oncol, 2012, 13(3): 239-246.

[7] Zhou C, Wu YL, Chen G, et al. Erlotinib versus chemotherapy as first-line treatment for patients with advanced EGFR mutation-positive non-small-cell lung cancer (OPTIMAL, CTONG-0802): a multicentre, open-label, randomised, phase 3 study[J]. Lancet Oncol, 2011, 12(8): 735-742.

[8] Seto T, Kato T, Nishio M, et al. Erlotinib alone or with bevacizumab as first-line therapy in patients with advanced non-squamous non-small-cell lung cancer harbouring EGFR mutations (JO25567): an open-label, randomised, multicentre, phase 2 study[J]. Lancet Oncol, 2014, 15(11): 1236-1244.

[9] Cheng Y, Murakami H, Yang PC, et al. Randomized Phase II Trial of Gefitinib With and Without Pemetrexed as First-Line Therapy in Patients With Advanced Nonsquamous Non-Small-Cell Lung Cancer With Activating Epidermal Growth Factor Receptor Mutations[J]. J Clin Oncol, 2016, 34(27): 3258-3266.

[10] Giovannetti E, Lemos C, Tekle C, et al. Molecular mechanisms underlying the synergistic interaction of erlotinib, an epidermal growth factor receptor tyrosine kinase inhibitor, with the multitargeted antifolate pemetrexed in non-small-cell lung cancer cells[J]. Mol Pharmacol, 2008, 73(4): 1290-1300.

[11] Li T, Ling YH, Goldman ID, et al. Schedule-dependent cytotoxic synergism of pemetrexed and erlotinib in human non-small cell lung cancer cells[J]. Clin Cancer Res, 2007, 13(11): 3413-3422.

[12] Lee DH, Lee JS, Kim SW, et al. Three-arm randomised controlled phase 2 study comparing pemetrexed and erlotinib to either pemetrexed or erlotinib alone as second-line treatment for never-smokers with non-squamous non-small cell lung cancer[J]. Eur J Cancer, 2013, 49(15): 3111-3121.

[13] Ranson M, Reck M, Anthoney A, et al. Erlotinib in combination with pemetrexed for patients with advanced non-small-cell lung cancer (NSCLC): a phase I dose-finding study[J]. Ann Oncol, 2010, 21(11): 2233-2239.

[14] Giaccone G, Herbst RS, Manegold C, et al. Gefitinib in combination with gemcitabine and cisplatin in advanced non-small-cell lung cancer: a phase III trial--INTACT 1[J]. J Clin Oncol, 2004, 22(5): 777-784.

[15] Herbst RS, Giaccone G, Schiller JH, et al. Gefitinib in combination with paclitaxel and carboplatin in advanced non-small-cell lung cancer: a phase III trial--INTACT 2[J]. J Clin Oncol, 2004, 22(5): 785-794.

[16] Herbst RS, Prager D, Hermann R, et al. TRIBUTE: a phase III trial of erlotinib hydrochloride (OSI-774) combined with carboplatin and paclitaxel chemotherapy in advanced non-small-cell lung cancer[J]. J Clin Oncol, 2005, 23(25): 5892-5899.

[17] Gatzemeier U, Pluzanska A, Szczesna A, et al. Phase III study of erlotinib in combination with cisplatin and gemcitabine in advanced non-small-cell lung cancer: the Tarceva Lung Cancer Investigation Trial[J]. J Clin Oncol, 2007, 25(12): 1545-1552.

[18] Kanda S, Horinouchi H, Fujiwara Y, et al. Cytotoxic chemotherapy may overcome the development of acquired resistance to epidermal growth factor receptor tyrosine kinase inhibitors (EGFR-TKIs) therapy[J]. Lung Cancer, 2015, 89(3):

287-293.

[19] Yoshimura N, Kudoh S, Mitsuoka S, et al. Phase II study of a combination regimen of gefitinib and pemetrexed as first-line treatment in patients with advanced non-small cell lung cancer harboring a sensitive EGFR mutation[J]. Lung Cancer, 2015, 90(1): 65-70.

[20] Sugawara S, Oizumi S, Minato K, et al. Randomized phase II study of concurrent versus sequential alternating gefitinib and chemotherapy in previously untreated non-small cell lung cancer with sensitive EGFR mutations: NEJ005/TCOG0902[J]. Ann Oncol, 2015, 26(5): 888-894.

[21] Wu YL, Lee JS, Thongprasert S, et al. Intercalated combination of chemotherapy and erlotinib for patients with advanced stage non-small-cell lung cancer (FASTACT-2): a randomised, double-blind trial[J]. Lancet Oncol, 2013, 14(8): 777-786.

[22] Kobayashi S, Boggon TJ, Dayaram T, et al. EGFR mutation and resistance of non-small-cell lung cancer to gefitinib[J]. N Engl J Med, 2005, 352(8): 786-792.

[23] Engelman JA, Zejnullahu K, Mitsudomi T, et al. MET amplification leads to gefitinib resistance in lung cancer by activating ERBB3 signaling[J]. Science, 2007, 316(5827): 1039-1043.

[24] Arcila ME, Oxnard GR, Nafa K, et al. Rebiopsy of lung cancer patients with acquired resistance to EGFR inhibitors and enhanced detection of the T790M mutation using a locked nucleic acid-based assay[J]. Clin Cancer Res, 2011, 17(5): 1169-1180.

[25] Sequist LV, Waltman BA, Dias-Santagata D, et al. Genotypic and histological evolution of lung cancers acquiring resistance to EGFR inhibitors[J]. Sci Transl Med, 2011, 3(75): 75ra26.

[26] Yu HA, Arcila ME, Rekhtman N, et al. Analysis of tumor specimens at the time of acquired resistance to EGFR-TKI therapy in 155 patients with EGFR-mutant lung cancers[J]. Clin Cancer Res, 2013, 19(8): 2240-2247.

[27] Wang W, Li Q, Yamada T, et al. Crosstalk to stromal fibroblasts induces resistance of lung cancer to epidermal growth factor receptor tyrosine kinase inhibitors[J]. Clin Cancer Res, 2009, 15(21): 6630-6638.

[28] Matsueda S, Wang M, Weng J, et al. Identification of prostate-specific G-protein coupled receptor as a tumor antigen recognized by CD8(+) T cells for cancer immunotherapy[J]. PLoS One, 2012, 7(9): e45756.

[29] Nakagawa T, Takeuchi S, Yamada T, et al. EGFR-TKI resistance due to BIM polymorphism can be circumvented in combination with HDAC inhibition[J]. Cancer Res, 2013, 73(8): 2428-2434.

[30] Yoshida T, Ishii G, Goto K, et al. Podoplanin-positive cancer-associated fibroblasts in the tumor microenvironment induce primary resistance to EGFR-TKIs in lung adenocarcinoma with EGFR mutation[J]. Clin Cancer Res, 2015, 21(3): 642-651.

[31] Oxnard GR, Arcila ME, Sima CS, et al. Acquired resistance to EGFR tyrosine kinase inhibitors in EGFR-mutant lung cancer: distinct natural history of patients with tumors harboring the T790M mutation[J]. Clin Cancer Res, 2011, 17(6): 1616-1622.

[32] Janne PA, Yang JC, Kim DW, et al. AZD9291 in EGFR inhibitor-resistant non-small-cell lung cancer[J]. N Engl J Med, 2015, 372(18): 1689-1699.

[33] Cross DA, Ashton SE, Ghiorghiu S, et al. AZD9291, an irreversible EGFR TKI, overcomes T790M-mediated resistance to EGFR inhibitors in lung cancer[J]. Cancer Discov, 2014, 4(9): 1046-1061.

[34] Mok TS, Wu YL, Ahn MJ, et al. Osimertinib or Platinum-Pemetrexed in EGFR T790M-Positive Lung Cancer[J]. N Engl J Med, 2017, 376(6): 629-640.

译者：周建国，遵义医科大学第二附属医院
审校：林锋，四川大学华西医院

**Cite this article as:** Yoshida T, Hida T. Gefitinib in combination with pemetrexed in patients with advanced non-small cell lung cancer harboring EGFR mutations: is there any difference in acquired resistance mechanism between gefitinib monotherapy and the combination treatment? Transl Cancer Res 2017;6(Suppl 3):S508-S511. doi: 10.21037/tcr.2017.04.03

# 第三十四章　奥希替尼：上皮生长因子受体突变型肺腺癌治疗的突破口

**Niki Karachaliou[1], Feliciano Barron Barron[2], Santiago Viteri[3], Miguel Angel Molina[4], Rafael Rosell[5,6]**

[1]Institute of Oncology Rosell (IOR), University Hospital Sagrat Cor, Barcelona, Spain; [2]Medical Oncology at Instituto Nacional de Cancerologia, México DF, Mexico; [3]Institute of Oncology Rosell (IOR), [4]Pangaea Oncology, Laboratory of Molecular Biology, Quiron-Dexeus University Institute, Barcelona, Spain; [5]Germans Trias i Pujol Research Institute, Badalona, Spain; [6]Catalan Institute of Oncology, Germans Trias i Pujol University Hospital, Badalona, Spain

*Correspondence to:* Rafael Rosell, MD, PhD. Cancer Biology & Precision Medicine Program, Catalan Institute of Oncology, Hospital Germans Trias i Pujol, Ctra Canyet, s/n, 08916 Badalona, Spain. Email: rrosell@iconcologia.net.

*Provenance:* This is an invited Editorial commissioned by Section Editor Shaohua Cui (Department of Pulmonary Medicine, Shanghai Chest Hospital, Shanghai Jiao Tong University, Shanghai, China).

*Comment on:* Goss G, Tsai CM, Shepherd FA, *et al.* Osimertinib for pretreated EGFR Thr790Met-positive advanced non-small-cell lung cancer (AURA2): a multicentre, open-label, single-arm, phase 2 study. Lancet Oncol,2016,17:1643-1652.

**View this article at:** http://dx.doi.org/10.21037/tcr.2017.01.18

当第一代上皮生长因子受体（EGFR）酪氨酸激酶抑制剂（TKIs）吉非替尼、厄洛替尼或阿法替尼（译者注：阿法替尼为第二代EGFR TKI）[1]发生获得性耐药时，50%~60%的EGFR突变型非小细胞肺癌（NSCLC）患者会出现EGFR基因第20号外显子上的T790M点突变[2-3]。奥希替尼（AZD9291）是第三代EGFR TKI，靶向作用于包含T790M阳性的EGFR突变肿瘤上[4]。在早期进行的 Ⅰ/Ⅱ 期AURA研究的 Ⅰ 期试验组中，奥希替尼用于治疗EGFR基因突变，且接受过EGFR TKI治疗后出现疾病进展的NSCLC患者[5]。在所有剂量组中，疾病缓解率达到了51%。在包括了共计222例患者的扩大队列中，奥希替尼组治疗T790M阳性患者的缓解率是61%，而EGFR T790M阴性组患者的疾病缓解率不足21%（表34-1）。各组均未见到剂量限制性毒性反应。最后根据对肿瘤生长的抑制程度，试验组将奥希替尼"80 mg每次，每日一次"作为后续对EGFR T790M阳性NSCLC患者的研究剂量[5]。根据两项Ⅱ期临床试验（AURA扩展及AURA2）和AURA Ⅰ期扩展试验的结果，2015年11月13日及2016年2月3日，美国食品药品监督管理局（FDA）和欧洲药品管理局（EMA）分别批准了奥希替尼"80 mg每次，每日一次"用于EGFR T790M阳性的NSCLC患者。在包含63例EGFR T790M阳性NSCLC患者的AURA试验 Ⅰ 期部分的剂量扩展队列中，奥希替尼每日80 mg组患者的客观缓解率（objective response rate，ORR）为71%（95%CI：57%~82%），中位无疾病进展时间（PFS）为9.7个月（95%CI：8.3个月~13.6个月）。在AURA扩展Ⅱ期试验和AURA2Ⅱ期试验之前进行的Meta分析中，共计411例EGFR T790M阳性患者的ORR为66%，中位PFS为11.0个月（95%CI：9.6~12.4个月）[6]。

Goss等在*Lancet Oncology*上发表了Ⅱ期、开放标签、单臂的AURA2研究的最终结果，这项研究评估了奥希

表 34-1　AURA 临床试验

| 临床试验 | 患者数 | PFS（月）（95%CI） | RR%，（95%CI） | 生存期 | 参考文献 |
|---|---|---|---|---|---|
| AURA | 253例；包括来自于扩展队列的222例，T790M（+）：138例，T790M（-）：62例，T790M状态未知者：22例 | T790M（+）：9.6（8.3~未达到）；T790M（-）：2.8（2.1~4.3） | T790M（+）：61，（52~70）；T790M（-）：21，（12~34） | - | [5] |
| AURA；扩展队列中每日口服奥希替尼80 mg | 63例 | 9.7（8.3~13.6） | 71，（57~82） | - | [6] |
| AURA2 | 210例 | 9.9（8.5~12.3） | 70，（64~77） | 1年生存率：81%（95%CI：75%~86%） | [7] |
| AURA3 | 416例；奥希替尼组279例，铂类+培美曲塞组140例 | 10.1（8.3~12.3）vs 4.4（4.2~5.6）；HR 0.30；95%CI：0.23~0.41；P<0.001 | 71，（65~76）vs 31，（24~40）；生存期5.39；95%CI：3.47~8.48；P<0.001 | - | [8] |

PFS，无进展生存时间；CI，置信区间；HR，风险率。

替尼在EGFR T790M阳性的NSCLC患者并接受过EGFR TKI治疗后的疗效及安全性。在不到6个月的时间内，有472例患者进入筛选，最终210例EGFR T790M阳性患者接受了奥希替尼的治疗，其中199例患者可用以评估[7]。FDA批准了Cobas EGFR v2突变检测用于中心实验室确认EGFR T790M阳性。经过独立中心实验室双盲评审，该研究报告的ORR为70%，疾病控制率为92%。奥希替尼组中，6例患者（3%）达到完全缓解，134例患者（67%）达到部分缓解。中位缓解持续时间为11.4个月（95%CI：9.0个月~未获得）。经研究者评估的数据和中心实验室盲法评估的数据达到了高度一致性。中位PFS为9.9个月（95%CI：8.5~12.3个月）[7]。治疗过程耐受性良好，最常见的3~4级不良反应是心电图显示的QT间期延长以及中性粒细胞计数和血小板计数减少。间质性肺病的发生率为2%。

在AURA2研究发表仅2个月之后，Ⅲ期AURA3临床试验也公布了[8]。在这项研究中，419例一线治疗进展的EGFR T790M阳性的NSCLC患者按2:1比例分为奥希替尼治疗组或铂类+培美曲塞化疗组。奥希替尼组的中位PFS较化疗组显著延长，分别为10.1个月和4.4个月，风险比：0.30；95%CI：0.23~0.41；P<0.001[8]。接受奥希替尼治疗的患者的ORR为71%（95%CI：65%~76%），而化疗组患者的ORR为31%（95%CI：24%~40%），OR 5.39，95%CI：3.47~8.48，P<0.001[8]。

既往研究已发现，通过血浆ctDNA检测出的T790M突变的患者对奥希替尼的反应率与通过肿瘤组织活检者的反应率相同[9-11]。同样，AURA3试验也报道了相似

的结果[8]。2016年9月29日，FDA批准了Cobas EGFR血液突变检测v2补充版本用以检测T790M突变来确认EGFR T790M突变状态，使得患者可以接受奥希替尼的治疗。由于血浆T790M检测的假阴性率相对较高，目前推荐液态活检T790M阴性的患者再次进行组织标本的检测[10]。

超过30%的EGFR突变的NSCLC患者接受了第一代EGFR TKI治疗出现疾病进展后会出现脑转移[12]。在临床前模型中，跟另外几种EGFR TKIs如吉非替尼、诺司替尼和阿法替尼相比，人们发现奥希替尼具有更高的血脑屏障的渗透能力[13]。在AURA2试验中，脑转移患者的ORR为69%（95%CI：58%~79%），中位PFS为9.2个月（7.7~11.1个月）[7]。在AURA3研究中，144例具有中枢神经系统转移患者中，接受奥希替尼治疗患者的中位PFS为8.5个月（95%CI：6.8~12.3个月），而接受化疗患者的中位PFS为4.2个月（95%CI：4.1~5.4个月），HR 0.32，95%CI：0.21~0.49[8]。有意思的是，由于看到了EGFR突变NSCLC患者的中枢神经系统转移率较高，一个具有高度血脑屏障渗透性的药物AZD3759已被研制出来，并正在进行Ⅰ期临床试验过程中[14]。不可避免的是，跟第一代EGFR TKI一样，患者接受奥希替尼后不到1年也会出现耐药的问题[8]。另一个EGFR突变C797S会导致第三代EGFR TKIs耐药，其等位基因状态决定了后续治疗的敏感性[15-16]（图34-1）。

现已发现，奥希替尼可用于EGFR突变NSCLC患者的一线治疗。根据AURA试验中两项Ⅰ期扩展队列研究的结果，6例EGFR突变患者的中位PFS为19.3个月（95%CI：13.7个月~未达到），ORR为77%

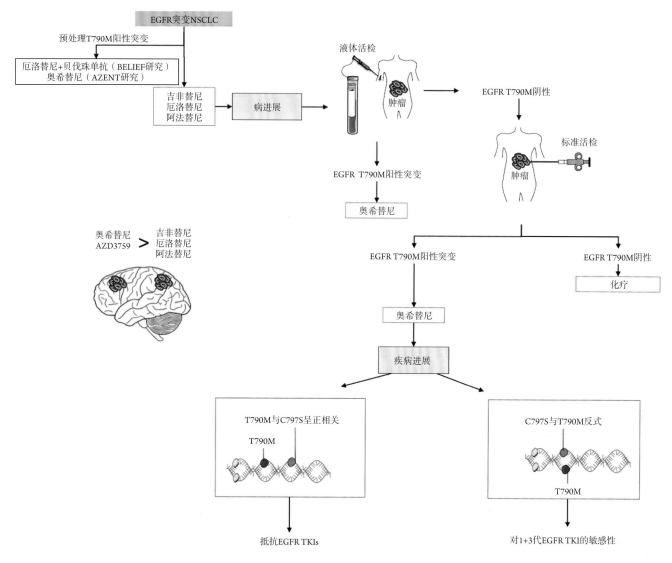

**图34-1 晚期EGFR基因突变的非小细胞肺癌的治疗方法**

NSCLC，非小细胞肺癌；EGFR，上皮生长因子受体；TKIs，酪氨酸激酶。

（95%CI：64%~87%）[17]。一项Ⅲ期FLAURA研究（NCT02296125）比较了在未治疗的EGFR突变的NSCLC患者中接受奥希替尼或吉非替尼/厄洛替尼的疗效。T790M阳性肿瘤患者的PFS为该研究的次要观察指标[18]。该研究同时考虑到了治疗前合并T790M突变的患者，尽管不同检测方法报告的累积发生率波动于35%~60%[19-21]。在西班牙肺癌治疗组（Spanish lung cancer group，SLCG）和欧洲胸部肿瘤平台（European thoracic oncology platform，ETOP）进行的BELIEF试验中，治疗前T790M突变率为34%，这些患者接受厄洛替尼+贝伐珠单抗治疗后的中位PFS为16个月（95%CI：13.1个月

~未达到）[21]。我们最近开展了一项由研究者发起的AZENT研究（NCT02841579），其目的是探索奥希替尼作为EGFR突变（治疗前同时具有T790M突变）的转移性NSCLC患者的一线治疗的安全性和疗效（图34-1）。

毋庸置疑，奥希替尼已成为肺癌治疗的一个突破口。其他第三代EGFR TKIs正在临床研发阶段，包括奥美替尼（Hanmi制药公司），EGF816（诺华制药），naquotinib（Astellas国际制药），PF06747775（辉瑞）以及艾维替尼（杭州ACEA制药研究所）[22-23]。在EGFR基因突变患者中尚有诸多问题有待解决。其中一个重要的问题是，在第一代和第二代EGFR TKIs治疗后疾病进展

后，患者未出现EGFR T790M阳性的情况下，最佳的治疗方式是什么。另一个问题是，即便奥希替尼是EGFR抑制剂治疗后出现T790M获得性耐药患者的有效治疗药物，但是在Ⅱ期和Ⅲ期试验中获得完全缓解患者的例数还是很少，这说明我们离治愈肺癌这个目标还很远。我们已经发现联合STAT3和Src靶向治疗能够比单用EGFR抑制剂更有效地抑制肿瘤生长[24]。对第一代、第二代和第三代EGFR TKIs耐药的原因具有异质性和复杂性，并且在不同抑制剂治疗中是动态变化的，这也成为新型靶向联合治疗中的一项挑战。

## 致谢

本研究由La Caixa基金会和癌症合作研究网络（RTICC；RD12/0036/0072）提供资金支持。

## 声明

本文作者宣称无任何利益冲突。

## 参考文献

[1] Lee JK, Hahn S, Kim DW, et al. Epidermal growth factor receptor tyrosine kinase inhibitors vs conventional chemotherapy in non-small cell lung cancer harboring wild-type epidermal growth factor receptor: a meta-analysis[J]. JAMA, 2014, 311(14): 1430-1437.

[2] Pao W, Miller VA, Politi KA, et al. Acquired resistance of lung adenocarcinomas to gefitinib or erlotinib is associated with a second mutation in the EGFR kinase domain[J]. PLoS Med, 2005, 2(3): e73.

[3] Kobayashi S, Boggon TJ, Dayaram T, et al. EGFR mutation and resistance of non-small-cell lung cancer to gefitinib[J]. N Engl J Med, 2005, 352(8): 786-792.

[4] Greig SL. Osimertinib: First Global Approval[J]. Drugs, 2016, 76(2): 263-273.

[5] Jänne PA, Yang JC, Kim DW, et al. AZD9291 in EGFR inhibitor-resistant non-small-cell lung cancer[J]. N Engl J Med, 2015, 372(18): 1689-1699.

[6] Yang J, Ramalingam SS, Jänne PA, et al. LBA2_PR: Osimertinib (AZD9291) in pre-treated pts with T790M-positive advanced NSCLC: updated Phase 1 (P1) and pooled Phase 2 (P2) results[J]. J Thorac Oncol, 2016, 11: S152-S153.

[7] Goss G, Tsai CM, Shepherd FA, et al. Osimertinib for pretreated EGFR Thr790Met-positive advanced non-small-cell lung cancer (AURA2): a multicentre, open-label, single-arm,

[8] Mok TS, Wu YL, Ahn MJ, et al. Osimertinib or Platinum-Pemetrexed in EGFR T790M-Positive Lung Cancer[J]. N Engl J Med, 2017, 376(7): 629-640.

[9] Oxnard GR, Thress KS, Alden RS, et al. Association Between Plasma Genotyping and Outcomes of Treatment With Osimertinib (AZD9291) in Advanced Non-Small-Cell Lung Cancer[J]. J Clin Oncol, 2016, 34(28): 3375-3382.

[10] Rosell R, Karachaliou N. Implications of Blood-Based T790M Genotyping and Beyond in Epidermal Growth Factor Receptor-Mutant Non-Small-Cell Lung Cancer[J]. J Clin Oncol, 2016, 34(28): 3361-3362.

[11] Sacher AG, Paweletz C, Dahlberg SE, et al. Prospective Validation of Rapid Plasma Genotyping for the Detection of EGFR and KRAS Mutations in Advanced Lung Cancer[J]. JAMA Oncol, 2016, 2(8): 1014-1022.

[12] Heon S, Yeap BY, Britt GJ, et al. Development of central nervous system metastases in patients with advanced non-small cell lung cancer and somatic EGFR mutations treated with gefitinib or erlotinib[J]. Clin Cancer Res, 2010, 16(23): 5873-5882.

[13] Ballard P, Yates JW, Yang Z, et al. Preclinical Comparison of Osimertinib with Other EGFR-TKIs in EGFR-Mutant NSCLC Brain Metastases Models, and Early Evidence of Clinical Brain Metastases Activity[J]. Clin Cancer Res, 2016, 22(20): 5130-5140.

[14] Yang Z, Guo Q, Wang Y, et al. AZD3759, a BBB-penetrating EGFR inhibitor for the treatment of EGFR mutant NSCLC with CNS metastases[J]. Sci Transl Med, 2016, 8(368): 368ra172.

[15] Niederst MJ, Hu H, Mulvey HE, et al. The Allelic Context of the C797S Mutation Acquired upon Treatment with Third-Generation EGFR Inhibitors Impacts Sensitivity to Subsequent Treatment Strategies[J]. Clin Cancer Res, 2015, 21(17): 3924-3933.

[16] Rosell R, Karachaliou N. Lung cancer: Using ctDNA to track EGFR and KRAS mutations in advanced-stage disease[J]. Nat Rev Clin Oncol, 2016, 13(7): 401-402.

[17] Ramalingam S, Yang JC, Lee CK, et al. LBA1_PR: Osimertinib as first-line treatment for EGFR mutation-positive advanced NSCLC: updated efficacy and safety results from two Phase I expansion cohorts[J]. J Thorac Oncol, 2016, 11: S152.

[18] Ramalingam SS, Rukazenkov Y, Thomas K, et al. A randomized, phase III study (FLAURA) of AZD9291, a novel EGFR-TKI, versus gefitinib or erlotinib in treatment-naïve patients with advanced non-small cell lung cancer and an EGFR-TKI-sensitizing mutation[J]. J Clin Oncol, 2015, 33: (suppl; abstr TPS8102).

[19] Rosell R, Molina MA, Costa C, et al. Pretreatment EGFR T790M mutation and BRCA1 mRNA expression in erlotinib-

treated advanced non-small-cell lung cancer patients with EGFR mutations[J]. Clin Cancer Res, 2011, 17(5): 1160-1168.

[20] Costa C, Molina MA, Drozdowskyj A, et al. The impact of EGFR T790M mutations and BIM mRNA expression on outcome in patients with EGFR-mutant NSCLC treated with erlotinib or chemotherapy in the randomized phase III EURTAC trial[J]. Clin Cancer Res, 2014, 20(7): 2001-2010.

[21] Stahel RA, Dafni U, Gautschi O, et al. A phase II trial of erlotinib (E) and bevacizumab (B) in patients with advanced non-small-cell lung cancer (NSCLC) with activating epidermal growth factor receptor (EGFR) mutations with and without T790M mutation. The Spanish Lung Cancer Group (SLCG) and the European Thoracic Oncology Platform (ETOP) BELIEF trial[J]. Eur J Cancer, 2015, 51: S711-S712.

[22] Park K, Lee JS, Han JY, et al. 1300: Efficacy and safety of BI 1482694 (HM61713), an EGFR mutant-specific inhibitor, in T790M-positive NSCLC at the recommended phase II dose[J]. J Thorac Oncol, 2016, 11: S113.

[23] Tan CS, Cho BC, Soo RA. Next-generation epidermal growth factor receptor tyrosine kinase inhibitors in epidermal growth factor receptor -mutant non-small cell lung cancer[J]. Lung Cancer, 2016, 93: 59-68.

[24] Rosell R, Chaib I, Karachaliou N, et al. YAP-NOTCH and STAT3 Signaling Rebound as a Compensatory Response to Gefitinib or Osimertinib Treatment in EGFR Mutant Lung Cancer[J]. J Thorac Oncol, 2017, 12: S281-S282.

审译：AME编辑部

**Cite this article as:** Karachaliou N, Barron FB, Viteri S, Molina MA, Rosell R. Osimertinib: a breakthrough for the treatment of epidermal growth factor receptor mutant lung adenocarcinoma. Transl Cancer Res 2017;6(Suppl 1): S117-S121. doi: 10.21037/tcr.2017.01.18

# 第三十五章　色瑞替尼和卡博替尼：新型酪氨酸激酶抑制剂优化非小细胞肺癌患者的治疗方案

**Santiago Viteri[1], Rafael Rosell[1,2]**

[1]Dr Rosell Oncology Institute, Dexeus University Hospital QuironSalud Group, Barcelona, Spain; [2]Catalan Institute of Oncology, Germans Trias i Pujol Health Sciences Institute and Hospital, Badalona, Spain

*Correspondence to:* Santiago Viteri. Dr Rosell Oncology Institute, Dexeus University Hospital QuironSalud Group, C/Sabino Arana 5-19 08028 Barcelona, Spain. Email: sviteri@oncorosell.com.

*Provenance:* This is an invited Editorial commissioned by Section Editor Dr. Shaohua Cui (Department of Pulmonary Medicine, Shanghai Chest Hospital, Shanghai Jiao Tong University, Shanghai, China).

*Comment on:* Neal JW, Dahlberg SE, Wakelee HA, *et al.* Erlotinib, cabozantinib, or erlotinib plus cabozantinib as second-line or third-line treatment of patients with EGFR wild-type advanced non-small-cell lung cancer (ECOG-ACRIN 1512): a randomised, controlled, open-label, multicentre, phase 2 trial. Lancet Oncol,2016,17:1661-1671.
Soria JC, Tan DS, Chiari R, *et al.* First-line ceritinib versus platinum-based chemotherapy in advanced ALK-rearranged non-small-cell lung cancer (ASCEND-4): a randomised, open-label, phase 3 study. Lancet,2017,389:917-929.

*View this article at:* http://dx.doi.org/10.21037/tcr.2017.05.33

　　最近Jean Charles Soria及同事在《柳叶刀》杂志上公布了ASCEND-4的研究结果，该研究是比较色瑞替尼与含铂双药化疗方案一线治疗间变性淋巴瘤激酶（Anaplastic lymphoma kinase，ALK）重排非小细胞肺癌（NSCLC）患者的Ⅲ期随机临床研究，共纳入了376例患者，其中色瑞替尼组189例，化疗组187例[1]。

　　ALK阳性在NSCLC患者中约占5%，多见于年轻、腺癌、不吸烟或轻度吸烟者[2]。本研究是使用VENTANA抗ALK（D5F3）免疫组化进行ALK重排检测的，荧光原位杂交（FISH）、逆转录PCR（RT-PCR）和下一代测序（NGS）方法也可作为检测方法[3]。

　　由于克唑替尼的无进展生存期（PFS）明显优于标准含铂化疗（PROFILE 1014研究中分别为10.9个月 *vs* 7.0个月），因此成为获得美国FDA批准用于未经治疗的ALK阳性患者的第一个ALK抑制剂[4]。然而大多接受克唑替尼治疗的患者最终都会出现进展，中枢神经系统（central nervous system，CNS）为常见的进展部位，其被广泛接受的解释是早期耐药机制的激活和药物无法通过血脑屏障。

　　色瑞替尼为第二代口服小分子酪氨酸激酶抑制剂，对ALK、ROS原癌基因1（ROS1）和胰岛素样生长因子1受体（IGF-1R）都有抑制作用。其主要特点是：经酶活力测定具有很强的ALK抑制能力（较克唑替尼高20倍），而且在动物模型中可穿透血脑屏障。这很重要，因为ALK重排NSCLC患者在诊断时多有CNS转移（本研究中大约有30%的患者在入组时即存在脑转移）[5]。

　　ASCEND研究全面地评估了色瑞替尼在不同人群中的安全性和有效性，结果显示色瑞替尼（750 mg/d）对经治疗过的ALK重排NSCLC患者具有持久的抗肿瘤作用[6-8]。ASCEND-4是首个在未治疗的ALK阳性NSCLC患者中对色瑞替尼和标准含铂化疗方案进行比较的研究。其已公布的结果显示，色瑞替尼较化疗具有明显的临床优势，因此Soria等认为色瑞替尼可以作为ALK阳性NSCLC患者的新的标准一线治疗方案。具体来说，其中位PFS在色瑞替尼组和化疗组分别为16.6个月（95%CI：12.6个月~27.2个月）和8.1个月（95%CI：5.8个月~11.1个月）。在无脑转移的患者中色瑞替尼优势更加明显，中位PFS分别为26.3个月（95%CI：15.4个月~27.7个月）和8.3个月（95%CI：6.0个月~13.7个月）。此外，尽管基线有可测量病灶脑转移患者的数量较少，但色瑞替尼的总体颅内反应率仍高达72.7%——24周时颅内临床获益率为86.4%；颅内反应的中位期为16.6个月（95%CI：8.1个月~不可评估）。这些数据表明，色瑞替尼不仅能够诱导脑转移治疗反应，而且与化疗（也很有可能包括克唑替尼）相比，更能有效地延迟或预防中枢神经系统进展。

色瑞替尼的主要不良反应为胃肠道反应（85%为腹泻，69%为恶心，65%为呕吐），其容易出现在空腹服药、剂量为750 mg/d的患者中。尽管其毒性多为1~2级，但仍有多达28%的患者因此被调整剂量或中断治疗。过去，为了寻找合适的剂量人们进行了大量的研究。本研究结果也显示在真实世界中必须调整剂量。Soria等认为随餐服用并将剂量减为450 mg/d可显著降低胃肠道反应。这并不会降低药物暴露量，从而为未来研究奠定了基础。

其他第二代ALK抑制剂仍在临床试验中，为了明确它们在ALK阳性NSCLC患者中的作用必须将其与色瑞替尼进行比较。比较内容主要包括对ALK的抑制能力、颅内活性、抗ALK耐药突变能力、对其他受体的抑制能力，以及毒性概况。尽管关于阿来替尼、布加替尼和劳拉替尼的临床数据越来越多，但更多的其他药物也即将面世，例如恩曲替尼、恩沙替尼、贝扎替尼和TPX005等。

需要特别关注的事实是对克唑替尼治疗后耐药的患者进行再次活检时几乎1/3的患者都出现了ALK受体的耐药突变[9-10]，这种适应性耐药机制与用第一代EGFR抑制剂治疗EGFR突变患者时所见到的非常类似。临床医生应该熟悉这些耐药机制以便决定使用哪种ALK抑制剂。表35-1总结了针对不同耐药突变的有效的ALK抑

表 35-1　已发表的体内或体外针对不同 ALK 耐药突变的 ALK 酪氨酸激酶抑制剂总结

| ALK 突变 | 克唑替尼 | 色瑞替尼 | 阿来替尼 | 布里格替尼 | 罗拉替尼 |
|---|---|---|---|---|---|
| T1151insT | R | NE | NE | NE | NE |
| L1152R | R | R | S | S | NE |
| C1156Y | R | S | S | S | S |
| I1171N/S/T | R | S | R | S | S |
| F1174C/L/V | R | S | S | S | S |
| V1180L | R | S | R | NE | S |
| L1196M | R | S | S | S | S |
| L1198F | S | R | S | S | R |
| G1202R/del | R | R | R | S | S |
| D1203N | R | S | S | S | S |
| S1206A/Y | R | S | NE | NE | NE |
| E1210K | S | S | S | NE | S |
| F1245C | R | S | NE | NE | NE |
| R1275Q | R | NE | S | NE | S |
| G1296A/S | R | S | S | S | S |

ALK，间变性淋巴瘤激酶；S，敏感；R，耐药；NE，不可评估。

制剂。

Joel Neal等在《柳叶刀肿瘤学》杂志中报道了卡博替尼单药或联合厄洛替尼对比厄洛替尼单药作为二线或三线治疗125例EGFR野生型晚期NSCLC患者的疗效研究[11]。

卡博替尼是一种可口服的酪氨酸激酶抑制剂，可对抗RET、ROS1、MET、VEGF2、AXL、KIT和TIE-2受体。目前美国食品药品监督管理局已批准其用于治疗具有RET突变或染色体重排导致RET基因融合的转移性甲状腺髓样癌。

在这项特殊的研究中，卡博替尼单药的中位PFS为4.3个月（95%CI：3.6个月~7.4个月），中位总生存期（OS）为9.2个月（95%CI：5.1个月~15.0个月），明显优于厄洛替尼单药的中位PFS 1.8个月（95%CI：1.7个月~2.2个月）和中位OS 5.1个月（95%CI：3.3个月~9.3个月）。这些结果证实，卡博替尼单药在非选择性NSCLC患者中具有中等临床疗效，为其未来在临床中的应用奠定了基础。

Neal等假定经免疫组化测定的MET表达可作为卡博替尼的有效生物标志物，然而在他们的研究人群中并未发现两者具有相关性。

就此而言，越来越多的临床前期数据表明，映射甲状腺癌，RET基因融合可以作为NSCLC患者的治疗靶点。最近有两项研究对卡博替尼在此情况下的作用进行了评估。在第一项研究中，Alexander Drilon等对26例RET融合阳性NSCLC患者给予了卡博替尼60 mg/d治疗[12]。第二项来自Gautschi等的研究并不是前瞻性临床研究，而是对一项国际注册研究回顾性分析的结果。后者对使用包括卡博替尼的RET抑制剂治疗RET融合阳性NSCLC患者的真实世界情况进行了描述[13]。表35-2总结了上述两项研究以及Neal的研究中卡博替尼组的结果。

有趣的是，尽管在两个RET过表达的患者人群中总体反应率似乎更高（Gautschi：37%和Drilon：28% vs Neal卡博替尼组：11%），但不管RET阳性表达情况各组的PFS（3.6 vs 5.5 vs 4.3）和OS（4.9 vs 9.9 vs 9.2）都非常相似。Gautschi研究组声称卡博替尼和其他现有多靶点激酶药物的较弱的RET抑制能力是患者临床获益有限的主要原因。他们还建议未来的研究需要为RET融合阳性人群开发更为有效的药物。此外，人们还需要对RET驱动NSCLC肿瘤的生物学做更深入的研究，包括不同融合变异的临床意义和适应性耐药机制，例如RET突变或潜在的信息交换，以及旁路导致的抑制逃逸。

就这点而言，AXL已经成为卡博替尼最有希望的靶点，因为临床前证据显示其高度参与了肿瘤细胞上皮间质转化。后者在肿瘤细胞内的激活是对各种药物（如厄洛替尼）产生耐药的机制之一[14]。作为日益受到关注的该通路的例子，一项1/2期临床试验正在进行。其是在一线EGFR抑制剂治疗进展并且无T790M突变的EGFR突变型患者中评估S49076（AXL和MET抑制剂）联合吉非替尼疗效的研究（EudraCT 2015-002646-31）。

Soria团队和Neal团队的研究显示，研究肺癌的学者们应该立即对治疗进展的证据达成如下一致意见：首先，确定色瑞替尼作为目前未治疗的ALK阳性NSCLC患者最有效的治疗药物；其次，确定厄洛替尼对于EGFR野生型NSCLC患者疗效的不足，并支持卡博替尼联合用药的下一步研究。

表35-2 Neal研究中卡博替尼组与Drilon和Gautschi研究中RET融合阳性患者结果的效果比较

| 作者 | Mol档次 | 设计 | 药物 | N | ORR（%） | CR | PFS（月） | OS（月） |
|---|---|---|---|---|---|---|---|---|
| Neal | EGFR wt | 2期 | C | 40 | 11 | 0 | 4.3（3.6~7.4） | 9.2（5.1~15.0） |
| | | | C+E | 43 | 3 | 0 | 4.7（2.4~7.4） | 13.3（7.6~NR） |
| Drilon | RET + | 2期 | C | 26 | 28 | 0 | 5.5（3.8~8.4） | 9.9（8.1~NR） |
| Gautschi | RET + | 回顾性研究 | C | 21 | 37 | 1（5%） | 3.6（1.3~7.0） | 4.9（1.9~14.3） |

N，治疗患者数量；ORR，总缓解率；CR，完全缓解率；PFS，无进展生存期；OS，总生存期；C，卡博替尼；C+E，卡博替尼+厄洛替尼。

## 致谢

对Stephanie Davis的编辑帮助表示感谢。

## 声明

本文作者宣称无任何利益冲突。

## 参考文献

[1] Soria JC, Tan DS, Chiari R, et al. First-line ceritinib versus platinum-based chemotherapy in advanced ALK-rearranged non-small-cell lung cancer (ASCEND-4): a randomised, open-label, phase 3 study[J]. Lancet, 2017, 389(10072): 917-929.

[2] Passaro A, Lazzari C, Karachaliou N, et al. Personalized treatment in advanced ALK-positive non-small cell lung cancer: From bench to clinical practice[J]. Onco Targets Ther, 2016, 9: 6361-6376.

[3] Reguart N, Teixidó C, Giménez-Capitán A, et al. Identification of ALK, ROS1 and RET Fusions by a Multiplexed mRNA-Based Assay in Formalin-Fixed, Paraffin-Embedded Samples from Advanced Non–Small-Cell Lung Cancer Patients[J]. Clin Chem, 2017, 63(3): 751-760.

[4] Solomon BJ, Mok T, Kim DW, et al. First-Line Crizotinib versus Chemotherapy in ALK-Positive Lung Cancer[J]. N Engl J Med, 2014, 371(23): 2167-2177.

[5] Rangachari D, Yamaguchi N, VanderLaan PA, et al. Brain metastases in patients with EGFR-mutated or ALK-rearranged non-small-cell lung cancers[J]. Lung Cancer, 2015, 88(1): 108-111.

[6] Shaw AT, Kim DW, Mehra R, et al. Ceritinib in ALK-rearranged non-small-cell lung cancer. N Engl J Med, 2014, 370(13): 1189-1197.

[7] Crinò L, Ahn MJ, De Marinis F, et al. Multicenter Phase II Study of Whole-Body and Intracranial Activity With Ceritinib in Patients With ALK-Rearranged Non-Small-Cell Lung Cancer Previously Treated With Chemotherapy and Crizotinib: Results From ASCEND-2. J Clin Oncol, 2016, 34(24): 2866-2873.

[8] Kim DW, Mehra R, Tan DS, et al. Activity and safety of ceritinib in patients with ALK-rearranged non-small-cell lung cancer (ASCEND-1): updated results from the multicentre, open-label, phase 1 trial[J]. Lancet Oncol, 2016, 17(4): 452-463.

[9] Katayama R, Shaw AT, Khan TM, et al. Mechanisms of Acquired Crizotinib Resistance in ALK- Rearranged Lung Cancers[J]. Sci Transl Med, 2012, 4(120): 120ra17.

[10] Doebele RC, Pilling AB, Aisner DL, et al. Mechanisms of resistance to crizotinib in patients with ALK gene rearranged non-small cell lung cancer[J]. Clin Cancer Res, 2012, 18(5): 1472-1482.

[11] Neal JW, Dahlberg SE, Wakelee HA, et al. Erlotinib, cabozantinib, or erlotinib plus cabozantinib as second-line or third-line treatment of patients with EGFR wild-type advanced non-small-cell lung cancer (ECOG-ACRIN 1512): a randomised, controlled, open-label, multicentre, phase 2 trial[J]. Lancet Oncol, 2016, 17(12): 1661-1671.

[12] Drilon A, Rekhtman N, Arcila M, et al. Cabozantinib in patients with advanced RET-rearranged non-small-cell lung cancer: an open-label, single-centre, phase 2, single-arm trial[J]. Lancet Oncol, 2016, 17(12): 1653-1660.

[13] Gautschi O, Milia J, Filleron T, et al. Targeting RET in Patients With RET-Rearranged Lung Cancers: Results From the Global Multicenter RET Registry[J]. J Clin Oncol, 2017, 35(13): 1403-1410.

[14] Byers LA, Diao L, Wang J, et al. An epithelial-mesenchymal transition gene signature predicts resistance to EGFR and PI3K inhibitors and identifies Axl as a therapeutic target for overcoming EGFR inhibitor resistance[J]. Clin Cancer Res, 2013, 19(1): 279-290.

译者：刘凯雄，福建医科大学附属第一医院
审校：杜小军，贵州医科大学附属医院

**Cite this article as:** Viteri S, Rosell R. Ceritinib and cabozantinib: new tyrosine kinase inhibitors improve treatment options for non-small cell lung cancer patients. Transl Cancer Res 2017;6(Suppl 3):S643-S646. doi: 10.21037/tcr.2017.05.33

# 第三十六章　色瑞替尼：治疗ALK重排肺癌的新一线药物？

**Antonio Rossi**

Division of Medical Oncology, IRCCS "Casa Sollievo della Sofferenza" Hospital, San Giovani Rotondo (FG), Italy
*Correspondence to:* Antonio Rossi, MD. Division of Medical Oncology, IRCCS "Casa Sollievo della Sofferenza" Hospital, Viale Cappuccini, 1, 71013 San Giovanni Rotondo (FG), Italy. Email: arossi_it@yahoo.it.
*Provenance:* This is a Guest Editorial commissioned by Section Editor Qing-Yuan Huangi (Department of Thoracic Surgery, Shanghai Chest Hospital, Shanghai Jiao Tong University, Shanghai, China).
*Comment on:* Soria JC, Tan DS, Chiari R, *et al.* First-line ceritinib versus platinum-based chemotherapy in advanced ALK-rearranged non-small-cell lung cancer (ASCEND-4): a randomised, open-label, phase 3 study. Lancet,2017,389:917-929.

**View this article at:** http://dx.doi.org/10.21037/amj.2017.04.04

由于存在表皮生长因子受体（EGFR）驱动基因突变或间变性淋巴瘤激酶（ALK）和酪氨酸蛋白激酶ROS原癌基因（proto-oncogene tyrosine-protein kinase ROS，ROS1）的重排，约20%的白种非小细胞肺癌（NSCLC）患者[1]和50%的东亚[2]患者被诊断为癌基因成瘾性疾病。这些基因的改变有助于甄别哪些患者能从相应的抑制剂治疗中获益。然而，在这个个体化治疗的时代，由于大多数非小细胞肺癌患者并没有相应的基因改变，因此化疗仍是标准的一线治疗方案[3-4]。

ALK重排在非小细胞肺癌患者中的发生率为3%~7%，与之相关的特定的临床特征有不吸烟或轻度吸烟、年龄较小、具有印戒特征的腺癌[1-2]。克唑替尼作为一种口服对ALK、MET、ROS1激酶具有抑制作用的小分子酪氨酸激酶抑制剂（tyrosine kinase inhibitor，TKI），是针对这一亚类患者的标准治疗药物[3-4]。然而，大多数接受克唑替尼治疗的患者最终都会出现进展[5]，中枢神经系统（CNS）是常见的进展部位[6]。时至今日，包括色瑞替尼（LDK-378）、阿来替尼（CH-5424802）、布加替尼（AP26113）、劳拉替尼（PF-06463922）和恩沙替尼（X-396）在内的数种小分子药物已作为下一代ALK-TKIs被成功研发。它们在未接受过克唑替尼治疗和在克唑替尼治疗后出现进展的患者中均显示出了显著的疗效[7]。同时，由于大多数此类ALK-TKIs能够透过血脑屏障（blood-brain barrier，BBB），因而它们也具有提高脑转移控制率的潜力[7]。在这些新型抑制剂中，色瑞替尼已处于临床研究的后期阶段。基于早期试验的结果[8-10]，美国食品药品监督管理局（Food and Drug Administration，FDA）和欧洲药品管理局（European Medicine Agency，EMA），分别在2014年4月29日和2015年6月4日加速批准了色瑞替尼用于治疗出现进展或对克唑替尼无法耐受的ALK阳性的转移性非小细胞肺癌患者。

ASCEND-4[11]是一项开放性的、Ⅲ期研究，最近公布了其最终结果。在此研究中，376例初治的ALK重排的进展期非鳞非小细胞肺癌患者被随机分为两组：①色瑞替尼组——口服色瑞替尼，750 mg/d；②化疗组——顺铂（75 mg/m$^2$）或卡铂[曲线下面积（the area under the curve，AUC）5~6]联合培美曲塞（500 mg/m$^2$），3周/周期，共4个周期，然后以培美曲塞维持治疗。该研究纳入了有脑转移的患者。其主要终点是由不知情的独立审查委员会评估得出的无进展生存（PFS）。结果显示，中位无疾病进展生存期在色瑞替尼组为16.6个月，在化疗组为8.1个月（HR 0.55；95%CI：0.42~0.73；$P<0.00001$）；其中，在无脑转移的患者中（$n=255$）分别为26.3个月和8.8个月（HR 0.48；95%CI：0.33~0.69）；而在有脑转移的患者中（$n=121$）分别为10.7个月和6.7个月（HR 0.70；95%CI：0.44~1.12）。经不知情的独立审查委员会评估的总体反应率（ORR）在色瑞替尼组为72.5%，在化疗组为26.7%。在基线具有可测量脑转移病灶的患者中，色瑞替尼组和化疗组的总体颅内反应率分别为72.7%和27.3%。总生存时间（OS）的数据尚不成熟，因为色瑞替尼组暂未达到中位总生存时间，而化疗组为26.2个月（HR 0.73；95%CI：0.50~1.08；$P=0.056$）。化疗组中各药物的中位相对剂量强度为93.8%~99.2%，而色瑞替尼组为78.4%。据报道，色瑞替尼和化疗的药物相关毒性反应的发生率分别为97%和89%，≥3级的发生率分别为65%和40%。色瑞替尼最常见的毒性反应为谷丙转氨酶升高（30% vs 3%）、天门冬氨酸转氨酶升高（17% vs 2%）、γ-谷氨酰转移酶升高（29% vs 3%）。而化疗组较色瑞替尼组更常见的是≥3级的血液毒性反应，如贫血（7% vs 2%）、中性粒细胞减少（1% vs 11%）。在因不良事件而中断治疗的患者中，色瑞替尼组的占5%，化疗组的占11%。总体来说，色瑞替尼的生存质量更好一些[11]。

基于上述结果，色瑞替尼可考虑作为具有ALK重排的非小细胞肺癌患者未来一线治疗的选择。PROFILE 1014研究对克唑替尼（口服标准剂量：250 mg，每日两次）与化疗（顺铂75 mg/m² 或卡铂AUC 5-6联合培美曲塞500 mg/m²，3周/周期，6周期）进行了比较，其主要研究终点是由独立的影像学审查所确定的无疾病进展生存期。其结果在克唑替尼组为10.9个月，化疗组为7.0个月（HR 0.45；95%CI：0.35~0.60；$P<0.001$）[12]。

对比ASCEND-4[11] 和PROFILE 1014[12] 研究（表36-1），与色瑞替尼和克唑替尼作对照的都是铂类联合培美曲塞方案[11-12]。在ASCEND-4研究[11] 中，铂类联合培美曲塞后使用培美曲塞进行了维持治疗，这在当时是治疗非鳞非小细胞肺癌的标准方案，说明该化疗方案是有力的对照物；而在PROFILE 1014研究[12] 中，铂类联合培美曲塞给予了最大化的6周期治疗，然后随访至疾病进展。同样，此化疗方案在该研究开始时也是

标准方案。有趣的是，ASCEND-4研究中的化疗组的无疾病进展生存期比PROFILE 1014研究中的化疗组更好；同样的，色瑞替尼组的中位无疾病进展生存期也长于克唑替尼组。然而，PROFILE 1014研究中的化疗组的总体反应率高于ASCEND-4研究中的化疗组[11-12]。可能的原因是，在ASCEND-4研究中纳入了较多的脑转移患者（32%）从而影响了总体反应率。而在PROFILE 1014研究中，倾向性治疗的343例患者中有23%是先前接受过脑转移瘤治疗的。克唑替尼组和化疗组的中位无疾病进展生存期分别是9.0个月和4.0个月（HR 0.40；95%CI：0.23~0.69）。克唑替尼组的总体反应率（77%）较化疗组（28%，$P<0.001$）有显著提高[6]。在有脑转移的亚组患者中，两个研究的结果相似。但在ASCEDN-4研究[11] 中，16.7%的入组患者没有接受任何针对脑转移的治疗，其中8.2%基线可测量的未治疗的脑转移患者的颅内总体反应率在色瑞替尼组和化疗组分别为69.2%、27.8%[11]。临床前的大鼠模型试验结果显示，色瑞替尼能透过血脑屏障，其在颅内与血管内的浓度比大约为15%。色瑞替尼的这种效应在先前曾接受或未曾接受克唑替尼治疗的患者中均可观察到[13]。总的来说，有脑转移的患者接受色瑞替尼治疗的中位无疾病进展生存期为10.7个月，短于无脑转移患者的26.3个月。另外，对接受色瑞替尼治疗的患者来说，无论基线时有（48%）或无脑转移（30%）脑部都是首先出现进展的常见部位。因此，脑转移仍是一个重要的问题，特别是对于那些因癌基因成瘾而具有更长自然病程的非小细胞肺癌患者来说，更有效的中枢神经系统管理策略显得尤为必要。

当起始剂量为750 mg/d时，色瑞替尼常可发生毒性反应，主要为胃肠道反应（恶心、呕吐和腹泻）以及肝功能指标升高，使得80%的患者必须中断用药或减量。这些毒性反应多于PROFILE 1014研究[12] 中报道的克唑替尼的毒性反应——最常见的≥3级毒性反应是转氨酶水平的升高（14%）。尽管接受色瑞替尼治疗的患者中有65%发生了≥3级的毒性反应，但只有5%的患者因此中断用药[11]。事实上，调整色瑞替尼剂量和给予支持治疗是预防和控制这些毒性反应的最佳手段。鉴于此，一项比较色瑞替尼在低脂饮食状态下服用450 mg或600 mg剂量和空腹状态下服用750 mg标准剂量的全身暴露、有效性和安全性的Ⅰ期研究正在进行中。其主要观察终点是评估不同剂量下的色瑞替尼的血浆浓度，次要观察终点

表36-1　在克唑替尼和色瑞替尼一线治疗ALK重排的非小细胞肺癌的两个重要的Ⅲ期试验中患者的主要特征、结局及≥3级的毒性反应特征

| 特征 | PROFILE 1014[12] | | ASCEND-4[11] | |
| --- | --- | --- | --- | --- |
| | 克唑替尼 | 化疗 | 色瑞替尼 | 化疗 |
| 点数 | 172 | 171 | 189 | 187 |
| 脑转移（%） | 26 | 27 | 31 | 33 |
| ORR（%） | 74 | 45 | 72.5 | 26.7 |
| ORR 脑转移（%） | 77 | 28 | 46.3* | 21.2* |
| ORR 未经治疗的脑转移（%） | NR | NR | 46.9* | 29.0* |
| PFS（月） | 10.9 | 7.0 | 16.6 | 8.1 |
| HR（95%CI）；P 值 | 0.45（0.35~0.60）；P<0.001 | | 0.55（0.42~0.73）；P<0.00001 | |
| PFS 脑转移（月） | 9.0 | 4.0 | 10.7 | 6.7 |
| HR（95%CI）；P 值 | 0.40（0.23~0.69）；P<0.001 | | 0.70（0.44~1.12）；NR | |
| OS（月） | NM | NM | NM | 26.2 |
| 一年生存率（%） | 84 | 79 | 70.6° | 58.2° |
| 腹泻（%） | 2 | 1 | 5 | 1 |
| 恶心（%） | 1 | 2 | 3 | 5 |
| 呕吐（%） | 2 | 3 | 5 | 6 |
| 疲劳（%） | 3 | 2 | 4 | 3 |
| 氨基转移酶升高（%） | 14 | 2 | 31 | 3 |
| γ- 谷氨酰转移酶（%） | NR | NR | 29 | 3 |
| 食欲下降（%） | 2 | 1 | 1 | 1 |
| 中性粒细胞减少症（%） | 11 | 15 | 1 | 11 |

*，颅内反应率；°，2年生存率。ALK，间变性淋巴瘤激酶；HR，风险比；CI，置信区间；NR，未报道；NM，尚不成熟。

是安全性和总体反应率[14]。

需要强调的是，因为缺乏关于克唑替尼和色瑞替尼的头对头的试验，所以在将ASCEND-4和PROFILE 1014两个研究间的数据进行比较分析时应该考虑到交叉试验比较的注意事项。不幸的是，色瑞替尼组被用来与化疗组相比，而不是与作为ALK重排肺癌患者的标准治疗的克唑替尼组相比。这是因为在开始进行ASCEND-4研究时，克唑替尼尚未成为一线治疗方案。ASCEND-4研究为该亚组患者的一线治疗提供了新选择。同时，该研究结果还说明，在进行个体化药物选择时应兼顾疗效和毒性反应间的平衡。时至今日，J-ALEX研究是唯一对两种ALK-TKIs进行头对头比较的研究。通过对克唑替尼和阿来替尼进行比较，结果显示新一代ALK-TKIs的疗效可能优于克唑替尼，尤其是在脑转移的患者中[15]。目前有在

一线治疗中头对头比较新一代ALK-TKIs的Ⅲ期研究正在进行或将要进行，它们可能会给这一亚组的非小细胞肺癌患者的治疗带来新的重要信息。鉴于ASCEND-4研究报道的非常引人注目的中位无疾病进展生存期，色瑞替尼最有可能在未来的头对头试验中成为最佳的对照物。当多个ALK-TKIs出现时，随之而来的问题是：哪一种药物才是那些在一线ALK-TKIs治疗后出现进展但又仍然是ALK依赖患者后续治疗的最佳选择？未来，期待关于在具有ALK成瘾的非小细胞肺癌患者中使用不同的ALK-TKIs进行不同的后续治疗方案的研究。

## 声明

本文作者宣称无任何利益冲突。

## 参考文献

[1] Kris MG, Johnson BE, Berry LD, et al. Using multiplexed assays of oncogenic drivers in lung cancers to select targeted drugs[J]. JAMA, 2014, 311(19): 1998-2006.

[2] Shi Y, Au JS, Thongprasert S, et al. A prospective, molecular epidemiology study of EGFR mutations in Asian patients with advanced non-small-cell lung cancer of adenocarcinoma histology (PIONEER)[J]. J Thorac Oncol, 2014, 9(2): 154-162.

[3] Masters GA, Temin S, Azzoli CG, et al. Systemic Therapy for Stage IV Non-Small-Cell Lung Cancer: American Society of Clinical Oncology Clinical Practice Guideline Update[J]. J Clin Oncol, 2015, 33(30): 3488-3515.

[4] Novello S, Barlesi F, Califano R, et al. Metastatic non-small-cell lung cancer: ESMO Clinical Practice Guidelines for diagnosis, treatment and follow-up[J]. Ann Oncol, 2016, 27: v1-v27.

[5] Katayama R, Shaw AT, Khan TM, et al. Mechanisms of acquired crizotinib resistance in ALK-rearranged lung Cancers[J]. Sci Transl Med, 2012, 4(120): 120ra17.

[6] Solomon BJ, Cappuzzo F, Felip E, et al. Intracranial Efficacy of Crizotinib Versus Chemotherapy in Patients With Advanced ALK-Positive Non-Small-Cell Lung Cancer: Results From PROFILE 1014[J]. J Clin Oncol, 2016, 34(24): 2858-2865.

[7] Rossi A. Alectinib for ALK-positive non-small-cell lung cancer[J]. Expert Rev Clin Pharmacol, 2016, 9: 1005-1013.

[8] Shaw AT, Kim DW, Mehra R, et al. Ceritinib in ALK-rearranged non-small-cell lung cancer[J]. N Engl J Med, 2014, 370: 1189-1197.

[9] Kim DW, Mehra R, Tan DS, et al. Activity and safety of ceritinib in patients with ALK-rearranged non-small-cell lung cancer (ASCEND-1): updated results from the multicentre, open-label, phase 1 trial[J]. Lancet Oncol, 2016, 17(4): 452-463.

[10] Nishio M, Murakami H, Horiike A, et al. Phase I Study of Ceritinib (LDK378) in Japanese Patients with Advanced, Anaplastic Lymphoma Kinase-Rearranged Non-Small-Cell Lung Cancer or Other Tumors[J]. J Thorac Oncol, 2015, 10(7): 1058-1066.

[11] Soria JC, Tan DS, Chiari R, et al. First-line ceritinib versus platinum-based chemotherapy in advanced ALK-rearranged non-small-cell lung cancer (ASCEND-4): a randomised, open-label, phase 3 study[J]. Lancet, 2017, 389(10072): 917-929.

[12] Solomon BJ, Mok T, Kim DW, et al. First-line crizotinib versus chemotherapy in ALK-positive lung cancer[J]. N Engl J Med, 2014, 371: 2167-2177.

[13] Toyokawa G, Seto T, Takenoyama M, et al. Insights into brain metastasis in patients with ALK+ lung cancer: is the brain truly a sanctuary?[J]. Cancer Metastasis Rev, 2015, 34(4): 797-805.

[14] Pharmacokinetic and safety study of lower doses of ceritinib taken with a low-fat meal versus 750 mg of ceritinib in the fasted state in adult patients with (ALK-positive) metastatic non-small cell lung cancer (NSCLC)[Z/OL]. (NCT02299505) (This study is currently recruiting participants). Available online: https://www.cancer.gov (accessed on: March 18, 2017).

[15] Nokihara H, Hida T, Kondo M, et al. Alectinib (ALC) versus crizotinib (CRZ) in ALK-inhibitor naive ALK-positive non-small cell lung cancer (ALK+ NSCLC): Primary results from the J-ALEX study[J]. J Clin Oncol, 2016, 34: abstr 9008.

译者：谭志博，南方医科大学深圳医院
审校：杜小军，贵州医科大学附属医院

doi: 10.21037/amj.2017.04.04

**Cite this article as:** Rossi A. Ceritinib: a new first-line therapy against ALK-rearranged lung cancer? AME Med J 2017;2:50.

# 第三十七章　间变性淋巴瘤激酶重排的晚期非小细胞肺癌最佳的一线治疗是什么？

**Ikuo Sekine**

Department of Medical Oncology, Faculty of Medicine, University of Tsukuba, Tsukuba, Ibaraki, Japan
*Correspondence to:* Ikuo Sekine, MD, PhD. Professor, Department of Medical Oncology, Faculty of Medicine, University of Tsukuba, Tennodai 1-1-1, Tsukuba, Ibaraki 305-8575, Japan. Email: isekine@md.tsukuba.ac.jp.

*Provenance:* This is an invited Editorial commissioned by the Section Editor Long Jiang (Second Affiliated Hospital, Institute of Respiratory Diseases, Zhejiang University School of Medicine, Hangzhou, China).
*Comment on:* Soria JC, Tan DS, Chiari R, *et al.* First-line ceritinib versus platinum-based chemotherapy in advanced ALK-rearranged non-small-cell lung cancer (ASCEND-4): a randomised, open-label, phase 3 study. Lancet,2017,389:917-929.

View this article at: http://dx.doi.org/10.21037/jtd.2017.04.43

间变性淋巴瘤激酶（ALK）基因重排作为致癌驱动基因在非小细胞肺癌（NSCLC）患者中的发生率为3%~8%[1-2]。这些患者往往比没有驱动基因突变的患者更年轻，没有或有轻度吸烟史。ALK重排的肿瘤通常是腺癌，且通常具有以腺泡为主的结构[3]。一般来说，ALK重排与其他激活突变是互相排斥的，如表皮生长因子受体（EGFR）和KRAS突变[2]。

克唑替尼作为第1个引入临床的ALK-酪氨酸激酶抑制剂，在61%的患者中表现出显著的肿瘤治疗效果，并且在之前治疗失败的ALK重排NSCLC患者中的1年存活率可达到75%[4-5]。此外，一项Ⅲ期临床试验（PROFILE1014）结果显示，与常规铂类加培美曲塞化疗相比克唑替尼的中位无进展生存期（PFS）在临床上和统计学上均获得了显著改善[10.9个月（8.3~13.9个月）*vs* 7.0个月（6.8~8.2个月），HR为0.45（95%CI：0.35~0.60）][6]。然而，在大多数患者中，肿瘤最终都会因为原发部位体积的增大和转移灶的出现而进展，脑转移是最常见的进展部位。这种在克唑替尼治疗期间出现的获得性耐药的主要机制，30%~50%是因为肿瘤中出现了靶基因的改变（ALK激酶结构域突变和ALK融合基因扩增）；30%~40%是因为肿瘤的旁路被一些基因所激活，它们包括EGFR，KRAS，KIT和胰岛素样生长因子1受体（Insulin-like growth factor 1 receptor，IGF1R）[2,7-10]。

由于多达50%的对克唑替尼耐药的肿瘤被认为是ALK通路依赖型的，因此已经开发了第二代ALK-酪氨酸激酶抑制剂来增强抗ALK的活性。这些药物在体外实验中有效抑制了具有克唑替尼耐药突变肿瘤细胞的生长（表37-1）[11-14]。色瑞替尼是一种有效的ALK抑制剂，对IGF1R和胰岛素样生长因子1受体也同样具有抑制作用[15]。一项关于色瑞替尼的Ⅰ期扩大队列研

表 37-1　出现克唑替尼耐药突变后 ALK 抑制剂的体外敏感性

| 突变类型 | 克唑替尼 | 色瑞替尼 | 阿来替尼 | 布加替尼 |
| --- | --- | --- | --- | --- |
| 1151 T-ins | R | S 或 R | S | S |
| L1152P | R | R | S | S |
| L1152R | R | R | S | S |
| C1156Y | R | S 或 R | S | S |
| I1171N | R | S | R | S |
| I1171T | R | S | R | – |
| F1174C | R | R | – | S |
| F1174L | R | S | S | S |
| F1174V | R | S | S | S |
| V1180L | R | S | R | S |
| L1196M | R | S | S | S |
| L1198F | R | R | S | S |
| G1202R | R | R | R | S |
| D1203N | R | S | S | S |
| S1206F | R | S | S | S |
| S1206Y | R | S | S | S |
| E1210K | R | S | S | S |
| F1245C | R | – | S | S |
| G1269A | R | S | S | S |
| G1269S | R | S | S | – |
| R1275Q | R | – | S | S |

ALK，间变性淋巴瘤激酶；R，耐药；S，敏感。

究（ASCEND-1）结果显示，在ALK重排的NSCLC患者中，未经ALK抑制剂治疗过的患者的客观缓解率为72%，而经ALK抑制剂治疗过的患者的客观缓解率为56%[16]。一项在已接受过细胞毒性药物化疗并在克唑替尼治疗期间出现疾病进展的患者中进行的Ⅱ期临床研究（ASCEND-2）结果显示，色瑞替尼的治疗反应率为38.6%[17]。阿来替尼是另一种治疗对克唑替尼耐药的NSCLC非常有希望的ALK抑制剂。两项关于克唑替尼难治性ALK重排NSCLC患者的Ⅱ期临床试验结果显示，用阿来替尼治疗的患者的客观缓解率为48%~50%[18-19]。布加替尼（AP26113）对广泛的ALK基因二次突变都有

效，其中包括了引起克唑替尼、色瑞替尼和阿来替尼耐药的G1202R突变（表37-1）。它还可以抑制包括L858R和L858R/T790M突变在内的EGFR的突变[14]，且在克唑替尼耐药的NSCLC患者中也具有62%的最高反应率[20]。

有趣的是，在接受第二代ALK抑制剂的患者中有56%存在ALK耐药突变，而在接受克唑替尼治疗的患者中仅有20%（$P=0.0002$）。这表明对ALK抑制的不足可能会引起旁路的激活，并导致了肿瘤的治疗困难[9]。因此，在治疗开始时就使用能更全面地抑制ALK的第二代ALK抑制剂对于改善患者的生存可能更为重要。

Soria等报道了一项在晚期非鳞状ALK重排NSCLC的患者中对比一线使用色瑞替尼与铂类联合培美曲塞化疗的Ⅲ期临床研究的结果（ASCEND-4）[21]。该研究的主要终点是由不知情的独立审查委员会评估的PFS。这个研究在设计时，在假定化疗和色瑞替尼的中位PFS分别为8个月和13个月的情况下，为了排除零假设在单侧2.5%的显著性水平下要达到90%的效力需要205次PFS事件。最终样本量被确定为348名患者，估计招募期为32个月，退出率为15%。实际上该研究最终纳入了376例没有接受过全身抗肿瘤治疗的ALK重排NSCLC患者。他们被随机分配接受色瑞替尼（750 mg/d）治疗（$n=189$）或静脉注射化疗[顺铂（75 mg/m²）或卡铂（曲线下面积5~6）联合培美曲塞（500 mg/m²），3周/次]（$n=186$）。结果显示，两种治疗的耐受性均良好；大多数毒性反应严重程度为1~2级。除了色瑞替尼组中30%的患者出现肝功能障碍和化疗组中11%的患者出现中性粒细胞减少症外，在不到10%的患者中观察到了3~4级毒性反应。独立审查委员会评估的客观缓解率（95%CI）在色瑞替尼组和化疗组分别为72.5%（65.5%~78.7%）和26.7%（20.5%~33.7%）；中位（95%CI）反应持续时间分别为23.9个月（16.6个月~不可估计）和11.1个月（7.8个月~16.4个月）；中位（95%CI）PFS分别为16.6个月（12.6个月~27.2个月）和8.1个月（5.8个月~11.1个月），HR为0.55（95%CI：0.42~0.73）。具有不同临床特征的大多数亚组患者都可以从色瑞替尼中获益。在脑转移患者中（$n=121$），色瑞替尼和化疗组的中位（95%CI）PFS分别为10.7个月（8.1个月~16.4个月）和6.7个月（4.1个月~10.6个月），HR为0.70（95%CI：0.44~1.12）。在停用化

的患者中（n=145），105例（72%）接受了ALK抑制剂治疗，其中80例（55%）接受的是色瑞替尼治疗。该研究的总生存时间数据并不成熟，因为在色瑞替尼组未达到中位总生存时间，而在化疗组为26.2个月，HR为0.73（95%CI：0.50~1.08，P=0.056）。24个月的预估总体生存率（95%CI）在色瑞替尼组为70.6%（62.2%~77.5%），在化疗组为58.2%（47.6%~67.5%）。这些结果清楚地表明该研究的主要目的已经达到了。

在一项Ⅲ期临床试验中也将阿来替尼作为一线治疗与克唑替尼进行了比较（J-ALEX）[22]。该研究共纳入了207例晚期ALK重排NSCLC患者，他们被随机分为阿来替尼组（阿来替尼300 mg 2次/d），和克唑替尼组（克唑替尼250 mg 2次/d），直至疾病进展或出现不可耐受的毒性反应。结果显示，客观缓解率（95%CI）在阿来替尼和克唑替尼两组中分别为91.6%（85.6%~97.5%）和78.9%（70.5%~87.3%）。该研究的主要终点——中位（95%CI）PFS在阿来替尼组还未达到（20.3个月~不可估计），在克唑替尼组为10.2个月（8.2个月~12.0个月），HR为0.34（99%CI：0.17~0.71）。除了在亚洲（ClinicalTrials.gov Identifier，NCT02075840）的中国、韩国和泰国（ClinicalTrials.gov Identifier，NCT02838420）外，还有两项设计相同的Ⅲ期临床试验正在进行中。

这些对克唑替尼、色瑞替尼和阿来替尼进行评估的Ⅲ期临床试验结果显示，在接受化疗或克唑替尼治疗后的患者仍可获得稳定的中位PFS，分别为7个月~8个月和10~11个月。与这些疗效数据相比，第二代ALK抑制剂具有非常好的前景，其中位PFS超过了16个月（表37-2）[6,21-22]。此外，一项在没有接受任何ALK抑制剂治疗过的ALK重排晚期NSCLC患者中进行的布加替尼与克唑替尼对比的Ⅲ期临床试验（ALTA-1L）正在进行中（ClinicalTrials.gov Identifier，NCT02737501）。由此可见，对这些第二代ALK抑制剂进行比较研究可能是很有必要的。

虽然对于一种新的抗肿瘤药物来说总生存时间是一个非常重要的指标，但在这种情况下评估一线药物与总生存时间之间的关系是非常困难的。与一线治疗后的PFS相比，进展后的生存时间可能与总生存时间更接近[23]。然而，由于受到二线或后期治疗中使用的多种药物以及在临床实践中所使用的支持治疗的影响，因此进展后的治疗方案难以在治疗组之间保持平衡。越来越多的证据表明，进展后抗癌药物的选择应基于肿瘤再次活检的结果[24]。液体活检的发展将有助于在临床实践中实现这一策略。

表 37-2　ALK 抑制剂作为一线用药的Ⅲ期临床试验汇总

| 研究 | 患者总数 N | 治疗组 | | | |
| --- | --- | --- | --- | --- | --- |
| | | 铂类双药 | 克唑替尼 | 色瑞替尼 | 阿来替尼 |
| 中位 PFS，月（95%CI） | | | | | |
| PROFILE1014 | 343 | 7.0（6.8~8.2） | 10.9（8.3~13.9） | – | – |
| ASCEND-4 | 376 | 8.1（5.8~11.1） | – | 16.6（12.6~27.2） | – |
| J-ALEX | 207 | – | 10.2（8.2~12.0） | – | NR（20.3~NE） |
| 客观缓解率（95%CI） | | | | | |
| PROFILE1014 | 343 | 45（37.0~53.0） | 74（67.0~81.0） | – | – |
| ASCEND-4 | 376 | 26.7（20.5~33.7） | – | 72.5（65.5~78.7） | – |
| J-ALEX | 173 | – | 78.9（70.5~87.3） | – | 91.6（85.6~97.5） |

ALK，间变性淋巴瘤激酶；CI，置信区间；PFS，无进展生存期。

## 致谢

作者对Editage（www.editage.jp）在英语语言润色方面的帮助表示感谢。

## 声明

利益冲突：作者接收了来自日本中外制药株式会社、诺华制药公司以及辉瑞公司的酬金。

## 参考文献

[1] Kris MG, Johnson BE, Berry LD, et al. Using multiplexed assays of oncogenic drivers in lung cancers to select targeted drugs[J]. JAMA, 2014, 311(19): 1998-2006.

[2] Gainor JF, Varghese AM, Ou SH, et al. ALK rearrangements are mutually exclusive with mutations in EGFR or KRAS: an analysis of 1,683 patients with non-small cell lung cancer[J]. Clin Cancer Res, 2013, 19(15): 4273-4281.

[3] Inamura K, Takeuchi K, Togashi Y, et al. EML4-ALK lung cancers are characterized by rare other mutations, a TTF-1 cell lineage, an acinar histology, and young onset[J]. Mod Pathol, 2009, 22(4): 508-515.

[4] Camidge DR, Bang YJ, Kwak EL, et al. Activity and safety of crizotinib in patients with ALK-positive non-small-cell lung cancer: updated results from a phase 1 study[J]. Lancet Oncol, 2012, 13(10): 1011-1019.

[5] Kwak EL, Bang YJ, Camidge DR, et al. Anaplastic lymphoma kinase inhibition in non-small-cell lung cancer[J]. N Engl J Med, 2010, 363(18): 1693-1703.

[6] Solomon BJ, Mok T, Kim DW, et al. First-line crizotinib versus chemotherapy in ALK-positive lung cancer[J]. N Engl J Med, 2014, 371: 2167-2177.

[7] Doebele RC, Pilling AB, Aisner DL, et al. Mechanisms of resistance to crizotinib in patients with ALK gene rearranged non-small cell lung cancer[J]. Clin Cancer Res, 2012, 18(5): 1472-1482.

[8] Katayama R, Shaw AT, Khan TM, et al. Mechanisms of acquired crizotinib resistance in ALK-rearranged lung cancers[J]. Sci Transl Med, 2012, 4(120): 120ra17.

[9] Gainor JF, Dardaei L, Yoda S, et al. Molecular mechanisms of resistance to first- and second-generation ALK inhibitors in ALK-rearranged lung cancer[J]. Cancer Discov, 2016, 6(10): 1118-1133.

[10] Katayama R, Lovly CM, Shaw AT. Therapeutic targeting of anaplastic lymphoma kinase in lung cancer: a paradigm for precision cancer medicine[J]. Clin Cancer Res, 2015, 21(10): 2227-2235.

[11] Friboulet L, Li N, Katayama R, et al. The ALK inhibitor ceritinib overcomes crizotinib resistance in non-small cell lung cancer[J]. Cancer Discov, 2014, 4(6): 662-673.

[12] Sakamoto H, Tsukaguchi T, Hiroshima S, et al. CH5424802, a selective ALK inhibitor capable of blocking the resistant gatekeeper mutant[J]. Cancer Cell, 2011, 19(5): 679-690.

[13] Kodama T, Tsukaguchi T, Yoshida M, et al. Selective ALK inhibitor alectinib with potent antitumor activity in models of crizotinib resistance[J]. Cancer Lett, 2014, 351(2): 215-221.

[14] Zhang S, Anjum R, Squillace R, et al. The potent ALK inhibitor brigatinib (AP26113) overcomes mechanisms of resistance to first- and second-generation ALK inhibitors in preclinical models[J]. Clin Cancer Res, 2016, 22(22): 5527-5538.

[15] Marsilje TH, Pei W, Chen B, et al. Synthesis, structure-activity relationships, and in vivo efficacy of the novel potent and selective anaplastic lymphoma kinase (ALK) inhibitor 5-chloro-N2-(2-isopropoxy-5-methyl-4-(piperidin-4-yl) phenyl) -N4-(2-(isopropylsulfonyl) phenyl) pyrimidine-2,4-diamine (LDK378) currently in phase 1 and phase 2 clinical trials[J]. J Med Chem, 2013, 56(14): 5675-5690.

[16] Kim DW, Mehra R, Tan DS, et al. Activity and safety of ceritinib in patients with ALK-rearranged non-small-cell lung cancer (ASCEND-1): updated results from the multicentre, open-label, phase 1 trial[J]. Lancet Oncol, 2016, 17(4): 452-463.

[17] Crinò L, Ahn MJ, De Marinis F, et al. Multicenter phase II study of whole-body and Intracranial Activity With Ceritinib in Patients with ALK-rearranged non-small-cell lung cancer previously treated with Chemotherapy and Crizotinib: results from ASCEND-2[J]. J Clin Oncol, 2016, 34(24): 2866-2873.

[18] Shaw AT, Gandhi L, Gadgeel S, et al. Alectinib in ALK-positive, crizotinib-resistant, non-small-cell lung cancer: a single-group, multicentre, phase 2 trial[J]. Lancet Oncol, 2016, 17(2): 234-242.

[19] Ou SH, Ahn JS, De Petris L, et al. Alectinib in Crizotinib-Refractory ALK-Rearranged Non-Small-Cell Lung Cancer: A Phase II Global Study[J]. J Clin Oncol, 2016, 34(7): 661-668.

[20] Gettinger SN, Bazhenova LA, Langer CJ, et al. Activity and safety of brigatinib in ALK-rearranged non-small-cell lung cancer and other malignancies: a single-arm, open-label, phase 1/2 trial[J]. Lancet Oncol, 2016, 17(12): 1683-1696.

[21] Soria JC, Tan DS, Chiari R, et al. First-line ceritinib versus platinum-based chemotherapy in advanced ALK-rearranged non-small-cell lung cancer (ASCEND-4): a randomised, open-label, phase 3 study[J]. Lancet, 2017, 389(10072): 917-929.

[22] Nokihara H, Hida T, Kondo M, et al. Alectinib (ALC) versus crizotinib (CRZ) in ALK-inhibitor naive ALK-positive non-

small cell lung cancer (ALK + NSCLC): Primary results from the J-ALEX study[J]. J Clin Oncol, 2016, 34: abstr 9008.

[23] Hotta K, Kiura K, Fujiwara Y, et al. Role of survival post-progression in phase III trials of systemic chemotherapy in advanced non-small-cell lung cancer: a systematic review[J]. PLoS One, 2011, 6(11): e26646.

[24] Ou SH, Milliken JC, Azada MC, et al. ALK F1174V mutation confers sensitivity while ALK I1171 mutation confers resistance to alectinib. The importance of serial biopsy post progression[J]. Lung Cancer, 2016, 91: 70-72.

译者：冷雪峰，电子科技大学医学院附属肿瘤医院
审校：杜小军，贵州医科大学附属医院

**Cite this article as:** Sekine I. What is the optimal first-line treatment for advanced anaplastic lymphoma kinase-rearranged non-small cell lung cancer? J Thorac Dis 2017;9(5):E447-E450. doi: 10.21037/jtd.2017.04.43

# 第三十八章　ASCEND-4、PROFILE1004和J-ALEX3个 Ⅲ 期研究给了我们什么启示？

**Nobuaki Ochi, Nagio Takigawa**

General Internal Medicine 4, Kawasaki Medical School, Okayama, Japan
*Correspondence to:* Nagio Takigawa. General Internal Medicine 4, Kawasaki Medical School, Okayama, Japan. Email: ntakigaw@gmail.com.

*Provenance:* This is an invited Editorial commissioned by Section Editor Shaohua Cui (Department of Pulmonary Medicine, Shanghai Chest Hospital, Shanghai Jiao Tong University, Shanghai, China).
*Comment on:* Soria JC, Tan DS, Chiari R, *et al*. First-line ceritinib versus platinum-based chemotherapy in advanced ALK-rearranged non-small-cell lung cancer (ASCEND-4): a randomised, open-label, phase 3 study. Lancet,2017,389:917-929.

**View this article at:** http://dx.doi.org/10.21037/tcr.2017.04.20

棘皮动物微管相关类蛋白4与间变性淋巴瘤激酶（Echinoderm microtubule-associated protein-like 4-anaplastic lymphoma kinase，EML4/ALK）融合在非小细胞肺癌（NSCLC）患者中的发生率为4%~5%[1]。第一代ALK激酶抑制剂（TKI）——克唑替尼在这些患者中的客观反应率（ORR）和无进展生存期（PFS）都显著优于含铂双药化疗（中位PFS：10.9个月 *vs* 7个月；进展或死亡风险比：0.45；ORR：74% *vs* 45%）（PROFILE 1014）[2]。目前ALK-TKI已被认为是新诊断ALK阳性晚期NSCLC患者的一线治疗方案。色瑞替尼是下一代选择性ALK抑制剂，其效能是克唑替尼的28~39倍。另外，体内体外研究均已证实色瑞替尼可以克服克唑替尼的诸多耐药机制[3]。

Soria等[4]在最近发表的文章中对色瑞替尼和铂类联合培美曲塞双药化疗后继续培美曲塞维持治疗在未接受过化疗的ALK阳性晚期NSCLC患者中的疗效、安全性和患者主观疗效进行了比较。该研究是由来自28个国家134个机构参与的随机、开放、全球性、Ⅲ期研

究。入组患者为经VENTANA抗ALK（D5F3）免疫组化证实的ALK重排且为晚期或转移的非鳞NSCLC患者。他们被分为如下两组：色瑞替尼组：色瑞替尼，750 mg/d；化疗组：铂类（顺铂，75mg/m² 或卡铂，曲线下面积5~6）联合培美曲塞，500 mg/m²，21 d/周期，4周期，然后继续培美曲塞，21 d/次维持治疗至疾病进展。该研究的主要终点为PFS。中位PFS在色瑞替尼组和化疗组分别为16.6个月（95%CI：12.6~27.6）和8.1个月（95%CI：5.8~11.1）（HR 0.55；95%CI：0.42~0.73；*P*<0.00001）（表38-1）。因此，色瑞替尼被定位为ALK重排晚期NSCLC患者的一线治疗方案。ASCEND-4是第一个证实了下一代ALK-TKI在PFS方面优于铂类联合培美曲塞双药化疗后继续培美曲塞维持治疗方案的研究。

在开始于2011年1月的PROFILE 1014研究之后，顺铂联合培美曲塞双药化疗后继续培美曲塞维持治疗的方案被认为是机体功能状态（Performance status，PS）良好的非鳞NSCLC患者的标准治疗[5-6]。就此而言，ASCEND-4研究为我们提供了一个在当前真实临床

表 38-1　ASCEND-4、PROFILE1014 和 J-ALEX 研究的患者特征、结局和不良事件比较

| 临床试验 | ALK 阻滞剂 | | | 控制组 | | |
| --- | --- | --- | --- | --- | --- | --- |
| | ASCEND-4 | PROFILE1014 | J-ALEX | ASCEND-4 | PROFILE1014 | J-ALEX |
| | 色瑞替尼 | 克唑替尼 | 阿来替尼 | Pt + PEM > PEM | Pt + PEM | 克唑替尼 |
| 随机病例数 | 189 | 172 | 103 | 187 | 171 | 104 |
| PS（%）0/1/2 | 37/57/7 | 94/6[+] | 52.4/45.6/1.9 | 37/56/7 | 95/5[+] | 46.2/51.9/1.9 |
| 分期（%）Ⅲ / Ⅳ /（rec） | 5/95 | 2/98 | 2.9/73.8/（23.3） | 3/97 | 2/98 | 2.9/72.1/（25.0） |
| 脑转移（%） | 31.0 | 26.0 | 13.6 | 33.0 | 27.0 | 27.9 |
| PFS（m） | 16.6 | 10.9 | >20.3 | 8.1 | 7.0 | 10.2 |
| 　HR（vs 控制组） | 0.55 | 0.45 | 0.34 | | | |
| PFS with BM（m） | 13.5 | 9.0 | NR | 6.7 | 4.0 | 10.2 |
| 　HR（vs 控制组） | 0.58 | 0.40 | 0.09 | | | |
| OS（m） | NR | NR | NR | 26.2 | NR | NR |
| 　HR（vs 控制组） | 0.73 | 0.82 | – | | | |
| 回应率（%） | 72.5 | 74.0 | 76.0 | 26.7 | 45.0 | 71.0 |
| 不良事件（%）（所有等级） | | | | | | |
| 　腹泻 | 85.0 | 61.0 | 8.7 | 11.0 | 13.0 | 73.1 |
| 　恶心 | 69.0 | 56.0 | 10.7 | 55.0 | 59.0 | 74.0 |
| 　呕吐 | 66.0 | 46.0 | 5.8 | 36.0 | 36.0 | 57.7 |
| 　ALT 升高 | 60.0 | 36.0[+] | 8.7 | 22.0 | 13.0[+] | 31.7 |
| 　AST 升高 | 53.0 | 36.0[+] | 10.7 | 19.0 | 13.0[+] | 30.8 |
| 　IP | 2.0 | 1.0 | 7.8 | 1.0 | 0.0 | 7.7 |

[+]，包括 ALT、AST 升高；[+]，包括 PS 0/1 和 PS 2 分。Rec，手术后复发；NR，未达到；PFS，无进展生存期；OS，总生存期；HR，风险比；IP，间质性肺炎。

中不支持化疗的有效的参照物。参考PROFILE 1014和ASCEND-4研究的结果，我们非常确定ALK-TKI可以作为ALK阳性的晚期NSCLC患者的标准一线治疗方案；同时，色瑞替尼还是与目前含培美曲塞维持治疗的标准化疗方案进行了比较的唯一的ALK-TKI。

　　由于色瑞替尼较高的血脑屏障通透性[7]，ASCEND-4研究纳入了无症状或症状稳定的脑转移患者，并预先计划了要对他们的颅内治疗反应进行评估。之前的色瑞替尼Ⅰ期试验结果显示，其在未接受化疗和治疗失败后接受色瑞替尼治疗的患者中均可获得显著的颅内反应率和持续反应时间（ORR：63%和36%；持续反应时间：8.2个月和11.1个月）[8]。人们对PROFILE 1014研究中一线使用色瑞替尼（n=39）和化疗（n=40）处理过的脑转移患者的颅内疗效进行了大量分析[9]。结果显示，克唑替尼组在ORR（77% vs 28%；P<0.001）、中位PFS（9.0个月 vs 4.0个月；P<0.001）、中位意向治疗时间（15.7个月 vs 12.5个月；P=0.063）方面似乎更具有优势。尽管克唑替尼对脑转移患者的确有效，但包含色瑞替尼、阿来替尼[10]、布加替尼[11]、劳拉替尼[12]在内的新一代ALK-TKIs可能具有更好的颅内临床治疗反应[13]。ASCEND-4研究结果显示，在有基线可测量病灶的患者中，色瑞替尼组和铂类联合培美曲塞化疗后继续培美曲塞维持治疗的化疗组的总体颅内反应率分别为72.7%和27.3%（HR：0.58）[4]。虽然与不进行维持治疗相比培美曲塞维持治疗是否可抑制脑转移仍然不清楚，但立体定向放疗后继续培美曲塞治疗的确抑制了脑转移的发

生[14]。最近报道了一项在未经ALK-TKI治疗过的ALK阳性NSCLC的日本患者中进行的随机对照（阿来替尼 vs 克唑替尼）研究，结果显示阿来替尼组的PFS时间较克唑替尼组更长（20.3个月 vs 10.2个月，表38-1）[15]。尽管脑转移患者在两组分布不均（阿来替尼组有13.6%，克唑替尼组有27.9%，表38-1），但他们的PFS的HR达到了0.09。由此可见，克唑替尼和阿来替尼的颅内活性要优于化疗，而且阿来替尼（色瑞替尼也可能）在脑转移ALK阳性患者中具有更好的治疗反应和PFS。

ASCEND-4研究中的不良事件多为轻度和可耐受的。虽然色瑞替尼组的腹泻、恶心、呕吐等胃肠毒性高于化疗组，但大多为1~2级（表38-1）。色瑞替尼组仅有5%的患者因为不良反应而中断治疗。另外，这些毒性反应也可通过减少剂量（450或600 mg/d）或暂停用药而得到治疗[16]。同时，在色瑞替尼组（ASCEND-4）和克唑替尼组（PROFILE 1014和J-ALEX）转氨酶也有所升高（表38-1）。尽管在J-ALEX研究中克唑替尼和阿来替尼组的间质性肺炎发生率（8%）均较高，但其更多见于日本裔患者[17]。因此，尽管不能确定色瑞替尼间质性肺炎的发生率是否比克唑替尼和阿来替尼更低，但可以看出阿来替尼的不良事件似乎比克唑替尼和色瑞替尼更少。

关于下一代ALK-TKIs在ALK阳性患者中应用的Ⅲ期研究已经开始进行了：①NCT02075840（ALEX）是一项在美国地区未经系统性治疗过的患者中对比阿来替尼和克唑替尼的研究。②NCT02373501（ALTA-1L）是在之前至多接受过1种化疗方案且没有经包括ALK-TKI在内的TKIs治疗过的患者中对布加替尼和克唑替尼进行比较的研究。③NCT02767804（eXalt3）是在之前至多接受过1种化疗方案且没有经ALK-TKIs治疗过的患者中对恩沙替尼和克唑替尼进行比较的研究。目前，劳拉替尼在初治或已接受过其他ALK-TKIs治疗的患者中应用的研究也正在进行中（NCT01970865，NCT02927340）。随后，在2017年4月14日又启动了一项在未接受过系统性治疗的晚期ALK阳性的NSCLC患者中比较劳拉替尼和克唑替尼的Ⅲ期研究（NCT03052608）。这些研究的结果将有助于人们设计出效果更好、不良反应更小的方案来治疗ALK阳性NSCLC。

在不影响生活质量的情况下，使ALK阳性晚期NSCLC患者远期生存获益并最终治愈是我们努力的目标。为此，临床研究中使用了新的ALK-TKIs、细胞毒性药物、血管生成抑制剂和免疫检查点抑制剂等方法来克服耐药[18]。从长期整体生存的角度来看，ASCEND-4、PROFILE 1014和J-ALEX研究的试验组的获益并不明确。因此，包括培美曲塞在内的细胞毒性化疗和第一代ALK-TKI（如克唑替尼）在一线治疗中可能仍然是有用的，因为它们的耐药机制和克服耐药的治疗策略已经被阐明[19-20]。那些热衷并投身于此类转化和临床研究的工作者们将给这些罹患顽疾的患者带来生存的曙光[21-23]。

## 致谢

基金：本研究的部分内容获得了JSPS KAKENHI（基金号：JP26830118）的资助。

## 声明

利益冲突：N Takigawa接受了辉瑞公司、日本中外制药株式会社、诺华制药和日本礼来的研究基金和谢礼；N Ochi宣称无利益冲突。

## 参考文献

[1] Takeuchi K, Choi YL, Soda M, et al. Multiplex reverse transcription-PCR screening for EML4-ALK fusion transcripts[J]. Clin Cancer Res, 2008, 14(20): 6618-6624.

[2] Solomon BJ, Mok T, Kim DW, et al. First-line crizotinib versus chemotherapy in ALK-positive lung cancer[J]. N Engl J Med, 2014, 371: 2167-2177.

[3] Friboulet L, Li N, Katayama R, et al. The ALK inhibitor ceritinib overcomes crizotinib resistance in non-small cell lung cancer[J]. Cancer Discov, 2014, 4(6): 662-673.

[4] Soria JC, Tan DS, Chiari R, et al. First-line ceritinib versus platinum-based chemotherapy in advanced ALK-rearranged non-small-cell lung cancer (ASCEND-4): a randomised, open-label, phase 3 study[J]. Lancet, 2017, 389(10072): 917-929.

[5] Paz-Ares L, de Marinis F, Dediu M, et al. Maintenance therapy with pemetrexed plus best supportive care versus placebo plus best supportive care after induction therapy with pemetrexed plus cisplatin for advanced non-squamous non-small-cell lung cancer (PARAMOUNT): a double-blind, phase 3, randomised controlled trial[J]. Lancet Oncol, 2012, 13(3): 247-255.

[6] Paz-Ares LG, de Marinis F, Dediu M, et al. PARAMOUNT: Final overall survival results of the phase III study of maintenance pemetrexed versus placebo immediately after induction treatment with pemetrexed plus cisplatin for advanced nonsquamous non-

small-cell lung cancer[J]. J Clin Oncol, 2013, 31(23): 2895-2902.

[7] Zykadia prescribing information[Z/OL]. Basel: Novartis AG, 2014. Available online: https://www.pharma.us.novartis.com/product/pi/pdf/zykadia.pdf (accessed March 19, 2017).

[8] Kim DW, Mehra R, Tan DS, et al. Activity and safety of ceritinib in patients with ALK-rearranged non-small-cell lung cancer (ASCEND-1): updated results from the multicentre, open-label, phase 1 trial[J]. Lancet Oncol, 2016, 17(4): 452-463.

[9] Solomon BJ, Cappuzzo F, Felip E, et al. Intracranial Efficacy of Crizotinib Versus Chemotherapy in Patients With Advanced ALK-Positive Non-Small-Cell Lung Cancer: Results From PROFILE 1014[J]. J Clin Oncol, 2016, 34(24): 2858-2865.

[10] Gadgeel SM, Gandhi L, Riely GJ, et al. Safety and activity of alectinib against systemic disease and brain metastases in patients with crizotinib-resistant ALK-rearranged non-small-cell lung cancer (AF-002JG): results from the dose-finding portion of a phase 1/2 study[J]. Lancet Oncol, 2014, 15(10): 1119-1128.

[11] Camidge DR, Bazhenova L, Salgia R, et al. First-in-human dose-finding study of the ALK/EGFR inhibitor AP26113 in patients with advanced malignancies: Updated results[J]. J Clin Oncol, 2013, 31: abstr 8031.

[12] Johnson TW, Richardson PF, Bailey S, et al. Discovery of (10R)-7-amino-12-fluoro-2, 10, 16-trimethyl-15-oxo-10, 15, 16, 17-tetrahydro-2H-8, 4-(metheno)pyrazolo[4, 3-h][2, 5, 11]-benzoxadiazacyclotetradecine-3-carbonitrile (PF-06463922), a macrocyclic inhibitor of anaplastic lymphoma kinase (ALK) and c-ros oncogene 1 (ROS1) with preclinical brain exposure and broad-spectrum potency against ALK-resistant mutations[J]. J Med Chem, 2014, 57(11): 4720-4744.

[13] Burns MW, Kim ES. Profile of ceritinib in the treatment of ALK+ metastatic non-small-cell lung cancer[J]. Lung Cancer (Auckl), 2015, 6: 35-42.

[14] Ochi N, Yamane H, Yamagishi T, et al. Continuous pemetrexed treatment for brain metastasis in non-small cell lung cancer--a report of two cases[J]. Lung Cancer, 2013, 80(1): 111-113.

[15] Nokihara T, Hida T, Kondo M, et al. Alectinib (ALC) versus crizotinib (CRZ) in ALK-inhibitor naive ALK-positive non-small cell lung cancer (ALK+ NSCLC): Primary results from the J-ALEX study[J]. J Clin Oncol, 2016, 34: abstr 9008.

[16] Dziadziuszko R, Kim DW, Bearz A, et al. Phase 1 study of ceritinib 450 mg or 600 mg taken with a low-fat meal versus 750 mg in fasted state in ALK+ metastatic NSCLC[J]. Journal of Thoracic Oncology, 2017, 12: S1184.

[17] Takeuchi T, Kameda H. The Japanese experience with biologic therapies for rheumatoid arthritis[J]. Nat Rev Rheumatol, 2010, 6(11): 644-652.

[18] Isozaki H, Takigawa N, Kiura K. Mechanisms of Acquired Resistance to ALK Inhibitors and the Rationale for Treating ALK-positive Lung Cancer[J]. Cancers (Basel), 2015, 7(2): 763-783.

[19] Zhang D, Ochi N, Takigawa N, et al. Establishment of pemetrexed-resistant non-small cell lung cancer cell lines[J]. Cancer Lett, 2011, 309(2): 228-235.

[20] Lin JJ, Riely GJ, Shaw AT. Targeting ALK: Precision Medicine Takes on Drug Resistance[J]. Cancer Discov, 2017, 7(2): 137-155.

[21] Isozaki H, Ichihara E, Takigawa N, et al. Non-Small Cell Lung Cancer Cells Acquire Resistance to the ALK Inhibitor Alectinib by Activating Alternative Receptor Tyrosine Kinases[J]. Cancer Res, 2016, 76(6): 1506-1516.

[22] Isozaki H, Hotta K, Ichihara E, et al. Protocol Design for the Bench to Bed Trial in Alectinib-Refractory Non-Small-Cell Lung Cancer Patients Harboring the EML4-ALK Fusion Gene (ALRIGHT/OLCSG1405)[J]. Clin Lung Cancer, 2016, 17(6): 602-605.

[23] Katayama R. Therapeutic strategies and mechanisms of drug resistance in anaplastic lymphoma kinase (ALK)-rearranged lung cancer[J]. Pharmacol Ther, 2017, 177: 1-8.

译者：刘凯雄，福建医科大学附属第一医院
审校：杜小军，贵州医科大学附属医院

**Cite this article as:** Ochi N, Takigawa N. What can we learn from 3 phase III trials of ASCEND-4: ceritinib *vs.* platinum/pemetrexed with pemetrexed maintenance, PROFILE 1004: crizotinib *vs.* platinum/pemetrexed, and J-ALEX: alectinib *vs.* crizotinib? Transl Cancer Res 2017;6(Suppl 3):S515-S518. doi: 10.21037/tcr.2017.04.20

# 第三十九章　DLL3能否作为小细胞肺癌靶向治疗的新靶点？

Jonathan M. Lehman, Leora Horn

Division of Hematology/Oncology, Department of Medicine, Vanderbilt University Medical Center, Nashville, TN, USA
*Correspondence to:* Jonathan M. Lehman, MD, PhD. Instructor in Medicine, Division of Hematology/Oncology, Vanderbilt University Medical Center, 2220 Pierce Avenue, 777 Preston Research Building, Nashville, TN 37232, USA. Email: jonathan.m.lehman@vanderbilt.edu.

*Provenance:* This is an invited Editorial commissioned by Section Editor Shaohua Cui (Department of Pulmonary Medicine, Shanghai Chest Hospital, Shanghai Jiao Tong University, Shanghai, China).
*Comment on:* Rudin CM, Pietanza MC, Bauer TM, *et al.* Rovalpituzumab tesirine, a DLL3-targeted antibody-drug conjugate, in recurrent small-cell lung cancer: a first-in-human, first-in-class, open-label, phase 1 study. Lancet Oncol,2017,18:42-51.

View this article at: http://dx.doi.org/10.21037/tcr.2017.03.70

## 一、前言

　　小细胞肺癌（small cell lung cancer，SCLC）是最具致命性和侵袭性的肺癌亚型，占肺癌所致死亡的13%~18%，但是其治疗近30年无明显进展。大部分患者SCLC的临床行为学特征符合虚无主义的特点，初始阶段治疗反应较好，很快转变为不可避免的耐药及复发。迄今为止有靶向治疗在非选择性患者中几乎没有效果。自然而然地这种状况导致了SCLC相关研究团体相对缺乏研究资金，药物研发机构也对该缺乏发展潜质的"墓地"领域不甚感兴趣。美国国家癌症研究所（NCI）和学界对"顽固"癌症的重新关注使得人们对SCLC重新产生兴趣，思考未经选择的SCLC靶向治疗的失败方法和原因为何如此一致。以前针对SCLC的靶向治疗研究中关键因素既有生物因素，也有机构限制因素。①起始化疗后迅速复发被认为与干细胞生物学特征一致，强烈提示类干细胞表型或抗药性亚克隆的扩增[1]。干细胞信号通路复杂冗余，这限制了单一干预信号通路疗法的应用。②SCLC缺乏突变驱动子，其突变印记似乎主要由肿瘤抑制因子或转录因子的变化驱动。这些靶点对药物设计具有挑战性且影响了靶向治疗方案选择。③划分SCLC亚群生物标志物的相关问题。SCLC早已为人所知是一种异质性疾病[2]，但以前的基于单细胞的方法工具是无法进一步表征潜在的亚群。*Lancet Oncology*上近期发表的"Rovalpituzumab esirine，一种靶向DLL3的抗体-药物复合体在复发性小细胞肺癌中的作用：首次应用于人类、一线、开放标签、Ⅰ期临床研究"尝试解决SCLC生物学的关键因素这些问题：以干细胞为靶点，缺乏新的药物靶点，以及生物标志物驱动的临床试验。这项研究探讨一种很有前景的理论方法，用抗体药物复合物（antibody-drug conjugate，ADC），靶向作用于SCLC中DLL3标记的相关干细胞群，且调控了生物标志物的内在反应。

## 二、理论基础：SCLC和干细胞假说

　　SCLC的起源细胞是肺神经内分泌细胞（pulmonary neuroendocrine cell，PNEC），其参与氧气感知和肺部形

态发生。这个细胞起源尚未在人类癌症中明确阐明，但是多个SCLC鼠模型提示神经内分泌细胞p53和Rb缺失[3]。这些PNEC在正常生理条件下有潜在的干细胞和损伤修复作用，后者包括转分化能力[4]。这种伤害修复能力的维持依赖于多种信号通路，包括Hedgehog（Hh）途径[5]和Notch激活抑制相关的上皮-间质转化过程（epithelial-mesenchymal transition，EMT）和侵袭[6]。这些相似的信号传导途径伴随SOX2和MYCL1对SCLC肿瘤维持和增长至关重要[7]。

## 三、SCLC，药物靶点和生物标志物

最近来自多个团队的遗传分析扩展了我们对与SCLC相关的基因表达机制的理解，已确定SCLC中推定的"干性"信号传导靶点[7-8]。这些研究发现了多种途径的适合生物标志物或突变分析的遗传学改变，包括SHH、PTEN、NOTCH、EZH2、FGFR等（表39-1）。然而，鉴于在SCLC中突变发生较多，目前尚不清楚相关每个生物标志物和传导分子、突变驱动因子的精确功能。迄今为止最大的分析研究涉及152个原发肿瘤的测序数据样本和81个原发肿瘤亚组的RNAseq分析[8]。该研究中发现一个值得注意的途径是NOTCH信号，在77%的SCLC中表达下调[8]。25%的SCLC组织中NOTCH家族基因发生改变。其他研究发现NOTCH激活后可致肿瘤

形成减少，转移能力降低，细胞周期抑制，神经内分泌标志物减少，提示NOTCH是肿瘤SCLC的抑制因子[6,8]。

Saunders等的临床前研究观察到，DLL3（一种抑制性缺口配体）在患者来源异种移植物（patient-derived tumor xenograft，PDX）和原发性SCLC队列中均过度表达，极大地丰富了前述工作[11]。这种抑制性配体是ASCL1神经内分泌分化途径的下游分子，在SCLC和LCNEC肿瘤表面高水平表达，但在正常肺组织中表达较低且主要局限于大脑。这种复合特性使DLL3成为ADC的理想候选者，其优点在于DLL3表达是对治疗反应的内在预测生物标志物。临床前研究结果支持这个假设，并显示了PDX模型中DLL3的表达可预测对ADC的反应，许多高DLL3表达PDX显示出完全反应和异种移植物排斥[11]。其他工作也描述了未来无创DLL3状态成像"诊断"方法的潜在作用[12]。这些令人信服的数据为SCLC首次成功进行靶向治疗研究提供了有效临床前证据。

## 四、该研究的临床实践价值

值得注意的是这是一项Ⅰ期临床研究，主要关注安全性和耐受性。扩大队列和计划中的2期单臂临床研究进入了NCT 02674568。在预期的Ⅱ期中发现其毒性并非微不足道，是相对较少发生的浆膜渗出性改变，包括严

表39-1　近年来有潜在生物标志物/相关性意义的SCLC临床试验

| 目标通路 | 药物 | 潜在生物标志物/相关性 | 临床试验编号 | 激活/靶向机制 |
|---|---|---|---|---|
| PARP | 韦利帕里布 | SLFN11/EZH2 | NCT01638546 | 抑制/Parp/DNA缺陷 |
| 生长抑素（SST） | PEN-221 | SSTR2成像/SSTR表达 | NCT02936323 | 肽复合药物 |
| 刺猬信号（Hh） | LDE225 | Hh，Ptch，Gli1表达 | NCT01579929 | Smo抑制（Canonical Hh通路） |
| 凋亡信号 | 奥巴托克斯 | Bcl-xL，MCL1，Bcl2，AKT，ERK，mTOR信号通路表达 | NCT00682981 | Bcl2抑制+化疗 |
| PDGF通路 | 舒尼替尼 | PDGFRa突变 | NCT01306045（篮框试验） | PDGFR抑制 |
| PTEN通路 | MK-2206 | PTEN突变 | NCT01306045（篮框试验） | AKT抑制 |
| 极光激酶 | 阿里西替尼 | c-Myc表达 | NCT02038647 | Aurora激酶抑制/mitotic抑制 |
| FGFR | JNJ-42756493 | FGFR1突变，FGFR家族表达 | NCT01703481 | FGF信号通路抑制 |

该表总结了一些最近比较有前途的SCLC临床试验，其中生物标志物和临床前数据提示的相关性可以预测对SCLC中特定靶向药物的反应。我们特别关注最近显示的一项临床前研究结果，SCLC中决定对Aurora激酶抑制的易感性中c-Myc的状态[9-10]。必须注意的是评估生物标志物需要不止一个步骤，确保下游途径被抑制（即Hh信号传导）。

重的胸膜炎和心包积液，需要穿刺抽液。11%的患者发生了3~4级血小板减少症。基于目前已知DLL3的表达模式，究其病因可能是结合毒素的脱靶效应。但是，这些毒性是可以通过加强临床识别进行管理，且与替代药物发生的不良反应相当[13]，而这些药物将可能被用于接受三线治疗的脆弱的患者群体。

在这项I期临床试验中，在60例接受了治疗剂量Rova-T患者中，与现有二线治疗相比，有18%的反应率。但是，值得注意的是肿瘤组织至少有50%DLL3阳性的患者中只有38%的反应率，疾病控制率为85%，PFS为4.6个月。对于这些可选治疗方案有限的患者，这一点可以被认为具有临床意义。其中，在有治疗反应的患者中，有多名患者反应超过12个月，且有多名患者在研究完成后仍存活。

这非常令人兴奋，并表明DLL3表达的预测效果和一线治疗选择受限的SCLC患者中Rova-T的治疗潜力都非常巨大。我们应该注意到这种从特定患者人群的小型研究的初步结果中得到的强制性警告，但总的来说这项研究设计完善，能出色地预测内在生物标志物，具有良好的临床可操作性。我们等待更大的II/III期试验来确认相关结果，仔细监测该药剂相关的新发毒性仍是必需的。

此外，未来的II期和III期研究应该合并分析DLL3治疗或其他Notch/神经内分泌的特定组分，以更好地识别包括DLL3下调阻力机制或替代途径在内的抗药性机制。与在NSCLC患者中进行靶向治疗方法类似，获得与临床样本相关的分子特性越来越重要，尤其是在这种高度异质和具有挑战性的癌症中探讨抗药性和设计试验过程中。

## 五、结论

SCLC是一种高度侵袭性和异质性的肺癌，靶向治疗研究落后。然而，迄今为止的临床试验均在未选择的SCLC患者群体中进行。这不是最理想的研究方案，缺乏SCLC遗传和表达信息，及该肿瘤的极端异质性。最近的研究"Rovalpituzumab esirine，一种靶向DLL3的抗体–药物复合体在复发性小细胞肺癌中的作用：首次应用于人类、一线、开放标签、I期临床研究"演示了一种新的方法，整合特定的内在生物标志物，靶向作用于特定的干细胞类型群体，该方法在三线治疗后的SCLC患者中照样可以有效。SCLC临床研究需要转移到生物标志物驱动的特定或广泛人群的方向，且有适当和广泛的相关性，以实现用最佳的药物在最合适的时间给予最恰当的治疗。

## 致谢

JM Lehman接受了来自LUNGevity基金的事业发展奖项。

## 声明

本文作者宣称无任何利益冲突。

## 参考文献

[1] Codony-Servat J, Verlicchi A, Rosell R. Cancer stem cells in small cell lung cancer[J]. Transl Lung Cancer Res, 2016, 5(1): 16-25.

[2] Carney DN, Gazdar AF, Nau M, et al. Biological heterogeneity of small cell lung cancer[J]. Semin Oncol, 1985, 12(3): 289-303.

[3] Park KS, Liang MC, Raiser DM, et al. Characterization of the cell of origin for small cell lung cancer[J]. Cell Cycle, 2011, 10(16): 2806-2815.

[4] Song H, Yao E, Lin C, et al. Functional characterization of pulmonary neuroendocrine cells in lung development, injury, and tumorigenesis[J]. Proc Natl Acad Sci U S A, 2012, 109(43): 17531-17536.

[5] Watkins DN, Berman DM, Burkholder SG, et al. Hedgehog signalling within airway epithelial progenitors and in small-cell lung cancer[J]. Nature, 2003, 422(6929): 313-317.

[6] Hassan WA, Yoshida R, Kudoh S, et al. Notch1 controls cell invasion and metastasis in small cell lung carcinoma cell lines[J]. Lung Cancer, 2014, 86(3): 304-310.

[7] Rudin CM, Durinck S, Stawiski EW, et al. Comprehensive genomic analysis identifies SOX2 as a frequently amplified gene in small-cell lung cancer[J]. Nat Genet, 2012, 44(10): 1111-1116.

[8] George J, Lim JS, Jang SJ, et al. Comprehensive genomic profiles of small cell lung cancer[J]. Nature, 2015, 524(7563): 47-53.

[9] Mollaoglu G, Guthrie MR, Böhm S, et al. MYC Drives Progression of Small Cell Lung Cancer to a Variant Neuroendocrine Subtype with Vulnerability to Aurora Kinase Inhibition[J]. Cancer Cell, 2017, 31(2): 270-285.

[10] Helfrich BA, Kim J, Gao D, et al. Barasertib (AZD1152), a Small Molecule Aurora B Inhibitor, Inhibits the Growth of SCLC Cell Lines In Vitro and In Vivo[J]. Mol Cancer Ther, 2016, 15(10): 2314-2322.

[11] Saunders LR，Bankovich AJ，Anderson WC，et al. A DLL3-targeted antibody-drug conjugate eradicates high-grade pulmonary neuroendocrine tumor-initiating cells in vivo[J]. Sci Transl Med，2015，7(320)：302ra136.

[12] Sharma SK，Pourat J，Carlin S，et al. A DLL3-targeted theranostic for small cell lung cancer：Imaging a low density target with a site-specifically modified radioimmunoconjugate[J]. J Nucl Med，2016，57 (supplement 2)：50.

[13] Horita N，Yamamoto M，Sato T，et al. Topotecan for Relapsed Small-cell Lung Cancer：Systematic Review and Meta-Analysis of 1347 Patients[J]. Sci Rep，2015，5：15437.

译者：褚旭，河南科技大学第一附属医院
审校：AME编辑部

**Cite this article as:** Lehman JM, Horn L. Targeted therapy in small cell lung cancer: can DLL3 notch up a victory? Transl Cancer Res 2017;6(Suppl 3):S453-S456. doi: 10.21037/tcr.2017.03.70

# 第四十章　免疫治疗是晚期非小细胞肺癌去化疗的关键，或还是未到时候？

Yiqing Huang[1], Robert J. Walsh[1], Ross A. Soo[1,2]

[1]Department of Haematology Oncology, National University Cancer Institute Singapore, Singapore, Singapore; [2]Cancer Science of Institute, National University of Singapore, Singapore, Singapore

*Correspondence to:* Ross A. Soo. Department of Haematology-Oncology, National University Cancer Institute Singapore, National University Health System, 1E Kent Ridge Road, NUHS Tower Block Level 7, Singapore 119228, Singapore. Email: ross_soo@nuhs.edu.sg.

*Comment on:* Reck M, Rodríguez-Abreu D, Robinson AG, *et al.* Updated Analysis of KEYNOTE-024: Pembrolizumab Versus Platinum-Based Chemotherapy for Advanced Non–Small-Cell Lung Cancer With PD-L1 Tumor Proportion Score of 50% or Greater. J Clin Oncol,2019,37:537-546.

**View this article at:** http://dx.doi.org/10.21037/tlcr.2019.04.17

免疫检查点抑制剂（ICIs）改变了缺乏驱动基因突变的晚期非小细胞肺癌（non-small cell lung cancer，NSCLC）的治疗前景。2016年，Reck及其同事首次报道了与传统化疗相比，帕博利珠单抗（pembrolizumab）针对PD-L1肿瘤比例评分（tumour proportion score，TPS）≥50%的晚期NSCLC患者更胜一筹（KEYNOTE 024研究）[1]。该研究纳入了高TPS≥50%，美国东部肿瘤协作组（ECOG）表现状态评分0~1的晚期NSCLC患者，而具有敏感EGFR突变、ALK重排或未经治疗的脑转移患者则被排除。无进展生存期（PFS）是主要研究终点，总生存期（OS）、客观反应率（ORR）和安全性是关键的次要终点。该研究允许在出现疾病进展时从化疗组交叉到帕博利珠单抗组。根据数据和安全监测委员会的建议，该研究在第2次中期分析中显示出帕博利珠单抗组具有在OS上的优势后便提前终止了。与化疗组相比，帕博利珠单抗组的PFS（10.3个月 *vs* 6个月，$P<0.001$）和OS（预计6个月OS 80.2% *vs* 72.4%，$P=0.005$）均有改善。而从化疗组到帕博利珠单抗组的

初始交叉率高达43%。此外，与化疗组相比，帕博利珠单抗组与较高的ORR（44.8% *vs* 27.8%）和较少的3~5级治疗相关毒性事件发生率（27% *vs* 53%）相关。入组到帕博利珠单抗组的患者也得到了生活质量的改善，延迟了症状恶化[2]。

在这次数据更新中，作者报告了更新后的OS和耐受性分析。他们采用了3种统计学方法，以校正化疗组交叉至帕博利珠单抗组而带来的潜在偏倚。中位随访25.2个月后，与化疗组相比，帕博利珠单抗组的生存期增加了一倍（30个月 *vs* 14.9个月，$P=0.002$）。在数据截止时，54.3%的患者从化疗组中交叉至帕博利珠单抗组治疗。另外15名患者在交叉治疗之外接受抗PD-1治疗，在意向性（intention to treat，ITT）人群中交叉率为64.2%[3]。

其中一些调查结果值得注意，尽管交叉率很高，但校正交叉治疗潜在偏差的分析显示，帕博利珠单抗组的风险比（HR）始终更优于化疗组。随着随访时间延长，生存曲线出现明显分离，说明OS的获益得以

维持。在那些化疗后接受二线帕博利珠单抗治疗的患者中，ORR为20.9%；该结果与之前的二线抗PD-1治疗研究是相似的[4-6]。安全性分析也倾向于帕博利珠单抗组，而且随访时间越长，3~5级治疗相关不良事件越低（31% vs 53%）。

而当前更新数据的不足之处包括中位随访期为25.2个月，相对较短。相比之下，在已更新的CA209-003研究——一项纳武利尤单抗一线治疗NSCLC的研究中，报道的最低随访期达58.5个月之久[7]。在KEYNOTE 024研究中，帕博利珠单抗的治疗可持续2年，在更新分析时，11.0%的患者已完成治疗，而19.9%的患者仍在治疗中。该研究按方案治疗（per protocol treatment，PPT）结束后，更长的随访结果将会公布并且提供强大的长期安全性和疗效数据。

校正交叉治疗影响的3个统计模型仍然存在内在的错误因素，公认的标准仍是ITT分析。保秩结构失效时间校正模型（rank-preserving structural failure time，RPSFT）假设了帕博利珠单抗无论一线治疗或交叉治疗的常见治疗效果。而逆概率删失加权分析（inverse probability of censoring weighting，IPCW）和简化的两阶段方法可能由于高交叉率而增加了错误风险，并且两者都假设没有未测量的混杂因素。尽管存在这些技术限制，但这3种方法在帕博利珠单抗组的OS中都得到了

相似的校正HR（两阶段，TPSFT，IPCW分别为0.49，0.52，0.52），表明结果可靠。鉴于ITT人群的显著结果，这种校正分析不会改变研究或治疗影响的总体结果，但强调了帕博利珠单抗单药治疗对该人群的显著获益。

目前已经进行的一些单药ICI一线治疗的临床试验见于表40-1。

在CHECKMATE 026研究，纳武利尤单抗的Ⅲ期研究中，没有观察到OS的益处（HR：1.02）。KEYNOTE 024研究和CHECKMATE 026研究结果之间的差异可能归因于患者人群和PD-L1检测的差异[13]。最近，KEYNOTE 042研究报道了一线帕博利珠单抗与铂类化疗相比，在初治的NSCLC患者中，PD-L1 TPS≥1%这部分人群具有OS上的获益[9]。在中位随访12.8个月时，所有亚组的OS均获益：TPS≥50%（20 vs 12.2个月，$P=0.0003$）；TPS≥20%（17.7 vs 13.0个月，$P=0.002$）；TPS≥1%（16.7 vs 12.1个月，$P=0.0018$）。值得注意的是，PD-L1 TPS≥50%的患者约占整个队列的一半——这一比例远远高于一般人群中的30%[14]。由于高TPS组在很大程度上推动了OS获益，因此该研究强调了帕博利珠单抗单药治疗在TPS高达50%的患者中的优势。然而，与KEYNOTE 024研究不同，在KEYNOTE 042研究中具有PD-L1 TPS≥50%的高表达患者接受帕博利珠单抗治疗，

表40-1　免疫检查点抑制剂（ICI）单药治疗一线晚期非小细胞肺癌（NSCLC）的临床试验的无进展生存期（PFS）和总生存期（OS）数据

| 治疗 | 临床试验 | 试验规模 | 治疗方案 | 客观缓解率（%） | 中位PFS（月） | HR（95%CI⁺） | 中位OS（月） | HR（95%CI） |
|---|---|---|---|---|---|---|---|---|
| ICI单药治疗 | KEYNOTE 001[8] | 495 | 帕博利珠单抗 | 45.2（PD-L1≥50%）；19.4（整体） | 6.3 | – | NR | – |
| | KEYNOTE 024[1] | 305 | 帕博利珠单抗 vs 铂类双药 | 44.8 vs 27.8 | 10.3 | 0.50（0.37~0.68） | 30.0 vs 14.2 | 0.63（0.47~0.86） |
| | KEYNOTE 042[9] | 1 274 | 帕博利珠单抗 vs 铂类双药（PD-L1≥1%） | 27 vs 27 | 5.4 vs 6.5 | 1.07（0.94~1.21） | 16.7 vs 12.1 | 0.81（0.71~0.93） |
| | Checkmate 026[10] | 423 | 纳武利尤单抗 vs 铂类双药（PD-L1≥5%） | 26 vs 33 | 4.2 vs 5.9 | 1.15（0.91~1.45） | 14.4 vs 13.2 | 1.02（0.80~1.30） |
| | BIRCH[11]（Cohort 1） | 139 | 阿替利珠单抗（PD-L1≥5%） | 25 | 5.4 | – | 23.5 | – |
| | MYSTIC[12] | 488 | 度伐利尤单抗 vs 铂类双药（PD-L1≥25%） | 35.6 vs 37.7 | 4.7 vs 5.4 | 0.87（99.5%，0.59~1.29） | 16.3 vs 12.9 | 0.76（97.5%，0.56~1.02） |

⁺，非95%时指定的置信区间。NR，未达到；CI，置信区间；ORR，客观缓解率；HR，风险比；PFS，无进展生存期；OS，总生存期。

与化疗相比在PFS中没有显示出优势。根据KEYNOTE 042研究的结果，美国FDA最近批准帕博利珠单抗用于PD-L1表达至少为1%的晚期NSCLC患者。

除单药ICI外，其他研究还评估了ICI联合化疗或联合另一种ICI，见于表40-2。

在KEYNOTE 189研究——一项评估帕博利珠单抗联合培美曲塞及铂类对比安慰剂联合化疗治疗转移性非鳞NSCLC的Ⅲ期临床研究中，帕博利珠单抗联合化疗组的OS（12个月OS 69.2% vs 49.4%，P<0.001）和PFS（8.8 vs 4.9个月，P<0.001）获得显著改善，而不论PD-L1的表达水平。帕博利珠单抗联合化疗组和对照组的ORR分别为47.6%和18.9%。在TPS≥50%的患者亚组中，帕博利珠单抗联合化疗组的ORR高达61%[19]。在晚期鳞状NSCLC患者的研究中（KEYNOTE 407研究），与安慰剂联合化疗相比，帕博利珠单抗联合卡铂和紫杉醇或白蛋白结合

型紫杉醇则获得OS（15.9 vs 11.3个月，P<0.001）和PFS（6.4 vs 4.8个月，P<0.001）的显著改善[13]，所有PD-L1表达水平的亚组类别都有获益。无论PD-L1表达如何，KEYNOTE 189研究和KEYNOTE 407研究都分别确定了非鳞状和鳞状NSCLC中一线帕博利珠单抗和化疗联合治疗的作用。

阿替利珠单抗是一种抗PD-L1抗体，其联合化疗的相关研究也已在晚期非鳞状和鳞状NSCLC人群中进行。在IMPOWER 130研究中，与单独化疗方案相比，在卡铂和白蛋白结合型紫杉醇联合阿替利珠单抗的方案获得PFS（7.0 vs 5.5个月；P<0.0001）和OS（18.6 vs 13.9个月；P=0.033）的显著改善，而且所有PD-L1亚组均可获益[16]。一项使用铂类和培美曲塞联合阿替利珠单抗方案治疗非鳞状NSCLC的研究也显示，加用阿替利珠单抗后，PFS得到改善（7.6个月 vs 5.2个月，

**表40-2　化疗-免疫检查点抑制剂（ICI）联合和ICI-ICI联合一线治疗非小细胞肺癌临床试验的PFS和OS数据**

| 治疗 | 临床试验 | 试验规模 | 治疗方案 | 客观缓解率（%） | 中位PFS（月） | HR（95%CI[†]） | 中位OS（月） | HR（95%CI） |
|---|---|---|---|---|---|---|---|---|
| 化疗-免疫治疗联合 | Keynote 407[15]（鳞癌） | 559 | 铂类双药 vs 铂类双药+帕博利珠单抗 | 57.9 vs 38.4 | 6.4 vs 4.8 | 0.56（0.45~0.70） | 15.9 vs 11.3 | 0.64（0.49~0.85） |
| | IMpower131[16]（鳞癌） | 1 021 | A组：卡铂/紫杉醇/阿替利珠单抗；B组：卡铂/白蛋白结合型紫杉醇/阿替利珠单抗；C组：卡铂/白蛋白结合型紫杉醇 | B组 vs C组：59.4 vs 51.3 | B组 vs C组：6.3 vs 5.6 | B组 vs C组：0.72（0.60~0.85） | B组 vs C组：14.6 vs 14.3 | 0.92（0.76~1.12） |
| | IMpower130[17]（非鳞癌） | 679 | 卡铂/白蛋白结合型紫杉醇+/-阿替利珠单抗 | 49.2 vs 31.9 | 7.0 vs 5.5 | 0.64（0.54~0.77） | 18.6 vs 13.9 | 0.79（0.64~0.98） |
| | IMpower132[18]（非鳞癌） | 578 | 阿替利珠单抗+铂类双药 vs 铂类双药 | 46.9 vs 32.3 | 7.6 vs 5.2 | 0.60（0.49~0.72） | 18.1 vs 13.6 | 0.81（0.64~1.03） |
| | IMpower150[19]（非鳞癌） | 1 202 | ACP组：阿替利珠单抗/卡铂/紫杉醇；BCP：贝伐珠单抗/卡铂/紫杉醇；ABCP：阿替利珠单抗/贝伐珠单抗/卡铂/紫杉醇 | ABCP组 vs BCP组：63.5 vs 48.0 | ABCP组 vs BCP组：8.3 vs 6.8 | 0.62（0.52~0.74） | ABCP组 vs BCP组：19.2 vs 14.7 | 0.78（0.64~0.96） |
| | Keynote 189[20]（非鳞癌） | 616 | 铂类双药 vs 铂类双药+帕博利珠单抗 | 47.6 vs 18.9 | 8.8 vs 4.9 | 0.52（0.43~0.64） | 未达到 vs 11.3 | 0.49（0.38~0.64） |
| | KEYNOTE 021[21]（非鳞癌） | 123 | 卡铂+培美曲塞+/-帕博利珠单抗 | 56.7 vs 30.2 | 24.0 vs 9.3 | 0.53（0.33~0.86） | 未达到 vs 21.1 | 0.56（0.32~0.95） |
| 双ICI联合 | Checkmate 227[22] | 1 739 | 纳武利尤单抗+伊匹木单抗 vs 铂类双药（TMB≥10每百万碱基） | 45.3 vs 26.9 | 7.2 vs 5.5 | 0.58（97.5%，0.41~0.81） | – | – |
| | MYSTIC[12] | 488 | 度伐利尤单抗+替西木单抗 vs 铂类双药（PD-L1≥25%） | 34.4 vs 37.7 | 3.9 vs 5.4 | 1.05（99.5%，0.72~1.53） | 11.9 vs 12.9 | 0.85（98.8%，0.61~1.17） |

†，当不是95%时指定的置信区间。ORR，客观缓解率；HR，风险比；PFS，无进展生存期；OS，总生存期；CI，置信区间；TMB，肿瘤突变负担；MB，百万碱基；NR，未达到。

$P<0.0001$）[17]。然而在中期分析中，OS并没有差异。在IMPOWER 150研究：一项三臂Ⅲ期研究评估：①阿替利珠单抗联合卡铂和紫杉醇；②阿替利珠单抗联合贝伐珠单抗、卡铂和紫杉醇，或③贝伐珠单抗联合卡铂和紫杉醇，共3种方案治疗初治非鳞状晚期NSCLC[18]，该研究纳入了一小部分EGFR突变和ALK重排的患者。在野生型人群中，与贝伐珠单抗和化疗方案相比，在贝伐珠单抗和化疗的基础上加入阿替利珠单抗治疗后，PFS（8.3个月 vs 6.8个月，$P<0.001$）和OS（19.2个月 vs 14.7个月，$P=0.02$）均有所改善。在ITT人群中也观察到PFS的改善，PFS为8.3个月 vs 6.8个月（$P<0.0001$），其中也包括EGFR突变和ALK重排的患者。这项研究揭示了化疗–免疫治疗组合对于驱动基因突变NSCLC患者在靶向治疗出现进展后的可能益处。然而，我们需要进行前瞻性大型随机对照试验来验证这一观点。在IMPOWER 131研究（针对晚期鳞状NSCLC）中，与化疗相比，阿替利珠单抗联合卡铂和白蛋白结合型紫杉醇方案的PFS有所改善（6.3个月 vs 5.6个月；$P=0.0001$），但在中期分析中OS并无差异[23]。

双ICI联合方案用于一线治疗的研究也有报道。CHECKMATE 227研究将晚期NSCLC患者随机分组为铂类双药化疗、纳武利尤单抗联合依匹木单抗，或纳武利尤单抗单药治疗（对PD-L1表达水平≥1%的人群），或者纳武利尤单抗联合化疗（对PD-L1表达水平<1%的人群）[21]。在高肿瘤突变负荷（tumour mutational burden，TMB）的患者中，无论PD-L1表达状态如何，使用纳武利尤单抗联合依匹木单抗可以得到PFS的获益（7.2个月 vs 5.5个月；$P<0.001$）。对于高TMB的患者，双免疫联合治疗的ORR也较高（45.3% vs 26.9%）。值得注意的是，在1年时，使用纳武利尤单抗联合依匹木单抗治疗的患者与铂类双药化疗患者相比表现出持续的应答（68% vs 25%）。尽管如此，仍需要来自更长时间的随访和OS数据。来自纳武利尤单抗联合化疗对比铂类双药化疗的CHECKMATE 227研究的初步结果显示，PD-L1<1%的患者的PFS有所改善。

尽管来自KEYNOTE 024研究更新的数据较为积极，临床实践中仍存在一些问题。当不需要考虑PD-L1表达情况，随着帕博利珠单抗和化疗联合方案作为NSCLC一线治疗的建立[14,19]，对于高TPS≥50%的患者，我们是应该选择帕博利珠单抗单药还是免疫治疗联合化疗呢？是否还有一部分患者可以从帕博利珠单抗单药治疗中获

益呢？鉴于现有数据，我们认为应该在相对无症状的患者中考虑使用帕博利珠单抗单药。对于有症状或者疾病出现进展的患者，应考虑联合治疗方法：比如帕博利珠单抗联合化疗，或使用阿替利珠单抗联合贝伐珠单抗、卡铂和紫杉醇的四药联合方案，所有这些方案用于一线治疗的适应证均已获得美国食品药品管理局（FDA）批准。但是其他的联合方案如阿替利珠单抗联合铂类和紫杉醇或培美曲塞尚未获得批准[15-17]。

在PD-L1 TPS<1%~49%的这部分患者中，与化疗相比，帕博利珠单抗能否改善OS仍然是一个尚未明确的临床问题。在KEYNOTE 042研究对PD-L1 TPS 1%~49%患者的探索性分析中，帕博利珠单抗组与化疗组之间的OS并无差异[9]。评估在PD-L1低表达（<50%）的晚期NSCLC中帕博利珠单抗一线治疗疗效的Ⅱ期PEOPLE试验目前正在进行中（ClinicalTrial.gov注册号NCT03447678）。

一些试验正在研究ICIs联合治疗以及ICI与新一代免疫疗法联合治疗方案。此类药物包括肿瘤疫苗疗法（TG4010），LAG3融合蛋白和肿瘤浸润淋巴细胞（TIL）（ClinicalTrial.gov注册号NCT03353675，NCT03625323，NCT03215810）。靶病灶放射治疗作为免疫诱导与ICI联合治疗的作用也在研究中（ClinicalTrials.gov注册号NCT03168464）。随着ICI在NSCLC治疗中的作用越来越重要，患者的筛选是关键。目前，PD-L1仍然是唯一确认的广泛应用于临床的生物标志物。由于高TMB可从ICI联合治疗中获益，TMB似乎是一种有前景的生物标志物，但尚未广泛应用[24]。而且无限期使用ICI相关的显著临床毒性和经济负担使得我们还需要进一步考虑治疗的持续时间问题。CHECKMATE 153研究显示，与治疗1年后停药相比，持续纳武利尤单抗治疗直至出现进展可获得PFS的改善，但目前还需要等待长期OS数据支持[25]。正在招募中的DICIPLE试验研究设计将ICI联合治疗6个月，至出现进展时再次治疗与持续ICI联合治疗直至出现进展进行比较（ClinicalTrials.gov注册号NCT03469960）。

总之，KEYNOTE 024研究已奠定了帕博利珠单抗单药治疗在高PD-L1 TPS≥50%的晚期NSCLC中的作用，而且在更长的随访中具有持续的OS获益和可接受的药物毒性的优势。目前帕博利珠单抗和化疗的联合治疗方案也已获得批准，我们在所有PD-L1表达水平上均可看到益处。目前，我们期待着其他化疗–免疫治疗联合方

案和双免疫治疗联合方案的更多数据和更长时间的随访结果。

## 声明

利益冲突：RA Soo获得来自Astra-Zeneca，BMS，Boehringer Ingelheim，Celgene，Lilly，Merck，Novartis，Pfizer，Roche，Taiho，Takeda和Yuhan的酬金以及Astra-Zeneca和Boehringer Ingelheim的研究经费。本文其他作者宣称无任何利益冲突。

## 参考文献

[1] Reck M，Rodríguez-Abreu D，Robinson AG，et al. Pembrolizumab versus Chemotherapy for PD-L1–Positive Non–Small-Cell Lung Cancer[J]. N Engl J Med，2016，375(19)：1823-1833.

[2] Brahmer JR，Rodríguez-Abreu D，Robinson AG，et al. Health-related quality-of-life results for pembrolizumab versus chemotherapy in advanced，PD-L1-positive NSCLC (KEYNOTE-024)：a multicentre，international，randomised，open-label phase 3 trial[J]. Lancet Oncol，2017，18(12)：1600-1609.

[3] Reck M，Rodríguez-Abreu D，Robinson AG，et al. Updated Analysis of KEYNOTE-024：Pembrolizumab Versus Platinum-Based Chemotherapy for Advanced Non–Small-Cell Lung Cancer With PD-L1 Tumor Proportion Score of 50% or Greater[J]. J Clin Oncol，2019，37(7)：537-546.

[4] Herbst RS，Baas P，Kim DW，et al. Pembrolizumab versus docetaxel for previously treated，PD-L1-positive，advanced non-small-cell lung cancer (KEYNOTE-010)：a randomised controlled trial[J]. Lancet，2016，387(10027)：1540-1550.

[5] Brahmer J，Reckamp KL，Baas P，et al. Nivolumab versus Docetaxel in Advanced Squamous-Cell Non–Small-Cell Lung Cancer[J]. N Engl J Med，2015，373(2)：123-135.

[6] Borghaei H，Paz-Ares L，Horn L，et al. Nivolumab versus Docetaxel in Advanced Nonsquamous Non–Small-Cell Lung Cancer[J]. N Engl J Med，2015，373(17)：1627-1639.

[7] Gettinger S，Horn L，Jackman D，et al. Five-Year Follow-Up of Nivolumab in Previously Treated Advanced Non–Small-Cell Lung Cancer：Results From the CA209-003 Study[J]. J Clin Oncol，2018，36(17)：1675-1684.

[8] Garon EB，Rizvi NA，Hui R，et al. Pembrolizumab for the Treatment of Non–Small-Cell Lung Cancer[J]. N Engl J Med，2015，372：2018-2028.

[9] Mok TS，Wu YL，Kudaba I，et al. Pembrolizumab versus chemotherapy for previously untreated，PD-L1-expressing，locally advanced or metastatic non-small-cell lung cancer (KEYNOTE-042)：a randomised，open-label，controlled，phase 3 trial[J]. Lancet，2019，393(10183)：1819-1830

[10] Carbone DP，Reck M，Paz-Ares L，et al. First-Line Nivolumab in Stage IV or Recurrent Non–Small-Cell Lung Cancer[J]. N Engl J Med，2017，376(25)：2415-2426.

[11] Peters S，Gettinger S，Johnson ML，et al. Phase II Trial of Atezolizumab As First-Line or Subsequent Therapy for Patients With Programmed Death-Ligand 1–Selected Advanced Non–Small-Cell Lung Cancer (BIRCH)[J]. J Clin Oncol，2017，35(24)：2781-2789.

[12] Rizvi NA，Chul Cho B，Reinmuth N，et al. LBA6Durvalumab with or without tremelimumab vs platinum-based chemotherapy as first-line treatment for metastatic non-small cell lung cancer：MYSTIC[J]. JAMA Oncol，2020，6(5)：661-674.

[13] Huang Y，Soo RA. The KEY to the end of chemotherapy in non-small cell lung cancer?[J].Ann Transl Med，2017，5(7)：166.

[14] Smit EF，de Langen AJ. Pembrolizumab for all PD-L1-positive NSCLC[J]. Lancet，2019，393(10183)：1776-1778.

[15] Paz-Ares L，Luft A，Vicente D，et al. Pembrolizumab plus Chemotherapy for Squamous Non–Small-Cell Lung Cancer[J]. N Engl J Med，2018，379(21)：2040-2051.

[16] Jotte RM，Cappuzzo F，Vynnychenko I，et al. IMpower131：Primary PFS and safety analysis of a randomized phase III study of atezolizumab + carboplatin + paclitaxel or nab-paclitaxel vs carboplatin + nab-paclitaxel as 1L therapy in advanced squamous NSCLC[J]. J Clin Oncol，2018，36：LBA9000.

[17] Cappuzzo F，Mekhail T，Zer A，et al. LBA53IMpower130：Progression-free survival (PFS) and safety analysis from a randomised phase III study of carboplatin + nab-paclitaxel (CnP) with or without atezolizumab (atezo) as first-line (1L) therapy in advanced non-squamous NSCLC[J]. Ann Oncol，2018，29.

[18] Papadimitrakopoulou V，Cobo M，Bordoni R，et al. OA05.07 IMpower132：PFS and Safety Results with 1L Atezolizumab + Carboplatin/Cisplatin + Pemetrexed in Stage IV Non-Squamous NSCLC[J]. J Thorac Oncol，2018，13：S332-S333.

[19] Socinski MA，Jotte RM，Cappuzzo F，et al. Atezolizumab for First-Line Treatment of Metastatic Nonsquamous NSCLC[J]. N Engl J Med，2018，378：2288-2301.

[20] Gandhi L，Rodríguez-Abreu D，Gadgeel S，et al. Pembrolizumab plus Chemotherapy in Metastatic Non–Small-Cell Lung Cancer[J]. N Engl J Med，2018，378：2078-2092.

[21] Borghaei H，Langer CJ，Gadgeel S，et al. 24-Month Overall Survival from KEYNOTE-021 Cohort G：Pemetrexed and Carboplatin with or without Pembrolizumab as First-Line Therapy for Advanced Nonsquamous Non-Small Cell Lung Cancer[J]. J Thorac Oncol，2019，14(1)：124-129.

[22] Hellmann MD，Ciuleanu TE，Pluzanski A，et al. Nivolumab plus Ipilimumab in Lung Cancer with a High Tumor Mutational Burden[J]. N Engl J Med，2018，378(22)：2093-2104.

［23］ Socinski MA，Koynov KD，Berard H，et al. LBA65IMpower131：Progression-free survival (PFS) and overall survival (OS) analysis of a randomised phase III study of atezolizumab + carboplatin + paclitaxel or nab-paclitaxel vs carboplatin + nab-paclitaxel in 1L advanced squamous NSCLC［J］. Ann Oncol，2018，29.

［24］ Borghaei H，Hellmann MD，Paz-Ares LG，et al. Nivolumab (Nivo) + platinum-doublet chemotherapy (Chemo) vs chemo as first-line (1L) treatment (Tx) for advanced non-small cell lung cancer (NSCLC) with <1% tumor PD-L1 expression：Results from CheckMate 227［J］. J Clin Oncol，2018，36：9001.

［25］ Spigel D，McLeod M，Hussein MA，et al. 1297O - Randomized results of fixed-duration (1-yr) vs continuous nivolumab in patients (pts) with advanced non-small cell lung cancer (NSCLC)［J］. Annals of Oncology，2017，28：V461.

译者：许可，广州医科大学附属第一医院

审校：郭天兴，福建省立医院

**Cite this article as:** Huang Y, Walsh RJ, Soo RA. The KEY to the end of the chemotherapy in advanced non-small cell lung cancer, or not yet? Transl Lung Cancer Res 2019;8(5):731-737. doi: 10.21037/tlcr.2019.04.17

# 第四十一章　PACIFIC研究：肺癌免疫治疗的新前景

**Francesco Agustoni, Fred R. Hirsch**

Division of Medical Oncology, University of Colorado Anschutz Medical Campus, Aurora, Colorado, USA

*Correspondence to:* Francesco Agustoni. Division of Medical Oncology, University of Colorado Anschutz Medical Campus, Aurora, Colorado, USA. Email: francesco.agustoni@ucdenver.edu.

*Provenance:* This is an invited Editorial commissioned by Section Editor Shengxiang Ren, MD, PhD (Department of Medical Oncology, Shanghai Pulmonary Hospital and Thoracic Cancer Institute, Tongji University School of Medicine, Shanghai, China).

*Comment on:* Antonia SJ, Villegas A, Daniel D, *et al.* Durvalumab after Chemoradiotherapy in Stage III Non-Small-Cell Lung Cancer. N Engl J Med,2017,377:1919-1929.

**View this article at:** http://dx.doi.org/10.21037/tlcr.2017.12.12

肺癌仍然是全球癌症相关死亡最常见的原因，其中85%的肺癌为非小细胞肺癌（NSCLC）[1]，约1/3的NSCLC在确诊时已是局部晚期[2]。不可切除的或不能手术的ⅢA期和ⅢB期患者的标准治疗是建立在患者较好的状态评分基础上的，用基于铂类的双药化疗（chemotherapy，CT）同期进行60 Gy的放疗（radiotherapy，RT），6周期后酌情增加2个周期的巩固化疗[2]。同步放化疗（CT/RT）的证据是建立在许多临床试验基础之上，其效果均优于单独的放化疗或是序贯放疗[3]。ⅢA期和ⅢB期患者的5年总生存（OS）率分别为15%~35%与5%~10%[4]。尽管生存预后较差，但值得注意的是部分患者也有治愈的可能。

免疫治疗是近年来出现的一种针对NSCLC非常有前景的治疗方法，包括免疫检查点抑制剂、树突状细胞和肽疫苗、过继T细胞转移、溶瘤细胞病毒和细胞因子治疗等。为了逃避宿主的免疫监视，癌细胞通过抑制细胞毒性T淋巴细胞相关蛋白4（cytotoxic T-lymphocyte-associated protein 4，CTLA-4）或程序性细胞死亡1（programmed-cell death 1，PD-1）及其配体（programmed-cell death ligand 1，PD-L1）等途径抑制机体免疫。因此，肿瘤浸润淋巴细胞介导的免疫反应被阻断，促使了肿瘤细胞的增殖[5]。2015年，两种针对PD-1的免疫检查点抑制剂纳武利尤单抗和帕博利珠单抗被批准用于晚期NSCLC的二线治疗。2016年，PD-L1抑制剂阿替利珠单抗被批准用于相同的适应证。同年，帕博利珠单抗通过美国食品药品监督管理局（FDA）的批准用于NSCLC中PD-L1高表达（肿瘤细胞阳性比例分数TPS≥50%）患者的单药一线治疗和PD-L1任意表达水平的转移性非鳞状细胞NSCLC患者（培美曲塞+卡铂）化疗的联合治疗。

度伐利尤单抗（MEDI4736）是一种选择性、高亲和力、工程化的人免疫球蛋白IgG1 kappa单克隆抗体，可阻断PD-L1与PD-1（$IC_{50}$ 0.1 nM）和CD80（$IC_{50}$ 0.04 nM）的相互作用，从而使免疫反应显著降低[6]。实际上，度伐利尤单抗还被批准用于其他肿瘤领域，特别是用于治疗含铂方案化疗期间进展或新辅助/辅助治疗后12个月内进展的局部晚期或者转移性尿路上皮癌患者。对于肺癌而言，在Ⅰ/Ⅱ期关于度伐利尤单抗单药治疗的研究（NCT01693562，"ATLANTIC"）中[7]，度伐利尤单抗在治疗晚期

NSCLC患者中表现出持久的抗肿瘤活性，并且毒性可控（3/4级的不良事件约占8%，5%的患者因为不良事件而退出研究）。在PD-L1 TPS≥25%的肿瘤患者中，每2周（q2w）使用度伐利尤单抗10 mg/kg的有效客观缓解率（ORRs）高于PD-L1 TPS<25%的患者（27%；95%CI：18.2~38.2 *vs* 5%；95%CI：1.8~12.2）。在一项Ⅰb期研究中（NCT02000947），度伐利尤单抗联合替西木单抗在治疗PD-L1任意表达水平（包括PD-L1 TPS为0）的晚期NSCLC中均表现出抗肿瘤活性[8]。在度伐利尤单抗10~20 mg/kg联合替西木单抗1 mg/kg每4周1次或每2周1次的队列中，30%的患者有3~4级药物相关不良事件，16%的患者因药物相关的不良事件而停止治疗。9例PD-L1 TPS≥25%的患者中有2例评价为客观缓解，ORRs为22%（22%；95%CI：3~60），14例PD-L1 TPS<25%的患者中有4例达到客观缓解，ORRs为29%（29%；95%CI：8~58）。在PD-L1阴性的肿瘤患者亚组中（染色为0%），客观缓解率为40%（40%；95%CI：12~74）。根据这些数据，度伐利尤单抗 20 mg/kg+替西木单抗1 mg/kg的剂量方案被用于多项正在进行的一线治疗（NCT02453282，"MYSTIC"）或多线治疗（NCT02352948，"ARCTIC"）的Ⅲ期临床试验中[9]。

PACIFIC试验（NCT02125461）[10]是一项随机、双盲、Ⅲ期的研究，该研究展现了在Ⅲ期、局部晚期、不可切除的非小细胞肺癌经标准治疗（基于铂类的化疗或放疗）后应用度伐利尤单抗进行巩固治疗对比安慰剂的疗效。之前的一项研究[11]关于度伐利尤单抗联合放疗的Ⅰ期或Ⅱ期临床试验[12]的扩展队列里患者基本的安全性和有效性的研究中，5例（50%）患者有放射相关1~2级的不良事件，1例患者为2级不良事件。不良反应中最常见的为2级的黏膜炎，无3级以上的放疗相关不良事件。所有的不良事件持续时间均较短，不到一周时间，并可通过标准指南进行管理。在可评估的病变中，ORR为60%。作者认为在部分姑息性放疗联合度伐利尤单抗的患者中有良好的耐受性。在PACIFIC试验中，患者按照2:1的比例随机分配接受度伐利尤单抗（静脉注射剂量为10 mg/kg）或安慰剂，每2周1次、持续12个月。度伐利尤单抗在化疗或放疗结束后1~42 d开始给药。主要研究终点为PFS和OS，次要终点为12个月和18个月的PFS发生率、ORR、有效持续时间、死亡时间或转移时间以及安全性。713例患者进入随机，709例接受巩固治疗，其中473（66.7%）例患者接受度

伐利尤单抗治疗，236（33.3%）例患者接受安慰剂治疗。本研究达到第一终点，其中位PFS分别是度伐利尤单抗组的16.8个月（95%CI：13.0~18.1）和安慰剂组的5.6个月（95%CI：4.6~7.8），风险比：0.52；95%CI：0.42~0.65；*P*<0.001）。OS在进行分析时还没有出结果，12个月的PFS率为55.9% *vs* 35.3%、18个月的PFS率为44.2% *vs* 27.0%。度伐利尤单抗和安慰剂组的ORR分别为28.4%和16.0%（*P*<0.001），度伐利尤单抗组中位有效持续时间更长（72.8% *vs* 46.8%的患者在18个月时持续有效）。度伐利尤单抗组和安慰剂组患者死亡或远处转移的中位时间分别为23.2个月和14.6个月（*P*<0.001）。3级或4级的不良反应发生率分别为29.9%和26.1%，最常见的3~4级不良反应为肺炎（分别为4.4%和3.8%）。因为毒性而停用研究药物的患者在度伐利尤单抗组中占15.4%，在安慰剂组中占9.8%。导致治疗中断的最常见的不良反应是放射性肺炎（度伐利尤单抗组和安慰剂组分别占比6.3%和4.3%）和肺炎（分别占比1.1%和1.3%）。度伐利尤单抗组中24.2%的患者和安慰剂组中8.1%的患者报告了免疫介导的不良反应。3级或4级免疫介导的不良反应分别占3.4%和2.6%。与免疫相关的不良反应最常见的是肺炎（分别为10.7%和8.1%）和甲状腺功能减退（分别为9.3%和1.3%）。综上所述，使用度伐利尤单抗的患者对比安慰剂组的PFS明显延长，但两组的安全性相似。

免疫治疗与经典的放化疗相结合作为标准治疗可能会改善不可切除的NSCLC的治疗效果。虽然NSCLC通常被认为是相对非免疫原性的，但放疗可能会引起一些肿瘤的改变，从而增加肿瘤的免疫原性[13]。众所周知，放疗可能通过DNA损伤导致肿瘤细胞死亡。此外，放射治疗效果也受免疫系统的调节，从而在照射野中诱导肿瘤细胞死亡[14]。若将放疗与免疫治疗相结合，必须评估两点：第一，放疗本身的免疫效果；第二，联合治疗（免疫治疗和放射治疗）对疾病局部（放射增敏免疫治疗）和全身的控制（远隔效应）的影响[15]。

关于第一点，主要组织相容性复合体（major histocompatibility complex，MHC）Ⅰ类的上调是放疗增强免疫应答从而提高了免疫治疗效果的最重要途径之一。放疗相关免疫应答改善的另一机制是HMGB1释放的增加和钙网蛋白的表面表达增加。HMGB1和钙网蛋白都是抗原特异性T免疫应答所必需的，并参与树突状细胞的活化。此外，放疗诱导FAS（一种程序性细胞死

亡诱导剂）的上调，并与周围的免疫细胞表达的FAS-l配体相结合。放疗照射后肿瘤中淋巴细胞浸润增多是由于放射治疗引起血管内皮细胞的改变，从而使免疫细胞外渗增加淋巴细胞的浸润。再者，放射增加了内皮细胞选择素和细胞黏附分子（ICAM）等趋化因子的表达，从而增强了免疫细胞的迁移和侵袭。放射治疗也可能调节影响免疫检查点配体的表达，如通过影响CD8细胞释放的γ-干扰素调节肿瘤细胞表面PD-L1的表达水平。此外，放疗后TGF-β分泌增加，从而使得肿瘤浸润Treg细胞增多。Treg细胞的功能之一是下调细胞的适应和诱导免疫反应。肿瘤微环境中Treg细胞的增多与放射诱导的免疫激活作用可相互抵消。

关于第二点，研究表明放疗联合免疫检查点阻断剂包括抗CTLA-4和抗PD-1抗体，可显著增加局部肿瘤的控制率，并具有协同效应（放射增敏免疫治疗）[16-17]。特别是，在小鼠肿瘤接受放疗后，肿瘤微环境中的PD-L1水平升高，从而增加了肿瘤对PD-L1抑制剂的敏感性，这种效应也包括肿瘤浸润骨髓抑制细胞的减少和CD8 T细胞释放TNF-α的增加。许多使用放疗联合免疫检查点抑制剂治疗小鼠的研究表明，这种治疗有可能实现疾病长久有效的控制，这可能也是免疫介导的作用。这种现象被定义为"远隔效应"（abscopal effect），其机制尚不清楚，但临床前模型表明它是由局部放疗诱导的免疫原性细胞死亡导致的，可改善全身免疫功能[15]。

免疫治疗与放疗和化疗/放疗相结合可能为临床医生提供一种新的治疗选择。因此，还必须评估联合治疗的时机、辐射与剂量、分割和安全性。免疫检查点抑制剂同步联合放射治疗可能优于放射治疗结束后开始免疫检查点阻断的免疫治疗。单次放疗似乎比多次放疗更好[18]，大分割放疗（每次5~20 Gy）被认为比1.8~2.2 Gy的常规分割放疗效果更好[16-17]。

PACIFIC试验评估了Ⅲ期NSCLC接受化疗/放疗后使用度伐利尤单抗的有效性和安全性。在这种情况下，序贯应用免疫治疗与化疗或放疗可明显改善局部疾病控制，在明确的急需临床治疗需求的背景下，这种序贯治疗可能代表一种潜在的新的治疗方案。这种结合可能诱发保护性的抗肿瘤免疫反应，有助于消除未知的潜在的微转移灶，从而提高局部和远处无复发生存率，这是一种"虚拟的远隔效应"。在本试验中，度伐利尤单抗降低了新的远处转移的发生率，同时也降低了脑转移的发

生率。然而14个月的随访时间相对较短，许多患者仍可发生转移和疾病进展。在分析的时候，OS的数据还不完善。由于Ⅲ期是一种潜在的可治愈的阶段，OS数据对评估免疫治疗在该领域的实际疗效具有重要价值。然而，有意义的PFS很可能转化为有意义的OS。此外，接受度伐利尤单抗治疗的患者次要终点的改善也支持其带给患者的益处。

根据之前报道，PACIFIC试验达到研究终点PFS，接受度伐利尤单抗治疗组与安慰剂治疗组的患者之间有11个月的生存差异。安慰剂组的PFS为5.6个月（95%CI：4.6~7.8），相比预期或者是其他相同条件的临床试验差了很多。这种差异的原因尚不清楚，因为两组患者的基线特征无明显差异，纳入标准与其他试验具有明确的可比性。

PACIFIC研究中的PFS优势并没有依赖于生物标志物的选择。在回顾性分析PD-L1的表达情况中，采用TPS25%为分界值，仅63.3%的入组患者中TPS的界限值为25%，肿瘤细胞上的PD-L1 TPS≥25%的患者占22.3%，而PD-L1 TPS<25%的患者占41%。两组纳入患者中有36.7%的PD-L1状态未知。表皮生长因子受体（EGFR）突变率为6.0%，EGFR阴性或野生型突变率为67.3%。两组患者中26.6%的患者EGFR状态未知。无论是PD-L1表达还是EGFR突变状态，患者的生存期均无显著性差异（$P<0.05$）。由于PD-L1表达分析仅采用TPS 25%的界限值，因而取较高（50%）或较低（1%，10%）的值时对应的结果未知。目前，尚无有效的生物标志物来识别对免疫治疗联合放疗有效的亚群，但免疫反应的免疫代谢物如肿瘤浸润免疫细胞表型、抗体效价、细胞因子谱和外周血免疫细胞的变化等都是研究热点[19]。

免疫治疗联合放疗潜在的限制可能与毒副反应有关，特别是与胸部放疗和免疫相关肺炎的风险有关。在915例使用抗PD-1/PD-L1抗体的患者中，约有5%的患者发展为肺炎。此外，放疗诱导的肺炎和免疫治疗诱导的肺炎的临床表现相似，均表现为干咳、发热、呼吸困难和心动过速。正如在PACIFIC试验中报道，度伐利尤单抗的安全性与其他免疫检查点抑制剂的安全性相同，与用度伐利尤单抗单药治疗的晚期疾病患者的安全性也是相似。本试验中使用度伐利尤单抗和安慰剂引起的不良反应（包括肺炎）的发生率与根治性放化疗的预期无明显差异。在国际肺癌研究协会（International Association for the Study of Lung Cancer，IASLC）的第18届

国际肺癌大会（World Conference on Lung Cancer，WCLC）上，一项PACIFIC试验的生活质量分析[20]表明，度伐利尤单抗治疗没有加重患者症状，且患者的功能或健康相关的生活质量与接受安慰剂治疗的患者相似。这些研究结果支持在某些条件下使用度伐利尤单抗，因为它对患者获益非常明显，而且治疗方案也可以耐受。本研究的设计不允许评估同时使用度伐利尤单抗联合化疗或放疗的安全性。

值得注意的是，PACIFIC试验中纳入的意向性治疗人群存在异质性，具体包括疾病分期、既往放疗剂量、化疗方案和周期。377例（52.9%）患者为ⅢA期，319例（44.7%）为ⅢB期。既往胸部放疗的剂量范围为54~74 Gy，但大多数患者（92.4%）接受的放疗剂量范围为54~66 Gy。每个患者的最终放射剂量是根据研究者或放疗医生的评估而定的，剂量有时与试验的纳入标准稍有不同（54~66 Gy，肺平均剂量<20 Gy，V20<35%）。患者可能接受过多种形式的化疗，如辅助化疗或诱导化疗。之前的根治性化疗方案包括顺铂或卡铂联合依托泊苷、长春瑞滨、多西他赛、紫杉醇、培美曲塞、白蛋白紫杉醇和长春碱，仅有13例患者接受顺铂或卡铂单药治疗。此外，该临床试验方案修订后，最后一次放疗完成至随机化的时间间隔为1~42 d（最初间隔为1~14 d），因此，第1次度伐利尤单抗给药的时间在不同患者之间可能有很大的不同。尽管存在异质性，但这种异质性实际上代表了在这种情况下的临床实践，且该临床试验展现了基于患者的基本人口学和临床病理特征预先设定好的亚群中度伐利尤单抗组PFS优势的差异。

事实上，多项评估免疫治疗联合放射治疗的临床试验正在进行。尤其值得注意的是，目前正在进行的三项设计相似、针对不能手术的非小细胞肺癌根治性放化疗后的免疫治疗的临床试验中，有一项是化疗后联合帕博利珠单抗（NCT02343952），另两项是化疗后联合纳武利尤单抗（NCT02434081和NCT02768558）[9]。此外，还有一项度伐利尤单抗联合帕博利珠单抗、紫杉醇、卡铂和放疗治疗Ⅱ~ⅢB期NSCLC患者（NCT02621398）的临床试验正在进行。评估化疗或放疗联合免疫治疗的安全性以及对新兴的生物标志物，如PD-L1的表达水平进行验证，以识别对免疫治疗联合放疗有效的患者是十分有意义的。

综上所述，PACIFIC试验证明了化疗或放疗后序贯度伐利尤单抗免疫治疗的有效性和安全性，以及免疫治疗作为Ⅲ期NSCLC这类可治愈疾病的最终治疗方案的放射增敏作用。正在进行的临床研究需要进一步阐明化疗或放疗和免疫治疗相互作用的潜在机制，探索与免疫治疗结合的最佳的放化疗方案，以及寻找预测疗效的潜在生物标志物，从而筛选出对免疫治疗联合放疗有效的患者。

## 声明

本文作者宣称无任何利益冲突。

## 参考文献

[1] Siegel RL, Miller KD, Jemal A. Cancer statistics, 2016[J]. CA Cancer J Clin, 2016, 66(1): 7-30.

[2] Yoon SM, Shaikh T, Hallman M. Therapeutic management options for stage III non-small cell lung cancer[J]. World J Clin Oncol, 2017, 8(1): 1-20.

[3] Le Chevalier T, Arriagada R, Quoix E, et al. Radiotherapy alone versus combined chemotherapy and radiotherapy in unresectable non-small cell lung carcinoma[J]. Lung Cancer, 1994, 10 Suppl 1: S239-S244.

[4] Antoni D, Mornex F. Chemoradiotherapy of locally advanced non-small cell lung cancer: state of the art and perspectives[J]. Curr Opin Oncol, 2016, 28(2): 104-109.

[5] He J, Hu Y, Hu M, et al. Development of PD-1/PD-L1 pathway in tumor immune microenvironment and treatment for non-small cell lung cancer[J]. Sci Rep, 2015, 5: 13110.

[6] Stewart R, Morrow M, Hammond SA, et al. Identification and characterization of MEDI4736, an antagonistic anti-PD-L1 monoclonal antibody[J]. Cancer Immunol Res, 2015, 3(9): 1052-1062.

[7] Antonia SJ, Brahmer JR, Khleif S, et al. Phase 1/2 study of the safety and clinical activity of durvalumab in patients with non-small cell lung cancer (NSCLC)[J]. Annals of Oncology, 2016, 27: VI421.

[8] Antonia S, Goldberg SB, Balmanoukian A, et al. Safety and antitumor activity of durvalumab plus tremelimumab in non-small cell lung cancer: a multicenter, phase Ib study[J]. Lancet Oncol, 2016, 17(3): 299-308.

[9] Available online: https://clinicaltrials.gov/ct2/results?term=durvalumab&cond=Lung+Cancer

[10] Antonia SJ, Villegas A, Daniel D, et al. Durvalumab after chemoradiotherapy in stage III non-small cell lung cancer[J]. N Engl J Med, 2017, 377(20): 1919-1929.

[11] Levy A, Massard C, Soria JC, et al. Concurrent irradiation with

the anti-programmed cell death ligand-1 immune checkpoint blocker durvalumab: Single centre subset analysis from a phase 1/2 trial[J]. Eur J Cancer, 2016, 68: 156-162.

[12] Massard C, Gordon MS, Sharma S, et al. Safety and efficacy of durvalumab (MEDI4736), an anti-programmed cell death ligand-1 immune check-point inhibitor, in patients with advanced urothelial bladder cancer[J]. J Clin Oncol, 2016, 34(26): 3119-3125.

[13] Iyengar P, Gerber DE. Locally advanced lung cancer: an optimal setting for vaccines and other immunotherapies[J]. Cancer J, 2013, 19(3): 247-262.

[14] Stone HB, Peters LJ, Milas L. Effect of host immune capability on radiocurability and subsequent transplantability of a murine fibrosarcoma[J]. J Natl Cancer Inst, 1979, 63(5): 1229-1235.

[15] Sharabi AB, Lim M, DeWeese TL, et al. Radiation and checkpoint blockade immunotherapy: radiosensitisation and potential mechanisms of synergy[J]. Lancet Oncol, 2015, 16(13): e498-e509.

[16] Schaue D, Ratikan JA, Iwamoto KS, et al. Maximizing tumor immunity with fractionated radiation[J]. Int J Radiat Oncol Biol Phys, 2012, 83(4): 1306-1310.

[17] Dewan MZ, Galloway AE, Kawashima N, et al. Fractionated but not single-dose radiotherapy induces an immune-mediated abscopal effect when combined with anti-CTLA-4 antibody[J]. Clin Cancer Res, 2009, 15(17): 5379-5388.

[18] Lugade AA, Moran JP, Gerber SA, et al. Local radiation therapy of B16 melanoma tumors increases the generation of tumor antigen-specific effector cells that traffic to the tumor[J]. J Immunol, 2005, 174(12): 7516-7523.

[19] Chajon E, Castelli J, Marsiglia H, et al. The synergistic effect of radiotherapy and immunotherapy: a promising but not simple partnership[J]. Crit Rev Oncol Hematol, 2017, 111: 124-132.

[20] Hui R, Özgüroğlu M, Daniel D, et al. Patient-reported outcomes with durvalumab after chemoradiation in locally advanced, unresectable NSCLC: data form PACIFIC[J]. Abstract PL 02.02 IASLC 18th World Conference on Lung Cancer, October 15-18, 2017, Yokohama, Japan.

译者：蒋丽莎，四川大学华西医院
审校：郭甜甜，复旦大学附属肿瘤医院放射治疗中心

**Cite this article as:** Agustoni F, Hirsch FR. PACIFIC trial: new perspectives for immunotherapy in lung cancer. Transl Lung Cancer Res 2018;7(Suppl 1):S19-S24. doi: 10.21037/tlcr.2017.12.12

# 第四十二章　EGFR突变型非小细胞肺癌的免疫治疗策略：在什么时机、用于哪些患者及如何使用？

Debora Bruno, Afshin Dowlati

Division of Hematology and Oncology, Department of Medicine, University Hospitals Seidman Cancer Center and Case Western Reserve University, Cleveland, Ohio, USA
*Correspondence to:* Afshin Dowlati, MD. University Hospitals, 11100 Euclid Avenue, Cleveland, Ohio 44106, USA. Email: Afshin.dowlati@case.edu.

*Provenance:* This is an invited article commissioned by the Guest Section Editor Tao Shi (Clinical Cancer Institute of Nanjing University, Nanjing, China).
*Comment on:* Yang JC, Gadgeel SM, Sequist LV, *et al.* Pembrolizumab in Combination With Erlotinib or Gefitinib as First-Line Therapy for Advanced NSCLC With Sensitizing EGFR Mutation. J Thorac Oncol,2019,14:553-559.

View this article at: http://dx.doi.org/10.21037/tlcr.2019.06.02

在西方国家约15%的肺腺癌患者中检测到表皮生长因子受体（EGFR）的突变，该突变在亚洲患者的发生率更高。导致其酪氨酸激酶构型激活的最常见突变是19号外显子的框内缺失和21号外显了中的L858R位点突变。单药酪氨酸激酶抑制剂（TKI）治疗可有显著的无进展生存（PFS）获益且其毒性可控。然而，最终会产生耐药性，包括继发性EGFR突变的出现，如T790M（在60%使用一代或二代TKIs后进展的患者中观察到），发生其他受体突变（MET）或转化为更具侵袭性的组织学类型，如小细胞肺癌（约占病例的5%）。当产生耐药性时，患者将接受全身化疗但最终仍会死于该疾病，因此需要更有效的治疗。

一小部分非小细胞肺癌（NSCLC）患者通过检查点抑制剂治疗获益，最近对检查点抑制剂纳武利尤单抗的Ⅰ期临床试验进行了最新分析，显示转移性疾病患者的5年总生存率（OS）为16%。虽然致癌驱动基因突变的存在预示着对TKI治疗的高反应率，但生物标志物对

免疫肿瘤（immune-oncology，IO）药物的治疗反应的预测作用并不那么可靠。PD-配体1（PD-L1）表达测定为50%或更多的肿瘤细胞PD-L1染色阳性（TPS≥50%），仍然是目前唯一获得FDA认可用于筛选程序性死亡1（PD-1）抑制剂帕博利珠单抗一线单药治疗转移性NSCLC的潜在获益，其他潜在的生物标志物也一直在探索中，目前也有临床试验在进行相关研究。黑色素瘤和NSCLC，即检查点抑制剂治疗成功率较高的恶性肿瘤，皆是由于致癌物暴露（紫外线和烟草烟雾）导致体细胞突变率升高并不断累积而导致恶性肿瘤的典型。NSCLC中较高的非同义突变负荷（TMB）与帕博利珠单抗的治疗反应、PFS和反应持续时间（duration of response，DOR）相关[1]。此类突变大多数发生在"乘客基因"中，导致各种肽类（肿瘤新抗原）的表达，这些肽类对机体的蛋白质组来说是全新的，因此能够更有效地激活效应T细胞。事实上，在CheckMate 227 Ⅲ期临床试验中，与细胞毒化疗相比肿瘤组织中含有至少10个突变/

兆碱基的NSCLC患者对抗PD-1和细胞毒性T淋巴细胞相关抗原4（CTLA-4）双重免疫检查点抑制剂治疗可能更为有效（45%RR），并且存在持续的治疗效应，而无论肿瘤的PD-L1表达水平[2]。

众所周知，具有EGFR exon19 del/L858R和ALK-重排驱动基因突变的肿瘤患者在之前的免疫检查点抑制剂单药与多西他赛对比的Ⅲ期临床试验中未观察到能从IO治疗中获益[3-5]，回顾性研究和荟萃分析均证实了这一发现[6-7]。这导致大多数的后续研究将此类患者排除在外。这种令人沮丧的结论也有许多假说可以解释。

EGFR突变型肿瘤的PD-L1表达在临床前研究中实际上被认为是免疫逃避的机制[8]。临床前研究数据表明在体外通过EGF或激活外显子19del和L858R使EGFR活化，从而导致肿瘤细胞通过ERK1/2-c-jun通路过表达PD-L1。在共培养体系中，这种表型能够通过PD-1/PD-L1通路诱导T细胞凋亡[9]。用吉非替尼治疗下调PD-L1表达并重组共培养T细胞。正如所料，在体外联合抗PD1和TKI治疗并不会形成杀伤力。然而，EGFR突变型NSCLC中PD-L1的表达水平与现有的临床数据不一致[10-11]，两项Meta分析未能证实其与EGFR突变的正相关性[12-13]。这些差异可能反映了标本获取类型（如TKI暴露前 vs 暴露后）以及PD-L1检测技术方面的差异。

与EGFR野生型肿瘤相比，EGFR突变型肿瘤的TMB通常较低，但具有高TMB值的EGFR突变型肿瘤的应用TKI治疗似乎预后较差，终止TKI治疗的时间和OS均较短[14]。较低的TMB与新抗原的产生减少有关，因此增加了T细胞受体库的多样性[15]，从而导致较少的克隆性扩增。

在KEYNOTE-021研究中，Yang及其团队[16]探讨了将厄洛替尼、吉非替尼与帕博利珠单抗联合应用于E队列和F队列内EGFR突变型NSCLC患者的可行性。KEYNOTE-021（NCT02039674）是一项多队列Ⅰ/Ⅱ期临床试验，旨在研究帕博利珠单抗联合化疗、TKI治疗或免疫治疗（CTLA4抑制剂依匹木单抗）作为不论PD-L1表达水平Ⅲ B期和转移性NSCLC患者一线治疗方案的可行性和疗效。在这个Ⅰ/Ⅱ期研究中，每组最多12名患者按3+3模式序贯入组，随后是基于剂量限制性毒性的队列扩展，每日标准剂量的TKIs（E组中厄洛替尼150 mg和F组中吉非替尼250 mg），与每3周进行静脉输注的帕博利珠单抗2 mg/kg联合使用。只要患者能够临床获益，口服TKI治疗将持续进行，但帕博利珠单抗只应用2年。主要研究终点是为2期进一步研究明确剂量，并将DOR、PFS和OS作为次要研究分析。

虽然在两个队列中均未发生DLTs或5级AEs，但吉非替尼组在5/7（71.4%）例患者中发生3级或4级AST/ALT升高后停止入组。所有转氨酶升高的病例都发生在DLT的规定期限之外（首超过治疗周期的前3周），需要使用类固醇超过21 d并导致治疗中止。帕博利珠单抗在该组中位用药为3次，因此，该组联合用药也被认为是不可采纳的，该队列未达到研究的主要终点。

在E组中，厄洛替尼联合帕博利珠单抗被认为是可行的，观察到的最常见毒性反应为皮疹（6/12，其中1例被评为3级）和腹泻（4/12），并未发生4级AEs。最常见的自身免疫不良反应包括甲状腺功能减退（4/12）和严重的皮肤反应（2/12，3级）。有趣的是，一名患者在治疗开始后3周内出现神经痛性肌萎缩症并伴有LFT升高（均为3级）。厄洛替尼组中帕博利珠单抗中位用药数为18次。

至于PD-L1表达水平作为生物标志物的有效性和潜在的预测作用，这两个队列中有非常不同的表现。在吉非替尼组中，85.7%（6/7）的入组患者PD-L1 TPS<1%，而厄洛替尼组中有83.3%的患者PD-L1 TPS>1%，4/12（33.3%）患者≥50%。尽管如此，在厄洛替尼组观察到的ORR为41.7%（远低于一线使用厄洛替尼的历史对照）。然而，PD-L1 TPS≥50%的所有患者（4/4）对治疗均有反应，4人中有3人有持续治疗反应，4人中有1人达到18.3个月的DOR。厄洛替尼组的中位PFS为19.5个月。吉非替尼组的ORR为14.3%。本研究纳入患者的EGFR突变亚型未见报道。

关于EGFR TKIs与免疫检查点抑制剂联合使用的安全性问题在以前的研究中已经被提出。在一项三代TKI奥希替尼联合PD-L1抑制剂度伐利尤单抗治疗初治EGFR突变患者的临床试验中，在3/4级AST/ALT升高的患者中有65%的患者出现ALT升高，导致30%在首次应用度伐利尤单抗之前接受奥希替尼治疗4周的患者停止治疗[17]。总RR与TKI初治患者单药奥希替尼治疗的Ⅲ期临床试验的历史对照一致。PFS数据尚未见报道。在TKI初治和经治的患者中进行的类似联合用药试验，我们关注到多达38%的ILD率（大多数<3/4级，无5级）[18]。然而，在探索1 L厄洛替尼和PD-L1抑制剂阿替利珠单抗安

全性的Ⅰ期临床试验中，虽然严重AEs发生率为50%，但仅有7%患者为3/4级ALT升高[19]。尽管KEYNOTE-021G队列的入组患者数量非常少，但令人惊讶的是，与单药吉非替尼在多个临床试验中5%的3/4级肝脏毒性相比，其3/4级AST/ALT升高的发生率高达70%。本研究中吉非替尼和帕博利珠单抗联合应用表现出的肝毒性可能与人群药代动力学有关。吉非替尼组的所有入组患者都是亚洲人，而厄洛替尼组75%（9/12）的入组患者是白人。其他评估此类联合用药安全性的Ⅰ期临床试验入组患者种族相关的详细信息尚不清楚。

在评估研究的有效性和PFS时，我们必须关注队列E，因为它提供了12名治疗患者的数据。总的来说，在接受厄洛替尼和帕博利珠单抗联合治疗的TKI初治患者中，总有效性仅为41.7%，这无疑令人失望；也逊于之前的厄洛替尼联合阿替利珠单抗的Ⅰ期研究（RR 75%）（$n$=20）[19]，尽管对比的样本量很小。因为病例数少且E组中大多数患者都有不同程度的TPS>1%，因此解释4名受试者在TPS≥50%亚组中100% RR的意义更具有挑战性。目前所得数据仍然不成熟，尚无法支持获得有意义的PFS。

基于临床前和临床数据显示TKI疗法具有免疫调节作用，将TKI疗法与IO疗法结合用于治疗初治患者的理论基础是合理的。例如，吉非替尼和厄洛替尼都被证明通过增强NK细胞的细胞毒性来促进免疫反应[20]。一项研究分析了吉非替尼治疗4周后患者的外周血样本，研究显示NK细胞数量和IFN-γ水平显著增加，同时IL-6水平下降。在该研究中，在吉非替尼治疗后获取的肿瘤样本则表现出TKI治疗介导的肿瘤细胞PD-L1表达下调[21]。然而到目前为止，包括正在讨论的试验在内的多个早期试验都未能得到一个明确的结论，即这种联合用药是否是值得探索的兼具有效性和安全性的合适组合。

因此，如何在EGFR突变型NSCLC的治疗中引入免疫调节的概念，仍有许多问题有待解决。对于这些患者我们应何时开始IO治疗：治疗初期或TKI治疗失败后？谁可能获益：仅PD-L1 TPS>50%，特定的EGFR突变亚型？我们如何调节这个人群中的免疫反应：免疫检查点抑制剂单药作为IO治疗就足够还是应该联合治疗？

尽管存在PD-L1表达，但是目前的证据并不支持在初治和TKI治疗失败的EGFR患者中使用单药免疫检查点抑制剂。迄今为止发表的关于TKI初治EGFR突变患者中

单药使用帕博利珠单抗的最大宗报道结果十分令人沮丧。在Ⅱ期试验中，尽管PD-L1表达水平非常高（73%的患者TPS≥50%），由于疗效不佳，在纳入11例患者后即停止入组[22]。

迄今为止，关于IO治疗EGFR突变和ALK重排肿瘤有效性的临床试验中，仅有IMPower 150试验得到阳性数据，该试验在TKI治疗失败的情况下，联合细胞毒化疗、抗血管生成药物和PD-L1抑制剂进行治疗。Ⅲ期IMPower 150试验将TKI治疗失败的EGFR和ALK重排患者随机分为3组：阿替利珠单抗/卡铂/紫杉醇（ACP组），卡铂/紫杉醇/贝伐珠单抗（BCP组）或阿替利珠单抗/卡铂/紫杉醇/贝伐珠单抗（ABCP组）[23]。EGFR/ALK突变队列的次级分析显示，与BCP组6.1个月的PFS相比，ABCP组（未分层HR 0.59）的PFS达9.7个月，具有统计学意义。ACP和BCP组之间的OS无显著差异。VEGF抑制剂联合TKI治疗EGFR突变型NSCLC可能可以克服原发性和获得性耐药，故贝伐珠单抗联合厄洛替尼一线治疗将带来PFS上的获益。在转移性黑色素瘤患者中使用贝伐珠单抗联合细胞毒化疗已被证明可增加循环中CD8+T细胞的数量，并降低IL-6水平，从而能够进行免疫调节[24]。因此，细胞毒化疗联合抗血管生成的贝伐珠单抗治疗可能能够将EGFR突变型肿瘤中常见的"冷"肿瘤微环境转变为富含TIL。新辅助紫杉醇治疗已被证实能够在乳腺肿瘤中增加TIL的数量，在临床完全缓解的肿瘤中效果最为显著[25]。这可能是由于凋亡细胞释放的新抗原超过某一阈值时导致大量的DC识别并呈递激活T细胞。

我们赞扬作者在探索TKI和PD-1抑制剂联合治疗EGFR突变型NSCLC TKI初治患者的可行性方面所做的努力。虽然厄洛替尼联合帕博利珠单抗是可行的，但没有明确的证据表明这可能是一项应进一步研究的有效策略。也许，随着我们在未来尝试将IO的概念引入EGFR突变型NSCLC，我们更应该关注那些TKI治疗失败的患者，尝试用不同的、创造性的免疫调节策略来恢复"冷肿瘤微环境"表型。一些令人感兴趣的潜在策略目前正在临床试验领域进行研究，例如Ⅰ/Ⅱ期研究探索在TKI治疗失败之后，联合使用纳武利尤单抗和细胞毒性/免疫调节药物普那布林[NCT02846792]。当然，关于EGFR突变型NSCLC的免疫调节还有待进行更多研究。

## 声明

本文作者宣称无任何利益冲突。

## 参考文献

[1] Rizvi NA, Hellmann MD, Snyder A, et al. Cancer immunology. Mutational landscape determines sensitivity to PD-1 blockade in non-small cell lung cancer[J]. Science, 2015, 348(6230): 124-128.

[2] Hellmann MD, Ciuleanu TE, Pluzanski A, et al. Nivolumab plus Ipilimumab in Lung Cancer with a High Tumor Mutational Burden[J]. N Engl J Med, 2018, 378(22): 2093-2104.

[3] Borghaei H, Paz-Ares L, Horn L, et al. Nivolumab versus Docetaxel in Advanced Nonsquamous Non-Small-Cell Lung Cancer[J]. N Engl J Med, 2015, 373(17): 1627-1639.

[4] Herbst RS, Baas P, Kim DW, et al. Pembrolizumab versus docetaxel for previously treated, PD-L1-positive, advanced non-small-cell lung cancer (KEYNOTE-010): a randomised controlled trial[J]. Lancet, 2016, 387(10027): 1540-1550.

[5] Rittmeyer A, Barlesi F, Waterkamp D, et al. Atezolizumab versus docetaxel in patients with previously treated non-small-cell lung cancer (OAK): a phase 3, open-label, multicentre randomised controlled trial[J]. Lancet, 2017, 389(10066): 255-265.

[6] Gainor JF, Shaw AT, Sequist LV, et al. EGFR Mutations and ALK Rearrangements Are Associated with Low Response Rates to PD-1 Pathway Blockade in Non-Small Cell Lung Cancer: A Retrospective Analysis[J]. Clin Cancer Res, 2016, 22(18): 4585-4593.

[7] Lee CK, Man J, Lord S, et al. Checkpoint Inhibitors in Metastatic EGFR-Mutated Non-Small Cell Lung Cancer-A Meta-Analysis[J]. J Thorac Oncol, 2017, 12(2): 403-407.

[8] Akbay EA, Koyama S, Carretero J, et al. Activation of the PD-1 pathway contributes to immune escape in EGFR-driven lung tumors[J]. Cancer Discov, 2013, 3(12): 1355-1363.

[9] Chen N, Fang W, Zhan J, et al. Upregulation of PD-L1 by EGFR Activation Mediates the Immune Escape in EGFR-Driven NSCLC: Implication for Optional Immune Targeted Therapy for NSCLC Patients with EGFR Mutation[J]. J Thorac Oncol, 2015, 10(6): 910-923.

[10] D'Incecco A, Andreozzi M, Ludovini V, et al. PD-1 and PD-L1 expression in molecularly selected non-small-cell lung cancer patients[J]. Br J Cancer, 2015, 112(1): 95-102.

[11] Takada K, Okamoto T, Shoji F, et al. Clinical Significance of PD-L1 Protein Expression in Surgically Resected Primary Lung Adenocarcinoma[J]. J Thorac Oncol, 2016, 11(11): 1879-1890.

[12] Zhang M, Li G, Wang Y, et al. PD-L1 expression in lung cancer and its correlation with driver mutations: a meta-analysis[J]. Sci Rep, 2017, 7(1): 10255.

[13] Lan B, Ma C, Zhang C, et al. Association between PD-L1 expression and driver gene status in non-small-cell lung cancer: a meta-analysis[J]. Oncotarget, 2018, 9(7): 7684-7699.

[14] Offin M, Rizvi H, Tenet M, et al. Tumor Mutation Burden and Efficacy of EGFR-Tyrosine Kinase Inhibitors in Patients with EGFR-Mutant Lung Cancers[J]. Clin Cancer Res, 2019, 25(3): 1063-1069.

[15] Miyauchi E, Matsuda T, Kiyotani K, et al. Significant differences in T cell receptor repertoires in lung adenocarcinomas with and without EGFR mutations[J]. Cancer Sci, 2019, 110(3): 867-874.

[16] Yang JC, Gadgeel SM, Sequist LV, et al. Pembrolizumab in Combination With Erlotinib or Gefitinib as First-Line Therapy for Advanced NSCLC With Sensitizing EGFR Mutation[J]. J Thorac Oncol, 2019, 14(3): 553-559.

[17] Gibbons DL, Chow LQ, Kim DW, et al. Efficacy, safety and tolerability of MEDI1436 (durvalumab [D]), a human IgG1 anti-programmed cell death-ligand 1 (PD-L1) antibody, combined with gefitinib (G): A phase I expansion in TKI-naive patients (pts) with EGFR mutant NSCLC[J]. J Thorac Oncol, 2016, 11: S79.

[18] Ahn MJ, Yang J, Yu H, et al. Osimertinib combined with durvalumab in EGFR-mutant non-small cell lung cancer: results from the TATTON phase 1b trial[J]. J Thorac Oncol, 2016, 11: S115.

[19] Ma BB, Rudin RC, Cervantes A, et al. Preliminary safety and clinical activity of erlotinib plus atezolizumab from a Phase Ib study in advanced NSCLC. Ann Oncol, 2016, 27: IX141.

[20] Kim H, Kim SH, Kim MJ, et al. EGFR inhibitors enhanced the susceptibility to NK cell-mediated lysis of lung cancer cells[J]. J Immunother, 2011, 34(4): 372-381.

[21] Sheng J, Fang W, Liu X, et al. Impact of gefitinib in early stage treatment on circulating cytokines and lymphocytes for patients with advanced non-small cell lung cancer[J]. Onco Targets Ther, 2017, 10: 1101-1110.

[22] Lisberg A, Cummings A, Goldman JW, et al. A Phase II Study of Pembrolizumab in EGFR-Mutant, PD-L1+, Tyrosine Kinase Inhibitor Naive Patients With Advanced NSCLC[J]. J Thorac Oncol, 2018, 13(8): 1138-1145.

[23] Socinski MA, Jotte RM, Cappuzzo F, et al. Atezolizumab for First-Line Treatment of Metastatic Nonsquamous NSCLC[J]. N

Engl J Med，2018，378(24)：2288-2301.

[24] Mansfield AS，Nevala WK，Lieser EA，et al. The immunomodulatory effects of bevacizumab on systemic immunity in patients with metastatic melanoma[J]. Oncoimmunology，2013，2(5)：e24436.

[25] Demaria S，Volm MD，Shapiro RL，et al. Development of tumor-infiltrating lymphocytes in breast cancer after neoadjuvant

paclitaxel chemotherapy[J]. Clin Cancer Res，2001，7(10)：3025-3030.

译者：杜心怡，江苏省苏北人民医院
审校：郭天兴，福建省立医院

**Cite this article as:** Bruno D, Dowlati A. Immunotherapy in EGFR mutant non-small cell lung cancer: when, who and how? Transl Lung Cancer Res 2019;8(5):710-714. doi: 10.21037/tlcr.2019.06.02

# 第四十三章　初治晚期非小细胞肺癌的免疫治疗

**Vinicius Ernani[1], Apar Kishor Ganti[1,2,3]**

[1]Division of Oncology-Hematology, University of Nebraska Medical Center, Fred and Pamela Buffett Cancer Center, Omaha, NE, USA; [2]Department of Internal Medicine, VA Nebraska Western Iowa Health Care System, Omaha, NE, USA; [3]Division of Oncology-Hematology, University of Nebraska Medical Center, Omaha, NE, USA

*Contributions:* (I) Conception and design: All authors; (II) Administrative support: All authors; (III) Provision of study materials or patients: All authors; (IV) Collection and assembly of data: All authors; (V) Data analysis and interpretation: All authors; (VI) Manuscript writing: All authors; (VII) Final approval of manuscript: All authors.

*Correspondence to:* Apar Kishor Ganti, MD, MS, FACP. Division of Oncology-Hematology, University of Nebraska Medical Center, 987680 Nebraska Medical Center, Omaha, NE 68198-7680, USA. Email: aganti@unmc.edu.

**摘要：**肺癌是全球癌症相关死亡的主要原因。非小细胞肺癌（NSCLC）约占肺癌的85%，不幸的是，其中半数以上的患者诊断为转移性疾病。长期以来，以铂类为基础的化疗一直是晚期疾病的标准一线治疗。尽管针对部分携带驱动基因突变的患者的靶向治疗取得了显著进展，但大多数肺癌患者的预后并没有发生显著变化。近年来，免疫治疗极大地改变了NSCLC的治疗方式，为这些患者建立了新的治疗模式。帕博利珠单抗（pembrolizumab）是目前治疗程序性死亡配体1（PD-L1）高表达患者的新的主要一线治疗药物。然而，在一线治疗中如何对这些治疗方法进行排序和组合仍然存在许多问题。最佳患者的选择策略也是不清楚的。PD-L1高表达与较高的反应率相关，但即使是PD-L1低表达或缺失的患者也能从这些药物中获益。最近，肿瘤突变负荷被认为是一种潜在的反应预测指标。本文就免疫治疗在初治晚期NSCLC中的应用进行综述。

**关键词：**非小细胞肺癌；免疫治疗；初治；转移性

**View this article at:** http://dx.doi.org/10.21037/jtd.2017.12.94

## 一、介绍

肺癌是导致死亡的主要原因，也是美国男女性第二大常见的恶性肿瘤[1]。大约57%的NSCLC患者在初始诊断时已为Ⅳ期[1]。长期以来以铂为基础的化疗是转移性NSCLC患者主要的一线治疗方法[2-5]。然而，化疗的反应率（response rate，RR）为15%~33%，无进展生存期（PFS）为3.1~5.5个月，总生存期（OS）<1年[6-8]。多

种靶向药物和细胞毒性药物已经被添加到铂-偶联化疗中，但只有贝伐珠单抗和耐昔妥珠单抗分别对非鳞状和鳞状组织学肺癌患者的PFS和OS有适度提高[5,9-10]。过去10年的重大进展源于对特定基因改变的识别，这些特定基因的改变可以塑造不同的NSCLC亚型（如EGFR、ALK、ROS-1），而口服酪氨酸激酶抑制剂（TKIs）已成为携带这些突变基因的晚期非鳞状NSCLC患者的标准一线治疗。与一线TKIs治疗相关的RR和PFS分别约为

56%~80%和9.7~13.6个月。然而，与化疗相比，靶向治疗未能显示出OS的获益[11-16]。但是，近年来，免疫疗法已经极大地改变了NSCLC治疗的格局，并为肺癌患者开创了一个新的治疗时代。

免疫系统在调节肿瘤生长中起着至关重要的作用，检查点抑制剂的目的是通过克服恶性肿瘤免疫逃逸来增强和恢复免疫系统识别和消灭肿瘤细胞的能力。针对细胞毒性T淋巴细胞相关抗原-4（CTLA-4）和程序性细胞死亡蛋白-1（PD-1）免疫检查点通路的抗体通过恢复对癌细胞免疫反应的丧失而起作用[17]。简而言之，CD28是一种表达于T细胞上的共刺激分子，它可与抗原提呈细胞（APCs）上的B7-1（CD80）和B7-2（CD86）配体结合，进一步刺激T细胞。CTLA-4是一种表达于T细胞上的抑制蛋白，它也可与B7配体结合；然而，CTLA-4与B7的相互作用具有更强的亲和力，可以克服CD28的刺激信号。针对CTLA-4的抗体阻断了CTLA-4和B7分子之间的相互作用，从而防止T细胞失活。与CTLA-4类似，PD-1也表达在T细胞上，PD-1与其配体之间在APCs表面上的连接可导致T细胞失活，其配体包括程序性死亡配体1（PD-L1）和程序性死亡配体2（PD-L2）[18-19]。针对PD-1通路的抗体抑制这种相互作用，能够导致细胞毒性T细胞的再活化，从而引起肿瘤细胞的凋亡。

纳武利尤单抗和帕博利珠单抗都是IgG4单克隆抗体，它们均与表达于T细胞上的PD-1受体结合，破坏PD-1受体与PD-L1的结合，从而恢复细胞毒性T细胞效应体功能[20]。另一方面，阿替利珠单抗是一种IgG1单克隆抗PD-L1抗体，它可以阻断PD-L1与PD-1之间的相互作用，从而恢复T细胞活性[21]。在过去的2年时间里，纳武利尤单抗、帕博利珠单抗和阿替利珠单抗已经被批准作为铂类基础化疗后的转移性NSCLC的二线治疗[22-25]。检查点抑制剂在二线治疗的成功导致了它们在一线治疗地位的探索。最近，美国食品药品监督管理局（FDA）批准帕博利珠单抗单药作为肿瘤细胞表达≥50% PD-L1的晚期NSCLC的一线治疗，并与卡铂及培美曲塞联合用于任何PD-L1表达状态的晚期非鳞状NSCLC。本文就近年来免疫治疗在NSCLC一线治疗中的研究进展作一综述。

## 二、PD-1抗体单药

### （一）纳武利尤单抗

鉴于纳武利尤单抗在二线治疗的疗效，CheckMate-012试验测试了纳武利尤单抗单药在一线治疗中的疗效。这是一项Ⅰ期多队列研究，该研究共纳入52例ⅢB~Ⅳ期患者，每2周接受纳武利尤单抗3 mg/kg，直到病情进展或出现不可耐受的毒性。该疗法总体耐受性良好，71%的患者出现治疗相关不良事件（AEs）。最常见的不良反应与之前纳武利尤单抗研究报道一致，包括疲劳、恶心、腹泻、瘙痒和关节痛。10例患者（19%）发生3~4级AEs，其中以3级皮疹最为常见。确认的客观缓解率（ORR）为23%。在PD-L1表达≥1%的患者中ORR为28%，而在没有PD-L1表达的患者中ORR为14%。疗效反应独立于PD-L1的表达；然而，随着PD-L1水平的增加，疗效有增高的趋势。中位OS为19.4个月，PFS/OS与PD-L1表达水平之间无显著相关性[26]。

纳武利尤单抗单药治疗在一线治疗中显示出良好的RR，但在大型Ⅲ期临床试验中，它并没有转化为超过化疗的优势。CheckMate-026是一项对541名患者进行的Ⅲ期随机研究，该研究在肿瘤表达PD-L1≥1%的Ⅳ期NSCLC患者中，评价纳武利尤单抗单药3 mg/kg 2周方案对比铂类为基础的双药化疗3周方案的疗效。主要研究终点为PD-L1表达≥5%的患者的PFS。结果显示，纳武利尤单抗组中位PFS为4.2个月，化疗组中位PFS为5.9个月（HR，1.15；95%CI：0.91~1.45；$P=0.25$）。两组间中位OS也无差异，纳武利尤单抗组为14.4个月，化疗组为13.2个月（HR，1.02；95%CI：0.80~1.30）[27]。在PD-L1表达≥5%患者中，与化疗相比，纳武利尤单抗没有达到PFS优胜的主要研究终点。缺乏PFS获益的一个看似合理的解释可能是在CheckMate-026中选择患者的PD-L1表达阈值较低。然而，一项亚组分析也未能在PD-L1表达≥50%的患者队列中证明PFS和OS的获益（与下面讨论的KEYNOTE-024研究形成鲜明对比）。显然，PD-L1表达量并不是预测免疫治疗反应的理想指标。有趣的是，对CheckMate-026试验的探索性分析显示，与化疗组相比，纳武利尤单抗组的高肿瘤突变负荷（tumor mutation burden，TMB）与较高的RR和PFS相关[28]。也许，应用辅助工具，如基因签名、突变负荷和其他生物标志物，可以更好地阐明哪些患者将会对检查点抑制剂做出反应[29-30]。

CheckMate-227研究目前正在收集患者，该研究不考虑PD-L1表达水平，并将其随机1:1分为纳武利尤单抗组、纳武利尤单抗联合依匹木单抗（ipilimumab）组、纳武利尤单抗联合化疗组（NCT02477826）。这项试验将进一步探索和了解纳武利尤单抗在不同PD-L1表达水平的肿瘤患者中的一线应用。CheckMate-370试验是一个正在进行的 I / II 期临床研究，使用纳武利尤单抗作为诱导化疗后的维持治疗，或单独作为一线治疗，或与多个标准一线化疗方案联合使用（NCT02574078）。

## （二）帕博利珠单抗

KEYNOTE-024是一项III期临床研究，纳入305名既往未接受治疗的转移性NSCLC患者，他们的PD-L1表达水平≥50%，且没有驱动基因突变（表皮生长因子受体或间变性淋巴瘤激酶）。这些患者随机分组接受帕博利珠单抗200 mg每3周治疗或以铂为基础的化疗，其中包括对非鳞状细胞组织学NSCLC患者使用培美曲塞维持治疗。主要研究终点为PFS，次要研究终点为RR、OS和安全性。约30%的患者存在PD-L1表达≥50%。免疫治疗组中位PFS为10.3个月（95%CI：6.7~未达到），而化疗组中位PFS为6.0个月（95%CI：4.2~6.2）[疾病进展或死亡的风险比（HR）为0.50；95%CI：0.37~0.68；$P<0.001$]。帕博利珠单抗组6个月OS为80.2%，而化疗组为72.4%（HR，0.6；95%CI：0.41~0.89；$P=0.005$），两组患者中位OS均未达到。帕博利珠单抗组的RR也优于化疗组（44.8% vs 27.8%）。与化疗相比，帕博利珠单抗治疗相关的AEs更少（73.4% vs 90.0%），且3~5级AEs更少（26.6% vs 53.3%）。数据和安全监测委员会（DSMC）提前停止了该试验，化疗组的患者继续服用帕博利珠单抗[31]。基于这些结果，FDA于2016年10月批准帕博利珠单抗一线用于PD-L1表达≥50%，无驱动基因突变，且无论组织学状态的晚期NSCLC患者。

在最近的结果更新中，显示了二线治疗的无进展生存期（PFS2）和最新更新的OS结果。PFS2被定义为从随机化分组到目标肿瘤行下一线治疗进展或任何原因死亡的时间，无论哪种情况首先发生。经过19.1个月的随访，帕博利珠单抗组31.2%患者接受二线治疗，化疗组为64.2%。帕博利珠单抗组中位PFS2为18.3个月（95%CI：12.7~NE），而化疗组中位PFS2为8.4个月（95%CI：6.8~9.8）。帕博利珠单抗组的中位OS尚未达到（95%CI：19.4~NE），而化疗组的中位OS为14.5个月（95%CI：9.8~19.6）。因此，帕博利珠单抗在一线治疗PD-L1表达≥50%的晚期NSCLC患者中继续显示着OS获益优于化疗。这些结果表明，在PD-L1高表达的患者中，一线免疫治疗后再进行化疗比逆序治疗更有可能获益。

KEYNOTE-024是一项具有里程碑意义的临床试验，它确立了帕博利珠单抗作为治疗PD-L1表达≥50%的NSCLC患者的新一线疗法。到目前为止，PD-L1表达的免疫组化检测应在每一位新诊断为晚期NSCLC的患者中进行，该检测与组织学无关。值得注意的是，KEYNOTE-042是一项正在进行的III期试验，比较帕博利珠单抗和基于铂的化疗对于新诊断的任意PD-L1表达水平的患者的疗效（NCT02220894）。

# 三、PD-L1抗体单药

## （一）阿替利珠单抗

阿替利珠单抗目前被批准用于转移性NSCLC的治疗，NSCLC患者在铂类为基础的化疗期间或之后进展[21,24]时。BIRCH研究是一项II期单臂试验，旨在评估阿替利珠单抗在既往不同治疗方案下治疗晚期NSCLC的疗效。该试验包括3个队列：队列1（既往未行化疗）；队列2（基于铂的方案治疗后病情进展）；和队列3（在至少两种前线化疗后进展）。只有采用SP142免疫组化方法检测的肿瘤细胞PD-L1表达≥5%上的患者（TC；TC2/3）或存在肿瘤浸润免疫细胞（ICs；IC2/3）的患者才被纳入试验。PD-L1 TC的表达根据PD-L1阳性TC的百分比划分等级（TC3≥50%，TC2≥5%，但<50%）。PD-L1 IC的表达根据肿瘤区域染色阳性率来评分（IC3≥10%，IC2≥5%，但<10%）。所有受试者每3周静脉注射阿替利珠单抗1 200 mg。主要研究终点为ORR，次要研究终点为中位反应持续时间、PFS和OS。在659名接受阿替利珠单抗治疗的所有患者中，只有139名患者为初治患者（队列1）。队列1、2和3组患者的ORR分别为22%、19%和18%。队列1、2、3组中TC3组或IC3组的RR分别为31%、26%和27%。在应答者中，队列1、2和3组的中位反应持续时间分别为9.8个月、NE和11.8个月。队列1、2、3组中TC3组或IC3组的中位反应持续时间分别为10.0个月、NE和7.2个月。队列1的中位PFS为5.4个月（95%CI：3.0~6.9个月），队列2为2.8个月（95%CI：1.5~3.9个月）和队列3为2.8个月（95%CI：2.7~3.0个月）。然而，在队列1中，TC3或IC3组（5.6个月）与TC2/3或IC2/3组（5.4个月）之间的PFS非常相似。对于队列1，更新的中位OS为23.5个月（TC3或IC3组患者为26.9个月）；队列2为15.5个月，队列3为13.3个

月。在队列1的TC3或IC3组观察到了最长OS为26.9个月（95%CI：12.0个月~NE）[32]。这些结果似乎证实了另一项Ⅱ期研究（FIR试验）的初步研究结果，FIR试验显示，所有经PD-L1筛选的TC3或IC3初治肿瘤患者的ORR为29%[33]。

## （二）度伐利尤单抗

度伐利尤单抗是另一种PD-L1抑制剂，但是它没有被FDA批准用于转移性NSCLC的治疗。度伐利尤单抗已经在NSCLC多线治疗背景中进行评估，其中包括一线治疗。目前正在进行的Ⅰ/Ⅱ期临床试验，评估单药度伐利尤单抗治疗晚期NSCLC的安全性和有效性。这项研究中，采用度伐利尤单抗（每2周10 mg/kg）治疗NSCLC初治患者。最初纳入15例患者，这些患者不考虑PD-L1的表达水平，但是经过方案修订后，纳入患者限制PD-L1表达阳性（≥25%）。最近报道了关于接受度伐利尤单抗治疗的59名患者的安全性和活性的最新初步分析。56%的患者出现了与治疗相关的AEs，最常见的是疲劳、腹泻和食欲不振。约7%的患者因治疗相关的AE而停用度伐利尤单抗，包括2名腹泻患者。≥3级的治疗相关不良反应发生率为10%，其中1例死于与药物相关的肺炎。对于PD-L1高表达的患者，ORR为28.6%（95%CI：16.6~43.3%）；中位PFS为4.0个月（95%CI：2.3~9.1）；中位OS为21.0个月（95%CI：14.5~NE）；12个月OS率为72%（95%CI：56%~83%）[34-35]。一项正在进行的Ⅲ期研究，比较了度伐利尤单抗和铂类为基础的化疗在初治晚期PD-L1高表达的NSCLC（NCT03003962）中的疗效（25%）。MYSTIC试验是另一项Ⅲ期研究，该试验将度伐利尤单抗联合或不联合曲美母单抗与铂双重化疗之间在一线治疗晚期NSCLC中进行比较（NCT02453282）。研究发起者报告的初步数据未能显示PFS获益，而这正是研究的主要终点。

## （三）阿维鲁单抗

阿维鲁单抗是一种PD-L1抑制剂，最近已被批准用于治疗转移性默克尔细胞癌[36]。目前还没有表明阿维鲁单抗可用于治疗NSCLC。最近发表了一项1b期试验的结果，该试验评估了阿维鲁单抗一线治疗晚期NSCLC的安全性和临床活性。145例初治未携带驱动基因突变的NSCLC患者，这些患者未预先选择PD-L1表达水平，接受每2周静脉注射10 mg/kg阿维鲁单抗。82名患者

（56.6%）有治疗相关AE；那些≥10%患者出现输液相关反应（16.6%）和疲劳（14.5%）。13名患者（9.0%）有≥3级治疗相关AE。4名患者（2.8%）存在潜在的免疫介导的治疗相关AE，均为1~2级不良反应（肺炎，2.1%；甲状腺功能减退，0.7%）。在试验中没有观察到与治疗相关的死亡。在≥3个月的随访过程中，75例患者未证实的ORR为18.7%（95%CI：10.6%~29.3%）[37]。一项Ⅲ期临床试验（JAVELIN Lung 100）正在进行中，该试验比较阿维鲁单抗和铂双重化疗在一线治疗PD-L1阳性NSCLC患者中的疗效（NCT02576574）。

## 四、检查点抑制剂联合化疗

临床前研究表明，化疗有多种能力，①是增加PD-L1的表达（抗原性）；②是增加免疫原性；③是增强癌细胞被免疫系统识别的能力（易感性）[38]。这一理性导致了多项研究正在调查化疗和免疫治疗的结合，包括NSCLC的一线治疗。

2017年5月，帕博利珠单抗与卡铂和培美曲塞的联合用于治疗初]治转移性NSCLC-腺癌患者的适应证获得FDA加速批准，无论患者PD-L1表达水平如何。该批准是基于Ⅱ期临床研究（KEYNOTE-021）的队列研究结果，该研究将123名患者随机分为两组，一组使用4周期卡铂/培美曲塞单独化疗，另一组使用4周期卡铂/培美曲塞/帕博利珠单抗联合治疗，然后进行为期最多24个月的帕博利珠单抗/培美曲塞维持治疗。联合治疗组总RR为55%（95%CI：42%~68%），而单独化疗组总RR为29%（95%CI：18%~41%）。有趣的是，PD-L1表达<1%的患者的RR为57%；而那些表达≥1%的患者的RR为54%；表达≥50%的患者RR值为80%。帕博利珠单抗联合化疗组的中位反应时间为1.5个月，而单独化疗组的中位反应时间为2.7个月。联合治疗组中位PFS为13.0个月（95%CI：8.3~未达到），单独化疗组中位PFS为8.9个月（4.4~10.3）。帕博利珠单抗组发生3~4级治疗相关AEs的频率更高（39%对比26%）[39]。KEYNOTE-021的结果是有希望的；但是，它需要在3期临床试验阶段进行验证（KEYNOTE-189正在进行NCT02578680）。对于肿瘤体积大和或需要快速缓解症状的患者来说，联合治疗似乎是一个很好的治疗方法。

CheckMate 012 Ⅰ期研究评估了纳武利尤单抗单药治疗和纳武利尤单抗联合铂类为基础的化疗一线治疗晚期NSCLC的疗效。纳武利尤单抗单药治疗组疗

效已经在本综述前面部分讨论过。在联合治疗组中，共有56名局部晚期或转移性NSCLC患者每3周接受纳武利尤单抗5或10 mg/kg加上铂基双药联合治疗，共治疗4个周期，随后行纳武利尤单抗维持治疗直至病情进展。主要的研究终点是安全性和耐受性。45%的患者经历了3级或4级治疗相关的AEs；7%的患者患有肺炎；21%的患者由于治疗相关的AEs而停止治疗。在不同的化疗方案中，ORR从33%~47%不等。PD-L1表达≥1%和<1%的患者的ORRs分别为48%和43%。在不同的化疗组中，24周PFS率从38%~71%不等，中位PFS在4.8个月~7.1个月之间。纳武利尤单抗5 mg/kg+卡铂/紫杉醇组的OS尤其显著；中位OS未达到（范围8.8~30.1个月），在超过2年的中位随访时间，仍有57%患者存活。1年OS率从50%~87%不等，与纳武利尤单抗单药治疗组的1年OS率（73%）相当[40]。基于这些结果，纳武利尤单抗和以铂类为基础的化疗药物联合治疗是可耐受和安全的。目前正在等待Ⅲ期临床研究，以阐明纳武利尤单抗与化疗的联合较纳武利尤单抗单药治疗是否能够改善OS。目前还不清楚PD-L1的表达是否在预测纳武利尤单抗一线治疗的疗效中起作用。

阿替利珠单抗联合铂类基础药物治疗初治NSCLC患者的研究也在进行中。一项Ⅰb期研究共入组37例患者，每3周接受阿替利珠单抗15 mg/kg静脉注射，同时给予4~6个周期的卡铂联合紫杉醇或联合培美曲塞或联合治疗的白蛋白结合型紫杉醇。如果没有疾病进展，所有的化疗方案治疗后都行阿替利珠单抗维持治疗。主要研究终点是联合用药的安全性和有效性。最常见的3~4级治疗相关的AEs是中性粒细胞减少（36%~42%）和贫血（16%~31%），3例可能相关的是5级AEs（肺炎、系统性念珠菌和自身免疫性肝炎）。这3组中证实的RRs范围在36%~64%之间。中位PFS范围为5.7~8.4个月，中位OS为12.9~19.3个月。各组反应均独立于PD-L1的表达[41-42]。IMpower 132试验是一个大型的Ⅲ期试验，该试验评估不同的化疗方案联合阿替利珠单抗治疗初治Ⅳ期NSCLC的疗效（NCT02657434）。

综上所述，免疫治疗联合化疗在NSCLC一线治疗中具有良好的应用前景。联合治疗尤其适用于PD-L1表达<50%的NSCLC腺癌患者和/或有严重症候群需要快速抗肿瘤反应的患者。对于PD-L1表达≥50%的患者，帕博利珠单抗单药治疗是新的标准治疗，至少在正在进行的Ⅲ期联合研究完成之前是如此。图43-1总结了一种治疗晚期NSCLC的可能的初始治疗方法。

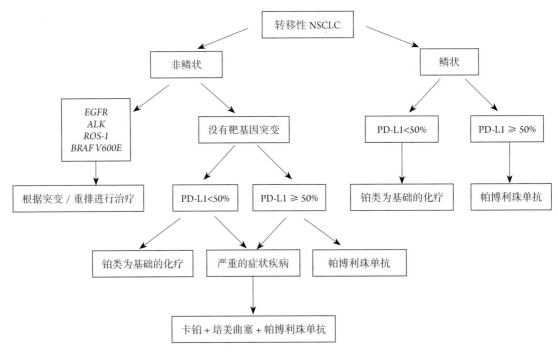

**图43-1 转移性非小细胞肺癌的治疗方法**
NSCLC，非小细胞肺癌。

## 五、PD-1/PD-L1联合CTL-4抑制剂

纳武利尤单抗和依匹木单抗联合治疗转移性黑色素瘤的效果令人印象深刻。在以前未经治疗的黑色素瘤患者中，这种联合治疗的2年OS为64%[43]。基于这些令人印象深刻的结果，PD-1/PD-L1联合CTLA-4抑制剂正在NSCLC患者中进行测试。前述讨论的CheckMate-012研究的一个队列，评估了纳武利尤单抗联合依匹木单抗在一线治疗晚期NSCLC患者中的效果。这项Ⅰ期研究分配78例患者分别接受纳武利尤单抗1 mg/kg每2周+依匹木单抗1 mg/kg每6周，纳武利尤单抗3 mg/kg每2周+依匹木单抗1 mg/kg每12周，或纳武利尤单抗3mg/kg每2周+依匹木单抗1 mg/kg每6周。主要研究终点是安全性和耐受性。第一个队列（纳武利尤单抗1 mg/kg每2周+依匹木单抗1 mg/kg每6周）考虑不适用于临床的进一步发展。每12周使用依匹木单抗和每6周使用依匹木单抗出现治疗相关的AEs分别为76%和82%。3级和4级AEs分别为37%和33%。最常见的3级或4级治疗相关的AE是脂肪酶升高、肺炎、肾上腺功能不全和结肠炎。在依匹木单抗每12周应用组中有32%的患者出现与治疗相关的严重AEs，在每6周应用组中有28%的患者出现与治疗相关的严重AEs。每12周队列组中的11%的患者和每6周队列组中的13%的患者因治疗相关的AEs（任何级别）停止治疗。没有治疗相关的死亡。纳武利尤单抗+依匹木单抗每12周组的RR为47%，而纳武利尤单抗+依匹木单抗每6周组的RR为38%。在PD-L1表达≥1%患者中，依匹木单抗每12周组和每6周组的RR均为57%。在PD-L1表达≥1%的患者中，RR为57%；而在PD-L1表达≥50%的患者中，RR为92%。在每6周的队列中，1年OS为69%（95%CI：52%~81%）；然而，依匹木单抗每12周的队列中至今还没有报道1年OS[44]。CheckMate-227是一项正在进行的Ⅲ期临床试验，将患者随机分为纳武利尤单抗组、纳武利尤单抗加依匹木单抗组或者纳武利尤单抗加化疗组（NCT02477826）。

另外一种PD-1/PD-L1加CTLA-4的组合是度伐利尤单抗和替西木单抗，这种组合形式正在测试中。在剂量递增阶段，评估该方案安全性和活性的Ⅰb期研究共纳入102名患者。度伐利尤单抗每4周给药3 mg/kg、10 mg/kg、15 mg/kg、20 mg/kg或每2周给药10 mg/kg，替西木单抗每4周给药1 mg/kg、3 mg/kg、10 mg/kg，给药6次，然后每12周给药3次。接受度伐利尤单抗20 mg/kg每4周+替西木单抗3 mg/kg的队列超过了最大耐受剂量（maximum tolerance dose，MTD），30%的患者具有剂量限制毒性（dose-limiting toxicity，DLT）（1个3级的天冬氨酸转氨酶和丙氨酸转氨酶升高，一个4级的脂肪酶升高）。最常见的治疗相关的3级和4级AEs是腹泻（11%）、结肠炎（9%）和脂肪酶升高（8%）。28%的患者发生治疗相关的AEs导致治疗中断，36%的患者发生治疗相关严重AEs。3例患者死亡，考虑与治疗有关，包括由重症肌无力、心包积液和神经肌肉疾病引起的并发症。联合替西木单抗1 mg/kg组的RR为23%，联合替西木单抗3 mg/kg组RR为20%。PD-L1阳性和PD-L1阴性肿瘤均观察到应答。度伐利尤单抗15 mg/kg每4周加替西木单抗10 mg/kg组未观察到应答[45]。NEPTUNE试验是一项正在进行的Ⅲ期研究，比较了一线度伐利尤单抗+替西木单抗与铂-双重化疗之间的疗效（NCT02542293）。POSEIDON是一项Ⅲ期试验，将度伐利尤单抗+替西木单抗+化疗或度伐利尤单抗+化疗与单纯化疗作为转移性NSCLC的一线治疗进行比较（NCT03164616）。

## 六、其他免疫治疗的组合

Epacadostat是一种高效的选择性吲哚胺-2-3-加双氧酶-1（IDOI）的抑制剂。IDOI是一种重要的酶，它可以催化色氨酸降解为N-甲酰-犬尿氨酸，抑制抗肿瘤免疫反应[46]。一项Ⅰ/Ⅱ期剂量递增研究（ECHO-202/KEYNOTE-037）评估了epacadostat联合帕博利珠单抗治疗铂类化疗后进展的晚期NSCLC患者的疗效。结果发现患者治疗耐受性良好且具有良好的活性，二线治疗的RR为35%[47]。ECHO-207是一个正在进行的Ⅰ/Ⅱ期多队列剂量递增试验，评估epacadostat与PD-1抑制剂（纳武利尤单抗或帕博利珠单抗）和铂类药物联合使用一线治疗NSCLC患者的安全性和耐受性（NCT03085914）。

贝伐珠单抗是一种血管内皮生长因子（VEGF）抑制剂，其被批准用于转移性腺癌患者铂类化疗的前期。IM power150是一项Ⅲ期试验，比较阿替利珠单抗联合卡铂/紫杉醇联合或不联合贝伐珠单抗与卡铂/紫杉醇联合贝伐珠单抗治疗Ⅳ期非鳞状细胞癌（NCT02366143）的疗效。

在Ⅰ期剂量递增阶段和Ⅱ期随机试验阶段，PARP抑制剂维利帕尼联合纳武利尤单抗和铂-双重化疗的前期应用的试验也在进行测试（NCT02944396）。

## 七、未解决的问题

如上所述，检查点抑制剂已经彻底改变了NSCLC的治疗方法。然而，仍然存在一些问题。目前还不清楚这些药物的最佳患者选择策略。虽然已经知道PD-L1高表达与较高的RR相关，但即使是PD-L1低表达或缺失的患者也表现出了较好的反应[22]。肿瘤突变负荷也被认为是对这些药物反应的一个潜在预测指标，但它至今还没有被前瞻性地测试[28-29]。

另一个问题是PD-L1测试的重复性。目前检测PD-L1表达的方法有4种：帕博利珠单抗的PD-L1 IHC 22C3、纳武利尤单抗的PD-L1 IHC 28-8（均在Dako平台上）、阿替利珠单抗的SP142分析和度伐利尤单抗的SP263分析（均在Ventana平台上）。在IASLC模型PD-L1免疫组化检测比对项目中，36.9%的病例显示出PD-L1表达的差异在不同的分析方法中，这导致PD-L1状态被错误分类[48]。

## 八、讨论

有大量的研究调查了PD-1/PD-L1，CTLA-4和化疗之间不同的组合在一线治疗的疗效。帕博利珠单抗是目前治疗PD-L1表达≥50%且无靶基因突变的转移性NSCLC的标准治疗。对于那些PD-L1表达<50%的患者，以铂为主的化疗仍是标准治疗。然而，对于非鳞状细胞组织学伴体积大且有症状的需要快速抗肿瘤治疗的疾病来说，卡铂、培美曲塞和帕博利珠单抗的联合使用是一种合理的选择，该疗法不依赖于PD-L1的表达。然而，有趣的是，无论PD-L1表达如何，在一线治疗上，纳武利尤单抗单药治疗和纳武利尤单抗联合化疗（基于Ⅰ期研究）与铂类化疗相比，并没有显示出PFS和生存获益。目前还不清楚造成这种差异的原因。无论PD-L1表达状况如何，PD-1/PD-L1联合CTLA-4抑制剂也显示出令人印象深刻的疗效；然而，这是以更大的毒性为代价的。或许，对于一般状态良好、PD-L1表达较低的患者来说，这可能是另一种有吸引力的一线治疗方案。

如何最好地结合新的免疫疗法是一个具有挑战性的问题。目前，数据还不成熟，很难做出进一步的结论。可能PD-1/PD-L1抑制剂单药应用于PD-L1高表达的患者就足够了。对于未经选择的且PD-L1<50%的患者，联合治疗方案（PD-1/PD-L1联合化疗，或PD-1/PD-L1联合CTLA-4）可能是需要的。希望Ⅲ期临床试验结果将有助于阐明这些问题。

## 声明

本文作者宣称无任何利益冲突。

## 参考文献

[1] Siegel RL，Miller KD，Jemal A. Cancer Statistics，2017[J]. CA Cancer J Clin，2017，67(1)：7-30.

[2] Azzoli CG，Baker S Jr，Temin S，et al. American Society of Clinical Oncology Clinical Practice Guideline update on chemotherapy for stage IV non-small-cell lung cancer[J]. J Clin Oncol，2009，27(36)：6251-6266.

[3] Azzoli CG，Temin S，Aliff T，et al. 2011 Focused Update of 2009 American Society of Clinical Oncology Clinical Practice Guideline Update on Chemotherapy for Stage IV Non-Small-Cell Lung Cancer[J]. J Clin Oncol，2011，29(28)：3825-3831.

[4] NSCLC Meta-Analyses Collaborative Group. Chemotherapy in addition to supportive care improves survival in advanced non-small-cell lung cancer：a systematic review and meta-analysis of individual patient data from 16 randomized controlled trials[J]. J Clin Oncol，2008，26(28)：4617-4625.

[5] Sandler A，Gray R，Perry MC，et al. Paclitaxel-carboplatin alone or with bevacizumab for non-small-cell lung cancer[J]. N Engl J Med，2006，355(24)：2542-2550.

[6] Scagliotti GV，Parikh P，von Pawel J，et al. Phase III study comparing cisplatin plus gemcitabine with cisplatin plus pemetrexed in chemotherapy-naive patients with advanced-stage non-small-cell lung cancer[J]. J Clin Oncol，2008，26(21)：3543-3551.

[7] Schiller JH，Harrington D，Belani CP，et al. Comparison of four chemotherapy regimens for advanced non-small-cell lung cancer[J]. N Engl J Med，2002，346(2)：92-98.

[8] Socinski MA，Bondarenko I，Karaseva NA，et al. Weekly nab-paclitaxel in combination with carboplatin versus solvent-based paclitaxel plus carboplatin as first-line therapy in patients with advanced non-small-cell lung cancer：final results of a phase III trial[J]. J Clin Oncol，2012，30(17)：2055-2062.

[9] Johnson DH，Fehrenbacher L，Novotny WF，et al. Randomized phase II trial comparing bevacizumab plus carboplatin and paclitaxel with carboplatin and paclitaxel alone in previously untreated locally advanced or metastatic non-small-cell lung cancer[J]. J Clin Oncol，2004，22(11)：2184-2191.

[10] Paz-Ares L，Mezger J，Ciuleanu TE，et al. Necitumumab plus pemetrexed and cisplatin as first-line therapy in patients with stage IV non-squamous non-small-cell lung cancer (INSPIRE)：an open-label，randomised，controlled phase 3 study[J]. Lancet Oncol，2015，16(3)：328-337.

[11] Solomon BJ，Mok T，Kim DW，et al. First-line crizotinib versus

chemotherapy in ALK-positive lung cancer[J]. N Engl J Med, 2014, 371: 2167-2177.

[12] Zhou C, Wu YL, Chen G, et al. Erlotinib versus chemotherapy as first-line treatment for patients with advanced EGFR mutation-positive non-small-cell lung cancer (OPTIMAL, CTONG-0802): a multicentre, open-label, randomised, phase 3 study[J]. Lancet Oncol, 2011, 12(8): 735-742.

[13] Shaw AT, Ou SH, Bang YJ, et al. Crizotinib in ROS1-rearranged non-small-cell lung cancer[J]. N Engl J Med, 2014, 371(21): 1963-1971.

[14] Wu YL, Zhou C, Hu CP, et al. Afatinib versus cisplatin plus gemcitabine for first-line treatment of Asian patients with advanced non-small-cell lung cancer harbouring EGFR mutations (LUX-Lung 6): an open-label, randomised phase 3 trial[J]. Lancet Oncol, 2014, 15(2): 213-222.

[15] Mok TS, Wu YL, Thongprasert S, et al. Gefitinib or carboplatin-paclitaxel in pulmonary adenocarcinoma[J]. N Engl J Med, 2009, 361(10): 947-957.

[16] Lynch TJ, Bell DW, Sordella R, et al. Activating mutations in the epidermal growth factor receptor underlying responsiveness of non-small-cell lung cancer to gefitinib[J]. N Engl J Med, 2004, 350(21): 2129-2139.

[17] Brahmer JR, Pardoll DM. Immune checkpoint inhibitors: making immunotherapy a reality for the treatment of lung cancer[J]. Cancer Immunol Res, 2013, 1(2): 85-91.

[18] Freeman GJ, Long AJ, Iwai Y, et al. Engagement of the PD-1 immunoinhibitory receptor by a novel B7 family member leads to negative regulation of lymphocyte activation[J]. J Exp Med, 2000, 192(7): 1027-1034.

[19] Dong H, Strome SE, Salomao DR, et al. Tumor-associated B7-H1 promotes T-cell apoptosis: a potential mechanism of immune evasion[J]. Nat Med, 2002, 8(8): 793-800.

[20] Disis ML. Mechanism of action of immunotherapy[J]. Semin Oncol, 2014, 41 Suppl 5: S3-S13.

[21] Fehrenbacher L, Spira A, Ballinger M, et al. Atezolizumab versus docetaxel for patients with previously treated non-small-cell lung cancer (POPLAR): a multicentre, open-label, phase 2 randomised controlled trial[J]. Lancet, 2016, 387(10030): 1837-1846.

[22] Brahmer J, Reckamp KL, Baas P, et al. Nivolumab versus Docetaxel in Advanced Squamous-Cell Non-Small-Cell Lung Cancer[J]. N Engl J Med, 2015, 373(2): 123-135.

[23] Borghaei H, Paz-Ares L, Horn L, et al. Nivolumab versus Docetaxel in Advanced Nonsquamous Non-Small-Cell Lung Cancer[J]. N Engl J Med, 2015, 373(17): 1627-1639.

[24] Rittmeyer A, Barlesi F, Waterkamp D, et al. Atezolizumab versus docetaxel in patients with previously treated non-small-cell lung cancer (OAK): a phase 3, open-label, multicentre

randomised controlled trial[J]. Lancet, 2017, 389(10066): 255-265.

[25] Herbst RS, Baas P, Kim DW, et al. Pembrolizumab versus docetaxel for previously treated, PD-L1-positive, advanced non-small-cell lung cancer (KEYNOTE-010): a randomised controlled trial[J]. Lancet, 2016, 387(10027): 1540-1550.

[26] Gettinger S, Rizvi NA, Chow LQ, et al. Nivolumab Monotherapy for First-Line Treatment of Advanced Non-Small-Cell Lung Cancer[J]. J Clin Oncol, 2016, 34(25): 2980-2987.

[27] Socinski M, Creelan B, Horn L, et al. CheckMate 026: A phase 3 trial of nivolumab vs investigator's choice (IC) of platinum-based doublet chemotherapy (PT-DC) as first-line therapy for Stage IV/recurrent programmed death ligand 1 (PD-L1) – positive NSCLC[J]. Ann Oncol, 2016, 27.

[28] Carbone DP, Reck M, Paz-Ares L, et al. First-Line Nivolumab in Stage IV or Recurrent Non-Small-Cell Lung Cancer[J]. N Engl J Med, 2017, 376(25): 2415-2426.

[29] Rizvi NA, Hellmann MD, Snyder A, et al. Cancer immunology. Mutational landscape determines sensitivity to PD-1 blockade in non-small cell lung cancer[J]. Science, 2015, 348(6230): 124-128.

[30] Herbst RS, Soria JC, Kowanetz M, et al. Predictive correlates of response to the anti-PD-L1 antibody MPDL3280A in cancer patients[J]. Nature, 2014, 515(7528): 563-567.

[31] Reck M, Rodríguez-Abreu D, Robinson AG, et al. Pembrolizumab versus Chemotherapy for PD-L1-Positive Non-Small-Cell Lung Cancer[J]. N Engl J Med, 2016, 375(19): 1823-1833.

[32] Peters S, Gettinger S, Johnson ML, et al. Phase II Trial of Atezolizumab As First-Line or Subsequent Therapy for Patients With Programmed Death-Ligand 1-Selected Advanced Non-Small-Cell Lung Cancer (BIRCH)[J]. J Clin Oncol, 2017, 35(24): 2781-2789.

[33] Spigel DR, Chaft JE, Gettinger SN, et al. Clinical activity and safety from a phase II study (FIR) of MPDL3280A (anti-PDL1) in PD-L1–selected patients with non-small cell lung cancer (NSCLC)[J]. J Clin Oncol, 2015, 33: 8028.

[34] Antonia SJ, Kim SW, Spira AI, et al. Safety and clinical activity of durvalumab (MEDI4736), an anti-PD-L1 antibody, in treatment-naïve patients with advanced non-small-cell lung cancer[J]. J Clin Oncol, 2016, 34: 9029.

[35] Antonia SJ, Brahmer JR, Balmanoukian AS, et al. Safety and clinical activity of first-line durvalumab in advanced NSCLC: Updated results from a phase 1/2 study[J]. J Clin Oncol, 2017, 35: e20504.

[36] Kaufman HL, Russell J, Hamid O, et al. Avelumab in patients with chemotherapy-refractory metastatic Merkel cell carcinoma: a multicentre, single-group, open-label, phase 2 trial[J]. Lancet Oncol, 2016, 17(10): 1374-1385.

[37] Jerusalem G，Chen F，Spigel D，et al. JAVELIN solid tumor：Safety and clinical activity of avelumab (anti-PD-L1) as first-line treatment in patients with advanced NSCLC[J]. J Thorac Oncol，2017，12：S252.

[38] Galluzzi L，Buqué A，Kepp O，et al. Immunological Effects of Conventional Chemotherapy and Targeted Anticancer Agents[J]. Cancer Cell，2015，28(6)：690-714.

[39] Langer CJ，Gadgeel SM，Borghaei H，et al. Carboplatin and pemetrexed with or without pembrolizumab for advanced，non-squamous non-small-cell lung cancer：a randomised，phase 2 cohort of the open-label KEYNOTE-021 study[J]. Lancet Oncol，2016，17(11)：1497-1508.

[40] Rizvi NA，Hellmann MD，Brahmer JR，et al. Nivolumab in Combination With Platinum-Based Doublet Chemotherapy for First-Line Treatment of Advanced Non-Small-Cell Lung Cancer[J]. J Clin Oncol，2016，34(25)：2969-2979.

[41] Liu SV，Powderly JD，Camidge DR，et al. Safety and efficacy of MPDL3280A (anti-PDL1) in combination with platinum-based doublet chemotherapy in patients with advanced non-small cell lung cancer (NSCLC)[J]. J Clin Oncol，2015，33：8030.

[42] Liu SV，Camidge DR，Gettinger SN，et al. Atezolizumab (atezo) plus platinum-based chemotherapy (chemo) in non-small cell lung cancer (NSCLC)：Update from a phase ib study[J]. J Clin Oncol，2017，35：9092.

[43] Larkin J，Chiarion-Sileni V，Gonzalez R，et al. Overall survival results from a phase III trial of nivolumab combined with ipilimumab in treatment-naïve patients with advanced melanoma (CheckMate-067)[J]. Cancer Res，2017，77.

[44] Hellmann MD，Rizvi NA，Goldman JW，et al. Nivolumab plus ipilimumab as first-line treatment for advanced non-small-cell lung cancer (CheckMate 012)：results of an open-label，phase 1，multicohort study[J]. Lancet Oncol，2017，18(1)：31-41.

[45] Antonia S，Goldberg SB，Balmanoukian A，et al. Safety and antitumour activity of durvalumab plus tremelimumab in non-small cell lung cancer：a multicentre，phase 1b study[J]. Lancet Oncol，2016，17(3)：299-308.

[46] Beatty GL，O'Dwyer PJ，Clark J，et al. First-in-Human Phase I Study of the Oral Inhibitor of Indoleamine 2，3-Dioxygenase-1 Epacadostat (INCB024360) in Patients with Advanced Solid Malignancies[J]. Clin Cancer Res，2017，23(13)：3269-3276.

[47] Gangadhar TC，Schneider BJ，Bauer TM，et al. Efficacy and safety of epacadostat plus pembrolizumab treatment of NSCLC：Preliminary phase I/II results of ECHO-202/KEYNOTE-037[J]. J Clin Oncol，2017，35：abstr 9014.

[48] Hirsch FR，McElhinny A，Stanforth D，et al. PD-L1 Immunohistochemistry Assays for Lung Cancer：Results from Phase 1 of the Blueprint PD-L1 IHC Assay Comparison Project[J]. J Thorac Oncol，2017，12(2)：208-222.

译者：郭亚平，无锡市新吴区新瑞医院

审校：AME编辑部

**Cite this article as:** Ernani V, Ganti AK. Immunotherapy in treatment naïve advanced non-small cell lung cancer. J Thorac Dis 2018;10(Suppl 3):S412-S421. doi: 10.21037/jtd.2017.12.94

# 第四十四章 既往治疗过的非小细胞肺癌的免疫治疗

**Ticiana A. Leal[1], Suresh S. Ramalingam[2]**

[1]Department of Medicine, Division of Hematology & Oncology, University of Wisconsin-Madison, Madison, USA; [2]Department of Hematology & Oncology, Winship Cancer Institute, Emory University School of Medicine, Atlanta, GA, USA

*Contributions:* (I) Conception and design: All authors; (II) Administrative support: All authors; (III) Provision of study materials or patients: None; (IV) Collection and assembly of data: None; (V) Data analysis and interpretation: None; (VI) Manuscript writing: All authors; (VII) Final approval of manuscript: All authors.

*Correspondence to:* Suresh S. Ramalingam. Winship Cancer Institute of Emory University, 1365 Clifton Road NE, C 4014E, Atlanta, GA 30322, USA. Email: ssramal@emory.edu.

**摘要**：免疫治疗对诊断为转移性非小细胞肺癌（NSCLC）患者的预后有重要影响，目前已成为一种公认的治疗方式。根据近期免疫治疗的进展，已经报道了部分患者生存率提高、反应持续时间延长，尤其在Ⅳ期NSCLC患者。免疫检查点抑制剂，包括纳武利尤单抗、帕博利珠单抗和阿替利珠单抗，是补救治疗中标准的治疗选择。无论程序性死亡配体1（PD-L1）表达如何，纳武利尤单抗和阿替利珠单抗都被批准用于患者，而帕博利珠单抗要求肿瘤PD-L1表达在截断值≥1%时才可以使用。在这篇综述中，我们将概述免疫疗法在过去治疗过的NSCLC中的临床发展，当前面临的挑战，并讨论新的治疗策略。

**关键词**：晚期非小细胞肺癌（NSCLC）；程序性死亡-1抑制剂（PD-1）；程序性死亡-配体1（PD-L1）；纳武利尤单抗；帕博利珠单抗；阿替利珠单抗

**View this article at:** http://dx.doi.org/10.21037/jtd.2018.01.141

## 一、介绍

支气管肺癌仍然是导致美国癌症死亡的主要原因，2017年估计有155 870人死于肺癌[1]。不幸的是，大多数人在发病时已被诊断为疾病进展期阶段，这意味着预后不良，5年生存率约为4%[2]。

总的来说，在改善非小细胞肺癌（NSCLC）预后方面的有意义的进展在过去的10年中是很少的。值得注意的是，这些结果对那些拥有对适当靶向治疗有反应的可控突变的患者更有利。事实上，对于大多数没有可操控突变肿瘤的患者，中位存活时间约为12个月[3]。转移性非小细胞肺癌在基于铂类化疗后，再使用二线方案的标准细胞毒物药物化疗，客观缓解率（ORR）和生存获益均较低[4,5]。

在补救治疗中使用的化疗组合并没有提高生存率。然而，多西他赛联合抗血管内皮生长因子受体2单克隆抗体雷莫芦单抗（ramucirumab），相对于单独使用多西他赛，在总体生存率上显示出优势，可作为一种补救治疗的联合策略[6]。

针对程序性死亡-1（PD-1）/程序性死亡配体1（PD-L1）通路的免疫检查点抑制剂的开发改变了我们治疗NSCLC的方式，使其成为晚期疾病患者的公认治疗策略。鉴于近期免疫治疗的进展，癌症存活率有望增加，特别是晚期NSCLC[7]。

## 二、PD-1/PD-L1通路

肿瘤发生是一个多层面、多步骤的过程，其特征是驱动或反映肿瘤进展的基因和表观遗传改变的积累。这些变化将癌细胞与正常细胞区分开来，从而触发免疫系统识别这些外来细胞。然而，肿瘤很少被免疫系统完全排斥，这反映了癌细胞具有维持免疫抑制微环境的能力[8]。

PD-1是被激活的T细胞上发现的受体，功能是作为T细胞受体（TCR）信号的平衡力，并充当免疫系统的"开关"防止自身免疫[9]。PD-1受体主要是在外围组织发挥作用，它允许T细胞与PD-1配体[PD-L1（B7-H1）和PD-L2（B7-DC）]相互作用[9-10]。PD-L1在恶性肿瘤中升高，下调致敏T细胞，导致癌症的逃避、逃逸和进展[11-12]。

综上所述，免疫检查点通路在肿瘤抑制免疫监视中发挥重要作用，导致肿瘤免疫逃避。同时也是一个具有吸引力的治疗靶点。目前，有3种免疫检查点抑制剂在补救治疗方案中被批准：纳武利尤单抗，帕博利珠单抗和阿替利珠单抗（表44-1）。帕博利珠单抗最近被用于晚期非小细胞肺癌初治患者，这些患者要求肿瘤比例评分（TPS）≥50%或肿瘤PD-L1高表达[13]，并与铂和培美曲塞联用于转移性的非鳞非小细胞肺癌[14]。

**表44-1 批准的免疫检查点抑制剂**

| 免疫治疗 | 抗体靶标 | 剂量 | 方案 |
| --- | --- | --- | --- |
| 纳武利尤单抗 | PD-1抗体* | 240 mg静脉注射 | 每2周1次 |
| 帕博利珠单抗 | PD-1抗体* | 200 mg静脉注射 | 每3周1次 |
| 阿替利珠单抗 | PD-L1抗体** | 1 200 mg静脉注射 | 每3周1次 |

*，程序性死亡-1抗体；**，程序性死亡配体-1抗体。

## 三、临床应用免疫治疗药物（见表44-2）

### （一）纳武利尤单抗

纳武利尤单抗是一种全人IgG4抗PD-1单克隆抗体，用于恢复抗肿瘤免疫[15-16]。纳武利尤单抗是这类药物中第一个获得批准用于含铂双药化疗后的晚期非小细胞肺癌的免疫检查点抑制剂。

据报道，纳武利尤单抗对包括NSCLC在内的多种实体肿瘤患者具有可控制的不良反应[17]。Ⅰb期研究纳入122例转移性非小细胞肺癌患者，其中超过一半（55%）的患者接受过3次或3次以上的治疗。纳武利尤单抗以不同的剂量方案进行研究：每2周1 mg/kg、3 mg/kg或10 mg/kg的纳武利尤单抗，最多2年。客观缓解率ORR为18%，反应持续时间为17个月。值得注意的是，这些反应在3种给药方案中都能看到，而且与组织学无关。纳武利尤单抗的反应持续时间较长，这与化疗形成鲜明对比，化疗的反应往往是短暂的。免疫检查点抑制剂在经过大量预先治疗的非小细胞肺癌患者队列中显示出显著活性，为进一步研究这类药物提供了动力。然而很明显，临床获益仅限于一小部分患者，因此需要识别用于患者选择的预测生物标志物。14%的病例报告了严重的治疗相关不良事件（AEs）。在免疫相关病因的AEs中，报道了肺炎、结肠炎、肝炎和甲状腺炎。免疫介导性肺炎占3%，严重（3/4级）肺炎占1%。值得注意的是，据报道有3人死于免疫介导性肺炎（2例NSCLC患者和1例结肠癌患者）。早期肺炎的处理需要停止治疗，开始糖皮质激素治疗或两者兼而有之并取得成功。在3名患有严重肺炎的患者中，除了糖皮质激素之外还需要额外的免疫抑制，并且给予英夫利昔单抗，霉酚酸酯或两者同时使用。

在NSCLC队列中，3 mg/kg的纳武利尤单抗与令人鼓舞的生存率相关，2年OS率为42%[18]。37例患者中位OS为14.9个月。PD-L1表达与预后无相关性。17%的患者达到了客观反应，这些反应是持久的，平均持续时间为17个月。反应与组织学无关（鳞状细胞与非鳞状细胞）。严重药物相关的AEs发生率为14%。发生了3例与治疗相关的肺炎死亡[18]。本阶段Ⅰb研究的长期生存数据显示，5年OS为16%，值得注意的是，5年OS过去一直低于5%[19]。纳武利尤单抗在Ⅱ期临床试验中也显示出对组织学为鳞癌的转移性NSCLC患者的活性，

表44-2　以前治疗过的晚期NSCLC的 Ⅲ 期

| 免疫疗法（IT）临床试验 | Checkmate-017 | Checkmate-057 | KEYNOTE-010 | OAK |
|---|---|---|---|---|
| 研究人群 | 铂类双药治疗进展后的鳞状上皮非小细胞肺癌 | 铂类双药治疗进展后的晚期非鳞状非小细胞肺癌 | 至少行一线后进展为晚期NSCLC，包括双铂；需要的PD-L1≥1% | 1~2线全身治疗的晚期非小细胞肺癌，包括铂类双药 |
| 同类群组 | 纳武利尤单抗3 mg/kg 每两周一次 vs 多西他赛 75 mg/m² 每三周一次 | 纳武利尤单抗3 mg/kg 每两周一次 vs 多西他赛 75 mg/m²，每三周一次 | 帕博利珠单抗2 mg/kg或10 mg/kg，每三周一次 vs 多西他赛75 mg/m²，每三周一次 | 阿替利珠单抗1 200 mg，每三周一次 vs 多西他赛 75 mg/m²，每三周一次 |
| 患者人数 | 272 | 582 | 1 034 | 1 225 |
| 免疫治疗ORR（%） | 20 | 19 | 19.4 | 14 |
| 免疫治疗的生存期（月份） | 9.2 | 12.2 | 10.4（剂量：2 mg/kg）；12.7（剂量：10 mg/kg） | 13.8 |
| PD-L1表达对免疫治疗结局的影响 | 既无预后结果也无预测结果 | PD-L1表达的时候，使用纳武利尤单抗会有更好的临床效益 | PD-L1≥50%时，生存期和无进展生存期得到更大空间的改善 | PD-L1表达时，使用阿替利珠会得到更好的生存期 |

NSCLC，非小细胞肺癌；PD-1，程序性死亡-1；PD-L1，程序性死亡配体1。ORR，客观缓解率。

在三线及以上的试验中，ORR为15%，1年OS为42%（CHECKMATE 063）[20]。

这些数据促使了两项大型 Ⅲ 期试验的进行，CHECKMATE 017和CHECKMATE 057，研究纳武利尤单抗在预先治疗的晚期NSCLC患者中的应用[21-22]。

CHECKMATE 017[21]试图比较纳武利尤单抗与多西他赛治疗进展的晚期鳞状细胞NSCLC的安全性和疗效。272例患者随机分为纳武利尤单抗组和多西他赛组，纳武利尤单抗组每2周静脉注射3 mg/kg（n=135例），多西他赛组每3周静脉注射75 mg/m²（n=137例）。主要终点是OS。次要终点包括根据肿瘤PD-L1表达的疗效。两组患者中大多数都是现在或以前的吸烟者。本研究的主要终点是纳武利尤单抗组1年的OS为42%，而多西他赛组为24%，纳武利尤单抗组的ORR高于多西他赛组（20%比9%）。与多西他赛相比，纳武利尤单抗治疗的反应持续时间更长，纳武利尤单抗组的中位反应持续时间没有达到，而多西他赛组的反应中位数为8.4个月。纳武利尤单抗的疗效与PD-L1表达无关。严重的AEs发生率在纳武利尤单抗组（7%）比多西他赛组（55%）低。纳武利尤单抗组无治疗相关死亡报告；而多西他赛导致3例死亡（1例死于肺间质病变，1例死于肺出血，1例死于败血症并发症）。2015年3月，CHECKMATE 017支持批准纳武利尤单抗治疗晚期鳞状非小细胞肺癌（NSCLC），用于既往接受含铂双药化疗的患者。

CHECKMATE 057研究对比了纳武利尤单抗与多西他赛治疗接受含铂双药化疗后的进展期非鳞状非小细胞肺癌患者的安全性和有效性[22]。582例患者随机分为纳武利尤单抗组和多西他赛组。纳武利尤单抗组每2周静脉注射3 mg/kg（n=292例），多西他赛组每3周静脉注射75 mg/m²（n=290例）。主要终点是OS。次要终点包括根据肿瘤PD-L1表达的疗效。两组患者中大多数都是现在或以前的吸烟者。这项研究的主要终点是纳武利尤单抗组的1年生存率为51%，而多西他赛组为39%。接受纳武利尤单抗治疗的患者中位OS为12.2个月，而接受多西他赛治疗的患者中位OS为9.4个月。在总体研究人群中，与多西他赛（12%）相比，纳武利尤单抗的ORR发生率（19%）更高。与之前报道的相似，纳武利尤单抗（17.2个月）和多西他赛（5.6个月）的反应时间更长。有趣的是，与多西他赛相比，纳武利尤单抗治疗并没有延长无进展生存期（PFS）；注意PFS曲线的交叉。虽然本研究达到了其主要终点，但与PD-L1表达阴性的患者相比，肿瘤PD-L1表达患者在所有疗效终点的获益都更大。一项预先指定的亚组分析表明，纳武利尤单抗组PD-L1阴性患者的OS水平与多西他赛组相当。然而，考虑到良好的耐受性和耐久性的反应，纳武利尤单抗在这个亚组被认为是一个合理的治疗方案。与多西他赛相比，纳武利尤单抗严重药物相关的AEs较低且较少见。两组各有一名患者死亡。纳武利尤单抗组的一名患者死于治疗引起的脑炎，多西他赛组的一名患者死于治疗相关的发热性中性粒细胞减少症。在2015年10月，这些结果支持了纳武利尤单抗在含铂双药化疗后用于预先治疗的晚期非鳞非小细胞肺癌患者。

在包含了2年随访的CHECKMATE 017中，纳武利尤单抗在OS方面继续显示出显著的优势，并显示出更大的中位反应持续时间，纳武利尤单抗组的反应时间为25.2个月，而多西他赛组为8.4个月。类似地，在CHECKMATE 057中，纳武利尤单抗仍然保持着OS的优势。纳武利尤单抗组的中位反应时间也明显更长，纳武利尤单抗组的反应时间为17.2个月，而多西他赛组为5.6个月。

综上所述，在这两项具有里程碑意义的试验（CHECKMATE 017和057）的≥2年的随访中，纳武利尤单抗的获益与OS的获益保持一致。与多西他赛相比，耐久反应率显著提高[23]。基于这些结果，纳武利尤单抗目前被认为是一种有效的治疗方法，在补救治疗中用于晚期NSCLC患者的常规治疗。

### （二）帕博利珠单抗

帕博利珠单抗是一种人源化IgG4 kappa亚型抗PD-1单克隆抗体。最终的结果是破坏T细胞的抑制信号，使细胞毒性T细胞更好地识别肿瘤，并使肿瘤细胞的死亡增加。

KEYNOTE-001是一项将转移性非小细胞肺癌患者纳入多个扩展队列的I期研究。首次接受治疗和预先接受治疗的NSCLC患者在接受帕博利珠单抗治疗的剂量队列如下：每3周静脉注射2 mg/kg或10 mg/kg，或每2周静脉注射10 mg/kg[6,24]。主要终点是安全性、耐受性和帕博利珠单抗的疗效。总人口数的ORR为19.4%，预先治疗的患者ORR为18.0%（$n=394$），首次接受治疗的患者ORR为24.8%（$n=101$）。这些反应是持久的，平均反应持续时间为12.5个月。PD-L1的分析被用作一种潜在的生物预测标志物。与PD-L1比例评分低于50%的预先治疗和未接受治疗的患者相比，比例评分≥50%的患者有更高的ORR、更长时间的PFS和OS。这表明PD-L1高的肿瘤可能对免疫检查点抑制剂更敏感。最常见的AEs是疲劳、厌食症和瘙痒。9.5%的患者报告有严重的AEs。免疫相关不良事件（IRAE）报告>2%的患者包括灌注相关反应（3%），甲状腺功能减退（6.9%），肺炎（3.6%）。严重肺炎少见（1.8%），1例死亡（0.2%）。考虑到PD-L1≥50%的肿瘤患者获益更大，每3周2 mg/kg帕博利珠单抗被批准用于预先治疗的含铂双药化疗后的晚期NSCLC患者。

在KEYNOTE-001上，一份关于晚期NSCLC患者生存的最新报告中，首次接受治疗的患者OS中位数为22.1个月，预先接受治疗的患者OS中位数为10.6个月。首次治疗患者的18个月的OS率为58.2%，预先治疗的患者为37%；24个月的OS率分别为44.5%和31.3%。在两组患者中，OS均随着PD-L1表达的增加而增加[6]。

帕博利珠单抗在KEYNOTE-010这一全球Ⅱ/Ⅲ期试验中进一步进行了研究，其中包括治疗前PD-L1阳性（表达≥1%）的晚期NSCLC患者[25]。共有1 034名患者随机接受两种剂量的帕博利珠单抗：每3周2 mg/kg（$n=345$）或10 mg/kg（$n=346$），或多西他赛每3周75 mg/m$^2$（$n=343$）。主要终点为PD-L1≥1%和≥50%患者的OS和PFS。大多数患者以前或现在吸烟。在总人口中，两种帕博利珠单抗剂量（2 mg/kg为10.4个月；10 mg/kg为12.7个月）与多西他赛相比较（8.5个月），OS有提高。对于总体来说，PFS的主要终点没有达到。对于PD-L1≥50%的患者，帕博利珠单抗组均显示PFS明显改善。与多西他赛相比，帕博利珠单抗尽管暴露时间更长，但耐受性更好。包括肺炎在内的irAEs发病率较低。帕博利珠单抗组有3/682例（<1%）患者死于与治疗相关的肺炎。

28%的患者PD-L1≥50%（$n=633$），在本亚组患者中，帕博利珠单抗的疗效更优。帕博利珠单抗2 mg/kg组中位OS为14.9个月，10 mg/kg组中位OS为17.3个月，多西他赛组中位OS为8.2个月。本研究证实，帕博利珠单抗对PD-L1表达≥1%的预先治疗的转移性非小细胞肺癌患者有益，并扩大了对含铂双药化疗后的晚期非小细胞肺癌患者的使用批准。

### （三）阿替利珠单抗

阿替利珠单抗是一种工程化、人源化的IgG1抗PD-L1单克隆抗体，可阻断PD-L1与PD-1受体的相互作用，导致抗肿瘤T细胞活化和T细胞启动的恢复[8,26]。通过只阻断PD-L1，PD-L2-PD-1相互作用得以保留，这是一个潜在的优势，可以将自身免疫最小化[26-28]。阿替利珠单抗是首个经批准的在转移性NSCLC患者补救治疗中靶向PD-L1配体的单克隆抗体。

在Ⅰ期和Ⅱ期的临床试验表明，阿替利珠单抗治疗的NSCLC患者获得了持久的反应。这些反应与PD-L1的表达程度有关，而PD-L1的表达是通过另一种分析确定的。使用免疫组化（IHC）分析，PD-L1不仅在肿瘤细胞中表达，还在肿瘤浸润免疫细胞中表达[8,29-31]。

POPLAR研究是一项随机Ⅱ期研究，包括287名以前接受过治疗的NSCLC患者[32]。患者每3周给予阿替利珠单抗静脉注射1 200 mg（n=144）或多西他赛静脉注射75 mg/m²（n=143）治疗。主要终点为意向治疗（intention to treatment，ITT）人群和PD-L1亚组中的OS。采用VENTANA SP142 PD-L1免疫组化法（美国亚利桑那州图森市万塔医疗系统公司）对肿瘤细胞和肿瘤浸润免疫细胞进行PD-L1检测。这项研究达到了它的主要终点；阿替利珠单抗的OS改善，为12.6个月，而多西他赛为9.6个月。阿替利珠单抗组的平均反应时间为14.3个月，而多西他赛组为7.3个月，这证实了免疫治疗亚组中这些反应的持久性。两组PD-L1阴性肿瘤患者的OS差异无统计学意义。无论PD-L1表达水平如何（无论是在肿瘤细胞上还是在肿瘤浸润淋巴细胞上），使用阿替利珠单抗中位OS获得改善（15.5个月），而多西他赛中位OS为（9.2个月）。阿替利珠单抗3/4级AEs发生率为11%，多西他赛为39%。5级AEs（<1%）的发生率也低于多西他赛（2%）。

在Ⅲ期OAK试验中，患者以随机方式（ITT人群）每3周接受1 200 mg阿替利珠单抗静脉注射（n=425）或多西他赛75 mg/m²静脉注射（n=425）[33]。主要终点为ITT和PD-L1表达亚组的OS（肿瘤细胞或肿瘤浸润免疫细胞上的PD-L1≥1%）。本研究的主要终点达到：在ITT和PD-L1阳性亚组中使用阿替利珠单抗治疗获得了OS的提高。阿替利珠单抗组中位OS为13.8个月，而多西他赛组中位OS为9.6个月。阿替利珠单抗（n=241）组的TC（肿瘤细胞）1/2/3或IC（免疫细胞）1/2/3组的OS优于多西他赛（n=222）。在本研究中，PD-L1低/阴性亚组（TC0和IC0）患者使用阿替利珠单抗的生存率更高。阿替利珠单抗耐受性良好。与多西他赛（43%）相比，阿替利珠单抗具有较低的3/4级不良反应发生率（15%）。在多西他赛组，报道了一例因多西他赛死于呼吸道感染的病例。在阿替利珠单抗组中没有死亡报告。

POPLAR和OAK的研究都表明，阿替利珠单抗治疗可以获得更好的生存，而不依赖于PD-L1和组织学（鳞癌和非鳞癌），并获得持久的反应时间。这是第一种已经被批准用于早期接受含铂双药化疗的晚期NSCLC患者的靶向PD-L1药物。

## 四、免疫检查点抑制剂的发展

度伐利尤单抗（Durvalumab）是一种工程化、人源化的IgG1抗PD-L1单克隆抗体。它还避免了PD-1受体和PD-L2之间的相互作用，这可能是降低自身免疫的重要因素[34]。

在包括非小细胞肺癌在内的多种实体肿瘤的Ⅰ/Ⅱ期多中心研究中[35-36]，度伐利尤单抗在晚期非小细胞肺癌亚组中产生了持久的反应，不良反应可以耐受。在PD-L1阳性肿瘤患者中，每2周静脉注射10 mg/kg度伐利尤单抗的ORR为23%，PD-L1阴性肿瘤患者的ORR为5%。采用Ventana PD-L1免疫组化（SP263）对PD-L1进行分析。肿瘤表达PD-L1者有更高的ORR和OS[36]。6%的患者出现严重的AEs。2例患者（1%）发生1~2级肺炎。有几项研究探讨了在一线治疗中有或没有CTLA-4抑制剂（细胞毒性T淋巴细胞相关抗原-4抑制剂）替西木单抗的情况下，度伐利尤单抗在NSCLC中的疗效。（即，MYSTIC：NCT02453282；POSEIDON：NCT03164616）

阿维鲁单抗是一种完整的人IgG1抗PD-L1单克隆抗体，保留了天然Fc区，使抗体依赖细胞介导的细胞毒性（antibody-dependent cell-mediated cytotoxicity，ADCC）成为可能。鉴于ADCC介导的肿瘤细胞裂解，后者已被证明在临床前实验中具有优势，这可能是在临床实验中与疫苗或其他免疫治疗药物联合增强阿维鲁单抗活性的一个重要特征[37]。在早期试验中，无论PD-L1水平如何，阿维鲁单抗对非小细胞肺癌的初治患者都显示出持久的活性[38]。在研究的145例患者中，超过一半的患者有腺癌的组织学特征。在75例随访时间较长的患者中，ORR为19%（1例完全缓解；有12例持续应答），45%疾病稳定，疾病控制率（disease control rate，DCR）报告为64%。目前，阿维鲁单抗在预先治疗的晚期NSCLC的Ⅲ期临床试验进行评估，该试验随机选择患者进入阿维鲁单抗组或多西他赛组（JAVELIN Lung 200；NCT02395172）。

### 晚期非小细胞肺癌的免疫治疗与可操纵的基因组改变

关于免疫检查点抑制剂在非小细胞肺癌中的作用，以及EGFR突变或ALK重排等可操纵基因组改变的证据是有限的[39-40]。

在EGFR突变体而非KRAS驱动的肺肿瘤中，小鼠模型显示了免疫检查点抑制剂对治疗的显著反应[40]。然而，在对58例接受免疫检查点抑制剂治疗的NSCLC患者的回顾性研究中，仅有4%的EGFR突变或ALK重排患者为应答者，23% EGFR阴性或ALK阴性或未知突变状态的患者为应答者[39]。

在一项Meta分析中，包括3项比较免疫检查点抑制剂（纳武利尤单抗、帕博利珠单抗、阿替利珠单抗）和多西他赛[22,25,33]的研究，免疫治疗药物与多西他赛相比显著改善了OS，尤其是在EGFR阴性亚组中。然而，这种益处在EGFR突变的亚组中没有发现。对此的一种解释是EGFR突变的肺癌具有较低的突变负荷，这与较低的免疫治疗反应机会有关。另一项研究证实了这一点，该研究证明EGFR阳性肺癌在下一代测序分析时突变负荷较低[41]。

在EGFR突变或ALK重排NSCLC的病例中，合适的靶向治疗是一线治疗，在发生耐药性和进展后，如果没有可操作的突变（i.e.，osimertinib for T790M），下一个要考虑的治疗方案是含铂双药化疗。

## 五、PD-L1是最佳的预测生物标志物吗?

免疫检查点抑制剂的成功与否在很大程度上取决于选出最理想的患者。开发有效的生物标志物来识别真正从这些抗体中获益的患者仍然是一个活跃的研究领域[42]。虽然有一小部分NSCLC患者受益于PD-1阻断治疗，但许多患者并没有获得显著的疗效。PD-1阻断对晚期NSCLC患者免疫系统的调节机制尚不完全清楚，迫切需要进一步研究决定免疫治疗临床反应的因素。在里程碑式的研究中，肿瘤细胞和肿瘤浸润细胞上的PD-L1与临床反应和使用免疫检查点抑制剂后存活率提高有关[22,24-25,33]。

KEYNOTE-001[24]和KEYNOTE-010[25]均表明PD-L1可用于选择帕博利珠单抗治疗的患者。在KEYNOTE-010中，PD-L1≥1%的患者从帕博利珠单抗中获益。KEYNOTE-010中报道的使用22C3克隆的PD-L1免疫组化试验之前已经得到验证，并获得了FDA的批准，作为辅助诊断试验，以帮助选择患者接受帕博利珠单抗治疗[43]。

然而，在CHECKMATE试验中，PD-L1作为预测生物标志物的影响并不清楚[21-22]。CHECKMATE试验采用Dako 28-8 PD-L1免疫组化法，将PD-L1表达按3个截断值进行分类：≥1%、≥5%或≥10%。在CHECKMATE-017中，PD-L1表达不能预测ORR或OS。在CHECKMATE-057中，PD-L1表达对纳武利尤单抗的疗效具有预测作用，这与之前在Ⅰ期研究中报道的类似。在PD-L1阴性肿瘤患者中，纳武利尤单抗和多西他赛治疗组的OS无显著差异。值得注意的是，在3个预先指定的表达截断值（≥1%，≥5%或≥10%）上，存活率都有显著提高。基于这些结果，Dako 28-8 PD-L1免疫组化试验被批准作为补充诊断试验，但在纳武利尤单抗治疗时不需要进行患者选择[44]。

在对阿替利珠单抗的研究中，PD-L1的表达预示着更好的结果，包括OS。VENTANA SP142 PD-L1免疫组化检测进行PD-L1评估是基于肿瘤细胞的百分比的分数（TC3≥50%，TC2≥5%且<50%，TC1≥1%且<5%，TC0<1%）和肿瘤浸润免疫细胞（IC3≥10%，IC2≥5%且<10%，IC1≥1%且<5%，IC0<1%）。这种包含肿瘤浸润免疫细胞的方法对于阿替利珠单抗的开发是独特的，这一发现在其他PD-1抑制剂研究中没有报道[32-33]。尽管如此，这还是导致了另一种评估PD-L1表达的诊断试验的批准，在本例中，该试验作为阿特唑利单抗的补充诊断试验，但在纳武利尤单抗治疗时不需要进行患者选择。

在临床应用PD-L1检测和治疗决策方面，批准多种PD-L1免疫组化检测方法以确定当前可用免疫治疗药物中的最佳治疗方案是一个独特的挑战。在患者未经治疗的情况下，帕博利珠单抗被批准用于PD-L1≥50%的晚期NSCLC患者（使用Dako 22C3 PD-L1 IHC试验）。在补救治疗情况中，帕博利珠单抗被批准用于PD-L1≥1%的晚期NSCLC患者。纳武利尤单抗和阿替利珠单抗都被批准独立于PD-L1表达使用。鉴于使用22C3 PD-L1免疫组化法对PD-L1的评估现在是一线设置的标准，目前还不清楚该结果如何用于辅助二线方案的决策。

Blueprint PD-L1免疫组化检测比对项目是一项创新性的合作项目，旨在了解这四种PD-L1检测之间的异同（28-8；22C3；SP142；SP263），以及这将如何影响结果。四项试验中有三项（28-8，22c3和SP263）显示了肿瘤细胞染色的一致性，而第四项试验显示肿瘤细胞染色的一致性较低[45]。所有检测均显示免疫细胞染色，但与肿瘤细胞染色相比差异较大。本研究表明，尽管3种检测方法中PD-L1表达的分析性能相似，但考虑到部分患者存在PD-L1结果不准确的风险，目前不推荐使用交替检测方法。

目前，正在进行开发血液或肿瘤的预测生物标志物的研究，以选择患者更有利于免疫检查点治疗。研究表明，突变负担或基因标记可能是帮助指导治疗的最佳策略[8,46-47]。

我们的研究小组评估了晚期NSCLC患者在特定时间点接受免疫检查点抑制剂的外周血，以确定外周血T细胞的变化及其与预后的关系[42]。在应答患者中，免疫检查点抑制剂治疗后发现早期PD-L1阳性CD8 T细胞反应。这些增殖的CD8 T细胞具有类似效应的表型，有可能产生细胞毒性。值得注意的是，这是一个瞬时的检测，这可能是随着肿瘤特异性效应器在肿瘤部位的增加而产生的。我们的结论是，评估外周血T细胞可能对确定治疗反应很重要，需要更多的研究来证实这些发现。

## 六、免疫相关不良反应

免疫相关不良反应（immune related adverse side effects，irAEs）是PD-1/PD-L1抑制剂最常见的不良反应。在大多数情况下，这些不良反应是可控的。患者通常在开始治疗的前3个月经历这些irAEs。然而，即使停止治疗，这些可能发生在治疗期间的任何时间，可以被视为一种晚期毒性[48]。

当irAEs出现时，早期识别是至关重要的，随后应立即评估和开始治疗。治疗中度或重度irAEs需要保持或停止治疗并使用皮质类固醇。如果皮质类固醇没有反应，则需要额外的免疫抑制。

采用综合meta分析软件对NSCLC患者抗PD-1与抗PD-L1药物的毒性进行了正式的系统回顾和汇总分析[49]。2013年至2016年，使用PD-1抑制剂的研究有12项，使用PD-L1抑制剂的研究有11项。共有5 899例患者接受了毒性评估，其中3 284例使用PD-1，2 615例使用PD-L1抑制剂。PD-1和PD-L1抑制剂的总AEs率相似（分别为72%和65%）；3级或更差的AEs（22%和21%）；分别出现疲劳、腹泻和皮疹的几率均相似。疲劳是最常见的AE，约五分之一的患者出现疲劳。甲状腺功能减退是最频繁的IRAE。与PD-L1抑制剂相比，使用PD-1抑制剂的irAEs和肺炎发生率略高（见表44-3和表44-4）。

## 七、未来的方向

目前正在探索免疫检查点抑制剂的联合策略，以

表44-3　免疫检查点抑制剂不良事件[49]

| 不良事件（AEs） | PD-1抑制剂（n=3 284） | PD-L1抑制剂（n=2 615） | P值 |
| --- | --- | --- | --- |
| 总体AEs（%） | 72 | 65 | 0.3 |
| 3~5年级AEs（%） | 22 | 21 | 0.5 |
| 疲劳，任何等级（%） | 19 | 21 | 0.4 |
| 腹泻，任何等级（%） | 9 | 12 | 0.4 |
| 皮疹，任何等级（%） | 9 | 7 | 0.8 |

PD-1，程序性死亡-1；PD-L1，程序性死亡配体1。

表44-4　免疫检查点抑制剂免疫相关不良事件[49]

| 免疫相关不良事件（irAEs） | PD-1抑制剂（n=3 284） | PD-L1抑制剂（n=2 615） | P值 |
| --- | --- | --- | --- |
| irAEs（%） | 16 | 11 | 0.04 |
| 3~5级irAEs（%） | 3.1 | 6 | 0.6 |
| 甲状腺功能减退症，任何等级（%） | 6.7 | 4.2 | 0.07 |
| 肺炎，任何等级（%） | 4 | 2 | 0.01 |
| 结肠炎，任何等级（%） | 1.7 | 1 | 0.4 |

PD-1，程序性死亡-1；PD-L1，程序性死亡配体1。

确定可能增加ORR和/或克服初始治疗后进展中患者的耐药性的新疗法。关于最佳组合和/或排序的策略尚未确定。许多组合正在研究中，包括目前批准的药物与其他针对检查点途径的药物的组合，一些是阴性检查点（如CTLA-4，LAG-3，TIM-3）或共刺激剂（如OX40，GITR），免疫调节分子[如吲哚酰胺2，3-双加氧酶（IDO）]，靶向治疗或细胞毒性化疗，疫苗和放射。

目前正在进行的临床试验也在研究免疫检查点抑制剂，以评估免疫检查点抑制在早期NSCLC中的作用，包括术前[50]或术后、Ⅲ期NSCLC[51]放化疗后的巩固治疗以及复发的小细胞肺癌[52]。

## 八、结论

在美国，补救治疗中使用纳武利尤单抗、帕博利珠单抗或阿替利珠单抗进行免疫治疗由标准治疗方案组成。与多西他赛相比，这些免疫检查点抑制剂对晚期NSCLC患者的疗效和耐受性均有改善，因此引起了人们的热情。

然而，尽管有许多理由对加速研究高效治疗发展的潜力持乐观态度，但在确定晚期非小细胞肺癌受益最多的患者亚组方面仍存在重大挑战。

## 声明

利益冲突：Leal博士曾在Genentech/Roche，Ariad，Takeda，Astrazeneca和Novartis的科学顾问委员会会议上任职。Ramalingam博士曾在BMS，Amgen，Abbvie，Astra Zeneca，Lilly，Genentech/Roche和Merck的科学顾问委员会会议上任职。

## 参考文献

[1] American Cancer Society. Cancer Facts & Figures 2017[Z]. Atlanta: American Cancer Society, 2017.

[2] Howlader N, Noone AM, Krapcho M, et al. SEER Cancer Statistics Review, 1975–2013, National Cancer Institute[DB]. Bethesda, MD. 2009.

[3] Leighl NB. Treatment paradigms for patients with metastatic non-small-cell lung cancer: first-, second-, and third-line[J]. Curr Oncol, 2012, 19: S52-S58.

[4] Shepherd FA, Dancey J, Ramlau R, et al. Prospective randomized trial of docetaxel versus best supportive care in patients with non-small-cell lung cancer previously treated with platinum-based chemotherapy[J]. J Clin Oncol, 2000, 18(10): 2095-2103.

[5] Hanna N, Shepherd FA, Fossella FV, et al. Randomized phase III trial of pemetrexed versus docetaxel in patients with non-small-cell lung cancer previously treated with chemotherapy[J]. J Clin Oncol, 2004, 22(9): 1589-1597.

[6] Ramalingam S, Hui R, Gandhi L, et al. Long-Term OS for Patients With Advanced NSCLC Enrolled in the KEYNOTE-001 Study of Pembrolizumab[J]. J Thorac Oncol 2016; 11: S241-2.

[7] Jemal A, Ward EM, Johnson CJ, et al. Annual Report to the Nation on the Status of Cancer, 1975-2014, Featuring Survival[J]. J Natl Cancer Inst, 2017, 109(9): djx030.

[8] Herbst RS, Soria JC, Kowanetz M, et al. Predictive correlates of response to the anti-PD-L1 antibody MPDL3280A in cancer patients[J]. Nature, 2014, 515(7528): 563-567.

[9] Freeman GJ, Long AJ, Iwai Y, et al. Engagement of the PD-1 immunoinhibitory receptor by a novel B7 family member leads to negative regulation of lymphocyte activation[J]. J Exp Med, 2000, 192: 1027-1034.

[10] Topalian SL, Drake CG, Pardoll DM. Targeting the PD-1/B7-H1(PD-L1) pathway to activate anti-tumor immunity[J]. Curr Opin Immunol, 2012, 24(2): 207-212.

[11] Iwai Y, Ishida M, Tanaka Y, et al. Involvement of PD-L1 on tumor cells in the escape from host immune system and tumor immunotherapy by PD-L1 blockade[J]. Proc Natl Acad Sci U S A, 2002, 99(19): 12293-12297.

[12] Topalian SL, Drake CG, Pardoll DM. Targeting the PD-1/B7-H1(PD-L1) pathway to activate anti-tumor immunity[J]. Curr Opin Immunol, 2012, 24(2): 207-212.

[13] Reck M, Rodriguez-Abreu D, Robinson AG, et al. Pembrolizumab versus Chemotherapy for PD-L1-Positive Non-Small-Cell Lung Cancer[J]. N Engl J Med, 2016, 375(19): 1823-1833.

[14] Langer CJ, Gadgeel SM, Borghaei H, et al. Carboplatin and pemetrexed with or without pembrolizumab for advanced, non-squamous non-small-cell lung cancer: a randomised, phase 2 cohort of the open-label KEYNOTE-021 study[J]. Lancet Oncol, 2016, 17(11): 1497-1508.

[15] Wang C, Thudium KB, Han M, et al. In vitro characterization of the anti-PD-1 antibody nivolumab, BMS-936558, and in vivo toxicology in non-human primates[J]. Cancer Immunol Res, 2014, 2(9): 846-856.

[16] Brahmer JR, Drake CJ, Wollner I, et al. Phase I Study of Single-Agent Anti–Programmed Death-1 (MDX-1106) in Refractory Solid Tumors: Safety, Clinical Activity, Pharmacodynamics, and Immunologic Correlates[J]. J Clin Oncol, 2010, 28(19): 3167-3175.

[17] Topalian SL, Hodi FS, Brahmer JR, et al. Safety, activity, and immune correlates of anti-PD-1 antibody in cancer[J]. N Engl J Med, 2012, 366(26): 2443-2454.

[18] Gettinger SN, Horn L, Gandhi L, et al. Overall Survival and Long-Term Safety of Nivolumab (Anti-Programmed Death 1 Antibody, BMS-936558, ONO-4538) in Patients With Previously Treated Advanced Non-Small-Cell Lung Cancer[J]. J Clin Oncol, 2015, 33(18): 2004-2012.

[19] Brahmer JR, Horn L, Jackman D, et al. Five-year follow-up from the CA209-003 study of nivolumab in previously treated advanced non-s mall cell lung cancer: clinical characteristics of long-term survivors. Presented at: 2017 AACR Annual Meeting[C]. Washington, DC, 2017: Abstract CT077 2017.

[20] Rizvi NA, Mazières J, Planchard D, et al. Activity and safety of nivolumab, an anti-PD-1 immune checkpoint inhibitor, for patients with advanced, refractory squamous non-small-cell lung cancer (CheckMate 063): a phase 2, single-arm trial[J]. Lancet Oncol, 2015, 16(3): 257-265.

[21] Brahmer J, Reckamp KL, Baas P, et al. Nivolumab versus Docetaxel in Advanced Squamous-Cell Non-Small-Cell Lung Cancer[J]. N Engl J Med, 2015, 373(2): 123-135.

[22] Borghaei H, Paz-Ares L, Horn L, et al. Nivolumab versus Docetaxel in Advanced Nonsquamous Non-Small-Cell Lung Cancer[J]. N Engl J Med, 2015, 373(17): 1627-1639.

[23] Barlesi F, Steins M, Horn L, et al. Long-term outcomes with nivolumab (Nivo) vs docetaxel (Doc) in patients (Pts) with advanced (Adv) NSCLC: CheckMate 017 and CheckMate 057 2-y update[J]. Ann Oncol, 2016, 27: VI420.

[24] Garon EB, Rizvi NA, Hui R, et al. Pembrolizumab for the treatment of non-small-cell lung cancer[J]. N Engl J Med, 2015, 372(21): 2018-2028.

[25] Herbst RS, Baas P, Kim DW, et al. Pembrolizumab versus docetaxel for previously treated, PD-L1-positive, advanced non-small-cell lung cancer (KEYNOTE-010): a randomised controlled trial[J]. Lancet, 2016, 387(10027): 1540-1550.

[26] Chen DS, Irving BA, Hodi FS. Molecular pathways: next-generation immunotherapy--inhibiting programmed death-ligand 1 and programmed death-1[J]. Clin Cancer Res, 2012, 18(24): 6580-6587.

[27] Latchman Y, Wood CR, Chernova T, et al. PD-L2 is a second ligand for PD-1 and inhibits T cell activation[J]. Nat Immunol, 2001, 2(3): 261-268.

[28] Akbari O, Stock P, Singh AK, et al. PD-L1 and PD-L2 modulate airway inflammation and iNKT-cell-dependent airway hyperreactivity in opposing directions[J]. Mucosal Immunol, 2010, 3(1): 81-91.

[29] Horn L, Spigel DR, Gettinger SN, et al. Clinical activity, safety and predictive biomarkers of the engineered antibody MPDL3280A (anti-PDL1) in non-small cell lung cancer (NSCLC): update from a phase Ia study[J]. J Clin Oncol, 2015, 33: abstr 8029.

[30] Spigel DR, Chaft JE, Gettinger SN, et al. Clinical activity and safety from a phase II study (FIR) of MPDL3280A (anti-PDL1) in PD-L1–selected patients with non-small cell lung cancer (NSCLC)[J]. J Clin Oncol, 2015, 33: abstr 8028.

[31] Peters S, Gettinger S, Johnson ML, et al. Phase II Trial of Atezolizumab As First-Line or Subsequent Therapy for Patients With Programmed Death-Ligand 1-Selected Advanced Non-Small-Cell Lung Cancer (BIRCH)[J]. J Clin Oncol, 2017, 35(24): 2781-2789.

[32] Fehrenbacher L, Spira A, Ballinger M, et al. Atezolizumab versus docetaxel for patients with previously treated non-small-cell lung cancer (POPLAR): a multicentre, open-label, phase 2 randomised controlled trial[J]. Lancet, 2016, 387(10030): 1837-1846.

[33] Rittmeyer A, Barlesi F, Waterkamp D, et al. Atezolizumab versus docetaxel in patients with previously treated non-small-cell lung cancer (OAK): a phase 3, open-label, multicentre randomised controlled trial[J]. Lancet, 2017, 389(10066): 255-265.

[34] Stewart R, Morrow M, Hammond SA, et al. Identification and Characterization of MEDI4736, an Antagonistic Anti-PD-L1 Monoclonal Antibody[J]. Cancer Immunol Res, 2015, 3(9): 1052-1062.

[35] Rizvi NA, Brahmer JR, Ou S-HI, et al. Safety and clinical activity of MEDI4736, an anti-programmed cell death-ligand 1 (PD-L1) antibody, in patients with non-small cell lung cancer (NSCLC)[J]. J Clin Oncol, 2015, 33: abstr 8032.

[36] Antonia SJ, Brahmer JR, Khleif S, et al. Phase 1/2 study of the safety and clinical activity of durvalumab in patients with non-small cell lung cancer (NSCLC)[J]. Ann Oncol, 2016, 27: VI421.

[37] Statistics NCfH: United States life tables: US decennial life tables for 1979-1981[M]. Washington DC: US Governement Printing Office vol 1, no. 1: 85-1150-1, (DHHS publication PHS). 1985.

[38] Jerusalem G, Chen F, Spigel D, et al. JAVELIN Solid Tumor: Safety and Clinical Activity of Avelumab (Anti-PD-L1) as First-Line Treatment in Patients with Advanced NSCLC[J]. J Thorac Oncol, 2017, 12: S252.

[39] Gainor JF, Shaw AT, Sequist LV, et al. EGFR Mutations and ALK Rearrangements Are Associated with Low Response Rates to PD-1 Pathway Blockade in Non-Small Cell Lung Cancer: A Retrospective Analysis[J]. Clin Cancer Res, 2016, 22(18): 4585-4593.

[40] Akbay EA, Koyama S, Carretero J, et al. Activation of the PD-1 pathway contributes to immune escape in EGFR-driven lung tumors[J]. Cancer Discov, 2013, 3(12): 1355-1363.

[41] Spigel DR, Schrock AB, Fabrizio D, et al. Total mutation burden (TMB) in lung cancer (LC) and relationship with response to PD-1/PD-L1 targeted therapies[J]. J Clin Oncol, 2016, 34: abstr 9017.

[42] Kamphorst AO, Pillai RN, Yang S, et al. Proliferation of PD-1+ CD8 T cells in peripheral blood after PD-1-targeted therapy in lung cancer patients[J]. Proc Natl Acad Sci U S A, 2017, 114(19): 4993-4998.

[43] U.S. Food and Drug Administration. FDA approves Keytruda for advanced non-small cell lung cancer[EB/OL]. Available online: http://www.fda.gov/NewsEvents/Newsroom/PressAnnouncements/ucm465444.htm. Accessed October 2, 2015.

[44] U.S. Food and Drug Administration. Nivolumab (Opdivo)[Z/OL]. Available online: wayback.archive-it.org/7993/20170111231625/http://www.fda.gov/Drugs/InformationOnDrugs/ApprovedDrugs/ucm466576.htm

[45] Hirsch FR, McElhinny A, Stanforth D, et al. PD-L1 Immunohistochemistry Assays for Lung Cancer: Results from Phase 1 of the Blueprint PD-L1 IHC Assay Comparison Project[J]. J Thorac Oncol, 2017, 12(2): 208-222.

[46] Rizvi NA, Hellmann MD, Snyder A, et al. Cancer immunology. Mutational landscape determines sensitivity to PD-1 blockade in non-small cell lung cancer[J]. Science, 2015, 348(6230):

124-128.

[47] Champiat S, Ferté C, Lebel-Binay S, et al. Exomics and immunogenics: Bridging mutational load and immune checkpoints efficacy[J]. Oncoimmunology, 2014, 3(1): e27817.

[48] Gordon R, Kasler MK, Stasi K, et al. Checkpoint Inhibitors: Common Immune-Related Adverse Events and Their Management[J]. Clin J Oncol Nurs, 2017, 21: 45-52.

[49] Pillai R, Behera M, Owonikoko T, et al. Evaluation of Toxicity Profile of PD-1 versus PD-L1 Inhibitors in Non-Small Cell Lung Cancer (NSCLC)[J]. J Thorac Oncol, 2017, 12: S253-S254.

[50] Chaft JE, Forde PM, Smith KN, et al. Neoadjuvant nivolumab in early-stage, resectable non-small cell lung cancers[J]. J Clin Oncol, 2017, 35: abstr 8508.

[51] Antonia SJ, Villegas A, Daniel D, et al. Durvalumab after Chemoradiotherapy in Stage III Non–Small-Cell Lung Cancer[J]. N Engl J Med, 2017, 377: 1919-1929.

[52] Antonia SJ, López-Martin JA, Bendell J, et al. Nivolumab alone and nivolumab plus ipilimumab in recurrent small-cell lung cancer (CheckMate 032): a multicentre, open-label, phase 1/2 trial[J]. Lancet Oncol, 2016, 17: 883-895.

译者：徐维章，江苏省肿瘤医院
审校：李潇，江苏省肿瘤医院

**Cite this article as:** Leal TA, Ramalingam SS. Immunotherapy in previously treated non-small cell lung cancer (NSCLC). J Thorac Dis 2018;10(Suppl 3):S422-S432. doi: 10.21037/jtd.2018.01.141

# 第四十五章 III期非小细胞肺癌放化疗后予以免疫治疗：一项新的标准化方案？

Anna W. Chalmers, Shiven B. Patel, Wallace Akerley

Huntsman Cancer Institute, University of Utah, Salt Lake City, UT, USA
*Correspondence to:* Anna W. Chalmers. Huntsman Cancer Institute, University of Utah, 2000 Circle of Hope Drive, Salt Lake City, UT 84103, USA. Email: anna.chalmers@hci.utah.edu.

*Provenance:* This is an invited Editorial commissioned by the Section Editor Lei Deng (PGY-1 Resident of Internal Medicine Jacobi Medical Center, Albert Einstein College of Medicine, Bronx, USA).
*Comment on:* Antonia SJ, Villegas A, Daniel D, *et al.* Durvalumab after Chemoradiotherapy in Stage III Non–Small-Cell Lung Cancer. N Engl J Med,2017,377:1919-1929.

View this article at: http://dx.doi.org/10.21037/jtd.2018.01.160

近20年来，III期非小细胞肺癌（NSCLC）在临床上仍是一项具有挑战性的工作，其治疗的方式未有明显进展，同时患者的生存期也未有明显提高。尽管在目前同期进行放化疗的激进治疗方案下，患者的5年生存率也仅为15%[1]。然而，在增加免疫治疗后，患者的远期预后可能会得到明显改善。近期的III期临床试验（PACIFIC）结果表明，在III期非小细胞肺癌患者中，放化疗后加上德瓦鲁单抗，无进展生存期（PFS）延长[2]。德瓦鲁单抗是一种可以阻断PD-L1的单克隆抗体，因此能使T细胞活化进而具有抗肿瘤效应。在这项临床试验中，能达到入组标准的患者范围较小，只有在予以两个或两个以上周期以铂类为基础的化疗以及同期放疗后，肿瘤未进展的患者才符合入组标准。该项临床试验中共有713名患者入组，随机化（2:1）后分为德瓦鲁单抗组[每两周（10 mg/kg）给药]和安慰剂组，试验持续时间至少12个月。在该试验中，达到其中一个主要终点时，德瓦鲁单抗组的无进展生存期为16.8个月（95%CI：13.0~18.1），安慰剂组为5.6个月（95%CI：

4.6~7.8）[分层风险比0.52（95%CI：0.42~0.65）；$P<0.001$]。需要说明的是，5.6个月的无进展生存期与其他放化疗研究的11个月的无进展生存期类似。在PACIFIC研究中，无进展生存期的计算时间为完成放化疗后的随机化时间，而不是放化疗开始时的时间[3]。研究者观察了患者的获益情况，但未系统分析肿瘤的组织学分型以及PD-L1表达情况。除此之外，总生存率的数据也还不够成熟。

根据以往的经验，对III期非小细胞肺癌的患者，在以增加总生存率为主要目标的探索过程中，形成了同期放化疗这一治疗方案。同期放化疗相比于化疗和放疗序贯方案会产生更大的毒性，但治疗的反应和生存期更佳[4-6]。在进一步的同期治疗中，虽然在一定程度上提高了耐受性，总生存率却未能提高。另外，增加巩固化疗后并没有显示生存率的提高，而更大剂量的放疗却导致了生存率的降低[3,7-8]。因这类患者多数死于系统性疾病，且多项PD-1通路抑制剂随机试验显示，发生转移的患者生存率得到了明显提高，故在下一步的治疗方案中考虑增加免疫治疗是合理的。在这种前提下我们提出疑问，免疫治疗如何提高长期治愈率？通过增强效应？延迟不可避免的复发？抑或是与化疗、放疗或者放化疗有协同效应？

放疗可能能够提高肿瘤的免疫原性[9]。放疗后的免疫治疗可能利用了电离辐射-诱导肿瘤抗原递呈或激活T细胞的特性[9]。放疗也能诱发化学因子的释放，吸引T细胞到肿瘤处并诱导肿瘤细胞表面凋亡抗原的过表达，进一步激活T细胞介导的肿瘤应答[10]。另外，放疗提高了老鼠模型的PD-L1表达，联合放疗和抗PD-L1，降低了浸润性骨髓来源抑制细胞的累积[11]。

临床数据显示放疗和免疫治疗有协同作用。远端效应指在对某处的肿瘤进行放疗后，另一处的肿瘤也对治疗有反应，这种现象被认为是放疗诱导引发的免疫反应[12]。另一个值得注意的是，转移的患者在使用帕博利珠单抗后的二次分析显示，有放疗史的患者，其无进展期和总生存率都优于无放疗史者（4.4个月和10.7个月 vs 2.1个月和5.3个月）[13]。因此，在非小细胞肺癌患者放疗后，增加免疫检查点抑制剂的使用可能在放大肿瘤内放疗的杀伤力的同时产生系统性的远端效应。

在PACIFIC试验中，无进展期生存率的增加能利用上述的机制简要阐述，不论其病原学机制如何，该试验都是令人印象深刻和值得研究的。对其复发模式（是否在照射范围内）的进一步研究和生存期数据的不断完善，将提供更加有力的证据。治疗的目标是治愈，因此对生存曲线平台期何时出现以及其持续时间和状态的分析研究同样重要。

PACIFIC"来者不拒"的试验设计值得称赞。其主要的排除标准限于不能完成常规放化疗的患者，从一般人群中进行外推即可。正因如此，该实验允许表皮生长因子（EFGR）突变和非吸烟者患者的纳入。这两类人群的肺癌发病率都较前有所提高，且对免疫治疗的反应较低[14-15]。试验显示非吸烟人群中无进展期生存率提高，但在EGFR突变组反而降低，反映出其相关耐药机制可能存在差异。

不论德瓦鲁单抗与化疗、放疗是否存在相互作用，其在无进展生存期、缓解持续时间以及死亡或复发转移时间方面的改善都是值得赞扬的。有效且不良反应较少，因此德瓦鲁单抗可考虑在所有完成了常规放化疗的不可切除的Ⅲ期非小细胞肺癌患者中使用。尽管总生存期作为预先设定的主要终点尚不成熟，但试验初步的结

果可帮助筛选获益最大的患者并为假说提供了证据。即使仅仅表现出些许的生存期益处，无进展期生存率提高3倍对多数死于肿瘤转移的患者来说仍是非常有价值的获益。

## 声明

本文作者宣称无任何利益冲突。

## 参考文献

[1] Aupérin A, Le Péchoux C, Rolland E, et al. Meta-analysis of concomitant versus sequential radiochemotherapy in locally advanced non-small-cell lung cancer[J]. J Clin Oncol, 2010, 28(13): 2181-2190.

[2] Antonia SJ, Villegas A, Daniel D, et al. Durvalumab after Chemoradiotherapy in Stage III Non-Small-Cell Lung Cancer[J]. N Engl J Med, 2017, 377(20): 1919-1929.

[3] Bradley JD, Paulus R, Komaki R, et al. Standard-dose versus high-dose conformal radiotherapy with concurrent and consolidation carboplatin plus paclitaxel with or without cetuximab for patients with stage IIIA or IIIB non–small-cell lung cancer (RTOG 0617): a randomised, two-by-two factorial phase 3 study[J]. Lancet Oncol, 2015, 16(2): 187-199.

[4] O'Rourke N, Roqué I Figuls M, Farré Bernadó N, et al. Concurrent chemoradiotherapy in non-small cell lung cancer[J]. Cochrane Database Syst Rev, 2010, (6): CD002140.

[5] Curran WJ Jr, Paulus R, Langer CJ, et al. Sequential vs. concurrent chemoradiation for stage III non-small cell lung cancer: randomized phase III trial RTOG 9410[J]. J Natl Cancer Inst, 2011, 103(19): 1452-1460.

[6] Furuse K, Fukuoka M, Kawahara M, et al. Phase III study of concurrent versus sequential thoracic radiotherapy in combination with mitomycin, vindesine, and cisplatin in unresectable stage III non-small-cell lung cancer[J]. J Clin Oncol, 1999, 17(9): 2692-2699.

[7] Hanna N, Neubauer M, Yiannoutsos C, et al. Phase III study of cisplatin, etoposide, and concurrent chest radiation with or without consolidation docetaxel in patients with inoperable stage III non-small-cell lung cancer: the Hoosier Oncology Group and U.S. Oncology[J]. J Clin Oncol, 2008, 26(35): 5755-5760.

[8] Ahn JS, Ahn YC, Kim JH, et al. Multinational randomized phase III trial with or without consolidation chemotherapy using docetaxel and cisplatin after concurrent chemoradiation in inoperable stage III non–small-cell lung cancer: KCSG-LU05-04[J]. J Clin Oncol, 2015, 33(24): 2660-2666.

[9] Iyengar P, Gerber DE. Locally advanced lung cancer: an optimal setting for vaccines and other immunotherapies[J]. Cancer J, 2013, 19(3): 247-262.

[10] Demaria S, Formenti SC. Sensors of ionizing radiation effects on the immunological microenvironment of cancer[J]. Int J Radiat Biol, 2007, 83(11-12): 819-825.

[11] Deng L, Liang H, Burnette B, et al. Irradiation and anti-PD-L1 treatment synergistically promote antitumor immunity in mice[J]. J Clin Invest, 2014, 124(2): 687-695.

[12] Postow MA, Callahan MK, Barker CA, et al. Immunologic correlates of the abscopal effect in a patient with melanoma[J]. N Engl J Med, 2012, 366(10): 925-931.

[13] Shaverdian N, Lisberg AE, Bornazyan K, et al. Previous radiotherapy and the clinical activity and toxicity of pembrolizumab in the treatment of non-small-cell lung cancer: a secondary analysis of the KEYNOTE-001 phase 1 trial[J]. Lancet Oncol, 2017, 18(7): 895-903.

[14] Garon EB, Rizvi NA, Hui R, et al. Pembrolizumab for the treatment of non-small-cell lung cancer[J]. N Engl J Med, 2015, 372(21): 2018-2028.

[15] Lee CK, Man J, Lord S, et al. Checkpoint Inhibitors in Metastatic EGFR-Mutated Non-Small Cell Lung Cancer-A Meta-Analysis[J]. J Thorac Oncol, 2017, 12(2): 403-407.

译者：汪洵理，四川大学华西医院
审校：赵阳，复旦大学附属肿瘤医院放射治疗中心

**Cite this article as:** Chalmers AW, Patel SB, Akerley W. Immunotherapy after chemoradiotherapy in stage III non-small cell lung cancer: a new standard of care? J Thorac Dis 2018;10(3):1198-1200. doi: 10.21037/jtd.2018.01.160

# 第四十六章　III期非小细胞肺癌的免疫新辅助和维持治疗

**Justin Yeh[1], Kristen A. Marrone[2], Patrick M. Forde[2]**

[1]Medical College of Georgia at Augusta University, Augusta, GA, USA; [2]Upper Aerodigestive Malignancies Division, Sidney Kimmel Comprehensive Cancer Center at Johns Hopkins, Baltimore, MD, USA

*Contributions:* (I) Conception and design: PM Forde; (II) Administrative support: None; (III) Provision of study materials or patients: None; (IV) Collection and assembly of data: J Yeh, KA Marrone; (V) Data analysis and interpretation: All authors; (VI) Manuscript writing: All authors; (VII) Final approval of manuscript: All authors.

*Correspondence to:* Patrick M. Forde, MBBCh. Upper Aerodigestive Malignancies Division, Sidney Kimmel Comprehensive Cancer Center at Johns Hopkins, 1650 Orleans Street, Baltimore, MD 21287, USA. Email: pforde1@jhmi.edu.

**摘要：** 肺癌仍然是全世界癌症死亡的首要病因。最近，免疫治疗在非小细胞肺癌（NSCLC）的治疗领域快速兴起，已经成为晚期肺癌一个强有力的治疗选择。程序性死亡1（PD-1）和/或程序性死亡配体1（PD-L1）抗体在转移性疾病中的相对成功增加了研究者将免疫治疗延伸到早期肺癌的兴趣。III期NSCLC本质上的复杂性和多样性也存在将免疫治疗纳入新辅助和维持治疗的需求。当前关于PD-（L）1抗体治疗III期NSCLC的可参考资料是有限的。然而，2项研究的中期结果令人鼓舞：一项II期纳武利尤单抗新辅助临床试验显示了初步的疗效，以及近期度伐利尤单抗的III期PACIFIC试验显示无进展生存期（PFS）有显著改善。另有报告度伐利尤单抗II期DETERRED试验的初步结果，以及也会讨论III期NSCLC的新辅助和维持治疗中应用抗PD-（L）1治疗的一些研究。随着这些研究结果的成熟，可以为III期NSCLC提供进一步的治疗选择。

**关键词：** 肺癌；免疫检查点抑制剂；新辅助治疗；辅助药物治疗

**View this article at:** http://dx.doi.org/10.21037/jtd.2018.01.109

## 一、引言

肺癌是全世界癌症相关死亡的首要病因。新诊断病例中约85%为非小细胞肺癌（NSCLC），其中仅19%为局部病灶，24%发生区域转移，55%已是远处转移[1-2]。在诊断时对病情程度恰当地分期将会影响治疗方式及预后。尽管Ⅰ~Ⅲ期NSCLC虽然表面上接受了手术治疗，

但30%~60%患者仍继续进展发生转移[3]。NSCLC即使在治疗中仍不断进展，预后差：转移性NSCLC中位总生存率（OS）约12个月，5年生存率仅有1%[4]。新疗法的需求迫在眉睫。

免疫疗法是近年来出现的最具前景的治疗方式之一，特别是免疫检查点抑制剂（ICIs）的应用。这些药物作用于调节免疫反应的免疫检查点，可以恢复T细

胞介导的抗肿瘤效应。在高级别临床开发中免疫检查点的分子药物包括调节细胞毒性T淋巴细胞相关蛋白4（CTLA-4）、程序性死亡1（PD-1）和程序性死亡配体1（PD-L1）抗体；然而，许多其他的药物也即将面世。CTLA-4表达于T淋巴细胞表面，通过与抗原提呈细胞的外周膜蛋白B7结合，从而阻止与CD28结合及激活T细胞，因此CTLA-4集中作用于抑制T细胞活化环节[5]。与之相反，PD-1/PD-L1检查点的相互作用是在T细胞活化后的肿瘤微环境外围发生的。在肿瘤细胞表面表达的PD-L1与T细胞膜上的PD-1受体相结合下调了免疫反应[6]。免疫组化检测在肿瘤细胞膜上的PD-L1表达及/或免疫浸润细胞是预测PD-（L）1抗体应答的生物标志物，因此建议对初诊的晚期NSCLC患者肿瘤组织进行PD-L1表达检测[7]。

目前已有多个ICIs获批准用于治疗晚期NSCLC。然而，迄今公布的ICI研究数据仅限于局部晚期或转移性疾病。几个Ⅱ期和Ⅲ期临床试验已经报道在晚期NSCLC中应用PD-（L）1抗体不论单药或联合化疗均得到生存率的获益（表46-1）。总的来说，CheckMate系列研究、KEYNOTE系列研究，以及OAK研究分别令纳武利

尤单抗、帕博利珠单抗和阿替利珠单抗获得了FDA的批准用于晚期或转移性NSCLC的治疗。这些研究多样化的设计意味着抗PD-（L）1抗体现在可用于PD-L1表达高（≥50%）的晚期或转移性NSCLC患者的一线治疗，或用于不论PD-L1表达水平经治的晚期或转移性NSCLC患者。这些耐受性良好的药物不仅改善了有效率和OS，而且在一些患者中得到了持久的疗效获益，这表明存在某种持续的抗肿瘤效应，可能有益于NSCLC的早期阶段，旨在预防肿瘤复发[14]。

## 二、Ⅲ期NSCLC的当前治疗策略

目前用于ⅢA期（T1~T4，N0~N2）NSCLC的治疗较为复杂，并且取决于基于横断面成像和纵隔淋巴结分期的局部肿瘤负荷。实际上，这些患者的多学科评估是确定最佳治疗顺序的关键。由于整体治疗的目标是外科手术切除以达到潜在的治愈可能，那些患有较大肿瘤或具有某些顾虑因素（如位置或外侵）的患者如果寄希望于得到可能的外科手术，则需要进行新辅助化疗+/-放疗[7]。对于可能手术切除的Ⅲ期NSCLC患者可推荐辅助

表 46-1　晚期 NSCLC 应用 ICIs 临床试验汇总

| 试验 | 研究人群 | 治疗方案 | 主要研究终点结果 | 高级别不良反应发生率 |
|---|---|---|---|---|
| CheckMate 017[8] | Ⅲ B/ Ⅳ期鳞状 NSCLC；铂类化疗后疾病复发 | 纳武利尤单抗 3 mg/kg，每两周一次 | OS 中位数：9.2 个月（95%CI：7.3~13.3）；12 个月 OS：42%（95%CI：34%~50%） | 7% |
| CheckMate 057[9] | Ⅲ B/ Ⅳ期非鳞非小细胞肺癌；铂类化疗后疾病复发 | 纳武利尤单抗 3 mg/kg，每两周一次 | OS 中位数：12.2 个月（95%CI：9.7~15.1）；18 个月 OS：39%（95%CI：34%~45%） | 10% |
| KEYNOTE-010[10] | PD-L1 表达 >1%；铂双药化疗或 TKI 后疾病进展 | 帕博利珠单抗 2 mg/kg，每三周一次（A）或 10 mg/kg，每三周一次（B） | OS 中位数：10.4 个月（A），12.7 个月（B）；PFS 中位数：3.9 个月（A），4.0 个月（B）；患者 PD-L1 表达 >50% 时，OS/PFS 得到改善 * | 13%（A），16%（B） |
| KEYNOTE-021[11] | Ⅱ B/ Ⅳ期非鳞状非小细胞肺癌；Ⅰ ~ Ⅲ A 期辅助治疗后疾病进展 | 帕博利珠单抗 200 mg + 卡铂 AUC 5 mg/mL·min+ 培美曲塞 500 mg/m² 每三周一次 | ORR：55%（95%CI：42%~68%） | 39% |
| KEYNOTE-024[12] | Ⅳ期；未经治疗；PD-L1 表达 >50% | 帕博利珠单抗 200 mg 每三周一次 | PFS 中位数：10.3 个月（95%CI：6.7~NR）；6 个月的 PFS：62.1%（95%CI：53.8~69.4%） | 53.3% |
| OAK[13] | Ⅲ B/ Ⅳ期；铂类化疗后疾病进展 | 阿替利珠单抗 1 200 mg 每三周一次 | OS 中位数：13.8 个月（95%CI：11.8~15.7）；PP-ITT；患者 PD-L1 表达 >1% 时，OS/PFS 得到改善 | 15% |

*，HR 比较。HR，风险比；NSCLC，非小细胞肺癌；PD-L1，程序性细胞死亡配体 1；TKI，酪氨酸激酶抑制剂；OS，总生存率；PFS，无进展生存率；ORR，客观缓解率；NR，未达到；PP-ITT，意向性人群。

或新辅助铂类基础化疗，2008年的Meta分析表明，辅助化疗与单纯手术相比可降低死亡风险，5年生存率提高5.4%[15-16]。辅助同步或序贯放疗也获批用于特定情形，例如切缘阳性的外科手术或病理诊断N2淋巴结阳性，而后者新辅助治疗尚未获批[17]。

涉及纵隔淋巴结（N2）的Ⅲ期疾病的治疗因数据有限而有所不同。根据肿瘤大小，以及治疗选择包括外科手术切除后辅助化疗或化疗后序贯放疗，或同步放化疗后根据疗效决定外科手术。但是，化疗或放化疗作为新辅助治疗在某些N2病例仍然是处于复杂的治疗领域。有关新辅助治疗后手术与比较确切的放化疗之间生存获益的数据尚不明确，早期的Ⅱ期研究报告了手术的潜在获益，但随后的Ⅲ期随机临床研究并未观察到相同的获益[18-22]。在2009年的Ⅲ期研究中，比较同步放化疗后手术对同步放化疗之后继续放疗，中位OS分别为23个月和22个月[18]。值得注意的是，对于可切除的Ⅲ期NSCLC患者如存在高危因素即在风险评估模型中具有预后不良因素而不适合接受手术或同步放化疗者，其治疗方式尚未明确。放疗是目前明确可行的选择，研究表明单纯放疗的中位生存时间约29个月[23]。

同步放化疗已被确立为不可切除ⅢB期（N3阳性）NSCLC的标准治疗，多项研究显示中位OS约为17个月[24-25]。

Ⅲ期疾病当前的治疗选择非常复杂，目前包括外科手术，放疗和经典的细胞毒化疗。然而即使给予这些患者当前的标准治疗，长期的有效率和生存率总体上仍然很差，ⅢA和ⅢB期的5年生存率分别为36%和19%[26]。

## 三、可切除疾病的生存/复发风险：未满足的需求

因此，对于可切除的肺癌迫切需要耐受良好并有效的新辅助疗法和辅助疗法。即使NSCLC接受根治性切除后，ⅢA期患者中约60%在3年后复发[27]。如前所述，新辅助和辅助化疗已显示在可切除的NSCLC中可提高生存率[28-29]。但是，新辅助和辅助化疗各有其局限性。新辅助化疗如果出现与治疗有关的毒性反应，则会延迟手术、增加手术中的并发症，在某些病例可能因肿瘤进展而无法手术切除[30]。辅助化疗的困境在于患者因术后恢复而导致治疗延迟并且依从性较差[31-32]。免疫治疗提供了比常规化疗具有更好耐受性的治疗方式来满足这种未被满足的需求，同时限制了与治疗有关的毒性对外科手术的影响。

## 四、免疫新辅助治疗的预临床理论基础

最近发表的一项研究在预临床背景上支持将免疫治疗作为新辅助治疗的理论基础[33]。建立一种免疫功能正常的三阴乳腺癌（triple negative breast cancer，TNBC）小鼠模型，可以观察到接受新辅助抗PD-1/抗CD137复合剂治疗的小鼠与接受辅助抗PD-1/CD137治疗的小鼠100日生存率为50%对0%。新辅助治疗的疗效改善也在细胞水平上得到证实。新辅助抗PD-1/抗CD137导致血液中肿瘤特异性CD8+T细胞即使在肿瘤已经被切除后仍然持续增加；而辅助抗PD-1/抗CD137显示CD8+T细胞在血液中的比例增长明显更低（6%对1.1%，P=0.0263）。这些肿瘤特异性CD8+细胞水平可预测长期的生存，大部分CD8+水平高的小鼠存活时间超过100 d[33]。此外，作者还报道了在长期生存的小鼠中T细胞和自然杀伤细胞的消耗并没有降低生存率，而原本所预期的如果肿瘤只是处于休眠状态本应会降低生存率，这也表明新辅助治疗可达到永久地杀灭肿瘤。

## 五、其他类型肿瘤的免疫新辅助治疗

新辅助免疫治疗在治疗其他癌症的成功为其应用在Ⅲ期NSCLC提供了额外的理论依据。目前所建立的晚期NSCLC患者免疫治疗首先展现出治疗黑色素瘤患者的潜力，新辅助免疫治疗黑色素瘤的临床试验最近报道了初步结果。OpACIN Ⅰ期临床试验报告了10例Ⅲ期黑色素瘤患者给予纳武利尤单抗和依匹木单抗联合新辅助治疗，其中3例完全缓解，5例部分缓解，平均随访45周均未复发[34]。同样，对4个正在进行中来自国际新辅助治疗黑色素瘤联合会临床试验的综合临床分析（NCT02437279，NCT02231775，NCT02519322，NCT01972347）显示，其中21例接受了治疗新辅助纳武利尤单抗联合依匹木单抗或单药纳武利尤单抗；8例完全缓解无复发，其余13例新辅助免疫治疗后接受手术患者中只有3例复发[35]。依匹木单抗作为新辅助治疗的获益也见诸病例报道[36-37]。对于局部晚期TNBC，KEYNOTE-173 Ⅰb期临床试验正在研究应用帕博利珠单抗联合化疗进行新辅助治疗。患者入组接受帕博利珠单抗联合白蛋白结合型紫杉醇或帕博利珠单抗联合白蛋白结合型紫杉醇和卡铂治疗，每个研究组有10例患者，中期数据显示病理完全缓解率（pathologic complete response，pCR）分别为50%和80%[38]。

## 六、NSCLC的免疫检查点抑制剂新辅助和辅助治疗：当前可用数据

一项纳入初治可切除的ⅠA~ⅢA期NSCLC患者给以纳武利尤单抗新辅助治疗的Ⅱ期临床试验（NCT02259621）的中期结果在2016年的ESMO大会公布，并在2017年ASCO年会上进行了更新。这项研究在拟施行外科手术切除之前4周内给以纳武利尤单抗2周期。22例患者入组，其中21例患者符合条件并接受了纳武利尤单抗新辅助治疗，20例患者最终接受了手术治疗，均达到主要研究终点。可行性和安全性：纳武利尤单抗新辅助治疗并没有延迟手术，治疗的耐受性良好，只有1例3级治疗相关毒性，无4或5级治疗相关毒性发生。次要研究终点为显著病理缓解率（major pathologic response，MPR），定义为原发肿瘤中的残留可见肿瘤细胞≤10%。MPR体现了治疗特异性抗肿瘤活性，因此可作为OS的潜在替代指标[39-40]，在21例研究对象中有18例（85%）为疾病稳定（stable disease，SD），2例（10%）为部分缓解（partial response，PR），1例为疾病进展（progressive disease，PD）。值得注意的是，CT成像评价低估了纳武利尤单抗的反应程度，报道的MPR高达9/21例（43%，95%CI：24%~63%）[40]。中位随访时间12个月，2/20术后的患者复发[41]。基于这些令人鼓舞的数据，此试验已扩展为纳武利尤单抗和依匹木单抗联合新辅助治疗研究。

度伐利尤单抗（抗PD-L1）现已获得FDA批准可用于不可切除的Ⅲ期NSCLC。安慰剂对照的Ⅲ期PACIFIC临床试验（NCT02125461）[42]研究了经过标准放化疗后度伐利尤单抗的维持治疗，展现出无进展生存率的显著改善（PFS）[43]。

与之相似，Ⅱ期DETERRED临床试验（NCT02525757）中阿替利珠单抗也用于不可切除的Ⅲ期NSCLC。在这项研究中，阿替利珠单抗与标准放化疗同步给药，随后再额外以阿替利珠单抗维持治疗，或者是在标准放化疗后单独给予阿替利珠单抗维持治疗。主要研究终点是安全性，次要研究终点是PFS。最近报告的中期结果显示研究组发生的高级别免疫相关不良事件率仅20%（2/10）。1例患者在阿替利珠单抗1次用药后发生3级COPD急性加重而中断治疗。其他9例患者中，3例患者（30%）在6、8和14周期后发生进展；其余的患者在此报告时仍在接受治疗[44]。

## 七、NSCLC免疫检查点抑制剂新辅助治疗：正在进行的试验

这是目前正在进行中的Ⅲ期NSCLC ICIs新辅助治疗全面的列表清单，详见表46-2。

除了前面提到的纳武利尤单抗新辅助治疗研究的中期结果，另外有两项试验是目前正在进行的纳武利尤单抗联合依匹木单抗（抗CTLA-4）新辅助治疗研究。CheckMate 816是一项随机、开放标签的Ⅲ期临床试验（NCT02998528），在ⅠB~ⅢA期NSCLC中比较纳武利尤单抗和依匹木单抗联合或含铂两药化疗联合纳武利尤单抗新辅助治疗对标准的含铂两药化疗新辅助治疗。在CheckMate 816中将纳武利尤单抗和依匹木单抗联合应用的理论基础来自CheckMate 012的研究结果，这是一项在ⅢB/Ⅳ期NSCLC患者中的Ⅰ期研究，联合治疗的客观缓解率和PFS显著高于纳武利尤单抗单药治疗[45]。同样，化疗联合抗PD-1也在晚期NSCLC中显示出疗效前景[11]。这项研究的主要终点是手术时所检测的pCR率。纳武利尤单抗联合依匹木单抗比较纳武利尤单抗单药在Ⅰ~ⅢA期新辅助治疗的疗效评价目前正在NEOSTAR临床试验（NCT03158129）中进行。

Ⅱ期试验TOP 1501（NCT02818920）设计帕博利珠单抗新辅助治疗和帕博利珠单抗在辅助治疗后的维持治疗，以评估此研究人群的手术可行率。其他的辅助治疗临床试验旨在增加帕博利珠单抗作为治疗选择的全面性。

一些阿替利珠单抗与新辅助治疗有关的临床试验目前也在进行中。阿替利珠单抗新辅助治疗正在Ⅱ期临床试验中，还有两项是阿替利珠单抗单药治疗的临床试验。PRINCEPS临床试验（NCT02994576）给予患者1周期的阿替利珠单抗新辅助治疗，而另一项临床试验（NCT02927301）则设计了2周期新辅助治疗，随后进行辅助化疗，可能情况下以阿替利珠单抗为期1年的维持治疗[46]。如前所述，度伐利尤单抗尚未获得美国食品药品监督管理局（FDA）批准用于NSCLC的治疗。但是，一项大型临床试验关于度伐利尤单抗新辅助和辅助治疗的研究正在美国之外进行。这项在瑞士开展的Ⅱ期临床研究在ⅢA期患者中应用度伐利尤单抗与化疗联合新辅助治疗后进行度伐利尤单抗辅助治疗（NCT02572843）。在美国，2个度伐利尤单抗在Ⅲ期NSCLC中应用的Ⅲ期临床试验目前正在入组阶段。如前

**表 46-2　目前在研的 NSCLC 新辅助免疫治疗临床试验**

| NCT标识 | 分期 | 研究组 | 研究人数 | 主要研究终点结果 | 状态 | 预计研究完成日期 |
|---|---|---|---|---|---|---|
| 阿替利珠单抗 | | | | | | |
| NCT02927301 | II | 新辅助阿替利珠单抗 | 180 | MPR | 开放 | 2023年7月 |
| NCT02994576 | II | 新辅助阿替利珠单抗 | 60 | 主要毒性或发生率 | 开放 | 2021年5月 |
| NCT02716038 | II | 新辅助阿替利珠单抗+含铂两药化疗 | 30 | MPR | 开放 | 2020年12月 |
| NCT03102242 | II | 阿替利珠单抗联合化疗诱导+放疗+维持化疗+辅助阿替利珠单抗 | 63 | 致病控制率 | 开放，尚未招募 | 2020年3月 |
| 度伐利尤单抗 | | | | | | |
| NCT02572843 | II | 新辅助得瓦鲁+单抗联合化疗 | 68 | 无事件生存率 | 开放 | 2021年12月 |
| 纳武利尤单抗 | | | | | | |
| NCT03081689 | II | 新辅助纳武利尤单抗联合化疗后辅助纳武利尤单抗 | 46 | PFS | 开放 | 2022年6月 |
| 纳武利尤单抗/依匹木单抗 | | | | | | |
| NCT02259621 | II | 新辅助纳武利尤单抗+依匹木单抗；新辅助纳武利尤单抗 | 30 | 安全性 | 开放 | 2023年1月 |
| NCT02998528 | III | 新辅助纳武利尤单抗+依匹木单抗；化疗 | 326 | MPR | 开放 | 2024年3月 |
| NCT03158129 | II | 新辅助纳武利尤单抗；新辅助纳武利尤单抗+依匹木单抗 | 66 | MPR | 开放 | 2021年6月 |
| 帕博利珠单抗 | | | | | | |
| NCT02818920 | II | 新辅助帕博利珠单抗后辅助化疗再帕博利珠单抗 | 32 | 手术可行率 | 开放 | 2027年1月 |

NSCLC，非小细胞肺癌；MPR，显著病理缓解；PFS，无进展生存率。

所述，PACIFIC研究在不可切除的III期NSCLC中已经展现出良好的疗效前景[43]。

## 八、NSCLC免疫检查点抑制剂辅助治疗：正在进行的试验

目前正在研究的ICI辅助治疗应用在III期NSCLC中的临床试验详见表46-3。其中许多研究以及前面提到过新辅助研究，预计将在未来3~5年完成，支持在早期NSCLC应用免疫治疗的证据可能会有所增长。

纳武利尤单抗作为辅助和维持治疗也在2项III期临床试验中进行。ANVIL试验（NCT02595944）研究纳武利尤单抗在手术切除后的辅助治疗，目前在招募入组中[47]。在维持治疗方面，III期不可切除的NSCLC患者接受放化疗后应用纳武利尤单抗与安慰剂比较的研究（NCT02768558）也正在进行。与前面提到的纳武利尤单抗/依匹木单抗联合新辅助治疗临床试验，这些研究

的结果可能促成早期NSCLC具备免疫治疗指征。

帕博利珠单抗在早期NSCC辅助治疗的应用也在研究中。III期PEARLS试验（NCT02504372）研究了在手术切除和标准的辅助治疗后应用帕博利珠单抗与安慰剂的疗效比较。另一项I期临床试验正在研究在不可切除的III期患者中与同步放化疗联合应用帕博利珠单抗的最大耐受剂量和安全性（NCT02621398）。

此外，对于III期不可切除NSCLC患者，联盟基金临床试验协会正在研究阿替利珠单抗联合同步放化疗，随后以化疗联合阿替利珠单抗辅助治疗维持（NCT03102242）。III期IMpower010试验（NCT02486718）则聚焦于辅助化疗后阿替利珠单抗维持治疗与安慰剂的比较[48]。

最后，IONESCO（NCT02273375）是一项在可完全切除NSCLC中应用度伐利尤单抗辅助治疗对比安慰剂的III期研究。

表 46-3　目前在研的 NSCLC 免疫维持治疗临床试验

| NCT 标识 | 分期 | 研究组 | 研究人数 | 主要研究终点结果 | 状态 | 预计研究完成日期 |
|---|---|---|---|---|---|---|
| 阿替利珠单抗 | | | | | | |
| NCT02486718 | III | 辅助阿替利珠单抗联合化疗；辅助化疗 | 1 127 | DFS | 开放 | 2026 年 9 月 |
| NCT02525757 | II | 放化疗后阿替利珠单抗联合化疗维持；放化疗联合阿替利珠单抗后阿替利珠单抗维持 | 40 | 发生毒性时间 | 开放 | 2019 年 1 月 |
| 度伐利尤单抗 | | | | | | |
| NCT02273375 | III | 辅助度伐利尤单抗；安慰剂 | 1 100 | DFS | 开放 | 2025 年 1 月 |
| NCT02125461 | III | 度伐利尤单抗维持治疗；安慰剂 | 983 | OS，PFS | 尚未招募 | 2019 年 7 月 |
| 纳武利尤单抗 | | | | | | |
| NCT02595944 | III | 纳武利尤单抗维持治疗；无干预；观察 | 714 | DFS，OS | 开放 | 2018 年 5 月 |
| NCT02768558 | III | 放疗 + 化疗后纳武利尤单抗维持；放疗 + 化疗后安慰剂 | 660 | OS，PFS | 开放 | 2024 年 10 月 |
| 帕博利珠单抗 | | | | | | |
| NCT02504372 | III | 帕博利珠单抗维持；安慰剂 | 1 380 | DFS | 开放 | 2021 年 8 月 |
| NCT02621398 | I | 化疗 + 放疗 + 帕博利珠单抗 | 30 | 最大耐受剂量，剂量限制性毒性 | 开放 | 2019 年 9 月 |

NSCLC，非小细胞肺癌；DFS，无疾病生存率；OS，总生存率；PFS，无进展生存率。

## 九、结论

正在进行的众多ICI新辅助和辅助治疗临床试验表明免疫治疗在 III 期NSCLC复杂治疗模式下具有广阔前景。即使当前可用数据有限，中期报告表明围术期应用PD-（L）1抗体耐受性好、应当有疗效。对于 III 期不可切除NSCLC，PACIFIC试验已经达到了主要研究终点即度伐利尤单抗对PFS的显著改善，该模式近期也得到FDA批准。此外纳武利尤单抗、阿替利珠单抗也被纳入新辅助治疗研究；目前正在进行4项 II 期研究，结果将在未来3~6年内公布。我们也急切地等待这些ICIs的多个大样本临床试验的结果，以确定ICIs是否能在 III 期NSCLC中发挥疗效。

## 声明

本文作者宣称无任何利益冲突。

## 参考文献

[1] Howlader N，Noone AM，Krapcho M，et al. SEER Cancer Statistics Review (CSR)，1975-2014[DB]. Bethesda：National Cancer Institute，2017.

[2] Jemal A，Bray F，Center MM，et al. Global cancer statistics[J]. CA Cancer J Clin，2011，61(2)：69-90.

[3] Boyd JA，Hubbs JL，Kim DW，et al. Timing of local and distant failure in resected lung cancer：implications for reported rates of local failure[J]. J Thorac Oncol，2010，5(2)：211-214.

[4] Socinski MA，Bondarenko I，Karaseva NA，et al. Weekly nab-paclitaxel in combination with carboplatin versus solvent-based paclitaxel plus carboplatin as first-line therapy in patients with advanced non-small-cell lung cancer：final results of a phase III trial[J]. J Clin Oncol，2012，30(17)：2055-2062.

[5] Walker LS，Sansom DM. The emerging role of CTLA4 as a cell-extrinsic regulator of T cell responses[J]. Nat Rev Immunol，2011，11(12)：852-863.

[6] Keir ME，Butte MJ，Freeman GJ，et al. PD-1 and its ligands in tolerance and immunity[J]. Annu Rev Immunol，2008，26：677-704.

[7] NCCN. Non-Small Cell Lung Cancer (Version 7. 2017) 2017[J/OL]. Available online：https://www.nccn.org/professionals/physician_gls/pdf/nscl.pdf

[8] Brahmer J，Reckamp KL，Baas P，et al. Nivolumab versus Docetaxel in Advanced Squamous-Cell Non-Small-Cell Lung Cancer[J]. N Engl J Med，2015，373(2)：123-135.

[9] Borghaei H，Paz-Ares L，Horn L，et al. Nivolumab versus

Docetaxel in Advanced Nonsquamous Non-Small-Cell Lung Cancer[J]. N Engl J Med, 2015, 373(17): 1627-1639.

[10] Herbst RS, Baas P, Kim DW, et al. Pembrolizumab versus docetaxel for previously treated, PD-L1-positive, advanced non-small-cell lung cancer (KEYNOTE-010): a randomised controlled trial[J]. Lancet, 2016, 387(10027): 1540-1550.

[11] Langer CJ, Gadgeel SM, Borghaei H, et al. Carboplatin and pemetrexed with or without pembrolizumab for advanced, non-squamous non-small-cell lung cancer: a randomised, phase 2 cohort of the open-label KEYNOTE-021 study[J]. Lancet Oncol, 2016, 17(11): 1497-1508.

[12] Reck M, Rodriguez-Abreu D, Robinson AG, et al. Pembrolizumab versus Chemo-therapy for PD-L1-Positive Non-Small-Cell Lung Cancer[J]. N Engl J Med, 2016, 375: 1823-1833.

[13] Rittmeyer A, Barlesi F, Waterkamp D, et al. Atezolizumab versus docetaxel in patients with previously treated non-small-cell lung cancer (OAK): a phase 3, open-label, mul-ticentre randomised controlled trial[J]. Lancet, 2017, 389(10066): 255-265.

[14] Brahmer J, Horn L, Jackman D, et al. Five-year follow-up from the CA209-003 study of nivolumab in previously treated advanced non-small cell lung cancer (NSCLC): Clinical characteristics of long-term survivors[C]. Washington: 2017 AACR Annual Meeting, 2017.

[15] Pignon JP, Tribodet H, Scagliotti GV, et al. Lung adjuvant cisplatin evaluation: a pooled analysis by the LACE Collaborative Group[J]. J Clin Oncol, 2008, 26(21): 3552-3559.

[16] Pisters KM, Evans WK, Azzoli CG, et al. Cancer Care Ontario and American Society of Clinical Oncology adjuvant chemotherapy and adjuvant radiation therapy for stages I-IIIA resectable non small-cell lung cancer guideline[J]. J Clin Oncol, 2007, 25(34): 5506-5518.

[17] Wang EH, Corso CD, Rutter CE, et al. Postoperative Radiation Therapy Is Associated With Improved Overall Survival in Incompletely Resected Stage II and III Non-Small-Cell Lung Cancer[J]. J Clin Oncol, 2015, 33(25): 2727-2734.

[18] Albain KS, Swann RS, Rusch VW, et al. Radiotherapy plus chemotherapy with or without surgical resection for stage III non-small-cell lung cancer: a phase III randomised controlled trial[J]. Lancet, 2009, 374(9687): 379-386.

[19] Burkes RL, Shepherd FA, Blackstein ME, et al. Induction chemotherapy with mitomycin, vindesine, and cisplatin for stage IIIA (T1-3, N2) unresectable non-small-cell lung cancer: final results of the Toronto phase II trial[J]. Lung Cancer, 2005, 47(1): 103-109.

[20] Eberhardt WE, Pottgen C, Gauler TC, et al. Phase III Study of Surgery Versus Definitive Concurrent Chemoradiotherapy Boost in Patients With Resectable Stage IIIA(N2) and Selected IIIB

Non-Small-Cell Lung Cancer After Induction Chemo-therapy and Concurrent Chemoradiotherapy (ESPATUE)[J]. J Clin Oncol, 2015, 33(35): 4194-4201.

[21] van Meerbeeck JP, Kramer GW, Van Schil PE, et al. Randomized controlled trial of resection versus radiotherapy after induction chemotherapy in stage IIIA-N2 non-small-cell lung cancer[J]. J Natl Cancer Inst, 2007, 99(6): 442-450.

[22] Weder W, Collaud S, Eberhardt WE, et al. Pneumonectomy is a valuable treatment option after neoadjuvant therapy for stage III non-small-cell lung cancer[J]. J Thorac Cardiovasc Surg, 2010, 139(6): 1424-1430.

[23] Bradley JD, Paulus R, Komaki R, et al. Standard-dose versus high-dose conformal radiotherapy with concurrent and consolidation carboplatin plus paclitaxel with or without cetuximab for patients with stage IIIA or IIIB non-small-cell lung cancer (RTOG 0617): a randomised, two-by-two factorial phase 3 study[J]. Lancet Oncol, 2015, 16(2): 187-199.

[24] Curran WJ Jr, Paulus R, Langer CJ, et al. Sequential vs. concurrent chemoradiation for stage III non-small cell lung cancer: randomized phase III trial RTOG 9410[J]. J Natl Cancer Inst, 2011, 103(19): 1452-1460.

[25] Furuse K, Fukuoka M, Kawahara M, et al. Phase III study of concurrent versus sequential thoracic radiotherapy in combination with mitomycin, vindesine, and cisplatin in unresectable stage III non-small-cell lung cancer[J]. J Clin Oncol, 1999, 17(9): 2692-2699.

[26] Goldstraw P, Chansky K, Crowley J, et al. The IASLC Lung Cancer Staging Project: Proposals for Revision of the TNM Stage Groupings in the Forthcoming (Eighth) Edition of the TNM Classification for Lung Cancer[J]. J Thorac Oncol, 2016, 11(1): 39-51.

[27] Qiang G, Guo Y, Xiao F, et al. Analyses of risk factors for postoperative recurrence after curative resection of stage III A-N2 non-small cell lung cancer[J]. Zhonghua Yi Xue Za Zhi, 2014, 94(41): 3239-3243.

[28] NSCLC Meta-analyses Collaborative Group, Arriagada R, Auperin A, et al. Adjuvant chemotherapy, with or without postoperative radiotherapy, in operable non-small-cell lung cancer: two meta-analyses of individual patient data[J]. Lancet, 2010, 375(9722): 1267-1277.

[29] Song WA, Zhou NK, Wang W, et al. Survival benefit of neoadjuvant chemotherapy in non-small cell lung cancer: an updated meta-analysis of 13 randomized control trials[J]. J Thorac Oncol, 2010, 5(4): 510-516.

[30] Salva F, Felip E. Neoadjuvant chemotherapy in early-stage non-small cell lung cancer[J]. Transl Lung Cancer Res, 2013, 2(5): 398-402.

[31] Felip E, Rosell R, Maestre JA, et al. Preoperative chemotherapy

plus surgery versus surgery plus adjuvant chemotherapy versus surgery alone in early-stage non-small-cell lung cancer[J]. J Clin Oncol,2010,28(19): 3138-3145.

[32] Uramoto H, Tanaka F. Recurrence after surgery in patients with NSCLC[J]. Transl Lung Cancer Res,2014,3(4): 242-249.

[33] Liu J, Blake SJ, Yong MC, et al. Improved Efficacy of Neoadjuvant Compared to Adjuvant Immunotherapy to Eradicate Metastatic Disease[J]. Cancer Discov,2016,6(12): 1382-1399.

[34] Rozeman EA, Blank CU, Van Akkooi AC, et al. Neoadjuvant ipilimumab + nivolumab (IPI+NIVO) in palpable stage III melanoma: Updated data from the OpACIN trial and first immunological analyses[C]. Chicago: 2017 ASCO Annual Meeting,2017.

[35] Menzies AM, Rozeman EA, Amaria RN, et al. Preliminary results from the international neoadjuvant melanoma consortium (INMC)[C]. Chicago: 2017 ASCO Annual Meeting,2017.

[36] Howie LJ, Tyler DS, Salama AK. Neoadjuvant use of ipilimumab in locally advanced melanoma[J]. J Surg Oncol, 2015,112(8): 841-843.

[37] Laks S, Brueske KA, Hsueh EC. Neoadjuvant treatment of melanoma: case reports and review[J]. Exp Hematol Oncol, 2013,2(1): 30.

[38] Schmid P, Park YH, Muñoz-Couselo E, et al. Pembrolizumab (pembro) + chemotherapy (chemo) as neoadjuvant treatment for triple negative breast cancer (TNBC): Preliminary results from KEYNOTE-173[C]. Chicago: 2017 ASCO Annual Meeting,2017.

[39] Hellmann MD, Chaft JE, William WN Jr, et al. Pathological response after neoadjuvant chemotherapy in resectable non-small-cell lung cancers: proposal for the use of major pathological response as a surrogate endpoint[J]. Lancet Oncol, 2014,15(1): e42-e50.

[40] Pataer A, Kalhor N, Correa AM, et al. Histopathologic response criteria predict survival of patients with resected lung cancer after neoadjuvant chemotherapy[J]. J Thorac Oncol,2012,7(5):

825-832.

[41] Chaft JE, Forde PM, Smith KN, et al. Neoadjuvant nivolumab in early-stage, resectable, non-small cell lung cancers[C]. Chicago: 2017 ASCO Annual Meeting,2017.

[42] FDA expands approval of Imfinzi to reduce the risk of non-small cell lung cancer progressing[Z/OL]. Available online: https://www.fda.gov/NewsEvents/Newsroom/PressAnnouncements/ucm597217.htm

[43] Antonia SJ, Villegas A, Daniel D, et al. Durvalumab after Chemoradiotherapy in Stage III Non-Small-Cell Lung Cancer[J]. N Engl J Med,2017,377(20): 1919-1929.

[44] Lin SH, Lin Y, Price J, et al. DETERRED: PD-L1 blockade to evaluate the safety of lung cancer therapy using carboplatin, paclitaxel, and radiation combined with MPDL3280A (atezolizumab)[C]. Chicago: 2017 ASCO Annual Meeting,2017.

[45] Hellmann MD, Rizvi NA, Goldman JW, et al. Nivolumab plus ipilimumab as first-line treatment for advanced non-small-cell lung cancer (CheckMate 012): results of an open-label, phase 1, multicohort study[J]. Lancet Oncol,2017,18(1): 31-41.

[46] Owen DH, Bunn PA, Johnson BE, et al. A phase II study of atezolizumab as neoadjuvant and adjuvant therapy in patients (pts) with resectable non-small cell lung cancer (NSCLC)[C]. Chicago: 2017 ASCO Annual Meeting,2017.

[47] Chaft JE, Dahlberg SE, Gerber DE, et al. EA5142 adjuvant nivolumab in resected lung cancers (ANVIL): The newest study in the ALCHEMIST platform[C]. Chicago: 2017 ASCO Annual Meeting,2017.

[48] Wakelee HA, Altorki NK, Vallieres E, et al. A phase III trial to compare atezolizumab (atezo) vs best supportive care (BSC) following adjuvant chemotherapy in patients (pts) with completely resected NSCLC: IMpower010[C]. Chicago: 2017 ASCO Annual Meeting,2017.

译者: 郭天兴, 福建省立医院
审校: AME编辑部

**Cite this article as:** Yeh J, Marrone KA, Forde PM. Neoadjuvant and consolidation immuno-oncology therapy in stage III non-small cell lung cancer. J Thorac Dis 2018;10(Suppl 3):S451-S459. doi: 10.21037/jtd.2018.01.109

# 第四十七章　巩固免疫治疗——Ⅲ期不可切除非小细胞肺癌的治疗新标准

**Myung-Ju Ahn**

Department of Medicine, Samsung Medical Center, Sungkyunkwan University School of Medicine, Seoul, The Republic of Korea

*Correspondence to:* Myung-Ju Ahn, MD. Division of Hematology-Oncology, Department of Medicine, Samsung Medical Center, Samsung Biomedical Research Institute, Sungkyunkwan University School of Medicine, 81 Irwon-ro, Gangnam-gu, Seoul 135-710, The Republic of Korea. Email: silk.ahn@samsung.com or silkahn@skku.edu.

*Provenance:* This is an invited Editorial commissioned by the Section Editor Xiaozheng Kang (Department of Thoracic Surgery, Beijing Cancer Hospital, Peking University, Beijing, China).

*Comment on:* Antonia SJ, Villegas A, Daniel D, *et al.* Durvalumab after chemoradiotherapy in stage III non-small-cell lung cancer. N Engl J Med,2017,377:1919-1929.

View this article at: http://dx.doi.org/10.21037/jtd.2018.03.55

非小细胞肺癌（NSCLC）患者中，约有1/3的患者为Ⅲ期。ⅢA期通常被认为是手术可切除的，但大多数ⅢA/B期的NSCLC其实是不可切除的，在这部分患者中放化疗成为治疗的标准。然而这部分患者放化疗后的中位总生存率仍然很低，5年总生存率不到15%。为了提高Ⅲ期不可切除NSCLC患者的预后，在过去的几十年中已经进行了许多大型随机对照临床试验，如联合手术治疗、不同的化疗方案的放化疗[1]、放化疗后巩固化疗[2]、增加放疗剂量[3]、加用生物治疗和疫苗免疫治疗[4]等，但到目前为止这部分患者的预后仍没有明显的改善。

在过去的几年里，作为新的免疫疗法，免疫检查点抑制剂（PD-1或PD-L1抑制剂）已经对NSCLC的治疗模式产生了重大影响[5-6]。化疗和放疗可以导致肿瘤细胞死亡，然后释放免疫原性抗原，从而增强抗原递呈和适应性免疫反应[7]。基于这一假说，结合临床观察到的"远隔效应"，免疫检查点抑制剂联合放疗已成为提高放疗疗效的潜在手段。

在本期《新英格兰医学杂志》上，Antonia和他的同事[8]报告了一个大型随机对照Ⅲ期临床试验——PACIFIC研究的结果，该研究评估了抗PD-L1抗体度伐利尤单抗作为放化疗后的巩固治疗在Ⅲ期不可切除NSCLC中的疗效。在这项研究中，共有731名患者按2:1的比例随机分为两组，一组每两周接受剂量为10 mg/kg的度伐利尤单抗治疗，而对照组则接受安慰剂治疗，治疗时间为12个月。

这项研究表明，与安慰剂组相比，度伐利尤单抗巩固治疗显著提高了无进展生存期（PFS）（度伐利尤单抗组为16.8个月，安慰剂组为5.6个月），风险比（HR）为0.52（95%CI：0.42~0.65），其PFS相差11个月，疾病进展风险降低48%。对比标准放化疗在不可切除的Ⅲ期NSCLC中只有8~9个月的PFS，这一结果是相当出色的。值得注意的是，除了EGFR突变状态外，这一生存获益与分期（ⅢA *vs* ⅢB）、组织学（鳞状 *vs* 非鳞状）、PD-L1表达状态或吸烟状态（吸烟 *vs* 不吸烟）无关。在不良事件方面，度伐利尤单抗组治疗相关不良事件发生率为68%，明显高于安慰剂组（53%）。与安慰剂组（8%）相比，免疫相关不良事件在度伐利尤单抗组（24%）更为常见。值得注意的是，相比于安慰剂组（2.6%），度伐利尤单抗组（3.4%）中3/4级重症肺炎并没有显著增加。此外，两组患者因肺炎而停药的比率基本相似（度伐利尤单抗组6.3% vs 安慰剂组4.3%）。总体而言，度伐利尤单抗组的毒性略有增加，但两组间严重毒性反应的发生率相似。

到目前为止，PACIFIC研究是探究免疫检查点抑制剂在不可切除的NSCLC放化疗后作为巩固治疗疗效的最大研究之一，并得到了有意义的阳性结果。虽然总生存数据还未报道，但PFS的显著益处可能足以支持度伐利尤单抗巩固治疗作为放化疗后无进展的不可切除NSCLC患者的一种新的标准治疗。

到目前为止，有几个问题仍待探究。在PACIFIC研究中，患者在放化疗后接受12个月的度伐利尤单抗治疗，治疗的持续时间尚需进一步确定。度伐利尤单抗是在放化疗后给予的，所有与放化疗相关的不良反应都已缓解。那么与序贯的方法相比，将免疫检查点抑制剂与放化疗同步使用是否可以更好地改善临床预后，抑或是增加毒性，目前尚不清楚。鉴于PACIFIC研究的结果令人鼓舞，免疫检查点抑制剂是否可以应用于更加早期的NSCLC，如可切除的N2或Ⅰ~Ⅱ期患者。为了回答这些问题，目前有几项免疫检查点抑制剂作为新辅助治疗或辅助治疗的临床研究正在进行中。鉴于PACIFIC研究中的局部晚期NSCLC同期放化疗（concurrent chemoradiotherapy，CTRT）后用度伐利尤单抗治疗的PFS明显延长，手术切除在局部晚期尤其是N2 NSCLC中的地位可能会受到挑战。针对这一问题，应进一步评估淋巴结转移状态与免疫检查点抑制剂疗效之间的关系。最后，我们有必要进一步寻找有效的生物标志物，筛选出最有可能从免疫检查点抑制剂中获益的患者。

## 声明

本文作者宣称无任何利益冲突。

## 参考文献

[1]　Senan S，Brade A，Wang LH，et al. PROCLAIM: randomized phase III trial of pemetrexed-cisplatin or etoposide-cisplatin plus thoracic radiation therapy followed by consolidation chemotherapy in locally advanced nonsquamous non-small-cell lung cancer[J]. J Clin Oncol，2016，34(9)：953-962.

[2]　Ahn JS，Ahn YC，Kim JH，et al. Multinational randomized phase iii trial with or without consolidation chemotherapy using docetaxel and cisplatin after concurrent chemoradiation in inoperable stage III non-small-cell lung cancer: KCSG-LU05-04[J]. J Clin Oncol，2015，33(24)：2660-2666.

[3]　Bradley JD，Paulus R，Komaki R，et al. Standard-dose versus high-dose conformal radiotherapy with concurrent and consolidation carboplatin plus paclitaxel with or without cetuximab for patients with stage IIIA or IIIB non-small-cell lung cancer (RTOG 0617): a randomised，two-by-two factorial phase 3 study[J]. Lancet Oncol，2015，16(2)：187-199.

[4]　Butts C，Socinski MA，Mitchell PL，et al. Tecemotide (L-BLP25) versus placebo after chemoradiotherapy for stage III non-small-cell lung cancer (START): a randomised，double-blind，phase 3 trial[J]. Lancet Oncol，2014，15(1)：59-68.

[5]　Brahmer J，Reckamp KL，Baas P，et al. Nivolumab versus docetaxel in advanced squamous-cell non-small-cell lung cancer[J]. N Engl J Med，2015，373(2)：123-135.

[6]　Herbst RS，Baas P，Kim DW，et al. Pembrolizumab versus docetaxel for previously treated，PD-L1-positive，advanced non-small-cell lung cancer (KEYNOTE-010): a randomised controlled trial[J]. Lancet，2016，387(10027)：1540-1550.

[7]　Siva S，Lobachevsky P，MacManus MP，et al. Radiotherapy for non-small cell lung cancer induces dna damage response in both irradiated and out-of-field normal tissues[J]. Clin Cancer Res，2016，22(19)：4817-4826.

[8]　Antonia SJ，Villegas A，Daniel D，et al. Durvalumab after chemoradiotherapy in stage III non-small-cell lung cancer[J]. N Engl J Med，2017，377(20)：1919-1929.

译者：庄伟涛，广东省人民医院
审校：李淑艳，复旦大学附属肿瘤医院放射治疗中心

**Cite this article as:** Ahn MJ. Consolidation of immunotherapy becomes new standard of care in unresectable stage III non-small cell lung cancer. J Thorac Dis 2018;10(3):1205-1206. doi: 10.21037/jtd.2018.03.55

# 第四十八章　非小细胞肺癌中的免疫检查点抑制剂：同时阻断=疗效更好？

Jennifer T. Eubanks[1], Suresh S. Ramalingam[2]

[1]University of Mississippi Medical Center, Jackson, MS, USA; [2]Winship Cancer Institute of Emory University, Atlanta, GA, USA
*Correspondence to:* Suresh S. Ramalingam, MD, Professor of Hematology and Medical Oncology. 1365 Clifton Road NE, Atlanta, GA 30322, USA. Email: Ssramal@emory.edu.

*Provenance:* This is a Guest Commentary commissioned by Section Editor Shao-Hua Cui (Department of Pulmonary Medicine, Shanghai Chest Hospital, Shanghai Jiao Tong University, Shanghai, China).
*Comment on:* Antonia S, Goldberg SB, Balmanoukian A, *et al.* Safety and antitumour activity of durvalumab plus tremelimumab in non-small cell lung cancer: a multicentre, phase 1b study. Lancet Oncol,2016,17:299-308.

**View this article at:** http://dx.doi.org/10.21037/tcr.2016.08.18

目前免疫疗法是对多种癌症的一种重大突破，被美国肿瘤临床学会称为2015年的主要肿瘤学成就。其中两种免疫检查点抑制剂——即编程细胞死亡蛋白-1受体（PD-1）的抗体，于2015年获得FDA批准用于治疗晚期非小细胞肺癌，并且正在积极研究其他类似药物。目前含铂双药化疗对肺癌的总体生存率改善很有限，中位数生存时间8~10个月，转移性患者的2年生存率仅为10%~15%，所以目前迫切需要对肺癌的治疗有突破性的进展[1]。免疫检查点抑制剂单药疗法，在含铂化疗后进展的患者中的获益十分显著，可以实现持久的有效率。尽管如此，关于免疫检查点抑制剂在肺癌中的最佳利用还存在许多重要问题。另外，同时对抑制PD-1/程序性细胞死亡配体-1（PD-L1），以及抑制细胞毒性T淋巴细胞抗原4（CTLA-4）的免疫检查点联合阻断的可行性，已在恶性黑素瘤中得到证实，现在正在非小细胞肺癌中进行测试[2]。

癌细胞具有多种逃避免疫系统的机制。随着对免疫系统与癌症之间复杂关系的继续深入研究，免疫检查点抑制剂可以逆转由PD-1途径的激活引起的T细胞衰竭。在正常免疫系统中，T细胞活性通过相互作用的刺激和抑制信号来调节[3-4]。免疫检查点作为抑制信号通过控制T细胞反应的强度，维持稳态平衡和防止自身免疫，这些重要检查点中有两个是CTLA-4和PD-1受体。CTLA-4是一种抑制性T细胞受体，参与调节T细胞活化，在免疫应答的初始阶段产生作用。它与共刺激性T细胞受体CD28竞争性结合抗原呈递细胞上的配体，从而停止T细胞活化。另外，它还在调节T细胞的功能中起重要作用。PD-1受体在肿瘤微环境中起作用以调节T细胞应答，它在活化的T细胞的细胞表面上表达，并具有两个配体，PD-L1和PD-L2。当与这些配体结合时，抑制信号使细胞因子产生减少和增殖抑制。癌细胞使用这些检查点通过增加这两种抑制途径的活性来逃避免疫系统的抗癌作用。癌细胞也上调PD-L1表达，在与T细胞上的PD-1相互作用后进一步增加抑制信号。针对这些免疫检查点的抗体，通过CTLA-4抑制剂和PD-1/PD-L1途径，释放这些抑制信号并允许产生T细胞抗肿瘤反应，使患者的免疫系统能够识别并杀死癌细胞。

目前上市的用于治疗非小细胞肺癌的免疫检查点

抑制剂是纳武利尤单抗和帕博利珠单抗。纳武利尤单抗是一种针对PD-1的完全人单克隆抗体，于2015年获得美国食品药品监督管理局（FDA）批准，用于治疗含铂化疗后进展的晚期转移性鳞状和非鳞状非小细胞肺癌患者[5]。该批准基于两项Ⅲ期临床试验，CheckMate 017试验将纳武利尤单抗与多西他赛进行比较，该研究在含铂方案化疗后出现疾病进展的272例鳞状细胞肺癌患者中进行[6]。与多西他赛组的6个月相比，使用纳武利尤单抗的中位总生存期（主要终点）显著改善至9.2个月（HR=0.59）。纳武利尤单抗的一年总生存率也更高（42% vs 24%）。纳武利尤单抗还使中位无进展生存期获得改善（3.5 vs 2.8个月，HR=0.62）和客观缓解率增加（20% vs 9%）。在CheckMate 057试验中，纳武利尤单抗也在582名非鳞状非小细胞肺癌（NSCLC）患者中进行了评估[7]。纳武利尤单抗也被证明是有效的，在该组中，多西他赛的中位总生存率12.2 vs 9.4个月（HR=0.73）。两组间中位无进展生存期（PFS）相似（2.3 vs 4.2个月，HR=0.92），但1年PFS在纳武利尤单抗组更高（18.5% vs 8.1%）。纳武利尤单抗的客观缓解率（ORR）也有所改善（19.2% vs 12.4%）。帕博利珠单抗是PD-L1的人源化IgG4单克隆抗体，已获得FDA加速批准用于治疗晚期非小细胞肺癌，用于在含铂方案化疗进展后的治疗[8]。第1阶段KEYNOTE-001研究纳入了495名的NSCLC患者，接受帕博利珠单抗2 mg/kg或10 mg/kg治疗[9]。结果显示，ORR为19.4%，中位有效时间为12.5个月。在KEYNOTE-010中，纳入了大约1 000名患者，证实了帕博利珠单抗优于多西他赛在PD-L1表达晚期NSCLC患者中的优势。在该研究中，与多西他赛相比，帕博利珠单抗显著改善了中位总生存期和无进展生存

期[10]。帕博利珠单抗2 mg/kg和10 mg/kg的中位总生存期分别为10.4个月和12.7个月，而多西他赛为8.5个月。帕博利珠单抗进一步增加了至少50% PD-L1表达的患者的总体存活率；多西他赛的中位总生存期为8.2个月，而帕博利珠单抗2 mg/kg组（HR=0.54）为14.9个月，帕博利珠单抗10 mg/kg组（HR=0.50）为17.3个月。虽然两个疗法的中位PFS在整个队列中相似，但帕博利珠单抗引起PD-L1表达至少50%的患者的中位PFS改善（帕博利珠单抗2 mg/kg：5个月，帕博利珠单抗10 mg/kg：5.2个月，多西他赛4.1个月）（表48-1）。

在NSCLC中，针对PD-1/PD-L1途径的免疫检查点抑制剂单药疗法已经显示出显著的结果，OS、PFS和ORR的改善为15%~25%，一些患者实现持久的反应。阻断PD-1/PD-L1途径的药物在调节T细胞应答的肿瘤微环境中起作用，而CTLA-4抑制剂靶向调节T细胞的活化。同时阻断这两种途径可以提供更大的抗肿瘤活性并改善非小细胞肺癌患者的预后。最近由Antonia等发表了一项Ⅰb期的临床试验结果，该试验评估了抗PD-L1抗体度伐利尤单抗和抗CTLA-4抗体替西木单抗的联合治疗方案[11]。这项多中心、非随机、开放性研究纳入了102名局部晚期或转移性非小细胞肺癌的初次接受免疫治疗的患者。研究了不同的剂量组合，包括剂量为3~20 mg/kg的度伐利尤单抗，每4周1次，13次剂量，或10 mg/kg，每2周，26次剂量。替西木单抗以每3周1 mg/kg，3 mg/kg或5 mg/kg的剂量给药6次，然后每12周给药3次。在84名可评估的患者中，所有队列的总体反应率为25%。

肺癌患者通常年龄较大，伴有许多合并症和有限的体力状态，因此对任何治疗的耐受性都是最重要的，但是抗PD-1/PD-L1疗法已显示出具有良好的耐受性。

表 48-1　NSCLC 中的 PD-L1 抑制剂：Ⅲ期临床试验

| 试验 | 试验对象 | 药物 | 中位OS | 中位PFS | ORR（%） |
|---|---|---|---|---|---|
| CheckMate 017 Brahmer，等[6] | n=272鳞状细胞NSCLC | 纳武利尤单抗 vs 多西他赛 | 9.2 vs 6个月（HR=0.59） | 3.5 vs 2.8个月（HR=0.62） | 20 vs 9 |
| CheckMate 057 Borghaei，等[7] | n=582非鳞状细胞NSCLC | 纳武利尤单抗 vs 多西他赛 | 12.2 vs 9.4个月（HR=0.73） | 2.3 vs 4.2个月（NS） | 19.2 vs 12.4 |
| KEYNOTE-010 Herbst，等[10] | n=1 034 PD-L1阳性NSCLC | 帕博利珠单抗2 mg/kg vs 多西他赛 | 10.4 vs 8.5个月（HR=0.71） | 3.9 vs 4.0个月（NS） | 18 vs 9 |
| | | 帕博利珠单抗10 mg/kg vs 多西他赛 | 12.7 vs 8.5个月（HR=0.61） | 4.0 vs 4.0个月（NS） | 18 vs 9 |
| | n=442 ≥50% PD-L1阳性NSCLC | 帕博利珠单抗2 mg/kg vs 多西他赛 | 14.9 vs 8.2个月（HR=0.54） | 5.0 vs 4.1个月（HR=0.59） | 30 vs 8 |
| | | 帕博利珠单抗10 mg/kg vs 多西他赛 | 17.3 vs 8.2个月（HR 0.50） | 5.2 vs 4.1个月（HR=0.59） | 29 vs 8 |

PD-L1，程序性细胞死亡配体-1；NSCLC，非小细胞肺癌；OS，总生存；PFS，无进展生存；ORR，客观缓解率。

在Checkmate试验中，纳武利尤单抗的3级或4级不良事件发生率为7%~10%，多西他赛为53%~55%。然而，仍然存在严重威胁生命的免疫相关不良事件的风险，需要密切监测和早期干预。在Antonia等的度伐利尤单抗/替西木单抗联合研究中，不良事件导致28%的患者停止治疗。在接受度伐利尤单抗20mg/kg每4周1次的队列中超过最大耐受剂量，其中替西木单抗 3 mg/kg，30%患者（6名患者中的2名）经历剂量限制性毒性。最常见的3级或4级毒性是腹泻（11%），结肠炎（9%）和脂肪酶增加（8%）。使用1 mg/kg的替西木单抗和20 mg/kg度伐利尤单抗具有可控的耐受性特征，并将用作III期研究中的前进剂量。

同时阻断PD-1/PD-L1和CTLA-4已被证明对黑色素瘤有效，Antonia等的研究也证实了这一点。相对于单药PD-1/PD-L1抑制剂，该联合疗法具有更高的响应率，但是因许多肺癌患者的体质原因，使其对强化治疗的耐受性较差。试验数据显示，高于1 mg/kg替西木单抗的剂量导致毒性更大，疗效却没有改善；与该途径的抑制相关的毒性可能是组合方法中的限制因素。需要进一步评估疗效和毒性之间的平衡。该研究确定了具有合理耐受性的剂量，现在应该在更大的患者队列中进行研究。有趣的是，发现与大多数NSCLC中PD-1/PD-L1单药治疗的试验不同，该组合无论PD-L1状态如何都能提高反应率。进一步的研究将有助于确定PD-L1阴性群体是否将从添加CTLA-4抑制中获得最大益处。组合治疗的进一步支持来自CheckMate-012的早期结果，这是一项针对未接受化疗的晚期非小细胞肺癌的多臂Ib期试验，评估PD-1抑制剂，纳武利尤单抗和抗CTLA的组合-4抗体，依匹木单抗[12]。在148名患者中使用四种不同的给药方案测试该组合，客观反应率为13%~39%。无论PD-L1表达如何，均观察到临床疗效。有10%的患者由于毒性而停止治疗，因此可接受毒性。联合治疗的III期研究结果将进一步启发我们对这些药物的理解，并可能塑造非小细胞肺癌管理的未来。

## 声明

利益冲突：Ramalingam博士曾参加科学顾问委员会会议并获得Astra Zeneca，Bristol Myers Squibb，Merck和Genentech的酬金。另一位作者宣称无任何利益冲突。

## 参考文献

[1] National Comprehensive Cancer Network. NCCN clinical practice guidelines in oncology: Non-small cell lung cancer (version 2016)[J/OL]. Available online: https://www.nccn.org/professionals/physician_gls/pdf/nscl_blocks.pdf

[2] Larkin J, Chiarion-Sileni V, Gonzalez R, et al. Combined Nivolumab and Ipilimumab or Monotherapy in Untreated Melanoma[J]. N Engl J Med, 2015, 373(13): 23-34.

[3] Topalian SL, Drake CG, Pardoll DM. Immune checkpoint blockade: a common denominator approach to cancer therapy[J]. Cancer Cell, 2015, 27(4): 450-461.

[4] Pardoll DM. The blockade of immune checkpoints in cancer immunotherapy[J]. Nat Rev Cancer, 2012, 12(4): 252-264.

[5] OPDIVO (nivolumab) injection, for intravenous use. Princeton: Bristol-Myers Squibb Company, 2014[Z].

[6] Brahmer J, Reckamp KL, Baas P, et al. Nivolumab versus Docetaxel in Advanced Squamous-Cell Non-Small-Cell Lung Cancer[J]. N Engl J Med, 2015, 373(2): 123-135.

[7] Borghaei H, Paz-Ares L, Horn L, et al. Nivolumab versus Docetaxel in Advanced Nonsquamous Non-Small-Cell Lung Cancer[J]. N Engl J Med, 2015, 373(17): 1627-1639.

[8] Keytruda (pembrolizumab) injection, for intravenous use. Whitehouse Station: Merck & Co., Inc.; 2014[Z].

[9] Garon EB, Rizvi NA, Hui R, et al. Pembrolizumab for the treatment of non-small-cell lung cancer[J]. N Engl J Med, 2015, 372(21): 2018-2028.

[10] Herbst RS, Baas P, Kim DW, et al. Pembrolizumab versus docetaxel for previously treated, PD-L1-positive, advanced non-small-cell lung cancer (KEYNOTE-010): a randomised controlled trial[J]. Lancet, 2016, 387(10027): 1540-1550.

[11] Antonia S, Goldberg SB, Balmanoukian A, et al. Safety and antitumour activity of durvalumab plus tremelimumab in non-small cell lung cancer: a multicentre, phase 1b study[J]. Lancet Oncol, 2016, 17(3): 299-308.

[12] Rizvi NA, Gettinger SN, Goldman JW, et al. Abstract 786: Safety and efficacy of first-line nivolumab (NIVO; anti-programmed death-1 [PD-1]) and ipilimumab in non-small cell lung cancer (NSCLC)[J]. Presented at the 16th World Conference on Lung Cancer; Sept 6-9, 2015; Denver, USA.

译者：甘向峰，中山大学附属第五医院
审校：AME编辑部

**Cite this article as:** Eubanks JT, Ramalingam SS. Immune checkpoint inhibitors in non-small cell lung cancer: is simultaneous blockade better? Transl Cancer Res 2016;5(S3):S532-S535. doi: 10.21037/tcr.2016.08.18

# 第四十九章 晚期或转移性非小细胞肺癌一线免疫治疗中，肿瘤细胞PD-L1表达的阈值究竟在哪

**Paul Hofman**[1,2,3]

[1]Université Côte d'Azur, CHU Nice, FHU OncoAge, Laboratory of Clinical and Experimental Pathology, Pasteur Hospital, Nice, France; [2]Université Côte d'Azur, CNRS, INSERM, IRCAN, FHU OncoAge, Nice, France; [3]Université Côte d'Azur, CHU Nice, FHU OncoAge, Hospital-Integrated Biobank (BB-0033-00025), Nice, France

*Correspondence to:* Paul Hofman, MD, PhD, Laboratory of Clinical and Experimental Pathology, Pasteur Hospital, 30 voie Romaine, BP69, 06001 Nice cedex 01, France. Email: hofman.p@chu-nice.fr.

*Comment on:* Reck M, Rodríguez-Abreu D, Robinson AG, *et al.* Updated Analysis of KEYNOTE-024: Pembrolizumab Versus Platinum-Based Chemotherapy for Advanced Non-Small-Cell Lung Cancer With PD-L1 Tumor Proportion Score of 50% or Greater. J Clin Oncol,2019,37:537-546.

**View this article at:** http://dx.doi.org/10.21037/tlcr.2019.04.18

对于晚期或转移性非小细胞肺癌（NSCLC），一线免疫治疗对部分患者来说，可以获得比单纯化疗更好的总生存率获益。这个结果最早见于KEYNOTE-024研究所报告，并且被不断更新的临床试验所证实，这些数据均来源于帕博利珠单抗一线治疗获益的同一队列研究人群[1-2]。在肿瘤细胞阳性率为50%的阈值中，PD-L1的免疫组织化学（IHC）表达常常被用作筛选患者的预测性生物标志物[1-2]。Reck等的最新研究报告显示，采用免疫治疗的患者平均总生存时间为30个月，而化疗组的患者平均总生存时间仅为14.2个月[2]。从研究结果来看，延长帕博利珠单抗治疗的时间[2]，并没有增加剂量累积产生的毒性，并且毒性相关的致死性反应发生率低，仅1例患者因出现不可逆的肺部疾病而导致死亡[2]。

对于Reck等的最新报告结果，有些人也提出了不同的看法。研究中所纳入患者的临床因素可能和医院以及临床的日常实践不一致[2-3]。实际上，PD-L1表达是以组织样本进行检测，这就排除了支气管镜活检和细胞标本，特别是超声内镜引导下取得的标本[2]。这样一来，

免疫组化检测的标本都是来自于胸腔镜下的活检、切除活检甚至外科手术切除取得的大样本组织[2]。由于样本获取的限制，入组的患者存在选择性偏倚[2-3]。文章中没有提及由于取材不充分而没有纳入研究的患者数量，也没有提供或另外分析胸腔镜活检能够取得的样本数量[2]。根据美国食品药品监督管理局推荐的临床试验指南，实验中采用的pharmDx 22C3抗PD-L1克隆（美国安捷伦公司，圣克拉拉，美国加利福尼亚），检测时需要另外的一个检测试剂协同诊断。即使在标准化的实验中采用不同的PD-L1克隆，特别是SP263、28-8以及22C3抗体，检测组织切片中肿瘤细胞的PD-L1阳性表达率，某些抗体的检测结果和pharmDx 22C3抗PD-L1克隆是一致的。即便如此，仍然有必要进行一项实验比较不同抗体检测到的PD-L1表达水平下患者的生存曲线是否一致。Reck等的研究还存在较高程度的交叉，特别是一部分因化疗毒性反应大转而进行帕博利珠单抗免疫治疗的患者[2]，由于这个原因，临床研究初始纳入的研究对象有近50%需要改变治疗方案。

最近的临床试验结果还表明，即便肿瘤细胞中PD-L1表达阈值远低于50%阳性率[4-5]，帕博利珠单抗治疗晚期或转移性NSCLC，与单纯化疗相比，患者的总生存率也能得到改善。因此，只要患者肿瘤细胞中的PD-L1表达超过1%[4-5]，就可以考虑帕博利珠单抗治疗。更有甚者，有研究表明，无论免疫组化检测到肿瘤细胞中的PD-L1的百分比是多少，帕博利珠单抗联合化疗与单纯化疗相比，其总生存时间更长[6]。

对于晚期或转移性非小细胞肺癌，免疫组化检测PD-L1表达水平仍是一线免疫治疗有效的预测生物标志物（前提是患者的肿瘤中没有EGFR突变、ALK或ROS1的重排以及未经治疗的脑转移）。最近的一项研究中，化疗联合免疫治疗的患者，PD-L1阳性表达率的检测不再是必需的，但对于那些化疗耐受性差的患者（虚弱的患者），就必须进行相关的检测，只有PD-L1阳性率>50%的患者，才可考虑免疫单药治疗。目前大量研究结果表明，将PD-L1免疫组化结果作为预测疗效的生物标志物具有局限性，将表达率高于1%作为免疫治疗的阈值仍需要进一步探讨[7-8]。免疫组化检测时所用的抗体，特别是SP263、22C3、28-8，即便和标准用的抗体检测结果很接近，但当肿瘤组织中的PD-L1表达水平较低时，仍存在检测结果的差异。特别是，某些研究表明22C3抗PD-L1克隆检测阴性的标本，以SP263检测时却显示阳性[9]。PD-L1表达的阈值仅为1%也要重点考虑到肿瘤的异质性，特别是检测的组织标本较小，比如支气管镜活检的标本，甚至包括一些经胸穿刺活检的标本。同一患者的活检或手术标本，由于组织学的异质性，不同的PD-L1克隆检测的PD-L1的表达水平存在差异[10-11]。以1%为阳性阈值所存在的观察者间的差异显然要比50%的阳性阈值大得多，因此常常需要进行外部的质量控制。最后，当被检测的样本来自细胞学样本，比如超声引导的支气管镜活检标本，以1%为阳性阈值显然很难把握[7,12]。因此，基于PD-L1表达1%阈值进行一线免疫治疗的适应证，虽然已见诸多个临床研究并已在如今的日常临床实践所验证[13]，但仍必须交由专科中心和胸科病理学专家相关的机构进行讨论核准。

究竟哪些人群可以从一线免疫治疗中获益，以免疫组化检测到的PD-L1表达水平作为预测免疫治疗疗效的生物标志物仍有其局限性，但目前为止，该方法仍是临床实践中评估是否采用免疫治疗仅有的公认方法。肿瘤突变负荷（TMB）也是具有前景的可预测疗效的生物标

志物之一，同样存在不少的局限性，至今在临床实践中尚未获准常规开展[14]。即使TMB是独立于PD-L1预测疗效的生物标志物，但和PD-L1免疫组化检测的局限性存在不少共同点，包括表达的异质性、不同检测平台阳性阈值的差异、治疗相关的药物、协调不同研究的需求以及可能存在的平台间差异的标准化等问题[14-16]。可以肯定的是，在KEYNOTE-24试验中加入TMB的研究能够提供更多的信息，进一步识别对帕博利珠单抗治疗是否有效的亚组人群。

总之，更新的KEYNOTE-024试验结果证实了帕博利珠单抗治疗晚期或转移性NSCLC，和标准治疗相比能够进一步提高患者的总生存，并对最初发表的研究结果进行了优化。最后，帕博利珠单抗似乎能够改善PD-L1阳性表达亚组人群的总生存率。当前迫切需要寻找比PD-L1更为有效的生物标志物，以更好地筛选适合接受免疫检查点抑制剂治疗的患者。

## 致谢

感谢PACA癌症中心，感谢阿尔卑斯海事抗癌联盟，感谢阿尔卑斯海事议会部门，谢谢他们的支持。

## 声明

利益冲突：霍夫曼属于工业科学顾问委员会（罗氏、阿斯利康、百时美施贵宝、辉瑞、诺华、默克、MSD、齐根、热费希尔、biocartis）的成员，已经给付了相应的酬金。

## 参考文献

[1] Reck M，Rodríguez-Abreu D，Robinson AG，Hui R，et al. Pembrolizumab versus Chemotherapy for PD-L1-Positive Non-Small-Cell Lung Cancer[J]. N Engl J Med，2016，375(19)：1823-1833.

[2] Reck M，Rodríguez-Abreu D，Robinson AG，et al. Updated Analysis of KEYNOTE-024：Pembrolizumab Versus Platinum-Based Chemotherapy for Advanced Non-Small-Cell Lung Cancer With PD-L1 Tumor Proportion Score of 50% or Greater[J]. J Clin Oncol，2019，37(7)：537-546.

[3] Vigliar E，Malapelle U，Iaccarino A，et al. PD-L1 expression on routine samples of non-small cell lung cancer：results and critical issues from a 1-year experience of a centralised laboratory[J]. J Clin Pathol，2019，72(6)：412-417.

[4] Expands pembrolizumab indication for first-line treatment of

NSCLC (TPS ≥1%)[Z/OL]. Accessed April 11, 2019. Available online: https://www.fda.gov/Drugs/InformationOnDrugs/ApprovedDrugs/ucm635857.htm.FDA

[5] Lopes G, Wu YL, Kudaba I, et al. Pembrolizumab (pembro) versus platinum-based chemotherapy (chemo) as first-line therapy for advanced/metastatic NSCLC with a PD-L1 tumor proportion score (TPS) ≥ 1%: Open-label, phase 3 KEYNOTE-042 study[J]. J Clin Oncol, 2018, 36: LBA4.

[6] Gandhi L, Rodríguez-Abreu D, Gadgeel S, et al. Pembrolizumab plus Chemotherapy in Metastatic Non-Small-Cell Lung Cancer[J]. N Engl J Med, 2018, 378(22): 2078-2092.

[7] Hofman P. PD-L1 immunohistochemistry for non-small cell lung carcinoma: which strategy should be adopted?[J]. Expert Rev Mol Diagn, 2017, 17(12): 1097-1108.

[8] Lantuejoul S, Damotte D, Hofman V, et al. Programmed death ligand 1 immunohistochemistry in non-small cell lung carcinoma[J]. J Thorac Dis, 2019, 11: S89-S101.

[9] Munari E, Rossi G, Zamboni G, et al. PD-L1 Assays 22C3 and SP263 are Not Interchangeable in Non-Small Cell Lung Cancer When Considering Clinically Relevant Cutoffs: An Interclone Evaluation by Differently Trained Pathologists[J]. Am J Surg Pathol, 2018, 42(10): 1384-1389.

[10] Elfving H, Mattsson JSM, Lindskog C, et al. Programmed Cell Death Ligand 1 Immunohistochemistry: A Concordance Study Between Surgical Specimen, Biopsy, and Tissue Microarray[J]. Clin Lung Cancer, 2019, 20(4): 258-262.

[11] Ilie M, Long-Mira E, Bence C, et al. Comparative study of the PD-L1 status between surgically resected specimens and matched biopsies of NSCLC patients reveal major discordances: a potential issue for anti-PD-L1 therapeutic strategies[J]. Ann Oncol, 2016, 27(1): 147-153.

[12] Ilie M, Hofman P. Reproducibility of PD-L1 assessment in non-small cell lung cancer-know your limits but never stop trying to exceed them[J]. Transl Lung Cancer Res, 2017, 6: S51-S54.

[13] Ilie M, Juco J, Huang L, et al. Use of the 22C3 anti-programmed death-ligand 1 antibody to determine programmed death-ligand 1 expression in cytology samples obtained from non-small cell lung cancer patients[J]. Cancer Cytopathol, 2018, 126(4): 264-274.

[14] Heeke S, Hofman P. Tumor mutational burden assessment as a predictive biomarker for immunotherapy in lung cancer patients: getting ready for prime-time or not?[J]. Transl Lung Cancer Res, 2018, 7(6): 631-638.

[15] Yarchoan M, Albacker LA, Hopkins AC, et al. PD-L1 expression and tumor mutational burden are independent biomarkers in most cancers[J]. JCI Insight, 2019, 4(6): e126908.

[16] Zhang Y, Chang L, Yang Y, et al. The correlations of tumor mutational burden among single-region tissue, multi-region tissues and blood in non-small cell lung cancer[J]. J Immunother Cancer, 2019, 7(1): 98.

译者：丁文秀，江苏省泰兴市人民医院
审校：郭天兴，福建省立医院

**Cite this article as:** Hofman P. First-line immunotherapy for patients with advanced stage or metastatic non-small cell lung cancer...finally what threshold of PD-L1 expression on tumor cells? Transl Lung Cancer Res 2019;8(5):728-730. doi: 10.21037/tlcr.2019.04.18

# 第五十章　KEYNOTE-042研究：降低帕博利珠单抗单药一线治疗的PD-L1阈值是个好主意吗？

**Jose M. Pacheco**

Thoracic Oncology Program, Division of Medical Oncology, Department of Internal Medicine, University of Colorado Cancer Center, Aurora, CO, USA

*Correspondence to:* Jose M. Pacheco. Thoracic Oncology Program, Division of Medical Oncology, Department of Internal Medicine, University of Colorado Cancer Center, Aurora, CO, USA. Email: jose.m.pacheco@ucdenver.edu.

*Provenance:* This is an invited article commissioned by the Section Editor Kaiping Zhang, PhD (AME College, AME Group, China).
*Comment on:* Mok TSK, Wu YL, Kudaba I, *et al.* Pembrolizumab versus chemotherapy for previously untreated, PD-L1-expressing, locally advanced or metastatic non-small-cell lung cancer (KEYNOTE-042): a randomised, open-label, controlled, phase 3 trial. Lancet,2019,393:1819-1830.

View this article at: http://dx.doi.org/10.21037/tlcr.2019.05.03

## 一、背景

在针对程序性死亡1（PD-1）或程序性死亡配体1（PD-L1）的抑制性抗体出现之前，晚期/转移性非小细胞肺癌（NSCLC）患者接受一线含铂双药化疗的中位总生存期（OS）为8~12个月，5年生存率估计为2%[1-3]。随后，在NSCLC患者群体中比较了阿替利珠单抗，纳武利尤单抗或帕博利珠单抗与多西他赛作为二线治疗的 Ⅲ 期临床随机试验也已完成。在这些试验中，将相应的PD-1或PD-L1抑制剂与多西他赛[4-7]进行比较时，都显示出OS上的获益。在KEYNOTE-010研究中，与接受多西他赛治疗的患者相比，肿瘤细胞（tumor cells，TC）表达PD-L1≥50%的患者应用帕博利珠单抗比PD-L1 1%~49%的患者具有更大的获益[6]。在这些二线临床试验中，与接受多西他赛治疗的患者相比，表皮生长因子受体（EGFR）基因激活突变的患者并未受益于PD-1抑制剂，而关于间变性淋巴瘤激酶（ALK）基因重排患者的

数据并不详尽[4-7]。随后，KEYNOTE-024证实对于通过22-C3免疫组织化学法检测出TC PD-L1≥50%且无EGFR突变/ALK融合突变的晚期/转移性NSCLC患者，帕博利珠单抗对比一线标准治疗的含铂双药化疗具有显著更高的客观反应率（ORR）、无进展生存期（PFS）和OS[8-9]。

基于KEYNOTE-024研究的成果，多个监管机构和指南专家组批准了帕博利珠单抗单药治疗新诊断的TCs PD-L1≥50%且无EGFR突变/ALK融合的晚期/转移性NSCLC患者。在此之后的 Ⅲ 期临床随机试验中，便将阿替利珠单抗+贝伐珠单抗+卡铂+紫杉醇的ABCP方案和帕博利珠单抗联合组织学依赖性的化疗方案与基于铂类的传统化疗方案进行比较。对于缺乏EGFR突变/ALK融合的患者而言，与铂类化疗相比，这些化学-免疫治疗的联合治疗改善了疗效[10-12]。在KEYNOTE-189研究中，对于任何PD-L1表达水平（包括PD-L1阴性的患者）的非鳞NSCLC患者而言，帕博利珠单抗联合铂

类/培美曲塞方案对比铂类/培美曲塞方案治疗具有更好的ORR（47.6% vs 18.9%，P<0.001）、PFS（HR 0.52，P<0.001）和OS（HR 0.49，P<0.001）[10]。在IMpower150研究中，与卡铂+紫杉醇+贝伐珠单抗方案相比，ABCP方案对于任何PD-L1水平的非鳞NSCLC患者ORR（63.5% vs 48%）、PFS（HR 0.62，P<0.001）和OS（HR 0.78，P=0.02）均有所改善[12]。同样，在KEYNOTE-407研究中，帕博利珠单抗联合铂类/紫杉醇治疗对任何PD-L1水平的鳞状NSCLC患者具有ORR（57.9% vs 38.4%）、PFS（HR 0.56，P<0.001）和OS（HR 0.64，P<0.001）的改善[11]。CheckMate-026研究针对没有EGFR突变/ALK融合的NSCLC患者，比较了纳武利尤单抗与组织学依赖性的含铂双药化疗，但最终并未能证明在TC PD-L1≥5%的整体研究人群中或在TC PD-L1≥50%的亚组中纳武利尤单抗具有OS的获益[13]。直到最近，大多数指南专家组和监管机构对于缺乏已获批靶向治疗的转移性NSCLC患者的一线治疗方案形成共识，如TC PD-L1≥50%，推荐帕博利珠单抗单药治疗或化疗–免疫联合治疗方案（ABCP方案或帕博利珠单抗联合组织学依赖性化疗方案），如TC PD-L1<50%，推荐化学-免疫联合治疗。

## 二、KEYNOTE-042研究

KEYNOTE-042研究比较了帕博利珠单抗与组织学依赖性含铂双药化疗一线治疗TC PD-L1≥1%且无EGFR突变/ALK融合的局部晚期或转移性NSCLC患者的疗效。该临床试验的主题是帕博利珠单抗单药治疗可能是该类人群更多一种有效选择[14]。随后，在2019年4月11日，美国食品药物监督管理局（FDA）批准了帕博利珠单抗单药治疗TC PD-L1表达≥1%且无EGFR突变/ALK融合的转移性或Ⅲ期不适合手术/放化疗NSCLC患者[15]。然而，一份对KEYNOTE-042的详细分析报告提出，对于许多缺乏EGFR突变/ALK融合且TC PD-L1为1%~49%的晚期/转移性的NSCLC患者，帕博利珠单抗单药治疗可能不是他们的最佳治疗选择。

FDA批准帕博利珠单抗单药治疗是基于KEYNOTE-042研究中对于TC PD-L1≥50%，≥20%和≥1%的患者，帕博利珠单抗对比含铂双药化疗显示出OS的显著改善[15]。然而，TC PD-L1≥1%的患者中接近有一半，以及TC PD-L1≥20%的患者中约有75%的患者TC PD-L1表达≥50%。而在KEYNOTE-042研究中对于TC PD-L1表达≥50%的患者，帕博利珠单抗对比化疗获得OS的显著

改善，中位OS为20个月 vs 12.2个月，HR 0.69（95%CI：0.56~0.85）。相反，对于TC PD-L1 1%~49%的患者，帕博利珠单抗对比化疗OS并无显著差异，中位OS为13.4 vs 12.1个月，HR 0.92（95%CI：0.77~1.11）。仔细观察OS曲线可以发现对于TC PD-L1表达为1%~49%的患者，与含铂双药化疗相比，接受帕博利珠单抗治疗的患者在接近12个月前的OS实际上更差。两组的生存曲线在12个月时交叉，表明在TC表达PD-L1为1%~49%的患者中存在未明确的亚组人群可以从帕博利珠单抗单药治疗中获益。由于该试验的中位随访时间仅为12.8个月，随着更长的随访时间，TCPD-L1表达1%~49%的患者接受帕博利珠单抗单药治疗可能可以观察到反应持续时间的延长，这也会导致未来的OS获益显著增加[14]。

在KEYNOTE-042研究中，帕博利珠单抗治疗TCPD-L1表达≥50%的患者对比含铂双药化疗，PFS获得显著改善，中位PFS分别为7.1 vs 6.4个月，HR 0.81（95%CI：0.67~0.99）。相比之下，对于TCPD-L1≥20%或≥1%的患者接受帕博利珠单抗治疗却没有表现出PFS、获益[HR 0.94（95%CI：0.80~1.10）或HR 1.07（95%CI：0.94~1.21）]。PFS曲线表明，PD-L1≥20%和PD-L1≥1%组中过半的患者接受帕博利珠单抗治疗对比化疗反而得到更差的PFS。虽然目前尚无PD-L1表达1%~49%亚组的PFS数据；然而，基于现有证据得到的合理结论是，TC表达PD-L1 1%~49%的患者接受帕博利珠单抗单药治疗的PFS可能不佳[14]。

在KEYNOTE-042研究中，帕博利珠单抗单药治疗TC PD-L1表达≥50%患者对比化疗ORR更高，39% vs 32%。然而，在PD-L1≥20%和PD-L1≥1%亚组的ORR则相似，分别为33% vs 29%以及27% vs 27%。因此，TC PD-L1表达1%~49%的患者接受帕博利珠单抗单药治疗的ORR虽然未见报道，但预计可能较差[14]。

## 三、我们如何将KEYNOTE-042的数据整合到我们的治疗实践中？

在当前治疗标准的背景下看KEYNOTE-042是非常重要的，含铂双药化疗现在已不再是一线标准治疗。对于大多数缺乏已批准靶向治疗癌基因且TC PD-L1表达为1%~49%的转移性NSCLC患者，目前的一线标准治疗方案是含铂双药化疗联合PD-1通道抑制剂。可用的化学–免疫治疗方案包括帕博利珠单抗联合铂类/培美曲塞、ABCP方案用于治疗非鳞状NSCLC，以及帕博利珠单

联合铂类/紫杉醇治疗鳞状NSCLC[16]。

由于IMpower150研究使用了与22C3法不同的PD-L1染色检测法（SP-142）并可以令免疫细胞被染色，因此应用SP-142则很难明确与22C3检测出的TC PD-L1表达1%~49%患者相似的人群[12,17]。然而，可以将KEYNOTE-189和KEYNOTE-407研究中的患者与KEYNOTE-042研究中纳入的TC PD-L1表达1%~49%的患者进行比较。在这几项试验中，帕博利珠单抗联合组织学依赖性化疗治疗TCPD-L1表达为1%~49%患者的PFS均显著改善，其中，KEYNOTE-189研究的HR 0.55（95%CI：0.37~0.81），KEYNOTE-407研究的HR 0.56（95%CI：0.39~0.80）。此外，KEYNOTE-189研究和KEYNOTE-407研究的OS均有显著改善，HR分别为0.55（95%CI：0.34~0.90）和0.57（95%CI：0.36~0.90）。帕博利珠单抗联合组织学依赖性化疗也改善了KEYNOTE-189研究（71.5% vs 50.9%）和KEYNOTE-407研究（65.9% vs 50.0%）的1年OS[10-11]。而在KEYNOTE-042研究中，PD-L1 1%~49%的患者接受帕博利珠单抗单药治疗的PFS可能比化疗更差。此外，也是在KEYNOTE-042研究中，帕博利珠单抗单药治疗同样的PD-L1亚组患者对比化疗1年OS几乎相同，自然没有显著OS获益。

在接受铂类/培美曲塞方案化疗的非鳞状NSCLC患者中，其PFS和OS获益与继续培美曲塞的维持治疗有关[18]。在KEYNOTE-189研究中，有90%符合条件的患者接受了培美曲塞维持治疗[10]。然而，在KEYNOTE-042研究中，只有66%符合条件的患者接受了培美曲塞维持治疗[14]。接受培美曲塞维持治疗的患者比例很低，尚不明确是否对帕博利珠单抗单药治疗的OS获益产生偏倚。然而，KEYNOTE-042研究中所有PD-L1亚组的非鳞状患者接受帕博利珠单抗治疗的OS中没有显著获益[14]。在KEYNOTE-042研究中更多的患者接受培美曲塞维持治疗则可能导致两个治疗组的结局趋向相似。

此外KEYNOTE-042研究中，未吸烟者接受帕博利珠单抗治疗并没有得到OS获益[14]。这也表明在开始一线治疗之前，除了检测有无EGFR突变/ALK融合之外，还需要检测其他的致癌驱动基因（例如，ROS-1融合，NTRK融合，MET外显子14跳读突变，BRAF V600E突变和RET融合）。具有上述分子靶标的患者群体无论是接受标准治疗或是药物临床试验等可用疗法，都会可能比接受帕博利珠单抗单药治疗具有更好的ORR和PFS。具

有这些驱动基因的患者，除BRAF V600E突变外，有较低的肿瘤突变负荷（TMB），并且对单药PD-1通道抑制剂反应不佳[19-21]。

在当前的时代对于TC PD-L1表达1%~49%的患者，把化疗作为与帕博利珠单抗对照的标准治疗组并不合适。在KEYNOTE-042研究中的化疗组也没有按目前一线含铂类双药并疾病进展患者的推荐治疗方案进行设计[14]。如果患者在一线含铂双药化疗后出现进展，只要没有禁忌证则可建议使用免疫检查点抑制剂治疗作为二线治疗，包括PD-1或PD-L1抑制剂；然而，在KEYNOTE-042研究中不允许交叉，对照组中只有20%的患者接受了序贯免疫治疗[14,16]。因此，KEYNOTE-042研究中许多化疗组患者并未接受标准的二线治疗。在CheckMate-026研究中，化疗组交叉到序贯免疫治疗的患者达60%，所以将纳武利尤单抗与含铂双药化疗比较时二者没有OS的差异[13]。因此，KEYNOTE-042研究缺乏交叉治疗以及缺乏接受后续的免疫治疗导致OS结果产生偏倚而更倾向于帕博利珠单抗组。

在缺乏所有可用治疗方案之间头对头比较数据的情况下，我们应如何治疗TCPD-L1表达1%~49%的转移性或不适合化放疗的晚期NSCLC患者呢？帕博利珠单抗单药治疗尽管已获得FDA批准，但在获得更多证据之前，目前作为推荐的治疗选择可能不会带来最佳的患者预后。对于此类患者，ABCP方案和帕博利珠单抗联合组织学依赖性含铂双药化疗方案均会优于含铂双药化疗方案[10-12]。帕博利珠单抗单药治疗对比含铂双药化疗方案并没有改善这类患者的OS，尽管研究设计存在偏倚（例如，缺乏交叉治疗，二线免疫治疗比率低且许多患者没有接受培美曲塞维持治疗）。此外，此类患者接受帕博利珠单抗治疗的PFS和ORR可能更差[14]。从一线到二线治疗的过程中，患者由于接受连续的治疗和/或其他因素导致情况太差，其中约30%~60%流失[10-12,14]。因此，对于TC PD-L1表达1%~49%的患者，帕博利珠单抗单药治疗存在固有风险并且对比化疗-免疫联合治疗未证实获益（甚至等效）；特别是目前还缺乏可靠的生物标志物来预测该组中哪些患者能从帕博利珠单抗治疗中获益。

## 四、结论

哪些TC PD-L1表达1%~49%的患者可能适合帕博

利珠单抗单药一线治疗呢？当然，对于不能耐受化疗的ECOG评分低的患者，帕博利珠单抗可以作为一线治疗的选择；然而，必须意识到这类患者并未纳入KEYNOTE-042研究中[14]。此外与单药化疗相比，ECOG 2分的患者接受含铂双药化疗获得了生存获益；然而，尚未有临床随机试验在类似患者人群中将帕博利珠单抗单药治疗与任何一线全身治疗方案进行比较[22]。一项单臂研究关于ECOG 2分（不符合KEYNOTE-042研究纳入标准）的患者接受PD-1通道抑制剂治疗的结果是否与ECOG 0~1分（符合KEYNOTE-042研究纳入标准）的患者结果相似，其相关可用数据则是混合的[23-24]。此外，帕博利珠单抗单药治疗高TMB和TC PD-L1表达1%~49%的患者可能是一个令人感兴趣的选择；但是，KEYNOTE-042研究并未报道TMB数据[14]。而且，目前尚不知如何定义高TMB的最佳阈值，或者检测该生物标志物的最佳方法是什么。在获得更多数据和更好的生物标志物之前，对大多数缺乏靶向治疗位点、TC PD-L1表达1%~49%且不适合放化疗的晚期NSCLC患者推荐化学-免疫联合治疗。

## 声明

利益冲突：获得来自Genentech和Takeda的酬金。为阿斯利康和诺华公司担任咨询。辉瑞公司提供研究支持。

## 参考文献

[1] Cetin K, Ettinger DS, Hei Y, et al. Survival by histologic subtype in stage IV nonsmall cell lung cancer based on data from the Surveillance, Epidemiology and End Results Program[J]. Clin Epidemiol, 2011, 3: 139-148.

[2] Scagliotti GV, Parikh P, von Pawel J, et al. Phase III study comparing cisplatin plus gemcitabine with cisplatin plus pemetrexed in chemotherapy-naïve patients with with advanced-stage non-small-cell lung cancer[J]. J Clin Oncol, 2008, 26(21): 3543-3551.

[3] Schiller JH, Harrington D, Belani CP, et al. Comparison of four chemotherapy regimens for advanced non-small-cell lung cancer[J]. N Engl J Med, 2002, 346(2): 92-98.

[4] Borghaei H, Paz-Ares L, Horn L, et al. Nivolumab versus Docetaxel in Advanced Nonsquamous Non-Small-Cell Lung Cancer[J]. N Engl J Med, 2015, 373(17): 1627-1639.

[5] Brahmer J, Reckamp KL, Baas P, et al. Nivolumab versus Docetaxel in Advanced Squamous-Cell Non-Small-Cell Lung Cancer[J]. N Engl J Med, 2015, 373(2): 123-135.

[6] Herbst RS, Baas P, Kim DW, et al. Pembrolizumab versus docetaxel for previously treated, PD-L1 positive, advanced non-small-cell lung cancer (KEYNOTE-010): a randomised controlled trial[J]. Lancet, 2016, 387(10027): 1540-1550.

[7] Rittmeyer A, Barlesi F, Waterkamp D, et al. Atezolizumab versus docetaxel in patients with previously treated non-small-cell lung cancer (OAK): a phase 3, open-label, multicentre randomised controlled trial[J]. Lancet, 2017, 389(10066): 255-265.

[8] Reck M, Rodríguez-Abreu D, Robinson AG, et al. Pembrolizumab versus Chemotherapy for PD-L1-Positive Non-Small-Cell Lung Cancer[J]. N Engl J Med, 2016, 375(19): 1823-1833.

[9] Reck M, Rodríguez-Abreu D, Robinson AG, et al. Updated Analysis of KEYNOTE-024: Pembrolizumab Versus Platinum-Based Chemotherapy for Advanced Non-Small-Cell Lung Cancer with PD-L1 Tumor Proportion Score of 50% or Greater[J]. J Clin Oncol, 2019, 37(7): 537-546.

[10] Gandhi L, Rodríguez-Abreu D, Gadgeel S, et al. Pembrolizumab plus Chemotherapy in Metastatic Non-Small-Cell Lung Cancer[J]. N Engl J Med, 2018, 378(22): 2078-2092.

[11] Paz-Ares L, Luft A, Vicente D, et al. Pembrolizumab plus Chemotherapy for Squamous Non-Small-Cell Lung Cancer[J]. N Engl J Med, 2018, 379(21): 2040-2051.

[12] Socinski MA, Jotte RM, Cappuzzo F, et al. Atezolizumab for First-Line Treatment of Metastatic Nonsquamous NSCLC[J]. N Engl J Med, 2018, 378(24): 2288-2301.

[13] Carbone DP, Reck M, Paz-Ares L, et al. First-Line Nivolumab in Stage IV or Recurrent Non-Small-Cell Lung Cancer[J]. N Engl J Med, 2017, 376(25): 2415-2426.

[14] Mok TSK, Wu YL, Kudaba I, et al. Pembrolizumab versus chemotherapy for previously untreated, PD-L1-expressing, locally advanced or metastatic non-small-cell lung cancer (KEYNOTE-042): a randomised, open-label, controlled, phase 3 trial[J]. Lancet, 2019, 393(10183): 1819-1830.

[15] Available online: https://www.fda.gov/[Z]. Accessed April 19, 2019.

[16] Non-Small Cell Lung Cancer. Version 3.2019. Referenced with permission from the NCCN Clinical Practice Guidelines in Oncology (NCCN Guidelines®) for Non-Small Cell Lung Cancer V3.2019. © National Comprehensive Cancer Network, Inc 2019[J/OL]. All rights reserved. Accessed [Apr 19, 2019]. Available online: https://www.nccn.org/professionals/physician_gls/default.aspx

[17] Hirsch FR, McElhinny A, Stanforth D, et al. PD-L1 Immunohistochemistry Assays for Lung Cancer: Results from Phase 1 of the Blueprint PD-L1 IHC Assay Comparison

Project[J]. J Thorac Oncol, 2017, 12(2): 208-222.

[18] Paz-Ares LG, de Marinis F, Dediu M, et al. PARAMOUNT: Final overall survival results of the phase III study of maintenance pemetrexed versus placebo immediately after induction treatment with pemetrexed plus cisplatin for advanced nonsquamous non-small-cell lung cancer[J]. J Clin Oncol, 2013, 31(23): 2895-2902.

[19] Gainor JF, Shaw AT, Sequist LV, et al. EGFR Mutations and ALK Rearrangements Are Associated with Low Response Rates to PD-1 Pathway Blockade in Non-Small Cell Lung Cancer: A Retrospective Analysis[J]. Clin Cancer Res, 2016, 22(18): 4585-4593.

[20] Gautschi O, Drilon A, Milia J, et al. Immunotherapy for NSCLC with Oncogenic Driver Mutations: New Results from the Global IMMUNOTARGET Registry[J]. Journal of Thoracic Oncology, 2018, 13: S367.

[21] Singal G, Miller PG, Agarwala V, et al. Association of Patient Characteristics and Tumor Genomics With Clinical Outcomes Among Patients With Non-Small Cell Lung Cancer Using a Clinicogenomic Database[J]. JAMA, 2019, 321(14): 1391-1399.

[22] Zukin M, Barrios CH, Pereira JR, et al. Randomized phase III trial of single-agent pemetrexed versus carboplatin and pemetrexed in patients with advanced non-small-cell lung cancer and Eastern Cooperative Oncology Group performance status of 2[J]. J Clin Oncol, 2013, 31(23): 2849-2853.

[23] Middleton G, Brock C, Summers Y, et al. Pembrolizumab in performance status 2 patients with non-small-cell lung cancer (NSCLC): Results of the PEPS2 trial[J]. Annals of Oncology, 2018, 29: VIII497.

[24] Passaro A, Spitaleri G, Gyawali B, et al. Immunotherapy in Non-Small-Cell Lung Cancer Patients with Performance Status 2: Clinical Decision Making with Scant Evidence[J]. J Clin Oncol, 2019, 37(22): 1863-1867.

译者：许可，广州医科大学附属第一医院
审校：郭天兴，福建省立医院

**Cite this article as:** Pacheco JM. KEYNOTE-042: is lowering the PD-L1 threshold for first-line pembrolizumab monotherapy a good idea? Transl Lung Cancer Res 2019;8(5):723-727. doi: 10.21037/tlcr.2019.05.03

# 第五十一章　帕博利珠单抗用于PD-L1表达阳性非小细胞肺癌一线治疗

Camille Travert[1,2,3], Pascale Tomasini[3], Arnaud Jeanson[3], Laurent Greillier[3], Fabrice Barlesi[3]

[1]Pneumology and Oncology Department, Centre Hospitalo-Universitaire de Montpellier, Montpellier University, Montpellier, France; [2]Department of Pneumology and Oncology, Arnaud de Villeneuve hospital, Montpellier, France; [3]Multidisciplinar Oncology & Therapeutic Innovations Department, Aix Marseille University, CNRS, INSERM, CRCM, APHM, Marseille, France
*Correspondence to:* Fabrice Barlesi. Sce Oncologie Multidisciplinaire & Innovations Thérapeutiques, Hopital Nord, Chemin des Bourrely, 13015 Marseille, France. Email: fabrice.barlesi@ap-hm.fr.

*Provenance:* This is an invited article commissioned by the Section Editor Wei Xu (Division of Respiratory Disease, Department of Geriatrics, the First Affiliated Hospital of Nanjing Medical University, Nanjing, China).
*Comment on:* Mok TSK, Wu YL, Kudaba I, *et al.* pembrolizumab versus chemotherapy for previously untreated, PD-L1-expressing, locally advanced or metastatic non-small-cell lung cancer (KEYNOTE-042): a randomised, open-label, controlled, phase 3 trial. Lancet,2019,393:1819-1830.

**View this article at:** http://dx.doi.org/10.21037/tcr.2019.05.20

在过去的几年中，免疫检查点抑制剂（ICI）在局部晚期或转移性非小细胞肺癌（NSCLC）治疗中的应用从根本上改变了一些患者的预后。首先，ICI获批用于二线以上经治的局部晚期和转移性NSCLC。第一个获批的药物是纳武利尤单抗，不受程序性死亡配体1（PD-L1）表达水平限制[1]。随后，帕博利珠单抗很快获批应用于PD-L1表达≥1%的患者[2]。

基于这些极其有前景的结果，很快开展了一系列ICI一线治疗的临床试验，包括ICI单药和ICI联合。试验设计是希望一线治疗有效性比二线治疗有更多的提高。

事实上，帕博利珠单抗最近获批一线治疗PD-L1表达≥50%的局部晚期或转移NSCLC。中位总生存时间（median overall survival，mOS）为30个月（95%CI：18.3个月~NR），对照组为14.2个月。这个生存结果在驱动基因突变的靶向治疗未应用前的肺癌治疗中是从未达到过的[3]。此外，试验结果还表明，帕博利珠单抗的疗效随着PD-L1表达水平增加而增加[2]。

因此，随后的KEYNOTE-042试验旨在评估在帕博利珠单抗一线治疗PD-L1表达≥1%的NSCLC患者的疗效[4]。试验不允许交叉，共入组1 274名患者，平均年龄63岁，分别应用帕博利珠单抗200 mg或含铂双药化疗，每3周1次。应用肿瘤比例评分（TPS）评估PDL1表达状态。主要研究终点是TPS≥50%、TPS≥20%及TPS≥1%三组人群的OS。帕博利珠单抗在三组人群的mOS均优于化疗，分别为20个月（95%CI：15.4~24.9个月）对比12.2个月（95%CI：10.4~14.2个月），17.7个月（95%CI：15.3~22.1个月）对比13个月（95%CI：11.6~15.3个月）和16.7个月（95%CI：13.9~19.7个月）对比12个月（95%CI：11.3~13.3个月）。三组中帕博利珠单抗中OS的相对风险比（hazard ratio，HR）均降低，分别为0.69（95%CI：0.56~0.85；P=0.0003），0.77（95%CI：0.64±0.92；P=0.0020），0.81（95%CI：

0.71±0.93；P=0.0018）。可以看出，PD-L1表达水平越高，HR降低越明显。试验中的帕博利珠单抗耐受性与既往研究相同。Mok等研究者认为，帕博利珠单抗可以广泛应用于所有PD-L1表达阳性NSCLC患者的一线治疗。

随着KEYNOTE-042结果在2018年6月美国临床肿瘤学会（American Society of Clinical Oncology，ASCO）年会的公布，美国食品药品监督管理局（FDA）最近批准了帕博利珠单抗一线用于PD-L1≥1%的NSCLC患者。预期也将进入美国国家综合癌症网络（National Comprehensive Cancer Network，NCCN）治疗指南推荐。

这项研究的亮点是再次确认了PD-L1表达≥50%的NSCLC患者一线应用帕博利珠单抗单药的获益。但是对于所有PD-L1阳性NSCLC患者来说，帕博利珠单抗的应用区间仍存在一些疑问。

这项研究也存在一些局限性。首先，研究中PD-L1 TPS≥50%的患者比例高于先前报告（通常约为30%）[3]，这可能会增加帕博利珠单抗的总体疗效。

其次，OS分析是分层分析的，而假设是连续评估的。因此，TPS≥20%和≥1%组的疗效获益可以通过TPS≥50%组达到的获益来体现。事实上在探索性分析中，对于在PDL1 TPS 1%~49%的患者，帕博利珠单抗对比化疗的OS没有显著差异，13.4个月（95%CI：10.7~18.2个月）vs 12.1个月（95%CI：11~14个月），HR 0.92（95%CI：0.77~1.11），这也与CheckMate 026研究的结果一致。CheckMate 026研究中，PD-L1表达≥5%的NSCLC患者中，一线应用纳武利尤单抗单药与标准化疗相比，OS无显著性差异（14.4 vs 13.2个月）[5]。另外，BIRCH研究（一项评估阿替利珠单抗治疗进展期NSCLC的Ⅱ期临床试验）显示，阿替利珠单抗一线治疗的预测OS为23.5个月（至少随访18.1个月），肿瘤细胞PD-L1表达≥50%或肿瘤浸润免疫细胞≥10%组的预测OS为26.9个月（至少随访12个月）[6]。

第三，TPS≥50%的人群帕博利珠单抗治疗组OS结果与KEYNOTE-024研究不同，几乎相差10个月。另外尽管KEYNOTE-042研究本身不允许交叉，化疗组中仍有20%的患者在后线使用抗PD-1/PD-L1治疗，而在KEYNOTE-024中，交叉治疗比例为64%。

原因之一可能是接受治疗周期的中位数不同，但在这两项研究并没有明显区别（KEYNOTE-042为9个月，KEYNOTE-024为10.5个月）。

另一项原因是人群类型。在KEYNOTE-042中从不吸烟的比例高于KEYNOTE-024（KEYNOTE-042中每组约22%，KEYNOTE-024中帕博利珠单抗组为3.2%，化疗组为12.6%）。

此外，KEYNOTE-042中我们几乎没有患者基因型改变的相关信息（除了EGFR突变和ALK重排，属于排除标准）。与ICI疗效负相关的一些分子改变，以及与ICI疗效的正相关的肿瘤突变负荷（TMB）等数据[5,7]在本研究中也均未体现。KEYNOTE-042中显示未吸烟的亚组中不获益且与PD-L1表达状态无关，其原因可能要考虑其他驱动基因的存在来解释，特别要注意试验人群的三分之一来自东亚。

从统计学的角度看，这项研究也有一些偏倚。主要研究终点初始设计为TPS≥50%组的OS，但在KEYNOTE-010[2]结果公布后此时已入组662名患者，主要研究终点变更增加了TPS≥1%人群的OS。两年后，在入组完成之后，又增加了第三个截止值TPS≥20%，这是自研究开始以来主要研究终点的第二次变更。

第五，有相当数量的患者筛选失败，3 428名患者筛选掉2 153名，超过（62.8%）。主要是因为他们不符合纳入和排除标准，而这些标准与其他ICI临床试验相比并没有很大不同。没有筛选成功的最大原因是PD-L1阴性状态，共1 062名患者（约占总体人群31%）。这些数字与文献报道[5,8-9]是一致的。因此，KEYNOTE-042结果更符合高选择人群，可能并不适用于临床常规。

对于PD-L1中度表达即≥1%但<50%区间的NSCLC人群一线抗PD1/PD-L1治疗策略应是联合治疗。最近发表的几项研究强烈支持ICI与化疗联合治疗提高NSCLC患者对ICI的敏感性。KEYNOTE-407和KEYNOTE-189在OS中表现出真正令人鼓舞的结果。帕博利珠单抗联合化疗对比单纯化疗显著获益（鳞癌OS 15.9个月 vs 11.3个月[10]，非鳞癌1年OS率69.2% vs 49.4%[11]，与PD-L1表达无关）。阿替利珠单抗联合化疗一线治疗非鳞NSCLC也显示出了非常有前景的结果，OS为19.2个月 vs 14.7个月，也与PD-L1状态无关[12]。

抗PD-1/PD-L1抗体和抗细胞毒性T淋巴细胞抗原（CTLA-4）抗体联合治疗，如纳武利尤单抗联合依匹木单抗在CheckMate 568试验中的结果也耐人寻味。在高TMB人群中ICI联合治疗组1年无进展生存（PFS）率42.6%，对比化疗组13.2%，与PD-L1状态无关。但ICI联合组较化疗组具有潜在的更高毒性[13]。

总之，KEYNOTE-042研究不足以支持帕博利珠单抗一线治疗所有的PD-L1阳性NSCLC患者。欧洲和法国的委员会尚未就其可能的批准问题发表任何声明。尽管最近FDA已经批准了帕博利珠单抗一线单药治疗，但是最佳的受益人群、ICI和（或）化疗联合的最佳策略等问题都有待进一步阐明。帕博利珠单抗单药一线可以用于体力状态差无法接受化疗或者拒绝化疗的患者。

## 声明

利益冲突：Fabrice Barlesi得到来自阿斯利康、拜耳、百时美施贵宝、勃林格殷格翰、礼来肿瘤、罗氏、诺华、默克、默沙东、皮尔法伯、辉瑞和武田等公司的财务支持；研究机构获得了来自Abbvie，ACEA，安进、阿斯利康、拜耳、百时美施贵宝、勃林格殷格翰、Eisai、礼来肿瘤、罗氏、基因泰克、伊森、伊格尼塔、天然制药、洛索、诺华、医学免疫、默克、默沙东、皮尔法伯、辉瑞、萨诺夫阿万提斯和武田等公司的财务支持。作者宣称无其他任何利益冲突。

## 参考文献

[1] Borghaei H, Paz-Ares L, Horn L, et al. Nivolumab versus Docetaxel in Advanced Nonsquamous Non-Small-Cell Lung Cancer[J]. N Engl J Med, 2015, 373(17): 1627-1639.

[2] Herbst RS, Baas P, Kim DW, et al. Pembrolizumab versus docetaxel for previously treated, PD-L1-positive, advanced non-small-cell lung cancer (KEYNOTE-010): a randomised controlled trial[J]. Lancet, 2016, 387(10027): 1540-1550.

[3] Reck M, Rodríguez-Abreu D, Robinson AG, et al. Pembrolizumab versus Chemotherapy for PD-L1-Positive Non-Small-Cell Lung Cancer[J]. N Engl J Med, 2016, 375(19): 1823-1833.

[4] Mok TSK, Wu YL, Kudaba I, et al. Pembrolizumab versus chemotherapy for previously untreated, PD-L1-expressing, locally advanced or metastatic non-small-cell lung cancer (KEYNOTE-042): a randomised, open-label, controlled, phase 3 trial[J]. Lancet, 2019, 393(10183): 1819-1830.

[5] Carbone DP, Reck M, Paz-Ares L, et al. First-Line Nivolumab in Stage IV or Recurrent Non-Small-Cell Lung Cancer[J]. N Engl J Med, 2017, 376(25): 2415-2426.

[6] Peters S, Gettinger S, Johnson ML, et al. Phase II Trial of Atezolizumab As First-Line or Subsequent Therapy for Patients With Programmed Death-Ligand 1-Selected Advanced Non-Small-Cell Lung Cancer (BIRCH)[J]. J Clin Oncol, 2017, 35(24): 2781-2789.

[7] Greillier L, Tomasini P, Barlesi F. The clinical utility of tumor mutational burden in non-small cell lung cancer[J]. Transl Lung Cancer Res, 2018, 7(6): 639-646.

[8] Agarwal R, Dhooria S, Singh Sehgal I, et al. A Randomized Trial of Itraconazole vs Prednisolone in Acute-Stage Allergic Bronchopulmonary Aspergillosis Complicating Asthma[J]. Chest, 2018, 153(3): 656-664.

[9] Dietel M, Savelov N, Salanova R, et al. Real-world prevalence of PD-L1 expression in locally advanced or metastatic non-small cell lung cancer (NSCLC): The global, multicentre EXPRESS study[J]. J Thorac Oncol, 2018, 13: S74-S75.

[10] Paz-Ares L, Luft A, Vicente D, et al. Pembrolizumab plus Chemotherapy for Squamous Non-Small-Cell Lung Cancer[J]. N Engl J Med, 2018, 379(21): 2040-2051.

[11] Gandhi L, Rodríguez-Abreu D, Gadgeel S, et al. Pembrolizumab plus Chemotherapy in Metastatic Non-Small-Cell Lung Cancer[J]. N Engl J Med, 2018, 378(22): 2078-2092.

[12] Socinski MA, Jotte RM, Cappuzzo F, et al. Atezolizumab for First-Line Treatment of Metastatic Nonsquamous NSCLC[J]. N Engl J Med, 2018, 378(24): 2288-2301.

[13] Hellmann MD, Ciuleanu TE, Pluzanski A, et al. Nivolumab plus Ipilimumab in Lung Cancer with a High Tumor Mutational Burden[J]. N Engl J Med, 2018, 378(22): 2093-2104.

译者：武晓楠，北京医院
审校：郭天兴，福建省立医院

**Cite this article as:** Travert C, Tomasini P, Jeanson A, Greillier L, Barlesi F. First-line pembrolizumab in programmed death ligand 1 positive non-small cell lung cancer. Transl Cancer Res 2019;8(7):2514-2516. doi: 10.21037/tcr.2019.05.20

# 第五十二章　辨识和处理免疫检查点抑制剂的不良反应

Arthur Winer, J. Nicholas Bodor, Hossein Borghaei

Fox Chase Cancer Center, Philadelphia, PA, USA
*Contributions:* (I) Conception and design: All authors; (II) Administrative support: None; (III) Provision of study materials or patients: None; (IV) Collection and assembly of data: A Winer, JN Bodor; (V) Data analysis and interpretation: All authors; (VI) Manuscript writing: All authors; (VII) Final approval of manuscript: All authors.
*Correspondence to:* Hossein Borghaei, DO. Fox Chase Cancer Center, 333 Cottman Ave, Philadelphia, PA 19111, USA.
Email: Hossein.Borghaei@fccc.edu.

**摘要**：免疫治疗引领了肿瘤学领域中的一场革命。许多研究证实了通过抑制细胞毒性T淋巴细胞相关蛋白（CTLA-4）和程序性死亡因子-1（PD-1）等免疫检查点通路，可以改善一些局部进展或转移性恶性肿瘤患者的预后，其中包括了黑色素瘤、肾癌、肺癌、胃癌以及肝细胞癌等。目前已经有6种免疫检查点药物被FDA批准上市了，同时还有许多相关药物的临床研究正在进行，因此我们可预计在不久将来会有更多免疫检查点抑制剂可供选用。然而，这些药物在调动机体免疫系统抗击肿瘤的同时，其药物不良反应也引起了人们的注意，这就是免疫相关不良反应（irAEs）。这些不良反应可以在患者接受免疫治疗后任意时间点出现，可能涉及体内多种器官。这都是由于机体的免疫系统被过度激活所导致的。其中最常见的是内分泌器官病变（甲状腺炎）、肠炎和肺炎等。然而，其他器官如肝脏、心脏和大脑等都有可能受过度激活的免疫系统影响从而危及患者生命。本综述提供辨识以及处理免疫检查点抑制剂不良反应的方法，希望尽可能降低由于免疫相关不良反应带来的并发症以及死亡。

**关键词**：检查点抑制剂；免疫疗法；毒性

**View this article at:** http://dx.doi.org/10.21037/jtd.2018.01.111

## 一、基本介绍

免疫逃逸是肿瘤生长的其中一个重要特征。肿瘤细胞通过逃避免疫系统的识别从而能不受限制地疯长[1]。很久以前肿瘤学家们就一直想利用免疫系统来限制肿瘤发展。追溯至19世纪末，研究者们发现了肿瘤内注射活细菌可使肿瘤缩小[2]。随着研究的发展，研究者发现了细胞毒性T淋巴细胞抗原4（CTLA-4）和程序性死亡因子受体/配体（PD-1/PD-L1）等通路。由于这些通路相关的免疫检查点在临床试验中治疗效果显著，因此目前免疫检查点抑制剂正被广泛使用着[3-6]。抗CTLA-4抗体依匹木单抗在2011年被批准用于治疗不可切除的黑色素瘤[7]。从那时候开始就有大量新的针对这两条免疫分子通路的药物陆续涌入市场了。其中包括了已获批上市的PD-1/PD-L1抑制剂如纳武利尤单抗（nivolumab）、帕博利珠单抗（pemrolizumab）、阿替利珠单抗

（atezolizumab）、度伐利尤单抗（durvalumab）和阿维鲁单抗（avelumab）和正在研究中的CTLA-4抑制剂替西木单抗（tremelimumab）以及其他许多在研的新药物[8]。

与传统化疗药物不同，这些免疫检查点抑制剂的毒性作用是完全不一样的，而且随着疗程开展会出现不同的变化。尽管目前大部分人都认为患者对免疫检查点抑制剂耐受程度较传统化疗好，但这些药物特有的不良反应是可致命的。因此认识和鉴别这些药物的毒性作用特征是非常重要的[9]。通过激活免疫系统来对抗肿瘤可能会导致靶器官的T淋巴细胞过度活化，从而导致炎症以及一系列毒性反应的发生。这些病理生理反应就是免疫相关不良反应了（irAEs）。从各项临床研究的报道中可得知，各种程度的irAE的发生率从15%~90%不等。除此以外，约有10%~55%的患者出现了由于毒性作用过大导致的停药以及需要使用免疫抑制剂治疗等情况[9-10]。这些事件发生率的差距可能因为目前仍未对irAE有统一的定义以及评估标准，因此最近学界拟对irAEs进行统一规范化，以及制定相应的诊断评估标准[11]。另外，在一些临床研究中存在着未被识别或未报道的毒性反应的情况同样也是造成研究结果之间巨大差异的原因之一[12]。总体来说，目前的临床研究显示PD-1/PD-L1抑制剂相关的irAEs较抗CTLA-4抗体依匹木单抗低。但越来越多试验拟研究这两种药物联合使用的效果，这就导致了患者可能会出现比使用单药更多或更严重的毒副反应[13]。因此，及时辨识以及适当处理irAEs是非常重要的。本综述将重点回顾及关注免疫检查点抑制剂的毒性作用。

## 二、肺部毒性

肺炎是使用免疫检查点抑制剂时其中一个严重的肺部并发症。它的表型多种多样，有些患者可能无任何症状，有些患者可能仅仅是影像学上出现了变化，有些患者可能会出现咳嗽、轻度呼吸困难，而严重者可能会出现严重的呼吸短促以及危及生命的严重低氧血症等。在纳武利尤单抗的临床研究中，研究者发现从开始使用药物至出现肺炎的中位时间为2.6个月，其中出现症状的最短时间为2周而最长时间为11.5个月[14]。根据报道，使用PD-1/PD-L1抑制剂的肺炎发生率约为5%，其中3、4、5级不良反应的发生率不到2%[11]。单独使用CTLA-4抑制剂时患者有症状肺炎发生率为1%~5%，但当与PD-1/PD-L1抑制剂同时使用时，患者肺炎的发生率将明显升高至10%[9,15]。

由于免疫检查点抑制剂使用所导致的肺炎可能会致命，因此需要及时辨认出该毒性反应并进行适当的处理[16]。CT扫描图像中，免疫治疗相关性肺炎无明显特征并且征象各有不同，其表现可能与不同类型肺部疾病相似，包括了不明原因性肺炎，急性呼吸窘迫综合征（ARDS）、非特异性间质性肺炎（NSIP）以及过敏性肺炎（HP）等[14,17]。因此临床医生需要对患者出现的任何细小的呼吸相关症状和体征保持高度的警惕。

肺炎的治疗策略是根据肺炎的严重程度来制订的。发生了肺部毒副反应的患者均应该由呼吸专科医生进行诊治。临床上影像学发现或者体检发现肺炎但无症状的患者为1级肺炎，这些患者治疗策略是暂停用药并且进行密切随访。直至患者症状、体征消失时可根据研究需求重新给予患者免疫检查点抑制剂治疗。患者有呼吸道症状则为2级肺炎，这时则需要接受激素治疗。治疗方案可选用甲泼尼龙1 mg/（kg·d）的剂量或者口服等效量的其他激素[11]。若怀疑患者发生了2级或以上的肺炎，并且影像学上未能区分免疫检查点抑制剂相关性肺炎与一般肺部感染，那么则推荐患者行支纤镜下肺泡灌洗液检查进行疾病鉴别诊断[18]。激素治疗需要每周缓慢减量以避免出现由于短时间内的停药导致的肺炎恶化。在患者肺部炎症完全缓解以及激素用量少于10 mg/d时，可按研究需要给予患者重新使用检查点抑制剂。当出现了3、4级肺炎即严重呼吸道症状和低氧等情况时，患者需要马上入院接受密切观察及治疗。患者有可能会出现病情逐渐加重，因此当出现低氧情况恶化时则给予患者行气管插管避免拖延。激素治疗可选用甲泼尼龙2~4 mg/（kg·d）。若患者经过上述方案积极治疗48 h病情未改善，则需要考虑给予患者加用免疫抑制剂如英夫利昔单抗（Infliximab）、麦考酚酸脂（MMF）或者环磷酰胺（CTX）[10,18]。若出现了3~4级不良反应，则患者需永久停用引起不良反应的免疫检查点抑制剂。

结节病是另一种免疫检查点抑制剂相关的肺部不良反应[10,17]。影像学表现包括了肺门淋巴结肿大。支纤镜活检则提示为非干酪样肉芽肿。一旦组织学确诊则可推断该患者为免疫治疗相关肉瘤样变。患者需要接受肺功能检测（PFTs）、CT检查以及6 min步行试验等作为基线参考。患者的血氧饱和度需要密切检测并观察变化。患者若出现高钙血症、症状恶化、肺功能降低或影像学表现加重等，那么则需要开始给予患者相关治疗。除了肺内病变外，结节病还可能出现肺外表现，包括了心脏结节病和眼结节病，因此除了肺部的检查以外还推荐给予患者行心电图和眼部的检查，并且尽早将患者转诊至呼吸专科[11]。

## 三、胃肠道毒性

免疫检查点抑制剂的胃肠道毒性反应也是可致命的，其中包括了腹泻、结肠炎以及肝炎。腹泻症状是其中一个在免疫检查点抑制剂的临床研究中常被报道的不良反应，该症状与CTLA-4抑制剂关系更密切。当给予患者使用3 mg/kg剂量依匹木单抗时，约有5%的患者出现3或4级腹泻并且需要入院治疗[19-20]。当依匹木单抗剂量为10 mg/kg时，约有10%~15%患者出现3或4级腹泻并需要入院治疗。在替西木单抗的研究中也发现了同样的情况，15%的患者出现了严重腹泻并需要入院治疗[7,21-22]。PD-L1抑制剂引起的腹泻症状较少，既往研究报道了仅有约1%~2%的患者出现3级以上的腹泻[4-5]。1级腹泻（<4次/天）的患者可于门诊治疗，可给予患者减少肠蠕动的药物如洛哌丁胺、地芬诺酯/阿托品以及鸦片酊，同时嘱患者多摄入膳食纤维。然而，在进行上述治疗前必须先进行细菌或寄生虫的检测如艰难梭菌等，在排除了感染性因素后才可给予患者减少肠蠕动药物治疗[11]。在一项黑色素瘤的研究中，患者接受了10 mg/kg剂量依匹木单抗治疗。对于是否需要给予患者预防性肠内激素治疗这个问题，研究者进行了一项布地奈德对比安慰剂研究。结果提示在中位时间为12个月的随访期内，布地奈德组患者发生2级或以上腹泻发生率是32.7%，而安慰剂组则是35.0%，两组无统计学差异。因此，研究不推荐使用布地奈德作为免疫检查点抑制剂相关性腹泻的预防性治疗[23]。

腹泻也可能是严重肠道炎症（小肠结肠炎）的症状之一，患者可能还有腹痛、便血或肠梗阻等症状体征，而这些症状体征多出现于开始检查点抑制剂治疗后的2个月内[12]。如果症状为2级（4~6次/天伴或不伴有腹痛或便血），需要暂停使用检查点抑制剂以及给予激素治疗，剂量相当于泼尼松1~2 mg/（kg·d）。激素需在症状开始缓解后才可开始缓慢减量，时间持续4~6周[11,20]。如果腹泻症状为2级以下并且缓解了，那么可按需给予患者重新使用检查点抑制剂。

如果患者出现了3或4级腹泻，则应该住院治疗并且接受消化内镜检查及消化专科医生的评估。有趣的是在一项CTLA-4抑制剂的研究中，研究者对出现药物相关性小肠结肠炎的患者的小肠和结肠进行了活检。结果提示组织学改变为炎症性黏膜病变。病理表象与严重的炎症性肠病一致[24]。因此，对于那些使用传统激素治疗无效的患者使用抗TNF-α的单克隆抗体英夫利昔单抗会取得良好效果[24-25]。维多珠单抗（vedolizumab）是一种抗整合素α4β7抗体，它能防止记忆T淋巴细胞迁移及黏附在肠道内皮细胞上。有研究提示对部分英夫利昔单抗无效的小肠结肠炎患者使用维多珠单抗能获得良好效果[26]。若患者出现了3级以上的胃肠道症状或3级以下但不能将泼尼松减量至10 mg/d以下时，需永久停用检查点抑制剂。

在接受任何检查点抑制剂治疗前，患者均推荐进行肝功能检测以作为随访参考。同时在每次进行检查点抑制剂治疗前均进行肝功能检测，从而及早发现相关的肝炎发生。肝炎或转氨酶升高等发生率是与药物种类及药量相关的。在一项研究中，患者接受3 mg/kg依匹木单抗治疗，其中有2%的患者出现了肝炎。另一方面，接受10 mg/kg依匹木单抗治疗的患者中则有10%~15%出现了肝炎[7,20-21]。相对而言，使用单药PD-1/PD-L1的患者其肝炎发生率仅为1%~2%，远远低于CTLA-4抑制剂患者。但当两种药物联合使用时，肝炎发生率则明显增高至15%~30%[12-13,16,27-28]。对于一些AST或ALT升高超过3倍伴或不伴总胆红素升高超过1.5倍的患者来说，推荐的诊疗措施是暂时停药并进行检查以排除因感染性或肿瘤原因导致的肝功能异常。若排除了感染或肿瘤原因，则推荐给予患者约0.5~1 mg/kg剂量的激素治疗[16,29]。对于更严重的转氨酶升高或高胆红素血症患者来说，则需要请专科医生进行诊疗以及给予更大剂量的激素治疗了。肝脏活检是可以考虑的。活检提示胆道或肝细胞炎症性损伤以及淋巴细胞浸润等则提示免疫性肝炎。麦考酚酸酯对部分激素无效的免疫性肝炎患者有治疗效果[11]。

## 四、心脏毒性

心脏原本属于比较少受检查点抑制剂影响的器官之一。然而近几年关于PD-L1和CTLA-4抑制剂的研究中越来越多心脏毒性以致患者死亡的案例被报道[30]。在使依匹木单抗获批上市的黑色素瘤临床研究中，3或4级不良事件的发生率是40%~45%[6,19]。即使不良反应率很高，但心脏相关的不良事件却比较少见。在研究中仅仅只报道了1例致死性的心肌炎[21]。另外一些大型的Ⅲ期

PD-1/PD-L1的临床研究中没有对药物的心脏毒性进行描述[3-4,31]。然而，随着这些检查点抑制剂的广泛使用，越来越多报道提及了各种各样不同的药物相关的心脏不良反应。

根据不同的个案报道，使用CTLA-4抑制剂依匹木单抗的患者出现了各种不同的心脏不良事件，包括了无症状扩张性心肌病、症状明显彩超提示收缩功能减低的心力衰竭、心肌纤维化以及Takotsubo心肌病伴心尖球囊形成[32]。在一项关于帕博利珠单抗治疗转移性非小细胞肺癌的大型临床研究中，有1例患者在接受了10 mg/kg剂量帕博利珠单抗治疗后出现了心肌梗死进而死亡[5]。在单独使用或联合使用检查点抑制剂的患者中，偶尔也会有爆发性或快速性心包炎和心肌炎致死的案例报道[33]。快速性心律失常包括了心室颤动和心脏骤停以及心动过缓的心律失常如Ⅰ~Ⅲ房室传导阻滞等都常有个案报道[32,34]。现有的资料和数据提示了总体心脏不良事件发生率低于1%，在联合使用PD-L1和CTLA-4抑制剂会更容易出现心脏不良反应，而单独用药的时候则较少出现[33]。然而，由于提示心脏功能减弱的指标（左室射血分数）以及心肌坏死的指标（肌钙蛋白Ⅰ和CK-MB）并不是免疫检查点抑制剂治疗的随访指标，因此免疫相关心脏毒性会由于未被检出从而被低估了[35]。

检查点抑制剂导致心脏毒性反应的致病机制仍然在研究之中。部分研究提示了免疫检查点通路在预防心脏微环境中炎症的发生有着重要作用。PD-L1在人类和鼠类的心肌细胞中均有表达，而且表达水平会受一些免疫信号分子如IFN-γ等影响[36]。PD-1/PD-L1可能可以起到调节免疫微环境的作用同时可以抑制过度活跃的T淋巴细胞。事实上，一些研究已经证实了通过下调PD-1的表达可以诱导小鼠产生扩张性心肌病。在另一个关于CD8+T淋巴细胞诱导心肌炎的研究中也发现了，通过抑制IFN-γ从而使PD-1/PD-L1表达缺失或者通过基因敲除PD-1可诱发快速致死性心肌炎症[37-38]。CTLA-4同样可以通过提供抑制信号从而预防T细胞过度激活以及诱导自身免疫耐受。而抑制CTLA-4则会使T细胞过度激活并且在心脏或其他器官中产生自身免疫抗体[39]。

心脏不良反应的治疗方案是根据患者不良反应的严重程度来制订的。由于心脏毒性产生的后果可能会相当严重，因此有学者主张接受免疫检查点抑制剂的患者也应该定期接受肌钙蛋白以及心电图的检查[40]，从而监测心脏不良事件的发生。根据不良事件通用术语标准

（CTCAE4.0）的定义，出现了1和2级的不良事件如无症状心律失常、无症状的器质性心力衰竭等患者需要给予定期心脏监测以及检查，包括了心电图检查、肌钙蛋白检查以及心脏彩超[41]。如果患者出现了症状，可暂停使用检查点抑制剂直至症状稳定，在与患者说明情况征得同意后再重新用药并密切观察。如果出现了3和4级不良事件如急性冠脉综合征、中重度失代偿性心力衰竭或严重心律失常等，则需要永久停用免疫检查点抑制剂。如果高度怀疑患者为心肌炎，那么及早给予患者激素治疗是非常重要的，可从最低剂量1 mg/kg开始给予患者甲泼尼龙治疗。进一步的措施如心脏移植等手段在必要时也是可以考虑的。如果患者症状未能良好控制，可以考虑给予患者使用其他免疫调剂药物。心力衰竭是使用英夫利昔单抗的禁忌证，因为它会进一步使心功能恶化，即使它经常用于治疗一些激素治疗失败的患者。因此，在激素治疗失败后可先尝试使用抗胸腺细胞球蛋白、麦考酚酸酯以及他克莫司（FK506）等免疫调节剂，尽管目前未有大量临床证据确认其效果[40]。

## 五、风湿性毒性

一些低级别的骨骼肌肉不良事件在使用检查点抑制剂的过程中是比较常见的。根据报道，关节疼痛以及肌肉疼痛的发生率约2%~12%。使用PD-1/PD-L1抑制剂患者较使用CTLA-4抑制剂的患者更容易出现这些不良事件[16]。在一些出现1级骨骼肌肉疼痛的案例中，使用非甾体抗炎药（NSAIDs）能获得不错效果，若效果不佳则可给予患者10 mg泼尼松治疗。如果症状加重则推荐暂停使用检查点抑制剂，加大激素使用量同时请风湿免疫专科医生进行会诊[11,42]。

对于那些出现了严重的关节肿痛并且影响日常生活活动（ADLs）的患者，则需要进一步进行风湿和炎症指标的检测如红细胞沉降率（ESR）、C-反应蛋白（CRP）、风湿因子（RF）、抗核抗体（ANA）以及环瓜氨酸肽抗体（anti-CCP）等。同时需给予患者受累关节的影像学检查以评估及确诊炎症性关节炎。对于使用激素治疗后出现症状反复或者症状加重的患者，在与风湿免疫专家讨论后可尝试使用免疫抑制剂如抗-TNF药物或甲氨蝶呤[42]。

最近的研究报道了一些罕见的免疫检查点抑制剂相关性风湿性不良反应，其中包括了肌炎、狼疮性肾炎和血管炎等。即使症状较轻，假如临床医生高度怀疑患

者为上述诊断，这些患者也应该马上转诊给风湿免疫专科，同时暂停使用检查点抑制剂从而避免患者出现器官损伤。待患者经治疗好转后再考虑是否重新用药[43]。

## 六、肾脏毒性

免疫治疗相关性肾不良事件发生率相对较低，根据报道使用单药免疫治疗的患者只有不多于2%会出现肾不良事件。而肾不良事件的发生率在联合使用PD-1抑制剂和CTLA-4抑制剂（如依匹木单抗联合纳武利尤单抗）时会升高，但也只有约5%左右[44]。这些不良事件大多数都是由患者的实验室检验结果中发现的，患者除了肌酐升高以外并无临床症状。当患者出现症状时，这些症状大多为血尿、水肿以及少尿等[11]。这些肾不良事件在使用CTLA-4抑制剂的患者中大多出现在用药后的3个月，而使用PD-1/PD-L1抑制剂的患者则在用药后3~10个月可能会出现肾不良事件[44]。由于该类型不良事件大多无症状，因此从用药开始就定期进行肾功能检测是非常重要的。与此同时，临床医生需要对患者进行详细的病史询问和血清学及尿液的检查以排除因其他原因导致的肾损伤。同时医生还需要进行影像学检查以排除肾后性梗阻。若高度怀疑出现了免疫治疗相关性肾损伤，则推荐请肾专科医师会诊。若患者条件允许及经得其同意后，可以考虑进行肾活检从而明确诊断[44]。病理检查结果多提示急性小管间质性肾炎[45]，除此以外血栓性微血管病变、狼疮性肾炎[46]以及肉芽肿性肾炎等结果也曾报道[47]。

对于出现严重肾损伤的患者，停用检查点抑制剂并且使用糖皮质激素治疗是主要的治疗手段。当患者出现了激素治疗后肌酐未降低甚至持续升高，或出现肾功能衰竭导致的代谢紊乱，那么必须请肾专科医师会诊[11]并制订下一步诊治计划。经过治疗后重新给予患者免疫检查点抑制剂是可以考虑的，但必须对患者进行密切的肾功能检测以及避免使用其他可能导致肾损伤的药物。

## 七、内分泌以及外分泌毒性

使用检查点抑制剂的患者可能会出现各种内分泌疾病，其中最常见的就是甲状腺疾病。甲状腺功能低下的发生率在使用依匹木单抗单药治疗的患者中为4%，而在联合使用CTLA-4和PD-1抑制剂的患者中为13%[48]。甲状腺功能低下的典型症状包括了疲乏、脱发、不耐寒、

便秘以及情绪低落等。而肿瘤患者也经常会表现出上述症状，因此实验室检查对诊断甲状腺功能低下就非常重要了。在开始免疫治疗前需要给予患者完善一系列甲状腺血清学检查，同时在治疗过程中也需要定期检测。如发现患者的血清学检测提示甲状腺功能低下[如高促甲状腺素（TSH）和低游离T4]，则需要给予患者左旋甲状腺素片治疗以及在治疗6周后复查TSH和游离T4水平。患者需要持续口服左旋甲状腺素片直至血清学检查提示甲状腺功能正常。甲状腺功能亢进甚至是甲状腺毒症也可能发生，但其发生率低于甲状腺功能低下。甲状腺功能亢进的发生率在使用PD-L1抑制剂单药治疗的患者中为0.6%，而在联合使用CTLA-4和PD-1抑制剂的患者中为8%[48]。对于出现了持续性免疫治疗相关的甲状腺功能亢进的患者，其治疗方案与原发性甲状腺功能亢进相同。若患者出现了甲状腺毒症，那么首先要降低患者甲状腺素水平。选择糖皮质激素以及β受体抑制剂对控制过度活跃的肾上腺素活性有良好的效果[49]。

免疫相关垂体受累或脑垂体炎会导致一系列功能紊乱。脑垂体炎多见于抗CTLA-4药物如依匹木单抗或者联合使用CTLA-4和PD-1抑制剂[48]。若实验室检查提示继发性甲状腺功能低下（低TSH和低游离T4）或患者出现了一些疲乏和头痛等症状时，可快速诊断患者为脑垂体炎。进一步检查可包括检测促肾上腺皮质激素（ACTH）、卵泡刺激素（FSH）、黄体生成素（LH）以及皮质醇等，脑垂体炎的患者上述检测结果多提示降低。除了甲状腺功能低下外中央性肾上腺功能不全也可见于免疫治疗的患者。严重的肾上腺功能不全导致的水电解质紊乱、低血糖、脱水以及低血压是可致命的。脑部MRI检查可见蝶鞍的区域出现水肿以及脑垂体强化征象。若临床上高度怀疑脑垂体炎特别是可能发生了肾上腺危象等，那么则需要马上给予患者大剂量糖皮质激素治疗，而且需要延长激素逐渐减量的时间。这个治疗措施可以逆转很多免疫相关不良事件，但在后续长期的治疗过程中，大部分患者都需要接受激素替代治疗，如使用左旋甲状腺素片治疗甲状腺功能低下以及使用氢化可的松治疗肾上腺功能不全[11,49]。在出现了免疫相关激素水平紊乱后，应该请内分泌专科会诊以密切监测内分泌水平以及调节药物从而保持内分泌平衡。

胰腺的外分泌功能也可能会受抗CTLA-4以及抗PD-1/PD-L1药物的影响。在接受治疗的大部分患者中，研究者发现了他们有不同程度的血清淀粉酶和脂肪酶升

高，但升高水平未达到胰腺炎诊断标准。对这些无症状但胰酶升高的患者进行定期检测并未能使其获益，同时未有证据证实给予这类无胰腺炎临床特征的患者使用激素治疗能获益。

另一个较少见的免疫治疗相关的内分泌风险是自身免疫性糖尿病，这类患者需要长期使用胰岛素。据报道这类罕见的不良事件发生率约为0.2%[48,50]。许多患者可能首先表现为糖尿病酮症酸中毒或者血糖明显升高需要立即使用胰岛素进行纠正[49]。除了需要监测患者高血糖的临床症状外，在每个免疫治疗疗程开始前对患者的血糖水平进行检测从而了解患者本体的代谢状况是一个明智的措施。

## 八、神经系统及眼毒性

免疫检查点抑制剂可导致一系列的神经系统相关不良事件。在最近一项系统回顾中提示神经系统不良事件发生率在使用抗CTLA-4抑制剂患者中为3.8%，在使用PD-1抑制剂的患者中为6.1%，在联合用药的患者中为12.0%[51]。大部分不良事件为1~2级，其中最常见的不良反应是头痛。严重的不良事件较少，其发生率仅有1%。中枢型和周围型的神经病变案例均有报道。

周围神经病变在抗CTLA-4治疗组和PD-1/PD-L1抑制剂组均有报道，患者表现为运动神经或感觉神经功能障碍。大部分不良事件为1~2级，若患者症状稳定或生活质量未受影响，医生可不进行干预或者暂停免疫抑制剂治疗[52]。但推荐请神经专科会诊以及密切观察患者病情。更高级别的周围神经毒性不良事件如格林-巴利综合征（GBS）和重症肌无力（MG）也曾有报道[53]。尽管这类不良事件罕见，但临床医生需要对患者症状和病情变化保持高敏感性，特别需要留意患者是否出现了进行性或周期性肌肉无力和眼部症状如视物重影或上睑下垂。对于怀疑为格林-巴利综合征的患者，临床医生需要给予患者行腰椎穿刺检测脑脊液蛋白水平是否升高，同时给予患者进行神经传导的检查和肺功能检查。若怀疑患者为重症肌无力，则需要给予患者详细体格检查从而评估患者肌肉疲劳以及眼肌功能异常的情况，同时需要进行实验室检查包括了乙酰胆碱受体抗体和抗-MuSK抗体检测[53]。推荐请神经专科会诊，协助进行后续病情监测以及治疗。除了暂停患者免疫治疗用药外，推荐给予患者大剂量激素治疗以及血浆置换或者静脉用免疫球蛋白（IVIG）治疗。

中枢神经系统不良事件在接受免疫检查点抑制剂治疗的患者中也曾有报道，其包括了免疫介导的脑炎[54]、非化脓性脑膜炎[53]和可逆性后部脑病综合征（PRES）[55-56]。这些不良事件的症状多种多样，包括了精神状况改变、头痛、发热、精神错乱、运动性和感觉性失语、运动或感觉功能改变等。当怀疑患者出现中枢神经性不良事件时，临床医生需要给予患者行中枢神经系统的影像学检查以及腰椎穿刺从而排除其他原因导致的神经症状如肿瘤脑转移、中枢神经系统感染或者软脑膜疾病等。当排除了上述原因后，大剂量激素治疗是首选方法。同样，在出现了中枢神经系统不良事件时应及时请神经专科会诊。

眼毒性如表层巩膜炎、葡萄膜炎以及角膜炎等发生率只有不足1%，但这些不良事件的发生与使用依匹木单抗关系密切[57]。症状包括有眼痛、眼部干涩、畏光和视力或视野改变等。PD-1抑制剂如纳武利尤单抗也可能会导致眼部不良反应如葡萄膜炎的发生，但发生率不足1%[58]。但出现眼部不良事件时可请眼科会诊，同时对于大部分症状较轻的患者可给予其局部激素治疗如1%泼尼松滴眼液。对于出现了严重不良事件的患者则需要暂停使用检查点抑制剂同时系统性全身使用大剂量糖皮质激素治疗了[59]。

## 九、皮肤毒性

皮肤的不良反应在使用检查点抑制剂的患者中是较常见的。最近的一项Meta分析报道了使用依匹木单抗的患者各种不同程度的皮疹发生率为24%[60]，使用纳武利尤单抗和帕博利珠单抗的患者皮疹发生率分别是14%和17%[61]。程度严重的皮疹更常见于使用依匹木单抗的患者，发生率约为2%[60]。CTLA-4抑制剂相关的皮疹和典型的药物相关皮疹一样，表现多为麻疹样或斑丘疹样伴瘙痒。皮疹多出现在躯干和四肢，而手掌和脚掌则较少见。在一些严重的案例里，患者可出现毒性表皮坏死或者其他全身性的症状[62]。PD-1/PD-L1抑制剂可导致患者出现上述类似的皮疹，但发生率较使用CTLA-4抑制剂的患者低[63-64]。联合用药的患者其出现皮肤不良反应的概率以及严重程度都明显高于使用单药治疗的患者[65]。

1~2级皮疹并伴有轻度瘙痒的患者可以给予局部激素治疗以及按需给予口服抗组胺的药物。免疫治疗药物可不需要暂停使用。当出现3级的皮肤毒性反应时，则需要暂停患者所使用的免疫治疗药物同时给予系统性大剂量激素治疗直至皮疹好转。若出现4级皮肤毒性反应时，则需要永久停用免疫治疗药物同时给予系统性大剂量激素治疗[62-63]。

## 十、总结

免疫检查点抑制剂的发现和使用是肿瘤学界的一项革命性进展。美国食品药品监督管理局目前已经批准了PD-1和PD-L1抑制剂可用于治疗多种恶性肿瘤如非小细胞肺癌、黑色素瘤以及一些含有微卫星不稳定但组织学不明的肿瘤。依匹木单抗曾经作为治疗转移性黑色素瘤的药物被大量研究，但现在更多的实验拟研究其单药或与PD-1/PD-L1联合用药治疗肺癌的作用。大量患者已经从免疫治疗中获益了，但药物除了使患者获益外也可能会引起不少免疫相关的不良事件发生。虽然大部分的毒性反应比较罕见，但临床医生需要积极地对这些不良事件进行监测和处理。若这些不良事件未能被辨识，那么将可能引起严重的后遗症甚至是死亡。许多这些毒性反应在经过及时诊断、停用免疫治疗药物以及大剂量激素治疗后是可逆的。不良事件是复杂的且可能导致严重的器官功能受损。肿瘤学专家在某些情况下由于专业性原因导致未能对不良事件进行有效的处理。因此多学科会诊以及协助诊治一些复杂的严重不良事件是非常重要的。由于免疫检查点抑制剂的使用越来越多，免疫相关的不良事件的发生也势必会越来越多。因此往后需要更多的研究深入了解如何更好地辨识以及处理免疫检查点抑制剂的不良反应。

## 声明

本文作者宣称无任何利益冲突。

## 参考文献

[1] Hanahan D, Weinberg RA. Hallmarks of cancer: The next generation[J]. Cell, 2011, 144(5): 646-674.

[2] Decker WK, Safdar A. Bioimmunoadjuvants for the treatment of neoplastic and infectious disease: Coley's legacy revisited[J]. Cytokine Growth Factor Rev, 2009, 20(4): 271-281.

[3] Robert C, Long GV, Brady B, et al. Nivolumab in previously untreated melanoma without BRAF mutation[J]. N Engl J Med, 2015, 372(4): 320-330.

[4] Borghaei H, Paz-Ares L, Horn L, et al. Nivolumab versus Docetaxel in Advanced Nonsquamous Non-Small-Cell Lung Cancer[J]. N Engl J Med, 2015, 373(17): 1627-1639.

[5] Herbst RS, Baas P, Kim DW, et al. Pembrolizumab versus docetaxel for previously treated, PD-L1-positive, advanced non-small-cell lung cancer (KEYNOTE-010): A randomised controlled trial[J]. Lancet, 2016, 387(10027): 1540-1550.

[6] Eggermont AM, Chiarion-Sileni V, Grob JJ, et al. Prolonged Survival in Stage III Melanoma with Ipilimumab Adjuvant Therapy[J]. N Engl J Med, 2016, 375(19): 1845-1855.

[7] Yervoy (ipilimumab) [Package Insert][Z]. Princeton, NJ: Bristol-Myers Squibb, 2017.

[8] Vanpouille-Box C, Lhuillier C, Bezu L, et al. Trial watch: Immune checkpoint blockers for cancer therapy[J]. Oncoimmunology, 2017, 6(11): e1373237.

[9] Kumar V, Chaudhary N, Garg M, et al. Current Diagnosis and Management of Immune Related Adverse Events (irAEs) Induced by Immune Checkpoint Inhibitor Therapy[J]. Front Pharmacol, 2017, 8: 49.

[10] Friedman CF, Proverbs-Singh TA, Postow MA. Treatment of the Immune-Related Adverse Effects of Immune Checkpoint Inhibitors: A Review[J]. JAMA Oncol, 2016, 2(10): 1346-1353.

[11] Puzanov I, Diab A, Abdallah K, et al. Managing toxicities associated with immune checkpoint inhibitors: consensus recommendations from the Society for Immunotherapy of Cancer (SITC) Toxicity Management Working Group[J]. J Immunother Cancer, 2017, 5(1): 95.

[12] Hahn AW, Gill DM, Agarwal N, et al. PD-1 checkpoint inhibition: Toxicities and management[J]. Urol Oncol, 2017, 35: 701-707.

[13] Wolchok JD, Chiarion-Sileni V, Gonzalez R, et al. Overall Survival with Combined Nivolumab and Ipilimumab in Advanced Melanoma[J]. N Engl J Med, 2017, 377(14): 1345-1356.

[14] Nishino M, Ramaiya NH, Awad MM, et al. PD-1 inhibitor-related pneumonitis in advanced cancer patients: Radiographic patterns and clinical course[J]. Clin Cancer Res, 2016, 22(24): 6051-6060.

[15] Naidoo J, Wang X, Woo KM, et al. Pneumonitis in patients treated with anti-programmed death-1/programmed death ligand 1 therapy[J]. J Clin Oncol, 2017, 35(7): 709-717.

[16] Spain L, Diem S, Larkin J. Management of toxicities of immune checkpoint inhibitors[J]. Cancer Treat Rev, 2016, 44: 51-60.

[17] Widmann G, Nguyen VA, Plaickner J, et al. Imaging Features of Toxicities by Immune Checkpoint Inhibitors in Cancer Therapy[J]. Curr Radiol Rep, 2016, 5(11): 59.

[18] Chuzi S, Tavora F, Cruz M, et al. Clinical features, diagnostic challenges, and management strategies in checkpoint inhibitor-related pneumonitis[J]. Cancer Manag Res, 2017, 9: 207-213.

[19] Hodi F, O'Day S, McDermott D, et al. Improved Survival with Ipilimumab in Patients with Metastatic Melanoma[J]. N Engl J

Med,2010,363(8):711-723.

[20] Seery V. Interprofessional Collaboration with Immune Checkpoint Inhibitor Therapy: the Roles of Gastroenterology, Endocrinology and Neurology[J]. Semin Oncol Nurs,2017, 33(4):402-414.

[21] Eggermont AM, Chiarion-Sileni V, Grob JJ, et al. Adjuvant ipilimumab versus placebo after complete resection of high-risk stage III melanoma (EORTC 18071): a randomised, double-blind, phase 3 trial[J]. Lancet Oncol,2015,16(5):522-530.

[22] Maio M, Scherpereel A, Calabrò L, et al. Tremelimumab as second-line or third-line treatment in relapsed malignant mesothelioma (DETERMINE): a multicentre, international, randomised, double-blind, placebo-controlled phase 2b trial[J]. Lancet Oncol,2017,18(9):1261-1273.

[23] Weber J, Thompson JA, Hamid O, et al. A randomized, double-blind, placebo-controlled, phase II study comparing the tolerability and efficacy of ipilimumab administered with or without prophylactic budesonide in patients with unresectable stage III or IV melanoma[J]. Clin Cancer Res,2009,15(17): 5591-5598.

[24] Yanai S, Nakamura S, Matsumoto T. Nivolumab-Induced Colitis Treated by Infliximab[J]. Clin Gastroenterol Hepatol,2017, 15(4):e80-e81.

[25] Gupta A, De Felice KM, Loftus E V, et al. Systematic review: colitis associated with anti-CTLA-4 therapy[J]. Aliment Pharmacol Ther,2015,42:406-417.

[26] Bergqvist V, Hertervig E, Gedeon P, et al. Vedolizumab treatment for immune checkpoint inhibitor-induced enterocolitis[J]. Cancer Immunol Immunother,2017,66(5):581-592.

[27] Keytruda (pembrolizumab) [Package Insert][Z]. Whitehouse Station, NJ: Merck and Co., Inc.,2017.

[28] Antonia SJ, López-Martin JA, Bendell J, et al. Nivolumab alone and nivolumab plus ipilimumab in recurrent small-cell lung cancer (CheckMate 032): a multicentre, open-label, phase 1/2 trial[J]. Lancet Oncol,2016,17(7):883-895.

[29] Hofmann L, Forschner A, Loquai C, et al. Cutaneous, gastrointestinal, hepatic, endocrine, and renal side-effects of anti-PD-1 therapy[J]. Eur J Cancer,2016,60:190-199.

[30] Varricchi G, Galdiero MR, Marone G, et al. Cardiotoxicity of immune checkpoint inhibitors[J]. ESMO Open,2017,2: e000247.

[31] Robert C, Schachter J, Long GV, et al. Pembrolizumab versus Ipilimumab in Advanced Melanoma[J]. N Engl J Med,2015, 372(26):2521-2532.

[32] Heinzerling L, Ott PA, Hodi FS, et al. Cardiotoxicity associated with CTLA4 and PD1 blocking immunotherapy[J]. J Immunother Cancer,2016,4:50.

[33] Johnson DB, Balko JM, Compton ML, et al. Fulminant

Myocarditis with Combination Immune Checkpoint Blockade[J]. N Engl J Med,2016,375(18):1749-1755.

[34] Jain V, Bahia J, Mohebtash M, et al. Cardiovascular Complications Associated With Novel Cancer Immunotherapies[J]. Curr Treat Options Cardiovasc Med,2017,19(5):36.

[35] Cardinale D, Sandri MT, Colombo A, et al. Prognostic value of troponin I in cardiac risk stratification of cancer patients undergoing high-dose chemotherapy[J]. Circulation,2004, 109(22):2749-2754.

[36] Didié M, Galla S, Muppala V, et al. immunological Properties of Murine Parthenogenetic stem cell-Derived cardiomyocytes and engineered heart Muscle[J]. Front Immunol,2017,8:955.

[37] Grabie N, Gotsman I, DaCosta R, et al. Endothelial programmed death-1 ligand 1 (PD-L1) regulates CD8+ T-cell-mediated injury in the heart[J]. Circulation,2007,116(18):2062-2071.

[38] Okazaki T, Tanaka Y, Nishio R, et al. Autoantibodies against cardiac troponin I are responsible for dilated cardiomyopathy in PD-1-deficient mice[J]. Nat Med,2003,9(12):1477-1483.

[39] Scheipers P, Reiser H. Role of the CTLA-4 Receptor in T Cell Activation and Immunity[J]. Immunol Res,1998,18(2): 103-115.

[40] Wang DY, Okoye GD, Neilan TG, et al. Cardiovascular Toxicities Associated with Cancer Immunotherapies[J]. Curr Cardiol Rep, 2017,19(3):21.

[41] Common Terminology Criteria for Adverse Events (CTCAE) Version 4.03[M]. U.S. Department of Health And Human Services, NIH/NCI,2010:1-196.

[42] Zimmer L, Goldinger SM, Hofmann L, et al. Neurological, respiratory, musculoskeletal, cardiac and ocular side-effects of anti-PD-1 therapy[J]. Eur J Cancer,2016,60:210-225.

[43] Cappelli LC, Gutierrez AK, Bingham CO, et al. Rheumatic and Musculoskeletal Immune-Related Adverse Events Due to Immune Checkpoint Inhibitors: A Systematic Review of the Literature[J]. Arthritis Care Res (Hoboken),2017,69(11): 1751-1763.

[44] Wanchoo R, Karam S, Uppal NN, et al. Adverse Renal Effects of Immune Checkpoint Inhibitors: A Narrative Review[J]. Am J Nephrol,2017,45(2):160-169.

[45] Cortazar FB, Marrone KA, Troxell ML, et al. Clinicopathological features of acute kidney injury associated with immune checkpoint inhibitors[J]. Kidney Int,2016,90(3):638-647.

[46] Fadel F, Karoui K El, Knebelmann B. Anti-CTLA4 Antibody–Induced Lupus Nephritis[J]. N Engl J Med,2009,361(2): 211-212.

[47] Thajudeen B, Madhrira M, Bracamonte E, et al. Ipilimumab granulomatous interstitial nephritis[J]. Am J Ther,2015,22(3): e84-e87.

[48] Barroso-Sousa R, Barry WT, Garrido-Castro AC, et al.

Incidence of Endocrine Dysfunction Following the Use of Different Immune Checkpoint Inhibitor Regimens. JAMA Oncol, 2018, 4(2):173-182.

[49] Byun DJ, Wolchok JD, Rosenberg LM, et al. Cancer immunotherapy — immune checkpoint blockade and associated endocrinopathies[J]. Nat Rev Endocrinol, 2017, 13(4): 195-207.

[50] Hughes J, Vudattu N, Sznol M, et al. Precipitation of autoimmune diabetes with anti-PD-1 immunotherapy[J]. Diabetes Care, 2015, 38(4): e55-e57.

[51] Cuzzubbo S, Javeri F, Tissier M, et al. Neurological adverse events associated with immune checkpoint inhibitors: Review of the literature[J]. Eur J Cancer, 2017, 73: 1-8.

[52] Hottinger AF. Neurologic complications of immune checkpoint inhibitors[J]. Curr Opin Neurol, 2016, 29(6): 806-812.

[53] Spain L, Walls G, Julve M, et al. Neurotoxicity from immune-checkpoint inhibition in the treatment of melanoma: A single centre experience and review of the literature[J]. Ann Oncol, 2017, 28(2): 377-385.

[54] Williams TJ, Benavides DR, Patrice KA, et al. Association of Autoimmune Encephalitis With Combined Immune Checkpoint Inhibitor Treatment for Metastatic Cancer[J]. JAMA Neurol, 2016, 73(8): 928-933.

[55] Maur M, Tomasello C, Frassoldati A, et al. Posterior reversible encephalopathy syndrome during ipilimumab therapy for malignant melanoma[J]. J Clin Oncol, 2012, 30(6): e76-e78.

[56] Laporte J, Solh M, Ouanounou S. Posterior reversible encephalopathy syndrome following pembrolizumab therapy for relapsed Hodgkin's lymphoma[J]. J Oncol Pharm Pract, 2017, 23(1): 71-74.

[57] Papavasileiou E, Prasad S, Freitag SK, et al. Ipilimumab-induced Ocular and Orbital Inflammation—A Case Series and Review of the Literature[J]. Ocul Immunol Inflamm, 2016, 24(2): 140-146.

[58] De Velasco G, Bermas B, Choueiri TK. Autoimmune Arthropathy and Uveitis as Complications of Programmed Death 1 Inhibitor Treatment[J]. Arthritis Rheumatol, 2016, 68(2): 556-557.

[59] Della Vittoria Scarpati G, Fusciello C, Perri F, et al. Ipilimumab in the treatment of metastatic melanoma: management of adverse events[J]. Onco Targets Ther, 2014, 7: 203-209.

[60] Minkis K, Garden BC, Wu S, et al. The risk of rash associated with ipilimumab in patients with cancer: A systematic review of the literature and meta-analysis[J]. J Am Acad Dermatol, 2013, 69(3): e121-e128.

[61] Belum VR, Benhuri B, Postow MA, et al. Characterisation and management of dermatologic adverse events to agents targeting the PD-1 receptor[J]. Eur J Cancer, 2016, 60: 12-25.

[62] Lacouture ME, Wolchok JD, Yosipovitch G, et al. Ipilimumab in patients with cancer and the management of dermatologic adverse events[J]. J Am Acad Dermatol, 2014, 71(1): 161-169.

[63] Collins LK, Chapman MS, Carter JB, et al. Cutaneous adverse effects of the immune checkpoint inhibitors[J]. Curr Probl Cancer, 2017, 41(2): 125-128.

[64] Hwang SJ, Carlos G, Wakade D, et al. Cutaneous adverse events (AEs) of anti-programmed cell death (PD)-1 therapy in patients with metastatic melanoma: A single-institution cohort[J]. J Am Acad Dermatol, 2016, 74(3): 455-461.e1.

[65] Postow MA, Chesney J, Pavlick AC, et al. Nivolumab and Ipilimumab versus Ipilimumab in Untreated Melanoma[J]. N Engl J Med, 2015, 372(21): 2006-2017.

译者：何嘉曦，马里兰大学医学院
审校：AME编辑部

**Cite this article as:** Winer A, Bodor JN, Borghaei H. Identifying and managing the adverse effects of immune checkpoint blockade. J Thorac Dis 2018;10(Suppl 3): S480-S489. doi: 10.21037/jtd.2018.01.111

# 第五十三章　新的肺癌放射治疗方法：放射治疗联合靶向治疗和免疫治疗

**Charles B. Simone II[1], Stuart H. Burri[2], John H. Heinzerling[2]**

[1]Department of Radiation Oncology, Hospital of the University of Pennsylvania, Philadelphia, PA, USA; [2]Department of Radiation Oncology, Levine Cancer Institute, Carolinas HealthCare System, Charlotte, NC, USA

*Contributions:* (I) Conception and design: JH Heinzerling, CB Simone 2nd; (II) Administrative support: JH Heinzerling, CB Simone 2nd; (III) Provision of study materials or patients: JH Heinzerling, CB Simone 2nd; (IV) Collection and assembly of data: JH Heinzerling, CB Simone 2nd; (V) Data analysis and interpretation: JH Heinzerling, CB Simone 2nd; (VI) Manuscript writing: All authors; (VII) Final approval of manuscript: All authors.

*Correspondence to:* John H. Heinzerling, MD. Department of Radiation Oncology, Levine Cancer Institute, Carolinas Healthcare System, 1021 Morehead Medical Drive, Charlotte, NC 28204, USA. Email: John.Heinzerling@carolinashealthcare.org.

**摘要**：靶向治疗和免疫治疗已经迅速成为转移性非小细胞肺癌（NSCLC）的固定治疗方案。针对表皮生长因子受体（EGFR）突变、间变性淋巴瘤激酶（ALK）易位和ROS-1重排的靶向治疗已经被证实相比于常规化疗可以改善患者的无进展生存期（PFS），并且在筛选过的人群中可以提高总生存期（OS）。现在，免疫疗法也被证实相比于化疗可以更好地改善生存，其中包括抗程序性死亡受体1（PD-1）和程序性死亡配体1（PD-L1）的检查点抑制剂单克隆抗体。这些新的药物在非转移性患者群中的使用及其与放射治疗的联合应用尚不清楚。随着放射治疗的效果及适形度的提升以及相关毒性的减少，放疗已经越来越多的用于寡转移性或寡进展性肿瘤的治疗。这使得患者的PFS和OS得到改善，并且可以使获得性耐药的寡进展患者克服耐药，进而继续接受靶向治疗。分子靶向治疗与免疫疗法治疗转移性非小细胞肺癌已经取得很大的成功。放射治疗和立体定向放射治疗的进展，使得放射治疗可以与靶向治疗相结合来治疗肺癌患者。同样，放射治疗也可联合免疫疗法，主要用在转移性肺癌。对于转移性肺癌的患者，放射治疗有能力提供持久的局部控制，也增加全身性药物的免疫反应，进而可以在特定的患者当中导致免疫介导的非照射野肿瘤远端反应。

**关键词**：远端效应；免疫治疗；肺癌；放射治疗；靶向治疗

**View this article at:** http://dx.doi.org/10.3978/j.issn.2218-6751.2015.10.05

## 一、辐射在早期和局部晚期非小细胞肺癌（NSCLC）的作用

近50年来，放射治疗一直是作为局部晚期非小细胞肺癌标准治疗的一部分。多个临床试验证明，联合放化疗可以提高此类患者生存率，进而成为患者的首选治疗方法[1-2]。目前，常规分割放射治疗仍然是标准治疗手段，提高照射剂量并没有使这些患者从中获益[3]。新的放疗技术如调强放疗[4]，图像引导放射治疗和质子治疗[5-7]，由于其较低的毒性反应越来越多地被应用于联合治疗。

手术切除是治疗Ⅰ期非小细胞肺癌的标准治疗，患者5年生存率大约60%~70%[8-9]。不能手术的患者在过去通常使用标准的分次放射治疗，新的放射治疗技术导致治疗标准剂量的提高、大分割治疗如立体定向放射治疗（SBRT/SABR）[10]。SBRT可以增加剂量适形度，改善局部肿瘤控制，和常规分割放疗[11-12]相比有较好的总生存率。基于SBRT较高的总生存及技术的发展，目前关于其用于可手术的患者的研究也正在进行。最近发表的综合两组随机对照试验对比分析手术和SBRT治疗Ⅰ期非小细胞肺癌的研究，结果表明SBRT的高度有效性且不良反应较小，SBRT和手术两种治疗方案并无明显优劣之分[13]。

SBRT也逐渐被更频繁地使用在寡转移灶患者，包括肺、肝、骨转移瘤。最近的研究数据显示出，在寡转移灶的NSCLC患者中，SBRT具有更好的无进展生存期（PFS）[14-15]。常规分割放疗与化疗联合，也可考虑用于不适合SBRT的寡转移性患者，它可以减少胸腔外转移的发生，进而提高患者生存[16]。

## 二、晚期非小细胞肺癌的靶向治疗

随着促进肿瘤的进展和生长的信号通路的发现，出现了许多潜在的晚期非小细胞肺癌治疗靶点（表53-1）。

表皮生长因子受体（EGFR）是肿瘤生长的一个重要因素，它在某些肺癌中呈现高表达。表皮生长因子受体作为治疗靶点展示了其在晚期肺癌治疗中的优势。目前靶向治疗可以选择的单克隆抗体包括：西妥昔单抗和帕尼单抗；酪氨酸激酶抑制剂（TKI），如吉非替尼，厄洛替尼和阿法替尼等。关于化疗联合或序贯EGFR通路抑制剂治疗未进行分子突变筛选的肺癌患者的研

表 53-1　在临床上使用的靶向治疗转移非小细胞肺癌的方法

| 靶基因 | 目前可用的靶向治疗 |
| --- | --- |
| 表皮生长因子受体 | 厄洛替尼 |
| | 阿法替尼 |
| | 吉非替尼 |
| | 西妥昔单抗 |
| 间变性淋巴瘤酶 | 克唑替尼 |
| | 色瑞替尼 |
| 原癌基因 1 | 克唑替尼 |
| MET | 克唑替尼 |
| 血管内皮生长因子 | 贝伐珠单抗 |
| | 雷莫芦单抗 |

究显示了不一致的结果，但至少证明其延长了患者的PFS[17-23]。这些试验中的进一步亚组分析表明表皮生长因子受体驱动突变的存在和这些药物临床获益之间的相关性。这导致了为表皮生长因子受体突变的患者设定表皮生长因子受体酪氨酸激酶抑制剂一线使用标准化[24-30]。

血管内皮生长因子在肿瘤血管生成中起着重要作用，其通常在非小细胞肺癌中高表达，从而创造另一个分子治疗靶点。在非小细胞肺癌中研究最多的血管内皮生长因子抑制剂——贝伐珠单抗，贝伐珠单抗加入标准化治疗后可以增加非鳞状NSCLC患者无进展生存期和总生存[31-33]。正在进行的临床试验正在评估贝伐珠单抗与其他铂类组合（NCT00150657，NCT00753909），以及联合其他靶向药物如厄洛替尼和雷莫芦单抗（NCT01532089，NCT00257608，NCT00553800）。

间变性淋巴瘤激酶（ALK）抑制剂是目前治疗非小细胞肺癌十分有希望的一种新型靶向药物。这些药物主要针对新的融合基因的棘皮动物微管结合蛋白——间变性淋巴瘤激酶（EML4-ALK）。目前第一种可用的药物是克唑替尼，一种口服的小分子ALK和c-Met酪氨酸激酶抑制剂。克唑替尼已经在二线治疗上显示出良好的结果，已成为重排阳性患者的主要治疗措施之一[34-35]。目前进行的关于针对ALK的第二代TKI抑制剂包括色瑞替尼和阿来替尼在ALK阳性患者的试验研究获得了进展（NCT02292550，NCT02393625，NCT02075840，NCT02271139）。ALK抑制剂也被证实了对于1%~2%的

发生了原癌基因编码的酪氨酸受体酪氨酸基因激酶的染色体重排的非小细胞肺癌患者有效[36]。

## 三、晚期非小细胞肺癌的免疫治疗

利用免疫系统治疗癌症的临床前和临床研究已经进行了数十年[37]。免疫治疗药物允许免疫系统识别患者的癌细胞作为外来细胞，引发免疫反应导致肿瘤细胞死亡和/或抑制肿瘤生长。基于改进的分子免疫反应过程的全新免疫治疗药物已被开发，使得关于这些药物治疗非小细胞肺癌患者的研究越来越多。这一类检查点抑制剂包括细胞毒性T淋巴细胞抗原4（CTLA-4）的单克隆抗体，如伊匹木单抗，以及程序性死亡抗体受体1（PD-1），如纳武利尤单抗，帕博利珠单抗（表53-2）。

CTLA-4负责调节早期T细胞活动。抗原暴露后，其表达上调并竞争结合CD28、抑制细胞活化所需的刺激信号。因此，这种受体的抑制作用可使细胞活化后肿瘤抗原提呈。PD-1也在T细胞中高表达，但它被认为是进一步在肿瘤的免疫反应微环境中发挥作用。PD-1与PD-L1的结合导致T细胞失活，因此PD-1抗体可以允许激活体内的抗肿瘤免疫反应。

相关药物在晚期、四期非小细胞肺癌患者的研究中取得了大量的临床数据。最初在转移性黑色素瘤中研究的伊匹木单抗目前已作为一种IgG1 CTLA-4单克隆抗体使用。第二阶段在ⅢB~Ⅳ期非小细胞肺癌患者中伊匹木单抗联合标准一线化疗的Ⅱ期随机临床治疗显示，联合伊匹木单抗可显著改善无进展期生存[38]。亚组分析表明获益的主要是组织学表现为鳞状细胞的肺癌患者，进

一步进行了Ⅲ期临床试验研究，比较对于晚期鳞状细胞肺癌患者进行标准一线化疗卡铂和紫杉醇加或不加伊匹木单抗治疗。附加试验进一步评估其与靶向或免疫治疗药物联合的效果[39]。

抗PD-1抗体药物在进展转移非小细胞肺癌患者中的研究已较为普遍，其在延长肿瘤反应上取得了较好的结果[40]。基于最近2014年CheckMate017和063试验的数据，纳武利尤单抗现在已经获得了食品药品监督管理局（FDA）的认可，可以用于晚期鳞状非小细胞肺癌的治疗。CheckMate063是一个单臂Ⅱ期临床试验，选择的是接受至少2次系统治疗后进展的患者。在这些特定患者中取得了令人鼓舞的1年生存率41%[41]。后续阶段的CheckMate017，Ⅲ期临床试验中，接受过双重化疗后出现进展的转移性鳞状非小细胞肺癌患者被随机分为纳武利尤单抗单药或者联合多西他赛治疗。由于相对于多西他赛组6个月的中位生存时间，纳武利尤单抗组的中位生存期达到了9.2个月（$P=0.00025$），因此该试验被提前终止。而且纳武利尤单抗也显示出更低的毒副作用[42]。另一个Ⅲ期临床试验目前正在评估帕博利珠单抗单药作为晚期和转移性非小细胞肺癌的一线以及二线治疗（NCT02220894，NCT02142738）[38]。

## 四、局部非小细胞肺癌的靶向治疗和放射治疗

许多靶向治疗已被用于局限性非小细胞肺癌的治疗当中。而对于转移性非小细胞肺癌的数据十分有限，靶向治疗方法已被用于联合或同步放射治疗。大多数的数据表明联合放射治疗为局部晚期非小细胞肺癌的经典同

表 53-2　检查点抑制剂在晚期或转移性非小细胞肺癌中的临床应用

| 单克隆抗体 | 靶向 | FDA 批准 |
| --- | --- | --- |
| 伊匹木单抗 | T 细胞上的 CTLA-4 | 黑色素瘤 |
| 纳武利尤单抗 | T 细胞上的程序性死亡受体 1 | 肺癌、黑色素瘤 |
| 帕博利珠单抗 | T 细胞上的程序性死亡受体 1 | 黑色素瘤 |
| BMS-936559 | 肿瘤细胞的 PD-L1 | 无 |
| MEDI4736 | 肿瘤细胞的 PD-L1 | 无 |
| MPDL3280A | 肿瘤细胞的 PD-L1 | 无 |
| 利瑞鲁单抗 | 杀伤细胞免疫球蛋白样受体 | 无 |
| BMS-986016 | 肿瘤浸润淋巴细胞的淋巴细胞活化基因 3（LAG3） | 无 |

FDA，美国食品药品监督管理局；CTLA-4，细胞毒性 T 淋巴细胞；PD-L1，细胞程序性死亡 - 配体 1。

步放化疗的一部分。

临床前期研究显示表皮生长因子受体抑制剂联合放射治疗的生物学原理。在Ⅱ期和Ⅲ期临床试验中西妥昔单抗已经与化疗和放射治疗联合用于治疗局部晚期非小细胞肺癌[3,43-44]。在两个连续的RTOG试验当中，西妥昔单抗联合卡铂/紫杉醇以及放射治疗用于治疗ⅢA/ⅢB期肺癌。而在Ⅱ期临床研究（RTOG 0324）中西妥昔单抗联合放化疗的中位生存期（22.7个月）和24个月的总生存（49.3%）长于以前RTOG所报道的所有结果[43]，Ⅲ期临床试验（RTOG 0617）显示西妥昔单抗加入放化疗并未使得未经筛选的人群获益[3]。在所有的患者中，西妥昔单抗组的中位总生存时间为25个月，而没有接受西妥昔单抗的患者为24个月（P=0.29）。然而，通过分析表皮生长因子受体的表达和预后之间的关系，在表皮生长因子受体的H得分为200或更高的患者中，西妥昔单抗可以改善患者的总生存时间（42个月 vs 21.2个月，P=0.032）[3]。

吉非替尼和厄洛替尼也已加入局部晚期非小细胞肺癌的放化疗以及放化疗后的维持治疗当中[45-47]。而Ⅲ期临床试验同样显示这些药物未能使得所有的亚组患者获益，但他们已经显示出可以改善有表皮生长因子受体扩增或表皮生长因受者突变患者的预后，这表明在经过筛选的患者当中，这些药物联合化疗和放射治疗可以延长非转移性患者的无进展生存或总生存。更新的研究正在评估这些药物在证实有突变的患者中的作用（NCT01391260，NCT01822496，NCT02277457）[38]。

另一方面，放疗联合靶向治疗被尝试用于局限的或寡转移的患者。而关于寡转移的定义不同的临床研究中存在不同，越来越多的局限转移患者接受了局部治疗，特别是当治疗手段发展得更为有效且毒副作用更低之后，对于肺部及其他器官的肺癌转移灶，SBRT都获得了令人鼓舞的局部控制以及较低的毒副反应，其与靶向药物联合治疗寡转移性肺癌患者的研究仍然是研究的热点。一个最近发表的Ⅱ期临床试验显示，对于六个或更少的转移灶的晚期非小细胞肺癌患者，用局部的立体定向放射治疗与二线厄洛替尼联合来治疗这些转移灶，其无进展生存期显示了令人鼓舞的结果[7]。其他的试验也针对这一类患者开展了联合其他靶向药物及免疫治疗药物的研究（NCT02450591，NCT0208672，NCT02444741）。

对于寡转移的患者，放射治疗可以用于酪氨酸激

酶抑制剂治疗后出现单一进展的转移性非小细胞肺癌患者。对于Ⅳ期非小细胞肺癌和表皮生长因子受体突变或间变性淋巴瘤酶重排的患者，靶向治疗取得了良好的无进展生存期，病情进展常发生在治疗开始的一年内。EGFR或ALK的靶向治疗在初始进展后可继续发展，许多患者可能出现寡进展，或有限的局部进展，可能是由于从某些没有得到抑制的肿瘤克隆以及分子多样性肿瘤的进化选择中获得耐药，而不是由敏感变为耐药。针对此类患者，目前有包括增加靶向治疗的剂量，切换为下一代靶向治疗，改为化疗，或加入化疗到靶向治疗当中的一系列方法[48]。不过最近的研究已经证实放射治疗或其他局部治疗也可用于寡进展的患者，可以实现对进展部位的持续局部控制，并使得患者可以继续使用酪氨酸酶激酶抑制剂，从而减少了疾病进展后的药物替换或者新一代药物的选择[49-50]。

针对血管内皮生长因子的抗血管生成药物已成为晚期非小细胞肺癌标准治疗的一部分。研究显示贝伐珠单抗联合放射治疗具有较高的气管食管瘘发生率，特别是对于鳞状非小细胞肺癌和中央位置受辐射的肺癌患者[51]。

鉴于在晚期肺癌中获得了良好的效果，ALK抑制剂用于治疗局部晚期非小细胞肺癌已经进入Ⅱ期临床随机试验，包括NRG/RTOG 1306/NCT01822496，这些研究分别评价厄洛替尼与克唑替尼作为诱导治疗用于表皮血管生长因子突变和EML4-ALK融合重排的确诊患者[39]。

## 五、对非小细胞肺癌的免疫放射疗法

目前，已经有有限的数据显示放射治疗和免疫疗法相结合可以实现协同治疗效果[52-53]。电离辐射能增加肿瘤抗原的生成和提呈，它可以通过检查点抑制剂起到增强的抗肿瘤免疫应答作用[54]，进而触发免疫反应。放射治疗可以通过增强细胞毒性T淋巴细胞活性[53]和降低髓源性抑制细胞[55]来增强免疫的调节，这使得放射治疗与检查点抑制剂可以发生协同作用。

立体定向放疗可能是最佳联合免疫疗法的放射治疗方式，因为它比常规分割放射疗法可以实现更多稳定的免疫应答。立体定向放疗已经显示出诱导细胞表达主要组织相容性复合体（MHC）Ⅰ、炎性介质、共刺激分子、热休克蛋白、免疫调节因子、黏附分子和死亡受体，所有这些都可以增强全身治疗的抗肿瘤免疫反应[56]。

许多的研究显示免疫治疗前后的放射治疗可以使得远端肿瘤消退，这被称为远端效应[57-59]。而除了远端效应，放射治疗也激活了免疫系统，使得受照射肿瘤加速消退，以及减少照射时转移的发生。除了病例报告，一些前瞻性临床试验也显示，联合抗CTLA-4治疗和放疗来治疗黑色素瘤[60]和前列腺癌[61]取得了不错的成果。一个Ⅰ/Ⅱ期临床研究中，伊匹木单抗联合放射治疗用于治疗转移性去势抵抗的前列腺癌患者，50%的患者有前列腺特异性抗原（PSA）的下降[60]。Ⅰ期临床试验显示伊匹木单抗联合放疗在黑色素瘤的应答率为18%，其无进展生存期为3.8个月，促使关于这种结合的临床研究进一步进行[62]。到目前为止，尚没有放射治疗与抗CTLA-4、抗PD-1或抗PD-L1联合治疗肺癌的完整前瞻性研究。

## 六、未来方向

靶向治疗和免疫治疗已经逐渐成为肺癌治疗的顶梁柱。随着我们对肺癌的分子基础的逐步深入了解，越来越多的靶向药物将作为肺癌标准治疗的一部分，针对特定突变或转位人群的治疗会逐步摆脱束缚发挥更大的作用。此外，随着获得性突变的增加，第二、三线靶向药物将超越传统化疗为患者提供了更好的疗效和更小的毒性。相关的合作小组正在研究靶向药物联合放疗来治疗非转移性肺癌患者（NCT01822496）。

同样，免疫疗法也将在研究中从非小细胞肺癌的二线治疗转变为一线治疗使用。联合治疗将日益成为研究的主题，包括CTLA-4和PD-1的联合抑制或者免疫治疗剂与靶向治疗、细胞毒性化疗的合用。但是，这种组合可能由于其毒性不能被认可。

虽然有很多令人兴奋的放疗诱导抗肿瘤免疫应答的现象和放射治疗联合免疫治疗的方法，但在这种联合中仍有许多问题出现于临床实践中。更多的研究需要确定常规分割照射、多部分立体放射治疗或单部分立体放射治疗联合免疫疗法是否有效，以及放疗和免疫治疗应如何排序。联合全身治疗时，免疫疗法联合放射治疗以及全身治疗可能会导致毒性的重叠。除了本文所讨论的免疫调节剂和检查点抑制剂之外，提供肿瘤相关抗原与免疫系统相结合联合放射治疗的研究目前正在进行当中，包括重组疫苗、肿瘤裂解物与合成肽。虽然早期的研究结果令人鼓舞，但是仍需谨慎考虑放射治疗联合免疫治疗所带来的毒性及其安全性。

## 声明

本文作者宣称无任何利益冲突。

## 参考文献

[1] Curran WJ Jr, Paulus R, Langer CJ, et al. Sequential vs. concurrent chemoradiation for stage III non-small cell lung cancer: randomized phase III trial RTOG 9410[J]. J Natl Cancer Inst, 2011, 103(19): 1452-1460.

[2] Furuse K, Fukuoka M, Kawahara M, et al. Phase III study of concurrent versus sequential thoracic radiotherapy in combination with mitomycin, vindesine, and cisplatin in unresectable stage III non-small-cell lung cancer[J]. J Clin Oncol, 1999, 17(9): 2692-2699.

[3] Bradley JD, Paulus R, Komaki R, et al. Standard-dose versus high-dose conformal radiotherapy with concurrent and consolidation carboplatin plus paclitaxel with or without cetuximab for patients with stage IIIA or IIIB non-small-cell lung cancer (RTOG 0617): a randomised, two-by-two factorial phase 3 study[J]. Lancet Oncol, 2015, 16(2): 187-199.

[4] Shirvani SM, Jiang J, Gomez DR, et al. Intensity modulated radiotherapy for stage III non-small cell lung cancer in the United States: predictors of use and association with toxicities[J]. Lung Cancer, 2013, 82(2): 252-259.

[5] Wink KC, Roelofs E, Solberg T, et al. Particle therapy for non-small cell lung tumors: where do we stand? A systematic review of the literature[J]. Front Oncol, 2014, 4: 292.

[6] Chang JY, Komaki R, Lu C, et al. Phase 2 study of high-dose proton therapy with concurrent chemotherapy for unresectable stage III nonsmall cell lung cancer[J]. Cancer, 2011, 117(20): 4707-4713.

[7] Simone CB 2nd, Rengan R. The use of proton therapy in the treatment of lung cancers[J]. Cancer J, 2014, 20(6): 427-432.

[8] Naruke T, Goya T, Tsuchiya R, et al. Prognosis and survival in resected lung carcinoma based on the new international staging system[J]. J Thorac Cardiovasc Surg, 1988, 96(3): 440-447.

[9] Nesbitt JC, Putnam JB Jr, Walsh GL, et al. Survival in early-stage non-small cell lung cancer[J]. Ann Thorac Surg, 1995, 60: 466-472.

[10] Timmerman R, Paulus R, Galvin J, et al. Stereotactic body radiation therapy for inoperable early stage lung cancer[J]. JAMA, 2010, 303(11): 1070-1076.

[11] Heinzerling JH, Kavanagh B, Timmerman RD. Stereotactic ablative radiation therapy for primary lung tumors[J]. Cancer J, 2011, 17(1): 28-32.

[12] Simone CB 2nd, Wildt B, Haas AR, et al. Stereotactic body radiation therapy for lung cancer[J]. Chest, 2013, 143: 1784-1790.

[13] Chang JY, Senan S, Paul MA, et al. Stereotactic ablative radiotherapy versus lobectomy for operable stage I non-small-cell lung cancer: a pooled analysis of two randomised trials[J]. Lancet Oncol, 2015, 16(6): 630-637.

[14] Iyengar P, Kavanagh BD, Wardak Z, et al. Phase II trial of stereotactic body radiation therapy combined with erlotinib for patients with limited but progressive metastatic non-small-cell lung cancer[J]. J Clin Oncol, 2014, 32(34): 3824-3830.

[15] Siva S, MacManus M, Ball D. Stereotactic radiotherapy for pulmonary oligometastases: a systematic review[J]. J Thorac Oncol, 2010, 5(7): 1091-1099.

[16] Xanthopoulos EP, Handorf E, Simone CB 2nd, et al. Definitive dose thoracic radiation therapy in oligometastatic non-small cell lung cancer: A hypothesis-generating study[J]. Pract Radiat Oncol, 2015, 5(4): e355-e363.

[17] Pirker R, Pereira JR, Szczesna A, et al. Cetuximab plus chemotherapy in patients with advanced non-small-cell lung cancer (FLEX): an open-label randomised phase III trial[J]. Lancet, 2009, 373(9674): 1525-1531.

[18] Lynch TJ, Patel T, Dreisbach L, et al. Cetuximab and first-line taxane/carboplatin chemotherapy in advanced non-small-cell lung cancer: results of the randomized multicenter phase III trial BMS099[J]. J Clin Oncol, 2010, 28(6): 911-917.

[19] Cappuzzo F, Ciuleanu T, Stelmakh L, et al. Erlotinib as maintenance treatment in advanced non-small-cell lung cancer: a multicentre, randomised, placebo-controlled phase 3 study[J]. Lancet Oncol, 2010, 11(6): 521-529.

[20] Brugger W, Triller N, Blasinska-Morawiec M, et al. Prospective molecular marker analyses of EGFR and KRAS from a randomized, placebo-controlled study of erlotinib maintenance therapy in advanced non-small-cell lung cancer[J]. J Clin Oncol, 2011, 29(31): 4113-4120.

[21] Takeda K, Hida T, Sato T, et al. Randomized phase III trial of platinum-doublet chemotherapy followed by gefitinib compared with continued platinum-doublet chemotherapy in Japanese patients with advanced non-small-cell lung cancer: results of a west Japan thoracic oncology group trial (WJTOG0203)[J]. J Clin Oncol, 2010, 28(5): 753-760.

[22] Zhang L, Ma S, Song X, et al. Gefitinib versus placebo as maintenance therapy in patients with locally advanced or metastatic non-small-cell lung cancer (INFORM; C-TONG 0804): a multicentre, double-blind randomised phase 3 trial[J]. Lancet Oncol, 2012, 13(5): 466-475.

[23] Zhao H, Fan Y, Ma S, et al. Final overall survival results from a phase III, randomized, placebo-controlled, parallel-group study of gefitinib versus placebo as maintenance therapy in patients with locally advanced or metastatic non-small-cell lung cancer (INFORM; C-TONG 0804)[J]. J Thorac Oncol, 2015, 10(4): 655-664.

[24] Mok TS, Wu YL, Thongprasert S, et al. Gefitinib or carboplatin-paclitaxel in pulmonary adenocarcinoma[J]. N Engl J Med, 2009, 361(10): 947-957.

[25] Fukuoka M, Wu YL, Thongprasert S, et al. Biomarker analyses and final overall survival results from a phase III, randomized, open-label, first-line study of gefitinib versus carboplatin/paclitaxel in clinically selected patients with advanced non-small-cell lung cancer in Asia (IPASS)[J]. J Clin Oncol, 2011, 29(21): 2866-2874.

[26] Mitsudomi T, Morita S, Yatabe Y, et al. Gefitinib versus cisplatin plus docetaxel in patients with non-small-cell lung cancer harbouring mutations of the epidermal growth factor receptor (WJTOG3405): an open label, randomised phase 3 trial[J]. Lancet Oncol, 2010, 11(2): 121-128.

[27] Inoue A, Kobayashi K, Maemondo M, et al. Updated overall survival results from a randomized phase III trial comparing gefitinib with carboplatin-paclitaxel for chemo-naïve non-small cell lung cancer with sensitive EGFR gene mutations (NEJ002)[J]. Ann Oncol, 2013, 24(1): 54-59.

[28] Zhou C, Wu YL, Chen G, et al. Erlotinib versus chemotherapy as first-line treatment for patients with advanced EGFR mutation-positive non-small-cell lung cancer (OPTIMAL, CTONG-0802): a multicentre, open-label, randomised, phase 3 study[J]. Lancet Oncol, 2011, 12(8): 735-742.

[29] Rosell R, Carcereny E, Gervais R, et al. Erlotinib versus standard chemotherapy as first-line treatment for European patients with advanced EGFR mutation-positive non-small-cell lung cancer (EURTAC): a multicentre, open-label, randomised phase 3 trial[J]. Lancet Oncol, 2012, 13(3): 239-246.

[30] Sequist LV, Yang JC, Yamamoto N, et al. Phase III study of afatinib or cisplatin plus pemetrexed in patients with metastatic lung adenocarcinoma with EGFR mutations[J]. J Clin Oncol, 2013, 31(27): 3327-3334.

[31] Sandler A, Gray R, Perry MC, et al. Paclitaxel-carboplatin alone or with bevacizumab for non-small-cell lung cancer[J]. N Engl J Med, 2006, 355(24): 2542-2550.

[32] Reck M, von Pawel J, Zatloukal P, et al. Overall survival with cisplatin-gemcitabine and bevacizumab or placebo as first-line therapy for nonsquamous non-small-cell lung cancer: results from a randomised phase III trial (AVAiL)[J]. Ann Oncol, 2010, 21(9): 1804-1809.

[33] Soria JC, Mauguen A, Reck M, et al. Systematic review and meta-analysis of randomised, phase II/III trials adding bevacizumab to platinum-based chemotherapy as first-line treatment in patients with advanced non-small-cell lung

cancer[J]. Ann Oncol, 2013, 24(1): 20-30.

[34] Shaw AT, Kim DW, Nakagawa K, et al. Crizotinib versus chemotherapy in advanced ALK-positive lung cancer[J]. N Engl J Med, 2013, 368: 2385-2394.

[35] Solomon BJ, Mok T, Kim DW, et al. First-line crizotinib versus chemotherapy in ALK-positive lung cancer[J]. N Engl J Med, 2014, 371: 2167-2177.

[36] Shaw AT, Ou SH, Bang YJ, et al. Crizotinib in ROS1-rearranged non-small-cell lung cancer[J]. N Engl J Med, 2014, 371(21): 1963-1971.

[37] Smith RT. Tumor-specific immune mechanisms[J]. N Engl J Med, 1968, 278: 1207-1214.

[38] Lynch TJ, Bondarenko I, Luft A, et al. Ipilimumab in combination with paclitaxel and carboplatin as first-line treatment in stage IIIB/IV non-small-cell lung cancer: results from a randomized, double-blind, multicenter phase II study[J]. J Clin Oncol, 2012, 30(17): 2046-2054.

[39] ClinicalTrials.gov. A service of the U.S. National Institutes of Health[Z/OL]. [Accessed September 29, 2015]. Available online: https://clinicaltrials.gov/

[40] Topalian SL, Hodi FS, Brahmer JR, et al. Safety, activity, and immune correlates of anti-PD-1 antibody in cancer[J]. N Engl J Med, 2012, 366(26): 2443-2454.

[41] Ramalingam SS, Mazières J, Planchard D, et al. Phase II Study of Nivolumab (anti-PD-1, BMS-936558, ONO-4538) in Patients with Advanced, Refractory Squamous Non-Small Cell Lung Cancer: Metastatic Non-small Cell Lung Cancer[J]. Int J Radiat Oncol, 2014, 90: 1266-1267.

[42] Brahmer J, Reckamp KL, Baas P, et al. Nivolumab versus Docetaxel in Advanced Squamous-Cell Non-Small-Cell Lung Cancer[J]. N Engl J Med, 2015, 373(2): 123-135.

[43] Blumenschein GR Jr, Paulus R, Curran WJ, et al. Phase II study of cetuximab in combination with chemoradiation in patients with stage IIIA/B non-small-cell lung cancer: RTOG 0324[J]. J Clin Oncol, 2011, 29(17): 2312-2318.

[44] Govindan R, Bogart J, Stinchcombe T, et al. Randomized phase II study of pemetrexed, carboplatin, and thoracic radiation with or without cetuximab in patients with locally advanced unresectable non-small-cell lung cancer: Cancer and Leukemia Group B trial 30407[J]. J Clin Oncol, 2011, 29(23): 3120-3125.

[45] Herbst RS, Prager D, Hermann R, et al. TRIBUTE: a phase III trial of erlotinib hydrochloride (OSI-774) combined with carboplatin and paclitaxel chemotherapy in advanced non-small-cell lung cancer[J]. J Clin Oncol, 2005, 23(25): 5892-5899.

[46] Gatzemeier U, Pluzanska A, Szczesna A, et al. Phase III study of erlotinib in combination with cisplatin and gemcitabine in advanced non-small-cell lung cancer: the Tarceva Lung Cancer Investigation Trial[J]. J Clin Oncol, 2007, 25(12): 1545-1552.

[47] Ready N, Jänne PA, Bogart J, et al. Chemoradiotherapy and gefitinib in stage III non-small cell lung cancer with epidermal growth factor receptor and KRAS mutation analysis: cancer and leukemia group B (CALEB) 30106, a CALGB-stratified phase II trial[J]. J Thorac Oncol, 2010, 5(9): 1382-1390.

[48] Camidge DR, Pao W, Sequist LV. Acquired resistance to TKIs in solid tumours: learning from lung cancer[J]. Nat Rev Clin Oncol, 2014, 11(8): 473-481.

[49] Weickhardt AJ, Scheier B, Burke JM, et al. Local ablative therapy of oligoprogressive disease prolongs disease control by tyrosine kinase inhibitors in oncogene-addicted non-small-cell lung cancer[J]. J Thorac Oncol, 2012, 7(12): 1807-1814.

[50] Yu HA, Sima CS, Huang J, et al. Local therapy with continued EGFR tyrosine kinase inhibitor therapy as a treatment strategy in EGFR-mutant advanced lung cancers that have developed acquired resistance to EGFR tyrosine kinase inhibitors[J]. J Thorac Oncol, 2013, 8(3): 346-351.

[51] Spigel DR, Hainsworth JD, Yardley DA, et al. Tracheoesophageal fistula formation in patients with lung cancer treated with chemoradiation and bevacizumab[J]. J Clin Oncol, 2010, 28(1): 43-48.

[52] Domagala-Kulawik J. The role of the immune system in non-small cell lung carcinoma and potential for therapeutic intervention[J]. Transl Lung Cancer Res, 2015, 4(2): 177-190.

[53] Tang C, Wang X, Soh H, et al. Combining radiation and immunotherapy: a new systemic therapy for solid tumors?[J]. Cancer Immunol Res, 2014, 2(9): 831-838.

[54] Reits EA, Hodge JW, Herberts CA, et al. Radiation modulates the peptide repertoire, enhances MHC class I expression, and induces successful antitumor immunotherapy[J]. J Exp Med, 2006, 203(5): 1259-1271

[55] Deng L, Liang H, Burnette B, et al. Irradiation and anti-PD-L1 treatment synergistically promote antitumor immunity in mice[J]. J Clin Invest, 2014, 124(2): 687-695.

[56] Finkelstein SE, Timmerman R, McBride WH, et al. The confluence of stereotactic ablative radiotherapy and tumor immunology[J]. Clin Dev Immunol, 2011, 2011: 439752.

[57] Postow MA, Callahan MK, Barker CA, et al. Immunologic correlates of the abscopal effect in a patient with melanoma[J]. N Engl J Med, 2012, 366(10): 925-931.

[58] Stamell EF, Wolchok JD, Gnjatic S, et al. The abscopal effect associated with a systemic anti-melanoma immune response[J]. Int J Radiat Oncol Biol Phys, 2013, 85(2): 293-295.

[59] Hiniker SM, Chen DS, Reddy S, et al. A systemic complete response of metastatic melanoma to local radiation and immunotherapy[J]. Transl Oncol, 2012, 5(6): 404-407.

[60] Twyman-Saint Victor C，Rech AJ，Maity A，et al. Radiation and dual checkpoint blockade activate non-redundant immune mechanisms in cancer[J]. Nature，2015，520(7547)：373-377.

[61] Slovin SF，Higano CS，Hamid O，et al. Ipilimumab alone or in combination with radiotherapy in metastatic castration-resistant prostate cancer：results from an open-label，multicenter phase I/ II study[J]. Ann Oncol，2013，24(7)：1813-1821.

[62] Mayor S. Radiation in combination with immune-checkpoint inhibitors[J]. Lancet Oncol，2015，16(4)：e162.

译者：李建成，福建省肿瘤医院

审校：AME编辑部

**Cite this article as:** Simone CB 2nd, Burri SH, Heinzerling JH. Novel radiotherapy approaches for lung cancer: combining radiation therapy with targeted and immunotherapies. Transl Lung Cancer Res 2015;4(5):545-552. doi: 10.3978/j.issn.2218-6751.2015.10.05

# 第五十四章　立体定向消融放射治疗或立体定向放射治疗在寡转移性非小细胞肺癌中的应用

**Andrew Song, Bo Lu**

Department of Radiation Oncology, Sidney Kimmel Medical College, Thomas Jefferson University, Philadelphia, PA, USA
*Correspondence to:* Andrew Song, MD. 111 S 11th St., Bodine Cancer Center, Philadelphia, PA 19107, USA.
Email: Andrew.Song@Jefferson.edu.
*Provenance:* This is an invited editorial commissioned by the Section Editor Lei Deng (PGY-1 Resident of Internal Medicine Jacobi Medical Center, Albert Einstein College of Medicine, USA).
*Comment on:* Antonia SJ, Villegas A, Daniel D, *et al.* Durvalumab after Chemoradiotherapy in Stage III Non-Small-Cell Lung Cancer. N Engl J Med,2017,377:1919-1929.

**View this article at:** http://dx.doi.org/10.21037/jtd.2018.01.22

近年来，寡转移性非小细胞肺癌（NSCLC）的治疗是放疗研究的一大重点。得克萨斯大学西南医学中心于2017年9月在*JAMA Oncol*发表的Ⅱ期研究结果显示，局部消融放疗可延长患者无进展生存期近3倍，这一结果使该研究提前终止患者入组[1]。该研究直接比较了在诱导化疗后，立体定向消融放疗（stereotactic ablative radiotherapy，SABR），也称为立体定向放射疗法（stereotactic body radiation therapy，SBRT），联合维持化疗与单纯维持化疗的治疗疗效。研究对象仅限于NSCLC患者，同时要求入组患者的转移病灶数不超过5个、无靶向突变、且诱导化疗后无疾病进展。与单纯化疗组3.5个月的无进展生存期（PFS）相比，SABR联合化疗组患者的PFS为9.7个月（*P*=0.01），且无增加毒副反应。这一鲜明的对比让人联想到近期PACIFIC试验的结果，在该研究中，无法手术切除的ⅢA期和因医学原因不能手术的ⅢB期NSCLC患者在完成根治性放化疗后，使用程序性死亡配体1（PD-L1）抑制剂度伐利尤单抗，同样为患者带来了近3倍的PFS的提高[2]。基于这一令人

赞叹的结果，度伐利尤单抗作为无法手术治疗的ⅢA~C期NSCLC患者放化疗后的巩固治疗已被写入最新版的美国国家综合癌症网络（NCCN）的指南中[3]。这种治疗模式的快速转变激励我们进一步探索提高患者预后的新方法，尤其是考虑到目前有关寡转移治疗的新发现。

得克萨斯大学西南医学中心的Ⅱ期研究并不是唯一一个提示采用放疗对寡转移NSCLC进行积极治疗有疗效的研究。有几个其他类似的研究也表明局部巩固治疗能使患者获益[4,5]。更好的PFS与接受巩固治疗且有靶向突变有关。美国MD安德森癌症中心开展的多中心Ⅱ期试验同样发现，相比于全身维持治疗，增加局部巩固治疗可延长患者PFS近3倍（11.9个月 *vs* 3.9个月，*P*=0.0054）。该研究中患者寡转移数不超过3个，同样因为明显的疗效差异而提前终止患者入组[5]。我们将在后文中详细讨论靶向突变，即表皮生长因子受体（EGFR）和间变性淋巴瘤激酶（ALK）突变。有趣的是，得克萨斯大学西南医学中心还进行了Ⅱ期的单臂试验，研究SABR联合厄洛替尼在接受铂类化疗后进

展的患者中，作为二线方案的疗效[6]。据报道，与二线治疗不使用SABR的历史结果相比，SABR联合厄洛替尼明显改善了患者的中位PFS（14.7个月）和中位总生存期（OS）（20.4个月）。该研究中，研究者在SABR治疗前1~3周给予患者厄洛替尼，并将其作为后续维持治疗。约一半的患者（13/24）进行了EGFR突变检测，结果均为阴性。由于缺乏EGFR突变患者，作者认为PFS和OS的改善来源于SABR治疗。该研究中未接受突变检测的患者与接受突变检测的患者之间没有显著的生存差异。但是，该试验最初并非基于这一目的设计，也无法充分比较这种差异。鉴于有多个Ⅱ期研究提示了巩固性SABR在NSCLC寡转移患者中的良好疗效，我们需要Ⅲ期临床试验来明确更多细节问题，使这一临床实践成为一种标准治疗方案。

朝这个方向努力的重要一步是对寡转移患者进行恰当的分层来帮助医生进行治疗决策。AJCC第8版肺癌分期中有关远处转移的新定义就是一个例子[7]。之前的第7版分期仅将M分期分为M1a和M1b，但新版本已将胸外疾病状态量化。第8版分期中对胸外单病灶转移（M1b）和多病灶转移（M1c）进行了划分。此外，M1b疾病归为ⅣA期，而M1c疾病则归为ⅣB期。值得注意的是，M1a依然归为ⅣA期。

为了根据不同预后因素来进一步区分患者组群，我们还可以考虑转移发生的时机。一项涵盖多个机构的荟萃分析提出了基于不同转移时间（同时或异时）和区域淋巴结状态对患者进行分层。研究发现异时转移且不伴区域淋巴结转移的患者生存率最高，报道的5年OS为47.8%[8]。而伴淋巴结进展和同时性转移的患者预后较差，这些患者就诊时疾病负担最重，报道的5年OS为13.8%。此外，组织学为腺癌的患者也有更好的生存率（$P=0.036$）（腺癌患者的预后向来优于鳞状细胞癌患者），但这一生存优势也可能源于那些对全身治疗有反应的靶向突变。

目前寡转移NSCLC的靶向突变主要为EGFR和ALK。对于EGFR突变，大多数患者接受TKI治疗（例如厄洛替尼）。虽然也有一些单克隆抗体的使用（例如西妥昔单抗），但在多项研究中，其虽能改善PFS，却不能改善OS[9]。然而在一项研究中，序贯接受EGFR-TKIs和化疗的患者，其OS优于单一方案治疗的患者[10]。伴有棘皮微管相关蛋白4（EML4）-ALK融合重排的患者也可接受TKIs治疗（如克唑替尼或色瑞替尼），目前已证

明这类药物作为一线治疗可延长患者的PFS[11]。RTOG 1306是一项正在进行的Ⅱ期试验，旨在局部晚期不可切除的非鳞NSCLC患者中，对比诱导靶向治疗后（厄洛替尼/克唑替尼）进行常规放疗与无靶向治疗仅行常规放化疗疗效。尽管靶向治疗组有望获得阳性结果，但最大的担忧是患者发生获得性耐药后治疗无效[12]。目前有关同时进行SABR和靶向治疗的数据有限，因此很难说这样的治疗是否合适且无毒副反应增加风险[13]。据报道，特别是EGFR抑制剂有肺毒性的风险，这可能会限制其与放疗联合使用[14]。

与大多数疾病一样，NSCLC也在积极开展免疫治疗相关研究。PACIFIC研究中，免疫辅助治疗取得了突破性的进展。KEYNOTE-01研究中，对于晚期NSCLC患者，在帕博利珠单抗治疗前给予颅外病灶放疗能显著延长生存期，从5.3个月增加到10.7个月[15]。尽管数据记录了患者是否接受过SABR，但没有直接相关的分析。该研究确切记录了患者接受的是姑息性还是根治性放疗，以及放疗部位（颅外以及胸腔）。据报道，大多数患者记录了PD-L1的表达状态（约80%），而之前有报道PFS延长与PD-L1的高表达相关。遗憾的是，该研究没有报道从放疗到使用帕博利珠单抗，各种临床终点事件发生的时间。

鉴于已经有若干项Ⅱ期临床试验显示SBRT巩固性治疗疗效，下一步应整合这些研究结果，帮助设计今后的Ⅲ期临床试验。理想情况下，未来的临床试验将解决SABR在寡转移NSCLC中的关键问题。首先是SABR介入的时机，即SBRT是前线使用还是巩固治疗。大多数的研究都是基于系统治疗应首先用于伴远处转移的肿瘤的治疗，无论这些研究是前瞻性还是回顾性的。但是若SABR与全身治疗同时进行，或者先于全身治疗，效果是否会更好？放射肿瘤学专家可以在治疗野中看到肿瘤病灶，因此会希望可以根除肿瘤靶病灶。至少减轻肿瘤负荷与改善PFS有关。不过，将SABR与免疫治疗相结合治疗寡转移疾病可能还有一个好处，就是在产生远隔效应的过程中，对整个免疫系统都起到一个活化的作用。一般认为胸外病灶数<5个时可考虑积极治疗。其次，我们需要明确与SABR相联合的最佳治疗方案，这可能需要综合考虑分子标志物和组织学。潜在的治疗方案包括针对非鳞状细胞NSCLC患者的靶向治疗序贯SABR，以及SABR序贯免疫治疗。最重要的一点是，我们在早期的Ⅱ期研究中看到的PFS变化是否能带来真正的OS的

获益？

即将公布的一些正在进行中的试验数据将有助于我们设计未来的临床试验。正在进行的NRG LU-002研究有望揭示一线全身治疗后，在系统维持治疗基础上加用SABR的疗效。该研究用药包括多西他赛、吉西他滨和培美曲塞，但不允许靶向治疗或免疫治疗。放疗可用于转移性病灶（最多3个病变）以及原发病灶的治疗。Ⅲ期试验的主要终点是OS，因此该研究结果应为寡转移的治疗提供更多证据。

由于在PACIFIC试验中的优秀表现，度伐利尤单抗用于与SABR联合治疗也有一定的合理性。实际上，一项由威斯康星大学麦迪逊分校发起、阿斯利康（AstraZeneca）赞助的ⅠB期的临床试验（NCT03275597）正在探讨这个问题[16]。该试验旨在研究SABR与双重检查点抑制剂，即度伐利尤单抗（PD-L1）和替西木单抗（CTLA-4）的联合应用。研究先给予患者SABR治疗，然后用度伐利尤单抗辅助治疗直至病情进展，之后使用替西木单抗（每4周期1次，最多使用4次）。该试验尚未开始入组患者，计划于2021年完成。要进一步研究SABR在免疫治疗中的作用，不仅要确定SABR与免疫治疗的相对时机，还要明确SABR的分割方案。

为了使寡转移患者能最大程度地从放疗与系统治疗相结合中获益，需要确定寡转移患者1次、3次或5次分割的可接受剂量和放疗时间，这对于最大限度地提高放疗与全身治疗相结合的临床获益至关重要。

展望未来，得克萨斯大学西南医学中心研究的结果让我们看到了局部消融治疗在寡转移NSCLC患者中的价值。下一步我们需要找到一种方法，使之能充分利用全身治疗与SABR的优势。多项研究证实了多模式治疗是治疗晚期癌症最有效的方法。我们身处于一个不断发展的时代，期待我们在肿瘤综合治疗领域中共同进步。

## 声明

本文作者宣称无任何利益冲突。

## 参考文献

[1] Iyengar P, Wardak Z, Gerber DE, et al. Consolidative Radiotherapy for Limited Metastatic Non-Small-Cell Lung Cancer: A Phase 2 Randomized Clinical Trial[J]. JAMA Oncol, 2018, 4(1): e173501.

[2] Antonia SJ, Villegas A, Daniel D, et al. Durvalumab after Chemoradiotherapy in Stage III Non-Small-Cell Lung Cancer[J]. N Engl J Med, 2017, 377(20): 1919-1929.

[3] National Comprehensive Cancer Network. NCCN Clinical Practice Guidelines in Oncology[J/OL]. Non-Small Cell Lung Cancer Version 1.2018. Available online: https://www.nccn.org/professionals/physician_gls/pdf/nscl.pdf

[4] Salama JK, Hasselle MD, Chmura SJ, et al. Stereotactic body radiotherapy for multisite extracranial oligometastases: final report of a dose escalation trial in patients with 1 to 5 sites of metastatic disease[J]. Cancer, 2012, 118(11): 2962-2970.

[5] Gomez DR, Blumenschein GR Jr, Lee JJ, et al. Local consolidative therapy versus maintenance therapy or observation for patients with oligometastatic non-small-cell lung cancer without progression after first-line systemic therapy: a multicentre, randomised, controlled, phase 2 study[J]. Lancet Oncol, 2016, 17(12): 1672-1682.

[6] Iyengar P, Kavanagh BD, Wardak Z, et al. Phase II trial of stereotactic body radiation therapy combined with erlotinib for patients with limited but progressive metastatic non-small-cell lung cancer[J]. J Clin Oncol, 2014, 32(34): 3824-3830.

[7] Goldstraw P, Chansky K, Crowley J, et al. The IASLC Lung Cancer Staging Project: Proposals for Revision of the TNM Stage Groupings in the Forthcoming (Eighth) Edition of the TNM Classification for Lung Cancer[J]. J Thorac Oncol, 2016, 11(1): 39-51.

[8] Ashworth AB, Senan S, Palma DA, et al. An individual patient data metaanalysis of outcomes and prognostic factors after treatment of oligometastatic non-small-cell lung cancer[J]. Clin Lung Cancer, 2014, 15(5): 346-355.

[9] Cappuzzo F, Ciuleanu T, Stelmakh L, et al. Erlotinib as maintenance treatment in advanced non-small-cell lung cancer: a multicentre, randomised, placebo-controlled phase 3 study[J]. Lancet Oncol, 2010, 11(6): 521-529.

[10] Zhou C, Wu YL, Chen G, et al. Final overall survival results from a randomised, phase III study of erlotinib versus chemotherapy as first-line treatment of EGFR mutation-positive advanced non-small-cell lung cancer (OPTIMAL, CTONG-0802)[J]. Ann Oncol, 2015, 26(9): 1877-1883.

[11] Solomon BJ, Mok T, Kim DW, et al. First-line crizotinib versus chemotherapy in ALK-positive lung cancer[J]. N Engl J Med, 2014, 371: 2167-2177.

[12] Yap TA, Macklin-Doherty A, Popat S. Continuing EGFR inhibition beyond progression in advanced non-small cell lung cancer[J]. Eur J Cancer, 2017, 70: 12-21.

[13] Kroeze SG, Fritz C, Hoyer M, et al. Toxicity of concurrent stereotactic radiotherapy and targeted therapy or immunotherapy: a systematic review[J]. Cancer Treat Rev, 2017, 53: 25-37.

[14] Shi L, Tang J, Tong L, et al. Risk of interstitial lung disease with gefitinib and erlotinib in advanced non-small cell lung cancer: a systematic review and meta-analysis of clinical trials[J]. Lung Cancer, 2014, 83(2): 231-239.

[15] Shaverdian N, Lisberg AE, Bornazyan K, et al. Previous radiotherapy and the clinical activity and toxicity of pembrolizumab in the treatment of non-small-cell lung cancer: a secondary analysis of the KEYNOTE-001 phase 1 trial[J]. Lancet Oncol, 2017, 18(7): 895-903.

[16] Phase Ib study of stereotactic body radiotherapy (SBRT) in oligometastatic non-small lung cancer (NSCLC) with dual immune checkpoint inhibition[Z/OL]. Available online: https://clinicaltrials.gov/ct2/show/NCT03275597

译者：蒋丽莎，四川大学华西医院

审校：叶露茜，复旦大学附属肿瘤医院放射治疗中心

**Cite this article as:** Song A, Lu B. Utility of stereotactic ablative radiotherapy/stereotactic body radiation therapy in the setting of oligometastatic non-small cell lung cancer. J Thorac Dis 2018;10(2):657-660. doi: 10.21037/jtd.2018.01.22

# 第五十五章　增加不可手术局部晚期非小细胞肺癌放疗剂量：已到尽头？

Julian C. Hong, Joseph K. Salama

Department of Radiation Oncology, Duke University, Durham, NC, USA
*Correspondence to:* Joseph K. Salama, MD. Department of Radiation Oncology, Duke University, Box 3085, Durham, NC 27705, USA. Email: joseph.salama@duke.edu.

*Provenance:* This is a Guest Perspective commissioned by Guest Editor Hongcheng Zhu, MD, PhD (Department of Radiation Oncology, The First Affiliated Hospital of Nanjing Medical University, Nanjing, China).
*Comment on:* Bradley JD, Paulus R, Komaki R, *et al.* Standard-dose versus high-dose conformal radiotherapy with concurrent and consolidation carboplatin plus paclitaxel with or without cetuximab for patients with stage IIIA or IIIB non-small-cell lung cancer (RTOG 0617): a randomised, two-by-two factorial phase 3 study. Lancet Oncol,2015,16:187-199.

**摘要：** 放射治疗肿瘤学组（Radiation Therapy Oncotogy Group，RTOG）0617是一项研究增加放疗剂量同时联合西妥昔单抗治疗非小细胞肺癌的随机试验。RTOG 0617的结果令人惊讶，因为包括增加剂量试验按照无效停止原则提前终止，且西妥昔单抗未能带来总生存的获益。局部晚期不可手术非小细胞肺癌传统治疗方法为同步放化疗。尽管放疗技术的进步使我们有能力给予足够的治疗剂量，但是自从20世纪80年代以来，放疗的基本原则还是相同的。从那时起相继有一些探索性的研究评估了增加局部放疗剂量的安全性和有效性。虽然RTOG 0617并未获得预期的效果，但在提升剂量和如何解释该研究结果方面仍有许多令人感兴趣的地方。在未经选择的人群中，西妥昔单抗未发现对生存有影响。但是，在分层分析中发现，高表达表皮生长因子（EGFR）的患者能从西妥昔单抗治疗中获益，这提示西妥昔单抗应按照靶点模式使用。我们讨论了RTOG 0617的研究结果并从随后分析中获得额外发现，即剂量提升受限于正常组织的毒性。我们也提到了目前正在进行的一些相关研究，旨在阐明采用自适应放疗或质子技术后高剂量放疗组死亡率高背后可能的原因。此外，还将补充一些其他配合放疗使用的全身性药物，比如针对EGFR活化突变或EML4-ALK基因重排的酪氨酸激酶抑制剂（TKIs）和聚腺苷二磷酸-核糖聚合酶（PARP）抑制剂。

**关键词：** 肺癌；放化疗；增加剂量；调强放疗（intensity modulated radiation therapy，IMRT）；西妥昔单抗

**View this article at:** http://dx.doi.org/ 10.3978/j.issn.2218-6751.2016.01.07

## 一、放化疗（CRT）和增加剂量

20世纪80年代以来，局部晚期非小细胞肺癌放疗剂量已经标准化。放射治疗肿瘤学组（RTOG）73-01试验将患者随机分配到4种不同放疗方案中：每天每次2 Gy，间断放疗40 Gy或连续放疗40 Gy，50 Gy，60 Gy[1-2]。该研究发现，在二维放疗时代接受60 Gy照射的患者无论在局控还是总生存都是最好的，由此建立了标准的放疗剂量。

然而即使给予胸部放疗60 Gy，研究均表明患者的生存不佳，而化疗的应用可以改善预后。从最初的序贯化疗，然后同步放疗，逐步建立了化疗的重要地位[3-10]。一项荟萃分析证实，同步放化疗的确在总生存方面要优于序贯放化疗[11]。至此，同步放化疗仍然是目前治疗局部晚期肺癌的基础。

为了进一步改善Ⅲ期非小细胞肺癌预后，许多研究尝试通过技术进一步优化放疗计划和实施照射。引入CT最终形成三维适形放射治疗，使在更复杂和适形放疗计划中利用三维成像确定靶区得以实现。基于此，我们能够提高放疗剂量，同时减少正常组织的照射剂量。许多研究均旨在提高放疗剂量，这也是RTOG 0617研究的目的之一。

最初，利用3DCRT提高放疗剂量是在单纯放疗或序贯化疗的基础上进行的。RTOG 93-11试验是一项利用3DCRT技术将放疗剂量提升并超过60Gy的Ⅰ~Ⅱ期剂量爬坡研究[12]。根据肺V20水平，患者接受序贯放化疗，放疗剂量提升至90.3 Gy。90.3 Gy组有2例剂量相关性死亡，83.8 Gy被认为是最大耐受剂量。这个小样本研究并未发现放疗剂量的提高能够显著提高局控率。孔等在密歇根大学进行了一项提升放疗剂量的Ⅰ期研究，根据有效肺体积将治疗剂量提升至103 Gy，其中18%的患者接受了新辅助化疗[13]。该项研究提示更高的放疗剂量组有更好的5年生存率。

在同步化疗的方案中，其中一项是来自北卡罗来纳州包含62例患者的改良Ⅰ/Ⅱ期研究。该研究设计将放疗剂量提高至74 Gy[14-16]，同时患者接受卡铂联合紫杉醇的诱导和同步化疗。北部癌症中心治疗组（North Central Cancer Treatment Group，NCCTG）0028是一项Ⅰ/Ⅱ期试验，该研究证实，同步卡铂联合紫杉醇化疗时，放疗最大耐受剂量为74 Gy，而剂量增加到78 Gy时，许多剂量限制性毒性反应相应增加[17]。RTOG 0117是一项复合性的Ⅰ/Ⅱ期试验，最初试验设计是在同步卡铂联合紫杉醇化疗基础上将放疗剂量从75.25 Gy提升至80.5 Gy，同时增加单次放疗分割剂量[18-19]。然而，因严重的毒副反应，75.25 Gy/2.15 Gy/次的方案剂量下降至74 Gy/2 Gy/次，这也进一步确立了该方案是最大放疗剂量。CALGB 30105试验随机将患者分为紫杉醇或吉西他滨为基础的诱导化疗、同步放化疗，放疗剂量74 Gy，由于在卡铂/吉西他滨组出现4~5级的肺毒性而关闭了研究[20]。鉴于这些研究的结果，确立了74 Gy作为RTOG 0617试验高剂量组的放疗剂量。

### （一）同步放化疗与抑制表皮生长因子受体（EGFR）

除了放疗剂量提高，RTOG 0617试验也研究了西妥昔单抗在治疗Ⅲ期非小细胞肺癌中的作用。另一项研究RTOG 0324是一项Ⅱ期单臂研究，方案为西妥昔单抗联合同步放化疗，放疗剂量63 Gy，化疗方案为紫杉醇联合卡铂。尽管该研究的初衷并不是探讨西妥昔单抗的作用，但是Blumenschein等报道，无论EGFR表达状态如何，应用西妥昔单抗的患者2年生存率为49.3%[21]。值得注意的是，该研究中患者获得的生存时间是RTOG报道的研究中最长的。此外，另一项针对局部晚期头颈部肿瘤的随机研究证实，西妥昔单抗联合放疗较单纯放疗提高局部控制和总生存[22]。这些有关西妥昔单抗的有前景的研究结果并未根据EGFR突变状态来选择患者，因此RTOG 0617同样也未限制EGFR是否突变来筛选患者。

### （二）RTOG 0617

因此，RTOG 0617试验是一项随机Ⅲ期研究，旨在比较74 Gy组和60 Gy组分别联合化疗的疗效差异。同步化疗和巩固化疗方案为卡铂联合紫杉醇。后来研究设计修改，旨在了解西妥昔单抗在不可手术Ⅲ期非小细胞肺癌同步或巩固治疗中的价值[23]。然后，患者被随机平均分配到4组：60 Gy或70 Gy组，伴或不伴西妥昔单抗。放疗采用三维适形放疗或调强放疗（IMRT），每次分割剂量2 Gy，使用图像引导放疗，推荐使用PET/CT或4DCT制订放疗计划。另外，尽管不要求，但推荐满足正常组织限制剂量要求。根据放疗技术（3DCRT或IMRT）、Zubrod体力评分、是否采用PET进行分期和组织学进行随机化分层。

RTOG 0617试验共入组来自185个中心的544名患者，其中464名患者在放疗剂量随机化入组可评价，514名患者入组西妥昔单抗分析。放疗剂量随机化入组因无效停止规则提前关闭，然而西妥昔单抗随机入组继续进行。最终，419名患者进入结果分析。当结果出来后，惊奇地发现74 Gy组较60 Gy生存要差，二者2年总生存率分别为45%和58%。根据放疗剂量随机分组后，结果发现无病生存和局部进展无差别。

此外，增加西妥昔单抗并未对总生存有影响，使用西妥昔单抗组2年总生存率为52%，而未使用组为50%。但是，对亚组（总共203名患者）EGFR表达情况进回顾性分析，结果发现EGFR表达H分值（高EGFR表达）200或以上者应用西妥昔单抗对生存有提高，平均总生存期为42个月，而对照组为21.2个月（风险比1.72，P=0.032）。对于评分<200的患者，西妥昔单抗对生存有不利的趋势（P=0.056）。

### （三）怎么回事？

尽管放疗剂量提升并未提高同步放化疗患者的生存，但是剂量提升入组提前关闭还是令人有点意外[24-25]。因为这些结果令人奇怪、违背直觉，故对研究进行了深入的分析。研究者分析了患者受照射剂量的质量，即使只分析那些有医生审查的病例，以及95%剂量学中90%剂量线所包绕的计划靶体积，始终发现该部分人群的总生存有显著差异性。这也说明利用紧凑的放射野避免毒性反应并不会使靶区剂量下降。然而，平均肺剂量和V20在74 Gy这组人群中要明显更高。注意到的是，虽然随机研究[26-27]和荟萃分析[28]都表明同步放化疗后巩固化疗未显示患者获益，但是60 Gy组（70%）较70 Gy组（64%）有更多的患者完成巩固化疗。研究也未发现放疗剂量和西妥昔单抗之间有相互作用。这些结果提示提升放疗剂量导致更大的心肺毒性，相应可能造成临床上生存期的差别。

此外，在2015年世界肺癌大会和2015年美国放射肿瘤年会上报道了RTOG 0617试验中使用调强或三维适形放疗治疗患者的结果。采用调强放疗的患者疾病更晚且计划靶区更大。尽管这样，有一种趋势就是更低的V20可以明显降低3级放射性肺炎的发生率[29-30]。值得注意的是，只有肺V20能预测3级放射性肺炎的发生率。其他有关心脏剂量的分析证明使用调强放疗[30]可以明显降低心脏V40，且V40和总生存有关。Liao等的回顾性研究证实了心脏剂量和生存之间的关系，在他们的研究中发现肺和心脏剂量越高总生存越低[31]。

这些数据提示广泛使用提高放疗剂量或许有潜在对总生存不利的影响，而想要从高剂量中受益可能意味着需要更严格计划限制参数。特别是心脏接受剂量需要格外小心，特别是V40。同时，提升剂量程度需要根据心脏限制剂量满足的能力来决定。

虽然这些技术细节可能解释了应用高剂量放疗但生存改善有限，在充分剂量覆盖范围内提升剂量后类似的局部控制引发了对高剂量放疗的看法。这或许与肿瘤进展和放疗后改变的影像学评估有关，或者与高剂量组较低化疗完成率有关。然而，也有少数一些的前瞻性数据支持采用高剂量，主要在单纯放疗中使用，研究来自密西根大学[13]。RTOG的综合分析表明局控率和生存获益都与更高的生物等效剂量（biological equivalent dose，BED）有关，但是一定特殊时间段，如从1988—2002年期间，综合数据资料或许有潜在的混杂因素[32]。

值得注意的是，标准治疗组的经治患者实际研究结果较既往研究的预期结果明显要好，其2年总生存率为58%，中位生存期28.7个月。作者推测原因，这可能归功于在研究中几乎所有的（90%）患者均采用了PET或PET-CT进行分期。因此，这种潜在的分期变化可能与患者生存改善有关。的确，有许多试验数据结果都使用了基于人群的数据库，比如监测、流行病学、随访结果（SEER）的联邦保险数据库，加利福尼亚癌症注册数据库（California cancer registry，CCR）以及机构数据库[33-35]。在这些每一个研究中，随着PET使用的增多会上调疾病的分期。尽管肺癌总生存时间稳定，Dinan等注意到SEER医疗保险队列数据库中Ⅳ期患者生存延长[34]。同样，Chee也报道了在CCR人群中Ⅲ和Ⅳ期患者也有相同的结果[33]。PET除了在分期中的优势，PET-START试验随机将患者分为以PET-CT或CT作为放疗计划的基础，结果发现以PET-CT为基础的计划在总生存获益上有近乎有意义的延长趋势[36-37]。

此外，RTOG 0617试验并未发现在不经选择的人群中使用西妥昔单抗能够带来益处。这也不奇怪，因为西妥昔单抗同样也在CALGB 30407试验有生存期的提高[38]。该试验随机分组，一组为同步放化疗联合西妥昔单抗，另一组不联合西妥昔单抗，放疗剂量为70 Gy，化疗方案为卡铂+培美曲塞。有趣的是，在对RTOG 0617试验的亚组分析中发现，那些过度表达EGFR的患者使用西妥昔单抗后可以改善生存。西妥昔单抗为针对EGFR的小鼠嵌合单克隆抗体，该亚组发现符合西妥昔单抗作用机制。因为RTOG 0617试验发现在可评估肿瘤中只有52%的病例高表达EGFR，而在头颈部肿瘤中却普遍高表达EGFR，因此在本研究中这些未经挑选的非小细胞肺癌患者并未获益并不奇怪。研究结果的二次分析应该有助于指导西妥昔单抗在未来研究中的应用。

## 二、治疗局部晚期非小细胞肺癌未来的方向

由于RTOG 0617试验未对正常组织剂量进行限制，提高放疗剂量并未获得预期结果，目前进行的研究在限制正常组织剂量的基础上提高肿瘤放疗剂量。进行中的RTOG 1106试验随机分为标准60 Gy组，对照组在经40~46 Gy照射后通过PET/CT予自适应放疗，避开正常组织，予更小的、有FDG活性的靶区提升剂量至80.4 Gy[39]。此外，该研究的研究者特别考虑了0617研究发现，制订了详细的多个策略，包括强制性运动管理，放疗计划审核以及限制在6周内完成放疗计划。值得注意的是，增加放疗剂量的前提是平均肺剂量在可接受范围，一般限制<20 Gy。

RTOG 1308采用质子治疗目的类似于避免正常组织损伤[40]。特别是，研究表明质子调强放疗可以减少正常组织的放疗剂量[41-42]。尽管74 Gy证明无意义，研究者选择一组为质子70 Gy（相对生物效应）同步化疗，对照组为光子70 Gy（RBE）同步铂类为基础的双药化疗。研究允许根据危及器官（organs at risk，OAR）剂量限制调整处方剂量，而目前同步化疗时放疗剂量一般不会超过60 Gy。

大分割放疗也称作立体定向消融（SABR）或立体定向放疗（SBRT），在早期肺癌中有更好的近期疗效，因此大分割放疗被认为是提高肺癌BED的另一种方法。几项Ⅰ期研究也证明该方法的前景[43-45]。一项近来发表的Ⅱ期研究探索了按照大分割方法提升剂量，在不超过最大耐受剂量前提下使剂量达到60 Gy/15F[46]。该研究之前也有其他研究，包括一项意大利的Ⅱ期研究，放疗方案为60 Gy/20F，结果表明在可接受的毒性反应范围内经长期随访后疾病的控制令人期待[47-48]。张等的研究也采用了50 Gy/20F的大分割方案，随后序贯化疗[49]。

除了通过改变技术提高放疗剂量，目前也正在采取联合其他全身药物提高局部晚期非小细胞肺癌疗效。RTOG 1306试验是一项正在进行的放化疗联合针对特定突变靶向药物的研究[50]。伴有EGFR酪氨酸激酶突变和EML4-ALK融合重排的患者随机分配到同步放化疗60 Gy +靶向药物（厄洛替尼或克唑替尼）诱导治疗或不进行诱导治疗。该研究设计考虑了既往一些研究将EGFR酪氨酸激酶抑制剂加入同步放化疗方案中。总之，这些研究并未发现同步放化疗联合酪氨酸激酶抑制剂在改善生存上有所帮助，反而可能更糟糕。但是，单一使用或序贯放化疗结果还是令人期待的[51-53]。

聚腺苷酸二磷酸核糖转移酶（PARP）抑制剂已经作为有潜力的药物出现在同步放化疗方案中。正在进行中的SWOG 1206（NCI 8811）试验[54]和联盟基金会试验（AFT）07将不可手术非小细胞肺癌患者随机分组，一组为同步放化疗后巩固化疗+ ABT-888（维利帕尼），另一组不加ABT-888。

## 三、总结

从既往的Ⅱ期数据来看，RTOG 0617试验结果出乎意料，特别是增加剂量的比较。研究后的分析诠释了试验的结果，即增加局部病变放疗剂量同时可能有必要进行必要的限制。尽管增加西妥昔单抗未带来生存获益，但对亚组EGFR过表达人群的分析表明，按照靶点表达状态选择西妥昔单抗或许会有意义。鉴于RTOG 0617的发现，目前正在进行的有关局部晚期非小细胞肺癌临床试验已经修改了剂量增加策略，并联合应用生物学制剂。

## 声明

本文作者宣称无任何利益冲突。

## 参考文献

[1] Perez CA, Pajak TF, Rubin P, et al. Long-term observations of the patterns of failure in patients with unresectable non-oat cell carcinoma of the lung treated with definitive radiotherapy. Report by the Radiation Therapy Oncology Group[J]. Cancer, 1987, 59(11): 1874-1881.

[2] Perez CA, Stanley K, Rubin P, et al. A prospective randomized study of various irradiation doses and fractionation schedules in the treatment of inoperable non-oat-cell carcinoma of the lung. Preliminary report by the Radiation Therapy Oncology Group[J]. Cancer, 1980, 45(11): 2744-2753.

[3] Dillman RO, Seagren SL, Propert KJ, et al. A randomized trial of induction chemotherapy plus high-dose radiation versus radiation alone in stage III non-small-cell lung cancer[J]. N Engl J Med, 1990, 323(14): 940-945.

[4] Jeremic B, Shibamoto Y, Acimovic L, et al. Hyperfractionated radiation therapy with or without concurrent low-dose daily carboplatin/etoposide for stage III non-small-cell lung cancer: a randomized study[J]. J Clin Oncol, 1996, 14(4): 1065-1070.

[5] Le Chevalier T, Arriagada R, Quoix E, et al. Radiotherapy alone versus combined chemotherapy and radiotherapy in nonresectable non-small-cell lung cancer: first analysis of a randomized trial in 353 patients[J]. J Natl Cancer Inst, 1991, 83(6): 417-423.

[6] Sause WT, Scott C, Taylor S, et al. Radiation Therapy Oncology Group (RTOG) 88-08 and Eastern Cooperative Oncology Group (ECOG) 4588: preliminary results of a phase III trial in regionally advanced, unresectable non-small-cell lung cancer[J]. J Natl Cancer Inst, 1995, 87(3): 198-205.

[7] Schaake-Koning C, van den Bogaert W, Dalesio O, et al. Effects of concomitant cisplatin and radiotherapy on inoperable non-small-cell lung cancer[J]. N Engl J Med, 1992, 326(8): 524-530.

[8] Fournel P, Robinet G, Thomas P, et al. Randomized phase III trial of sequential chemoradiotherapy compared with concurrent chemoradiotherapy in locally advanced non-small-cell lung cancer: Groupe Lyon-Saint-Etienne d'Oncologie Thoracique-Groupe Francais de Pneumo-Cancerologie NPC 95-01 Study[J]. J Clin Oncol, 2005, 23(25): 5910-5917.

[9] Furuse K, Fukuoka M, Kawahara M, et al. Phase III study of concurrent versus sequential thoracic radiotherapy in combination with mitomycin, vindesine, and cisplatin in unresectable stage III non-small-cell lung cancer[J]. J Clin Oncol, 1999, 17(9): 2692-2699.

[10] Zatloukal P, Petruzelka L, Zemanova M, et al. Concurrent versus sequential chemoradiotherapy with cisplatin and vinorelbine in locally advanced non-small cell lung cancer: a randomized study[J]. Lung Cancer, 2004, 46(1): 87-98.

[11] Aupérin A, Le Péchoux C, Rolland E, et al. Meta-analysis of concomitant versus sequential radiochemotherapy in locally advanced non-small-cell lung cancer[J]. J Clin Oncol, 2010, 28(13): 2181-2190.

[12] Bradley J, Graham MV, Winter K, et al. Toxicity and outcome results of RTOG 9311: a phase I-II dose-escalation study using three-dimensional conformal radiotherapy in patients with inoperable non-small-cell lung carcinoma[J]. Int J Radiat Oncol Biol Phys, 2005, 61(2): 318-328.

[13] Kong FM, Ten Haken RK, Schipper MJ, et al. High-dose radiation improved local tumor control and overall survival in patients with inoperable/unresectable non-small-cell lung cancer: long-term results of a radiation dose escalation study[J]. Int J Radiat Oncol Biol Phys, 2005, 63(2): 324-333.

[14] Rosenman JG, Halle JS, Socinski MA, et al. High-dose conformal radiotherapy for treatment of stage IIIA/IIIB non-

small-cell lung cancer: technical issues and results of a phase I/II trial[J]. Int J Radiat Oncol Biol Phys, 2002, 54(2): 348-356.

[15] Socinski MA, Rosenman JG, Halle J, et al. Dose-escalating conformal thoracic radiation therapy with induction and concurrent carboplatin/paclitaxel in unresectable stage IIIA/B nonsmall cell lung carcinoma: a modified phase I/II trial[J]. Cancer, 2001, 92(5): 1213-1223.

[16] Stinchcombe TE, Lee CB, Moore DT, et al. Long-term follow-up of a phase I/II trial of dose escalating three-dimensional conformal thoracic radiation therapy with induction and concurrent carboplatin and paclitaxel in unresectable stage IIIA/B non-small cell lung cancer[J]. J Thorac Oncol, 2008, 3(11): 1279-1285.

[17] Schild SE, McGinnis WL, Graham D, et al. Results of a Phase I trial of concurrent chemotherapy and escalating doses of radiation for unresectable non-small-cell lung cancer[J]. Int J Radiat Oncol Biol Phys, 2006, 65(4): 1106-1111.

[18] Bradley JD, Bae K, Graham MV, et al. Primary analysis of the phase II component of a phase I/II dose intensification study using three-dimensional conformal radiation therapy and concurrent chemotherapy for patients with inoperable non-small-cell lung cancer: RTOG 0117[J]. J Clin Oncol, 2010, 28(14): 2475-2480.

[19] Bradley JD, Moughan J, Graham MV, et al. A phase I/II radiation dose escalation study with concurrent chemotherapy for patients with inoperable stages I to III non-small-cell lung cancer: phase I results of RTOG 0117[J]. Int J Radiat Oncol Biol Phys, 2010, 77(2): 367-372.

[20] Socinski MA, Blackstock AW, Bogart JA, et al. Randomized phase II trial of induction chemotherapy followed by concurrent chemotherapy and dose-escalated thoracic conformal radiotherapy (74 Gy) in stage III non-small-cell lung cancer: CALGB 30105[J]. J Clin Oncol, 2008, 26(15): 2457-2463.

[21] Blumenschein GR Jr, Paulus R, Curran WJ, et al. Phase II study of cetuximab in combination with chemoradiation in patients with stage IIIA/B non-small-cell lung cancer: RTOG 0324[J]. J Clin Oncol, 2011, 29(17): 2312-2318.

[22] Bonner JA, Harari PM, Giralt J, et al. Radiotherapy plus cetuximab for squamous-cell carcinoma of the head and neck[J]. N Engl J Med, 2006, 354(6): 567-578.

[23] Bradley JD, Paulus R, Komaki R, et al. Standard-dose versus high-dose conformal radiotherapy with concurrent and consolidation carboplatin plus paclitaxel with or without cetuximab for patients with stage IIIA or IIIB non-small-cell lung cancer (RTOG 0617): a randomised, two-by-two factorial phase 3 study[J]. Lancet Oncol, 2015, 16(2): 187-199.

[24] Curran WJ Jr, Paulus R, Langer CJ, et al. Sequential vs. concurrent chemoradiation for stage III non-small cell lung

cancer: randomized phase III trial RTOG 9410[J]. J Natl Cancer Inst, 2011, 103(19): 1452-1460.

[25] Minsky BD, Pajak TF, Ginsberg RJ, et al. INT 0123 (Radiation Therapy Oncology Group 94-05) phase III trial of combined-modality therapy for esophageal cancer: high-dose versus standard-dose radiation therapy[J]. J Clin Oncol, 2002, 20(5): 1167-1174.

[26] Hanna N, Neubauer M, Yiannoutsos C, et al. Phase III study of cisplatin, etoposide, and concurrent chest radiation with or without consolidation docetaxel in patients with inoperable stage III non-small-cell lung cancer: the Hoosier Oncology Group and U.S. Oncology[J]. J Clin Oncol, 2008, 26(35): 5755-5760.

[27] Ahn JS, Ahn YC, Kim JH, et al. Multinational Randomized Phase III Trial With or Without Consolidation Chemotherapy Using Docetaxel and Cisplatin After Concurrent Chemoradiation in Inoperable Stage III Non-Small-Cell Lung Cancer: KCSG-LU05-04[J]. J Clin Oncol, 2015, 33(24): 2660-2666.

[28] Tsujino K, Kurata T, Yamamoto S, et al. Is consolidation chemotherapy after concurrent chemo-radiotherapy beneficial for patients with locally advanced non-small-cell lung cancer? A pooled analysis of the literature[J]. J Thorac Oncol, 2013, 8(9): 1181-1189.

[29] Chun SG, Hu C, Choy H, et al. Outcomes of intensity modulated and 3D-conformal radiotherapy for stage III non-small cell lung cancer in NRG oncology/RTOG 0617[C/OL]. World Conference on Lung Cancer; 2015 September 8. 2015; Denver, CO. Available online: http://library.iaslc.org/virtual-library-search?product_id=1&author=&category=&date=&session_type=&session=&presentation=&keyword=&page=11

[30] Chun SG, Hu C, Choy H, et al. Comparison of 3-D Conformal and Intensity Modulated Radiation Therapy Outcomes for Locally Advanced Non-Small Cell Lung Cancer in NRG Oncology/RTOG 0617[J]. Int J Radiat Oncol Biol Phys, 2015, 93: S1-S2.

[31] Liao Z, Tucker SL, Gomez D, et al. Heart and Lung Radiation and Overall Survival in Non-small Cell Lung Cancer Patients After Chemoradiation Therapy[J]. Int J Radiat Oncol Biol Phys, 2012, 84: S578.

[32] Machtay M, Bae K, Movsas B, et al. Higher biologically effective dose of radiotherapy is associated with improved outcomes for locally advanced non-small cell lung carcinoma treated with chemoradiation: an analysis of the Radiation Therapy Oncology Group[J]. Int J Radiat Oncol Biol Phys, 2012, 82(1): 425-434.

[33] Chee KG, Nguyen DV, Brown M, et al. Positron emission tomography and improved survival in patients with lung cancer: the Will Rogers phenomenon revisited[J]. Arch Intern Med, 2008, 168(14): 1541-1549.

[34] Dinan MA, Curtis LH, Carpenter WR, et al. Stage migration,

selection bias, and survival associated with the adoption of positron emission tomography among medicare beneficiaries with non-small-cell lung cancer, 1998-2003[J]. J Clin Oncol, 2012, 30(22): 2725-2730.

[35] Morgensztern D, Goodgame B, Baggstrom MQ, et al. The effect of FDG-PET on the stage distribution of non-small cell lung cancer[J]. J Thorac Oncol, 2008, 3(2): 135-139.

[36] Ung Y, Sun A, MacRae R, et al. Impact of positron emission tomography (PET) in stage III non-small cell lung cancer (NSCLC): A prospective randomized trial (PET START)[J]. J Clin Oncol, 2009, 27: 7548-7548.

[37] Ung Y, Gu C, Cline K, et al. An Ontario Clinical Oncology Group (OCOG) randomized trial (PET START) of FDG PET/CT in patients with stage III non-small cell lung cancer (NSCLC): Predictors of overall survival[J]. J Clin Oncol, 2011, 29: 7018-7018.

[38] Govindan R, Bogart J, Stinchcombe T, et al. Randomized phase II study of pemetrexed, carboplatin, and thoracic radiation with or without cetuximab in patients with locally advanced unresectable non-small-cell lung cancer: Cancer and Leukemia Group B trial 30407[J]. J Clin Oncol, 2011, 29(23): 3120-3125.

[39] Study of Positron Emission Tomography and Computed Tomography in Guiding Radiation Therapy in Patients With Stage III Non-small Cell Lung Cancer[Z/OL]. Available online: https://clinicaltrials.gov/ct2/show/NCT01507428

[40] Comparing Photon Therapy To Proton Therapy To Treat Patients With Lung Cancer[Z/OL]. Available online: https://clinicaltrials.gov/ct2/show/NCT01993810

[41] Chang JY, Li H, Zhu XR, et al. Clinical implementation of intensity modulated proton therapy for thoracic malignancies[J]. Int J Radiat Oncol Biol Phys, 2014, 90(4): 809-818.

[42] Zhang X, Li Y, Pan X, et al. Intensity-modulated proton therapy reduces the dose to normal tissue compared with intensity-modulated radiation therapy or passive scattering proton therapy and enables individualized radical radiotherapy for extensive stage IIIB non-small-cell lung cancer: a virtual clinical study[J]. Int J Radiat Oncol Biol Phys, 2010, 77(2): 357-366.

[43] Adkison JB, Khuntia D, Bentzen SM, et al. Dose escalated, hypofractionated radiotherapy using helical tomotherapy for inoperable non-small cell lung cancer: preliminary results of a risk-stratified phase I dose escalation study[J]. Technol Cancer Res Treat, 2008, 7(6): 441-447.

[44] Cannon DM, Mehta MP, Adkison JB, et al. Dose-limiting toxicity after hypofractionated dose-escalated radiotherapy in non-small-cell lung cancer[J]. J Clin Oncol, 2013, 31(34): 4343-4348.

[45] Kepka L, Tyc-Szczepaniak D, Bujko K. Dose-per-fraction escalation of accelerated hypofractionated three-dimensional

conformal radiotherapy in locally advanced non-small cell lung cancer[J].J Thorac Oncol,2009,4(7):853-861.

[46] Westover KD, Loo BW Jr, Gerber DE, et al. Precision Hypofractionated Radiation Therapy in Poor Performing Patients With Non-Small Cell Lung Cancer:Phase 1 Dose Escalation Trial[J]. Int J Radiat Oncol Biol Phys,2015,93(1):72-81.

[47] Agolli L, Valeriani M, Bracci S, et al. Hypofractionated Image-guided Radiation Therapy (3Gy/fraction) in Patients Affected by Inoperable Advanced-stage Non-small Cell Lung Cancer After Long-term Follow-up[J]. Anticancer Res,2015,35(10):5693-5700.

[48] Osti MF, Agolli L, Valeriani M, et al. Image guided hypofractionated 3-dimensional radiation therapy in patients with inoperable advanced stage non-small cell lung cancer[J]. Int J Radiat Oncol Biol Phys,2013,85(3):e157-e163.

[49] Zhu ZF, Fan M, Wu KL, et al. A phase II trial of accelerated hypofractionated three-dimensional conformal radiation therapy in locally advanced non-small cell lung cancer[J]. Radiother Oncol,2011,98(3):304-308.

[50] Erlotinib Hydrochloride or Crizotinib and Chemoradiation Therapy in Treating Patients With Stage III Non-small Cell Lung Cancer[Z/OL]. Available online: https://clinicaltrials.gov/ct2/show/NCT01822496

[51] Ready N, Janne PA, Bogart J, et al. Chemoradiotherapy and gefitinib in stage III non-small cell lung cancer with epidermal growth factor receptor and KRAS mutation analysis:cancer and leukemia group B (CALEB) 30106, a CALGB-stratified phase II trial[J]. J Thorac Oncol,2010,5(9):1382-1390.

[52] Rothschild S, Bucher SE, Bernier J, et al. Gefitinib in combination with irradiation with or without cisplatin in patients with inoperable stage III non-small cell lung cancer:a phase I trial[J]. Int J Radiat Oncol Biol Phys,2011,80(1):126-132.

[53] Choong NW, Mauer AM, Haraf DJ, et al. Phase I trial of erlotinib-based multimodality therapy for inoperable stage III non-small cell lung cancer[J]. J Thorac Oncol,2008,3(9):1003-1011.

[54] Veliparib With or Without Radiation Therapy, Carboplatin, and Paclitaxel in Patients With Stage III Non-small Cell Lung Cancer That Cannot Be Removed by Surgery[Z/OL]. Available online: https://clinicaltrials.gov/ct2/show/NCT01386385

译者：王斌，中国人民解放军第150医院
审校：AME编辑部

**Cite this article as:** Hong JC, Salama JK. Dose escalation for unresectable locally advanced non-small cell lung cancer: end of the line? Transl Lung Cancer Res 2016;5(1):126-133. doi: 10.3978/j.issn.2218-6751.2016.01.07

# 第五十六章　肿瘤靶向治疗和免疫治疗时代下放射治疗在转移性非小细胞肺癌中的作用

**Elaine Luterstein, Percy Lee**

Department of Radiation Oncology, David Geffen School of Medicine at UCLA, Los Angeles, CA, USA
*Correspondence to:* Percy Lee, MD. Department of Radiation Oncology, David Geffen School of Medicine at UCLA, 200 UCLA Medical Plaza, Suite B265, Los Angeles, CA 90095, USA. Email: percylee@mednet.ucla.edu.

*Provenance:* This is an invited Editorial commissioned by the Section Editor Lei Deng (PGY-1 Resident of Internal Medicine Jacobi Medical Center, Albert Einstein College of Medicine, NY, USA).
*Comment on:* Antonia SJ, Villegas A, Daniel D, *et al.* Durvalumab after Chemoradiotherapy in Stage III Non-Small-Cell Lung Cancer. N Engl J Med,2017,377:1919-29.

**View this article at:** http://dx.doi.org/10.21037/jtd.2017.12.14

晚期非小细胞肺癌（non-small cell lung cancer，NSCLC）的放射治疗传统上是姑息性治疗。然而，一项回顾性的研究和近期的一项前瞻性试验表明使用立体定向消融放疗（stereotactic ablative radiotherapy，SABR）结合已知的细胞毒性治疗、靶向治疗和免疫治疗，可对寡转移肿瘤发挥治愈作用而不是姑息治疗。对一线系统治疗失败的寡转移NSCLC的失败模式进行分析后发现，进展通常发生在基线时存在大体病灶的部位，而不是新发部位[1]。已有研究认为，局部根除转移灶可以控制新转移灶的前驱病灶、延长无进展生存期（PFS）。

寡转移状态（图56-1）被认为是介于中晚期NSCLC之间的一种中间分类，其病变仅转移到相对局限的部位[2]。因此，这些寡转移灶显示出克隆的异质性，导致了对系统治疗的不同效果[3]。传统的规范治疗是先进行一线的全身治疗后再进行维持治疗，一线系统治疗失败后启动二线系统治疗。局部治疗中，尤其是消融性放疗，可以通过根除部位局限的病灶以解决转移灶固有的异质性，它似乎具有不同于系统进展的生物学特性。巩固性放射治疗也可以针对一线全身治疗后可能残余的肿瘤，从而有效地清除残存的耐药肿瘤。这两种方法都提供了一种延长治疗窗口的方法，防止因局部失败而导致全身性治疗过早的终止。总的来说，这些方法提出了巩固性放疗是延长PFS的一种方式，并且有潜力在治疗寡转移肿瘤时延长总生存期。

由美国得克萨斯大学MD安德森癌症中心、伦敦健康科学中心和科罗拉多大学进行的一项多中心的Ⅱ期研究中，探讨了一线全身治疗后局部巩固治疗的应用前景。49例Ⅳ期NSCLC患者以1:1的比例随机分组，接受单独维持治疗或局部巩固治疗（放疗、放化疗或手术）后进行维持治疗。研究结果表明，接受局部巩固治疗患者组的PFS明显长于接受维持治疗组的患者，两组的PFS中位数为11.93个月和3.9个月（HR=0.35；90%CI：0.18~0.66；$P=0.0054$），1年PFS率分别为48%和20%[4]。

在一项类似的研究中，得克萨斯大学西南医学中心Harold C. Simmons综合癌症中心进行的单中心Ⅱ期研究评估了联合放疗在寡转移NSCLC中的获益。29例患者随

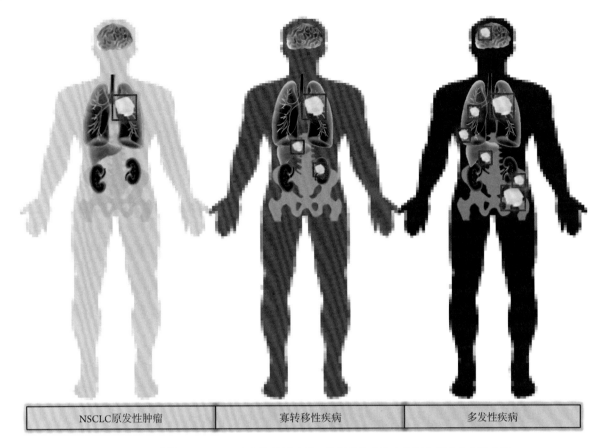

| NSCLC原发性肿瘤 | 寡转移性疾病 | 多发性疾病 |

图56-1　图片描述了NSCLC患者的局限病灶、寡转移状态和多发转移状态之间的差异

机以1:1的比例接受单独维持化疗或先行SABR后维持化疗。与之前的研究结果相一致的是，合并放疗组的PFS中位数为9.7个月，而维持治疗组的PFS中位数为3.5个月（HR=0.304；95%CI：0.113~0.815；P=0.01）。在维持治疗组的15例患者中，有10例经历了进展，而10例进展事件中有7例发生在原发肿瘤部位；在该研究的SABR组中，14名接受治疗的患者中仅有4名进展，并且进展部位均不在放射野内[5]。

这两项研究的中期分析中，均确定局部巩固治疗有显著性统计学意义，即确认有PFS获益，因此，这两项研究被认为达到了主要研究终点而提前停止招募。PFS作为主要终点有利于研究早期终止和中期分析，排除了对总生存获益，并且这样的设置也是因为PFS本身的性质。PFS不受交叉治疗和后续治疗的混杂影响，这些会使两项研究变得更加复杂，因此维持治疗组的患者接受巩固治疗可以获益。3例MD安德森癌症中心的患者在进展前交叉（未达到PFS终点），并在交叉时被认作删失。得克萨斯大学的两名患者在寡进展时转入SABR组。

虽然治疗交叉使得研究进一步发现生存优势比较困难，严谨的患者筛选可以通过谨慎随访和精细的研究设计来帮助生存优势的显现。两项研究的患者选择标准不同，得克萨斯大学的研究选择了5个或以下转移灶的患者，而MD安德森癌症中心的研究在一线治疗后筛选了3个或以下转移灶的患者。这种差异强调了在疾病期别方面优化患者选择标准的重要性。未来的试验设计可通过更仔细地仅入组真正有限的寡转移患者而获益，因为这些患者最可能在对全身治疗结合局部的巩固治疗中生存获益。将突变阳性NSCLC患者，以及有其他可能影响预后的因素患者分开，还可以发现有意义的结果。

突变阳性NSCLC患者的治疗已逐渐转向分子引导治疗，并且研究表明酪氨酸激酶抑制剂（TKIs）与标准化疗相比有明显的优势。然而，尽管这种向分子靶向治疗的转变预示了疾病特异性疗法的进步，但放疗仍是补救治疗的首选。相应地，与得克萨斯大学的研究一样，研究放疗作为巩固疗法的新应用的研究主要排除了EGFR和ALK突变阳性的NSCLC。MD安德森癌症中心试验纳入标准更广泛，其中包括既往接受过EGFR或ALK抑制剂治疗的患者。基于之前的研究因患者选择标准较严格而预后较差而失败，但MD安德森癌症中心的研究强调了挽救疗法以外的放疗使用，特别是在EGFR或ALK突变的NSCLC患者中。尽管由于样本量有限而未进行单独分析，但突变为阳性的NSCLC患者占接受局部巩固治疗的队列人群的20%。巩固放疗对于该患者亚组的生存获益需要进一步证实，但这些早期结果表明，放疗有超出其单单作为抢救治疗的应用前景。

随着分子靶向治疗在突变性阳性疾病中的应用越来越受到重视，放疗在突变性阳性NSCLC治疗中的作用也备受重视。目前，伦敦癌症研究所正在进行一项HALT试验，目的是确定放疗性消融进展性疾病部位在延长其对TKI治疗相应时间的获益情况，患者入组标准需对TKI治疗有效，或在以PFS的主要终点下治疗耐药性后有3个以内的寡转移灶的病情进展[6]。

TKI治疗的最大难题是患者最终会获得性耐药。约60%的患者有EGFR T790M耐药性突变，这类亚组患者可用第三代TKI奥希替尼靶向制剂成功地治疗[7]。AURA试验研究了奥希替尼应用于EGFR突变的NSCLC患者的一线治疗，该研究显示患者的PFS延长，并提示这种第三代TKI治疗的获益是由于前线使用其进行治疗而不是患者进展后再使用[8]。奥希替尼作为前线治疗可能会增加对TKI治疗的有效窗时间，该时间窗内结合放疗可使有效性进一步增加，因为放疗可消除对TKI耐药的病灶。还需进一步的试验来研究放疗与更有效的第三代TKI（例如奥希替尼）前瞻性的协同作用。尽管没有单一的解决方案，但在局限期的寡转移性NSCLC中，应考虑巩固放疗或放疗后用TKI治疗转移病灶，以及TKIs治疗后再行放疗。

免疫治疗后进展的疾病（与化疗类似）也可以通过挽救性放疗进行治疗。这里阐明的第2种治疗方法是巩固性治疗，即放疗可针对免疫治疗失败之前持续存在的病灶。在进展之前使用SABR作为巩固治疗可改善总生存期，然后再持续使用免疫治疗药物可以维持更长的时间。目前已知放疗可增强免疫反应并使患者对免疫治疗药物敏感，并且它可以通过局部和远端效应与免疫疗法协同提高生存率[9]。近期的PACIFIC试验（一项前瞻性

研究，评估局部晚期NSCLC患者放化疗后使用PD-L1抑制剂度伐利尤单抗巩固治疗[10]），证实了放化疗联合免疫治疗可成功治疗基线时较大体积的病变部位。用这种组合治疗同样适用于寡移NSCLC的患者并可能获得类似的结果，但有待进一步试验确定这种治疗方式是否可以证实之前研究表明的免疫治疗和放射治疗具有协同作用的生存优势。

许多试验表明，放疗结合免疫治疗、化疗和TKIs可以延长PFS。然而，少有试验显示出明显的整体生存优势。越来越多的数据支持使用局部巩固治疗，目前的挑战仍然是如何通过临床试验来进一步证实这些初步发现，这些临床试验应旨在确定总体生存获益，然而生存获益可能因为将患者从对照组交叉到了实验组而产生缩小。这也再次强调了新颖的试验设计和慎重选择患者的重要性，以明确证明放疗在靶向治疗和免疫肿瘤学时代的价值。

## 声明

本文作者宣称无任何利益冲突。

## 参考文献

[1] Rusthoven KE, Hammerman SF, Kavanagh BD, et al. Is there a role for consolidative stereotactic body radiation therapy following first-line systemic therapy for metastatic lung cancer? A patterns-of-failure analysis[J]. Acta Oncol, 2009, 48(4): 578-583.

[2] Hellman S, Weichselbaum RR. Oligometastases[J]. J Clin Oncol, 1995, 13(1): 8-10.

[3] Reyes DK, Pienta KJ. The biology and treatment of oligometastatic cancer[J]. Oncotarget, 2015, 6(11): 8491-8524.

[4] Gomez DR, Blumenschein GR Jr, Lee JJ, et al. Local consolidative therapy versus maintenance therapy or observation for patients with oligometastatic non-small-cell lung cancer without progression after first-line systemic therapy: a multicentre, randomised, controlled, phase 2 study[J]. Lancet Oncol, 2016, 17(12): 1672-1682.

[5] Iyengar P, Wardak Z, Gerber DE, et al. Consolidative Radiotherapy for Limited Metastatic Non-Small- Cell Lung Cancer: A Phase 2 Randomized Clinical Trial[J]. JAMA Oncol, 2018, 4(1): e173501.

[6] McDonald F, Guckenberger M, Popat S, et al. HALT: targeted therapy beyond progression with or without dose-intensified radiotherapy in oligoprogressive disease in oncogene addicted

lung tumours[J]. Lung Cancer, 2017, 103: S57.

[7] Oxnard GR, Arcila ME, Sima CS, et al. Acquired resistance to EGFR tyrosine kinase inhibitors in EGFR-mutant lung cancer: distinct natural history of patients with tumors harboring the T790M mutation[J]. Clin Cancer Res, 2011, 17(6): 1616-1622.

[8] Soria JC, Ohe Y, Vansteenkiste J, et al. Osimertinib in Untreated EGFR-Mutated Advanced Non-Small-Cell Lung Cancer[J]. N Engl J Med, 2018, 378(2): 113-125.

[9] Sharabi AB, Lim M, DeWeese TL, et al. Radiation and checkpoint blockade immunotherapy: radiosensitisation and potential mechanisms of synergy[J]. Lancet Oncol, 2015, 16(13): e498-e509.

[10] Antonia SJ, Villegas A, Daniel D, et al. Durvalumab after Chemoradiotherapy in Stage III Non-Small-Cell Lung Cancer[J]. N Engl J Med, 2017, 377(20): 1919-1929.

译者：蒋丽莎，四川大学华西医院

审校：邹丽晴，复旦大学附属肿瘤医院放射治疗
　　　中心

**Cite this article as:** Luterstein E, Lee P. Expanding role for radiotherapy in metastatic non-small cell lung cancer in the era of targeted therapy and immuno-oncology. J Thorac Dis 2018;10(1):60-63. doi: 10.21037/jtd.2017.12.14

# 第五十七章　非小细胞肺癌脑转移合并EGFR突变患者的颅脑照射治疗

T. Jonathan Yang, Abraham J. Wu

Department of Radiation Oncology, Memorial Sloan Kettering Cancer Center, New York, NY 10065, USA
*Correspondence to:* Abraham J. Wu, MD. Department of Radiation Oncology, Memorial Sloan Kettering Cancer Center, 1275 York Avenue, New York, NY 10065, USA. Email: wua@mskcc.org.

*Provenance:* This is a Guest Commentary commissioned by Guest Editor Hongcheng Zhu, MD, PhD (Department of Radiation Oncology, The First Affiliated Hospital of Nanjing Medical University, Nanjing, China).
*Comment on:* Welsh JW, Komaki R, Amini A, *et al.* Phase II trial of erlotinib plus concurrent whole-brain radiation therapy for patients with brain metastases from non-small-cell lung cancer. J Clin Oncol,2013,31:895-902.

摘要：现今针对非小细胞肺癌（NSCLC）脑转移且存在表皮生长因子受体（EGFR）突变患者的最佳治疗方案仍在探索之中。颅脑照射是脑转移的标准治疗方案，但是络氨酸激酶抑制剂（TKIs）如厄洛替尼对这部分脑转移患者也能起到一定作用。TKI联合放射治疗也许是很有希望的治疗方式，但是现在还缺乏数据支持联合治疗优于厄洛替尼单药或单独全脑放射治疗（whole brain radiotherapy，WBRT）。回顾性分析提示WBRT相比厄洛替尼单药治疗能够达到更持久的颅内控制。有必要进一步开展随机，前瞻性研究来证明TKI，颅脑照射，或者两者联合治疗NSCLC脑转移合并EGFR突变患者哪个疗效更佳。

关键词：非小细胞肺癌（NSCLC）；表皮生正因子受体（EGFR）；厄洛替尼；全脑放射治疗（WBRT）

**View this article at:** http://dx.doi.org/10.3978/j.issn.2218-6751.2016.01.08

非小细胞肺癌（NSCLC）患者有20%~40%会出现脑转移[1]。其是导致并发症和死亡的常见原因，且发生率也会因此增加[2]。过去，脑转移的治疗方法限制在局部治疗为主，如全脑放射治疗（WBRT），立体定向放射手术，手术或者联合以上治疗方案。由于担心缺乏对中枢神经系统（CNS）的穿透性，化学治疗并没有作为脑转移主要的标准治疗方案。一项多中心回顾性研究纳入了1985—2007年间1 833名NSCLC伴有新发脑转移且接受了放射治疗的患者，中位总生存时间为7个月（95%CI：6.5~7.5个月）[3]。

现在已经确认NSCLC患者存在激活的表皮生长因子受体（EGFR）突变具有不一样的预后。研究表明EGFR突变的脑转移患者其具有15~17个月更长的中位生存时间[4-5]。基于随机对照研究也表明可以提高生存时间，EGFR络氨酸激酶抑制剂（TKIs）已经取代细胞毒性化疗药物作为有远处转移EGFR突变NSCLC患者的一线治疗[6-7]。然而，EGFR-TKI是否可以增强疗效或者取代颅脑放射作为脑转移的初始治疗仍然悬而未决。

2013年，Welsh等在*Journal of Clinical Oncology*[8]发表了一篇双中心Ⅱ期临床试验，该项研究探索是否厄洛替尼联合WBRT可以提高NSCLC脑转移患者的中位生存时间。厄洛替尼具有穿透CNS的能力[9]。在Welsh的研究中，2006—2010年间通过放射学确诊的脑转移NSCLC患者共40名，接受了负荷剂量的厄洛替尼（每日150 mg，共6 d），接着进行同期厄洛替尼（每日150 mg）和WBRT治疗，给予厄洛替尼（每日150 mg）维持治疗直到疾病进展或出现不良反应。前10名患者WBRT采用30 Gy总剂量并将其分割成每次3 Gy，接下来考虑到2名患者出现可能的神经毒性，故将总剂量调整为35 Gy，每次2.5 Gy。主要终点是发现了与既往治疗组中位生存期3.9~6.0个月有所增加。研究者报道厄洛替尼联合WBRT有良好的耐受性，没有出现治疗相关的4或5级毒性反应。经过中位随访28.5个月后，中位生存时间为11.8个月，大大超过了对照的6.0个月的时间。本研究中40名患者，其中17例存在明确EGFR突变情况。亚组分析表明在9名EGFR突变患者和8名EGFR野生型患者之间对比，无论是中位生存时间（19.1 *vs* 9.3个月，P=0.53）还是CNS无疾病进展时间（12.3 *vs* 5.2个月，P=0.74）均没有明显提高。

虽然这项开拓性研究表明了厄洛替尼联合WBRT治疗的安全性和可操作性，但是并没有提示联合治疗是否较单一治疗（或短时间序贯治疗）在EGFR突变患者中更加有效。在非临床治疗模型中，EGFR过表达与放射治疗抵抗相关[10]，且EGFR信号通路阻断可以增加EGFR突变细胞对放射治疗的敏感性[11]。该临床试验的研究者假设EGFR抑制剂和WBRT联合治疗可以起到协同作用并且潜在改善患者生存时间。然而，本项研究的单臂设计和已知EGFR突变病例数量的限制给我们留下是否联合治疗要比厄洛替尼或WBRT单一治疗更加有效的疑问。尽管本研究组的生存时间轻松超过了过去治疗方式所期望的3.9个月，其中也归功于对NSCLC脑转移患者诊断水平的总体提高，比如通过MRI扫描的广泛应用来判断转移。已知EGFR突变患者具有更佳的预后，但是这部分患者是由于使用了厄洛替尼治疗而获得了相对更好的预后。

有前瞻性研究的结果证实EGFR-TKIs对EGFR突变的NSCLC脑转移患者治疗有效。在一项开放标签，单中心Ⅱ期临床试验中，28例通过分子生物学确诊EGFR突变的NSCLC脑转移患者接受了口服吉非替尼（每日250 mg）或厄洛替尼（每日150 mg）的治疗[5]。入组患者针对脑转移没有接受如放射治疗或手术的局部治疗。中位生存期和CNS无进展生存期分别为15.9个月和6.6个月。在另一项Ⅱ期临床试验中，40例没有做分子诊断和无症状的NSCLC脑转移患者接受了厄洛替尼（每日150 mg）的治疗。结果提示EGFR突变阳性患者的OS（37.5个月，*n*=8）较EGFR野生型患者（18.4个月，*n*=15；P=0.14），还有CNS无进展生存期（15.2 *vs* 4.4个月，P=0.02）相比有明显临床获益。这些研究不仅进一步证实了Welsh等报道的针对EGFR突变NSCLC脑转移患者具有更长的生存时间，而且也表明厄洛替尼单药可作为EGFR突变NSCLC脑转移患者的主要治疗手段。

现在还没有随机对照研究的数据直接对比厄洛替尼和WBRT在EGFR突变NSCLC脑转移患者中的疗效。在一项回顾性分析中，我们研究了EGFR突变肺腺癌且新近诊断脑转移患者的颅脑放射治疗[12]。然而结果并没有统计学差异，我们发现对于新发现的脑转移患者接受WBRT（*n*=32，35个月）较厄洛替尼单药（*n*=63，26个月，P=0.62）治疗生存时间更长。我们的研究进一步证实了Welsh等在生存期的报道，而且也佐证了上述Ⅱ期临床试验针对脑转移采用EGFR-TKI作为主要治疗方案的研究。另外，我们发现接受WBRT的患者较厄洛替尼单药治疗明显具有更长的颅内无疾病进展时间（24 *vs* 16个月，P=0.04），尽管患者具有较明显的颅内病灶负荷（多数接受WBRT的患者颅内转移灶>3个且病变较大）。本研究提示对于EGFR突变NSCLC脑转移患者来说WBRT仍旧是颅内症状控制的重要治疗手段。近期一个Meta分析纳入了12项非配对研究共363名患者，先给予颅脑放射治疗较TKI单药治疗可以提高颅内疾病控制和生存预后[13]。纳入的研究中大多数患者接受了TKI单药治疗（*n*=185），115名患者接受了单独的WBRT治疗，23名患者接受了立体定向放射手术，另外40名接受了WBRT联合TKI的治疗。尽管有明显方法学的限制，该研究还是进一步强调了对于EGFR突变NSCLC患者不要轻易放弃放射治疗，即使靶向药物治疗也可以透过CNS起到作用。

实验数据证实厄洛替尼可以通过细胞周期重配，诱导凋亡，以及DNA修复抑制从而引起放射治疗增敏[11]。因此理论上可以假设厄洛替尼联合WBRT治疗EGFR突变NSCLC可以显著提高CNS疾病控制以及潜在的生存获益。在一项回顾性分析中，Gow等指出EGFR突变较EGFR野生型的患者对WBRT治疗具有更高的反应率。在WBRT治疗期间使用EGFR-TKI与WBRT的治疗反应独立相关，且WBRT的治疗反应又是生存的独立预后因素[14]。另一项研究，采用吉非替尼联合WBRT治疗EGFR突变NSCLC脑转移患者较吉非替尼单药治疗具有更高的治疗反应率和疾病控制率[15]。2014年，Lee等报道了一项多中心试验结果，研究共纳入了80名没有分子学诊断的NSCLC合并新发脑转移的患者，将其随机分到WBRT组（20 Gy分割5次）或WBRT联合厄洛替尼组[16]。研究显示WBRT组中位生存期2.9个月，WBRT联合厄洛替尼组3.4个月。然而，仅有一名患者明确是EGFR突变，使得该研究受限于现有临床实际情况，现在会常规确认EGFR突变，且厄洛替尼也只用于存在基因突变的患者中。总之，这几项研究提示EGFR-TKI联合WBRT是针对EGFR突变脑转移患者的一种前景广阔的治疗方式，值得进一步研究。但是，这种治疗方案的明确支持还是缺乏前瞻随机对照研究数据，而且很多已发表的研究只囊括了很少一部分已知EGFR突变情况的患者。

总而言之，来自Welsh等的Ⅱ期临床试验证明了对于厄洛替尼联合WBRT治疗NSCLC新发脑转移的患者具有良好的耐受性和安全性。当NSCLC脑转移患者存在EGFR突变表现出较EGFR野生型患者具有更好的颅内疾病控制和生存期。即便如此，对于这类患者到底选择厄洛替尼，放射治疗，抑或两者联合治疗仍然无法回答。回顾性分析[12-14]表明先给予颅脑放射治疗可能比使用EGFR-TKI单药更能提高颅脑疾病控制盒可能的生存期延长，联合WBRT和EGFR-TKI也许最后被认为是最佳的治疗策略[14-15]。但是，这需要前瞻性随机对照研究来证实，其中有一项研究正在进行中：TRACTS研究是对比厄洛替尼联合WBRT vs 厄洛替尼单药治疗的效果（clinicaltrials.gov/NCT01763385）。重要的是，此研究纳入的患者必须明确EGFR突变情况。在结果出来之前，我们建议针对EGFR突变NSCLC脑转移患者首先考虑进行颅脑放射治疗，在厄洛替尼或其他靶向药物之前使用或联合应用。

## 声明

本文作者宣称无任何利益冲突。

## 参考文献

[1] Barnholtz-Sloan JS, Sloan AE, Davis FG, et al. Incidence proportions of brain metastases in patients diagnosed (1973 to 2001) in the Metropolitan Detroit Cancer Surveillance System[J]. J Clin Oncol, 2004, 22(14): 2865-2872.

[2] Gavrilovic IT, Posner JB. Brain metastases: epidemiology and pathophysiology[J]. J Neurooncol, 2005, 75(1): 5-14.

[3] Sperduto PW, Kased N, Roberge D, et al. Summary report on the graded prognostic assessment: an accurate and facile diagnosis-specific tool to estimate survival for patients with brain metastases[J]. J Clin Oncol, 2012, 30(4): 419-425.

[4] Eichler AF, Kahle KT, Wang DL, et al. EGFR mutation status and survival after diagnosis of brain metastasis in nonsmall cell lung cancer[J]. Neuro Oncol, 2010, 12(11): 1193-1199.

[5] Park SJ, Kim HT, Lee DH, et al. Efficacy of epidermal growth factor receptor tyrosine kinase inhibitors for brain metastasis in non-small cell lung cancer patients harboring either exon 19 or 21 mutation[J]. Lung Cancer, 2012, 77(3): 556-560.

[6] Maemondo M, Inoue A, Kobayashi K, et al. Gefitinib or chemotherapy for non-small-cell lung cancer with mutated EGFR[J]. N Engl J Med, 2010, 362(25): 2380-2388.

[7] Burotto M, Manasanch EE, Wilkerson J, et al. Gefitinib and erlotinib in metastatic non-small cell lung cancer: a meta-analysis of toxicity and efficacy of randomized clinical trials[J]. Oncologist, 2015, 20(4): 400-410.

[8] Welsh JW, Komaki R, Amini A, et al. Phase II trial of erlotinib plus concurrent whole-brain radiation therapy for patients with brain metastases from non-small-cell lung cancer[J]. J Clin Oncol, 2013, 31(7): 895-902.

[9] Weber B, Winterdahl M, Memon A, et al. Erlotinib accumulation in brain metastases from non-small cell lung cancer: visualization by positron emission tomography in a patient harboring a mutation in the epidermal growth factor receptor[J]. J Thorac Oncol, 2011, 6: 1287-1289.

[10] Akimoto T, Hunter NR, Buchmiller L, et al. Inverse relationship between epidermal growth factor receptor expression and radiocurability of murine carcinomas[J]. Clin Cancer Res, 1999, 5(10): 2884-2890.

[11] Chinnaiyan P, Huang S, Vallabhaneni G, et al. Mechanisms of enhanced radiation response following epidermal growth factor receptor signaling inhibition by erlotinib (Tarceva)[J]. Cancer Res, 2005, 65(8): 3328-3335.

[12] Gerber NK, Yamada Y, Rimner A, et al. Erlotinib versus radiation therapy for brain metastases in patients with EGFR-mutant lung adenocarcinoma[J]. Int J Radiat Oncol Biol Phys, 2014, 89(2): 322-329.

[13] Soon YY, Leong CN, Koh WY, et al. EGFR tyrosine kinase inhibitors versus cranial radiation therapy for EGFR mutant non-small cell lung cancer with brain metastases: a systematic review and meta-analysis[J]. Radiother Oncol, 2015, 114(2): 167-172.

[14] Gow CH, Chien CR, Chang YL, et al. Radiotherapy in lung adenocarcinoma with brain metastases: effects of activating epidermal growth factor receptor mutations on clinical response[J]. Clin Cancer Res, 2008, 14(1): 162-168.

[15] Zeng YD, Zhang L, Liao H, et al. Gefitinib alone or with concomitant whole brain radiotherapy for patients with brain metastasis from non-small-cell lung cancer: a retrospective study[J]. Asian Pac J Cancer Prev, 2012, 13(3): 909-914.

[16] Lee SM, Lewanski CR, Counsell N, et al. Randomized trial of erlotinib plus whole-brain radiotherapy for NSCLC patients with multiple brain metastases[J]. J Natl Cancer Inst, 2014, 106(7):dju151.

译者：冷雪峰，电子科技大学医学院附属肿瘤医院
审校：AME编辑部

**Cite this article as:** Yang TJ, Wu AJ. Cranial irradiation in patients with *EGFR*-mutant non-small-cell lung cancer brain metastases. Transl Lung Cancer Res 2016;5(1):134-137. doi: 10.3978/j.issn.2218-6751.2016.01.08

# 第五十八章　质子治疗在非小细胞肺癌胸部再程放疗中的应用

Hann-Hsiang Chao, Abigail T. Berman

Department of Radiation Oncology, University of Pennsylvania, Philadelphia, PA, USA
*Contributions:* (I) Conception and design: All authors; (II) Administrative support: AT Berman; (III) Provision of study materials or patients: AT Berman; (IV) Collection and assembly of data: All authors; (V) Data analysis and interpretation: All authors; (VI) Manuscript writing: All authors; (VII) Final approval of manuscript: All authors.
*Correspondence to:* Abigail T. Berman, MD, MSCE. Assistant Professor of Radiation Oncology, University of Pennsylvania School of Medicine, Hospital of the University of Pennsylvania, TRC 2-West, 3400 Civic Center Boulevard, Philadelphia, PA 19104, USA. Email: abigal.berman@uphs.upenn.edu.

摘要：肺癌是癌症死亡的主要原因，在首程根治性治疗后常会出现局部失败。因为患者已接受的根治性治疗中往往包括放射治疗，这使得非小细胞肺癌局部复发的治疗非常具有挑战性。质子束治疗，因其特有的Bragg峰和极少的出射剂量成为减少再程照射区域毒性反应和改善治疗比的潜在方法。本文旨在综述应用质子束治疗局部复发性非小细胞肺癌的原理，重点介绍目前发表的有关质子再程放疗的可行性、有效性和局限性，探讨将来如何选择合适的患者和实施治疗。

关键词：质子束治疗；再程放疗；非小细胞肺癌（NSCLC）；质子调强治疗（intensity-modulated proton therapy，IMPT）

**View this article at:** http://dx.doi.org/10.21037/tlcr.2018.03.22

## 一、前言

肺癌如今仍然是全世界癌症相关死亡的主要原因之一，预计美国2017年新发病例222 500例，死亡155 870例[1]。非小细胞肺癌（NSCLC）是其最常见的组织学亚型，约占全部肺癌的85%[2]。放射治疗常作为根治性治疗的一部分，估计超过70%的患者可以从首程放疗中获益[3]。放疗可以单独应用于早期肺癌[4]，也可以作为二联方案[5-11]或三联方案[12-13]的组成部分应用于局部晚期肺癌。

尽管NSCLC的治疗取得一些进展，一般状态好的不可切除的Ⅲ期患者中位生存时间为20~28个月，5年总生存率15%~20%[14]，其结果仍不尽如人意。治疗失败依然常见且以远处失败为主。然而，也有约25%的患者出现孤立的局部区域失败[6]，并且由于首程根治性治疗中很可能接受了放疗[3]而使失败常发生在照射野内。因此，没有远处转移迹象的孤立性局部区域失败的治疗极具挑战。虽然最近免疫治疗带来一些希望[15,17]，全身化疗再程治疗的有效率仍然不高[15-16]。而可争取长期生存的复发亚组患者则进一步凸显了局部控制的重要性。挽救性手术可能有利于局部控制[18]，但具有很高的风险[19]，这导致许多患者将再程放疗作为长期局控的一种选择。由于照射野临近如心脏、正常肺组织、脊髓和食管等，从而危及器官，胸部照射本身就具有挑战性。再次照射时危及器官的剂量可能和首程照射的剂量叠加，并由此产生治疗相关毒性反应，使这一挑战更加突出。以前，许多研究小组发表了应用各种放疗技术进行NSCLC再程放疗的经验[20-27]，但直到最近才开始研究和报道质子再程放疗的方案。在本文中，我们综述了目前发表的应用质子束进行胸部再照射治疗肺癌的经验。

## 二、质子治疗的原理

质子治疗已被尝试用于提高胸部肿瘤首程和再程放疗中的治疗比。传统形式的放疗传送给患者的能量随深度逐渐下降，与其不同，质子治疗的能量沉积在一个特定的深度即Bragg峰[28-29]。质子治疗的这个物理学特性可以使靶区远端的照射剂量迅速下降，导致肿瘤后方的正常组织很少或不受到照射[30-32]。

质子束传输方式通常使用被动散射技术或笔形束扫描技术。在被动散射技术中，肿瘤作为一个整体进行照射，使用挡块进行侧方的塑形。使用准直器和补偿器实现剂量分布和靶区适形。相反，在笔形束扫描中，质子束通过磁扫描穿过患者，使用很窄的射束逐点治疗靶体积。两种方法都能完全保护靶区远端的组织，但是笔形束扫描技术的靶区适形度更高，因为它能改善剂量雕刻，实现质子调强治疗（IMPT）[31,33]。

利用质子能量快速跌落的优势，不论采用哪种治疗技术，正常组织都可以得到最大程度的保护[31]。首程治疗中保护正常组织的优点显而易见[34]，但是再程放疗中避开之前曾受到高剂量照射的正常组织更加重要[25,27]。目前，质子治疗在再程放疗中的应用是热门研究领域[35]，涉及中枢神经系统[36]、头颈部[37-38]和消化道[39-40]复发肿瘤。肺癌也不例外，已有多家机构报道了质子再程放疗的经验[24-25,27,41]。

## 三、非小细胞肺癌的质子再程放疗

最早发表的关于质子治疗应用于局部区域复发NSCLC再程放疗的大型报道来自MD安德森癌症中心[25]，作者报道了33例患者的治疗经验。全部采用被动散射技术，大部分患者首程和再程放疗都接受了足量照射（分别是63 Gy和66 Gy）。94%（31例）的患者完成了

整个再程放疗。首程治疗结束到再次照射的中位间隔时间为36个月。中位随访时间11个月，1年局控率、无进展生存率和总生存率分别为54%、28%和47%。中位总生存时间为11.1个月，中位无进展生存时间4.5个月。没有患者出现5级毒性反应，3例患者出现4级毒性反应（食管气管瘘，气管坏死）。3级食管炎发生率9%，3级肺炎发生率21%。研究中24%的质子束再程放疗患者接受了同步化疗。

MD安德森研究小组随后报道了102例局部区域复发的NSCLC患者接受质子束治疗或调强放疗（IMRT）的根治性再照射[24]。然而，报道没有提及分别采用质子或IMRT治疗的患者的确切人数，无法评价此研究中质子再照射的效果。此研究的时间跨度与其先前的报道有重叠（2006—2011年 vs 2006—2013年），可能这个研究中包含了许多先前报道的质子再照射的病例。这个研究中需要注意的是，19例（19%）患者首程根治性放疗接受的是质子束治疗。

Chao等[27]随后报道了迄今为止唯一一个质子根治性再程放疗的多中心前瞻性研究的结果，共入组57例分别在宾夕法尼亚大学、俄克拉荷马州Procure和芝加哥西北医学质子中心接受治疗的局部复发NSCLC患者。大多数病例采用被动散射技术，6例（11%）患者采用笔形束扫描技术。该研究既是第一个多中心前瞻性研究，也是第一个报道笔形束扫描治疗研究，却没有在被动散射治疗和笔形束扫描治疗的患者之间进行比较，因此无法根据该研究来判断质子调强治疗的相对效果。本研究中，52例（91%）完成了再程放疗的全部疗程，中位剂量66.6 Gy。2次照射之间中位间隔时间19个月，67%的患者接受了同步化疗。1年局部区域控制率75%，1年总生存率59%，1年无进展生存率58%。中位生存时间14.9个月。本研究观察到6例5级毒性反应，24例（42%）患者出现≥3级的急性和/或晚期毒性反应。

在这些研究中，被动散射质子治疗是质子束传输的主要形式。最近，MD安德森癌症中心报道了27例使用IMPT技术的回顾性分析结果[41]。该研究入组的患者包括既往接受过胸部照射的非乳腺癌恶性肿瘤患者，由治疗医生决定是否选择IMPT。22例患者（81%）是NSCLC，其他组织学类型包括神经内分泌癌、小细胞癌、胸腺瘤和间皮瘤，中位随访时间11.2个月。所有病例均完成全部再照射疗程，中位剂量66 Gy。两次放疗之间中位间隔29.5个月，48%的患者接受同步化疗。1年

无局部区域失败率、无进展生存率和总生存率分别为61%、51%和54%，中位总生存时间18个月。本研究中，再程放疗有很好的耐受性，没有4级或5级毒性反应，只有2例（7%）出现3级晚期肺毒性。

## 四、质子再程放疗的限制性毒性

从迄今发表的质子再程放疗的研究中，我们观察到患者很大程度上能够耐受并完成他们的放疗疗程，但后期的毒性反应发生率和严重程度存在差别。这可能受到入组人群的各种因素的影响，例如同步化疗和再照射的间隔时间。多中心的研究中出现了最严重毒性反应，6例5级毒性反应，42%的患者出现≥3级的急性和/或晚期毒性反应。在这个研究初期，作者没有考虑肿瘤体积而纳入了所有的患者，但按照肿瘤体积进行了分层，分为大肿瘤组[临床靶区（clinical target volume，CTV）≥250 cm³]和小肿瘤组（CTV<250 cm³）。2012年8月后，大肿瘤组暂停入组，其中2例患者出现5级毒性反应，并且全组中只有一例患者未出现≥3级毒性反应。由于没有提供肿瘤体积数据，很难比较三个研究中肿瘤体积的差别，但是与MD安德森癌症中心的两个研究[中位内靶区（internal target volume，iTV）：95.8 cm³和中位CTV：98 cm³]相比，多中心研究（中位CTV：107.9cm³）的中位肿瘤体积略大。然而，3个研究中肿瘤体积的实际范围变化很大（分别为6.4~695.7 cm³，16.8~489.3 cm³，13~1 081 cm³）。

在多中心研究中，5级事件的发生率随着时间的推移而下降，可能因为患者选择和治疗计划/实施的不断学习和改进。其毒性反应较其他研究增加的另一个原因是同步化疗的比例最高，3级以上毒性反应包括许多中性粒细胞减少症和其他化疗相关的毒性反应，这些反应可能因为同步治疗而加重。

MD安德森癌症中心的IMPT研究显示出比较低的毒性反应发生率，2例3级毒性反应是报道中最高的毒性反应。作者仅报道了肺、食管、皮炎、疲劳和咳血症状的毒性反应发生率，因此尚不清楚是否出现如中性粒细胞减少等与化疗直接相关的事件。尽管如此，研究中没有观察到与治疗直接相关的4级或5级事件，这可能归因于IMPT的技术改进，以及从先前再程放疗中获得的经验[25]。

## 五、复发NSCLC质子再程放疗的患者选择

从已发表的有关质子再程放疗的文献中可以明显看出，其在技术上是可行的[25,27]，尤其是计划稳健性和运动控制技术上的持续改进，采用IMPT可以实现更好的剂量适形度[31,33,41]。然而，毒性反应的程度和发生率的变化，表明在质子再程放疗中患者的选择仍然是一个重要因素。尽管实施技术的持续改进可能有助于减轻毒性反应，但是恰当地识别可能增加毒性反应的因素，将有助于筛选出具有更好治疗比并且可能从再程放疗中获益的患者。

目前文献中认定的毒性反应预测因子包括再程放疗的时间、肿瘤位置、肿瘤体积和危及器官剂量。有研究显示首程放疗和再程放疗之间较长的时间间隔与较低的≥3级毒性反应的发生率存在非显著的相关性[25]，而其他研究则认为没有相关性[24]。中心型肿瘤，定义为位于2 cm以内近端支气管树的肿瘤，已经在多个研究中显示出与更大的毒性相关[25,27]。McAvoy等[25]研究表明中心型肿瘤与更高的心脏毒性发生率存在显著相关性，并且具有增加肺毒性的趋势，而Chao等[27]认为随着位于中心区域的肿瘤体积增加（<41 cm³ vs ≥41 cm³），任何≥3级毒性反应的发生率均显著增加。肿瘤体积对治疗结果和毒性反应的实际影响尚不明确。McAvoy等[24]认为iGTV体积与毒性反应风险的增加无关。然而，来自同一机构的Ho等[41]的后期的IMPT经验显示，iGTV和CTV体积与总生存存在显著相关性，虽然作者没有具体评论毒性反应。如前所述，多中心研究中，由于毒性反应过重，大肿瘤组关闭，而且发现肿瘤位于中心区域的体积与毒性反应存在正相关性。虽然毒性反应和肿瘤体积相关性的数据存在矛盾，但是更大的肿瘤可能导致其他相关因素，例如中心区域受累的可能性、正常危及器官的受照剂量以及初诊与复发时的疾病程度，这些因素短期内可能会影响毒性反应，长期则会影响生存。

实际上，心脏和食管更高的平均剂量与≥3级毒性反应的增加存在相关性，较高的食管平均剂量与更差的总生存相关[27]。在质子和IMRT再程放疗中的经验也表明，更高的食管最大点剂量和更多的食管体积受到照射（V60），导致更高的≥2级食管毒性反应发生率[24]。同样，再次照射的肺体积越大，特别是V10、V20和肺平均剂量等越高，≥2级肺毒性反应的风险越高[24]。

尽管由于患者入组标准和应用化疗药物的异质性导致分析结果不一致，同步化疗仍是再程放疗毒性反应的另一个潜在因素。4个报道中有2个认为再程放疗中同步化疗会增加毒性反应的风险[24,27]。而MD安德森癌症中心早期的研究[25]并没有显示出同步化疗与食管或肺毒性反应存在显著相关性，并且IMPT的研究[41]中也没有评论化疗和毒性反应的相关性，仅报道了总生存。这表明慎重地使用化疗联合再程放疗是至关重要的，因为它可能增加毒性反应，但是由于其在疾病控制方面的潜在获益，还是可以选择性地应用。

## 六、质子再程放疗治疗复发NSCLC的临床效果

质子再程放疗的效果大致相似，中位总生存时间11.1~18个月，1年总生存率47%~59%[25,27,41]。无进展生存有很大的差别，1年无进展生存率为28%~59%。值得注意的是，无进展生存率和同步化疗的使用率有关。分析发现，一个研究[24]显示同步化疗改善了无远处转移生存，两个研究[24,27]显示改善了总生存。在IMPT再程放疗的研究中[41]，没有观察到生存和同步化疗存在相关性。值得注意的是，患者的一般状态也和生存有关[24]，而同步化疗是对毒性反应和生存结果具有不同影响的唯一因素，这就需要在根治疾病和治疗毒性之间进行权衡。

文献表明，可能改善生存的其他因素，同样与降低毒性反应相关。Ho等在单变量分析中显示iGTV<32 cm³和CTV<100 cm³与总生存的改善存在显著相关性[41]。这个分析还显示初始T分期更晚（3~4 vs 1~2）与更差的总生存存在相关性。与此相似的，McAvoy等[24]发现iGTV<27 cm³与总生存的改善存在相关性。同样，Chao等发现肿瘤与肺门区域重叠体积越大（≥41 cm³）总生存更差，这表明肿瘤位置和大小都具有重要影响[27]。

靶区剂量重要性的证据存在相互矛盾之处。Ho等认为患者接受≥66 Gy剂量照射能改善无局部失败生存、无局部区域失败生存和无进展生存[41]，另一个的研究也显示增加再程放疗的剂量对总生存有益[24]，但在一个早期的研究中却发现剂量和生存之间没有关系。更高的正常组织受量抵消了肿瘤高剂量的获益，Chao等发现更高的食管平均剂量与更差的总生存相关[27]。因此，如果周围危及器官的剂量没有充分限制，肿瘤高剂量的获益可能被抵消掉。肿瘤剂量也可以作为其他因素（如肿

瘤体积和肿瘤位置）的替代因素，因为与小的周围型肿瘤相比，大的中心型肿瘤更不可能增加治疗剂量。

## 七、未来方向

目前发表的结果重点体现了质子治疗在复发NSCLC中再程治疗领域的潜力。质子照射具有治疗某些患者的能力，以前这部分患者因为再程放疗时危及器官的剂量叠加而认为有太高的风险。IMPT代表了质子治疗的发展方向，其改善剂量分布的潜能可以进一步提高质子再程放疗的安全性。IMPT可以进一步减少中心区域结构的高剂量重叠区域[42]，从而降低了治疗相关的毒性，目前已发表的IMPT再程放疗具有最低的毒性反应的事实证明了这一点。因此，随着IMPT的广泛应用，质子再程放疗会更安全更方便，并且能够治疗一些无法通过被动散射技术安全治疗的患者。其他的技术进步，例如减少呼吸运动、射程不确定性的评估和功能影像技术的改进，能够缩小靶体积，提高给予根治剂量的能力和总体疗效，以及改善质子治疗复发NSCLC的治疗比。

另外，再程放疗联合最佳的全身治疗也是一个研究活跃的领域。免疫治疗已经在局部晚期NSCLC中显示出潜力：最近发表的PACIFIC试验证实放化疗后给予免疫治疗药物度伐利尤单抗巩固治疗，与安慰剂对比，18个月无进展生存获益44.2% vs 27.0%[43]。因此，在再程放疗中也可能出现相似的获益。宾夕法尼亚大学目前正在进行一项开放性II期试验（NCT03087760），研究"NSCLC胸部复发同步化疗联合质子再程放疗后帕博利珠单抗巩固治疗的效果"，主要终点为无进展生存。另外，有关全身治疗的次序和疗程等更多的问题仍亟待解决。

## 八、结论

再程放疗面临的挑战依然是选择合适的患者和确立相关因素，使临床医生能够减轻患者治疗相关的毒性反应，改善疾病转归。因此，质子再程放疗要有选择地使用，理想的再程放疗的适应证是肿瘤相对较小，周围型肿瘤，不紧邻心脏或食管，与首程治疗间隔时间长，以及一般状态良好，能够接受同步化疗。随着治疗手段的持续改进，包括影像学和治疗实施的改进，理想的再程放疗患者和高危的再程放疗患者的治疗效果将会不断改

善。必须要不断积累质子再程放疗经验和技术，以增加知识储备和促进未来的改进。

## 声明

本文作者宣称无任何利益冲突。

## 参考文献

[1] Siegel RL, Miller KD, Jemal A. Cancer Statistics, 2017[J]. CA Cancer J Clin, 2017, 67: 177-193.

[2] Howlader N, Noone AM, Krapcho M, et al. (editors) SEER Cancer Statistics Review[DB/OL]. SEER Cancer Statistics Review, 1975-2013, National Cancer Institute. Bethesda, MD. Available online: https://seer.cancer.gov/archive/csr/1975_2013/results_merged/sect_15_lung_bronchus.pdf

[3] Tyldesley S, Boyd C, Schulze K, et al. Estimating the need for radiotherapy for lung cancer: an evidence-based, epidemiologic approach[J]. Int J Radiat Oncol Biol Phys, 2001, 49(4): 973-985.

[4] Simone CB 2nd, Wildt B, Haas AR, et al. Stereotactic body radiation therapy for lung cancer[J]. Chest, 2013, 143: 1784-1790.

[5] Aupérin A, Le Péchoux C, Rolland E, et al. Meta-analysis of concomitant versus sequential radiochemotherapy in locally advanced non-small-cell lung cancer[J]. J Clin Oncol, 2010, 28(13): 2181-2190.

[6] Curran WJ Jr, Paulus R, Langer CJ, et al. Sequential vs. concurrent chemoradiation for stage III non-small cell lung cancer: randomized phase III trial RTOG 9410[J]. J Natl Cancer Inst, 2011, 103(19): 1452-1460.

[7] Dillman RO, Herndon J, Seagren SL, et al. Improved survival in stage III non-small-cell lung cancer: seven-year follow-up of cancer and leukemia group B (CALGB) 8433 trial[J]. J Natl Cancer Inst, 1996, 88(17): 1210-1215.

[8] Jeremic B, Shibamoto Y, Acimovic L, et al. Hyperfractionated radiation therapy with or without concurrent low-dose daily carboplatin/etoposide for stage III non-small-cell lung cancer: a randomized study[J]. J Clin Oncol, 1996, 14(4): 1065-1070.

[9] Le Chevalier T, Arriagada R, Quoix E, et al. Radiotherapy alone versus combined chemotherapy and radiotherapy in unresectable non-small cell lung carcinoma[J]. Lung Cancer, 1994, 10(Suppl 1): S239-S244.

[10] Sause WT, Scott C, Taylor S, et al. Radiation Therapy Oncology Group (RTOG) 88-08 and Eastern Cooperative Oncology Group (ECOG) 4588: preliminary results of a phase III trial in regionally advanced, unresectable non-small-cell lung cancer[J]. J Natl Cancer Inst, 1995, 87(3): 198-205.

[11] Schaake-Koning C, van den Bogaert W, Dalesio O, et al. Effects of concomitant cisplatin and radiotherapy on inoperable non-small-cell lung cancer[J]. N Engl J Med, 1992, 326(8): 524-530.

[12] Albain KS, Swann RS, Rusch VW, et al. Radiotherapy plus chemotherapy with or without surgical resection for stage III non-small-cell lung cancer: a phase III randomised controlled trial[J]. Lancet, 2009, 374(9687): 379-386.

[13] Rusch VW, Giroux DJ, Kraut MJ, et al. Induction chemoradiation and surgical resection for superior sulcus non-small-cell lung carcinomas: long-term results of Southwest Oncology Group Trial 9416 (Intergroup Trial 0160)[J]. J Clin Oncol, 2007, 25(3): 313-318.

[14] Bradley JD, Paulus R, Komaki R, et al. Standard-dose versus high-dose conformal radiotherapy with concurrent and consolidation carboplatin plus paclitaxel with or without cetuximab for patients with stage IIIA or IIIB non-small-cell lung cancer (RTOG 0617): a randomised, two-by-two factorial phase 3 study[J]. Lancet Oncol, 2015, 16(2): 187-199.

[15] Borghaei H, Paz-Ares L, Horn L, et al. Nivolumab versus Docetaxel in Advanced Nonsquamous Non-Small-Cell Lung Cancer[J]. N Engl J Med, 2015, 373(17): 1627-1639.

[16] Garassino MC, Martelli O, Broggini M, et al. Erlotinib versus docetaxel as second-line treatment of patients with advanced non-small-cell lung cancer and wild-type EGFR tumours (TAILOR): a randomised controlled trial[J]. Lancet Oncol, 2013, 14(10): 981-988.

[17] Carbone DP, Reck M, Paz-Ares L, et al. First-Line Nivolumab in Stage IV or Recurrent Non-Small-Cell Lung Cancer[J]. N Engl J Med, 2017, 376(25): 2415-2426.

[18] Dickhoff C, Dahele M, Paul MA, et al. Salvage surgery for locoregional recurrence or persistent tumor after high dose chemoradiotherapy for locally advanced non-small cell lung cancer[J]. Lung Cancer, 2016, 94: 108-113.

[19] Green N, Melbye RW. Lung cancer: retreatment of local recurrence after definitive irradiation[J]. Cancer, 1982, 49(5): 865-868.

[20] Cetingoz R, Arican-Alicikus Z, Nur-Demiral A, et al. Is re-irradiation effective in symptomatic local recurrence of non small cell lung cancer patients? A single institution experience and review of the literature[J]. J BUON, 2009, 14(1): 33-40.

[21] Chang JY, Balter PA, Dong L, et al. Stereotactic body radiation therapy in centrally and superiorly located stage I or isolated recurrent non-small-cell lung cancer[J]. Int J Radiat Oncol Biol Phys, 2008, 72(4): 967-971.

[22] Ebara T, Tanio N, Etoh T, et al. Palliative re-irradiation for in-field recurrence after definitive radiotherapy in patients with primary lung cancer[J]. Anticancer Res, 2007, 27(1B): 531-534.

[23] Kelly P, Balter PA, Rebueno N, et al. Stereotactic body

radiation therapy for patients with lung cancer previously treated with thoracic radiation[J]. Int J Radiat Oncol Biol Phys, 2010, 78(5): 1387-1393.

[24] McAvoy S, Ciura K, Wei C, et al. Definitive reirradiation for locoregionally recurrent non-small cell lung cancer with proton beam therapy or intensity modulated radiation therapy: predictors of high-grade toxicity and survival outcomes[J]. Int J Radiat Oncol Biol Phys, 2014, 90(4): 819-827.

[25] McAvoy SA, Ciura KT, Rineer JM, et al. Feasibility of proton beam therapy for reirradiation of locoregionally recurrent non-small cell lung cancer[J]. Radiother Oncol, 2013, 109(1): 38-44.

[26] Peulen H, Karlsson K, Lindberg K, et al. Toxicity after reirradiation of pulmonary tumours with stereotactic body radiotherapy[J]. Radiother Oncol, 2011, 101(2): 260-266.

[27] Chao HH, Berman AT, Simone CB 2nd, et al. Multi-Institutional Prospective Study of Reirradiation with Proton Beam Radiotherapy for Locoregionally Recurrent Non-Small Cell Lung Cancer[J]. J Thorac Oncol, 2017, 12(2): 281-292.

[28] Gerweck LE, Kozin SV. Relative biological effectiveness of proton beams in clinical therapy[J]. Radiother Oncol, 1999, 50(2): 135-142.

[29] Paganetti H, Niemierko A, Ancukiewicz M, et al. Relative biological effectiveness (RBE) values for proton beam therapy[J]. Int J Radiat Oncol Biol Phys, 2002, 53(2): 407-421.

[30] Berman AT, Teo BK, Dolney D, et al. An in-silico comparison of proton beam and IMRT for postoperative radiotherapy in completely resected stage IIIA non-small cell lung cancer[J]. Radiat Oncol, 2013, 8: 144.

[31] Macdonald OK, Kruse JJ, Miller JM, et al. Proton beam radiotherapy versus three-dimensional conformal stereotactic body radiotherapy in primary peripheral, early-stage non-small-cell lung carcinoma: a comparative dosimetric analysis[J]. Int J Radiat Oncol Biol Phys, 2009, 75(3): 950-958.

[32] Simone CB 2nd, Rengan R. The use of proton therapy in the treatment of lung cancers[J]. Cancer J, 2014, 20(6): 427-432.

[33] Chang JY, Li H, Zhu XR, et al. Clinical implementation of intensity modulated proton therapy for thoracic malignancies[J]. Int J Radiat Oncol Biol Phys, 2014, 90(4): 809-818.

[34] Terasawa T, Dvorak T, Ip S, et al. Systematic review: charged-particle radiation therapy for cancer[J]. Ann Intern Med, 2009, 151(8): 556-565.

[35] Verma V, Rwigema JM, Malyapa RS, et al. Systematic assessment of clinical outcomes and toxicities of proton radiotherapy for reirradiation[J]. Radiother Oncol, 2017, 125(1): 21-30.

[36] Mizumoto M, Okumura T, Ishikawa E, et al. Reirradiation for recurrent malignant brain tumor with radiotherapy or proton beam therapy. Technical considerations based on experience at a single institution[J]. Strahlenther Onkol, 2013, 189(8): 656-663.

[37] Phan J, Sio TT, Nguyen TP, et al. Reirradiation of Head and Neck Cancers With Proton Therapy: Outcomes and Analyses[J]. Int J Radiat Oncol Biol Phys, 2016, 96(1): 30-41.

[38] Romesser PB, Cahlon O, Scher ED, et al. Proton Beam Reirradiation for Recurrent Head and Neck Cancer: Multi-institutional Report on Feasibility and Early Outcomes[J]. Int J Radiat Oncol Biol Phys, 2016, 95(1): 386-395.

[39] Boimel PJ, Berman AT, Li J, et al. Proton beam reirradiation for locally recurrent pancreatic adenocarcinoma[J]. J Gastrointest Oncol, 2017, 8(4): 665-674.

[40] Fernandes A, Berman AT, Mick R, et al. A Prospective Study of Proton Beam Reirradiation for Esophageal Cancer[J]. Int J Radiat Oncol Biol Phys, 2016, 95(1): 483-487.

[41] Ho JC, Nguyen QN, Li H, et al. Reirradiation of thoracic cancers with intensity modulated proton therapy[J]. Pract Radiat Oncol, 2018, 8(1): 58-65.

[42] Chang JY, Komaki R, Wen HY, et al. Toxicity and patterns of failure of adaptive/ablative proton therapy for early-stage, medically inoperable non-small cell lung cancer[J]. Int J Radiat Oncol Biol Phys, 2011, 80(5): 1350-1357.

[43] Antonia SJ, Villegas A, Daniel D, et al. Durvalumab after Chemoradiotherapy in Stage III Non-Small-Cell Lung Cancer[J]. N Engl J Med, 2017, 377(20): 1919-1929.

译者：张建光，淄博万杰肿瘤医院质子治疗中心
审校：李凯新，福建医科大学附属泉州第一医院

**Cite this article as:** Chao HH, Berman AT. Proton therapy for thoracic reirradiation of non-small cell lung cancer. Transl Lung Cancer Res 2018;7(2):153-159. doi: 10.21037/tlcr.2018.03.22

# 第五十九章　质子束治疗和免疫治疗在非小细胞肺癌免疫激活中形成的伙伴关系

Howard J. Lee Jr, Jing Zeng, Ramesh Rengan

University of Washington Medical Center, Seattle, WA, USA
*Contributions:* (I) Conception and design: R Rengan, J Zeng; (II) Administrative support: R Rengan; (III) Provision of study materials or patients: All authors; (IV) Collection and assembly of data: All authors; (V) Data analysis and interpretation: All authors; (VI) Manuscript writing: All authors; (VII) Final approval of manuscript: All authors.
*Correspondence to:* Jing Zeng. University of Washington Medical Center, Seattle, WA, USA. Email: jzeng13@uw.edu.

摘要：越来越多接受放射治疗的患者选择质子束治疗（proton beam therapy, PBT）。免疫治疗作为以往难治性疾病[如晚期非小细胞肺癌（NSCLC）]的有效全身治疗，伴随着其兴起，具有免疫佐剂效应的放疗与免疫治疗联合应用正受到广泛关注。然而，临床前和临床研究表明，与常规RT相关的潜在免疫抑制机制可能会限制其免疫原性。质子作为带电粒子，在正常细胞和癌细胞中表现出剂量学和生物学差异，这不仅可以增强RT的免疫佐剂效应，还可以减少免疫抑制机制。在这里，我们回顾了理论、临床前和临床证据，并聚焦于NSCLC中将PBT与癌症治疗中的免疫疗法相结合所做的努力。

关键词：质子照射；肺癌；免疫治疗

**View this article at:** http://dx.doi.org/10.21037/tlcr.2018.03.28

## 一、简介

几十年来，癌症治疗领域中的细胞毒性化疗一直是全身治疗方案的主要支柱。手术和放射治疗（RT）组成癌症治疗的另外两个支柱，其主要目标是提供局部控制。然而，免疫疗法，尤其是检查点抑制剂，最近已成为医生可使用的全身治疗武器的主要补充。此时，在世界范围内变得越来越普遍的质子中心可以为精准RT提供另一种方法。新的临床前和临床证据表明，RT和免疫疗法的结合可以在一部分患者中产生特殊的局部和全身效。越来越多的工作表明，质子束治疗（PBT）独特的放射生物学和剂量学特性可与免疫疗法相结合改善难治性肿瘤患者如晚期非小细胞肺癌（NSCLC）的预后。

### （一）免疫疗法的演变

2010年，一项具有里程碑意义的研究证明，转移性黑色素瘤可以从针对免疫调节分子CTLA-4的免疫检查点阻断剂得到生存获益，而以往这是一种迅速致命的疾病[1]。这掀起起了癌症免疫治疗的全球性热潮，并在不久之后引入了另一类针对程序性细胞死亡蛋白1（PD-1）的检查点抑制剂[2]。

转移性NSCLC患者通常对标准细胞毒性化疗的有效

率相对较低。针对表皮生长因子受体（EGFR）突变和间变性淋巴瘤激酶（ALK）基因重排的靶向治疗改善了小部分患者的生存[3-4]。然而，免疫疗法最近已成为部分晚期患者最有希望的新兴疗法。2015年KEYNOTE-001的Ⅰ期研究中，帕博利珠单抗对局部晚期或转移性NSCLC患者的总体有效率为19.4%，PD-L1配体高表达人群的有效率为45.2%[5]。不久之后，帕博利珠单抗被美国食品药品监督管理局（FDA）批准作为局部晚期或转移性NSCLC中PD-L1肿瘤高表达患者的二线治疗。

### （二）免疫治疗向前迈进了一步，但有效率仍需改善

2016年KEYNOTE-024的Ⅲ期随机研究继续证明初治转移性PD-L1阳性NSCLC患者接受帕博利珠单抗与标准化疗相比具有显著的生存获益[6]。然而，即使PD-L1阳性，总体有效率为44.8%，大多数患者仍然无效。

两项研究继续比较另一种抗PD-1抗体纳武利尤单抗与多西他赛二线治疗转移性肺部鳞状细胞癌（CheckMate-017）和肺部非鳞状癌（CheckMate-057）[7-8]。在这两项研究中，纳武利尤单抗组的2年总生存率更高。因此，纳武利尤单抗于2015年3月获得FDA批准用于晚期NSCLC（鳞状细胞癌）的二线治疗。然而，在这些研究的纳武利尤单抗组中，2年总生存率为25%~30%，显然对于无效患者治疗方案需要改进。

### （三）目前提高有效率的策略

目前提高免疫治疗有效率的策略大多是组合多种免疫治疗药物。同时靶向PD-1和CTLA-4在黑色素瘤中取得的成功，这也适用于治疗NSCLC。CheckMate-012研究表明ⅢB或Ⅳ期复发的未化疗NSCLC中，总有效率为38%~47%，联合方案取决于给药剂量[9]。一些研究也在测试将免疫治疗与化疗结合的效果。一项随机Ⅱ期研究比较了晚期非鳞NSCLC患者中卡铂和培美曲塞联合或不联合帕博利珠单抗的疗效，结果化学联合免疫治疗组的无进展生存期（PFS）有显著改善[10]。然而，获益的原因可能是帕博利珠单抗在PD-L1高表达亚组中的作用。

应用PD-1和CTLA-4阻滞剂的患者亚组获得2年以上生存的能力，这刺激了以治愈为目标的免疫治疗研究。最近的PACIFIC研究是采用度伐利尤单抗的Ⅲ期研究，结果显示可以显著改善无法切除的局部晚期Ⅲ期NSCLC患者的PFS。化放疗后，患者接受1年的度伐利尤单抗或安慰剂治疗。度伐利尤单抗组的中位PFS

显著改善（16.8个月 vs 5.6个月）[11]。正在进行的研究正试图改善结果并提高有效率，包括CheckMate-227（NCT02477826，纳武利尤单抗 vs 纳武利尤单抗/依匹木单抗 vs 纳武利尤单抗/两药含铂方案 vs 两药含铂方案）和Impower-111（NCT02409355，阿替利珠单抗 vs 吉西他滨联合顺铂或卡铂）。然而，即使在联合试验中，仍有部分患者治疗无效，最常见的患者群体是没有PD-L1等分子的高表达。在这些情况下，RT是一种能够规避抗药模式并提高免疫治疗疗效的工具。

## 二、辐射和免疫系统

### （一）辐射在分子水平对免疫系统的影响

过去认为辐射是通过DNA损伤的细胞毒作用介导肿瘤细胞的死亡，但研究表明X射线照射还可以在肿瘤内诱导免疫刺激作用，从而引发针对原位疫苗的抗肿瘤免疫应答[12]。辐射的免疫佐剂效应的理论依据包括免疫原性细胞死亡（immunogenic cell death，ICD）、瘤内表型转变以及肿瘤微环境的重编程。辐射诱导受照射的细胞释放肿瘤抗原或损伤相关分子模式（damage-associated molecular patterns，DAMPs），触发导致抗原呈递细胞（antigen presenting cells，APCs）/树突细胞（dendritic cells，DCs）活化的级联反应。HMGB1等危险信号通过激活APC上的Toll样受体而启动CD8+T细胞[13]。然后，这些T细胞可以产生针对肿瘤的记忆反应。辐射还可以提高肿瘤细胞上用于抗原呈递的MHC Ⅰ类表达，并促进可吸引其他APC和细胞毒性T淋巴细胞（cytotoxic T lymphocytes，CTLs）的促炎趋化因子的释放[14-16]。RT诱导的肿瘤抗原释放还能促使APC迁移至引流淋巴结，并在此增加T细胞启动进而引发CTL依赖性全身反应[17-18]。肿瘤微环境中DC释放抗原的交叉呈递也是局部RT的结果，并且有助于清除肿瘤。这突显出除了通过肿瘤细胞上的MHC-Ⅰ直接呈递之外，表达MHC-Ⅱ的APC交叉呈递肿瘤抗原在训练CTL中的重要性[19]。治疗前CTL的存在与多种肿瘤类型（包括NSCLC）的生存获益相关[20-21]。

### （二）肺癌远隔效应的临床报告

大多数关于局部RT后野外肿瘤消退的全身性远隔效应的临床报道来自恶性黑色素瘤患者。但是，在2013年有一例转移性NSCLC患者接受左上叶原发性腺癌

常规分割RT（60 Gy），并对右下叶原发性腺癌进行立体定向放射治疗（SBRT）（26 Gy×1）。在接下来的2个月内，患者似乎在肾上腺和肱骨中出现FDG高代谢转移灶，但是在照射后1年，这些病灶达到代谢完全缓解。虽然该患者最终出现进展，但是证实了NSCLC患者中可以出现远隔效应[22]。

联合放疗和免疫治疗的免疫刺激效应在诱导更高的远隔效应发生率方面具有一定的前景。在小鼠黑色素瘤模型中，PD-1和CTLA-4双重阻断联合照射与T细胞受体多样化相关，并增强了对未照射肿瘤的控制[23]。在接受联合抗-CTLA-4治疗和大分割高剂量RT的转移性黑色素瘤患者外周血中也观察到类似结果。17%的患者在未照射病灶中出现反应，高于CTLA-4单药阻滞治疗的预期有效率。研究结果显示，NSCLC患者单独接受CLTA-4阻断治疗未能改善预后。但是，在一例多线全身治疗进展的转移性肺腺癌个案报道中，患者在接受RT联合CTLA-4阻滞后，多个转移性病变出现了临床反应[24]。在一项入组69例的临床研究中，患者接受了新的节律化疗方案，包括剂量分次的顺铂、口服依托泊苷以及贝伐珠单抗，45名患者同时接受了一个或多个转移部位的姑息性放疗[25]。接受RT的患者中位生存期较长[12.1±2.5（95%CI：3.35~8.6）个月 vs 22.12±4.3（95%CI：11.9~26.087）个月；P=0.015]。存活与化疗方案诱导DC和中心记忆性T细胞的能力相关，这提示肿瘤照射可能通过诱发免疫介导效应延长生存。

### （三）正在进行的研究

因为比抗CTLA-4药物具有更好的安全性，目前许多正在进行的放射免疫联合治疗研究都聚焦在抗PD-1治疗上。正在进行的临床试验囊括了所有分期的肺癌，例如早期NSCLC的阿替利珠单抗联合SBRT的Ⅰ期研究（NCT02599454）以及转移性NSCLC患者帕博利珠单抗联合剂量递增RT的另一个Ⅰ期研究（NCT02587455）。

一些研究侧重于免疫检查点阻断以外的免疫疗法，例如针对端粒酶和MUC-1的癌症疫苗，又或者包括NY-ESO-1和MAGE-A3的抗原[26-27]。在转移和复发性NSCLC患者中，正在研究PD-1和CTLA-4阻断之外的各种免疫调节分子。有的机构对转移性难治NSCLC患者采用SBRT联合可增强抗原呈递的FLT3配体进行治疗（NCT02839265）。另一项研究对大分割RT联合PD-1阻断和nelfnavir进行试验，nelfnavir是一种可以抑制PI3K

酶依赖性DNA修复和髓源性抑制细胞（myeloid-derived suppressor cell，MDSC）增殖的药物（NCT03050060）。

## 三、质子照射，更强的免疫原性，更低的免疫抑制?

### （一）质子物理学

放射治疗可以通过直接引起DNA损伤导致细胞凋亡或坏死，或者通过产生氧自由基间接导致DNA损伤而杀死癌细胞。光子或X射线辐射具有高度穿透性，虽然有一些能量沉积在光束路径上的组织中，但是大部分辐射会穿透整个身体并从另一侧离开，产生出射剂量。PBT使用带电粒子，其大部分剂量沉积在Bragg峰处，可以通过校准射束能量控制Bragg峰深度，从而消除出射剂量。质子和光子辐射之间的这种差异意味着质子治疗计划可以改善对正常组织和危及器官的保护[28-31]。

### （二）光子照射的免疫抑制作用数据

虽然RT通过多种机制诱导免疫激活，但免疫细胞对辐射非常敏感，并且能被比杀死癌细胞所需剂量低得多的剂量根除。肿瘤微环境包含了各种可以上调的抑制性免疫细胞，包括$T_{reg}$细胞，MDSC和肿瘤相关巨噬细胞（tumor-associated macrophages，TAM）[32]。$T_{reg}$细胞是CD4+T细胞，其特征是可表达转录因子叉头盒P3（forkhead box P3，FOXP3）。这些细胞可在肿瘤微环境中积聚并分泌抑制性细胞因子，即TGFβ和IL-10，它们均抑制CTL活化并刺激MDSC[33-34]。多项研究显示$T_{reg}$细胞数量因局部或全身辐射出现的反应性增加，这表明$T_{reg}$细胞可能比其他免疫细胞更耐辐射或更快地再生[35-37]。MDSCs通过抑制CTL功能和促进肿瘤血管生成从而促进肿瘤进展[38-39]，它们在局部放疗后3 d内迅速募集到肿瘤基质中[40-41]，局部和全身数量在单次高剂量照射后7~14 d开始减少[42-43]。辐射可以触发TAM，从而改变趋化因子的表达水平，并改变T细胞浸润的调节[44]。照射前包括M1肿瘤杀伤TAM和M2肿瘤促进TAM在内所有TAM亚型的消耗，显示出增加RT抗肿瘤的作用，这表明TAM群体分布可能以免疫抑制性M2细胞占主导[45]。与此相反，对某些肿瘤的低剂量照射可以使异常脉管系统正常化并诱导TAM经历M1表型转换，这是CTL募集和运作所需的[46]。显然，我们需要精确的RT技术以使治疗的免疫原性最大化，同时又避免免疫抑制性。PBT是一种极具吸引力的选择，其剂量分布优势使临床医生能够最大限度地减少对正常组织的不必要照射，而这种不必要的照射可能会引发机体RT反应中的免疫抑制成分。

### （三）淋巴细胞减少和对临床结果的影响

T淋巴细胞对辐射非常敏感，低剂量RT就会造成细胞死亡[47]。当考虑到系统性免疫应答的目标以及现实中光子放疗计划使用许多相互重叠照射野而造成明显的低剂量区，这就产生了一个问题。这样会使大量的循环血液暴露于辐射中。接受根治性RT的NSCLC患者淋巴细胞减少程度与大体肿瘤体积和接受5~10 Gy照射的肺体积有关。此外，淋巴细胞减少症最低点与较差的总生存相关[48]。从剂量学方面考虑，质子治疗在低剂量区大小方面具有明显的优势，并且在RT诱导的淋巴细胞减少方面也已经显示出显著的益处[49-50]。

大肿瘤标准常规分割治疗计划的问题是它们可能对整个循环血池进行潜在淋巴细胞毒性剂量的照射[51]。虽然肿瘤放射可以导致免疫刺激和趋化因子分泌从而使CTL募集，但是现今大多数放射肿瘤学中心使用的常规分割模式可能使所有募集的细胞耗尽。一项研究表明，30 Gy×1的消融剂量诱导了强大的肿瘤微环境CTL浸润，同时使MDSCs丧失。然而，当30 Gy×1照射后采用3 Gy×10以模拟当今的常规分割给量时，CTL丢失并且MDSC数量开始增加[43]。以往的RT采用多个低剂量分割以保护正常组织，依靠肿瘤细胞较低的修复机制使肿瘤细胞杀伤最大化的同时正常组织造成的损伤最小。随着SBRT等技术的出现，我们进入了一个新时代，大分割塑造的不仅是剂量，还包括它们产生的免疫反应。然而，使RT产生最大远隔效应的剂量和分次方案方面的数据相互之间存在矛盾。小鼠乳腺癌和结肠癌细胞系中同步联合CTLA-4阻断，分次治疗方案（8 Gy×3和6 Gy×5）引发的远位效应优于消融剂量（20 Gy×1）[52]。12 Gy以上的剂量也被发现与Trex的表达增加有关。Trex是一种DNA外切核酸酶，可通过降解受照射后细胞质中累积的DNA来减弱癌细胞的免疫原性[53]。这就消除了一种重要的信号，该信号可导致名为干扰素基因刺激物（stimulator of interferon genes，STING）的蛋白质的表达以及最终下游干扰素β的分泌，同时与小鼠肿瘤模型中的抗肿瘤免疫紧密相关[54-55]。然而，临床报告表明，SBRT发生的重度放射性淋巴细胞减少症明显少于常规

放疗1个月时的结果[56]。因此，需要进一步研究以阐明保护循环淋巴细胞池与分次RT方案之间的相对重要性。质子治疗的剂量学优势为寻找能使抗肿瘤免疫原性反应最大化的最佳剂量、分次和射野提供了新的工具。

### （四）光子照射与带电粒子照射——不同的生物效应？

质子束除了具有不同的剂量沉积分布外，还有比光子辐射更高的线性能量传递（linear energy transfer，LET），因而可转化为不同的生物效应。LET定义为每单位距离每粒子传递的能量，并且在较短距离内传递的电离事件数量越多，DNA双链断裂及肿瘤细胞中的其他效应可能性越大。这与换算成等效光子剂量时单位剂量引起的生物损伤有关，描述的术语是相对生物效应（relative biological effectiveness，RBE）。体外研究表明，辐射诱导的免疫原性增高可能与较高的LET相关[57-58]。日本和德国使用碳离子进行了大部分粒子放射治疗的开创性工作，碳离子治疗的剂量分布效应类似于质子但具有更高的LET[59]。

这些生物效应差异可能在多大程度上转化为临床获益是个关键问题。总之，碳离子剂量分布的收益和相较于光子放疗2~3倍的RBE主要是通过直接损伤DNA机制起作用，而不依赖于常规X线治疗所依赖的细胞周期和氧合。这可能适用于放射抗拒和乏氧肿瘤[60]。虽然在临床工作中将质子治疗剂量通过简单乘以1.1转换为具有等效生物效应的光子治疗剂量，但是众所周知质子束的实际RBE随着束深度而变化并在布拉格峰外呈非线性增加，这导致光束末端出现RBE增加的小区域。临床前工作支持质子治疗具有免疫原性潜力，并提示它的免疫原性应用实际上可能比光子更广泛。

例如，体外研究表明质子介导钙网蛋白易位至细胞表面的水平高于光子，可增加CTL的原位交叉和敏感性[61-62]。体外数据还表明，PBT和X射线照射黑色素瘤细胞可以达到相似的存活水平，但只有PBT才能诱导长期的迁移抑制[63]。PBT的抗转移潜能在人乳腺癌细胞和NSCLC细胞中也得到证实[64-65]。对小鼠乳腺肿瘤（EMT6）细胞和人唾液腺肿瘤细胞的研究表明，PBT亚致死损伤修复比X射线照射更多[66]。然而，低能质子束通过活性氧形成和半胱氨酸蛋白酶的激活诱导肿瘤细胞凋亡，这一过程可能不会通过ICD启动CTL[67]。就像低分割 vs 超分割和消融剂量 vs 低剂量产生相反的免疫刺激效应数据一样，许多质子与光子对比的生物学效应

及其相应的临床相关性尚未得到阐明。

由质子照射所致的系统性肿瘤反应的体内和临床数据是有限的，但是碳离子的体内初步研究结果显示，即使没有同时进行免疫治疗，小鼠骨肉瘤和鳞状细胞癌模型中肺转移的数量也显著减少[68-69]。由于光子RT需要更高的剂量以抑制转移，有些研究将DC注射免疫疗法与碳离子束疗法联合起来作为抗肿瘤免疫应答的新希望[70]。临床上，已报道两例未经免疫治疗的复发性结直肠癌患者在碳离子RT后出现远隔反应。一例75岁的患者左侧疼痛复发，接受了73.6 Gy/16F（RBE）照射，治疗1个月后FDG PET/CT显示髂动脉旁肿块消退。一例85岁的腹主动脉旁淋巴结复发患者接受50.4 Gy/12F（RBE）照射，纵隔淋巴结转移在RT 6个月后消退。问题是这些远位反应是由于粒子放疗消融剂量所致，还是继发于高LET照射的免疫原效应所致，或者是两者兼而有之[71]？总之，采用质子和其他带电粒子的大部分临床前工作提出了以下问题：质子是否可以在肿瘤细胞中产生更大的ICD？LET的差异可以改变抗原释放或MDSC/$T_{reg}$诱导吗？其他粒子治疗可以改善ICD吗？正在进行的研究中，这些问题将成为免疫治疗和粒子束放疗（如PBT）之间关系的主题。

## 四、结论

在越来越注重激活抗肿瘤免疫系统的癌症治疗时代，放射治疗已经并将继续成为必不可少的多功能工具。

现在美国运营着20多个质子中心，全球有超过75个。癌症患者中有50%接受RT，而其中PBT正在成为越来越普遍的选择[72]。质子的LET导致了与光子不同的潜在放射生物学差异，可能会产生强于常规RT的免疫激活特性。此外，临床前和临床数据已经显示出与常规RT相关的潜在免疫抑制机制，PBT的剂量分布优势可能减轻该机制，同时激发前免疫原效应。在这种情况下，具有潜在成果的领域可能是研究在RT计划中使用质子样剂量保护重要免疫器官的作用，例如大块骨髓、脾脏，甚至循环血液量。

质子促进免疫反应有大量的潜在临床获益。例如，PACIFIC试验证明了晚期NSCLC患者中里程碑式的PFS获益，其研究设计是患者接受多次淋巴细胞消耗干预：化疗，激活STING能力差且可能消耗新的活化T细胞的分次剂量2 Gy照射，以及照射可能是T细胞培育场所的

肿瘤周围淋巴结。如果从免疫学角度来看，即使非理想治疗也可以获得这样的结果，那么质子旨在避免引发免疫抑制的剂量保护效应，所带来的潜在益处可能更加明显。

在这篇综述中，我们对RT后肿瘤细胞和肿瘤微环境中主要免疫原性和免疫抑制事件进行了概述。然而，考虑到这两方面有着无数相互抵触的成分，以及迄今为止已发表的临床远隔效应数据中治疗和肿瘤特征的异质性，像Dr Formenti和Demaria提出的那样，将免疫原性和免疫抑制视作相同规模的两个方面可能是有用的[73]。在辐射对免疫系统的免疫原性和免疫抑制作用之间的平衡中，质子治疗在增加免疫原性比重的同时又能潜在去除免疫抑制一侧的成分，这是一种很有前景的治疗方式。我们热切期待大量研究的结果，这些研究可以告知临床医生如何打破平衡并将当前临床试验中的无效患者转变为具有持久全身免疫应答的患者。

## 声明

本文作者宣称无任何利益冲突。

## 参考文献

[1] Robert C, Thomas L, Bondarenko I, et al. Ipilimumab plus Dacarbazine for Previously Untreated Metastatic Melanoma[J]. N Engl J Med, 2011, 364(26): 2517-2526.

[2] Topalian SL, Hodi FS, Brahmer JR, et al. Safety, Activity, and Immune Correlates of Anti–PD-1 Antibody in Cancer[J]. N Engl J Med, 2012, 366(26): 2443-2454.

[3] Mok TS, Wu YL, Thongprasert S, et al. Gefitinib or Carboplatin–Paclitaxel in Pulmonary Adenocarcinoma[J]. N Engl J Med, 2009, 361(10): 947-957.

[4] Kwak EL, Bang YJ, Camidge DR, et al. Anaplastic lymphoma kinase inhibition in non-small-cell lung cancer[J]. N Engl J Med, 2010, 363(18): 1693-1703.

[5] Garon EB, Rizvi NA, Hui R, et al. Pembrolizumab for the Treatment of Non–Small-Cell Lung Cancer[J]. N Engl J Med, 2015, 372(21): 2018-2028.

[6] Reck M, Rodríguez-Abreu D, Robinson AG, et al. Pembrolizumab versus Chemotherapy for PD-L1–Positive Non–Small-Cell Lung Cancer[J]. N Engl J Med, 2016, 375(19): 1823-1833.

[7] Brahmer J, Reckamp KL, Baas P, et al. Nivolumab versus Docetaxel in Advanced Squamous-Cell Non–Small-Cell Lung Cancer[J]. N Engl J Med, 2015, 373(2): 123-135.

[8] Borghaei H, Paz-Ares L, Horn L, et al. Nivolumab versus

Docetaxel in Advanced Nonsquamous Non–Small-Cell Lung Cancer[J]. N Engl J Med, 2015, 373(17): 1627-1639.

[9] Hellmann MD, Rizvi NA, Goldman JW, et al. Nivolumab plus ipilimumab as first-line treatment for advanced non-small-cell lung cancer (CheckMate 012): results of an open-label, phase 1, multicohort study[J]. Lancet Oncol, 2017, 18(1): 31-41.

[10] Langer CJ, Gadgeel SM, Borghaei H, et al. Carboplatin and pemetrexed with or without pembrolizumab for advanced, non-squamous non-small-cell lung cancer: a randomised, phase 2 cohort of the open-label KEYNOTE-021 study[J]. Lancet Oncol, 2016, 17(11): 1497-1508.

[11] Antonia SJ, Villegas A, Daniel D, et al. Durvalumab after Chemoradiotherapy in Stage III Non–Small-Cell Lung Cancer[J]. N Engl J Med, 2017, 377(20): 1919-1929.

[12] Crittenden M, Kohrt H, Levy R, et al. Current Clinical Trials Testing Combinations of Immunotherapy and Radiation[J]. Semin Radiat Oncol, 2015, 25(1): 54-64.

[13] Apetoh L, Ghiringhelli F, Tesniere A, et al. Toll-like receptor 4-dependent contribution of the immune system to anticancer chemotherapy and radiotherapy[J]. Nat Med, 2007, 13(9): 1050-1059.

[14] Reits EA, Hodge JW, Herberts CA, et al. Radiation modulates the peptide repertoire, enhances MHC class I expression, and induces successful antitumor immunotherapy[J]. J Exp Med, 2006, 203(5): 1259-1271.

[15] Matsumura S, Wang B, Kawashima N, et al. Radiation-Induced CXCL16 Release by Breast Cancer Cells Attracts Effector T Cells[J]. J Immunol, 2008, 181(5): 3099-3107.

[16] Meng Y, Mauceri HJ, Khodarev NN, et al. Ad.Egr-TNF and local ionizing radiation suppress metastases by Interferon-B-Dependent Activation of Antigen-specific CD8 T Cells[J]. Mol Ther, 2010, 18(5): 912-920.

[17] Lugade AA, Moran JP, Gerber SA, et al. Local Radiation Therapy of B16 Melanoma Tumors Increases the Generation of Tumor Antigen-Specific Effector Cells That Traffic to the Tumor[J]. J Immunol, 2005, 174(12): 7516-7523.

[18] Lee Y, Auh SL, Wang Y, et al. Therapeutic effects of ablative radiation on local tumor require CD8+ T cells: changing strategies for cancer treatment[J]. Blood, 2009, 114(3): 589-595.

[19] Sharabi AB, Nirschl CJ, Kochel CM, et al. Stereotactic Radiation Therapy Augments Antigen-Specific PD-1-Mediated Antitumor Immune Responses via Cross-Presentation of Tumor Antigen[J]. Cancer Immunol Res, 2015, 3(4): 345-355.

[20] Characiejus D, Jacobs JJ, Pašukonienè V, et al. Prediction of response in cancer immunotherapy[J]. Anticancer Res, 2011, 31(2): 639-647.

[21] Kawai O, Ishii G, Kubota K, et al. Predominant infiltration of macrophages and CD8+ T cells in cancer nests is a significant predictor of survival in stage IV nonsmall cell lung cancer[J]. Cancer, 2008, 113(6): 1387-1395.

[22] Siva S, Callahan J, MacManus MP, et al. Abscopal Effects after Conventional and Stereotactic Lung Irradiation of Non–Small-Cell Lung Cancer[J]. J Thorac Oncol, 2013, 8(8): e71-e72.

[23] Twyman-Saint Victor C, Rech AJ, Maity A, et al. Radiation and dual checkpoint blockade activate non-redundant immune mechanisms in cancer[J]. Nature, 2015, 520(7547): 373-377.

[24] Golden EB, Demaria S, Schiff PB, et al. An abscopal response to radiation and ipilimumab in a patient with metastatic non-small cell lung cancer[J]. Cancer Immunol Res, 2013, 1(6): 365-372.

[25] Pastina P, Nardone V, Botta C, et al. Radiotherapy prolongs the survival of advanced non-small-cell lung cancer patients undergone to an immune-modulating treatment with dose-fractioned cisplatin and metronomic etoposide and bevacizumab (mPEBev)[J]. Oncotarget, 2017, 8(44): 75904-75913.

[26] Brunsvig PF, Kyte JA, Kersten C, et al. Telomerase peptide vaccination in NSCLC: A phase II trial in stage III patients vaccinated after chemoradiotherapy and an 8-year update on a phase I/II trial[J]. Clin Cancer Res, 2011, 17(21): 6847-6857.

[27] Butts C, Socinski MA, Mitchell PL, et al. Tecemotide (L-BLP25) versus placebo after chemoradiotherapy for stage III non-small-cell lung cancer (START): A randomised, double-blind, phase 3 trial[J]. Lancet Oncol, 2014, 15(1): 59-68.

[28] Parikh RR, Rhome R, Hug E, et al. Adjuvant Proton Beam Therapy in the Management of Thymoma: A Dosimetric Comparison and Acute Toxicities[J]. Clin Lung Cancer, 2016, 17(5): 362-366.

[29] Ohno T, Oshiro Y, Mizumoto M, et al. Comparison of dose-volume histograms between proton beam and X-ray conformal radiotherapy for locally advanced non-small-cell lung cancer[J]. J Radiat Res, 2015, 56(1): 128-133.

[30] Berman AT, Teo BK, Dolney D, et al. An in-silico comparison of proton beam and IMRT for postoperative radiotherapy in completely resected stage IIIA non-small cell lung cancer[J]. Radiat Oncol, 2013, 8: 144.

[31] Roelofs E, Engelsman M, Rasch C, et al. Results of a Multicentric In Silico Clinical Trial (ROCOCO): Comparing Radiotherapy with Photons and Protons for Non-small Cell Lung Cancer[J]. J Thorac Oncol, 2012, 7(1): 165-176.

[32] Fridman WH, Zitvogel L, Sautès–Fridman C, et al. The immune contexture in cancer prognosis and treatment[J]. Nat Rev Clin Oncol, 2017, 14(12): 717-734.

[33] Burnette B, Weichselbaum RR. Radiation as an Immune Modulator[J]. Semin Radiat Oncol, 2013, 23(4): 273-280.

[34] Facciabene A, Motz GT, Coukos G. T-Regulatory cells: Key players in tumor immune escape and angiogenesis[J]. Cancer Res, 2012, 72(9): 2162-2171.

[35] Kachikwu EL, Iwamoto KS, Liao YP, et al. Radiation enhances regulatory T cell representation[J]. Int J Radiat Oncol Biol Phys, 2011, 81(4): 1128-1135.

[36] Balogh A, Persa E, Bogdándi EN, et al. The effect of ionizing radiation on the homeostasis and functional integrity of murine splenic regulatory T cells[J]. Inflamm Res, 2013, 62(2): 201-212.

[37] Persa E, Balogh A, Sáfrány G, et al. The effect of ionizing radiation on regulatory T cells in health and disease[J]. Cancer Lett, 2015, 368(2): 252-261.

[38] Condamine T, Ramachandran I, Youn JI, et al. Regulation of Tumor Metastasis by Myeloid-Derived Suppressor Cells[J]. Annu Rev Med, 2015, 66: 97-110.

[39] Quail DF, Joyce JA. Microenvironmental regulation of tumor progression and metastasis[J]. Nat Med, 2013, 19(11): 1423-1437.

[40] Crittenden MR, Cottam B, Savage T, et al. Expression of NF-κb p50 in tumor stroma limits the control of tumors by radiation therapy[J]. PLoS One, 2012, 7(6): e39295.

[41] Xu J, Escamilla J, Mok S, et al. CSF1R signaling blockade stanches tumor-infiltrating myeloid cells and improves the efficacy of radiotherapy in prostate cancer[J]. Cancer Res, 2013, 73(9): 2782-2794.

[42] Crittenden MR, Savage T, Cottam B, et al. The Peripheral Myeloid Expansion Driven by Murine Cancer Progression Is Reversed by Radiation Therapy of the Tumor[J]. PLoS One, 2013, 8(7): e69527.

[43] Filatenkov A, Baker J, Mueller AM, et al. Ablative tumor radiation can change the tumor immune cell microenvironment to induce durable complete remissions[J]. Clin Cancer Res, 2015, 21(16): 3727-3739.

[44] Inoue T, Fujishima S, Ikeda E, et al. CCL22 and CCL17 in rat radiation pneumonitis and in human idiopathic pulmonary fibrosis[J]. Eur Respir J, 2004, 24(1): 49-56.

[45] Meng Y, Beckett MA, Liang H, et al. Blockade of tumor necrosis factor α signaling in tumor-associated macrophages as a radiosensitizing strategy[J]. Cancer Res, 2010, 70(4): 1534-1543.

[46] Klug F, Prakash H, Huber PE, et al. Low-Dose Irradiation Programs Macrophage Differentiation to an iNOS+/M1 Phenotype that Orchestrates Effective T Cell Immunotherapy[J]. Cancer Cell, 2013, 24(5): 589-602.

[47] Trowell OA. The sensitivity of lymphocytes to ionising radiation[J]. J Pathol Bacteriol, 1952, 64(4): 687-704.

[48] Tang C, Liao Z, Gomez D, et al. Lymphopenia association with gross tumor volume and lung V5 and its effects on non-small cell lung cancer patient outcomes[J]. Int J Radiat Oncol Biol Phys, 2014, 89(5): 1084-1091.

[49] Welsh J, Gomez D, Palmer MB, et al. Intensity-modulated proton therapy further reduces normal tissue exposure during definitive therapy for locally advanced distal esophageal tumors:

A dosimetric study[J]. Int J Radiat Oncol Biol Phys, 2011, 81(5): 1336-1342.

[50] Davuluri R, Jiang W, Fang P, et al. Lymphocyte Nadir and Esophageal Cancer Survival Outcomes After Chemoradiation Therapy[J]. Int J Radiat Oncol Biol Phys, 2017, 99(1): 128-135.

[51] Yovino S, Kleinberg L, Grossman SA, et al. The Etiology of Treatment-related Lymphopenia in Patients with Malignant Gliomas: Modeling Radiation Dose to Circulating Lymphocytes Explains Clinical Observations and Suggests Methods of Modifying the Impact of Radiation on Immune Cells[J]. Cancer Invest, 2013, 31(2): 140-144.

[52] Dewan MZ, Galloway AE, Kawashima N, et al. Fractionated but not single-dose radiotherapy induces an immune-mediated abscopal effect when combined with anti-CTLA-4 antibody[J]. Clin Cancer Res, 2009, 15(17): 5379-5388.

[53] Vanpouille-Box C, Alard A, Aryankalayil MJ, et al. DNA exonuclease Trex1 regulates radiotherapy-induced tumour immunogenicity[J]. Nat Commun, 2017, 8: 15618.

[54] Woo SR, Fuertes MB, Corrales L, et al. STING-dependent cytosolic DNA sensing mediates innate immune recognition of immunogenic tumors[J]. Immunity, 2014, 41(5): 830-842.

[55] Deng L, Liang H, Xu M, et al. STING-dependent cytosolic DNA sensing promotes radiation-induced type I interferon-dependent antitumor immunity in immunogenic tumors[J]. Immunity, 2014, 41(5): 843-852.

[56] Wild AT, Herman JM, Dholakia AS, et al. Lymphocyte-Sparing Effect of Stereotactic Body Radiation Therapy in Patients with Unresectable Pancreatic Cancer[J]. Int J Radiat Oncol Biol Phys, 2016, 94(3): 571-579.

[57] Elsässer T, Weyrather WK, Friedrich T, et al. Quantification of the relative biological effectiveness for ion beam radiotherapy: Direct experimental comparison of proton and carbon ion beams and a novel approach for treatment planning[J]. Int J Radiat Oncol Biol Phys, 2010, 78(4): 1177-1183.

[58] Azzam EI, Jay-Gerin JP, Pain D. Ionizing radiation-induced metabolic oxidative stress and prolonged cell injury[J]. Cancer Lett, 2012, 327(1-2): 48-60.

[59] Kamada T, Tsujii H, Blakely EA, et al. Carbon ion radiotherapy in Japan: An assessment of 20 years of clinical experience[J]. Lancet Oncol, 2015, 16(2): e93-e100.

[60] Tinganelli W, Durante M, Hirayama R, et al. Kill-painting of hypoxic tumours in charged particle therapy[J]. Sci Rep, 2015, 5: 17016.

[61] Gameiro SR, Malamas AS, Bernstein MB, et al. Tumor Cells Surviving Exposure to Proton or Photon Radiation Share a Common Immunogenic Modulation Signature, Rendering Them More Sensitive to T Cell-Mediated Killing[J]. Int J Radiat Oncol Biol Phys, 2016, 95(1): 120-130.

[62] Durante M, Reppingen N, Held KD. Immunologically augmented cancer treatment using modern radiotherapy[J]. Trends Mol Med, 2013, 19(9): 565-582.

[63] Jasiń ska-Konior K, Pochylczuk K, Czajka E, et al. Proton beam irradiation inhibits the migration of melanoma cells[J]. PLoS One, 2017, 12(10): e0186002.

[64] Lee KS, Lee DH, Chun SY, et al. Metastatic potential in MDA-MB-231 human breast cancer cells is inhibited by proton beam irradiation via the Akt/nuclear factor-κB signaling pathway[J]. Mol Med Rep, 2014, 10(2): 1007-1012.

[65] Akino Y, Teshima T, Kihara A, et al. Carbon-Ion Beam Irradiation Effectively Suppresses Migration and Invasion of Human Non-Small-Cell Lung Cancer Cells[J]. Int J Radiat Oncol Biol Phys, 2009, 75(2): 475-481.

[66] Hashimoto S, Sugie C, Iwata H, et al. Recovery from sublethal damage and potentially lethal damage : Proton beam irradiation vs. X ray irradiation[J]. Strahlenther Onkol, 2018, 194(4): 343-351.

[67] Lee KB, Lee JS, Park JW, et al. Low energy proton beam induces tumor cell apoptosis through reactive oxygen species and activation of caspases[J]. Exp Mol Med, 2008, 40(1): 118-129.

[68] Ogata T, Teshima T, Kagawa K, et al. Particle Irradiation Suppresses Metastatic Potential of Cancer Cells[J]. Cancer Res,

2005, 65(1): 113-120.

[69] Tamaki T, Iwakawa M, Ohno T, et al. Application of Carbon-Ion Beams or Gamma-Rays on Primary Tumors Does Not Change the Expression Profiles of Metastatic Tumors in an In Vivo Murine Model[J]. Int J Radiat Oncol Biol Phys, 2009, 74(1): 210-218.

[70] Ando K, Fujita H, Hosoi A, et al. Intravenous dendritic cell administration enhances suppression of lung metastasis induced by carbon-ion irradiation[J]. J Radiat Res, 2017, 58(4): 446-455.

[71] Ebner DK, Kamada T, Yamada S. Abscopal effect in recurrent colorectal cancer treated with carbon-ion radiation therapy: 2 case reports[J]. Adv Radiat Oncol, 2017, 2(3): 333-338.

[72] Particle therapy facilities in operation. Particle Therapy Co-Operative Group. 2017[Z/OL]. Available online: https://www.ptcog.ch/index.php/facilities-in-operation

[73] Formenti SC, Demaria S. Combining radiotherapy and cancer immunotherapy: A paradigm shift[J]. J Natl Cancer Inst, 2013, 105(4): 256-265.

译者：蔡文杰，福建医科大学附属泉州第一医院
审校：李凯新，福建医科大学附属泉州第一医院

**Cite this article as:** Lee HJ Jr, Zeng J, Rengan R. Proton beam therapy and immunotherapy: an emerging partnership for immune activation in non-small cell lung cancer. Transl Lung Cancer Res 2018;7(2):180-188. doi: 10.21037/tlcr.2018.03.28

# 第六十章　早期非小细胞肺癌的质子放疗

Daniel R. Gomez[1], Heng Li[2], Joe Y. Chang[1]

[1]Department of Radiation Oncology, [2]Department of Radiation Physics, Division of Radiation Oncology, The University of Texas MD Anderson Cancer Center, Houston, TX, USA
*Contributions:* (I) Conception and design: All authors; (II) Administrative support: All authors; (III) Provision of study materials or patients: All authors; (IV) Collection and assembly of data: All authors; (V) Data analysis and interpretation: All authors; (VI) Manuscript writing: All authors; (VII) Final approval of manuscript: All authors.
*Correspondence to:* Daniel R. Gomez. Department of Radiation Oncology, Division of Radiation Oncology, The University of Texas MD Anderson Cancer Center, Houston, TX, USA. Email: dgomez@mdanderson.org.

摘要：对于早期非小细胞肺癌（NSCLC），质子放疗（PBT）作为最佳的治疗选择正在接受着不断的挑战。越来越多的证据显示，立体定向消融放疗（SABR）局部控制率高，耐受性好。尽管SABR对肺和其他危及器官的照射很少，剂量学研究显示，PBT依然存在剂量学优势，肺的低剂量照射体积减少（如接受5 Gy肺体积）。该优势在大肿瘤、多发肿瘤和中央型肺癌中更为明显。关于质子放疗的大多数研究证据来自被动散射PBT。通过局部晚期肺癌的剂量学报道发现，笔形束扫描/调强质子治疗（IMPT）的应用使得剂量学优势更加明显。目前，需要更多临床数据来比较立体定向质子放疗（stereotactic body proton therapy，SBPT）和SABR的疗效和安全性。唯一的随机研究却因为入组困难而提前关闭；这反映出在该研究领域，设计出有研究内涵、可以临床推广并能充分入组的课题的困难性。图像引导放射治疗（image-guided radiation therapy，IGRT）在质子放疗领域的出现和应用，以及IMPT的推广，将会增加PBT的获益。未来的5~10年，将会开展一些适合可行的临床研究来探讨质子放疗的患者筛选问题。

关键词：质子放疗；早期肺癌；非小细胞肺癌（NSCLC）

**View this article at:** http://dx.doi.org/10.21037/tlcr.2018.04.12

## 一、背景

在多种恶性肿瘤和临床疾病中，质子放疗（PBT）的价值均在不断探索。对于早期非小细胞肺癌（NSCLC），PBT作为最佳的治疗选择正在接受着不断的挑战。这是因为，越来越多的证据显示，立体定向消融放疗（SABR）局部控制率高，耐受性好[1-2]。据此，立体定向质子放疗（SBPT）的适应证最终将会局限在SABR实现困难的病例，比如：中央型肺癌患者或再程放疗患者。本文将重点介绍早期NSCLC应用PBT的数据，为患者选择提供一般性建议；并将介绍SBPT技术的概况。最终，我们将展现PBT用于某些特殊类型的早期NSCLC的理论基础；此部分内容也将在未来5~10年不断完善。

## 二、早期NSCLC应用PBT的剂量学原理

几项研究比较了早期肺癌应用PBT和SABR的剂量学差异。尽管SABR对肺和其他危及器官的照射很少，剂量学研究显示，PBT依然存在剂量学优势。例如，日本研究者评估了21例接受立体定向放射治疗（SBRT）或PBT的Ⅰ期NSCLC患者，主要研究目的为比较两种技术的剂量体积直方图（dose-volume histogram，DVH）的参数。应用PBT技术时，肺V5、V10和V20分别为13.2%、11.4%和10.1%；应用SBRT时相应参数分别为32.0%、21.8%和11.4%。作者认为，对于较大或多发的早期肺癌，PBT"可能更优于"SBRT[3]。MD安德森癌症中心的研究者发现，SBRT计划的V5、V10和V20分别为31.8%，24.6%和15.8%；PBT计划的相应参数分别为13.4%、12.3%和10.9%[4]。这些研究为临床医生解答了一个重要问题，如何选择最佳的治疗技术：与SBRT相比，PBT是否在低剂量区（V5，V10）具有足够的优势。需要特别指出的是，大部分关于早期肺癌的放疗剂量学研究均使用的是被动散射PBT。通过局部晚期肺癌的剂量学报道发现，笔形束扫描/调强质子治疗（IMPT）的应用使得剂量学优势更加明显[5]。在未来开展的早期NSCLC应用PBT的研究中，IMPT

的剂量学优势可能会得到验证，其获益将会更加明显（图60-1）。

## 三、早期NSCLC应用PBT的回顾性和单臂前瞻性临床研究

大多数应用PBT治疗早期肺癌的临床经验来自Loma Linda癌症中心，该中心应用PBT治疗早期肺癌的经验超过15年[6-7]。2010年，该中心的一项单臂Ⅱ期研究，报道了54例患者的合并症调整生存分析。使用Charlson合并症指数（Charlson Comorbidity Index），研究者制作了预测生存曲线，并与肺癌以外原因的死亡率进行了比较。应用该方法，预测的2年和4年的总生存（OS）分别为67%和50%；与实际并发症特异生存率一致（分别为64%和45%）[8]。该数据与研究者之前报道的PBT的生存数据一致。

3年后，Loma Linda癌症中心报道了应用大分割PBT治疗早期NSCLC的12年经验；该研究是最大规模的数据报道，并提供了一些治疗细节。研究共报道了111例患者，早期入组的患者接受放疗剂量51~50 Gy，随后入组的患者剂量逐渐提升到70 Gy，均为10次分割，两周完成。与SBRT用于早期肺癌的研究结果一致，该研究发现，提高放疗剂量可以提高OS。实际上，51 Gy、60 Gy、70 Gy剂量组的4年生存率分别为18%、32%和51%（P=0.006）。外周型T1肿瘤的局部控制率可达96%。

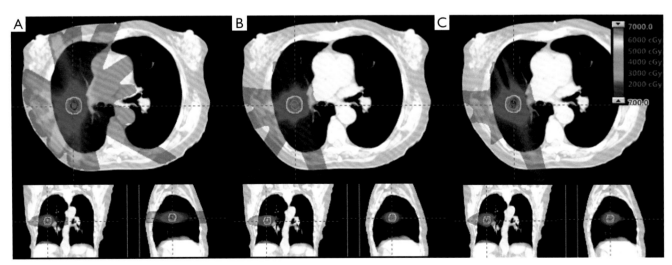

图60-1　IMRT（A）、被动散射质子放疗（B）和IMPT（C）的剂量分布差异

3种放疗计划均适形性好，有效保护正常器官；IMPT计划优于另外2种。IMRT，调强放射治疗；IMPT，调强质子治疗。

对于T2肿瘤，60 Gy组局部控制率为45%，70 Gy组的局部控制率为74%（P=0.10）。之后，针对4个研究终点（OS、疾病特异生存、局部控制和远处转移）进行了多因素分析。结果，肿瘤位置（中央型 vs 外周型）与上述研究终点没有相关性。肿瘤大小是唯一与上述四项研究终点相关的因素。对于不良反应，没有患者出现临床上需要激素或住院治疗的放射性肺炎；患者的肺功能也没有显著下降，包括FEV1和肺弥散功能。综合上述结果，作者认为PBT治疗早期肺癌获得了出色结果，包括中央型肺癌和外周型肺癌；对于较大肿瘤，提升剂量将会改善生存结果[9]。

除了上述结果，其他中心也报道了PBT治疗早期肺癌的结果。MD安德森癌症中心报道了18例不适合手术和手术困难的患者接受改良大分割质子放疗的结果，患者包括T1N0的中央型肺癌以及T2~T3N0的肺癌。剂量分割方案为87.5 Gy/35次，2.5 Gy/次。中位随访16.3个月，唯一的3度不良反应为皮肤反应（17%），局部控制率为89%，区域淋巴结失败率为11.1%，远处转移率为27.8%，生存情况受到远处转移的影响。作者认为，该治疗方案耐受性好，治疗结果理想[10]。2017年该研究数据进行了更新，患者增加到38例，中位随访83.1个月。5年无局部复发生存率为85.0%，5年无区域复发生存率为89.2%，5年无远处转移生存率为54.4%；上述数据与SABR相仿。未发现更多的3级毒性[11]。该研究的局限性在于使用了35次的分割模式，该分割模式已经不再常规应用于适合SABR的患者。然而，该Ⅱ期研究中大部分患者被分配到了这种改良大分割方案，因此，有理由推断研究结论可以推广用于其他的消融剂量。

最近，一项系统回顾研究比较了粒子束放疗和SABR。通过搜索2000—2016年PubMed、Medline、Google Scholar和Cochrane图书馆数据库，研究纳入了72个SBRT研究和9个大分割PBT研究。有趣的是，单因素分析发现PBT可以提高OS（P=0.005）和无进展生存（PFS）（P=0.01）；多因素模型中纳入可手术肿瘤占比后，上述生存获益（与SABR相比）消失。实际上，在所有研究因素中，能否手术是生存最强的影响因素，这也暗示，在评价早期肺癌的预后时，其他与该因素相关的临床因素，比如功能状态，也会影响到结果[12]。同时需要强调的是，该研究中多因素分析未能显示出生存具有统计学上的获益，该研究结果显示PBT和SABR疗效相当。考虑到几乎所有PBT患者均接受的被动散射PBT，并且没有图像引导技术，建议将来开展比较这两种放疗的研究时使用这些新的放疗技术。

## 四、早期肺癌质子放疗的患者选择共识

2015年，国际粒子治疗协作组（International Particle Therapy Cooperative Group，PTCOG）发表了早期和局部晚期NSCLC使用PBT的共识[13]。该组织认为，对于小的外周型病变，尤其是无法进行容积成像时，PBT的获益尚不明确。对于较大肿瘤，PBT的剂量优势明显，有理由认为PBT可以替代SABR。该共识推荐将PBT用于胸壁和肋骨受照剂量高的外周型肺癌。共识强烈推荐患者选择与肿瘤位置相关，作者指出PBT在保护重要的中央器官（如大气道、食管、脊髓）时有显著的剂量学获益；上述这些情况考虑使用质子放疗。最后，共识指出，肿瘤靠近臂丛的患者和多发肿瘤的患者，这两种患者也会从PBT中获益。在讨论靠近臂丛肿瘤治疗时，作者参考了一篇PBT改善肺尖肿瘤剂量分布的研究[14]，以及一篇SBRT臂丛毒性的研究[15]。而对于多发肿瘤，资料来自一篇关于PBT治疗多发肿瘤的个案报道[16]。

## 五、PBT对比SABR用于早期NSCLC的随机对照研究

MD安德森癌症中心进行了一项早期NSCLC应用SABR和SBPT的Ⅱ期随机研究。因为PBT在小的外周型肺癌中没有明确获益，因此，仅具有"高危"特征的患者入组，包括：①中央型肺癌；②<5 cm的T3病变；③孤立的肺内复发病灶。放疗剂量为50 Gy/4次，放疗处方给在计划靶区（planning target volume，PTV）上。SBPT使用被动散射计划。研究主要终点为治疗相关毒性，研究假设PBT可以降低高危患者的不良反应发生率。

研究于2012年10月—2014年6月开放入组，因为入组困难而关闭，期间共21例患者纳入研究。研究未发现4级和5级毒性，SBPT组有一例患者出现3度皮肤纤维化。SBRT组和SBPT组的3年局部控制率相仿（87.5% vs 90%）。需要注意的是，SBRT组的死亡率高于预期，一例患者不明原因死亡，2例患者死因与治疗无关。作者的结论是两种技术的不良反应均可接受，目前尚无法证实SBPT差于SBRT[17]。

除了上述不良反应和疗效的数据外，该研究展示

了开展SBPT对比SABR的随机性研究的困难性。特别是研究开展期间尚没有开始应用容积成像技术，因此几乎所有接受SBPT的患者均接受了定位标记植入，实际上患者常常不情愿接受该操作。保险审批的流程也会延迟治疗，影响到了患者入组和随机；许多患者最终拒绝了质子放疗，或者不愿因为等待财务清算而延迟治疗。此外，和其他纳入PBT的研究一样，患者常常倾向于选择治疗方案中的一种，使得随机非常困难。最后，入组标准中仅选择高危的病变，也增加了患者入组的难度。目前，容积成像技术逐渐开展，可以克服第一项障碍以促进患者入组，但是另外两项难点仍很难解决；因此，未来的随机研究可能需要改成多中心研究以加速入组。

## 六、SBPT应用指南

一般情况下，患者接受SBPT时采用与SABR相同的模拟定位和靶区勾画方法，同时，也采用相同的图像引导方案。模拟定位时，患者双臂置于头顶，固定并获取四维图像。在MD安德森癌症中心，肿瘤动度超过1 cm时使用呼吸控制技术。大体肿瘤体积（gross tumor volume，GTV）依据最大密度投影（maximum intensity projection，MIP）勾画，勾画出包含肿瘤动度的GTV内靶区（internal GTV，iGTV）。依据肿瘤放射治疗协作组（Radiation Therapy Oncology Group，RTOG）指南，iGTV外放5 mm边界获得PTV。

质子治疗计划中，GTV或临床靶体积（CTV）作为靶器官进行计划设计，PTV用于治疗计划的评估。至少95%的PTV需要接受100%的处方剂量，而100%的PTV必须接受95%的处方剂量[14]。每个计划使用4个或4个以上的共面野，以减少胸壁剂量和肺脏的出射剂量。对于被动散射质子放疗（passive scattering proton therapy，PSPT）计划，每个照射野均依据CTV的近端和远端边界设计了挡块和质子束，并使用适当模糊边界的补偿器来适形Bragg峰扩展边界的远端；该方法在之前的研究中有具体描述[18]。IMPT计划使用鲁棒优化（robust optimization）并考虑摆位误差和范围不确定性[19]。依据剂量、结构是否超过最大耐受剂量（maximum tolerated dose，MTD）来确定重要结构的权重。在吸气末和呼气末CT进行计算来完成鲁棒评价（robust evaluation）和剂量分布确认，以保证在呼吸活动、摆位误差和范围不确定性的影响下剂量线能够覆盖肿瘤[20]。

## 七、总结

PBT在早期NSCLC的价值仍未被确认。一般认为，对于小的外周型肺癌，尤其是放疗计划未涉及较多体积的胸壁或肋骨的情况时，PBT并未优于SABR。PBT在某些复杂情况下，可能会有获益：①肿瘤体积大（>4 cm）；②中央型肺癌；③肺尖肿瘤或靠近臂丛肿瘤；④需要治疗多个病变（例如：多原发肺癌）。仍需要更多的数据评价SBPT对比SABR的安全性和有效性。值得注意的是，唯一的前瞻性研究因为患者入组困难而提前关闭，反映出在该研究领域，设计出有研究内涵、可以临床推广并能充分入组的课题的困难性。当然，先进的IGRT技术在质子治疗领域出现并不断推广，同时广泛开展的还有IMPT技术，这两项技术均会增加SBPT的获益可能，同时，可以克服部分研究入组的障碍。未来的5~10年，将会开展一些适合可行的临床研究来探讨质子放疗的患者筛选问题。

## 声明

本文作者宣称无任何利益冲突。

## 参考文献

[1] Chang JY, Senan S, Paul MA, et al. Stereotactic ablative radiotherapy versus lobectomy for operable stage I non-small-cell lung cancer: a pooled analysis of two randomised trials[J]. Lancet Oncol, 2015, 16(6): 630-637.

[2] Timmerman R, Paulus R, Galvin J, et al. Stereotactic body radiation therapy for inoperable early stage lung cancer[J]. JAMA, 2010, 303(11): 1070-1076.

[3] Kadoya N, Obata Y, Kato T, et al. Dose-volume comparison of proton radiotherapy and stereotactic body radiotherapy for non-small-cell lung cancer[J]. Int J Radiat Oncol Biol Phys, 2011, 79(4): 1225-1231.

[4] Chang JY, Zhang X, Wang X, et al. Significant reduction of normal tissue dose by proton radiotherapy compared with three-dimensional conformal or intensity-modulated radiation therapy in Stage I or Stage III non-small-cell lung cancer[J]. Int J Radiat Oncol Biol Phys, 2006, 65(4): 1087-1096.

[5] Kesarwala AH, Ko CJ, Ning H, et al. Intensity-modulated proton therapy for elective nodal irradiation and involved-field radiation in the definitive treatment of locally advanced non-small-cell lung cancer: a dosimetric study[J]. Clin Lung Cancer, 2015, 16(3): 237-244.

[6] Bush DA, Slater JD, Shin BB, et al. Hypofractionated proton beam radiotherapy for stage I lung cancer[J]. Chest, 2004, 126(4): 1198-1203.

[7] Bush DA, Slater JD, Bonnet R, et al. Proton-beam radiotherapy for early-stage lung cancer[J]. Chest, 1999, 116(5): 1313-1319.

[8] Do SY, Bush DA, Slater JD. Comorbidity-adjusted survival in early stage lung cancer patients treated with hypofractionated proton therapy[J]. J Oncol, 2010, 2010: 251208.

[9] Bush DA, Cheek G, Zaheer S, et al. High-dose hypofractionated proton beam radiation therapy is safe and effective for central and peripheral early-stage non-small cell lung cancer: results of a 12-year experience at Loma Linda University Medical Center[J]. Int J Radiat Oncol Biol Phys, 2013, 86(5): 964-968.

[10] Chang JY, Komaki R, Wen HY, et al. Toxicity and patterns of failure of adaptive/ablative proton therapy for early-stage, medically inoperable non-small cell lung cancer[J]. Int J Radiat Oncol Biol Phys, 2011, 80(5): 1350-1357.

[11] Chang JY, Zhang W, Komaki R, et al. Long-term outcome of phase I/II prospective study of dose-escalated proton therapy for early-stage non-small cell lung cancer[J]. Radiother Oncol, 2017, 122(2): 274-280.

[12] Chi A, Chen H, Wen S, et al. Comparison of particle beam therapy and stereotactic body radiotherapy for early stage non-small cell lung cancer: A systematic review and hypothesis-generating meta-analysis[J]. Radiother Oncol, 2017, 123(3): 346-354.

[13] Chang JY, Jabbour SK, De Ruysscher D, et al. Consensus Statement on Proton Therapy in Early-Stage and Locally Advanced Non-Small Cell Lung Cancer[J]. Int J Radiat Oncol Biol Phys, 2016, 95(1): 505-516.

[14] Register SP, Zhang X, Mohan R, et al. Proton stereotactic body radiation therapy for clinically challenging cases of centrally and superiorly located stage I non-small-cell lung cancer[J]. Int J Radiat Oncol Biol Phys, 2011, 80(4): 1015-1022.

[15] Chang JY, Balter PA, Dong L, et al. Stereotactic body radiation therapy in centrally and superiorly located stage I or isolated recurrent non-small-cell lung cancer[J]. Int J Radiat Oncol Biol Phys, 2008, 72(4): 967-971.

[16] Shi W, Nichols RC Jr, Flampouri S, et al. Proton-based chemoradiation for synchronous bilateral non-small-cell lung cancers: A case report[J]. Thorac Cancer, 2013, 4(2): 198-202.

[17] Nantavithya C, Wei X, Komaki R, et al. Phase 2 Study of Stereotactic Body Radiation Therapy and Stereotactic Body Proton Therapy for High Risk, Medically Inoperable, Early-Stage Non-Small Cell Lung Cancer[J]. Int J Radiat Oncol Biol Phys, 2018, 101(3): 558-563.

[18] Moyers MF, Miller DW, Bush DA, et al. Methodologies and tools for proton beam design for lung tumors[J]. Int J Radiat Oncol Biol Phys, 2001, 49(5): 1429-1438.

[19] Li H, Zhang X, Park P, et al. Robust optimization in intensity-modulated proton therapy to account for anatomy changes in lung cancer patients[J]. Radiother Oncol, 2015, 114(3): 367-372.

[20] Chang JY, Li H, Zhu XR, et al. Clinical Implementation of Intensity Modulated Proton Therapy for Thoracic Malignancies[J]. Int J Radiat Oncol Biol Phys, 2014, 90(4): 809-818.

译者：张涛，国家癌症中心/中国医学科学院北京协和医学院肿瘤医院

审校：李凯新，福建医科大学附属泉州第一医院

**Cite this article as:** Gomez DR, Li H, Chang JY. Proton therapy for early-stage non-small cell lung cancer (NSCLC). Transl Lung Cancer Res 2018;7(2):199-204. doi: 10.21037/tlcr.2018.04.12

# 第六十一章　非小细胞肺癌的粒子治疗

Zhongxing Liao[1], Charles B. Simone II[2]

[1]Department of Radiation Oncology, The University of Texas MD Anderson Cancer Center, Houston, TX, USA; [2]Department of Radiation Oncology, University of Maryland Medical Center, Baltimore, MD, USA

*Contributions:* (I) Conception and design: All authors; (II) Administrative support: CF Wogan; (III) Provision of study materials or patients: All authors; (IV) Collection and assembly of data: All authors; (V) Data analysis and interpretation: All authors; (VI) Manuscript writing: All authors; (VII) Final approval of manuscript: All authors.

*Correspondence to:* Zhongxing Liao, MD. Department of Radiation Oncology, Unit 1422, The University of Texas MD Anderson Cancer Center, 1400 Pressler Street, Houston, TX 77030, USA. Email: zliao@mdanderson.org.

**摘要：** 质子束可在组织中的有限范围内提供了独特的剂量学优势。理论上来说，它能够在提升靶区剂量的同时降低周围组织的受量，从而减轻放射性损伤。这些理论上的优势使得质子治疗在不同解剖部位、多种肿瘤中得到广泛应用。许多不同治疗计划的比较显示，与常规光子（X光）放疗相比，质子治疗具有本质上的剂量学优势。然而，鉴于质子治疗和常规光子治疗在花费上的显著的差异，需要高级别的临床证据来证实质子治疗在毒性和生存方面的临床价值。比较这些技术的回顾性研究、单臂的前瞻性研究和极少数的随机分组临床试验开始出现。在这篇综述中，我们查阅了所有可以获得的关于非小细胞肺癌质子治疗的数据。我们首先讨论了涉及治疗具有显著组织异质性的移动靶区所带来的独特挑战，以及为了克服这些挑战所做出的技术努力。然后，在既往针对肺癌剂量提升的尝试均宣告失败的背景下，我们讨论了使正常组织毒性降到最低的基本原理，特别是肺、心脏和血液学毒性。最后，我们探索了加快临床试验发展的策略，目的在于检测有意义的临床研究终点，并且通过个体化治疗来使质子治疗的价值最大化。

**关键词：** 质子束治疗；肺癌；被动分散质子治疗；调强质子治疗

**View this article at:** http://dx.doi.org/10.21037/tlcr.2018.04.11

## 一、介绍

胸部恶性肿瘤例如非小细胞肺癌（NSCLC）和食管癌的治疗是复杂且具有挑战的。患者通常在诊断时就处于局部晚期，无法进行手术切除。对于这些患者，放疗联合同步或者序贯化疗，通常是可以选择的治疗方式。遗憾的是，大多数局部晚期肺或食管癌患者都会死于疾病进展；即使经过治疗，中位生存时间也仅为16~28个月，局部复发约占治疗失败的40%~50%。尽管为了提高肿瘤控制和患者生存而采用了放疗剂量提升的策略，但是，近期的Ⅲ期随机研究评估了胸部放疗剂量提升的价值，结果显示，更高的放疗剂量并没有使局部晚期NSCLC或食管癌患者获益[1-2]。标准剂量和高剂量组的局部控制没有差异，而且提高剂量对患者的生存产生了不利的影响。

标准剂量组和高剂量组的肿瘤相关死亡率相似，说明高剂量组更高的死亡率是来源于非肿瘤相关的原因，确切来说是治疗相关毒性。RTOG 0617的结果显示心脏的受量是生存的独立预后因素，证实了心脏高剂量照射区域较大是高剂量组死亡率更高的原因[1]。目前在多种类型的肿瘤中均报道了放化疗期间治疗导致的淋巴细胞减少和较差的生存之间的关系，包括肺癌、食管癌、头颈部癌、胃肠道癌和宫颈癌[3-6]。

胸部恶性肿瘤治疗中的危及器官包括食管、肺、心脏和骨髓；其他的重要结构或组织包括臂丛神经、皮肤、脊髓和胸壁。原则上，减少毒性最有效的策略是通过先进的技术来减少器官不必要的照射，质子束治疗就是一个例子。由于独特的剂量深度特性，质子治疗可以用来减少靶区近端和远端正常组织的剂量，以便在不增加正常组织受量的同时提高肿瘤剂量，从而提高肿瘤局部控制，减少治疗相关毒性，提高生活质量；因此，与光子治疗相比，质子治疗具有本质上的潜在优势。

然而，粒子治疗（包括质子治疗）比目前能够获得的最好的光子治疗还要昂贵的多，迫切需要能够证实质子治疗临床价值的证据，来证明在医疗服务体系上增加更高的经济负担是值得的。尽管资金花费较高，且缺乏来自直接比较的Ⅰ类临床证据，世界范围内正在兴建的相关设施的数目证实了日益增加的对于提高肿瘤治疗技术的需求，特别是质子治疗。目前，美国有76家已经运营的粒子治疗中心，其中25家是质子中心，更多的项目正在计划中（粒子治疗协作组，https://www.ptcog.ch/index.php/）。到2015年为止，世界范围内超过154 000例患者接受了带电粒子治疗（https://www.ptcog.ch/index.php/）。随着设备的数目和质子治疗应用次数的增加，对于质子治疗物理不确定性的认知以及消除这些不确定性的方法也逐渐增多，从而保证了粒子治疗的精确计划和精确实施。

在这篇综述中，我们总结了使用带电粒子治疗胸部肿瘤的合理性和挑战；我们回顾了到目前为止质子治疗在局部晚期肺癌和食管癌中的临床应用；并对质子治疗未来的发展方向进行了讨论。

## 二、带电粒子治疗的剂量学和放射生物学

带电粒子治疗的放射生物学和剂量学特征在其他文章中已有深入的描述[7]。简单来说，带电粒子放疗包括使用带电粒子如质子或碳离子来治疗肿瘤。已有文章较好地分析和描述了带电粒子的深部剂量特征[8]。当一个"快速"的带电粒子迅速穿过物质，它会和原子内的电子发生反应，产生电离，从而沿着它的线路沉积能量和剂量。每单位路线长度能量的丢失是相对固定的，直到它到达一个峰值（即所谓的布拉格峰），在该深度发生能量的沉积，也是能量的功能和带电粒子的特性。越过布拉格峰以后，剩余剂量极少。在被动散射质子治疗（PSPT）中，布拉格峰在纵向和横向上都有分布，形成了一个展开的布拉格峰（SOBP），为整个靶区提供了不均衡的剂量。通过调节器、补偿器和射线束光栅来实现肿瘤的适形分布。

另一方面，笔形束扫描质子治疗使用磁性扫描的较细的质子束，从不同的方向来给予射线，从而产生理想的剂量分布特征。肿瘤被逐层扫描，每一层都给予能量，直到覆盖整个靶区。这项技术为获得理想的剂量分布提供了良好的灵活性和稳定性，使目前最先进的质子治疗技术——调强质子治疗（IMPT）的实施成为可能[7]。很多比较治疗计划的研究已经证实了IMPT比调强光子放疗（IMRT）更具剂量学优势[9-10]。

电离辐射和物质（即组织）之间的生物作用和单位长度传递给物质的能量多少有关[也称为传能线密度（LET）]。对于粒子，比如质子和氦核，LET几乎和光子相等，因此，相对生物学效应也几乎等同于光子（质子和光子的RBE比值约为1.1）[11-12]。对于重离子比如碳离子，在他们射程的最后，电离的密度迅速增大，引起细胞内更大的DNA损伤，从而使碳离子具有更高的RBE（1.5~3）。然而，越来越多的证据显示RBE是一个基于单次放疗剂量、总剂量、LET、细胞和组织类型、终点的选择和其他因素的复杂变量[13-14]。因此，在起始处RBE也许<1.1，随着深度的增加可能增大，并且可能在射程的末端达到最大。

质子的这两大物理特性（即在组织中的射程有限和在射程的末端有更高的RBE）让质子治疗变得既有吸引力，又存在潜在不确定性。质子治疗对肿瘤位置和密度的变化以及组织组成的不同非常敏感，对于胸部肿瘤来说，这种敏感性就变成了不确定性，因为肿瘤随着肺呼吸和膈肌的运动而移动，而且在射线路程上组织的结构及密度都具有明显的异质性。对于PSPT，必须慎重考虑是否需要对肿瘤运动、呼吸导致的肺密度的变化以及

呼吸导致的肿瘤运动和肺密度变化而引起的质子射程的不确定进行补偿（图61-1）。对于每一束射线都应当独立检测这些变量[15]。尽管制订治疗计划时可以通过扩大内边界来消除肺运动和密度的不确定性，但是在实际治疗过程中也必须考虑患者体位和摆位误差以及不同治疗

阶段肿瘤体积的变化[16]。

在IMPT中，通过限制靶区内点的位置来实现照射野近端和远端的适形性。动态光栅可以一层一层地改变形状，以解决笔形束扫描质子治疗中出现大斑点的问题。在治疗计划中，靶区内每一条射线的矩阵点的位置

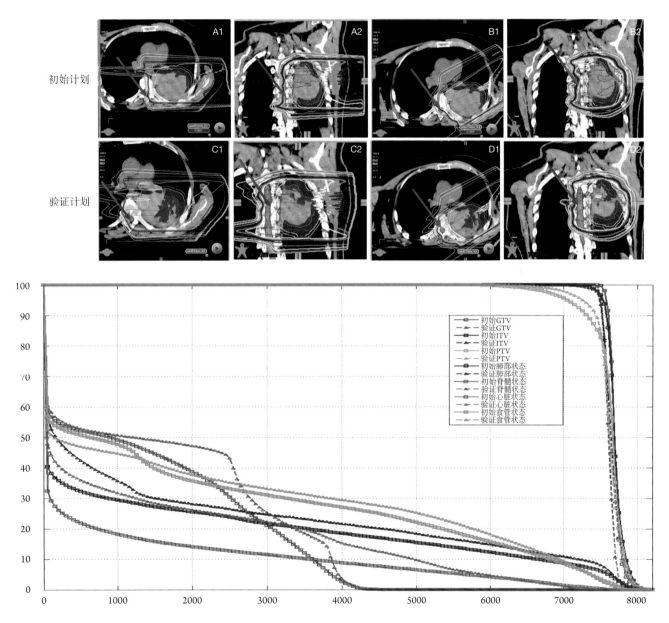

**图61-1　质子剂量分布易受解剖结构变化的影响**
第一行，4野被动散射质子治疗从（A）左外侧在轴位和矢状位（A1，轴位，A2，冠状位）和（B）左前斜位（B1，轴位，B2，冠状位）的剂量分布。第二行，4周内验证计划（C1，侧野，轴位，C2，侧野，冠状位）（D1，左前位，轴位，D2，左前位，冠状位）。注意肿瘤的空腔化引起质子束对脊髓的过度照射。第三行，初始计划（正方形）和验证计划（三角形）的剂量体积直方图显示心脏、肺、食管和脊髓的受照剂量增加。红色箭头代表肿瘤缩小引起的脊髓剂量的差异。

和强度都由治疗计划系统自动计算，以获得理想的剂量分布。在开始和运动阶段，IMPT的剂量分布对不确定性的敏感度比PSPT更高。为了解决这种高灵敏度的问题，正在积极研究"健全优化"技术，该技术同时考虑到多种不确定的情况，并且针对所有情况进行强度[17-18]优化。

## 三、NSCLC患者质子治疗的临床预后

尽管肺癌的质子治疗存在技术挑战，治疗组织的异质性导致剂量上显著的不确定性，但是世界范围内新的质子中心的数量呈井喷式增长，截至2015年共有超过154 000例多种肿瘤类型的患者接受了质子治疗。然而，发表的结果多数来源于回顾性的、单中心的国家的数据库，或者是单臂的前瞻性研究。获得质子治疗临床证据的前瞻性随机试验目前也已出现。

### （一）早期非小细胞肺癌

表61-1总结了自2010年以来发表的关于早期NSCLC质子治疗的代表性研究[19-25]。一项前瞻性Ⅱ期剂量爬坡试验21报道了剂量是提高总生存的独立因素。在这项研究中，111例早期NSCLC患者（47例T1，64例T2，40%是中央型，60%是周围型）肿瘤靶区剂量给予51 Gy，随后序贯加量至60 Gy，放疗分割次数为10次。中期分析显示60 Gy剂量存在不足，因此在试验的最后阶段将治疗计划修改为剂量提升至70 Gy/10f。临床上没有观察到明显的放射性肺炎。全组患者均随访3年以上（中位，48个月），并且观察到生存的提高具有剂量依赖性，51 Gy剂量组4年的OS是18%，60 Gy组是32%，70 Gy组是51%。对于周围型T1的肿瘤，4年的局部控制率是96%，疾病特异性生存率是88%，总体生存率为60%，这些结果与接受光子立体定向消融放疗（SABR）的患者相似[26]。对于T2期的肿瘤，70 Gy的剂量水平显示出提高局部控制和生存的趋势。肿瘤大小是唯一的能够预测较高的局部复发和较差的生存的因素，而中心型或外周型并未与任何预后指标存在相关性。那些作者将70 Gy作为T1期肿瘤的标准治疗剂量[21]。然而，放疗剂量换算成的RBE是否正确以及计划靶区的剂量覆盖如何也并不明确，因为放疗剂量是施加到肿瘤中心的。

另外一项由Makita及其同事报道的前瞻性临床试验纳入了56例临床诊断的Ⅰ期NSCLC（43例T1期，13例

T2期）。在2009年1月—2012年5月期间，给予周围型肿瘤的患者66 Gy/10f（RBE）的剂量，而对于中央型肿瘤的患者，给予80 Gy/25f（RBE）的剂量。处方剂量覆盖90%的计划靶区，后者由肿瘤区外扩10 mm形成。3年的总生存率为81.3%，无进展生存率为73.4%，局部控制率为96%。两种剂量方案在预后方面没有显著差异。9例（13.4%）患者出现晚期2度肺毒性，1例（1.5%）患者出现晚期3度肺毒性；无4级或5级毒性发生。仅PET上的最大标准摄取值（SUVmax）（<5 vs ≥5）能够预测总体生存和无进展生存[25]。最近一项Ⅰ期临床研究完成了入组，纳入了25例行质子治疗的Ⅰ期NSCLC，放疗剂量为60 Gy/8f，目前结果正在分析处理中[27]。

对于早期NSCLC的碳离子和质子治疗，Iwata等报道了来自一系列单中心研究的结果，这些研究纳入了80例接受质子治疗（n=57）或碳离子治疗（n=23）的Ⅰ期NSCLC患者。在质子治疗1组，给予80 Gy（RBE）分20次的方案，在质子治疗2组，给予60 Gy（RBE）分4次的方案。对于碳离子治疗组，则给予52.8 Gy（RBE）分4次的方案。在第一组取得较为满意的初步结果后，研究者在第二组应用质子治疗来缩短总体治疗时间。碳离子治疗的应用始于2005年，此后，为每一位患者都制作了质子和碳离子两套治疗计划，选择其中较优的计划来执行。碳离子治疗组存活患者的中位随访时间是35.5个月。对于全组的80例患者，3年的总体生存率为75%（74% ⅠA，76% ⅠB）；疾病相关生存为86%（84% ⅠA，88% ⅠB）；局部控制率为82%（87% ⅠA，77% ⅠB）。3个组以及碳离子治疗和质子治疗在治疗结果方面没有显著差异。相同的研究者也分析了前瞻性试验组中，2003年4月—2009年12月接受质子治疗（n=43）或碳离子治疗（n=27）的70例早期NSCLC患者（47 T2a，23 T2b）肿瘤大小与预后的关系。给予肿瘤中心的总剂量是60 Gy（RBE）/10f（20例患者）、52.8 Gy（RBE）/4f（16例患者）、66 Gy（RBE）/10f（16例患者）、80 Gy（RBE）/20f（14例患者）或者其他剂量（4例患者）。截至分析时，存活患者的中位随访时间是51个月。对于全组70例患者，4年的总生存是58%（53% T2a，67% T2b）；局部控制率是75%（70% T2a，84% T2b），无进展生存率是46%（43% T2a，52% T2b）。4年的区域复发率是17%。只有2例患者出现3级肺毒性。值得注意的是，每一位患者有碳离子和质子两套治疗计划，选择其中更好的一套计划来执行。未发现

表61-1　自2010年以来早期非小细胞肺癌粒子治疗临床预后的报道

| 参考文献 | 肿瘤分期（患者数目） | 粒子剂量和分割次数 | 总体生存率 | 局部控制率 | 无进展生存率 | 备注 |
|---|---|---|---|---|---|---|
| Iwata等，2010[19] | ⅠA（n=42），ⅠB（n=38） | 质子：60 CGE分10次（n=37），80 CGE分20次（n=20）。碳离子：52.8 CGE分4次（n=23） | 3年75% | 3年82% | 未报道 | 肿瘤中心给予处方剂量；CIT和PBT不存在任何预后指标的差异 |
| Nakayama等，2010[20] | ⅠA（n=30），ⅠB（n=28） | 外周肿瘤：66 CGE分10次（n=41），中央型肿瘤：72.6 CGE分22次（n=17） | 2年97.8% | 2年97% | 2年88.7%，3年78.9% | 无 |
| Bush等，2013[21] | ⅠA（n=47），ⅠB（n=64） | 51 Gy分10次（n=29），60 Gy分10次（n=56），70 Gy分10次（n=26） | 4年：51 Gy，18%；60 Gy，32%；70 Gy，51% | 4年：T1 70 Gy，91%；T1 60 Gy，86% | 未报道 | 放疗剂量没有校正为RBE；内靶区的中心给予处方剂量，95%靶区覆盖度 |
| Iwata等，2013[22] | T2A（n=43），T2B（n=27） | 质子：60 CGE分10次（n=20），80 CGE分20次（n=14），66 CGE分10次（n=8），70.2 CGE分26次（n=1）。碳离子：52.8 CGE分4次（n=16），66 CGE分10次（n=8），68.4 CGE分9次（n=3） | 4年58% | 4年75% | 4年46%（4年局部区域复发率17%） | 肿瘤中心给予处方剂量；每位患者制订PBT和CIT两个计划，比较剂量体积曲线，选择应用更适合的方案（PBT或CIT）；CIT和PBT在任何临床预后指标上均无差异 |
| Fujii等，2013[23] | ⅠA（n=62），ⅠB（n=49） | 质子（n=70）：60 GyE分10次（n=35），80 GyE分20次（n=16），66 GyE分10次（n=10），52.8 GyE分4次（n=7），70.2 GyE分26次（n=2）。碳离子（n=41）：52.8 GyE分4次（n=30），66 GyE分10次（n=7），68.4 GyE分9次（n=3），70.2 GyE分26次（n=1） | 质子：3年72%[61%~83%，T1（ⅠA）73%，T2a（ⅠB）70%]；3年无进展生存，44%（32%~56%，ⅠA：52%，ⅠB：37%）；3年：80 GyE分20次87%，60 GyE分10次57%，66 GyE分10次87%。碳离子：3年76%（62%~90%，ⅠA：84%，ⅠB：64%）；3年：52.8 GyE分4次77%，66 GyE分10次68% | 质子：3年81%（70%~91%，ⅠA：90%，ⅠB：72%）；80 GyE分20次78%，60 GyE分10次80%，66 GyE分10次87%。碳离子：3年78%（64%~92%，ⅠA：80%，ⅠB：73%）；52.8 GyE分4次76%，66 GyE分10次55% | 质子：3年PFS率是44%（32%~56%，ⅠA：52%，ⅠB：37%）。碳离子：3年PFS率为53%（37%~68%，ⅠA：54%，ⅠB：51%） | 碳离子和质子治疗在肿瘤预后和远期毒性方面没有差异；腺癌患者3年OS率（82%）高于鳞癌患者（53%） |
| Kanemoto等，2014[24] | ⅠA（n=59），ⅠB（n=21） | 外周型：66 CGE分10~12次（n=59），中央型：72.6 CGE分22次（n=21） | 5年65.8% | 5年81.8% | 5年52.5% | |
| Makita等，2015[25] | ⅠA（n=43），ⅠB（n=13） | 外周型：66 CGE分10次（n=32），中央型：80 CGE分25次（n=24） | 3年81.3% | 3年96% | 3年73.4% | 90%PTV给予处方剂量；SUVmax<5 vs ≥5是唯一的预测OS和PFS的因素 |

CIT，碳离子治疗；PBT，质子治疗；RBE，相对生物学效应；CGE，钴-戈瑞当量；GyE，戈瑞当量；pts，患者；OS，总生存；SCC，鳞状细胞癌；PTV，计划靶区；SUVmax，最大标准摄取值；PFS，无进展生存。

碳离子治疗和质子治疗在任何临床预后指标方面存在差异。推荐辅助化疗作为一种合理的选择，在可能的时候能够进一步提高治疗的预后[22]。另外一项比较碳离子和质子治疗的回顾性研究的结果与Iwata等研究的结果一致，也未发现两种治疗方法在任何临床预后指标方面存在差异。近期一项Meta分析比较了SABR和大分割质子治疗的总体生存，多因素分析显示没有统计学差异，即使单因素分析显示大分割质子放疗能够提高总体生存[28]。

图像引导的SABR[也称为体部立体定向放疗（SBRT）]已经成为无法耐受手术或不可手术患者的治疗选择，也是可以手术但选择非手术治疗患者的最佳替代选择[29-30]。对于周围型ⅠA期NSCLC患者，图像引导的SABR能够获得极好的局部控制率（从80%~97.6%），生存率大约为55%，而且毒性极少[30-31]。105 Gy或者更高的生物等效剂量（BED）和更好的生存相关（BED≥105 Gy中位生存时间28个月，BED<105 Gy中位生存时间22个月）[32]。大肿瘤的患者中，150 Gy的BED尤其和更好的肿瘤控制和生存相关[33]。

尽管周围型肺癌可以接受高BED治疗，但是对于中央型肿瘤，由于重要结构如支气管、大血管、心脏、脊髓、食管和气管的存在，高BED治疗会导致远期的毒性[26]。随着图像引导的加入和技术方面的其他进步，质子治疗允许剂量提升或者治疗加速，可以获得更好的生存，并减少毒性，尤其对于中央型或者大肿块的不太适合SABR治疗的早期NSCLC患者。

**（二）局部晚期NSCLC**

与早期患者相比，局部晚期NSCLC肿瘤特异性死亡率非常高，治疗极具挑战性。放射治疗是其主要的治疗方式，目前的标准治疗是放疗联合化疗。尽管局部晚期NSCLC患者转移风险较高，但是很多患者死于胸内肿瘤未控，因此，提高局部控制率对于患者的生存大有益处。

质子治疗在毒性和生存方面可能的获益已被评估过（表61-2）[1,34-43]。几项回顾性研究显示，与光子治疗相比，质子治疗能够降低同步放化疗带来的肺、食管和血液学毒性，肿瘤的局部控制和生存均在可接受范围内[44]。一项前瞻性纵向观察研究纳入了82例不可切除的原发或复发的NSCLC患者，这些患者接受三维适形放疗（3DCRT）、IMRT或质子治疗，该研究包括了患者报告的症状负荷，根据MD Anderson的症状目录，每周进行监测，共进行12周。不考虑治疗方法，疲乏是最严重的症状。尽管质子治疗组比IMRT及3DCRT治疗组接受了更高的靶区剂量（P<0.001），接受质子治疗后发生严重症状的患者要显著少于接受IMRT或3DCRT的患者[45]。

近期一项非随机个体观察研究报道了局部晚期NSCLC患者前瞻性接受质子治疗（60~74 Gy RBE）同步化疗的疗效，总体生存时间极好，Ⅱ期患者中位生存时间40.4个月，Ⅲ期患者30.4个月，毒性可以耐受[38]。这与Chang等在74 Gy质子治疗同步化疗的前瞻性单臂Ⅱ期

**表61-2　局部晚期非小细胞肺癌同步放化疗后肺炎及总体生存**

| 参考文献 | 患者总数 | 肿瘤分期 | 肺炎发生率 | | 总体生存 | 评论 |
|---|---|---|---|---|---|---|
| | | | 3DCRT或IMRT | 质子治疗 | | |
| Bradley等，2015（RTOG 0617）[1] | 464 | ⅡB~ⅢB | 4~7 | | 28.7个月 | 基准研究；所有患者均为3DCRT或IMRT |
| Liao等，2017[34] | 147 | ⅡB~ⅢB，Ⅳ* | 6.5 | 10.5（PSPT） | 28.8个月（29.5 IMRT，26.1 PSPT） | 肺炎P=0.15 |
| Chang等，2011[35] | 44 | ⅡB~ⅢB | | 2.3（PSPT） | 29.4个月 | |
| Hoppe等，2012[36] | 19 | | | 5.3 | | |
| Hoppe，2016[37] | 14 | | | 0 | 2年57% | 所有均为PBT |
| Nguyen等，2015[38] | 134 | ⅡB~ⅢB | | 3（PSPT） | 30.4个月（3年41%~52.3%） | |
| Tang等，2015[39] | 341 | | 13 | 6（PSPT） | | |
| Ho等，2015[40] | 66 | | | 7（IMPT） | | |
| Remick等，2017[41] | 61 | | 9 | 4 | | PORT |
| Harada等，2017[42] | 10 | | | 0 | | |
| Higgins等，2017[43] | 348 | | | | 质子18.6个月；光子14个月 | |

*，包括脑寡转移、术后复发或者化疗后疾病进展的患者。3DCRT，三维适形（光子）放疗；IMRT，调强（光子）放疗；PSPT，被动散射质子治疗；IMPT，调强质子治疗；PORT：术后放疗。

研究中报道的中位生存时间29.4个月相一致[35]。国家癌症数据库分析了接受光子或质子治疗的NSCLC患者，共挑选出超过243 800例患者，只有348例接受了光子治疗。尽管两个治疗组的患者数目不均衡，倾向评分匹配后显示质子治疗和更好的生存相关[34]。

廖和其团队报道了首个直接比较PSPT和IMRT同步化疗治疗不可手术NSCLC疗效的随机性试验（NCT00915005）。研究假设是，与IMRT相比，PSPT能够减少肺组织受量，从而在不降低肿瘤控制的情况下减轻毒性。纳入的患者为ⅢB~Ⅳ期且适合行同步放化疗的NSCLC患者（单个脑转移的Ⅳ期患者、术后肺或纵隔复发的患者也纳入此研究）。每一位患者均成对制作两个计划（IMRT和PSPT）。只有当两个治疗计划在同一肿瘤剂量下的危及器官受量均令人满意，才将患者纳入随机。这项试验的结果显示PSPT没有改善肺或食管的受量，但是心脏的受量有所改善。与IMRT相比，PSPT在肺炎或局部失败率方面并没有使患者获益。PSPT治疗的患者（57例）肺受量比IMRT（92例患者）少5~10 Gy（RBE）；肺≥20 Gy的受照体积更多；心脏所有剂量水平的照射面积更少[5~80 Gy（RBE）]。全组患者放射性肺炎的发生率是8.1%（6.5% IMRT，10.5% PSPT），局部失败率是10.7%（10.9%和10.5%）[34]。

探索性的研究显示，PSPT治疗后正常肺在PET上的FDG摄取比IMRT治疗后更高[46]。平均肺剂量是IMRT治疗后唯一能够预测肺毒性的因素，而接受高剂量照射的肺体积是PSPT治疗后唯一能够预测肺毒性的因素[47]。导致这些结果的原因可能在于PSPT三维适形的本质、与它相关的计划和实施流程、IMRT对正常关键器官的保护以及为了消除质子治疗对分次照射之间和单次照射内不确定的高度敏感性而对照射体积进行的扩大。理论上，通过改进质子治疗的实施和IMPT技术的应用，可以解决质子利用较大的靶区外扩范围来抵消PSPT临床实施的不确定性的问题。

RTOG 0617发现心脏V5和V35是总体生存的预测因素。徐和其团队使用了一种超灵敏的技术来测量心肌肌钙蛋白，一种放化疗后心肌损伤的生物标志物。他们发现胸部放疗期间，当心脏平均剂量达到20 Gy或更高的水平，心肌肌钙蛋白的水平升高，但是当心脏平均剂量为2 Gy或更少，肌钙蛋白的水平则不会变化。肌钙蛋白水平相对于治疗前基线增加2倍以上是总体生存方面显著的不良预后因素[48]。到目前为止，所有比较质子和光

子治疗方案的剂量学研究都显示，在所有剂量水平上，心脏的受照体积都显著减少。随机性试验NCT00915005的二次分析PSPT明显降低了心脏剂量[49]。减少心脏不必要的照射最终可能转化为生存的获益。RTOG 1308，一项比较质子和光子治疗的Ⅲ期随机试验，以生存为主要研究终点，其结果有助于回答该问题[50]。

淋巴细胞，特别是CD8 T细胞，是放射治疗引起的抗肿瘤免疫反应的重要组成部分[51-52]。Tang等报道，首次放疗后NSCLC患者的淋巴细胞数量就开始下降，一直持续到治疗结束，之后就开始恢复。淋巴细胞最低值和肿瘤体积以及低剂量区（使用肺V5作为替代）相关。最有趣的是，淋巴细胞最低值和无进展生存以及总体生存都密切相关[53]。这项发现在其他类型肿瘤中也得到了证实，包括食管癌、肝癌和小细胞肺癌，提示淋巴细胞减少可能是影响多个病种总体生存的普遍因素[54-58]。质子治疗能够显著减少任何位置肿瘤的低剂量区，因此也能有助于避免淋巴细胞减少。目前正在积极进行相关研究，探索质子治疗在该领域的潜在作用。

尽管NSCLC的标准治疗方案是放疗同步化疗，后者的加入能够提高放疗敏感性，但是高达40%的患者会出现局部区域复发，而其中1/4会发生孤立性的局部区域复发[59]。对于既往接受过放疗的复发患者，其治疗尤其具有挑战性。从历史上来看，这些患者通常接受全身治疗，要么接受细胞毒性化疗，要么越来越多地接受免疫治疗，因为他们担心再次放疗可能会出现严重的、潜在的致命并发症。

然而，不幸的是，单纯的化疗并不是一种根治性的方法，而且当它用于复发性疾病时，通常反应率有限[60]。

粒子治疗非常适合应对再放疗带来的挑战[61]。随着射线越过布拉格峰后剂量快速跌落，粒子治疗可以最有效地躲避关键的危及器官，这些器官可能已从之前的治疗中接受了高剂量的照射，从而提供了一个比光子治疗毒性风险更小的潜在根治性治疗的选择[62]。MD安德森癌症中心的研究人员发表了一份关于粒子再放疗的早期报告。33例胸腔内复发的NSCLC患者中，质子再放疗（中位剂量66 Gy，初始疗程63 Gy后中位间隔36个月）1年总生存率为47%，1年局部区域控制率54%。严重（3级）食管毒性的发生率是9%，严重的肺毒性为21%[63]。近期，同一机构的研究人员报道了27例（其中22例是NSCLC）接受IMPT再放疗患者的治疗结果（中

位剂量为66 Gy EQD2 Gy）；中位随访时间11.2个月，中位总体生存时间18个月，1年局部失败率为78%，晚期3级肺毒性7%，无3级食管炎发生[64]。

最后，近期一项多中心前瞻性研究报道了57例因局部复发行再放疗的NSCLC患者的治疗结果（中位剂量66.6 Gy）。其中三分之二的患者接受了同步化疗。中位随访时间7.8个月，局部区域复发率25%，包括16%的局部复发。1年总生存率为59%，1年无进展生存率为58%，总生存率随着食管平均剂量的增加而下降。24例患者（42%）出现3级急性或晚期毒性；当肿瘤体积与中央气道的区域重叠时，毒性更为常见，食管和心脏的平均剂量和同步化疗的使用与更高的毒性发生率相关[65]。

## 四、总结和未来的方向

粒子治疗因其优异的剂量分布，使得在治疗胸部肿瘤方面具有巨大的潜力。然而，将质子治疗的剂量学优势转化为胸部肿瘤患者的临床获益仍具有挑战性，这项挑战才刚开始引起重视，而质子治疗技术的发展至少落后光子治疗技术20年。首先，质子在束流路径中更容易受到其固有的异质性、肿瘤和器官运动、治疗过程中解剖位置的变化等因素的影响，这对质子治疗的精确计划、精确放疗实施提出了巨大挑战。为了充分发挥粒子治疗胸部肿瘤的潜力，需要对治疗过程的各个方面进行广泛的改进，从模拟、计划算法、容积图像引导到实时根据和治疗适应，以充分发挥粒子治疗胸部肿瘤的潜力。高度适形的剂量分布是证明质子治疗在预防放射性肺炎方面临床优势的基础和必要条件，因为扩大靶区边界以抵消不确定性的做法将会消除质子的剂量学优势。其次，目前常用的基于光子治疗的正常组织并发症概率模型并不适用于质子治疗，需要结合质子剂量分布的特征和RBE变化来建议质子治疗特异性的预测模型。第三，继续设计和开展"智能"质子治疗试验，建立临床证据和选择患者的标准，使质子治疗成为真正个体化的治疗。未来的比较试验可以集中于所有部位肿瘤的共同研究终点，如心脏毒性、低剂量区和淋巴细胞减少症，而不是在某一特定类型肿瘤中将一种治疗模式和另外一种进行比较。最后，要想提高质子治疗的剂量学和生物学优势以改善临床疗效，需要进行积极的和创造性的研究，特别是图像引导的大分割IMPT和大分割质子放疗与免疫治疗的结合。

## 致谢

作者感谢MD安德森放射肿瘤科的Christine Wogan的编辑贡献。

资助：部分来源于U19CA021239和美国国立卫生研究院对得克萨斯大学MD安德森癌症中心的资助。

## 声明

本文作者宣称无任何利益冲突。

## 参考文献

[1] Bradley JD, Paulus R, Komaki R, et al. Standard-dose versus high-dose conformal radiotherapy with concurrent and consolidation carboplatin plus paclitaxel with or without cetuximab for patients with stage IIIA or IIIB non-small-cell lung cancer (RTOG 0617): a randomised, two-by-two factorial phase 3 study[J]. Lancet Oncol, 2015, 16(2): 187-199.

[2] Minsky BD, Pajak TF, Ginsberg RJ, et al. INT 0123 (Radiation Therapy Oncology Group 94-05) phase III trial of combined-modality therapy for esophageal cancer: high-dose versus standard-dose radiation therapy[J]. J Clin Oncol, 2002, 20(5): 1167-1174.

[3] Wu ES, Oduyebo T, Cobb LP, et al. Lymphopenia and its association with survival in patients with locally advanced cervical cancer[J]. Gynecol Oncol, 2016, 140(1): 76-82.

[4] Campian JL, Sarai G, Ye X, et al. Association between severe treatment-related lymphopenia and progression-free survival in patients with newly diagnosed squamous cell head and neck cancer[J]. Head Neck, 2014, 36(12): 1747-1753.

[5] Kou F, Lu Z, Li J, et al. Pretreatment lymphopenia is an easily detectable predictive and prognostic marker in patients with metastatic esophagus squamous cell carcinoma receiving first-line chemotherapy[J]. Cancer Med, 2016, 5(5): 778-786.

[6] Wild AT, Ye X, Ellsworth SG, et al. The Association Between Chemoradiation-related Lymphopenia and Clinical Outcomes in Patients With Locally Advanced Pancreatic Adenocarcinoma[J]. Am J Clin Oncol, 2015, 38(3): 259-265.

[7] Mohan R, Grosshans D. Proton therapy - Present and future[J]. Adv Drug Deliv Rev, 2017, 109: 26-44.

[8] Durante M, Paganetti H. Nuclear physics in particle therapy: a review[J]. Rep Prog Phys, 2016, 79(9): 096702.

[9] Zhang X, Li Y, Pan X, et al. Intensity-modulated proton therapy reduces the dose to normal tissue compared with intensity-modulated radiation therapy or passive scattering proton therapy and enables individualized radical radiotherapy for extensive

stage IIIB non-small-cell lung cancer: a virtual clinical study[J]. Int J Radiat Oncol Biol Phys, 2010, 77(2): 357-366.

[10] Ishikawa H, Hashimoto T, Moriwaki T, et al. Proton beam therapy combined with concurrent chemotherapy for esophageal cancer[J]. Anticancer Res, 2015, 35(3): 1757-1762.

[11] Paganetti H. Relative biological effectiveness (RBE) values for proton beam therapy. Variations as a function of biological endpoint, dose, and linear energy transfer[J]. Phys Med Biol, 2014, 59(22): R419-R472.

[12] Gerweck LE, Kozin SV. Relative biological effectiveness of proton beams in clinical therapy[J]. Radiother Oncol, 1999, 50(2): 135-142.

[13] Britten RA, Nazaryan V, Davis LK, et al. Variations in the RBE for cell killing along the depth-dose profile of a modulated proton therapy beam[J]. Radiat Res, 2013, 179(1): 21-28.

[14] Guan F, Bronk L, Titt U, et al. Spatial mapping of the biologic effectiveness of scanned particle beams: towards biologically optimized particle therapy[J]. Sci Rep, 2015, 5: 9850.

[15] VanDyk J. The Modern Technology of Radiation Oncology. A Compendium for Medical Physicists and Radiation Oncologists[M]. Madison: Medical Physics Publishing, 1999.

[16] Hui Z, Zhang X, Starkschall G, et al. Effects of interfractional motion and anatomic changes on proton therapy dose distribution in lung cancer[J]. Int J Radiat Oncol Biol Phys, 2008, 72(5): 1385-1395.

[17] Liu W, Zhang X, Li Y, et al. Robust optimization of intensity modulated proton therapy[J]. Med Phys, 2012, 39: 1079-1091.

[18] Liu W, Liao Z, Schild SE, et al. Impact of respiratory motion on worst-case scenario optimized intensity modulated proton therapy for lung cancers[J]. Pract Radiat Oncol, 2015, 5(2): e77-e86.

[19] Iwata H, Murakami M, Demizu Y, et al. High-dose proton therapy and carbon-ion therapy for stage I nonsmall cell lung cancer[J]. Cancer, 2010, 116(10): 2476-2485.

[20] Nakayama H, Sugahara S, Tokita M, et al. Proton beam therapy for patients with medically inoperable stage I non-small-cell lung cancer at the University of Tsukuba[J]. Int J Radiat Oncol Biol Phys, 2010, 78(2): 467-471.

[21] Bush DA, Cheek G, Zaheer S, et al. High-dose hypofractionated proton beam radiation therapy is safe and effective for central and peripheral early-stage non-small cell lung cancer: results of a 12-year experience at Loma Linda University Medical Center[J]. Int J Radiat Oncol Biol Phys, 2013, 86(5): 964-968.

[22] Iwata H, Demizu Y, Fujii O, et al. Long-term outcome of proton therapy and carbon-ion therapy for large (T2a-T2bN0M0) non-small-cell lung cancer[J]. J Thorac Oncol, 2013, 8(6): 726-735.

[23] Fujii O, Demizu Y, Hashimoto N, et al. A retrospective comparison of proton therapy and carbon ion therapy for stage I

non-small cell lung cancer[J]. Radiother Oncol, 2013, 109(1): 32-37.

[24] Kanemoto A, Okumura T, Ishikawa H, et al. Outcomes and prognostic factors for recurrence after high-dose proton beam therapy for centrally and peripherally located stage I non--small-cell lung cancer[J]. Clin Lung Cancer, 2014, 15(2): e7-e12.

[25] Makita C, Nakamura T, Takada A, et al. High-dose proton beam therapy for stage I non-small cell lung cancer: Clinical outcomes and prognostic factors[J]. Acta Oncologica, 2015, 54(3): 307-314.

[26] Timmerman R, McGarry R, Yiannoutsos C, et al. Excessive toxicity when treating central tumors in a phase II study of stereotactic body radiation therapy for medically inoperable early-stage lung cancer[J]. J Clin Oncol, 2006, 24(30): 4833-4839.

[27] Wink KC, Roelof E, Simone CB 2nd, et al. Photons, protons or carbon ions for stage I non-small cell lung cancer - Results of the multicentric ROCOCO in silico study[J]. Radiother Oncol, 2018, 128(1): 139-146.

[28] Chi A, Chen H, Wen S, et al. Comparison of particle beam therapy and stereotactic body radiotherapy for early stage non-small cell lung cancer: A systematic review and hypothesis-generating meta-analysis[J]. Radiother Oncol, 2017, 123(3): 346-354.

[29] Chang JY, Senan S, Paul MA, et al. Stereotactic ablative radiotherapy versus lobectomy for operable stage I non-small-cell lung cancer: a pooled analysis of two randomised trials[J]. Lancet Oncol, 2015, 16(6): 630-637.

[30] Timmerman R, Paulus R, Galvin J, et al. Stereotactic body radiation therapy for inoperable early stage lung cancer[J]. JAMA, 2010, 303(11): 1070-1076.

[31] Onishi H, Araki T, Shirato H, et al. Stereotactic hypofractionated high-dose irradiation for stage I nonsmall cell lung carcinoma: clinical outcomes in 245 subjects in a Japanese multiinstitutional study[J]. Cancer, 2004, 101(7): 1623-1631.

[32] Stahl JM, Ross R, Harder EM, et al. The effect of biologically effective dose and radiation treatment schedule on overall survival in stage I non-small cell lung cancer patients treated With stereotactic body radiation therapy[J]. Int J Radiat Oncol Biol Phys, 2016, 96(5): 1011-1020.

[33] Koshy M, Malik R, Weichselbaum RR, et al. Increasing radiation therapy dose is associated with improved survival in patients undergoing stereotactic body radiation therapy for stage I non-small-cell lung cancer[J]. Int J Radiat Oncol Biol Phys, 2015, 91(2): 344-350.

[34] Liao Z, Lee JJ, Komaki R, et al. Bayesian adaptive randomization trial of passive scattering proton therapy and intensity-modulated photon radiotherapy for locally advanced non–small-cell lung cancer[J]. J Clin Oncol, 2018, 36(18): 1813-1822.

[35] Chang JY, Komaki R, Lu C, et al. Phase 2 study of high-dose proton therapy with concurrent chemotherapy for unresectable stage III nonsmall cell lung cancer[J]. Cancer, 2011, 117(20): 4707-4713.

[36] Hoppe BS, Flampouri S, Henderson RH, et al. Proton therapy with concurrent chemotherapy for non-small-cell lung cancer: technique and early results[J]. Clin Lung Cancer, 2012, 13(5): 352-358.

[37] Hoppe BS, Henderson R, Pham D, et al. A phase 2 trial of concurrent chemotherapy and proton therapy for stage III non-small cell lung cancer: results and reflections following early closure of a single-institution study[J]. Int J Radiat Oncol Biol Phys, 2016, 95(1): 517-522.

[38] Nguyen QN, Ly NB, Komaki R, et al. Long-term outcomes after proton therapy, with concurrent chemotherapy, for stage II-III inoperable non-small cell lung cancer[J]. Radiother Oncol, 2015, 115(3): 367-372.

[39] Tang C, Gomez DR, Wang H, et al. Association between white blood cell count following radiation therapy with radiation pneumonitis in non-small cell lung cancer[J]. Int J Radiat Oncol Biol Phys, 2014, 88(2): 319-325.

[40] Ho JC, Li H, Allen P, et al. Clinical Outcome of Intensity Modulated Proton Therapy for Non-Small Cell Lung Cancer[J]. International Journal of Radiation Oncology Biology Physics, 2015, 93: S188.

[41] Remick JS, Schonewolf C, Gabriel P, et al. First clinical report of proton beam therapy for postoperative radiotherapy for non-small-cell lung cancer[J]. Clin Lung Cancer, 2017, 18(4): 364-371.

[42] Harada H, Fuji H, Ono A, et al. Dose escalation study of proton beam therapy with concurrent chemotherapy for stage III non-small cell lung cancer[J]. Cancer Sci, 2016, 107(7): 1018-1021.

[43] Higgins KA, O'Connell K, Liu Y, et al. National Cancer Database analysis of proton versus photon radiation therapy in non-small cell lung cancer[J]. Int J Radiat Oncol Biol Phys, 2017, 97(1): 128-137.

[44] Sejpal S, Komaki R, Tsao A, et al. Early findings on toxicity of proton beam therapy with concurrent chemotherapy for nonsmall cell lung cancer[J]. Cancer, 2011, 117(13): 3004-3013.

[45] Wang XS, Shi Q, Williams LA, et al. Prospective study of patient-reported symptom burden in patients with non-small-cell lung cancer undergoing proton or photon chemoradiation therapy[J]. J Pain Symptom Manage, 2016, 51(5): 832-838.

[46] Yue J, McKeever M, Sio T, et al. Association of lung fluorodeoxyglucose uptake with radiation pneumonitis after concurrent chemoradiation for non-small cell lung cancer[J]. Clin Transl Radiat Oncol, 2017, 4: 1-7.

[47] Shusharina N, Liao Z, Mohan R, et al. Differences in lung injury after IMRT or proton therapy assessed by 18FDG PET imaging[J]. Int J Radiother Oncol Biol Phys, 2018, 128(1): 147-153.

[48] Xu T, Meng QH, Gomez DR, et al. Serum troponin T levels are associated with radiation dose to heart during definitive chemoradiation therapy for non-small cell lung cancer (abstract)[J]. Int J Radiat Oncol Biol Phys, 2015, 93: E411-E412.

[49] Deist T, Yang P, Oberije C, et al. Dosimetric analysis of randomized lung proton and photon plans with respect to radiation toxicity (OC-1144)[J]. Radiother Oncol, 2017, 123: S70-S71.

[50] Giaddui T, Chen W, Yu J, et al. Establishing the feasibility of the dosimetric compliance criteria of RTOG 1308: phase III randomized trial comparing overall survival after photon versus proton radiochemotherapy for inoperable stage II-IIIB NSCLC[J]. Radiat Oncol, 2016, 11: 66.

[51] Formenti SC, Demaria S. Combining radiotherapy and cancer immunotherapy: a paradigm shift[J]. J Natl Cancer Inst, 2013, 105(4): 256-265.

[52] Twyman-Saint Victor C, Rech AJ, Maity A, et al. Radiation and dual checkpoint blockade activate non-redundant immune mechanisms in cancer[J]. Nature, 2015, 520(7547): 373-377.

[53] Tang C, Liao Z, Gomez D, et al. Lymphopenia association with gross tumor volume and lung V5 and its effects on non-small cell lung cancer patient outcomes[J]. Int J Radiat Oncol Biol Phys, 2014, 89(5): 1084-1091.

[54] Feng JF, Liu JS, Huang Y. Lymphopenia predicts poor prognosis in patients with esophageal squamous cell carcinoma[J]. Medicine (Baltimore), 2014, 93(27): e257.

[55] Grossman SA, Ellsworth S, Campian J, et al. Survival in patients with severe lymphopenia following treatment with radiation and chemotherapy for newly diagnosed solid tumors[J]. J Natl Compr Canc Netw, 2015, 13(10): 1225-1231.

[56] Mendez JS, Govindan A, Leong J, et al. Association between treatment-related lymphopenia and overall survival in elderly patients with newly diagnosed glioblastoma[J]. J Neurooncol, 2016, 127(2): 329-335.

[57] Cho O, Oh YT, Chun M, et al. Radiation-related lymphopenia as a new prognostic factor in limited-stage small cell lung cancer[J]. Tumour Biol, 2016, 37(1): 971-978.

[58] Kuo P, Bratman SV, Shultz DB, et al. Galectin-1 mediates radiation-related lymphopenia and attenuates NSCLC radiation response[J]. Clin Cancer Res, 2014, 20(21): 5558-5569.

[59] Curran WJ, Paulus R, Langer CJ, et al. Sequential vs. concurrent chemoradiation for stage III non-small cell lung cancer: randomized phase III trial RTOG 9410[J]. J Natl Cancer Inst, 2011, 103(19): 1452-1460.

[60] Noble J, Ellis PM, Mackay JA, et al. Second-line or subsequent

systemic therapy for recurrent or progressive non-small cell lung cancer: a systematic review and practice guideline[J]. J Thorac Oncol, 2006, 1(9): 1042-1058.

[61] Simone CB 2nd, Rengan R. The use of proton therapy in the treatment of lung cancers[J]. Cancer J, 2014, 20(6): 427-432.

[62] Lin SH, Merrell KW, Shen J, et al. Multi-institutional analysis of radiation modality use and postoperative outcomes of neoadjuvant chemoradiation for esophageal cancer[J]. Radiother Oncol, 2017, 123(3): 376-381.

[63] McAvoy SA, Ciura KT, Rineer JM, et al. Feasibility of proton beam therapy for reirradiation of locoregionally recurrent non-small cell lung cancer. Radiother Oncol, 2013, 109(1): 38-44.

[64] Ho JC, Nguyen QN, Li H, et al. Reirradiation of thoracic cancers with intensity modulated proton therapy[J]. Pract Radiat Oncol, 2018, 8(1): 58-65.

[65] Chao HH, Berman AT, Simone CB 2nd, et al. Multi-institutional prospective study of reirradiation with proton beam radiotherapy for locoregionally recurrent non-small cell lung cancer[J]. J Thorac Oncol, 2017, 12(2): 281-292.

译者：徐利明，天津医科大学肿瘤医院
审校：蔡文杰，福建医科大学附属泉州第一医院
　　　王家强，福建医科大学附属泉州第一医院

**Cite this article as:** Liao Z, Simone CB 2nd. Particle therapy in non-small cell lung cancer. Transl Lung Cancer Res 2018;7(2):141-152. doi: 10.21037/tlcr.2018.04.11

# AME Medical Journals

Founded in 2009, AME has been rapidly entering into the international market by embracing the highest editorial standards and cutting-edge publishing technologies. Till now, AME has published more than 60 peer-reviewed journals (13 indexed in SCIE and 18 indexed in PubMed), predominantly in English (some are translated into Chinese), covering various fields of medicine including oncology, pulmonology, cardiothoracic disease, andrology, urology and so forth (updated on Jun. 2021).

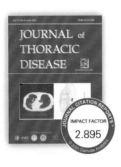
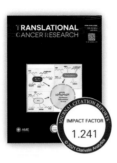
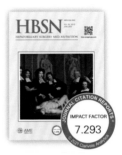

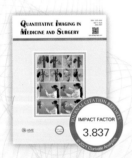
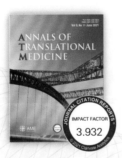
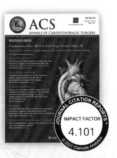
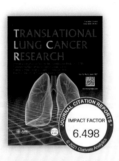
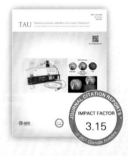

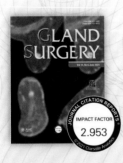
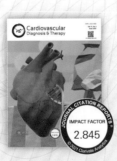
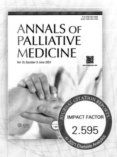
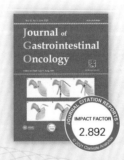
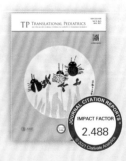

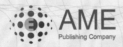

AME Publishing Company

Academic Made Easy, Excellent and Enthusiastic

欲穷千里目、快乐搞学术

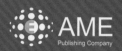

# 《肺癌》（第二版）

名誉主编：钟南山　Rafael Rosell　Heather A. Wakelee

主　　编：何建行　Thomas A D'Amico　支修益

副 主 编：Ming-Sound Tsao　Suresh S. Ramalingam　Toyoaki Hida

　　　　　Calvin S. H. Ng　梁文华　何雅億

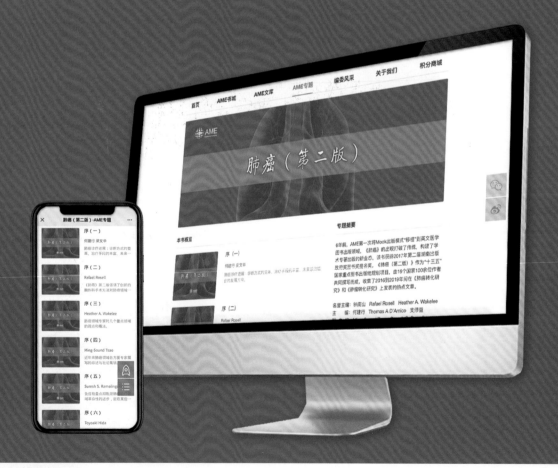

emed.amegroups.cn/topic/677

《肺癌》（第二版）
在线选读您需要的章节